Kunz, Kunz, Seel

**Kompaktwissen
Krankenpflege**

Carsten Kunz • Winfried Kunz • Mechthild Seel

Kompaktwissen Krankenpflege

Die rationelle Vorbereitung auf das mündliche und schriftliche Staatsexamen

Brigitte Kunz Verlag
Postfach 2147, 58021 Hagen
Bestellhotline für Pflegekräfte: Tel. 02331/50154, Internet: www.Kunz-Verlag.de

Autoren:

Carsten Kunz
Krankenpfleger, Pharmareferent

Winfried Kunz
Lehrer für Pflegeberufe

Mechthild Seel
Lehrerin für Pflegeberufe

Erstellt auf der Grundlage der neuen amtlichen Rechtschreibregeln.

© 1999 Brigitte Kunz Verlag, Postfach 2147, 58021 Hagen

Geschützte Warennamen (Warenzeichen) werden nicht besonders gekennzeichnet. Aus dem Fehlen eines solchen Hinweises kann nicht abgeleitet werden, dass es sich um einen freien Warennamen (Warenzeichen) handelt.

Alle Rechte vorbehalten

Satz: Brigitte Kunz Verlag, Hagen
Druck: Druck Thiebes, Hagen

ISBN 3-89495-127-3

Inhaltsverzeichnis

Repetitorium I
Anatomie / Physiologie

		Seite
I.1	Allgemeines	1
	Testfragen	2
I.2	Zelle / Gewebe	3
	Testfragen	4
I.3	Passiver Bewegungsapparat	5
	Testfragen	12
I.4	Aktiver Bewegungsapparat	15
	Testfragen	17
I.5	Blut	18
	Testfragen	22
I.6	Blutkreislauf	24
	Testfragen	29
I.7	Atmungsorgane	32
	Testfragen	36
I.8	Verdauungsorgane	38
	Testfragen	45
I.9	Stoffwechsel / -organe	47
	Testfragen	51
I.10	Harnorgane	52
	Testfragen	55
I.11	Geschlechtsorgane	57
	Testfragen	60
I.12	Hormonsysteme	62
	Testfragen	65
I.13	Nervensystem	67
	Testfragen	71
I.14	Sinnesorgane	72
	Testfragen	76

Repetitorium II
Ernährungslehre

II.1	Allgemeine Ernährungslehre	78
	Testfragen	88
II.2	Diäten	91
	Testfragen	93

Repetitorium III
Krankenbeobachtung

III.1	Allgemeines	95
III.2	Allgemeines Erscheinungsbild	96
III.3	Nahrungsaufnahme	98
III.4	Atmung	100
III.5	Augen	103
III.6	Bewusstsein	104
III.7	Blutdruck	105
III.8	Erbrechen	106
III.9	Haut und Hautanhängsel	107
III.10	Husten	109
III.11	Puls	110
III.12	Schlaf	112
III.13	Schmerz	114
III.14	Schweiß	115
III.15	Sputum	116
III.16	Stuhl	116
III.17	Temperatur (Körpertemperatur)	119
III.18	Urin	121
III.19	Vaginale Ausscheidungen	124
	Testfragen	125

Repetitorium IV
Prophylaxen

IV.1	Allgemeines	131
IV.2	Prophylaxenformen	132
	AIDS-Prophylaxe	132
	Anaphylaxieprophylaxe	132
	Antibiotikaprophylaxe, perioperativ	133
	Aspirationsprophylaxe	133
	Bronchitis- und Pneumonieprophylaxe	133
	Credé-Prophylaxe	133
	Dekubitusprophylaxe	133
	Hospitalismusprophylaxe	135
	Hüftgelenk-Kontrakturenprophylaxe	135
	Infektionsprophylaxe	136
	Intertrigoprophylaxe	137
	Kariesprophylaxe	137
	Kontrakturenprophylaxe	138
	Obstipationsprophylaxe	138
	Osteoporoseprophylaxe	139
	Parodontitisprophylaxe	139
	Parotitisprophylaxe	139
	Pneumonieprophylaxe	140
	Postoperative Prophylaxen	140
	Psychoprophylaxe	140
	Tetanusprophylaxe	140
	Thromboseprophylaxe	141
	Soorprophylaxe	142
	Sturzprophylaxe	142
	Zystitisprophylaxe	142
	Testfragen	143

Repetitorium V
Lagerungen

V.1	Lagerungshilfsmittel	145
V.2	Hebe- und Haltegriffe bei der Lagerung	146
V.3	Lagerungsarten	149
	A-Lagerung	149
	Adduktorenkontrakturlagerung	150
	Bauchlagerung	150
	Beckenhochlagerung	150
	Beckentieflagerung	150
	Bobathlagerung	150

	Seite
Cardiac-Lagerung	152
Douglas-Lagerung	152
Druckenentlastung durch Lagerung	152
Entstauende Lagerung	153
Extensionslagerungen	153
Gipslagerung	154
Handlagerung	155
Hochlagerung der Beine	157
Hochlagerung des Oberkörpers	158
Hodenhochlagerung	158
Hohllagerung	158
Jackson-Lagerung	161
Killian-Lagerung	161
Knierollenlagerung	161
Knochenmarkpunktionslagerung	161
Kontrakturenprophylaxenlagerung	161
Kopfhochlagerung	162
Kopftieflagerung	162
Kopfumlagerung	162
Lagerungsdrainage nach Giebel	162
Lagerungsschienen	162
Lageveränderungen im Bett	163
Lagerung nach Lungenresektion	163
Lagerung - Magensonde legen	163
Oberkörperflachlagerung	163
Oberkörperhochlagerung	163
Overholt-Lagerung	163
Physiologische Mittelstellung	163
Pneumonie-Lagerung	164
Postoperative Lagerung	164
Quincke-Hängelage	164
Schienenlagerung	164
Lagerung im Schlittenbett	166
Schocklagerung	166
Seitenlagerung	166
Stufenbettlagerung	167
T-Lagerung	167
Tetraplegielagerung	168
Thoraxdrainagenlagerung	168
Tieflagerung der Beine	168
Trendelenburg-Lagerung	168
Weichlagerung	168
Testfragen	169

Repetitorium VI
Physikalische Therapie

VI.1	Allgemeines	170
VI.2	Wärmeanwendung	170
VI.3	Kälteanwendung	172
VI.4	Kurzwellen- und Infrarotbestrahlung	173
VI.5	Bäderbehandlung	174
VI.6	Inhalationen	177
VI.7	Sauerstoffverabreichung	179
	Testfragen	181

Repetitorium VII
Behandlungspflege

VII.1	Beeinflussung der Darmentleerung	184
	Testfragen	187
VII.2	Harnableitung	188
	Uringewinnung für Laboruntersuchungen	188
	Instrumentelle Harnableitung	188
	Testfragen	193
VII.3	Injektionen	195
VII.4	Infusionen	198
VII.5	Transfusionen	199
	Testfragen	201
VII.6	Sondierungen	204
VII.7	Spülungen	208
	Testfragen	210
VII.8	Drainagen	211
VII.9	Verbandwechsel	212
	Testfragen	217
VII.10	Präoperative Pflege	218
VII.11	Postoperative Pflege	221
VII.12	Mobilisation	226
VII.13	Beatmung	232
	Testfragen	233

Repetitorium VIII
Pflegemodelle / Pflegeplanungen / Pflegestandards

VIII.1	Pflegemodelle	235
VIII.2	Pflegeplanung (Pflegeprozess)	236
VIII.3	Pflegeplanungen (Fallbeispiele)	239
	Hämorrhoidektomie	239
	Aufgaben mit Lösungen	239
	Parkinson-Krankheit	247
	Aufgaben mit Lösungen	247
	Phlebothrombose	257
	Aufgaben mit Lösungen	257
VIII.4	Pflegestandards	270
	Körpergewicht	270
	Blutdruck	270
	Augenprothese wechseln	271
	Brustwickel	271

Repetitorium IX
Krankheitslehre

IX.1	Herz-Kreislauf	272
	Diagnostik	272
	Entzündliche Erkrankungen des Herzens	273
	Koronare Herzerkrankungen	275
	Angeborene Herzfehler	276
	Erworbene Herzfehler	278
	Herzinsuffizienz	280
	Herzrhythmusstörungen	281
	Kreislaufstörungen	282

		Seite
	Herz-Kreislauf-Stillstand	283
	Blutdruckstörungen	286
IX.2	Gefäßsystem	287
	Erkrankungen der Arterien	287
	Erkrankungen der Venen	289
	Testfragen	291
IX.3	Blut	296
	Anämien	296
	Polycythaemia vera	297
	Akute Leukämie	298
	Morbus Hodgkin	298
	Plasmozytom	299
	Testfragen	300
IX.4	Atmungsorgane	303
	Allgemeine Diagnostik	303
	Erkrankungen der oberen Atemwege	303
	Erkrankungen der Bronchien	304
	Lungenerkrankungen	304
	Testfragen	306
IX.5	Verdauungsorgane	309
	Diagnostische Maßnahmen	309
	Speiseröhrenerkrankungen	310
	Ösophagusvarizenblutungen	310
	Magenatonie	310
	Gastritis	311
	Ulkuskrankheit	311
	Magenoperation	313
	Enteritis regionalis	314
	Colitis ulcerosa	314
	Diarrhö	315
	Obstipation	315
	Ileus	316
	Akute Appendizitis	317
	Akuter Bauch	317
	Akute Peritonitis	318
	Kolon- und Rektumkarzinom	318
	Ileostomie	319
	Kolostomie	319
	Leistenhernie	319
	Hämorrhoiden	320
	Testfragen	321
IX.6	Leber / Galle	326
	Leberdiagnostik	326
	Ikterus	327
	Hepatitis	328
	Leberzirrhose	329
	Leberkoma	330
	Diagnostische Maßnahmen bei Erkrankungen der Gallenwege	331
	Cholezystitis	331
	Cholelithiasis	332
	Testfragen	333
IX.7	Bauchspeicheldrüse	335
	Diagnostische Maßnahmen	335
	Akute Pankreatitis	335
	Pankreasinsuffizienz	336
	Pankreaskarzinom	336
	Testfragen	337

		Seite
IX.8	Stoffwechsel / endokrine Drüsen	338
	Vitamin-Mangelschäden	338
	Gicht	339
	Hyperthyreose	340
	Hypothyreose	341
	Hyperparathyreoidismus	341
	Hypoparathyreoidismus	342
	Diabetes mellitus	342
	Nebennierenüberfunktion	344
	Nebenniereninsuffizienz	345
	Säure-Basen-Haushalt	345
	Testfragen	346
IX.9	Niere / Harnwege	350
	Nierendiagnostik	350
	Akute diffuse Glomerulonephritis	351
	Pyelonephritis	352
	Akutes Nierenversagen	352
	Urämie	352
	Harnweginfektion	353
	Harnsteine	353
	Prostataadenom	354
	Phimose	355
	Harninkontinenz	356
	Testfragen	357
IX.10	Bewegungsapparat	361
	Entzündlicher Rheumatismus	361
	Degenerativer Rheumatismus	361
	Weichteilrheumatismus	361
	Arthrose	361
	Osteoporose	362
	Knochenmarkentzündung	362
	Knochenschwund	362
	Knochentuberkulose	363
	Testfragen	363
IX.11	Augen	365
	Untersuchungsmethoden	365
	Netzhautschäden	365
	Alterssichtigkeit	365
	Katarakt	365
	Glaukom	365
	Brillengläser	365
	Testfragen	366
IX.12	Haut	367
	Juckreiz	367
	Arzneiexantheme	367
	Pilzerkrankungen	367
	Bösartige Hauttumoren	368
	Testfragen	369
IX.13	Nervensystem	370
	Diagnostische Maßnahmen	370
	Nichteitrige Meningitis	370
	Eitrige Meningitis	370
	Enzephalitis	371
	Hirnabszesse	371
	Toxische Hirnschädigung	371
	Multiple Sklerose	372
	Transitorische ischämische Attacken (TIA)	372
	Schlaganfall (Apoplex)	372
	Alzheimer Demenz	374

		Seite
	Chorea Huntington	375
	Pick Krankheit	375
	Parkinsonsyndrom	376
	Epilepsie	376
	Myelomalazie	378
	Myelitis	378
	Epi- und Subduralabszess	378
	Poliomyelitis	378
	Querschnittlähmung	379
	Polyneuropathie	380
	Bandscheibenvorfall	380
	Testfragen	381
IX.14	Psychiatrie	384
	Schizophrenie	384
	Zyklothymie	386
	Exogene Psychosen	387
	Geistige Behinderung	388
	Abhängigkeitskrankheiten	389
	Chronischer Missbrauch von Morphinpräparaten	390
	Akute Morphinintoxikation	391
	Chronischer Schlaf- und Schmerzmittelmissbrauch	391
	Akute Schlafmittelvergiftung	391
	Alkoholabhängigkeit	391
	Suizid	393
	Neurose	394
	Testfragen	395
IX.15	Gynäkologische Erkrankungen	399
	Zyklusstörungen	399
	Prämenstruelles Syndrom	400
	Kolpitis	400
	Akute Adnexitis	400
	Ovariale Retentionszysten	401
	Lageveränderungen der weiblichen Genitalorgane	401
	Krebsvorsorgeuntersuchungen	401
	Warnsymptome maligner Tumoren	401
	Gebärmutterkrebs	402
	Geschwülste des Eierstocks	402
	Mammakarzinom	403
	Sterilität der Frau	404
	Testfragen	405
IX.16	Tumorleiden	408
	Gutartige Tumoren	408
	Bösartige Tumoren	408
	Therapeutische Maßnahmen bei Tumorerkrankungen	409
	Krankenbeobachtung bei Tumorerkrankungen	409
	Krankenpflege bei Tumorerkrankungen	409
	Testfragen	410
IX.17	Infektionen	411
	Entzündung	411
	Infektabwehr	411
	Abwehrschwäche	411
	Impfung / Immunisierung	412
	Krankheitserreger	412
	Übertragung von Erregern	413
	Lokale (chirurgische) Infektion	414

		Seite
	Infektionskrankheiten	416
	Allergie	421
	Autoimmunerkrankungen	421
	Testfragen	421
IX.18	Traumatologie	424
	Wunden	424
	Gelenkverletzungen	425
	Frakturen	426
	Schädel-Hirn-Verletzungen	428
	Stumpfes Bauchtrauma	430
	Pneumothorax	431
	Verbrennungen / Verbrennungskrankheit	431
	Testfragen	434

Repetitorium X
Geburtshilfe

X.1	Unfruchtbarkeit	436
X.2	Methoden der Empfängnisverhütung	436
X.3	Feststellung des Geburtstermins	437
X.4	Schwangerschaftszeichen	437
X.5	Schwangerschaftsvorsorge	438
X.6	Fehlgeburt (Abort)	438
X.7	Schwangerschaftserkrankungen	439
X.8	Geburt	441
X.9	Wochenbett	443
	Testfragen	445

Repetitorium XI
Arzneimittellehre

XI.1	Allgemeine Einführung	447
XI.2	Arzneimittelformen	448
XI.3	Arzneimittelapplikation	449
	Testfragen	451

Repetitorium XII
Rechtskunde

XII.1	Allgemeine Rechtskunde	453
	Definitionen	453
	Zivilrecht	453
	Strafrecht	456
	Sozialrecht	457
XII.2	Gesundheitsrecht	460
	Testfragen	463

Stichwortverzeichnis ... 466

Repetitorium I
Anatomie / Physiologie

I.1 Allgemeines

Definitionen
Anatomie
- Lehre vom Bau des menschlichen Körpers

Physiologie
- Lehre von den Lebensvorgängen im Körper
- Lehre von den gesunden Funktionen des menschlichen Körpers

Topographie
- Beschreibung der Körpergegenden
- Lagebeschreibung eines Organs

Morphologie
- Lehre von den äußeren Formen der Organe

Histologie
- Lehre vom Gewebe

Zytologie
- Lehre von den Zellen

Zelle
- kleinste, alle Erscheinungen des Lebens zeigende Einheit des menschlichen, tierischen und pflanzlichen Organismus

Gewebe
- Zellverbände gleichartiger Bauart und Funktion
- Epithelgewebe
- Binde- und Stützgewebe
- Muskelgewebe
- Nervengewebe

Organ
- Zusammenschluss mehrerer Gewebearten zu einer Funktionsgemeinschaft
- Muskel, Herz, Lunge, Niere, Leber

Organsystem
- Funktionsgemeinschaft mehrerer Organe zur Erfüllung einer gemeinsamen Aufgabe
- Knochensystem
- Muskelsystem
- Herz- Kreislaufsystem
- Verdauungsapparat
- Harnapparat
- Fortpflanzungsorgane
- Nervensystem
- innersekretorisches System
- Sinnessystem

Richtungs- und Orientierungsbegriffe in der Anatomie

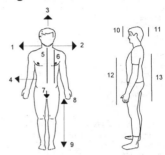

1. dexter = rechts
2. sinister = links
3. kranial = kopfwärts
   superior = weiter oben gelegen
4. lateral = seitlich
5. medial = zur Mittelebene des Körpers hin gelegen
6. sagittal = parallel zur Mittelebene des Körpers
7. kaudal = schwanzwärts
   inferior = unten gelegen
8. proximal = rumpfwärts gelegener Teil einer Extremität
9. distal = weiter vom Rumpf entfernt gelegener Teil einer Extremität
10. frontal = stirnwärts
11. occipital = zum Hinterkopf hin gelegen
12. ventral = zum Bauch hin gelegen
    anterior = nach vorne hin gelegen
13. dorsal = nach dem Rücken hin liegend
    posterior = nach hinten hin gelegen

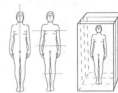

Median-   Horizontal-   Frontal-   Sagittalebene   ebenen   ebenen   ebenen

Medianebene (Linie, die den Körper in eine rechte und linke Hälfte teilt)

Sagittalebene (Linie parallel zur Medianebene)

Frontalebene (Ebene, die parallel zur Stirn verläuft)

Testfragen

1. Ordnen Sie die nachfolgenden Erläuterungen den entsprechenden Begriffen zu:
1) Lehre von den krankhaften Funktionen des Körpers
2) Lehre von der Funktion des Körpers
3) Lehre vom Bau des Körpers
4) Lehre von den Zellen
5) Lehre von der Lage eines Organs
6) Lehre vom Gewebe
7) Lehre von der äußeren Organform
A) Morphologie
B) Histologie
C) Topographie
D) Zytologie
E) Anatomie
F) Physiologie
G) Pathologie
A.......B.......C.......D.......E.......F.......G.............

5. Ordnen Sie den Richtungs- und Orientierungslinien die richtigen Begriffe zu:

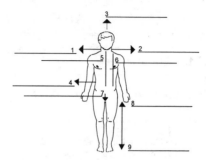

2. Ordnen Sie den lateinischen Ortsbezeichnungen den entsprechenden deutschen Begriff zu:
1) innen (zur Mitte)
2) steißwärts
3) bauchwärts
4) kopfwärts
5) rückenwärts
6) außen (zur Seite)
A) dorsal
B) ventral
C) cranial
D) caudal
E) medial
F) lateral
A.......B.......C.......D.......E.......F.............

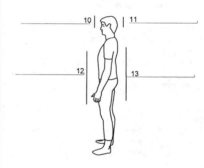

3. Die kleinste selbstständige Funktionseinheit eines Organismus ist:
A ☐ ein Gewebe
B ☐ eine Zelle
C ☐ ein Organsystem
D ☐ ein Organ

4. Morphologie bedeutet:
A ☐ die Lehre vom Bau des menschlichen Körpers
B ☐ die Lehre von der Gestalt (Form-Struktur) des lebenden Körpers
C ☐ ein katalogmäßiges Sammeln und Beschreiben einzelner Teile des menschlichen Körpers

---

1   A = 7; B = 6; C = 5; D = 4; E = 3; F = 2; G = 1
2   A = 5; B = 3; C = 4; D = 2; E = 1; F = 6
3   B
4   B

5   1. dexter, 2. sinister, 3. kranial / superior, 4. lateral, 5. medial, 6. sagittal, 7. kaudal / inferior, 8. proximal, 9. distal, 10. frontal, 11. occipital, 12. ventral / anterior, 13. dorsal / posterior

I.2 Zelle / Gewebe

Zellbestandteile
- Zelleib (Zytoplasma) mit Zellorganellen (endoplastisches Retikulum, Golgi-Apparat, Zentrosomen, Mitochondrien, Lysosomen)
- Zellkern (Nucleus) mit Kernsäuren (Ribonukleinsäuren, Desoxyribonukleinsäuren) und Chromatinsubstanz (Chromosomen)

Lebenszeichen der Zelle
Stoffwechsel / Wachstum der Körperzelle
- Aufbau
- Umbau
- Energiegewinnung

Zellteilung / Zellvermehrung
Mitose (indirekte Zellteilung)
- Prophase (Knäuel)
- Metaphase (Mutterstern)
- Anaphase (Tochterstern)
- Telophase (Abschluss)
- Rekonstruktionsphase (Wiederaufbau)

Amitose (direkte Zellteilung)
- beim Menschen nur als pathologischer Vorgang

Beweglichkeit der Zellen
- amöboide Beweglichkeit (Granulozyten)
- Fortbewegung durch Geißeln (Samenzellen)
- Flimmerbewegung (Flimmerepithelien)

Reizbarkeit der Zellen
- Aufnahme von Reizen
- Reaktion auf Reize

Gewebearten
einschichtiges Plattenepithel
- innere Auskleidung des Körpers (Bauchhöhle, Brusthöhle)
- Auskleidung der Blutgefäße, Herzinnenräume, Lymphgefäße, Alveolen

mehrschichtig unverhorntes Plattenepithel
- Lippen
- Mund
- Rachen
- Speiseröhre
- Anus
- Vagina

mehrschichtig verhorntes Plattenepithel
- Oberhaut

einschichtig kubisches Epithel
- Gallengänge
- Eierstöcke

einschichtiges Zylinderepithel
- Auskleidung des Magen- Darmtraktes

einschichtiges Flimmerepithel
- Eileiter
- Bronchien

Übergangsepithel
- Blase
- Harnleiter

Drüsen - Epithelzellen
- exokrine Drüsen (Sekretdrüsen)
- endokrine Drüsen (Hormondrüsen)

Bindegewebe
embryonales Bindegewebe (Mesenchym)
- Stammgewebe des Binde-, Fett- und Stützgewebes und der Blutzellen beim Embryo

retikuläres Bindegewebe
- räumliches Fasergitter im Knochenmark, in der Milz und im Lymphgewebe
- durch Umwandlung von Retikulumzellen entstehen Blutzellen

lockeres Bindegewebe
- Füllstoff zwischen den organspezifischen Zellen

faseriges Bindegewebe
- leimgebende Fasern (Zugfestigkeit) in Muskeln, Sehnen und Bändern

Fettgewebe
Speicherfett
- fetthaltige Zellen als Unterhautfettgewebe und Gekrösefett des Darmes

Baufett
- fetthaltige Zellen im Bereich Nierenlager, Augen, Gesäß, Handteller, Fußsohlen

Knorpelgewebe
hyaliner Knorpel
- Rippenknorpel
- Gelenkflächenüberzug
- Trachealringe
- Bronchien
- embryonale Skelettanlage

elastischer Knorpel
- Kehldeckel
- Ohrmuschel

faseriger Knorpel
- Zwischenwirbelscheiben
- Menisken der Kniegelenke
- Symphyse

Knochengewebe
- in allen Knochen

Muskelgewebe
glatte (unwillkürliche) Muskulatur
- Muskelschicht der Hohlorgane (Speiseröhre, Magen, Dünndarm, Dickdarm, Nierenbecken, Harnleiter, Harnblase, Gallenblase, Gallengänge)
- Muskelschicht der Blutgefäße

quergestreifte (willkürliche) Muskulatur
- Skelettmuskulatur
- äußerer Schließmuskel der Blase und des Anus
- Zunge

quergestreifte (unwillkürliche) Herzmuskulatur
- Myokard

Nervengewebe
Neuron (Ganglienzelle)
- Struktur- und Funktionselement des Nervensystems
- kurze Fortsätze (Dendriten)
- lange Fortsätze (Neuriten)
- Verbindungsstelle zwischen 2 Neuronen (Synapse)

Neuroglia (Stützzellen)
- bindegewebige Stützsubstanz, in der Ganglienzellen und Nervenfasern eingebettet sind

Testfragen

1. **Ordnen Sie die aufgeführten Grundstrukturen dem Zellkern und dem Zelleib zu:**
   1) Chromatin
   2) Zellmembran
   3) Kernkörperchen
   4) Golgi - Apparat
   5) Mitochondrien
   6) Kernsaft
   7) Ribosomen
   A) Zellkern
   B) Zelleib
   A................B................

2. **Ordnen Sie die Aussagen zur Muskulatur der entsprechenden Muskelart zu:**
   1) quergestreiftes, willkürliches Muskelgewebe
   2) quergestreiftes, unwillkürliches Muskelgewebe
   3) glattes, unwillkürliches Muskelgewebe
   A) Eingeweidemuskulatur
   B) Herzmuskulatur
   C) Skelettmuskulatur
   A................B................C................

3. **Mitochondrien sind:**
   A ☐ nur bei der Mitose auftretende Zellstrukturen
   B ☐ fadenförmige Gebilde im Karyoplasma
   C ☐ Zellorganellen
   D ☐ Energiequelle der Zelle und Träger der Zellatmung

4. **Ordnen Sie den aufgeführten Gewebearten ihre entsprechenden Eigenschaften zu:**
   1) verändern aktiv ihre Form
   2) gewährleisten arteigene Organform
   3) Verarbeitung und Weiterleitung von Erregungen
   4) Auskleidung von Hohlorganen
   5) Überzug der inneren und äußeren Körperoberflächen
   A) Binde- und Stützgewebe
   B) Nervengewebe
   C) Muskelgewebe
   D) Epithelgewebe
   A................B................C................D................

5. **Welche Organe sind mit Übergangsepithel ausgekleidet:**
   A ☐ die Blase
   B ☐ die Trachea
   C ☐ die Eileiter
   D ☐ die Harnleiter

6. **Welche Zellen befinden sich im Knochen:**
   A ☐ Inselzellen
   B ☐ Osteozyten
   C ☐ Megaloblasten
   D ☐ Osteoklasten
   E ☐ Osteoblasten
   F ☐ Myeloblasten

7. **Was für eine Aufgabe hat das Flimmerepithel:**
   A ☐ Schallleitung
   B ☐ Transportfunktion
   C ☐ Schutzfunktion für das Auge
   D ☐ Funktionsschicht der Eierstöcke

8. **Welches Gewebe enthält keine Blutgefäße:**
   A ☐ Nervengewebe
   B ☐ Knochengewebe
   C ☐ Knorpelgewebe
   D ☐ Lebergewebe

9. **Was ist ein Dendrit:**
   A ☐ eine Nervenzelle
   B ☐ ein langer Nervenfortsatz
   C ☐ eine Gehirnzelle
   D ☐ ein kurzer Nervenfortsatz

10. **Was ist eine Synapse:**
    A ☐ eine Schaltstelle im Nervensystem
    B ☐ das Stützgewebe der Nervenzellen
    C ☐ die Schambeinfuge
    D ☐ die Knochenhaften der Schädelknochen

11. **Welches Muskelgewebe unterliegt nicht unserem Willen:**
    A ☐ die Herzmuskulatur
    B ☐ die glatte Muskulatur
    C ☐ die quergestreifte Muskulatur

12. **Welche Hauptarten des Binde- und Stützgewebes unterscheidet man:**
    A ☐ Epithelgewebe
    B ☐ Drüsengewebe
    C ☐ Knochengewebe
    D ☐ Knorpelgewebe
    E ☐ Bindegewebe
    F ☐ Muskelgewebe
    G ☐ Fettgewebe
    H ☐ Nervengewebe

---

1 A = 1, 3, 6;   B = 2, 4, 5, 7
2 A = 3;   B = 2;   C = 1
3 C, D
4 A = 2;   B = 3;   C = 1;   D = 4, 5
5 A, D
6 B, D, E
7 B
8 C
9 D
10 A
11 A, B
12 C, D, E, G

I. Anatomie / Physiologie

I.3 Passiver Bewegungsapparat

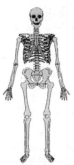

Aufgaben des passiven Bewegungsapparates sind
- Stützfunktion
- Formgebung
- Schutz der lebenswichtigen Organe
- Ansatzstelle für Muskeln und Sehnen
- Blutbildungsstätte

Knochenaufbau

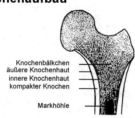

Knochenbälkchen
äußere Knochenhaut
innere Knochenhaut
kompakter Knochen

Markhöhle

Knochenformen
röhrenförmige Knochen
(bestehend aus Diaphyse, proximaler und distaler Epiphyse)
- Extremitäten (Oberarm, Elle, Speiche, Oberschenkel, Schienbein, Wadenbein)

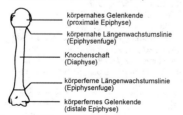

körpernahes Gelenkende (proximale Epiphyse)
körpernahe Längenwachstumslinie (Epiphysenfuge)
Knochenschaft (Diaphyse)
körperferne Längenwachstumslinie (Epiphysenfuge)
körperfernes Gelenkende (distale Epiphyse)

platte Knochen
- Schädelkapsel
- Beckenknochen
- Schulterblätter
- Brustbein

unregelmäßig geformte, kurze Knochen
- Handwurzelknochen
- Fußwurzelknochen
- Wirbel
- Gesichtsknochen

Knochenverbindungen
Haften (Synarthrosen)
(feststehende Knochenverbindungen, falsche Gelenke)
bandhafte Knochenverbindungen (Syndesmosen)
- Fontanellen des Neugeborenen
- Zwischenknochengewebe (Membrana interossea) zwischen Elle und Speiche, bzw. Schienbein und Wadenbein

knorpelhafte Knochenverbindungen (Synchondrosen)
- Epiphysenfugen der jugendlichen Röhrenknochen
- Symphyse der beiden Schambeine
- Zwischenwirbelscheiben
- zwischen 1. Rippe und Brustbein

knochenhafte Knochenverbindungen (Synostosen)
- Kreuzbein
- Steißbein
- Hüftbein (Darm-, Scham- und Sitzbein)
- Schädelknochen
- Verbindung von Epiphyse und Diaphyse an den Röhrenknochen des Erwachsenen

Gelenke (Diarthrosen)
(richtige Gelenke bestehend aus Gelenkflächen, Gelenkspalt, Gelenkkapsel und Gelenkbändern)

einachsige Gelenke (Scharniergelenke)
- Fingergelenk
- Zehengelenk
- Kniegelenk
- Elle-Oberarmgelenk
- oberes Sprunggelenk

zweiachsige Gelenke (Sattelgelenke/Eigelenke)
- Daumengrundgelenk
- Handgelenk
- Hinterhauptbein-Atlasgelenk

vielachsige Gelenke (Kugelgelenke)
- Schultergelenk
- Hüftgelenk

Drehgelenke (Zapfengelenke)
- Atlas-Axisgelenk (zwischen dem 1. und 2. Halswirbel)
- Ellen-Speichen-Gelenk (Supination, Pronation)

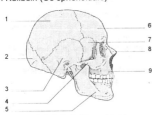

Knochen des Hirn- und Gesichtsschädels

Hirnschädel
- ein Stirnbein (Os frontale)
- zwei Scheitelbeine (Os parietale)
- zwei Schläfenbeine (Os temporale)
- ein Hinterhauptbein (Os occipitale)
- ein Keilbein (Os sphenoidale)

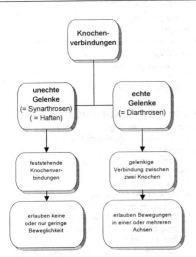

1 Scheitelbein (Os parietale)
2 Hinterhauptbein (Os occipitale)
3 Schläfenbein (Os temporale)
4 Jochbein (Os zygomaticum)
5 Unterkiefer (Mandibula)
6 Stirnbein (Os frontale)
7 Keilbeinflügel (Os sphenoidale)
8 Nasenbein (Os nasale)
9 Oberkiefer (Maxilla)

Gesichtsschädel
Nase
- ein Siebbein (Os ethmoidale)
- zwei Nasenbeine (Os nasale)
- zwei Tränenbeine (Os lacrimale)
- ein Pflugscharbein (Vomer)

Kiefer
- zwei Oberkiefer (Maxilla)
- zwei Jochbeine (Os zygomaticum)
- ein Gaumenbein (Os palatinum)
- ein Unterkiefer (Mandibula)
- ein Zungenbein (Os hyoideum)

Gehörknöchel
- ein Hammer (Malleus)
- ein Amboss (Incus)
- ein Steigbügel (Stapes)

Wirbelsäule

Aufbau eines Wirbels
- Wirbelkörper
- Wirbelbögen
- Wirbelloch
- Querfortsätze
- Dornfortsatz
- Gelenkfortsätze

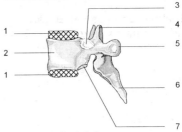

1 Bandscheibe
2 Wirbelkörper
3 Gelenkgrübchen für den Rippenkopf
4 oberer Gelenkfortsatz
5 Querfortsatz
6 Dornfortsatz
7 Gelenkgrübchen für den Rippenkopf

Bandscheiben (Disken)
- Faserknorpelringe mit gallertartigem Kern (Nucleus pulposus)
- dienen der Federung und dem Druckausgleich
- frühzeitiges Altern, da keine eigene Blutversorgung
- zwischen 1. und 2. Halswirbel, im Kreuzbein und im Steißbein befinden sich keine Bandscheiben

Abschnitte der Wirbelsäule
HWS = Halswirbelsäule
- 7 Halswirbel
- 1. Halswirbel (Atlas/Träger) besitzt keinen Wirbelkörper, sondern nur einen vorderen und hinteren Wirbelbogen mit Gelenkflächen für das Hinterhauptbein (Nickbewegungen des Kopfes)
- 2. Halswirbel (Axis/Dreher) besitzt einen Zahn (Dens), der in den Ring des 1. Halswirbels ragt (Drehbewegungen des Kopfes)

I. Anatomie / Physiologie

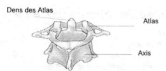

Atlas - Axis - Gelenk
BWS = Brustwirbelsäule
- 12 Wirbel
- besitzen Gelenkflächen für die Rippen

LWS = Lendenwirbelsäule
- 5 Wirbel
- Ende des Rückenmarks in Höhe des 1. bis 2. Lendenwirbels
- Promontorium (winkliger Übergang der Lendenwirbelsäule zum Kreuzbein)

Kreuzbein
- 5 knöchern verschmolzene Wirbel
- straffe, gelenkige Verbindung zum Darmbein (Darmbein-Kreuzbeingelenk)

Steißbein
- 3-5 knöchern verwachsene und verkümmerte Wirbel

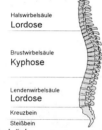

Halswirbelsäule
Lordose

Brustwirbelsäule
Kyphose

Lendenwirbelsäule
Lordose

Kreuzbein
Steißbein

Wirbelsäule

Krümmungen der Wirbelsäule
Lordose (Vorwärtskrümmung)
- Halswirbelsäule
- Lendenwirbelsäule

Kyphose (Rückwärtskrümmung)
- Brustwirbelsäule
- Kreuzbein

Brustkorb

Brustwirbelsäule
- 12 Brustwirbel mit Gelenkflächen für die Rippen

Rippen (Costae)
(bestehend aus Köpfchen, Hals, Höckerchen, Körper und Rippenknorpel)
- 7 direkte Rippenpaare (direkt gelenkig mit dem Brustbein verbunden - mit Ausnahme des 1. Rippenpaares, welches durch Knorpelhaften mit dem Brustbein verbunden ist)
- 3 indirekte Rippenpaare (sind gemeinsam durch Rippenknorpel mit dem Brustbein verbunden und bilden den Rippenbogen)

- 2 freie Rippenpaare (enden frei in der Bauchmuskulatur)

Brustbein (Sternum)
(platter spongiosareicher Knochen)
- Handgriff mit Gelenkflächen für das Schlüsselbein
- Körper mit Gelenkflächen für die Rippen
- Schwertfortsatz

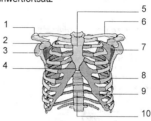

Brustkorb mit Schultergürtel
1 Schulterhöhe (Acromion)
2 Rabenschnabelfortsatz (Processus coracoideus)
3 Gelenkfläche für den Oberarmkopf
4 Schwertfortsatz (Processus xiphoideus)
5 Brustbein (Sternum)
6 Schlüsselbein (Clavicula)
7 Schulterblatt (Scapula)
8 Rippen (Costae)
9 Rippenbogen (knorpeliger Fortsatz der Rippen)
10 Brustwirbelsäule

Schultergürtel

Schulterblatt (Scapula)
- dreieckiger, platter Knochen
- liegt dem Brustkorb auf
- bildet die Gelenkpfanne für das Oberarmgelenk
- das Acromion des Schulterblattes ist gelenkig mit dem Schlüsselbein verbunden

Schlüsselbein (Clavicula)
- S-förmig gebogener Knochen
- stellt eine Verbindung zwischen dem Schulterblatt und dem Brustbein her
- bildet die Grenze zwischen Brust und Hals

obere Extremitäten

- Oberarmknochen (Humerus)
- Elle (Ulna)
- Speiche (Radius)
- 8 Handwurzelknochen
  proximal = Kahnbein, Mondbein, Dreieckbein, Erbsenbein
  distal = großes Vieleckbein, kleines Vieleckbein, Kopfbein, Hakenbein
- 5 Mittelhandknochen
- Fingerknochen
  Finger (Grundglied, Mittelglied, Endglied)
  Daumen (Grundglied, Endglied)

Gelenke der oberen Extremitäten

Schultergelenk
- Oberarm-Schulter-Gelenk
- Schulterblatt-Schlüsselbein-Gelenk

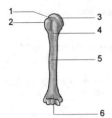

Oberarmknochen (Humerus)
1. Oberarmhals (Collum anatomicum)
2. großer Muskelansatzhöcker (Tuberculum majus)
3. Oberarmkopf (Caput humeri)
4. chirurgischer Hals (Collum chirurgicum)
5. Oberarmschaft (Corpus humeri)
6. Gelenkwalze (Trochlea humeri)

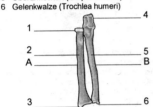

Unterarmknochen
A = Speiche (Radius)
B = Elle (Ulna)
1. Speichenkopf (Caput radii)
2. Speichenschaft (Corpus radii)
3. Griffelfortsatz der Speiche (Processus styloideus radii)
4. Ellenbogen (Olekranon)
5. Ellenschaft (Corpus ulnae)
6. Griffelfortsatz der Elle (Processus styloideus ulnae)

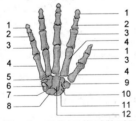

Handknochen der linken Hand (Handrücken)
Finger = Digiti
1. Fingerendglied (Phalanx distalis)
2. Fingermittelglied (Phalanx media)
3. Fingergrundglied (Phalnax proximalis)
4. Mittelhandknochen (Ossa metacarpi)

Handwurzelknochen
5. Hakenbein (Os hamatum)
6. Dreieckbein (Os triquetrum)
7. Erbsenbein (Os pisiforme)
8. Mondbein (Os lunatum)
9. großes Vieleckbein (Os trapezium)
10. kleines Vieleckbein (Os trapezoideum)
11. Kahnbein (Os scaphoideum)
12. Kopfbein (Os capitatum)

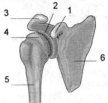

Schultergelenk
1. Rabenschnabelfortsatz
2. Gelenkpfanne
3. Schulterhöhe
4. Oberarmkopf
5. Oberarmschaft
6. Schulterblatt

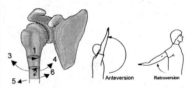

Gelenkbewegungen
1. Innenrotation (Einwärtsdrehen) des Armes
2. Außenrotation (Auswärtsdrehen) des Armes
3. Retroversio (Rückwärtsheben) des Armes
4. Anteversio (Vorwärtsheben) des Armes
5. Abduktion (Abspreizen) des Armes
6. Adduktion (Heranziehen) des Armes

Ellenbogengelenk
- Oberarm-Ellen-Gelenk
- Oberarm-Speichen-Gelenk
- Ellen-Speichen-Gelenk

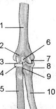

1. Oberarmschaft
2. Oberarmkopf
3. Oberarm-Speichen-Gelenk
4. Speichenkopf
5. Speichenschaft
6. Rolle des Oberarmknochens
7. Oberarm-Ellen-Gelenk
8. Speichenkopf
9. proximales Ellen-Speichen-Gelenk
10. Speichenschaft

I. Anatomie / Physiologie

Gelenkbewegungen

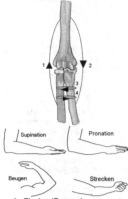

1 Flexion (Beugen)
2 Extension (Strecken)
3 Pronation (Einwärtsdrehen)
4 Supination (Auswärtsdrehen)

Handgelenk
- Ellen-Handwurzel-Gelenk
- Speichen-Handwurzel-Gelenk
- Handwurzel-Mittelhandkochen-Gelenk

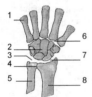

1 Mittelhandknochen
2 Handwurzelknochen
3 Ellen-Handwurzel-Gelenk
4 distales Ellen-Speichen-Gelenk
5 Elle
6 Handwurzel-Mittelhandknochen-Gelenk
7 Speichen-Handwurzel-Gelenk
8 Speiche

Gelenkbewegungen

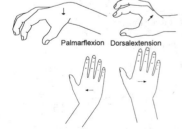

Fingergelenke
- Fingerend-Gelenk
- Fingermittel-Gelenk
- Fingergrund-Gelenk
- Daumenend-Gelenk
- Daumengrund-Gelenk
- Handwurzel-Mittelhandknochen-Gelenk

1 Fingerendglieder
2 Fingermittelglieder
3 Fingergrundglieder
4 Mittelhandknochen
5 Handwurzelknochen
6 Fingerend-Gelenk
7 Fingermittel-Gelenk
8 Fingergrund-Gelenk
9 Daumenend-Gelenk
10 Daumengrund-Gelenk
11 Handwurzel-Mittelhandknochen-Gelenk

Gelenkbewegungen

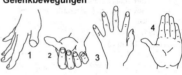

1 Streckung (Extension)
2 Beugung (Flexion)
3 Spreizung (Abduktion)
4 Heranziehung (Adduktion)

untere Extremitäten

Beckengürtel
- Kreuzbein (Os sacrum)
- Darmbein (Os ilium)
- Schambein (Os pubis)
- Sitzbein (Os ischii)

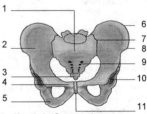

1 Kreuzbein (Os sacrum)
2 Darmbein (Os ilii)
3 Steißbein (Os coccygis)
4 Schambein (Os pubis)
5 Sitzbein (Os ischii)
6 Darmbeinkamm (Crista iliaca)
7 Darmbein-Kreuzbeingelenk (Iliosakralgelenk)
8 vorderer oberer Darmbeinstachel (Spina iliaca)
9 Zwischenwirbellöcher des Kreuzbeins
10 Gelenkpfanne für den Oberschenkelkopf
11 Schambeinfuge (Symphyse)

Oberschenkel
- Oberschenkelknochen (Femur)
- Kniescheibe (Patella)

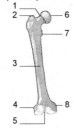

1 Oberschenkelhals (Collum femoris)
2 großer Rollhügel (Trochanter major)
3 Oberschenkelschaft (Corpus femoris)
4 äußerer Gelenkknorren (Epicondylus lateralis)
5 Gelenkfläche für das Schienbein und die Kniescheibe
6 Oberschenkelkopf (Caput femoris)
7 kleiner Rollhügel (Trochanter minor)
8 innerer Gelenkknorren (Epicondylus medialis)

Unterschenkel
- Schienbein (Tibia)
- Wadenbein (Fibula)

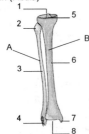

A = Wadenbein (Fibula)
B = Scheinbein (Tibia)
1 Schienbeingelenkpfanne für den Oberschenkel
2 Wadenbeinköpfchen (Caput fibulae)
3 Wadenbeinschaft (Corpus fibulae)
4 Außenknöchel (Malleolus lateralis)
5 Schienbeinkopf (Caput tibiae)
6 Schienbeinschaft (Corpus tibiae)
7 Innenknöchel (Malleolus medialis)
8 Gelenkpfanne für das obere Sprunggelenk

Fußknochen
Fußwurzelknochen
- Sprungbein (Talus)
- Fersenbein (Calcaneus)
- Kahnbein (Os naviculare)
- Würfelbein (Os cuboideum)
- 3 Keilbeine (Os cuneiforme I,II,III)

5 Mittelfußknochen (Metatarsus)
5 Zehen (Digiti)
- 1. Zehe (2 Glieder)
- 2.-5. Zehe (je 3 Glieder)

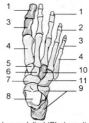

1 Zehenendglied (Phalanx distalis)
2 Zehenmittelglied (Phalanx media)
3 Zehengrundglied (Phalanx proximalis)
4 Mittelfußknochen (Metatarsus)
Fußwurzelknochen
5 äußeres Keilbein (Os cuneiforme laterale)
6 mittleres Keilbein (Os cuneiforme intermedium)
7 Kahnbein (Os naviculare)
8 Sprungbein (Talus)
9 Fersenbein (Calcaneus)
10 inneres Keilbein (Os cuneiforme mediale)
11 Würfelbein (Os cuboideum)

Gelenke der unteren Extremitäten
Hüftgelenk
- Oberschenkel-Hüftbein-Gelenk (Hüftbein = Schambein, Sitzbein und Darmbein)

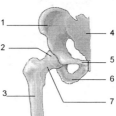

1 Darmbein
2 Oberschenkelkopf
3 Oberschenkelschaft
4 Kreuzbein ⎤
5 Schambein ⎬ Gelenkpfanne
6 Sitzbein ⎦
7 Oberschenkelhals

Gelenkbewegungen

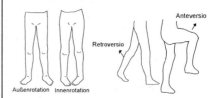

Außenrotation Innenrotation Retroversio Anteversio

I. Anatomie / Physiologie

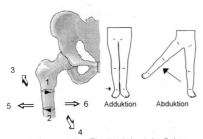

1 Innenrotation (Einwärtsdrehen) des Beines
2 Außenrotation (Auswärtsdrehen) des Beines
3 Retroversio (Rückwärtsheben) des Beines
4 Anteversio (Vorwärtsheben) des Beines
5 seitliche Abduktion (Abspreizen) des Beines
6 Adduktion (Heranziehen) des Beines

Kniegelenk
- Oberschenkel-Schienbein-Gelenk

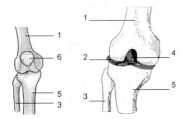

1 Oberschenkel
2 Meniskus
3 Wadenbein
4 Kreuzbänder
5 Schienbein
6 Kniescheibe

Gelenkbewegungen
- Beugung (Extension)
- Streckung (Flexion)

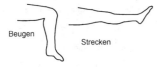

Fußgelenk
- oberes Sprunggelenk (Schienbein-Wadenbein-Sprungbeingelenk)
- unteres Sprunggelenk (Sprungbein-Fersenbein-Gelenk und Sprungbein-Fersenbein-Kahnbein-Gelenk)

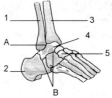

A oberes Sprunggelenk
B unteres Sprunggelenk
1 Wadenbein
2 Fersenbein
3 Schienbein
4 Sprungbein
5 Fußwurzelknochen

Gelenkbewegungen

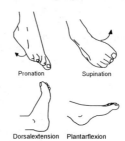

- Pronation (Hebung des äußeren Fußrandes)
- Supination (Hebung des inneren Fußrandes)
- Dorsalextension (Heben der Fußspitze)
- Plantarflexion (Senken der Fußspitze)

Zehengelenke

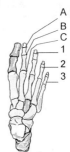

A Zehenendgelenk
B Zehenmittelgelenk
C Zehengrundgelenk
1 Zehenendglied
2 Zehenmittelglied
4 Zehengrundglied

Gelenkbewegungen
- Beugung
- Streckung

Testfragen

1. Ordnen Sie die Beschreibungen den entsprechenden Begriffen zu:
   1) Wachstumsfuge der Röhrenknochen
   2) röhrenförmiger Schaft
   3) den Knochen ernährende Bindegewebehaut
   4) proximales Endstück der Röhrenknochen
   5) distales Endstück der Röhrenknochen
   A) Epiphyse
   B) Diaphyse
   C) Epiphysenfuge
   D) Periost
   A............B............C............D............

2. Wo befindet sich die Substantia spongiosa:
   A ❏ nur im Hüftkopf
   B ❏ nur im Schädelknochen
   C ❏ nur in den platten Knochen
   D ❏ in den Knochenenden von Röhrenknochen
   E ❏ in der Markhöhle

3. Wann schließt sich die Fontanelle beim Menschen:
   A ❏ erst mit Beginn der Pubertät
   B ❏ im dritten Lebenshalbjahr
   C ❏ nach 12 Monaten
   D ❏ nach Beendigung des Längenwachstums der Knochen
   E ❏ sobald sich das bleibende Gebiss gebildet hat

4. Welche Knochen bilden das Schädeldach:
   A ❏ Nasenbein
   B ❏ Stirnbein
   C ❏ Scheitelbeine
   D ❏ Hinterhauptbein
   E ❏ Schläfenbeine
   F ❏ Tränenbeine

5. Ordnen Sie die aufgeführten Knochen dem entsprechenden Schädelbereich zu:
   1) Siebbein
   2) Oberkiefer
   3) Scheitelbeine
   4) Keilbein
   5) Stirnbein
   6) Schläfenbeine
   7) Jochbeine
   8) Hinterhauptbein
   A) Schädeldach
   B) Schädelbasis
   C) Gesichtsschädel
   A...............B...............C...............

6. Der Mensch besitzt:
   A ❏ 10 Rippenpaare
   B ❏ 9 Rippenpaare
   C ❏ 11 Rippenpaare
   D ❏ 12 Rippenpaare

7. Welche lufthaltigen Hohlräume des Schädels zählen zu den Nasennebenhöhlen:
   A ❏ Kieferhöhlen
   B ❏ Felsenbeinhöhlen
   C ❏ Siebbeinhöhlen
   D ❏ Stirnbeinhöhlen
   E ❏ Schläfenbeinhöhlen
   F ❏ Jochbeinhöhlen

8. Die Halswirbelsäule hat:
   A ❏ 5 Wirbel
   B ❏ 7 Wirbel
   C ❏ 12 Wirbel
   D ❏ 3 - 4 Wirbel
   E ❏ 11 Wirbel

9. Aus wieviel Wirbeln besteht die Wirbelsäule:
   A ❏ 33 - 37 Wirbeln
   B ❏ 27 - 29 Wirbeln
   C ❏ 32 - 34 Wirbeln

10. Der erste Halswirbel zeigt welche Besonderheit:
    A ❏ er besitzt die Form eines Ringes
    B ❏ er ist eine Bandscheibe ohne Kern
    C ❏ er zeigt einen vorstehenden Dornfortsatz
    D ❏ er besitzt einen großen Zahn

11. Die Nickbewegung des Kopfes findet statt:
    A ❏ nur im gesamten Bereich der Halswirbelsäule
    B ❏ zwischen Schädel und Atlas
    C ❏ zwischen Schädel und Axis
    D ❏ zwischen Schädel, Atlas und Axis
    E ❏ zwischen Schädel, Axis und drittem Halswirbel

12. Wo findet man Zwischenwirbelscheiben:
    A ❏ zwischen den Steißbeinwirbeln
    B ❏ zwischen den Kreuzbeinwirbeln
    C ❏ zwischen den Brustwirbeln
    D ❏ zwischen den Halswirbeln
    E ❏ zwischen den Lendenwirbeln

13. Als Skoliose bezeichnet man:
    A ❏ die normale Krümmung der Wirbelsäule
    B ❏ eine seitliche Verkrümmung der Wirbelsäule
    C ❏ eine besonders ausgeprägte Brustkyphose
    D ❏ eine besondere Verbiegung, die nur in der Brustwirbelsäule vorkommt

14. Woraus besteht das Brustbein:
    A ❏ Diaphyse
    B ❏ Schwertfortsatz
    C ❏ Griffelfortsatz
    D ❏ Körper
    E ❏ Handgriff
    F ❏ Clavicula
    G ❏ Querfortsatz

---

1 A = 4, 5; B = 2; C = 1; D = 3
2 D
3 B
4 B, C, D, E
5 A = 3, 5, 6, 8; B = 1, 4, 6, 8; C = 2, 7
6 D
7 A, C, D
8 B
9 C
10 A
11 B
12 C, D, E
13 B
14 B, D, E

I. Anatomie / Physiologie

15. Welche Knochen sind an der Bildung des knöchernen Thorax beteiligt:
    A ☐ Schulterblatt
    B ☐ Halswirbel
    C ☐ Rippen
    D ☐ Brustwirbel
    E ☐ Sternum
    F ☐ obere Extremität

16. Interkostalräume liegen:
    A ☐ zwischen den Wirbeln der Brustwirbelsäule
    B ☐ zwischen den Rippen
    C ☐ nur im Kniegelenk
    D ☐ als Hohlräume im Gehirn
    E ☐ als tiefste Punkte im Abdomen

17. Der Schultergürtel besteht aus:
    A ☐ Halswirbelsäule
    B ☐ Schulterblatt
    C ☐ Sternum
    D ☐ Schlüsselbein
    E ☐ den Oberarmen

18. Wodurch unterscheidet sich der Daumen von den übrigen Fingern:
    A ☐ der Daumen besitzt zwei statt drei Glieder
    B ☐ das Daumengrundgelenk ermöglicht größere Beweglichkeit als die übrigen Grundgelenke
    C ☐ der Daumen ermöglicht die Greiffunktion der Hand
    D ☐ der Daumen besitzt 2 Daumengrundgelenke zur besseren Beweglichkeit
    E ☐ der Daumen besitzt kein Endglied

19. Was stellt das Handgelenk dar:
    A ☐ ein Kugelgelenk
    B ☐ ein Eigelenk
    C ☐ ein Nussgelenk
    D ☐ eine Knochenhaft

20. Der rechte Daumen hat wieviel Glieder:
    A ☐ 2
    B ☐ 3
    C ☐ 4

21. Zu den Handwurzelknochen gehören:
    A ☐ Kahnbein
    B ☐ Würfelbein
    C ☐ Sprungbein
    D ☐ Kopfbein
    E ☐ Dreieckbein
    F ☐ Mondbein
    G ☐ kleines Vieleckbein
    H ☐ großes Vieleckbein
    J ☐ Hakenbein
    K ☐ Erbsenbein
    L ☐ Keilbein

22. Woraus wird der Beckengürtel gebildet:
    A ☐ Schlüsselbein
    B ☐ Darmbein
    C ☐ Keilbein
    D ☐ Felsenbein
    E ☐ Sitzbein
    F ☐ Schambein
    G ☐ Kreuzbein
    H ☐ Schienbein

23. Die Hüftgelenkpfanne wird von folgenden Knochen gebildet:
    A ☐ Kreuzbein
    B ☐ Darmbein
    C ☐ Schambein
    D ☐ Sitzbein

24. Das Hüftgelenk ist:
    A ☐ ein Sattelgelenk
    B ☐ ein Kugelgelenk
    C ☐ ein Scharniergelenk
    D ☐ zweiachsig
    E ☐ einachsig
    F ☐ vielachsig

25. Was verbindet das Ileosakralgelenk:
    A ☐ das Kreuzbein mit dem Steißbein
    B ☐ das rechte Schambein mit dem linken Schambein
    C ☐ das Schambein mit dem Kreuzbein
    D ☐ das Sitzbein mit dem Schambein
    E ☐ das Kreuzbein mit dem Darmbein

26. Beim Kniegelenk:
    A ☐ steht der Femur mit der Tibia (Schienbein) und der Fibula (Wadenbein) in gelenkiger Verbindung
    B ☐ ist ein Meniskus zur Vergrößerung der Gelenkfläche eingeschoben
    C ☐ ist sowohl eine Innen-, als auch eine Außenrotation möglich
    D ☐ ist die Patella (Kniescheibe) als Sesambein in das Kniescheibenband eingelagert

27. Beim Kniegelenk:
    A ☐ steht der Femur mit der Tibia (Schienbein) und der Fibula (Wadenbein) in gelenkiger Verbindung
    B ☐ ist ein Meniskus zur Vergrößerung der Gelenkfläche eingeschoben
    C ☐ ist sowohl eine Innen-, als auch eine Außenrotation möglich
    D ☐ ist die Patella (Kniescheibe) als Sesambein in das Kniescheibenband eingelagert

28. Der Außenknöchel des Fußgelenkes wird gebildet vom:
    A ☐ Sprungbein
    B ☐ Hakenbein
    C ☐ Wadenbein
    D ☐ Schienbein
    E ☐ Fersenbein

---

15 C, D, E
16 B
17 B, D
18 A, B, C
19 B
20 A
21 A, D, E, F, G, H, J, K

22 B, E, F, G
23 B, C, D
24 B, F
25 E
26 B, D
27 B, D
28 C

29. Das obere Sprunggelenk wird gebildet durch:
A ☐ das Fersen- und Sprungbein
B ☐ das Kahn- und Fersenbein
C ☐ das Schien- und Sprungbein
D ☐ das Waden- und Sprungbein

30. Was gehört zu den Kennzeichen des echten Gelenkes:
A ☐ die Gelenkflächen
B ☐ der Gelenkspalt
C ☐ die Ossifikation
D ☐ der Schleimbeutel

31. Ordnen Sie den aufgeführten Gelenkarten die entsprechenden Gelenke zu:
1) Daumengrundgelenk
2) Schultergelenk
3) Ellenbogengelenk
4) Handgelenk
5) Hüftgelenk
6) Gelenk zwischen Atlas und Axis
7) Kniegelenk
A) Kugelgelenk
B) Scharniergelenk
C) Sattelgelenk
D) Drehgelenk
E) Eigelenk
A............B............C............D............E...............

32. Welches sind typische Vertreter eines Scharniergelenkes:
A ☐ das hintere Gelenk zwischen Elle und Speiche
B ☐ das Kniegelenk
C ☐ das Ellenbogengelenk (Humerus-Ulna)
D ☐ das obere Sprunggelenk
E ☐ das Gelenk zwischen Atlas und Axis

33. Ordnen Sie die Gelenkbewegungen den medizinischen Bezeichnungen zu:
1) Streckung
2) Anlegen
3) Drehung
4) Beugung
5) Abspreizung
A) Flexion
B) Extension
C) Abduktion
D) Adduktion
E) Rotation
A............B............C............D............E...............

34. Pronationsstellung beim Arm bedeutet:
A ☐ Elle und Speiche liegen parallel
B ☐ Elle und Speiche liegen gekreuzt
C ☐ die Handfläche zeigt nach oben

35. Gelenkflächen werden überzogen von:
A ☐ Faserknorpel
B ☐ hyalinem Knorpel
C ☐ elastischem Knorpel
D ☐ Periost

36. Welche Aufgabe hat der Meniskus im Kniegelenk:
A ☐ Produktion der Gelenkflüssigkeit
B ☐ Verhinderung des seitlichen Abknickens im Kniegelenk
C ☐ Ausgleich der nicht exakt aufeinander passenden Gelenkflächen
D ☐ Ernährung der Gelenkflächen

37. Ordnen Sie die aufgeführten Knochen der jeweiligen Extremität zu:
1) Femur
2) Tibia
3) Humerus
4) Fibula
5) Patella
6) Radius
7) Ulna
A) obere Extremität
B) untere Extremität
A............................B.......................

38. Beschriften Sie die nachfolgenden anatomischen Strukturen des Schultergelenks:

39. Beschriften Sie die nachfolgenden anatomischen Strukturen des Hüftgelenks:

---

29 C, D
30 A, B
31 A = 2, 5; B = 3, 7; C = 1; D = 6; E = 4
32 B, C, D
33 A = 4; B = 1; C = 5; D = 2; E = 3
34 B

35 B
36 C
37 A = 3, 6, 7; B = 1, 2, 4, 5
38 1 Rabenschnabelfortsatz, 2 Gelenkpfanne, 3 Schulterhöhe, 4 Oberarmkopf, 5 Oberarmschaft, 6 Schulterblatt
38 1 Darmbein, 2 Oberschenkelkopf, 3 Oberschenkelhals, 4 Kreuzbein, 5 Schambein, 6 Sitzbein, 7 Oberschenkelhals

I.4 Aktiver Bewegungsapparat

Definitionen
isometrische Kontraktion

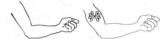

- Spannungszunahme des Muskels bei gleichbleibender Muskellänge
- Gelenk wird nicht bewegt

isotonische Kontraktion

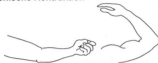

- Spannungszunahme des Muskels durch Muskelverkürzung
- Gelenk wird bewegt

Peristaltik
- wellenförmig fortschreitende Bewegung der glatten Muskulatur (Magen, Dünndarm, Dickdarm, Ureter, Gallengänge)

Tonus
- Dauerkontraktion der glatten Muskulatur

Tetanus
- vorübergehender Kontraktionszustand der quergestreiften Muskulatur

Aufgaben der Muskulatur
- Bewegung des Skeletts (quergestreifte Muskulatur)
- Peristaltik der Hohlorgane (glatte Muskulatur)
- Aufrechterhaltung der Herz-Kreislauftätigkeit (Herzmuskulatur, glatte Gefäßmuskulatur)
- Muskel-Venen-Pumpe
- Wärmebildner und Wärmespeicher

Muskelarten nach Bewegung
- Abduktoren   (abspreizende Muskeln)
- Adduktoren   (heranziehende Muskeln)
- Flexoren   (Beuger)
- Extensoren   (Strecker)
- Pronatoren   (Einwärtsdreher)
- Supinatoren   (Auswärtsdreher)
- Antagonisten   (Gegenspieler)
- Synergisten   (Mitspieler)
- Sphinkter   (Schließmuskel)

Sehnen
- bindegewebige Endstücke der Muskeln
- setzen am Periost des Knochens an oder sind direkt in den Knochen eingepflanzt (Sharpey-Fasern)
- übertragen die Zugwirkung des Muskels auf die Knochen

Faszien
- sehnenartige Hülle der Muskeln (Muskelhaut, Muskelbinde)
- bildet eine Führungsröhre für den Muskel und hält den erschlafften Muskel in der richtigen Lage
- zerstörte Faszie führt zum Muskelbruch (Muskelhernie)

Schleimbeutel
- mit schleimiger Flüssigkeit gefüllte Säckchen (Taschen) zwischen Sehnen, Muskeln und Knochen
- halten den andauernden Druck der Sehnen vom Knochen fern und erleichtern das Gleiten der Sehnen und Muskeln

Sehnenscheiden
- röhrenförmige, durch schleimige Flüssigkeit innen glatt gehaltene Bindegewebshülle der langen Sehnen der Finger- und Zehenmuskeln
- haben die Aufgabe, Sehnen aus funktionellen Gründen bzw. in der Nähe von Gelenken zu fixieren

Muskeln

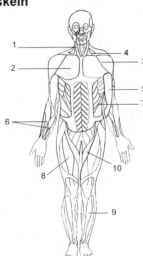

Muskeln - Vorderansicht
1 Kopfnicker
2 großer Brustmuskel
3 Deltamuskel
4 Kappenmuskel
5 Armbeuger
6 Fingerbeuger
7 schräger Bauchmuskel
8 Schenkelmuskel
9 Zehenstrecker
10 Schneidermuskel

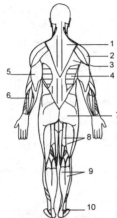

Muskeln - Rückansicht
1. Kappenmuskel
2. Deltamuskel
3. breiter Rückenmuskel
4. Sägemuskel
5. Armstrecker
6. Handstrecker
7. Gesäßmuskel (M. glutaeus)
8. Schenkelmuskel
9. Wadenmuskel
10. Achillessehne

Brustmuskeln
großer Brustmuskel (M. pectoralis major)
- zieht die Schultern nach vorn
- Arminnenrotation
- Atemhilfe

kleiner Brustmuskel (M. pectoralis minor)
- zieht das Schulterblatt nach vorn

vorderer Sägemuskel (M. serratus anterior)
- drückt das Schulterblatt gegen die Rippen

äußere Zwischenrippenmuskulatur
- hebt den Brustkorb (Einatmung)

innere Zwischenrippenmuskulatur
- senkt den Brustkorb (Ausatmung)

Zwerchfell (Diaphragma)
- vergrößert den Brustkorb durch Anspannung (Einatmung)

Bauchmuskulatur
gerader Bauchmuskel (M. rectus abdominis)
- neigt den Rumpf nach vorn
- hilft mit bei der Ausatmung (Bauchpresse)

äußerer schräger Bauchmuskel
- Bauchpresse
- Drehbewegung des Rumpfes

innerer schräger Bauchmuskel
- Bauchpresse
- Drehbewegung des Rumpfes

Rückenmuskulatur
Kappenmuskel (M. trapezius)
- zieht das Schultergelenk nach hinten und medianwärts

breiter Rückenmuskel (M. latissimus dorsi)
- Einwärtsrollen des Armes
- Bewegung des Armes nach hinten

hinterer oberer Sägemuskel
- hebt die oberen Rippen (Einatmung)

hinterer unterer Sägemuskel
- zieht die unteren Rippen herunter (Ausatmung)

lange Rückenstreckmuskulatur
- Streckung der Wirbelsäule
- Rückwärtsbewegung der Wirbelsäule

Halsmuskulatur
Halshautmuskel (Platysma)
- Mimikhilfe

Kopfnicker (M. sternocleidomastoideus)
- Beugung des Kopfes
- Drehung des Kopfes

untere Zungenbeinmuskulatur
- Bewegung des Zungenbeines
- Bewegung des Kehlkopfes

Rippenhalter
- hebt die oberen Rippen (Einatmung)
- beugt die Halswirbelsäule nach vorn und seitwärts

Schultermuskulatur
Deltamuskel (M. deltoideus)
- hebt den Arm bis zur Horizontalen

Obergrätenmuskel und Untergrätenmuskel
- Außenrotation des Oberarmes

großer Rundmuskel
- Innenrotation des Oberarmes
- Gegenspieler des Deltamuskels

Unterschulterblattmuskel
- Innenrotation des Oberarmes
- Adduktion des Oberarmes

Oberarmmuskulatur
Armstrecker (M. triceps brachii)
- streckt den Unterarm
- Abduktion des Oberarmes

zweiköpfiger Armmuskel (M. biceps brachii)
- Beugung des Unterarmes
- Supination des Unterarmes

Armbeuger (M. brachialis)
- Beugung des Unterarmes

Unterarmmuskulatur
Speichenmuskel
- Beugung des Unterarmes

Unterarmflexoren
- Beugung der Hand
- Beugung der Finger

Unterarmpronatoren
- rollen den Unterarm nach innen
- drehen die Handfläche nach unten

Unterarmextensoren
- Streckung der Hand

- Streckung der Finger
Unterarmsupinatoren
- rollen den Unterarm nach außen
- drehen die Handfläche nach oben

Handmuskulatur
Zwischenknochenmuskulatur
- Spreizung der Finger

Daumenmuskel (M. opponens)
- Greifstellung des Daumens

Kopfmuskulatur
Stirnmuskel (M. frontalis)
- Stirnrunzeln und heben der Augenlider

Augenringmuskeln
- Schließen der Augen

Mundringmuskeln
- Schließen des Mundes

Kaumuskulatur
- Kauakt

Hüftmuskulatur

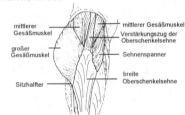

seitliche äußere Ansicht

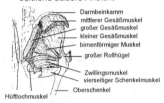

innere Ansicht von hinten

Hüftlendenmuskel (M. iliopsoas)
- Beugung des Hüftgelenkes
- Beugung des Beckens
- Außenrotation des Beines

großer Gesäßmuskel (M. glutaeus maximus)
- Abduktion des Oberschenkels
- Außenrotation des Oberschenkels
- Streckung des Hüftgelenkes
- Aufrichten des Oberkörpers aus dem Sitz

mittlerer Gesäßmuskel (M. glutaeus medius)
- Abduktion des Oberschenkels

Oberschenkelmuskulatur
Schneidermuskel (M. sartorius)
- Beugung des Oberschenkels
- Adduktion des Unterschenkels
- Rotation des Unterschenkels

vierköpfiger Oberschenkelmuskel
- Beugung des Oberschenkels
- Streckung des Unterschenkels

zweiköpfiger Oberschenkelmuskel
- Beugung des Unterschenkels
- Rotation des gebeugten Unterschenkels nach außen
- Streckung des Hüftgelenkes

Unterschenkelmuskulatur
vorderer und hinterer Schienbeinmuskel
- Beugung des Fußes (dorsalwärts)
- Heben des inneren Fußrandes (Supination)

dreiköpfiger Wadenbeinmuskel
- Beugung des Kniegelenkes
- Beugung des Fußes (sohlenwärts)

Wadenbeinmuskeln
- Beugung des Fußes (sohlenwärts)
- Heben des äußeren Fußrandes (Pronation)

Fußmuskulatur
Fußrückenmuskulatur
- Streckung der Zehen

Fußsohlenmuskulatur
- Beugung der Zehen
- Aufrechterhaltung des Fußgewölbes

Testfragen

1. Ordnen Sie die Beschreibungen den entsprechenden Kontraktionsarten zu:
   1) der Muskel verkürzt sich und wird dicker
   2) der Muskel ist kontrahiert (Länge und Dicke bleiben gleich)
   A) isotonische Kontraktion
   B) isometrische Kontraktion
   A..................B..................

2. Was versteht man unter einem Antagonisten:
   A ❏ einen Gegenspieler
   B ❏ einen Beuger
   C ❏ einen Strecker
   D ❏ einen Auswärtsdreher

3. Eine isotonische Muskelkontraktion ist:
   A ❏ die Verkürzung des Muskels bei erhöhter Spannung
   B ❏ die Verkürzung des Muskels bei gleichbleibender Spannung
   C ❏ die Erhöhung der Muskelspannung bei gleicher Muskellänge

4. Die Brustwand zeigt anatomisch welche Muskelschichten:
   A ❏ den vorderen Sägemuskel
   B ❏ die inneren Zwischenrippenmuskeln
   C ❏ die äußeren Zwischenrippenmuskeln
   D ❏ den rautenförmigen Muskel

---

1 A = 1; B = 2
2 A
3 B
4 B, C

I.5 Blut

Definitionen
Agglutination
- Verklebung, Zusammenballung der Erythrozyten

Anämie
- Blutarmut; Verminderung des Blutfarbstoffes und des Erythrozytengehaltes im Blut

Blutmauserung
- Abbau und Neubildung der Erythrozyten

Hämatokrit
- Anteil der korpuskulären Bestandteile (Blutkörperchen) am peripheren Blut

Hämatologie
- Lehre vom Blut und von den Blutkrankheiten

Hämolyse
- Austritt von Hämoglobin bei Erythrozytenzerfall

Leukämie
- Neoplasie (Tumorbildung) der blutbildenden Organe mit extremer Vermehrung unreifer Leukozyten

Leukopenie
- krankhafte Verminderung der Leukozyten unter 5000/cmm

Leukozytose
- krankhafte Vermehrung der Leukozyten über 9000/cmm

Thrombopenie
- Verminderung der Thrombozyten

Thrombozytose
- Vermehrung der Thrombozyten

Aufgaben des Blutes
Transportfunktion
  respiratorische Funktion
- Sauerstofftransport
- Kohlendioxidtransport

  Ernährungsfunktion
- Nährstofftransport (Kohlenhydrate, Eiweiße, Fette)

  Entschlackungsfunktion
- Schlackentransport zu den Ausscheidungsorganen (Leber, Nieren, Lunge)

  Regulationsfunktion
- Hormontransport
- Fermenttransport
- Vitamintransport
- Mineralstofftransport (Aufrechterhaltung des osmotischen Druckes in den Körperflüssigkeiten)

Abwehrfunktionen
- Antikörperbildung
- Antikörpertransport
- Phagozytose

Eigenfunktion
- Pufferung (Konstanterhaltung des Blut-pH-Wertes)
- Blutgerinnung

Blutbestandteile
Blutplasma
- 56% der gesamten Blutmenge
- Plasma ohne Fibrinogen ist Serum

Blutkörperchen (korpuskuläre Bestandteile)
- 44% der gesamten Blutmenge (Hämatokrit)
- Erythrozyten
- Leukozyten
- Thrombozyten

Erythrozyten
Bildungsort
- rotes Knochenmark

Gestalt
- scheibenförmige, kernlose Zellen
- Größe: 7,5/1000 x 2/1000 mm

Zusammensetzung
- 65% Wasser
- 30% Hämoglobin (95% Globulin und 5% Farbstoff mit Eisen)
- 5% sonstige Eiweiße

Anzahl
- 4,5 - 5 Millionen je cmm

Vorstufen
- Proerythroblast > Makroblast > Normoblast > Retikulozyt > Normozyt > Erythrozyt

Aufgaben
- Sauerstofftransport
- Kohlendioxidtransport
- Pufferfunktion im Säure-Basen-Haushalt

Lebensdauer
- ca. 120 Tage

Abbauort
- retikuloendotheliales System (RES) von Milz, Leber, Knochenmark, u.a.

Abbauprodukt
- Bilirubin wird nach Konjugierung in der Leber ausgeschieden als Urobilin (Urin) und Sterkobilin (Stuhl)

Leukozytenarten
neutrophile Granulozyten
  Bildungsort
- rotes Knochenmark

  Merkmale
- Größe 11/1000 - 14/1000 mm
- stark segmentiert (3-5 Kernsegmente)
- farbneutral

  Anzahl
- 60 - 70% aller Leukozyten im Blut

Aufgaben
- Abwehrfunktion durch amöboide Beweglichkeit und Phagozytose
- Bildung von Enzymen (Oxydasen, Proteasen, Amylasen, Lipasen, u.a.)

Lebensdauer
- ca. 10 Tage

eosinophile Granulozyten

Bildungsort
- rotes Knochenmark

Merkmale
- Größe 11/1000 - 14/1000 mm
- grobe Granulation (füllt die ganze Zelle aus)
- 2 große Kernsegmente
- lassen sich durch den Farbstoff Eosin deutlich darstellen

Anzahl
- 2 - 4% aller Leukozyten im Blut

Aufgaben
- Abwehrfunktion bei Allergien
- Abwehrfunktion gegen artfremdes Eiweiß

basophile Granulozyten

Bildungsort
- rotes Knochenmark

Merkmale
- Größe 10/1000 mm
- kleeblattförmiger Kern
- lassen sich durch basische Farbstoffe deutlich darstellen

Anzahl
- 0,5 - 1% aller Leukozyten

Aufgaben
- durch das im Granula befindliche Heparin, wird die Blutgerinnung innerhalb des Kreislaufes verhindert

Lebensdauer
- ca. 10 Tage

Monozyten

Bildungsort
- rotes Knochenmark

Merkmale
- Größe 12/1000 - 20/1000 mm
- ein großer, nierenförmiger Kern

Aufgaben
- Abwehrfunktion durch amöboide Beweglichkeit und Phagozytose

Lebensdauer
- 2-5 Tage

Lymphozyten

Bildungsort
- Lymphsystem

Merkmale
- Größe 7/1000 - 10/1000 mm
- ein großer Kern, wenig Protoplasma

Anzahl
- 20-25% aller Leukozyten im Blut

Aufgaben
- Antikörperbildung gegen artfremdes Eiweiß
- Immunreaktionen

Lebensdauer
- ca. 4 Monate

Leukozytenverschiebung während einer entzündlichen Erkrankung

Beginn der Infektion
- neutrophile Leukozytose mit Linksverschiebung "neutrophile Kampfphase"

Mitte der Entzündung
- kurzdauernde Monozytose (eosinophile Granulozyten vermindert) "monozytäre Abwehr- und Überwindungsphase"

Ende der Entzündung
- Lymphozytose
- Anstieg der eosinophilen Granulozyten (Morgenröte der Genesung) "lymphozytäre und eosinophile Heilphase"

Thrombozyten

Bildungsort
- rotes Knochenmark (aus Megakaryozyten)

Form
- winzige Zytoplasmaanteile der Megakaryozyten (ohne Kern)
- Größe 0,5/1000 - 2/1000 mm

Anzahl
- 200.000 - 500.000 je cmm Blut

Aufgaben
- physiologische Gefäßabdichtung durch Freisetzung von Thrombokinase

Lebensdauer
- 7-11 Tage

Blutplasmabestandteile

Wasser
- 90% des Blutplasmas

Aufgaben
- Lösungs- und Transportmittel für Eiweiße, Blutkörperchen, Kohlendioxid, usw.
- Wärmeregulation (Wärmetransport)

Eiweiße
- 7% des Blutplasmas
- Albumine ca. 60% des Plasmaeiweißes
- Globuline ca. 40% des Plasmaeiweißes

Aufgaben der Albumine
- Transportfunktion des Eiweißes (von der Leber zu den Körperzellen)
- Bindung und Transport von Wasser, Bilirubin, Gallensäure, Harnsäure, Urobilin, Farbstoffen, Salzen, Medikamenten, wasserlöslichen Vitaminen, usw.

Aufgaben der Globuline
- Transport wasserunlöslicher Stoffe (Lipoide, Lipochrome, Hormone, fettlösliche Vitamine), Eisen und anderer Metalle
- Träger der Antikörper (Gammaglobuline)
- Beteiligung an der Blutgerinnung (Fibrinogen)

Fette
- nahrungsabhängige Konzentrationsschwankungen
- Gesamtlipide 530 mg% im Blutserum
- Cholesterin 238 mg% im Blutserum

Kohlenhydrate
- im Blut als Traubenzucker (Glukose)
- 80-100 mg% Glukose im Blutserum

Farbstoffe
- Lipochrome aus der Nahrung (Eigelb, Möhren)
- Bilirubin, Urobilinogen
- 0,6 mg% Bilirubin im Blutserum

stickstoffhaltige organische Abbauprodukte
- Harnstoff
- Harnsäure
- Kreatinin
- Ammoniak
- insgesamt 25-30 mg Rest-N im Blutserum

Mineralien
- Natrium 300 - 350 mg%
- Kalium 13 - 25 mg%
- Calcium 10 - 12 mg%
- Magnesium 1,6 - 2,2 mg%
- Phosphate 12 mg%

Hormone
- aller inkretorischer Drüsen (z.B. Hypophyse, Schilddrüse, Nebennieren, Langerhans-Inseln)

Enzyme (Fermente)
- z.B. Amylase, Katalase, Phosphatase, Transaminasen (GOT, GPT, LDH, Gamma GT)

Vitamine
- wasserlösliche (C, B-Komplex)
- fettlösliche (A, D, E, K)

im Blut vorkommende Antikörper

Lysine
- lösen fremde Zellen (Bakterien) auf

Agglutinine
- bringen eingedrungene Zellen (Erythrozyten) zur Verklebung (falsche Bluttransfusion!)

Antitoxine
- Gegengifte gegen bestimmte Gifte (Immunität)

Präzipitine
- bringen fremdes Eiweiß zum Niederschlag

Blutgruppen

Blutgruppeneigenschaften

Blutgruppe / Rhesusfaktor	Erythrozyteneigenschaft	Serumeigenschaft
Blutgruppe A	agglutinable (verklumpungsfähige) Substanz A	Agglutinine (Antikörper) Anti- B: bringen Erythrozyten mit der agglutinablen Substanz B und AB zum Verkleben
Blutgruppe B	agglutinable Substanz B	Agglutinine Anti - A: bringen Erythrozyten mit der agglutinablen Substanz A und AB zum Verkleben
Blutgruppe AB	agglutinable Substanzen A und B	keine Agglutinine: es werden keine Erythrozyten zum Verkleben gebracht
Blutgruppe 0	keine agglutinable Substanz	Agglutinine Anti - A und Anti - B: bringen Erythrozyten mit der agglutinablen Substanz A, B und AB zum Verkleben
Rh+ oder D	Erythrozyten besitzen die agglutinable Substanz Rh bzw. D	Serum besitzt keine Rhesus - Antikörper
rh- oder d	Erythrozyten besitzen keine agglutinable Substanz rh bzw. d	Serum besitzt keine natürlich vorgebildeten Rh - Antikörper, kann diese aber leicht bilden, wenn es mit Rh - positivem Blut in Berührung kommt (Schwangerschaft, Transfusion!)

Blutgruppe A
Erythrozyteneigenschaft
- agglutinable Substanz A

Serumeigenschaft
- Agglutinine (Antikörper) Anti-B (bringen Erythrozyten mit der agglutinablen Substanz B und AB zum Verkleben)

Blutgruppe B
Erythrozyteneigenschaft
- agglutinable Substanz B

Serumeigenschaft
- Agglutinine (Antikörper) Anti-A (bringen Erythrozyten mit der agglutinablen Substanz A und AB zum Verkleben)

Blutgruppe AB
Erythrozyteneigenschaft
- agglutinable Substanz A und B

Serumeigenschaft
- keine Agglutinine (es werden keine Erythrozyten zum Verkleben gebracht)

Blutgruppe O
Erythrozyteneigenschaft
- keine agglutinable Substanz

Serumeigenschaft
- Agglutinine (Antikörper) Anti-A
- Agglutinine (Antikörper) Anti-B (bringen Erythrozyten mit der agglutinablen Substanz A, B und AB zum Verkleben)

Rhesusfaktor
Rhesus-positiv (Rh+ oder D)

- Erythrozyten besitzen die agglutinable Substanz Rh bzw. D
Rhesus-negativ (rh- oder d)
- Erythrozyten besitzen keine agglutinable Substanz rh bzw. d
- Serum besitzt keine natürlich vorgebildeten Rh-Antikörper; kann diese aber leicht bilden, wenn es mit Rh-positivem Blut in Berührung kommt (Schwangerschaft, Transfusion!)

Blutgerinnung

Blutgerinnungsfaktoren

Fak-tor:	Name (Synonym):	Wirkung:	Mangelerscheinung
I	Fibrinogen		Afibrinogenämie
II	Prothrombin		Hypoprothrombinämie
III	Thromboplastin (Prothrombinase)		
IV	Calcium		Calcium(Ca2+)-Wirkung bei der Blutgerinnung
V	Plasma-Ac-Globulin (Proaccelerin)	Bildung der Prothrombinase	Parahämophilie A
VI	Accelerin		
VII	Proconvertin, Prothrombinogen, Co-Thromboplastin	aktiviert - den Faktor X zu Xa	Hypoproconvertinämie
VIII	antihämophiles Globulin A (AHG A)	Bildung des endogenen Prothrombinumwandlungsfaktors	Hämophilie A oder Angiohämophilie A
IX	antihämophiles Globulin B (AHG B)	wird bei der Gerinnung zu IXa aktiviert	Hämophilie B
X	Stuart(-Prower)-Faktor	wird durch das Intrinsic- oder Extrinsic-System zu Xa aktiviert; ist an der Bildung der Prothrombinase beteiligt	hämorrhagische Diathese
XI	Rosenthal-Faktor (antihämophiles Globulin C)	nimmt als XIa gemeinsam mit XIIa an der Bildung des Prothrombinumwandlungsfaktors teil	autosomal-rezessiv erbliche hämorrhag. Diathese (Hämophilie C)
XII	Oberflächenfaktor (Hageman-Faktor)	leitet die Vorphase der Blutgerinnung ein	autosomal-rezessiv erbliche Blutgerinnungsstörung (meist ohne Blutungsneigung)
XIII	fibrinstabilisierender Faktor	Stabilisierung des Gerinnsels	hämorrhagische Diathese mit Störung der Wundheilung

Blutungszeit
- Normalwert 2-3 Minuten
- Zeitspanne von der Verletzung bis zur Bildung eines vorläufigen Thrombozytenpropfes

Gerinnungszeit
- Normalwert 6-8 Minuten
- Zeitspanne bis zur endgültigen Blutstillung durch Bildung eines festen Blutgerinnsels

Thrombinzeit (Plasma-Thrombin-Gerinnungszeit)
- Normalwert je nach Präparat unterschiedlich
- Zeitspanne, in der Citratplasma nach Zusatz von Thrombin gerinnt

Thromboplastinzeit (Quickwert, Prothrombinzeit)
- Normalwert 70-100% (10-16 sek.)
- Zeitspanne, in der Citratplasma nach Zugabe von Calcium-Thromboplastin ein Fibringerinnsel bildet

Hauptphasen der Blutgerinnung und Fibrinolyse

vorläufige Blutstillung
- Gefäßkontraktion durch Freisetzen von gefäßaktiven Hormonen (Adrenalin, Noradrenalin)
- Bildung eines Thrombozytenpropfes an der Stelle der Gefäßverletzung

endgültige Blutstillung
Vorphase
- Bildung der GEWEBSTHROMBOKINASE (Blutgerinnung in Sekunden) durch Gefäßverletzungen
- Bildung der PLASMATHROMBOKINASE (Blutgerinnung in Minuten) durch Zerstörung der Thrombozyten bei Gefäßerkrankungen

1. Phase (fermentative Phase)
- Aktivierung des Fermentes PROTHROMBIN zu THROMBIN durch die Gewebs- oder Plasmathrombokinase in Gegenwart von CALCIUM-IONEN

2. Phase (Koagulationsphase)
- Ausfällung des löslichen FIBRINOGENS in das unlösliche FIBRIN durch das Ferment Thrombin

3. Phase (Retraktionsphase)
- Stabilisierung des Blutkuchens durch Zusammenziehen der FIBRINFÄDEN

Auflösung des Blutgerinnsels
Fibrinolyse
- Aktivierung des Enzyms PLASMINOGEN zu PLASMIN durch Urokinase oder Streptokinase
- Auflösung des Fibrinnetzes in Fibrinopeptide durch Plasmin

direkte Blutgerinnungshemmer
Heparin
- z.B. Liquemin

- hemmt die Retraktion (Nachphase der Blutgerinnung) und verstärkt die Wirkung des Antithrombin III
- Wirkungseintritt sofort
- Thrombinzeit - Laborkontrollen!
- Antagonist = Protaminsulfat 1%ig

indirekte Gerinnungshemmer

Cumarine
- z.B. Marcumar, Dicumarol
- hemmen die Prothrombinbildung in der Leber durch Blockierung des Vitamin-K
- Wirkungseintritt nach 12 Stunden
- Wirkungsoptimum nach 24 - 36 Stunden
- Prothrombinzeit - Laborkontrollen
- Antagonist = Vitamin-K (Konakion)

extravasale Gerinnungshemmer
- Natriumcitrat
- Natriumoxalat, Natrium-EDTA (Ethyl-Diamin-Tetra-Acid)
- durch Bindung des Calciums wird das Blut ungerinnbar gemacht
- Anwendung zur Gerinnungshemmung in Blutkonserven oder zur Gerinnungshemmung bei der Blutentnahme für Laboruntersuchungen

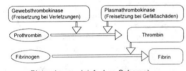

Blutgerinnung (einfaches Schema)

Testfragen

1. **Die Lehre vom Blut heißt:**
   A ❑ Kardiologie
   B ❑ Hämatologie
   C ❑ Homöostase
   D ❑ Serologie
   E ❑ Immunologie
   F ❑ Hämoglobinologie

2. **Wieviel Liter Blut besitzt der erwachsene Mensch:**
   A ❑ ca. 2 - 3 Liter
   B ❑ ca. 5 - 7 Liter
   C ❑ ca. 8 - 10 Liter
   D ❑ ca. 9 - 11 Liter

3. **Sauerstoff wird im Blut transportiert von:**
   A ❑ den weißen Blutkörperchen
   B ❑ dem Hämoglobin
   C ❑ dem Fibrin
   D ❑ dem Blutplasma

4. **Wodurch unterscheiden sich Plasma und Serum:**
   A ❑ durch den unterschiedlichen Thrombozytengehalt
   B ❑ durch den unterschiedlichen Albumingehalt
   C ❑ Serum ist frei von Fibrinogen
   D ❑ Plasma enthält keine Antikörper
   E ❑ Serum ist frei von Elektrolyten

5. **Welche Funktionen haben die Thrombozyten:**
   A ❑ Abbau von alternden Erythrozyten
   B ❑ Mitbeteiligung an der Bildung der Blutthrombokinase
   C ❑ Bildung des weißen Gerinnungsthrombus
   D ❑ unspezifische Infektabwehr

6. **Koordinieren Sie Mengen und Blutbestandteile:**
   1) 14.5 - 16.0 g%
   2) 150000 - 300000/cmm
   3) 36 - 48 %
   4) 4.5 - 5 Mill./cmm
   5) 5000 - 10000/cmm
   A) Erythrozyten
   B) Leukozyten
   C) Thrombozyten
   D) Hämatokrit
   E) Hämoglobin
   A.........B.........C.........D.........E.........

7. **Die Blutgerinnung wird ausgelöst durch:**
   A ❑ die Thrombokinase
   B ❑ das Fibrinogen
   C ❑ die Gewebsthrombokinase
   D ❑ das Vitamin K

8. **Bildungsstätten der Leukozyten sind:**
   A ❑ rotes Knochenmark
   B ❑ Niere
   C ❑ Leber
   D ❑ Schilddrüse
   E ❑ Lymphknoten

9. **Fibrinolyse bedeutet:**
   A ❑ Fibrinauflösung
   B ❑ Einleitung der Blutgerinnung
   C ❑ Abbau von Erythrozyten in der Milz

10. **Was ist Blutserum:**
    A ❑ Fibrin und Blutkuchen
    B ❑ Blutkörperchen und Blutplasma
    C ❑ Blutplasma ohne Fibrin
    D ❑ Blutplasma

11. **Welche Zellen besitzen die Fähigkeit zur Phagozytose:**
    A ❑ Erythrozyten
    B ❑ Thrombozyten
    C ❑ neutrophile Granulozyten
    D ❑ Monozyten
    E ❑ Kupffersche-Sternzellen
    F ❑ alle Retikuloendothelzellen

---

1 B
2 B
3 B, D
4 C
5 B, C
6 A = 4; B = 5; C = 2; D = 3; E = 1
7 A, C
8 A, E
9 A
10 C
11 C, D, E, F

I. Anatomie / Physiologie

12. Wo befinden sich im Körper Blutdepots:
A ☐ in der Milz
B ☐ in den Nieren
C ☐ in dem Unterhautfettgewebe
D ☐ in der Gallenblase
E ☐ in der Leber

13. Auf die Erythrozyten treffen folgende Behauptungen zu:
A ☐ sie besitzen keine begrenzte Lebensdauer
B ☐ sie besitzen immer einen Kern
C ☐ sie besitzen eine begrenzte Lebensdauer von ca. 200 Tagen
D ☐ sie besitzen eine begrenzte Lebensdauer von ca. 100 Tagen
E ☐ sie sind immer kernlos

14. Ordnen Sie richtig zu:
1) Verminderung der Leukozyten unter 4000 je cmm
2) Fähigkeit der Leukozyten, Fremdkörper aufzunehmen
3) Verklumpung der Erythrozyten
4) Vermehrung der Leukozyten über 9000 je cmm
5) Blutarmut, bezogen auf den Erythrozytengehalt
A) Agglutination
B) Anämie
C) Leukozytose
D) Leukopenie
E) Phagozytose
A............B............C............D............E............

15. Ordnen Sie den Blutgruppen die entsprechenden Blutplasmaeigenschaften zu:
1) Anti - A/Anti - B
2) keine Agglutinine
3) Anti - A
4) Anti - B
A) Blutgruppe A
B) Blutgruppe B
C) Blutgruppe AB
D) Blutgruppe O

A............B............C............D............

16. Was ist Hämatokrit:
A ☐ ein Plasmaanteil des Blutes
B ☐ der Volumenanteil der Zellen am Blut
C ☐ der Hb-Gehalt der einzelnen Erythrozyten

17. Ordnen Sie die Blutbestandteile dem Blutplasma bzw. Blutserum zu:
1) Albumine
2) Wasser
3) Mineralien
4) Globuline
5) Farbstoffe
6) Fibrinogen
7) Hormone und Enzyme
A) Blutplasma
B) Blutserum
A............B............

18. Hauptsächlich verantwortlich für den Wassertransport sind:
A ☐ die Globuline
B ☐ die Leukozyten
C ☐ die Erythrozyten
D ☐ die Albumine

19. Ordnen Sie die nachfolgenden Definitionen richtig zu:
1) Übertritt eines Lösungsmittels vom Ort der höheren Konzentration zum Ort der niedrigen Konzentration durch eine semipermeable Membran
2) gleicher osmotischer Druck
3) Wanderung von Stoffteilchen aus Lösungen höherer Konzentration in Lösungen niedrigerer Konzentration
4) Kraft, mit der ein Lösungsmittel durch eine semipermeable Membran in eine höher konzentrierte Lösung hineingesogen wird
A) Isotonie
B) Diffusion
C) Osmose
D) osmotischer Druck
A............B............C............D............

20. Wo werden die Erythrozyten gebildet:
A ☐ im roten Knochenmark
B ☐ im gelben Knochenmark
C ☐ in der Milz
D ☐ in den platten Knochen

21. Ordnen Sie den Blutzellen ihre Lebensdauer im zirkulierenden Blut zu:
1) 8 - 11 Tage
2) 3 - 5 Tage
3) 100 - 120 Tage
A) Erythrozyten
B) Lymphozyten
C) Granulozyten
D) Thrombozyten
A............B............C............D............

22. Ordnen Sie den Antikörpern die entsprechende Wirkung bzw. Eigenschaft zu:
1) verkleben eingedrungene Zellen
2) immunisieren den Körper gegen bestimmte Toxine
3) lösen fremde Zellen und Bakterien auf
4) Serumstoffe, die mit fremden Eiweißarten einen Niederschlag bilden
A) Lysine
B) Agglutinine
C) Antitoxine
D) Präzipitine
A............B............C............D............

---

12 A, E
13 D, E
14 A = 3; B = 5; C = 4; D = 1; E = 2
15 A = 4; B = 3; C = 2; D = 1
16 B
17 A = 1, 2, 3, 4, 5, 6, 7, B – 1, 2, 3, 4, 5, 7

18 D
19 A = 2; B = 3; C = 1; D = 4
20 A, D
21 A = 3; B = 3; C = 1; D = 2
22 A = 3; B = 1; C = 2; D = 4

I.6 Blutkreislauf

Definitionen

Herzfrequenz
- Anzahl der Herzschläge pro Minute
- Erwachsene 60 - 80 Schläge pro Minute
- Jugendliche 80 - 100 Schläge pro Minute
- Kinder 100 - 120 Schläge pro Minute
- Neugeborene 130 - 140 Schläge pro Minute

Tachykardie
- Steigerung der Herzfrequenz
- über 100 Kontraktionen pro Minute

Bradykardie
- langsame Herztätigkeit
- weniger als 55 Systolen pro Minute

Herzschlagvolumen
- Blutmenge, die bei einer Systole von der linken Kammer ausgeworfen wird
- 80 ml bei Ruhe (Erwachsene)

Herzminutenvolumen
- Blutmenge, die in einer Minute von der linken Kammer ausgetrieben wird
- Herzschlagvolumen x Herzfrequenz = Herzminutenvolumen
- 5 Liter bei Ruhe (Erwachsene)

Phonokardiogramm
- Aufzeichnung der Herzgeräusche bzw. Herztöne (Schallerscheinungen)

Zusammensetzung

Cor (Herz)
- Antriebspumpe (Motor) für den Kreislauf

- linke Herzkammer pumpt Blut in den Körper
- rechte Herzkammer pumpt Blut in die Lunge

Arterien (große Schlagadern)
- leiten das Blut vom Herzen weg (Körper, Lunge)

Arteriolen (kleine Schlagadern)
- liegen zwischen den Arterien und Kapillaren
- verteilen das arterielle Blut im Gewebe

Kapillare (Haargefäße)
- liegen zwischen den Arteriolen und Venulen
- ermöglichen den Stoff- und Gasaustausch mit dem Gewebe (Diffusion, Filtration, Pinozytose)

Venulen (kleine Blutadern)
- liegen zwischen den Kapillaren und den Venen
- sammeln das Blut aus den Kapillargefäßen

Venen (große Blutadern)
- transportieren das Blut zurück zu den Herzvorhöfen

Aufgaben

- Versorgung der Körperzellen mit Sauerstoff
- Ernährung der Körperzellen (Kohlenhydrate, Fette, Eiweiße)
- Regulierung des osmotischen Druckes (Verteilung von Wasser und Salzen in den Körperflüssigkeiten)
- Hormontransport
- Antikörpertransport
- Wärmeregulation (Wärmetransport)
- Entschlackung der Zellen (Kohlendioxid, Wasser, harnpflichtige Stoffe)

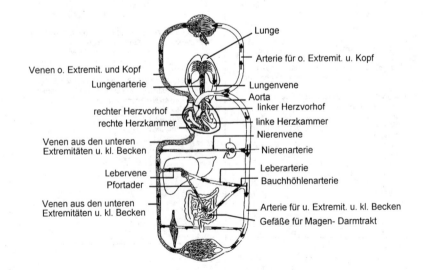

- Lunge
- Arterie für o. Extremit. u. Kopf
- Venen o. Extremit. und Kopf
- Lungenarterie
- Lungenvene
- Aorta
- rechter Herzvorhof
- linker Herzvorhof
- rechte Herzkammer
- linke Herzkammer
- Nierenvene
- Venen aus den unteren Extremitäten u. kl. Becken
- Nierenarterie
- Lebervene
- Leberarterie
- Pfortader
- Bauchhöhlenarterie
- Venen aus den unteren Extremitäten u. kl. Becken
- Arterie für u. Extremit. u. kl. Becken
- Gefäße für Magen- Darmtrakt

Topographie des Herzens
- im Mediastinum (Mittelfellraum)
- vor der Luftröhre
- zwei Drittel links im Mediastinum
- ein Drittel rechts im Mediastinum
- die Längsachse verläuft von oben hinten rechts nach unten vorne links
- die Herzspitze befindet sich in Höhe des 5. Zwischenrippenraumes

Mediastinum (Mittelfellraum)
- sagittaler Bindegewebssack zwischen den beiden Lungen

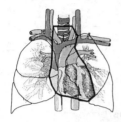

- Begrenzung: hinten = Brustwirbelsäule
  vorne = Sternum (Brustbein)
  unten = Diaphragma (Zwerchfell)
  oben = Halsmuskulatur

wichtigste Organe im Mediastinum
- Herz
- Luftröhre
- Speiseröhre
- Blutgefäße (untere Hohlvene, obere Hohlvene, Lungenarterie, Lungenvene, Aorta)
- Lymphgefäße (Ductus thoracicus)
- Nervenstränge (Sympathikus, N. vagus)

Aufbau des Herzens
Größe
- entspricht der Faustgröße des betreffenden Menschen

Herzwand

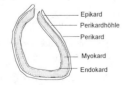

Herzinnenhaut (Endokard)
- einschichtiges Plattenepithel (Endothel)
- innere Herzauskleidung
- bildet die Taschen- und Segelklappen

Herzmuskelschicht (Myokard)
- quergestreifte, unwillkürliche Herzmuskulatur (von Faserstreifen durchzogen - Reizweiterleitung)
- dünne Muskelschicht im Bereich der Vorhöfe
- dicke Muskelschicht (1 cm) im Bereich der Kammern
- Systole = Zusammenziehung
- Diastole = Erschlaffung
- reagiert nur in der Erschlaffungsphase (Alles- oder Nichts-Gesetz)
- Ernährung erfolgt durch die Koronararterien

Herzaußenhaut (Epikard)
- viszerales Blatt des Herzbeutels
- liegt dem Herzen unmittelbar auf

Herzbeutel (Perikard)
- parietales Blatt des Herzbeutels
- beutelartiger Überzug des Herzens
- zwischen viszeralem und parietalem Blatt des Herzbeutels liegt ein seröser Spaltraum (Gleitspalt)
- das Perikard fixiert das Herz im Mediastinum (bindegewebige Verwachsungen mit der Umgebung)

Herzhöhlen

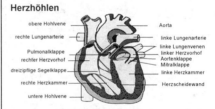

Herzscheidewand (Septum)
- trennt das Herz in eine rechte und eine linke Hälfte

rechter Vorhof (Atrium dextrum)
- sammelt das Blut aus dem großen Kreislauf

rechte Kammer (Ventriculus dexter)
- pumpt das Blut in den Lungenkreislauf

linker Vorhof (Atrium sinistrum)
- sammelt das Blut aus den Lungen

linke Kammer (Ventriculus sinister)
- pumpt das Blut in den großen Kreislauf

Herzklappen
dreizipflige Segelklappe (Valva tricuspidalis)
- Vorhof-Kammer-Klappe (Atrioventrikularklappe)
- liegt zwischen dem rechten Vorhof und der rechten Kammer
- verhindert den Rückfluss des Blutes aus der rechten Kammer in den rechten Vorhof

zweizipflige Segelklappe (Valva mitralis)
- Vorhof-Kammer-Klappe (Atrioventrikularklappe)

- liegt zwischen dem linken Vorhof und der linken Kammer
- verhindert den Rückfluss des Blutes aus der linken Kammer in den linken Vorhof

Pulmonalklappe (Valva trunci pulmonalis)
- Taschenklappe (Semilunarklappe)
- liegt zwischen der rechten Kammer und dem Stamm der Lungenarterie
- verhindert den Rückfluss des Blutes aus der Lungenarterie in die rechte Kammer

Aortenklappe (Valva aortae)
- Taschenklappe (Semilunarklappe)
- liegt zwischen der linken Kammer und der Aorta
- verhindert den Rückfluss des Blutes aus der Aorta in die linke Kammer

in das Herz eintretende Blutgefäße

rechter Vorhof
- obere Hohlvene (Vena cava superior)
- untere Hohlvene (Vena cava inferior)

linker Vorhof
- je zwei Lungenvenen (Venae pulmonales) aus dem rechten und linken Lungenflügel

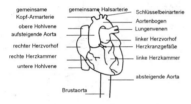

aus dem Herzen austretende Blutgefäße

rechte Kammer
- Hauptstamm der Lungenarterie (Truncus pulmonalis), der sich direkt in je einen Hauptast (Arteria pulmonalis) für die rechte und linke Lunge teilt

linke Kammer
- Körperschlagader (Aorta)

Reizbildungs- und Reizleitungssystem des Herzens

Sinusknoten (Keith-Flack-Knoten)
- Schrittmacher des Herzens
- liegt in der rechten Vorhofmuskulatur
- Eigenrhythmus von 60 - 80 Impulsen pro Minute
- Reize werden unmittelbar auf die Arbeitsmuskulatur der Vorhofwand übertragen und zum AV-Knoten weitergeleitet

Vorhof-Kammerknoten (Atrioventrikularknoten, AV-Knoten, Aschoff-Tawara-Knoten)
- liegt am Boden des rechten Vorhofs
- überträgt die Sinusimpulse mit Verzögerung auf das His-Bündel
- bei Ausfall des Sinusknoten übernimmt der AV-Knoten die Impulsbildung mit einer Frequenz von 30-50 /min

His-Bündel, rechter und linker Kammerschenkel (Tawara-Schenkel) und Purkinje-Fasern
- übertragen die Erregungen auf das Myokard der Kammern

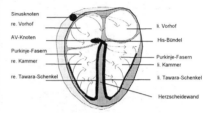

vegetative Herznerven
- beeinflussen die Autorhythmie des Herzens

N. vagus (parasympathische Herznerven)
- frequenzmindernd (negativ chronotrop)
- überleitungserschwerend (negativ dromotrop)
- erregbarkeitsmindernd (negativ bathmotrop)
- leistungsmindernd (negativ inotrop)

Sympathikus
- frequenzsteigernd (positiv chronotrop)
- Verkürzung der Erregungsleitung (positiv dromotrop)
- Steigerung der Erregbarkeit (positiv bathmotrop)
- Leistungssteigerung (positiv inotrop)

Elektrokardiogramm (EKG)
- Aufzeichnung der bei der Herztätigkeit entstehenden elektrischen Vorgänge (Aktionsströme)

P - Zacke
- geht von der Null-Linie aufwärts (positiv)
- entspricht der Vorhofkontraktion

Q - Zacke
- geht von der Null-Linie leicht abwärts (negativ)
- die P-Q Strecke entspricht der Überleitungszeit vom Sinusknoten zum AV-Knoten

R - Zacke
- geht von der Null-Linie steil aufwärts (positiv)

S - Zacke
- geht von der Null-Linie leicht abwärts (negativ)

T - Zacke
- geht von der Null-Linie aufwärts (positiv)

- die Strecke Q-R-S-T entspricht dem Erregungsablauf in den Herzkammern

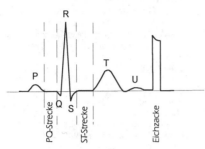

P-Welle	= Erregungsausbreitung im Vorhof
PQ-Strecke	= vollständige Erregung beider Vorhöfe und Erregungsverzögerung im AV-Knoten
Q-Zacke	= Kammerseptumerregung
QRS-Komplex	= Erregungsausbreitung in den Kammern
ST-Strecke	= vollständige Erregung beider Kammern
T-Welle	= Erregungsrückbildung der Kammern
U-Welle	= Membraninstabilität bei Dyselektrolytämie

Aktionsphasen des Herzens

Vorhofsystole / Kammerdiastole Vorhofdiastole / Kammersystole

Systole der Herzkammermuskulatur
Anspannungszeit
- 1. Phase der Systole
- Zeitraum der Kontraktion der Kammermuskulatur (isometrisch) bis zur Öffnung der Semilunarklappen

Austreibungszeit
- 2. Phase der Systole
- Zusammenziehung der Kammermuskulatur (isotonisch) bis zum Verschluss der Semilunarklappen

Diastole der Herzkammermuskulatur
Entspannungszeit
- 1. Phase der Diastole
- Zeitraum vom Schluss der Semilunarklappen bis zur Öffnung der Atrioventrikularklappen

Füllungszeit
- 2. Phase der Diastole
- Zeitraum, in der die Atrioventrikularklappen geöffnet sind

Arterienaufbau
Intima
- innere Auskleidung mit einschichtigem Plattenepithel (Endothel)

Media
- mittlere Schicht
- glatte Muskulatur mit elastischen Fasern

Adventitia
- äußere Bindegewebeschicht (verbindet die Arterien mit der Umgebung)

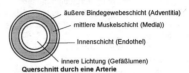

Querschnitt durch eine Arterie

Arterienverlauf

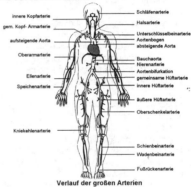

Verlauf der großen Arterien

Venenaufbau
Intima
- innere Auskleidung mit einschichtigem Plattenepithel (Endothel)

Media
- mittlere Schicht (dünner als bei den Arterien)
- glatte Muskulatur mit wenigen elastischen Fasern

Adventitia
- äußere Bindegewebeschicht

Taschenklappen (Venenklappen)
- verhindern das Zurückfließen des Blutes
- ermöglichen gemeinsam mit der "Muskel-Venen-Pumpe" den Blutrücktransport zum Herzen

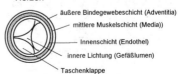

Querschnitt durch eine Vene

Kreislauf

Weg des Blutes von der inneren Beckenvene bis zur Lunge
- innere Beckenvene (V.iliaca interna)
- gemeinsame Beckenvene (V.iliaca communis)
- untere Hohlvene (V.cava inferior)
- rechter Vorhof (Atrium dextrum)
- Dreisegelklappe (Valva tricuspidalis)
- rechte Herzkammer (Ventriculus dexter)
- Pulmonalklappe (Valva trunci pulmonalis)
- Lungenarterien (A.pulmonalis dextra und sinistra)

Weg des Blutes vom Kopf bis zur linken Herzkammer
- Halsvenen (V.jugularis externa, V.jugularis interna, V.jugularis anterior)
- gemeinsame Kopfarmvene (V.brachiocephalica)
- obere Hohlvene (V.cava superior)
- rechter Vorhof (Atrium dextrum)
- Dreisegelklappe (Valva tricuspidalis)
- rechte Herzkammer (Ventriculus dextrum)
- Pulmonalklappe (Valva trunci pulmonalis)
- Lungenarterien (A.pulmonalis dextra und sinistra)
- Lungenhaargefäße (Lungenkapillaren)
- je 2 Lungenvenen (Venae pulmonales)
- linker Vorhof (Atrium sinistrum)
- Zweisegelklappe (Valva mitralis)
- linke Herzkammer (Ventruculus sinistrum)

Weg des Blutes vom Magen-Darmtrakt bis zur absteigenden Aorta
- Magen-Darmvenen (V.mesenterica, V.linalis, V. gastrica)
- Pfortader (Vena portae)
- Leberhaargefäße (Leberkapillarnetz)
- Lebervene (V.hepatica)
- untere Hohlvene (V.cava inferior)
- rechter Vorhof (Atrium dextrum)
- Dreisegelklappe (Valva tricuspidalis)
- rechte Herzkammer (Ventriculus dexter)
- Pulmonalklappe (Valva trunci pulmonalis)
- Lungenarterien (A.pulmonalis dextra und sinistra)
- Lungenhaargefäße (Lungenkapillaren)
- je 2 Lungenvenen (Venae pulmonales)
- linker Vorhof (Atrium sinistrum)
- Zweisegelklappe (Valva mitralis)
- linke Herzkammer (Ventriculus sinistrum)
- Aortenklappe (Valva aortae)
- aufsteigende Aorta (Aorta ascendens)
- Aortenbogen (Arcus aortae)
- absteigende Aorta (Aorta descendens)

Besonderheiten des fetalen Kreislaufs

zwei Nabelarterien
- bringen sauerstoffarmes und schlackenreiches Blut aus den inneren Hüftarterien des Kindes durch die Nabelschnur zum Mutterkuchen

Plazenta (Mutterkuchen)
- dient dem Gas-, Nährstoff-, Schlacken-, Mineral- und Flüssigkeitsaustausch zwischen mütterlichem und kindlichem Blut

eine Nabelvene
- führt das in der Plazenta mit Sauerstoff und Nährstoffen angereicherte Blut aus der Plazenta durch die Nabelschnur zur kindlichen Leber

Ductus venosus
- Verbindung zwischen Nabelvene und unterer Hohlvene
- führt sauerstoffreiches Blut aus der Nabelvene zur unteren Hohlvene

Foramen ovale
- Loch in der Herzscheidewand (zwischen rechtem Vorhof und linkem Vorhof)
- leitet das von der unteren Hohlvene kommende Mischblut, unter Umgehung des Lungenkreislaufes, direkt dem großen Kreislauf zu

Ductus Botalli (Ductus arteriosus)
- Verbindung zwischen Lungenarterie und Aorta
- dient, wie das Foramen ovale, der Umgehung des Lungenkreislaufes

Lage, Aufbau und Aufgaben der lymphatischen Organe

Lymphknoten (Lymphonodi)

Lage
- liegen einzeln oder in Gruppen (regionäre Lymphknotengruppen) in den Bahnen der Lymphgefäße
- Lymphgefäße dienen dem Rücktransport der Gewebsflüssigkeit zum herznahen Kreislaufsystem

Aufbau
- erbsenförmige Knötchen
- jeder Lymphknoten enthält mehrere zuführende Lymphgefäße und ein bis zwei weiterführende Lymphgefäße
- außen sind die Lymphknoten von einer bindegewebigen Kapsel umgeben, von der Bälkchen (Trabekel) in das Innere des Lymphknotens ragen
- zwischen den Trabekeln befindet sich retikuläres Bindegewebe mit lymphatischem Gewebe

I. Anatomie / Physiologie

Aufgaben
- Filterstation für die Lymphflüssigkeit (Phagozytose)
- Bildungsstätte für Lymphozyten

Milz (Lien)

Lage
- linker Oberbauch
- intraperitoneal
- Längsachse in Höhe der 10. Rippe
- Größe: 12 cm x 8 cm x 3 cm

Aufbau
- rote Pulpa (weiches, faserartiges Gewebe) bestehend aus lymphatischem Gewebe, Bluträumen (Milzsinus) und Retikulumzellen
- weiße Pulpa (Gesamtheit des retikulären Bindegewebes und des lymphatischen Gewebes)

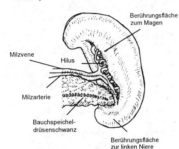

(Beschriftungen: Milzvene, Hilus, Milzarterie, Bauchspeicheldrüsenschwanz, Berührungsfläche zum Magen, Berührungsfläche zur linken Niere)

Aufgaben
- Blutspeicherung (Erythrozytenspeicherung im Milzsinus)
- Bildung von Lymphozyten
- Abbau überalterter Erythrozyten (durch die Retikulumzellen der roten Pulpa)
- Eisenspeicherung (Speicherung des freiwerdenden Eisens beim Erythrozytenabbau)
- Abwehrfunktion (Phagozytose der Retikulumzellen)

Thymus (Bries)

Lage
- im Mediastinum
- über dem Herzbeutel

Aufbau
- 30-40 Gramm schweres (schwammiges) Organ bei Kindern und Jugendlichen
- unwesentlicher, im Thymusfett eingebetteter Thymusrest beim Erwachsenen

Aufgaben
- wichtigster Lymphozytenbildner beim Neugeborenen

Testfragen

1. **Ordnen Sie die Beschreibungen den entsprechenden Herzwandschichten zu:**
   1) quergestreift, enthält das Reizleitungssystem
   2) Epithelgewebe, bildet die Segelklappen
   3) Bildung des Herzbeutels
   4) viszerales Blatt des Perikards
   A) Endokard
   B) Myokard
   C) Epikard
   D) Perikard
   A..............B..............C..............D..............

2. **Von wo geht die Autorhythmie des Herzens aus:**
   A ☐ vom Sinusknoten
   B ☐ vom His-Bündel
   C ☐ von den Purkinje-Fasern
   D ☐ vom Vorhof-Kammerknoten

3. **Koordinieren Sie die Aussagen zum Reizleitungssystem des Herzens:**
   1) enden im Myokard der Kammern, Erregungsübertragung auf das Myokard
   2) physiologischer Schrittmacher des Herzens
   3) Reizweiterleitung vom His-Bündel zu den Purkinje-Fasern
   4) liegt in der Wandung zwischen Vorhöfen und Kammern
   5) leitet den Reiz von der Vorhof-Kammer-Grenze in den rechten und linken Tawara-Schenkel
   6) liegt an der Hinterwand des rechten Vorhofs in Nähe des Vorhofseptums
   A) Sinusknoten
   B) Atrioventrikularknoten
   C) His-Bündel
   D) rechter und linker Tawara-Schenkel
   E) Purkinje-Fasern
   A..............B..............C..............D..............E..............

4. **Ordnen Sie die Frequenzen den Reizzentren zu:**
   1) 20 - 40 Impulse/Min.
   2) 70 - 80 Impulse/Min.
   3) 40 - 60 Impulse/Min.
   A) Sinusknoten
   B) AV-Knoten
   C) His-Bündel, Tawara-Schenkel, Purkinje-Fasern (Kammereigenrhythmus)
   A..............B..............C..............

5. **Was befindet sich zwischen linker Kammer und Aorta?**
   A ☐ die Valva aorta
   B ☐ die Valva trunci pulmonalis
   C ☐ die Valva tricuspidalis

---

1 A = 2; B = 1; C = 4, D = 3
2 A
3 A = 2, 6; B = 4; C = 5; D = 3; E = 1
4 A = 2; B = 3; C = 1
5 A

I. Anatomie / Physiologie

6. **Während der Systole der rechten Herzkammer, befindet sich:**
   - A ☐ die linke Kammer in der Diastole
   - B ☐ der rechte Vorhof in der Diastole
   - C ☐ der linke Vorhof in der Systole
   - D ☐ die linke Kammer in der Systole

7. **Ordnen Sie die jeweilige Klappenstellung der entsprechenden Herzaktionsphase zu:**
   1) Mitralis geöffnet
   2) Pulmonalklappe geöffnet
   3) Trikuspidalis geöffnet
   4) Aortenklappe geöffnet
   5) Aortenklappe geschlossen
   6) Pulmonalklappe geschlossen
   7) Mitralis geschlossen
   8) Trikuspidalis geschlossen
   A) Kammersystole
   B) Kammerdiastole
   A....................B....................

8. **Was befindet sich zwischen linker Kammer und linkem Vorhof:**
   - A ☐ die Valva aorta
   - B ☐ die Valva mitralis
   - C ☐ die Valva tricuspidalis
   - D ☐ die Valva trunci pulmonalis

9. **Für die Leistungsfähigkeit des Herzens ist folgende Größe maßgeblich:**
   - A ☐ die Hautdurchblutung
   - B ☐ die Vitalkapazität
   - C ☐ das Herzminutenvolumen

10. **Wodurch wird die Herzmuskulatur ernährt:**
    - A ☐ durch das Blut aus den Kammern und Vorhöfen
    - B ☐ durch das Blut aus den Herzkranzarterien (Koronararterien)
    - C ☐ durch das Blut aus den Herzkranzvenen
    - D ☐ nur durch Lymphgefäße der Herzmuskulatur (Myokardlymphe)

11. **Ordnen Sie den 4 Phasen der Kammermuskulatur die richtige Aussage zu:**
    1) Öffnen der Segelklappen durch steigenden Vorhofdruck, Blut strömt in die Kammern (2. Teil der Kammerdiastole)
    2) Segelklappen noch geschlossen, Kammermuskulatur erschlafft (1. Teil der Kammerdiastole)
    3) Aorten- und Pulmonalklappe geöffnet, Mitral- und Trikuspidalklappe geschlossen
    4) Zeitabschnitt von Beginn der Kammersystole bis zur Öffnung der Taschenklappen
    A) Anspannungszeit
    B) Austreibungszeit
    C) Entspannungszeit
    D) Füllungszeit
    A............B............C............D............

12. **Wo liegt der Sinusknoten:**
    - A ☐ in der Aorta
    - B ☐ in der linken Kammer
    - C ☐ im rechten Vorhof
    - D ☐ am Anfang der Lungenarterie
    - E ☐ in der rechten Kammer
    - F ☐ im linken Vorhof

13. **Das Foramen ovale stellt die Verbindung dar:**
    - A ☐ zwischen Aorta und Lungenarterie
    - B ☐ zwischen rechter Kammer und linkem Vorhof
    - C ☐ zwischen linker und rechter Kammer
    - D ☐ zwischen Lungenvene und Lungenarterie
    - E ☐ zwischen rechtem Vorhof und linkem Vorhof
    - F ☐ zwischen linker Kammer und rechtem Vorhof

14. **Beim EKG bedeutet die "P-Zacke":**
    - A ☐ die Erregung der Kammern
    - B ☐ den Erregungsablauf im Vorhof
    - C ☐ die Überleitungszeit der Erregung von den Vorhöfen zu den Kammern

15. **Der Ductus Botalli:**
    - A ☐ ist eine Verbindung zwischen Aorta und Lungenarterie
    - B ☐ verödet nach der Geburt
    - C ☐ ist ein Bestandteil des Embryonalkreislaufs
    - D ☐ transportiert sauerstoffreiches Blut von der Plazenta zur Nabelvene
    - E ☐ verhindert eine zu starke Durchblutung der Lunge des ungeborenen Kindes

16. **Wo mündet der Ductus thoracicus (Milchbrustgang):**
    - A ☐ in die Brustdrüse
    - B ☐ in den rechten Herzvorhof
    - C ☐ in den Angulus venosus sinister
    - D ☐ in den Angulus venosus dexter
    - E ☐ in die obere Hohlvene

17. **Für die Herztätigkeit sind folgende Aussagen zutreffend:**
    - A ☐ sie unterliegt dem Willen des Menschen
    - B ☐ sie kann durch den Sympathikus beschleunigt werden
    - C ☐ sie wird vom Reizleitungssystem gesteuert
    - D ☐ sie wird durch Adrenalinausschüttung nicht beeinflusst

18. **Was wird als Schrittmacher des Herzens bezeichnet:**
    - A ☐ der Atrioventrikularknoten
    - B ☐ die Purkinje-Fasern
    - C ☐ der rechte Schenkel des His-Bündels
    - D ☐ der Sinusknoten
    - E ☐ das His-Bündel

---

6   B, D
7   A = 2, 4, 7, 8; B = 1, 3, 5, 6
8   B
9   C
10 B
11 A = 4; B = 3; C = 2; D = 1

12 C
13 E
14 B
15 A, B, C, E
16 C
17 B, C
18 D

I. Anatomie / Physiologie

19. Von der Bauchaorta gehen ab:
A ❏ die Nierenarterien
B ❏ die äußere Hüftarterie
C ❏ die Mesenterialarterien
D ❏ die innere Hüftarterie

20. Was sind Arterien:
A ❏ alle Gefäße, die Blut vom Herzen in die Peripherie transportieren
B ❏ alle Gefäße, die sauerstoffreiches Blut transportieren
C ❏ alle Gefäße, die Blut zum Herzen transportieren
D ❏ alle Gefäße, die sauerstoffarmes Blut transportieren

21. Welche Eigenschaften weisen die Gefäße auf:
1) führen das Blut zum Herzen
2) führen das Blut vom Herzen in die Peripherie
3) besitzen Taschenklappen
4) federnde Elastizität
5) gehören zum Niederdruckstromsystem
6) gute Umgebungsbefestigung der großen herznahen Gefäße zur Vermeidung einer Lumeneinengung
7) gehören zum Hochdruckstromsystem
A) Arterien
B) Venen
A.................B.........................

22. Koordinieren Sie die Definitionen zum Blutdruck:
1) Differenz zwischen systolischem und diastolischem Blutdruck
2) Druckminimum, das während der Erschlaffungs- und Auffüllzeit des linken Ventrikels im arteriellen System entsteht
3) Druckmaximum, das während der Austreibungsphase des linken Ventrikels im arteriellen System entsteht
A) systolischer Blutdruck
B) diastolischer Blutdruck
C) Blutdruckamplitude
A.................B.................C.........................

23. Kreuzen Sie alle zutreffenden Aussagen an:
A ❏ zur Aufrechterhaltung des Blutdrucks hält sich 85% des Blutvolumens ständig in arteriellen Stromgebieten auf
B ❏ das Gesamtblutvolumen ist 15% größer als das Fassungsvermögen des Blutgefäßsystems, so dass sich dieser Anteil ständig in Blutdepots aufhalten muss
C ❏ das Herzminutenvolumen beträgt etwa 5 Liter
D ❏ das Gesamtvolumen des Blutes beträgt beim Erwachsenen ca. 6 Liter
E ❏ das Schlagvolumen des Herzens beträgt beim Erwachsenen 80 - 100 ml
F ❏ das Schlagvolumen des rechten Ventrikels ist so groß wie das des linken Ventrikels
G ❏ die Durchblutung der Darmschleimhaut steigt während der Verdauungstätigkeit an

24. Zu den Aufgaben der Milz gehören:
A ❏ die Bildung von Erythrozyten
B ❏ die Bildung von Insulin
C ❏ die Bildung von Lymphozyten
D ❏ die Blutspeicherung

25. Welche Aussagen über den Transportmechanismus des venösen Blutes ist richtig:
A ❏ Venenklappen verhindern das Zurückfließen des Blutes entsprechend der Schwerkraft
B ❏ im venösen System herrscht immer ein Überdruck (positiver Druck)
C ❏ Muskelarbeit in Venennähe presst die Venen zusammen und transportiert das Blut in Richtung Herz weiter
D ❏ der rechte Herzvorhof übt auf die großen zentralen Venen eine große Sogwirkung aus

26. Welches Blutgefäß transportiert das Blut in die Lunge:
A ❏ die obere Hohlvene
B ❏ die Lungenarterie
C ❏ die untere Hohlvene
D ❏ die Lungenvene

27. Welche Gefäße gehen vom Aortenbogen ab:
A ❏ Lungenarterie
B ❏ linke Unterschlüsselbeinarterie
C ❏ Zwischenrippenarterien
D ❏ Armkopfschlagader

28. Der Blutdruck ist abhängig von:
A ❏ der Beschleunigung der Blutsenkung
B ❏ der Elastizität der Gefäßwände
C ❏ dem Herzminutenvolumen
D ❏ dem Atemzugvolumen

29. Kollateralen sind:
A ❏ Verbindungen von kleinen Arterien
B ❏ kollabierte Arterien
C ❏ Störungen des Kreislaufes

30. Die Pfortader sammelt venöses Blut aus:
A ❏ der Milz
B ❏ dem Pankreas
C ❏ der Leber
D ❏ dem Magen
E ❏ dem Darm
F ❏ dem Uterus
G ❏ den Nieren

31. Die Aufzeichnung der Aktionsströme des Herzens bezeichnen wir als:
A ❏ PKG
B ❏ EEG
C ❏ CPK
D ❏ EKG
E ❏ SGOT
F ❏ SGPT

---

19 A, C
20 A
21 A = 2, 4, 7; B = 1, 3, 5, 6
22 A = 3; B = 2; C = 1
23 C, D, E, F, G
24 C, D
25 A, C, D
26 B
27 B, D
28 B, C
29 A
30 A, B, D, E
31 D

I.7 Atmungsorgane

allgemeine Aufgaben des Atmungssystems
- Transport der sauerstoffreichen Atemluft von der Außenluft in die Lunge und Abgabe des Sauerstoffs an das Blut
- Übernahme von Kohlendioxid aus dem Blut und Transport der kohlendioxidreichen Atemluft zur Außenwelt
- Erwärmung, Anfeuchtung und Säuberung der Atemluft
- Tonbildung durch die Stimmbänder im Kehlkopf unter Zuhilfenahme der Ausatmungsluft

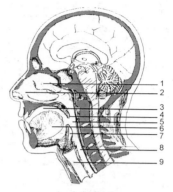

Einteilung der Atemwege

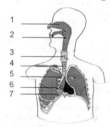

1 Nasenmuscheln
2 Nasenhöhle
3 Mundhöhle
4 Gaumen
5 Nasen-Rachen-Raum
6 Zunge
7 Kehldeckel
8 Speiseröhre
9 Luftröhre

- obere Atemwege
  1 Nase (Nasus)
  2 Rachen (Pharynx)
- untere Atemwege
  3 Kehlkopf (Larynx)
  4 Luftröhre (Trachea)
  5 Bronchien
  6 Bronchiolen
- Atmungsorgan
  7 Lungenbläschen (Alveolen)

Nase und Nasennebenhöhlen
Nase
- Nasenscheidewand (Septum) teilt die Nasenhöhle in zwei Hälften
- Nasenschleimhaut mit stark ausgeprägtem Venengeflecht
- Riechzellen in der oberen Nasenmuschel
- Choanen (Übergang der Nasenhöhlen zum Rachenraum)

Nasennebenhöhlen
(sind durch feine Gänge mit der Nasennebenhöhle verbunden)
- Stirnbeinhöhlen
- Keilbeinhöhlen
- vordere Siebbeinzellen
- hintere Siebbeinzellen
- Oberkieferhöhlen

physiologische Aufgaben der Nase und der Nasennebenhöhlen
Erwärmung der Atemluft
- stark durchblutete Nasenschleimhaut (Venengeflecht)

Anfeuchtung der Atemluft
- Sekretion der Becherzellen
- Sekretion der Nasenschleimhautzellen
- Tränenflüssigkeit aus dem Tränennasengang

Säuberung der Atemluft
- Schleimüberzug wirkt als Haftsubstanz für Staubpartikel und Fremdkörper
- Flimmerhaare transportieren Schleim und Staub in Richtung Rachen

Riechfunktion
- Riechzellen in der oberen Nasenmuschel (Riechfeld)

Resonanzraum für die Stimme
- Nasennebenhöhlen

Rachen (Pharynx)
(liegt zwischen Choanen und Kehlkopf und stellt einen gemeinsamen Raum für die Luft- und Speisewege dar)
- oberer Rachenraum mit Rachenmandeln und Verbindungsgang zur Paukenhöhle der Ohren (Ohrtrompete)
- mittlerer Rachenraum
- unterer Rachenraum

Kehlkopf (Larynx)

(bildet den Eingang zur Luftröhre und hat die Aufgabe des reflektorischen Verschlusses der Atemwege und der Stimmbildung)
- Kehlkopfskelett bestehend aus Ringknorpel, Schildknorpel, Kehldeckelknorpel und den beiden Stellknorpeln

- 16 - 20 hufeisenförmige Knorpelspangen bilden das Gerüst der Trachea und verhindern das Kollabieren der Trachea während der Inspiration
- die innere Auskleidung (mehrschichtiges Flimmerepithel mit eingestreuten Becherzellen) dient der Erwärmung, Reinigung und Anfeuchtung der Einatmungsluft

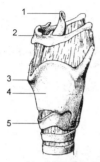

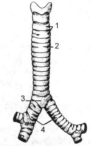

1 Kehldeckelknorpel
2 Zungenbein
3 Adamsapfel
4 Schildknorpel
5 Ringknorpel
Stimmbänder (nicht sichtbar)
Stellknorpel (nicht sichtbar)

1 hufeisenförmige Knorpelspangen
2 Bindegewebebrücke zwischen den Knorpelspangen
3 Luftröhrengabel in Höhe des 4. Brustwirbels
4 rechter und linker Stammbronchus

Stimmbildung
- Tonbildung durch die Stimmbänder
- Sprachlautbildung durch Zunge, Lippen, Zähne und Gaumen
- Klangfarbe durch die Resonanzräume (Nasenhöhlen, Nasennebenhöhlen und Mundhöhle)
- Steuerung der Sprachbildung durch das motorische Sprachzentrum

Bronchien
(beginnen an der Bifurkation der Trachea und enden mit ihren Aufästelungen in den Lungenbläschen)
- bestehen aus Knorpelspangen, glatter Muskulatur und mehrschichtigem Flimmerepithel

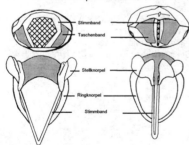

Stimmritze geöffnet   Stimmritze geschlossen

Luftröhre (Trachea)
(beginnt unterhalb des Ringknorpels und endet mit ihrer Verzweigung in die beiden Stammbronchien)
- ca. 10 - 15 cm lang
- liegt vor der Speiseröhre

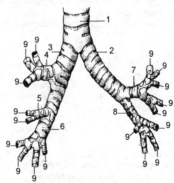

1 Luftröhre
2 linker Stammbronchus
3 rechter Stammbronchus
4 rechter oberer Lappenbronchus
5 rechter mittlerer Lappenbronchus
6 rechter unterer Lappenbronchus
7 linker oberer Lappenbronchus
8 linker unterer Lappenbronchus
9 Segmentbronchus

Bronchialbaum
- Hauptbronchus (Stammbronchus) rechts und links, tritt durch den Lungenhilus in die Lunge ein
- Lappenbronchus (rechts drei, links zwei)
- Segmentbronchien (rechts zehn, links zehn)
- Endbronchien (ohne Knorpelspangen)
- Atmungsbronchien (ohne Knorpelspangen)
- Alveolargänge (ohne Knorpelspangen)
- Alveolarsäckchen (münden in die Lungenbläschen)

Lungenbläschen (Alveolen)
(ermöglichen den Gasaustausch)
- bestehen aus einschichtigem Plattenepithel
- Durchmesser eines Lungenbläschens = 0,2 mm
- 400 - 450 Millionen Lungenbläschen in beiden Lungen
- Gesamtoberfläche aller Lungenbläschen = 100 - 120 Quadratmeter

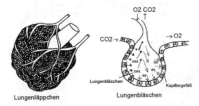

Aufgaben der Lungenbläschen
- Gasaustausch
  - Sauerstoff diffundiert vom Lungenbläschen in das Blut
  - Kohlendioxid diffundiert vom Blut in das Lungenbläschen

Lunge (Pulmo)
Lage
- untere Grenze: Zwerchfell (Diaphragma)
- obere Grenze: 1. Rippe, Schlüsselbein
- seitliche Grenze: Rippen, Zwischenrippenmuskulatur
- mediale Grenze: Mittelfellraum (Mediastinum)

Aufbau
Lungenwurzel (Lungenhilus)
- Eintrittsstelle für: Stammbronchus
  Bronchialarterien
  Lungenarterien
  Nerven
- Austrittsstelle für: Stammbronchus
  Bronchialvenen
  Lungenvenen
  Nerven
  Lymphgefäße

rechter Lungenflügel
- drei Lungenlappen (Oberlappen, Mittellappen, Unterlappen) durch Interlobärspalten getrennt (jeder Lappen wird durch einen Lappenbronchus versorgt)
- 10 Lungensegmente (jedes Segment wird durch einen Segmentbronchus versorgt)
- Segmente sind in Lungenläppchen (Lobuli) aufgeteilt
- Lobuli bestehen aus mehreren Lungenbläschen (Alveolen)

linker Lungenflügel
- zwei Lungenlappen (Oberlappen, Unterlappen)
- 10 Lungensegmente
- Lungenläppchen
- Lungenbläschen (0,2-0,5 mm Durchmesser)

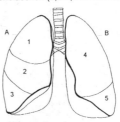

A	rechter Lungenflügel
B	linker Lungenflügel
1	rechter oberer Lungenlappen
2	rechter mittlerer Lungenlappen
3	rechter unterer Lungenlappen
4	linker oberer Lungenlappen
5	linker unterer Lungenlappen

Brustfell (Pleura)
- Pleura visceralis (Lungenfell) hüllt die Lunge ein und geht am Lungenhilus in das Rippenfell über
- Pleura parietalis (Rippenfell) kleidet die gesamte Wand der Pleurahöhle aus
- Pleuraspalt (mit seröser Flüssigkeit benetzter Spalt zwischen Rippenfell und Lungenfell)

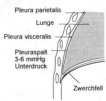

Atmung
äußere Atmung
- Transport der sauerstoffreichen Atemluft von der Außenluft in die Lunge
- Abgabe des Sauerstoffs aus der Atemluft an das Blut

- Aufnahme des Kohlendioxids aus dem Blut durch die Lunge
- Transport der kohlendioxidreichen Luft aus der Lunge zur Außenwelt

Gastransport

Sauerstofftransport
- durch das Hämoglobin der Erythrozyten nach Diffusion durch das Alveolarepithel und das Kapillarepithel
- Sauerstoffbindung des Hämoglobins ist abhängig vom Sauerstoffpartialdruck, von der Temperatur und dem pH-Wert des Blutes
- die Sauerstofftransportkapazität des Blutes ist abhängig von der Erythrozytenzahl und dem Herzminutenvolumen

Kohlendioxidtransport
- erfolgt überwiegend durch das Blutplasma

innere Atmung
- Abgabe des Sauerstoffs vom Blut in den Kapillaren an das Körpergewebe
- Aufnahme des Kohlendioxids aus dem Körpergewebe durch das Kapillarblut

Einatmung (Inspiration)
- Kontraktion des Zwerchfells und der Zwischenrippenmuskulatur führen zur Ausweitung des Thoraxraumes (Atemhilfsmuskulatur kann den Vorgang verstärken)
- zunehmender Unterdruck im Pleuraspalt erweitert die Lunge und führt zum Unterdruck in der Lunge
- zum Ausgleich des Unterdruckes in der Lunge wird Luft angesaugt (Inspiration)

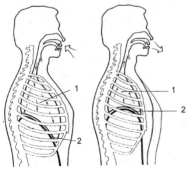

Einatmung   Ausatmung
1 = Lunge
2 = Zwerchfell

Ausatmung (Exspiration)
- Erschlaffung des Zwerchfells und der Zwischenrippenmuskulatur führen zur Verkleinerung des Brustkorbes (Vorgang kann durch die Bauchpresse verstärkt werden)
- Zusammenziehen der elastischen Lungenfasern ermöglicht das Auspressen der Atemluft (Exspiration)

Steuerung der Atmung
- Die Atmung wird unwillkürlich über das Atemzentrum im verlängerten Rückenmark gesteuert.
- Das Atemzentrum reagiert auf folgende Reize:

Sauerstoffpartialdruck ↓	(= pO_2)
Kohlendioxidpartialdruck ↑	(= pCO_2)
Wasserstoffionenkonzentration ↓	(= pH-Wert)

- Die Atmung kann ferner durch folgende Reize beeinflusst werden:

  ⇨ Hautreize (warm ⇨ kalt)
  ⇨ nervöse Reize (Lungenausdehnung)
  ⇨ Reizung der Riechzellen

Die Atmung kann bedingt willkürlich beeinflusst werden.

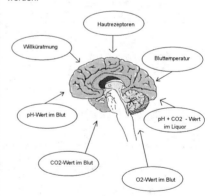

Zusammensetzung der Atemluft

Einatmungsluft:	Stickstoff	78,00%
	Sauerstoff	21,00%
	Kohlendioxid	0,04%
	Edelgase	1,00%
Ausatmungsluft:	Stickstoff	78,00%
	Sauerstoff	17,00%
	Kohlendioxid	4,00%
	Edelgase	1,00%

Atemwerte

Atemfrequenz
- Anzahl der Atemzüge pro Minute (Ein- und Ausatmung ist ein Atemzug)
- Erwachsene 16 - 20 Atemzüge/Minute
- Jugendliche 20 - 25 Atemzüge/Minute
- Säuglinge 35 - 40 Atemzüge/Minute
- Neugeborene 40 - 45 Atemzüge/Minute

Respirationsluft (Atemzugvolumen)
- Luft, die pro Atemzug eingeatmet wird
- 500 ml

Atemminutenvolumen
- Luft, die in einer Minute ein- bzw. ausgeatmet wird
- Atemfrequenz x Atemzugvolumen = Atemminutenvolumen

Totraumluft
- Luft zwischen Nasenöffnung und Bronchien, die nicht direkt an der äußeren Atmung beteiligt ist
- in Ruhe ca. 66% des Atemzugvolumens

Vitalkapazität (maximales Atemvolumen)
- Luftvolumen, das nach tiefster Einatmung ausgeatmet werden kann (ca. 3,5 bis 6 Liter)
- Vitalkapazität setzt sich zusammen aus:
  - Respirationsluft
  - inspiratorischem Reservevolumen
  - exspiratorischem Reservevolumen

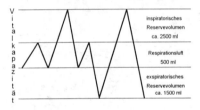

Atemstoß
- Luftvolumen, das nach tiefster Einatmung in der ersten Sekunde ausgeatmet werden kann (ca. 66% der Vitalkapazität)

Atemgrenzwert
- größtmögliche Atemluftmenge, die in einer Minute eingeatmet werden kann (ca. das 18- bis 20fache der Vitalkapazität)

Testfragen

1. **Wodurch wird die von außen sichtbare Form des Kehlkopfes gebildet:**
   A ☐ durch den Stellknorpel
   B ☐ durch den Ringknorpel
   C ☐ durch den Schildknorpel

2. **Was gehört zum Kehlkopf:**
   A ☐ die Gaumenmandeln
   B ☐ das Zäpfchen
   C ☐ die Stellknorpel
   D ☐ der Schildknorpel

3. **Ordnen Sie die Organe den entsprechenden Luftwegen zu:**
   1) Kehlkopf
   2) Luftröhre
   3) Nase
   4) Bronchien
   5) Bronchiolen
   6) Rachen
   A) obere Luftwege
   B) untere Luftwege
   A..................B..................

4. **Der Kehlkopf besteht aus:**
   A ☐ weichen biegsamen Knochen
   B ☐ Knorpel
   C ☐ Bindegewebe

5. **Ordnen Sie die genannten Höhlen dem anatomischen Raum zu, mit dem sie eine Verbindung haben:**
   1) Paukenhöhle
   2) Stirnbeinhöhle
   3) vordere und hintere Siebbeinzellen
   4) Keilbeinhöhle
   5) Oberkieferhöhle
   A) Nasenhöhle
   B) Rachenhöhle
   A..................B..................

6. **Beim Erwachsenen beträgt die durchschnittliche Länge der Trachea:**
   A ☐ 20 cm
   B ☐ 35 cm
   C ☐ 40 cm
   D ☐ 12 cm

7. **Das Atemzentrum in der Medulla oblongata wird angeregt durch:**
   A ☐ Abfall des CO-Druckes im Blut
   B ☐ Anstieg des CO-Druckes im Blut
   C ☐ Abfall des CO_2-Druckes im Blut
   D ☐ Anstieg des CO_2-Druckes im Blut
   E ☐ Abfall des Natriumionen-Gehaltes im Blut

---

1 C
2 C, D
3 A = 3, 6; B = 1, 2, 4, 5
4 B, C
5 A = 2, 3, 4, 5; B = 1
6 D
7 D

I. Anatomie / Physiologie

8. Ordnen Sie die Lungenlappen dem entsprechenden Lungenflügel zu:
   1) Oberlappen
   2) Mittellappen
   3) Unterlappen
   A) rechter Lungenflügel
   B) linker Lungenflügel
   A.....................B........................

9. Das Atemzentrum liegt im:
   A ❑ Kleinhirn
   B ❑ Mittelhirn
   C ❑ verlängerten Mark
   D ❑ Zwischenhirn

10. Bei der Einatmung:
    A ❑ heben sich die Rippen, das Zwerchfell wölbt sich hoch und der Thorax vergrößert sich
    B ❑ herrscht in der Lunge ein Unterdruck
    C ❑ herrscht im Pleuraspalt ein Überdruck von ca. + 4 - 5 cm Wassersäule
    D ❑ sind die äußeren Zwischenrippenmuskeln mitbeteiligt
    E ❑ herrscht in der Lunge und im Pleuraspalt ein Unterdruck

11. Beim Gasaustausch in der Lunge wird:
    A ❑ nur Sauerstoff in das Blut aufgenommen
    B ❑ Sauerstoff in das Blut aufgenommen, CO_2 wird eingeatmet
    C ❑ nur CO_2 in das Blut aufgenommen
    D ❑ CO_2 und O_2 werden in das Blut aufgenommen

12. Lungenhilus bezeichnet:
    A ❑ die Lungenspitze
    B ❑ den Bereich, in dem die linke Lunge dem Herzen anliegt
    C ❑ den Übertritt für Bronchien, Gefäße und Nerven

13. Atemfrequenz in Ruhe:
    1) 16 - 20 Atemzüge/Min.
    2) 25 - 30 Atemzüge/Min.
    3) 40 - 45 Atemzüge/Min.
    A) Säuglinge
    B) Kleinkinder
    C) Erwachsene
    A...............B..................C............

14. Gasbestandteile der Einatmungsluft und Ausatmungsluft:
    1) 78 - 79%   Stickstoff
    2)   21%   Sauerstoff
    3)   0.03%   Kohlendioxid
    4)   16%   Sauerstoff
    5)   4%   Kohlendioxid
    A) Einatmungsluft
    B) Ausatmungsluft
    A....................B...................

15. Die Einatmung (Inspiration) wird erreicht durch:
    A ❑ Kontraktion der inneren Zwischenrippenmuskulatur
    B ❑ Kontraktion der äußeren Zwischenrippenmuskulatur
    C ❑ Kontraktion des Zwerchfells
    D ❑ Anspannen der Bauchmuskulatur

16. Die Ausatmung (Exspiration) wird erreicht durch:
    A ❑ Kontraktion der inneren Zwischenrippenmuskulatur
    B ❑ Kontraktion der äußeren Zwischenrippenmuskulatur
    C ❑ Erschlaffen des Zwerchfells

17. Ordnen Sie die Beschreibungen den entsprechenden Begriffen zu:
    1) Messung und graphische Darstellung der Atmung
    2) Sauerstoff-Aufnahme und Kohlendioxid-Abgabe in der Lunge
    3) Atmung unter Zuhilfenahme der Atemhilfsmuskulatur
    4) Gasaustausch im Gewebe und Oxidationsvorgänge in der Zelle
    A) äußere Atmung
    B) innere Atmung
    C) Spirometrie
    D) Auxiliaratmung
    A...............B...........C..............D...........

18. Wo ist der Sauerstoffdruck am höchsten:
    A ❑ im Blut
    B ❑ im Gewebe
    C ❑ in der Außenluft

19. Die Vitalkapazität setzt sich zusammen aus:
    A ❑ Hyperventilationsluft
    B ❑ Respirationsluft
    C ❑ exspiratorischem Atemreservevolumen
    D ❑ inspiratorischem Atemreservevolumen
    E ❑ Residualluft

20. Bestandteile der Einatmungsluft:
    A ❑ Sauerstoff 21%
    B ❑ Sauerstoff 16%
    C ❑ Wasserstoff 4%
    D ❑ Stickstoff 16%
    E ❑ Stickstoff 78%
    F ❑ Kohlendioxid 4%
    G ❑ Kohlendioxid 0,03%

21. Bestandteile der Ausatmungsluft:
    A ❑ Kohlendioxid 0,03%
    B ❑ Kohlendioxid 4%
    C ❑ Stickstoff 16%
    D ❑ Stickstoff 78%
    E ❑ Wasserstoff 4%
    F ❑ Sauerstoff 21%
    G ❑ Sauerstoff 16%

---

8   A = 1, 2, 3; B = 1, 3
9   C
10 B, D, E
11 B
12 C
13 A = 3; B = 2; C = 1
14 A = 1, 2, 3; B = 1, 4, 5
15 B, C
16 A, C
17 A = 2; B = 4; C = 1; D = 3
18 C
19 B, C, D
20 A, E, G
21 B, D, G

I.8 Verdauungsorgane

Übersicht

- hormonale Steuerung (Magen, Darm, Pankreas)
- Gleitfähigmachen der Nahrung (Schleimdrüsen)
- Durchmischen mit Verdauungssäften und Weitertransport (Muskulatur des Verdauungstraktes)
- Abwehrfunktion (lymphatischer Schlundring und Salzsäure des Magens)
- Resorption (Darmoberfläche)
- Restausscheidung (Mastdarm)

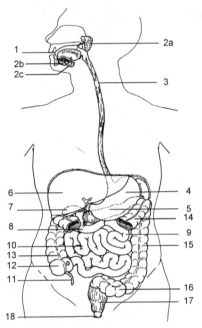

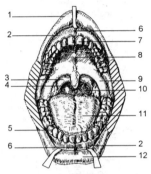

Organe der Mundhöhle

1 Mundhöhle (Cavum oris)
2a Ohrspeicheldrüsen (Glandula parotis)
2b Unterzungspeicheldrüse (Glandula sublingualis)
2c Unterkieferspeicheldrüse (G. submandibularis)
3 Speiseröhre (Ösophagus)
4 Magen (Ventriculus / Gaster)
5 Bauchspeicheldrüse (Pankreas)
6 Leber (Hepar)
7 Gallenblase (Vesica fellea)
8 Zwölffingerdarm (Duodenum)
9 Leerdarm (Jejunum)
10 Krummdarm (Ileum mit Bauhin-Klappe)
11 Wurmfortsatz (Appendix)
12 Blinddarm (Caecum)
13 aufsteigender Dickdarm (Colon ascendens)
14 querverlaufender Dickdarm (Colon transversum)
15 absteigender Dickdarm (Colon descendens)
16 Sigmaschleife (Colon sigmoideum)
17 Mastdarm (Rectum)
18 After (Anus)

1 Oberlippe
2 Zahnfleisch
3 Gaumenbogen
4 Zäpfchen
5 Zähne Unterkiefer
6 Sehne (Frenulum)
7 Zähne Oberkiefer
8 harter Gaumen
9 weicher Gaumen
10 Rachen
11 Zunge
12 Unterlippe

allgemeine Aufgaben des Verdauungstraktes

- Aufnahme der Nahrung (Mund)
- mechanische Zerkleinerung (Kauapparat)
- chemischer Abbau (Verdauungsdrüsen)

Mundspeicheldrüsen
(paarig angeordnete Drüsen)

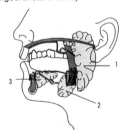

1 **Ohrspeicheldrüse** (Glandula parotis) liegt vor dem Ohrläppchen über der Kaumuskulatur (Ausführungsgang in der Wangenschleimhaut) (produziert serösen Speichel mit Amylase)

I. Anatomie / Physiologie

2 **Unterzungendrüse** (Glandula sublingualis) liegt zwischen der Muskulatur des vorderen Mundbodens (produziert sero-mukösen Schleim)
3 **Unterkieferdrüse** (Glandula submandibularis) liegt am hinteren Mundboden im Kieferwinkel (produziert mukösen Schleim)

Auslösung der Speichelsekretion
- **reflektorisch**
  - Geruch und Geschmack der Speisen
  - Berührung der Mundschleimhaut
  - Kauen
- **bedingte Reflexe**
  - Sehen und Hören von Begleitumständen, die mit dem Essen zusammenhängen (Tellerklappern)

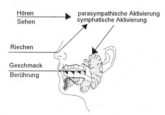

Zunge (Lingua)
- besteht aus quergestreifter Muskulatur
- chemische Kontrolle der Nahrung (bitter, sauer, salzig, süß)
- taktile Kontrolle der Nahrung (heiß, kalt, stumpf, spitz)
- mechanische Mitwirkung beim Saugen, Kauen, Schlucken und Sprechen

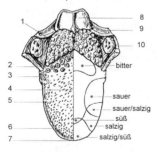

1 Zungengrund mit Zungenbälgen
2 umwallte Papille
3 Blätterpapille
4 Mittellinie des Zungenrückens
5 pilzförmige Papille
6 fadenförmige Papille
7 Zungenspitze
8 Kehldeckelgrübchen
9 Gaumenbogen
10 Gaumenmandeln

Zähne (Dens)
Milchgebiss

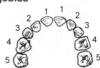

- insgesamt 20 Zähne
- Oberkiefer: 4 Schneidezähne (1+2)
  2 Eckzähne (3)
  4 Backenzähne (4+5)
- Unterkiefer: 4 Schneidezähne (1+2)
  2 Eckzähne (3)
  4 Backenzähne (4+5)

Dauergebiss

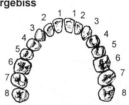

- insgesamt 32 Zähne
- Oberkiefer: 4 Schneidezähne (1+2)
  2 Eckzähne (3)
  4 vordere kleine Backenzähne (4+5)
  6 hintere große Mahlzähne (6+7+8) (Molaren)
- Unterkiefer: 4 Schneidezähne (1+2)
  2 Eckzähne (3)
  4 vordere kleine Backenzähne (4+5) (Prämolaren)
  6 hintere große Mahlzähne (6+7+8) (Molaren)

Zahnaufbau

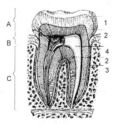

A Krone (frei aus dem Zahnfleisch hervorragender Teil)
B Hals (zwischen Zahnfleisch und Knochen)
C Wurzel (fest im Kiefer verankerter Teil)

1 Schmelz (Dentinüberzug im Bereich der Zahnkrone)
2 Dentin (innere Hartsubstanz des Zahnes)
3 Zement (Dentinüberzug im Zahnwurzelbereich)
4 Pulpahöhle (kanalartiger Hohlraum im Zahn mit Blutgefäßen, Nerven und Lymphgefäßen)

Aufgaben der Zähne

- Abbeißen von Nahrungsstücken
- mechanische Zerkleinerung der Nahrung
- Vermischung der Speise mit Speichel
- Mithilfe beim Sprechen
  - Wortbildung
  - Sprachlautbildung
- Persönlichkeitsbild
  - gepflegt
  - lückenlos

Rachen (Pharynx)

- Willkürlicher muskulöser Schlauch als Verbindung zwischen
  - hinterer Nasenöffnung und Kehlkopf
  - Mundhöhle und Speiseröhreneingang
- Der Rachen ist die Kreuzungsstelle des Atemweges und des Speiseweges

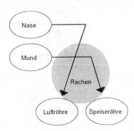

Einteilung

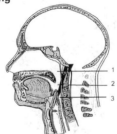

1 **oberer Rachenraum**
  - mit Rachenmandeln und Verbindung zur Nasenhöhle
  - Verbindungsgang zur Paukenhöhle der Ohren (Ohrtrompete = Eustachio-Röhre)

2 **mittlerer Rachenraum**
  - mit Verbindung zur Mundhöhle
3 **unterer Rachenraum**
  - mit Verbindung zur Speiseröhre und zum Kehlkopf

Aufgaben

- **Speisentransport**
  - von der Mundhöhle in die Speiseröhre
- **Schluckreflexauslösung**
  - durch Reizung der Rachenwand
- **Lufttransport**
  - von der Nasenhöhle oder der Mundhöhle zur Luftröhre

Speiseröhre (Ösophagus)

Lage der Speiseröhre

- Die Speiseröhre verbindet den Rachenraum mit dem Magen

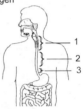

1 **Anfangsteil** der Speiseröhre beginnt im Anschluss an den Rachen
  ⇨ er verläuft vor der Wirbelsäule
2 **Mittelteil** der Speiseröhre liegt im Mittelfellraum (Mediastinum)
  ⇨ er verläuft hinter der Luftröhre
3 **Endteil** der Speiseröhre tritt durch das Zwerchfell in den Magen

Bau der Speiseröhre

- 20 - 25 cm langer und 1 cm weiter Muskelschlauch, der innen mit Schleimhaut ausgekleidet ist
- Anfangsteil der Speiseröhre enthält quergestreifte (willkürliche) Muskulatur
- Mittel- und Endteil der Speiseröhre enthält glatte (unwillkürliche) Muskulatur
- besitzt drei physiologische Verengungen

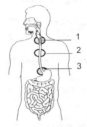

1 1. Enge in Höhe des Kehlkopfes
2 2. Enge in Höhe der Luftröhrengabelung
3 3. Enge beim Zwerchfelldurchgang

I. Anatomie / Physiologie

Aufgaben der Speiseröhre
- Speisentransport vom Rachenraum zum Magen
- Ausgelöst wird der Speisentransport durch den Schluckakt
- **3 Phasen des Schluckaktes**
  1. Phase Mund (schlucken) = willkürlich
     ⇨ Zungenbewegungen transportieren die Nahrung zum Rachen
  2. Phase Rachen (Schluckreflex) = unwillkürlich
     ⇨ das Schluckende löst an der Rachenwand den Schluckreflex aus
  3. Phase Speiseröhre (peristaltische Bewegungen) = unwillkürlich
     ⇨ Speise wird durch die Peristaltik der glatten Muskulatur weitertransportiert

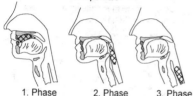

1. Phase   2. Phase   3. Phase

Schluckreflex
- **Auslösung des Schluckreflexes**
  - Druck gegen den weichen Gaumen durch Zungengrund, Nahrung, Getränke, Speichel, Sonden, Spatel etc.
- **Ablauf des Schluckreflexes**
  - Mundverschluss durch Zunge und Lippen
  - Nasen-Rachen-Raum-Verschluss durch Anheben des weichen Gaumens (Zäpfchen und Gaumensegel)
  - Anheben des Kehlkopfes nach vorne und Verschluss der Luftröhre durch den Kehldeckel
  - Anhalten der Atmung
  - Verschluss der Stimmritze
  - Erweiterung des unteren Rachenraumes und der Speiseröhre
  - Transport der Speise in die Speiseröhre
  - Senkung des Kehlkopfes, Öffnen der Stimmritze, Einsetzen der Atmung

Magen (Ventriculus, Gaster)
Lage des Magens
- zum größten Teil im linken Oberbauch unter der Zwerchfellkuppe
- in Höhe des 10.-12. Brustwirbels bis 1.-3. Lendenwirbels
- intraperitoneal (innerhalb des Bauchfells)

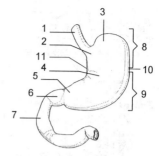

1 Speiseröhre (Ösophagus)
2 Magenmund (Kardia)
3 Magengrund (Fundus)
4 Magenkörper (Korpus)
5 Magenhöhle (Antrum)
6 Magenpförtner (Pylorus)
7 Zwölffingerdarm (Duodenum)
8 proximaler Magen
9 distaler Magen
10 große Kurvatur
11 kleine Kurvatur

Form des Magens
Magenmund (Cardia)
- Übergang der Speiseröhre zum Magen

Magengrund (Fundus)
- meist mit Luft gefüllter Blindsack über dem Magenmund

Magenkörper (Corpus ventriculi)
- mit kleiner Kurvatur (medial gelegene Krümmung zwischen Cardia und Pylorus) und großer Kurvatur (lateral gelegene Krümmung zwischen Fundus und Pylorus)

Magenhöhle (Antrum pyloricum)
- Vorraum des Magenpförtners

Magenausgang (Pylorus)
- Schließmuskel zwischen Magen und Zwölffingerdarm

Aufbau des Magens
Schleimhaut (Mucosa, tunica)

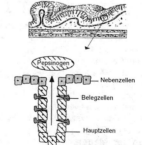

- Hauptzellen produzieren die Fermente Pepsinogen und Kathepsinogen für die Eiweißspaltung (bei Säuglingen das Labferment)

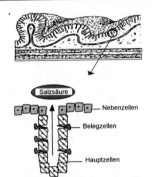

- Belegzellen produzieren Salzsäure für die Denaturierung der Eiweiße, für die Aktivierung von Pepsinogen sowie für die Desinfektion der Nahrung ferner produzieren sie den Intrinsic factor ⇨ notwendig für die Vitamin-B$_{12}$-Resorption

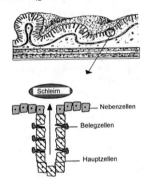

- Nebenzellen produzieren alkalischen Schleim, der den Magen vor der Selbstverdauung schützt und den sogenannten Intrinsic factor, der für die Vitamin-B-12-Resorption notwendig ist (Blutbildung)

Muskelschicht (Tunica muskularis)
- glatte Muskulatur für die Magenperistaltik, die aus Längs-, Ring- und Schrägmuskelfasern aufgebaut ist

Bauchfell (Peritoneum)
- außen ist der Magen vollständig vom Peritoneum überzogen
- die kleine Kurvatur ist durch das "Kleine Netz" mit der Leber verbunden
- an der großen Kurvatur ist das "Große Netz" (Schürze) befestigt

Aufgaben des Magens
- Auffangreservoir für die Nahrung
- Durchmischen der Nahrung mit Magensaft
- Desinfektion der Nahrung durch Salzsäure
- Andauung der Speise

- Resorptionsvorbereitung für das Vitamin B$_{12}$ (Intrinsic factor - Extrinsic factor)
- Weitertransport der Nahrung

Magensaft
ca. 1,5 Liter in 24 Stunden
- **Hauptzellen**
  ⇨ produzieren die Enzyme
  - Pepsinogen
  - Kathepsinogen
  für die Eiweißverdauung
- **Belegzellen**
  ⇨ produzieren die Salzsäure für die
  - Zerstörung der Eiweißketten (= Denaturierung) der Eiweiße
  - Aktivierung von Pepsinogen
  - Desinfektion der Nahrung
- **Nebenzellen**
  ⇨ produzieren alkalischen Schleim zum Schutz der Magenschleimhaut vor der Selbstverdauung

Phasen der Magensaftsekretion

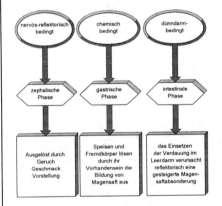

Magenperistaltik
- Transportbewegungen der Magenmuskulatur
- hemmend wirken:
  - Schmerz
  - psychische Einflüsse
  - Somatostatin (SIH) aus der Bauchspeicheldrüse
  - gastric inhibitory polypeptide (GIP) aus der Magenschleimhaut
- fördernd wirken:
  - Hypoglykämie
  - psychische Einflüsse
  - Geschmack
  - Geruch
  - Gastrin aus der Magenschleimhaut
  - Füllungszustand des Magens (mechanische Reize)

I. Anatomie / Physiologie

Pylorusfunktion
- Der Speisebrei wird vom Pylorus portionsweise in den Zwölffingerdarm befördert
- Der Chemo-Reflex öffnet den Pylorus sobald der Speisebrei im Zwölffingerdarm durch die Bauchspeicheldrüsensekrete alkalisiert wurde

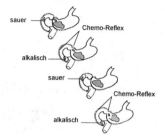

Dünndarm (Intestinum tenue)

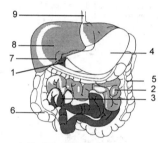

1 Zwölffingerdarm (Duodenum) = 25 cm
2 Leerdarm (Jejunum) = 180 cm
3 Krummdarm (Ileum) = 270 cm
übrige Verdauungsorgane
4 Magen (Ventrikel)
5 Dickdarm (Kolon)
6 Blinddarm (Zäkum)
7 Gallenblase (Vesica fellea)
8 Leber (Hepar)
9 Speiseröhre (Ösophagus)

Zwölffingerdarm (Duodenum)
Lage des Zwölffingerdarms
- schließt an den Magenpförtner an
- liegt überwiegend im rechten Oberbauch
- liegt, mit Ausnahme des Anfangsteiles, retroperitoneal

Form des Zwölffingerdarms
- liegt wie ein C um den Kopf der Bauchspeicheldrüse
- Bulbus duodeni (liegt unmittelbar hinter dem Magenpförtner)
- absteigender Teil (Pars descendens) mit Vater-Papille (Mündungsstelle für den Pankreasgang und den Gallengang)
- aufsteigender Teil (mündet in den Leerdarm)

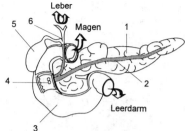

1 Bauchspeicheldrüse
2 Bauchspeicheldrüsengang
3 Zwölffingerdarm
4 Vater-Papille
5 Gallenblase
6 Gallengänge

Aufbau des Zwölffingerdarms
Peritoneum (Bauchfell)
- äußerer Überzug

Muscularis (Muskelschicht)
- unwillkürliche Muskulatur
- Längs- und Ringmuskelschicht

Mucosa (Schleimhaut)
- Kerckring-Falten
- Zotten (Villi) und Bürstensaum
- Lieberkühn-Krypten und Brunner-Drüsen (münden zwischen den Zotten)

Aufgaben des Zwölffingerdarms
- Aufnahme des Gallensaftes
  - Aufgabe des Gallensaftes
    ⇨ Emulgierung der Fette
    ⇨ Aktivierung der Pankreaslipase
- Aufnahme des Bauchspeicheldrüsensaftes mit den Fermenten
  - Pankreasamylase
    ⇨ spaltet Stärke zu Maltose
  - Pankreasglukosidasen
    ⇨ spalten Disaccharide zu Monosacchariden
  - Pankreaslipase
    ⇨ spaltet Fette in Glyzerin und Fettsäuren
  - Trypsin(ogen) und Chymotrypsin(ogen) (durch Enterokinase aktiviert)
    ⇨ spaltet Eiweiß zu Polypeptiden
- Durchmischung der Nahrung
- Weitertransport der Nahrung

Leerdarm (Jejunum), Krummdarm (Ileum)
- Leerdarm und Krummdarm (sind die dem Zwölffingerdarm folgenden freibeweglichen Schlingen des Dünndarms (ca. 4 - 5 m lang)
- der Dünndarm ist am Gekröse (= Mesenterium) aufgehängt, welches die Ver- und Entsorgung (Arterien, Venen, Nerven, Lymphgefäße) übernimmt

- der Krummdarm mündet im rechten Unterbauch durch eine Klappe (= Ileozökalklappe) in den aufsteigenden Dickdarm

Schleimhautaufbau des Dünndarms

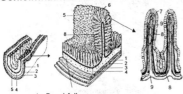
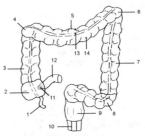

1 Bauchfell
2 äußere Längsmuskelschicht
3 innere Ringmuskelschicht
4 submuköses Bindegewebe
5 Schleimhautfalten
6 Zotten (Villi)
7 Bürstensaum
8 Kapillargefäß
9 Lymphgefäß

1 Wurmfortsatz (Appendix)
2 Blinddarm (Zäkum)
3 aufsteigender Dickdarm (Colon ascendens)
4 rechte Dickdarmkrümmung (Flexura coli dextra)
5 querverlaufender Dickdarm (Colon transversum)
6 linke Dickdarmkrümmung (Flexura coli sinistra)
7 absteigender Dickdarm (Colon descendens)
8 S-förmige Schlinge (Colon sigmoideum)
9 Mastdarm (Rektum)
10 Ampulle mit After (Anus)
11 Dünndarm-Dickdarmklappe (Ileozökalklappe)
12 Krummdarm (Ileum)
13 Längsmuskelband (Taenia)
14 Dickdarmaussackungen (Haustren)

Aufgaben des Dünndarms
- Spaltung der Nährstoffe
  - Kohlenhydrate
  - Fette
  - Eiweiße
- Resorption
  - Aminosäuren
  - Monosaccharide
  - Fettsäuren
  - Glyzerin
  - Vitamine
  - Mineralien
- Weitertransport des Darminhaltes
  - Darmperistaltik

Dickdarm (Kolon)
- ca. 1,5 m lang und großlumig
- Haustren (Ausbuchtungen zwischen den Tänien)
- Tänien (längsverlaufende Muskel-Sehnenbänder)
- kleine Fettläppchen (längs der Tänien angeheftet)

Aufgaben
- Wasserresorption
- Elektrolytresorption
- Eindickung der unverdaulichen Nahrungsreste
- Vergärung von Zellulose
  - Fäulnisbakterien (Escherichia coli)
- Transportfunktion
- Ausscheidung der Verdauungsschlacken
  - Kotentleerung

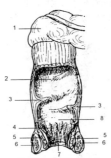

Mastdarm (Rektum)
1 S-förmige Schlinge (Colon sigmoideum)
2 Kotbehälter (Ampulle)
3 seitliche Querfalte (Kohlrausch-Falte)
4 innerer Hämorrhoidalring
5 innerer Schließmuskel (Sphincter ani internus)
6 äußerer Schließmuskel (Sphincter ani externus)
7 After (Anus)
8 Analkanal (Canalis analis)

Stuhlentleerung
- Sammlung des Stuhls (Fäzes)
  - erfolgt in der Ampulle des Rektums
- Stuhlentleerung (Defäkation)
  - ist abhängig von der Nahrungsaufnahme
  - erfolgt ca. 8 - 12 Stunden nach Nahrungsaufnahme
  - kann durch willkürliche Betätigung der Bauchpresse ausgelöst werden
  - wird unwillkürlich durch Füllung und Dehnung des Mastdarms ausgelöst

I. Anatomie / Physiologie

- Funktion des Afters (Anus)
  - innerer Darmschließmuskel (glatte, unwillkürliche Muskulatur) erschlafft bei Füllung der Ampulle ⇨ Stuhldrang
  - äußerer Ringmuskel (quergestreifte, willkürliche Muskulatur) kann zur Darmentleerung willentlich beherrscht werden ⇨ Entleeren oder Anhalten
  - Analvenenring (= innerer Hämorrhoidalring) bewirkt einen luftdichten Darmabschluss

Stuhlzusammensetzung
- unverdauliche Nahrungsbestandteile
  - Zellulose
  - Pektin
- Verdauungssäfte
  - Enzymreste
  - Schleim
  - Gallenfarbstoffe
- abgestoßene Schleimhautepithelien
- Leukozyten
- Mineralstoffe
  - Blei
  - Eisen
  - Calcium
  - Kupfer
  - Magnesium
  - Quecksilber
- Kolibakterien
- Wasser (ca. 70 - 80%)

Entleerungszeiten des Magen-Darm-Kanals

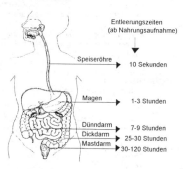

Entleerungszeiten (ab Nahrungsaufnahme)
- Speiseröhre → 10 Sekunden
- Magen → 1-3 Stunden
- Dünndarm → 7-9 Stunden
- Dickdarm → 25-30 Stunden
- Mastdarm → 30-120 Stunden

Testfragen

1. Ordnen Sie die Aussagen zum Zahnaufbau dem entsprechenden Zahnanteil zu:
   1) der aus dem Zahnfleisch hervorragende Zahnanteil
   2) Schutzschicht der Zahnkrone
   3) kanalartiger Hohlraum im Zahn, mit Blut- und Lymphgefäßen sowie Nerven
   4) Zahnbein (knochenähnliches Gewebe)
   5) der vom Zahnfleisch eingefasste Zahnanteil
   A) Zahnschmelz
   B) Pulpahöhle
   C) Dentin
   D) Zahnkrone
   E) Zahnhals
   A.........B.........C.........D.........E.........

2. Wieviel Zähne hat das bleibende Gebiss mehr als das Milchgebiss:
   A ☐ 8
   B ☐ 12
   C ☐ 16
   D ☐ 20

3. Der Oesophagus:
   A ☐ besitzt ausschließlich glatte Muskulatur
   B ☐ besitzt drei physiologische Engstellen
   C ☐ besitzt eine maßgebliche Funktion bei der Resorption von Nahrungsmitteln
   D ☐ bildet Fermente zur Kohlenhydratverdauung
   E ☐ besitzt Peristaltik und Antiperistaltik wie der Dickdarm

4. Welche Drüsen gehören zum Verdauungstrakt:
   A ☐ die Schilddrüse
   B ☐ die Milz
   C ☐ das Pankreas
   D ☐ die Parotis
   E ☐ die Lieberkühn-Drüsen

5. Ordnen Sie den Organen ihre Sekrete zu:
   1) Salzsäure
   2) Saccharase
   3) Pepsinogen
   4) Speichelamylase
   5) Maltase
   6) Pankreasamylase
   7) Laktase
   8) Trypsinogen
   9) Diastase
   10) Lipase
   A) Mundspeicheldrüsen
   B) Hauptzellen
   C) Belegzellen
   D) Bauchspeicheldrüse
   E) Dünndarmdrüsen
   A.........B.........C.........D.........E.........

---

1 A = 2; B = 3; C = 4; D = 1; E = 5
2 B
3 B, E
4 C, D, E
5 A = 4; B = 3; C = 1; D = 2, 5, 6, 7, 8, 9, 10; E = 2, 5, 7

I. Anatomie / Physiologie

6. **Wie lang ist beim Erwachsenen die Strecke von den Zähnen bis zum Mageneingang:**
   A ☐ 80 cm
   B ☐ 65 cm
   C ☐ 40 cm
   D ☐ 20 cm
   E ☐ 15 cm

7. **Wie reagiert der Magensaft normalerweise:**
   A ☐ neutral
   B ☐ sauer
   C ☐ alkalisch

8. **Die in der Magenschleimhaut gelegenen:**
   A ☐ Belegzellen bilden Salzsäure
   B ☐ Hauptzellen bilden den Intrinsic factor
   C ☐ Hauptzellen bilden Gastrin
   D ☐ Belegzellen bilden Pepsinogen

9. **Die Salzsäure:**
   A ☐ setzt die Fettverdauung in Gang
   B ☐ hat eine bakterizide Wirkung
   C ☐ aktiviert das Pepsinogen
   D ☐ wird von den Belegzellen der Magenschleimhaut sezerniert
   E ☐ ist identisch mit dem Intrinsic factor

10. **Die Dünndarmschleimhaut besitzt:**
    A ☐ Wurmfortsätze
    B ☐ Taenien
    C ☐ Zotten
    D ☐ Flimmerhaare
    E ☐ schleimbereitende Becherzellen

11. **Von den Drüsen des Dünndarms werden folgende Fermente sezerniert:**
    A ☐ Laktase
    B ☐ Trypsin
    C ☐ Diastase
    D ☐ Maltase
    E ☐ Enterokinase

12. **In welchem Teil des Darmes befinden sich keine Darmzotten:**
    A ☐ im Jejunum
    B ☐ im Ileum
    C ☐ im Caecum
    D ☐ im Kolon

13. **Der Dünndarm:**
    A ☐ enthält Kerckring-Falten und Zotten, die u.a. der Oberflächenvergrößerung dienen
    B ☐ besteht aus Duodenum, Sigmoideum und Jejunum
    C ☐ liegt vollständig intraperitoneal
    D ☐ endet an der Bauhin-Klappe
    E ☐ ist durch das Duodenum mit den Ausführungsgängen von Leber und Pankreas verbunden

14. **Aufgaben des Dünndarms sind:**
    A ☐ Aufspaltung der Nährstoffe
    B ☐ Resorption wasserlöslicher Stoffe
    C ☐ Ausscheidung des Intrinsic factors
    D ☐ Resorption der Zellulose

15. **Der Magensaft besteht aus:**
    A ☐ Pepsin
    B ☐ Schleim
    C ☐ Salzsäure
    D ☐ Erepsin
    E ☐ Galaktosidase

16. **Welche Aufgaben hat der Magen:**
    A ☐ Bildung von Gastrin
    B ☐ Resorption von Vitamin B_{12}
    C ☐ Eiweißverdauung
    D ☐ Aufschließung von Zellulose durch die Salzsäure
    E ☐ Verdauung von emulgierten Fetten
    F ☐ Kohlenhydratverdauung

17. **Aufgabe des Appendix:**
    A ☐ Spaltung der Zellulose durch Bakterien
    B ☐ Bildung von Lymphozyten
    C ☐ Bildung von Thrombozyten
    D ☐ Rückresorption von Wasser = Eindickung

18. **Welche Gänge münden auf der Vater-Papille:**
    A ☐ der Ductus choledochus
    B ☐ der Hirnsinus
    C ☐ der Äquaductus sylvii
    D ☐ der Ductus pancreaticus
    E ☐ der Ductus cysticus

19. **Wo liegt der Pylorus:**
    A ☐ zwischen Duodenum und Leerdarm
    B ☐ zwischen Magen und Ösophagus
    C ☐ zwischen Magen und Duodenum

20. **Unter "Großem Netz" versteht man:**
    A ☐ das Bauchfell
    B ☐ eine Bauchdeckenschicht, die der Chirurg nach der Operation gesondert zunähen muss
    C ☐ eine Umschlagseite des Bauchfells, die von der großen Kurvatur des Magens herabhängt
    D ☐ eine innere Schicht der Augenbulbuswand

21. **Der Dickdarm:**
    A ☐ enthält Ausbuchtungen, die als Haustren bezeichnet werden
    B ☐ besitzt zahlreiche Zotten
    C ☐ besteht aus Caecum, Colon und Rectum
    D ☐ ist vollständig von Peritoneum überzogen

22. **Atypisch für den Dickdarm sind:**
    A ☐ Taenien
    B ☐ Zotten
    C ☐ Kerckring-Falten
    D ☐ Haustren

---

6   C
7   B
8   A
9   B, C, D
10 C, E
11 A, D, E
12 C, D
13 A, D, E

14 A, B
15 A, B, C
16 A, C, E
17 B
18 A, D
19 C
20 C
21 A, C
22 B, C

I.9 Stoffwechsel / -organe

Leber (Hepar)
Lage der Leber
- rechter Oberbauch
- intraperitoneal
- unter der Zwerchfellkuppe
- flächenhaft mit dem Zwerchfell verwachsen

Aufbau der Leber
Leberlappen
- venöser Strang und rundes Leberband teilen die Leber in zwei Lappen
- rechter Leberlappen (Lobus dexter) bildet den Hauptteil der Leber und wird aufgeteilt in den geschwänzten Lappen und den viereckigen Lappen
- linker Leberlappen (Lobus sinister) reicht bis unter das linke Zwerchfell

Leberhilus (Leberpforte)
- liegt auf der Unterseite (Rückseite) der Leber
- Eintrittsstelle für: Pfortader
  Leberarterie
  Nerven
- Austrittsstelle für: Gallengänge
  Lymphgefäße
  Nerven
- die Lebervene (sammelt das Blut aus der Pfortader und aus der Leberarterie) verlässt die Leber am hinteren Leberrand und mündet direkt in die untere Hohlvene

Leberläppchen (Lobuli hepatis)
- morphologische Baueinheit der Leber
- sechseckige Läppchen (1,5 mm Durchmesser) mit einer zentralgelegenen Vene (Zentralvene)
- an den Ecken der Läppchen liegen Äste der Pfortader, der Leberarterie und der Gallengänge
- die Leberläppchen bestehen aus Leberzellen (Hepatozyten), die zur Zentralvene hin eine Balkenstruktur (Leberzellbälkchen) bilden
- zwischen den Leberzellbälkchen liegen die Lebersinusoide
- in den Lebersinusoiden liegen die Kupffer-Sternzellen, die zum RES gehören

Gallengänge
- rechter Leberlappengang (Ductus hepaticus dexter) dient dem Abfluss der dünnflüssigen Lebergalle aus dem rechten Leberlappen
- linker Leberlappengang (Ductus hepaticus sinister) dient dem Abfluss der dünnflüssigen Lebergalle aus dem linken Leberlappen
- Lebergang (Ductus hepaticus communis) entsteht durch die Vereinigung der beiden Leberlappengänge
- Gallengang (Ductus choledochus) ist der gemeinsame Verbindungsgang des Lebergangs und des Gallenblasengangs zur Vater-Papille des Zwölffingerdarmes
- Gallenblasengang (Ductus cysticus) ist der Verbindungsgang zwischen Lebergang und Gallenblase

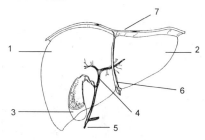

1 rechter Leberlappen
2 linker Leberlappen
3 Gallenblase
4 Lebergang
5 Gallengang
6 rundes Leberband
7 Zwerchfell

Aufgaben der Leber
exkretorische Drüsenfunktion
- Bildung von ca. 1 Liter Gallensaft in 24 Stunden

Stoffwechselfunktion
- Glykogenaufbau und -abbau
- Eiweißaufbau (Albumine, Globuline, Gerinnungseiweiße)
- Umwandlung von Glyzerin und Fettsäuren in Glukose
- Umwandlung von Eiweiß in Glukose
- Umwandlung von Glykogen in Fett
- Enzymbildung

Entgiftungsfunktion
- Harnstoffbildung aus Ammoniak (Ausscheidung über die Nieren)
- Bindung und Ausscheidung von körpereigenen und körperfremden Stoffen (Phenol, Indol, Bilirubin, Hormone, Medikamente, Giftstoffe)
- Phagozytose von Erregern durch die Kupffer-Sternzellen

Speicherfunktion
- Kohlenhydrate
- Vitamine
- Eisen
- Blut

Gallenblase (Vesica fellea)
Lage der Gallenblase
- liegt an der Unterseite des rechten Leberlappens
- intraperitoneal

Form der Gallenblase
- birnenförmiges Hohlorgan
- ca. 8 - 10 cm lang
- ca. 50 ml Fassungsvermögen

Aufbau der Gallenblase
- Gallenblasengrund (Fundus)
- Gallenblasenkörper (Corpus)
- Gallenblasenhals (Collum), Mündungsstelle für den Gallenblasengang
- die Gallenblasenwand besteht aus Schleimhaut, Muskulatur und Serosa

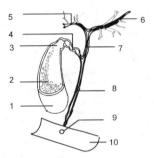

1 Gallenblasengrund (Fundus)
2 Gallenblasenkörper (Corpus)
3 Gallenblasenhals (Collum)
4 Gallenblasengang (Ductus cysticus)
5 rechter Leberlappengang (Ductus hepaticus dexter)
6 linker Leberlappengang (Ductus hepaticus sinister)
7 Lebergang Ductus hepaticus communis
8 Gallengang (Ductus choledochus)
9 Vater-Papille in der Zwölffingerdarmwand
10 Zwölffingerdarm (Duodenum)

Aufgaben der Gallenblase
- Speicherorgan für die in der Leber gebildete, dünnflüssige Lebergalle
- Konzentration des Gallensaftes durch Wasserentzug (Eindickung bis auf ein Zehntel des ursprünglichen Volumens)
- Abgabe von konzentrierter Blasengalle nach Aufnahme von Fetten (Reizung erfolgt durch das im Duodenum gebildete Hormon Cholezystokinin)

Bauchspeicheldrüse (Pankreas)
Lage der Bauchspeicheldrüse
- quer im Oberbauch in Höhe des 1. Lendenwirbels
- retroperitoneal

Form der Bauchspeicheldrüse
- schmales längliches Organ (daumendick)
- 15 - 20 cm lang
- 60 - 100 Gramm schwer

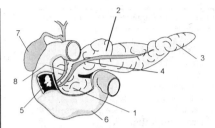

1 Pankreaskopf
2 Pankreaskörper
3 Pankreasschwanz
4 Pankreasgang
5 Vater-Papille
6 Zwölffingerdarm
7 Gallenblase
8 Gallengang

Histologie der Bauchspeicheldrüse
inkretorischer Teil
- Langerhans-Inseln (Drüsen mit innerer Sekretion)
  - 20% A-Zellen
  - produzieren Glukagon
  - 80% B-Zellen
  - produzieren Insulin

exkretorischer Teil
- tubuloazinöse Drüsen (Drüsen mit äußerer Sekretion)
  - sie sind mit dem Pankreasgang verbunden und produzieren den Pankreassaft
    ⇨ Trypsin, Chymotrypsin, Erepsin
    ⇨ Amylase, Saccharase, Maltase, Laktase
    ⇨ Lipase

Aufbau der Bauchspeicheldrüse
- Einteilung in Kopf, Körper und Schwanz
- Kopf (liegt in der hufeisenförmigen Öffnung des Zwölffingerdarmes)
- Körper (schließt sich nach links an den Kopf an)
- Schwanz (das Schwanzende erreicht die Milz)
- Pankreasgang (Ductus pankreaticus) durchzieht die gesamte Bauchspeicheldrüse und mündet an der Vater-Papille in den Zwölffingerdarm
- Langerhans-Inseln (Drüsen mit innerer Sekretion) bestehend aus 20% A-Zellen und 80% B-Zellen
- tubuloazinöse Drüsen (Drüsen mit äußerer Sekretion) sind mit dem Pankreasgang verbunden

Aufgaben der Bauchspeicheldrüse
exokrine Funktion
- Absonderung von 500 - 1000 ml Pankreassaft
- Fermentbildung zur Eiweißverdauung (Trypsin, Chymotrypsin, Erepsin)

- Fermentbildung zur Kohlenhydratverdauung (Amylase, Saccharase, Maltase, Laktase)
- Ferment zur Fettverdauung (Pankreaslipase)

endokrine Funktion
- Bildung von Insulin in den B-Zellen
- Bildung von Glukagon in den A-Zellen

für die Verdauung notwendige Darmhormone (Gewebehormone)

Gastrin
- bewirkt über den Blutweg eine vermehrte Magensaftsekretion und zusätzlich eine Verstärkung der Magendarmmotorik

Enterogastron
- wird gebildet nach Übertritt von Speisebrei aus dem Magen in den Dünndarm und wirkt über den Blutweg hemmend auf Tonus, Peristaltik und Sekretion des Magens

Pankreozymin
- regt die Bildung eines fermentreichen Pankreassaftes an

Sekretin
- regt das Pankreas an, große Mengen eines fermentarmen, bicarbonatreichen Saftes zu bilden

Enterokrinin
- bewirkt eine vermehrte Bildung von Darmsaft

Hepatokrinin
- bewirkt eine vermehrte Gallensaftbildung und Gallensaftausschüttung

Cholezystokinin
- führt zur Gallenblasenkontraktion

Villikinin
- regt die Darmzotten (Mikrovilli) zur vermehrten Bewegung an

fermentative Stoffwechselvorgänge im Verdauungstrakt

Verdauung und Resorption der Fette

Mund
- mechanische Zerkleinerung

Magen
- Zwischenlagerung

Dünndarm

Gallensäuren
- emulgieren die Fette
- verbinden sich mit den schwer resorbierbaren Fettsäuren und erleichtern die Resorption
- beschleunigen die Wiederverwertung von Glyzerin und Fettsäuren im Stoffwechsel
- aktivieren die fettspaltenden Fermente

Pankreas- und Dünndarmlipasen
- spalten Tri- und Monoglyzeride in Glyzerin und Fettsäuren

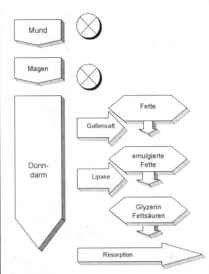

Resorption
- Glyzerin wird direkt von der Dünndarmschleimhaut resorbiert
- Fettsäuren werden erst nach Bindung an Gallensäure von der Dünndarmschleimhaut resorbiert
- der überwiegende Teil des Glyzerins und der Fettsäuren verbinden sich beim Durchtritt durch die Darmwand zu Fettmolekülen und werden über die Lymphgefäße abtransportiert
- ein geringer Teil des Glyzerins und der Fettsäuren wird von den Blutgefäßen abtransportiert

Verdauung und Resorption der Kohlenhydrate

Mund
- mechanische Zerkleinerung

Speichelamylase (Ptyalin)
- spaltet Stärke in Maltose

Magen
- Zwischenlagerung (Wirkung der Speichelamylase bis zur vollständigen Durchsäuerung der Speise)

Dünndarm

Pankreasamylase
- spaltet Stärke in Maltose

Pankreas- und Dünndarmglukosidasen
- Maltase spaltet Maltose in zwei Glukosemoleküle
- Saccharase spaltet Saccharose in je ein Glukose- und Fruktosemolekül
- Laktase spaltet Laktose in je ein Glukose- und Galaktosemolekül

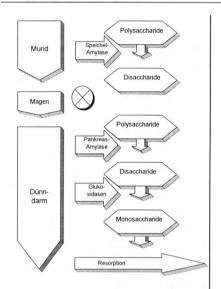
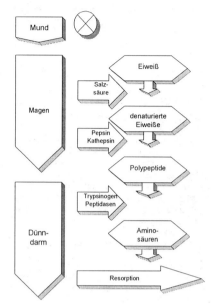

Resorption
- Monosaccharide werden direkt von der Dünndarmschleimhaut resorbiert und gelangen über die Pfortader zur Leber
- nicht zur Energieerzeugung benötigte Glukose wird als Glykogen in den Muskel- und Leberzellen gespeichert
- überschüssige Kohlenhydrate werden zu Fett umgewandelt und im Fettgewebe gespeichert

Verdauung und Resorption der Eiweiße
Mund
- mechanische Zerkleinerung

Magen
- Zwischenlagerung

HCl der Belegzellen
- Eiweißdenaturierung
- Oberflächenvergrößerung

Pepsinogen der Hauptzellen
- wird aktiviert durch HCl in Pepsin
- Pepsin spaltet Eiweiß bis Polypeptide

Kathepsinogen der Hauptzellen
- wird aktiviert durch HCl und Pepsin in Kathepsin
- Kathepsin spaltet Eiweiß bis Polypeptide

Dünndarm

Trypsinogen des Pankreas
- wird aktiviert durch Enterokinase zu Trypsin
- Trypsin spaltet Eiweiß bis Polypeptide

Chymotrypsinogen des Pankreas
- wird aktiviert durch Trypsin zu Chymotrypsin
- Chymotrypsin spaltet Eiweiß bis Polypeptide

Erepsin der Darmschleimhaut
- spaltet Polypeptide bis zu Aminosäuren

Resorption
- Aminosäuren werden aktiv von der Dünndarmschleimhaut resorbiert und gelangen über die Pfortader zur Leber
- Aminosäuren werden in der Leber und den übrigen Organzellen zu körpereigenem Eiweiß aufgebaut
- überschüssiges Eiweiß wird zur Deckung des Energiebedarfs genutzt und nach der Oxidation als Harnstoff über die Nieren ausgeschieden

äußerer Stoffwechsel
- Nahrungsaufnahme
- Ausscheidung von Endprodukten

innerer Stoffwechsel
Katabolismus
- Abbau der Nahrungsstoffe

Metabolismus
- Umwandlung von Nahrungsbestandteilen

Anabolismus
- Aufbaustoffwechsel
- Biosynthese (Aufbau komplexer Substanzen aus einfachen Komponenten)

I. Anatomie / Physiologie

Testfragen

1. **Der Begriff Stoffwechsel sagt etwas aus:**
   A ☐ über eine Verschiebung des Ionenhaushaltes
   B ☐ über die gesamten Vorgänge des Abbaues und der Umwandlung von Substanzen
   C ☐ über eine pH-Verschiebung des Blutes
   D ☐ über eine Hormonsteuerung der innersekretorischen Drüsen

2. **Eiweißspaltende Fermente sind:**
   A ☐ Erepsin
   B ☐ Pepsin
   C ☐ Pepton
   D ☐ Trypsin
   E ☐ Steapsin

3. **Die Leber hat folgende Aufgaben:**
   A ☐ Bildung von Ammoniak
   B ☐ Bildung von Harnstoff
   C ☐ Bildung von Lymphozyten
   D ☐ Bildung von Blutgerinnungsfaktoren

4. **Wo liegt die Bauchspeicheldrüse:**
   A ☐ retroperitoneal
   B ☐ intraperitoneal
   C ☐ im Abdomen
   D ☐ im Thorax

5. **Salzsäure ist notwendig zur Aufquellung von:**
   A ☐ Fetten
   B ☐ Mineralstoffen
   C ☐ Eiweiß
   D ☐ Kohlenhydraten

6. **Wo mündet der Ductus choledochus:**
   A ☐ im Magen
   B ☐ im Duodenum
   C ☐ auf der Vater-Papille
   D ☐ in der Gallenblase

7. **Zu den Pankreasfermenten gehören:**
   A ☐ Phosphatase
   B ☐ Lipase
   C ☐ Trypsin
   D ☐ Insulin

8. **Wo beginnt die Eiweißverdauung:**
   A ☐ im Jejunum
   B ☐ im Magen
   C ☐ im Duodenum
   D ☐ in der Mundhöhle

9. **Endprodukte des Kohlenhydratabbaues:**
   A ☐ Wasser
   B ☐ Acetessigsäure
   C ☐ Sauerstoff
   D ☐ Kohlendioxid

10. **Welche Fermente sind nicht am Fettabbau beteiligt:**
    A ☐ Steapsin
    B ☐ Pepsin
    C ☐ Lipase
    D ☐ Diastase
    E ☐ Trypsin

11. **Zu den Aufgaben der Leber gehören unter anderem:**
    A ☐ Konjugation von Bilirubin
    B ☐ Ausscheidung von Galle
    C ☐ Umbau von pharmakologisch wirksamen Substanzen
    D ☐ der Ausgleich der Azidose
    E ☐ Bildung von Gerinnungsfaktoren und Thrombozyten

12. **Die Gallenblase hat folgende Aufgaben:**
    A ☐ Bildung von Verdauungsfermenten
    B ☐ Deponierung von Gallensaft
    C ☐ Bildung von Gallensaft
    D ☐ Abtötung von Erythrozyten
    E ☐ Eindickung von Gallensaft

13. **Endprodukte des Eiweißstoffwechsels:**
    A ☐ Glyzerin
    B ☐ Kreatinin
    C ☐ Brenztraubensäure
    D ☐ Harnstoff
    E ☐ Harnsäure
    F ☐ Monosaccharide

14. **Wodurch wird bei der Verdauung die Emulgierung der Fette bewirkt:**
    A ☐ Gallensaft
    B ☐ Lipase
    C ☐ Magensäure
    D ☐ Ptyalin

15. **Die Bauchspeicheldrüse bildet Fermente zur:**
    A ☐ Monosaccharidspaltung
    B ☐ Eiweißspaltung
    C ☐ Disaccharidspaltung
    D ☐ Fettspaltung

16. **Zur Fettverdauung sind notwendig:**
    A ☐ Steapsin
    B ☐ Gallensäure
    C ☐ Salzsäure
    D ☐ Ptyalin
    E ☐ Trypsin

---

1 B
2 A, B, D
3 B, D
4 A, C
5 C
6 B, C
7 B, C
8 B
9 A, D

10 B, D, E
11 A, B, C
12 B, E
13 B, D, E
14 A
15 B, C, D
16 A, B

I.10 Harnorgane

ableitende Harnwege

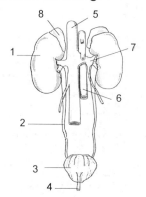

1 Niere
2 Harnleiter
3 Blase
4 Harnröhre
5 Aorta
6 untere Hohlvene
7 Nierenarterie
8 Nebenniere

- Nierenbecken (= Pyelon)
  - umfasst ca. 8 - 10 Nierenkelche
  - leitet den Urin durch peristaltische Bewegungen der glatten Muskulatur zum Harnleiter
- Harnleiter (= Ureter)
  - röhrenförmige Verbindung zwischen Nierenbecken und Harnblase
  - ca. 30 cm lang
  - leitet den Urin durch peristaltische Bewegungen zur Blase
- Harnblase (Vesica urinaria)
  - muskulo-membranöses Reservoir für den Urin
  - Fassungsvermögen ca. 200 - 500 ml
  - am Blasenhals liegt der innere, unwillkürliche Blasenschließmuskel
  - der äußere, willkürliche Blasenschließmuskel wird von der quergestreiften Beckenbodenmuskulatur gebildet
- Harnröhre (= Urethra)
  - Bindegewebeschlauch
    ⇨ weiblich = ca. 4 cm lang
    ⇨ männlich = ca. 25 cm lang

Niere (Ren)

Lage der Nieren
- paarig angelegtes Organ
- rechts neben der Wirbelsäule unterhalb der Leber
- links neben der Wirbelsäule unterhalb der Milz
- oberer Nierenpol in Höhe der 11./12. Rippe
- unterer Nierenpol in Höhe des Beckenkamms
- rechte Niere liegt etwas tiefer als die linke
- die Nieren liegen retroperitoneal

Form der Nieren
- bohnenförmige Gestalt
- 11 - 12 cm lang
- 5 - 6 cm breit
- 3 - 4 cm dick

Aufbau der Nieren
Nierenhilus (Nierenpforte)
- liegt am medialen Rand der Niere
- Eintrittsstelle für:
  - Nierenarterie (A. renalis)
  - Nerven
- Austrittsstelle für:
  - Nierenvene (V. renalis)
  - Harnleiter (Ureter)
  - Lymphgefäße
  - Nerven

Nierenkapsel
- derbe, bindegewebige äußere Organkapsel

Nierenrinde
- 7 mm breite Schicht unter der Nierenkapsel
- enthält die Nierenkörperchen (Glomeruli) und die gewundenen Abschnitte der Harnkanälchen (Tubuli)

Nierenmark
- liegt zwischen Nierenrinde und Nierenbecken
- enthält die Nierenpyramiden (je Niere ca. 10 - 20)
- in der Nierenpyramide liegen die Henle- Schleifen der Tubuli und die Sammelrohre
- die Sammelrohre münden in der Pyramidenspitze in die Nierenkelche des Nierenbeckens

Nierenbecken (Pyelon)
- 5 - 10 ml Fassungsvermögen
- Vereinigung von 8 - 10 Nierenkelchen
- leitet den aus den Sammelrohren kommenden Urin zum Harnleiter weiter

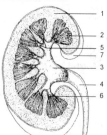

1 Nierenrinde
2 Nierenmark
3 Nierenbecken
4 Harnleiter
5 Nierenkelche
6 Pyramidenspitzen
7 Nierenkapsel

Histologie der Nieren

Nephron (Nierenkörperchen)
- Funktionseinheit bzw. Arbeitseinheit der Niere
- bestehend aus:
  - Bowman-Kapsel
  - Glomerulum (Haargefäßknäuel in der Bowman-Kapsel)
  - Harnkanälchen (Hauptstück, Mittelstück mit Henle-Schleife, Schaltstück)

Aufgaben der Nieren
- Ausscheiden von Stoffwechselprodukten
  - ⇨ Harnstoff
  - ⇨ Harnsäure
  - ⇨ Kreatinin
- Regulierung des Säure- und Basengleichgewichts im Blut
  - ⇨ Neutralisierung und Ausscheidung überschüssiger alkalischer oder saurer Substanzen
- Regulierung des Wasser- und Elektrolythaushaltes
  - ⇨ Aufrechterhaltung des gleichmäßigen osmotischen Drucks durch Regulierung der Natrium-, Chlorid-, Calcium-, Kalium- und Phosphatausscheidung
- Harnbildung
  - ⇨ Primärharn (ca. 150 - 180 l / 24 Std.)
  - ⇨ Sekundärharn (ca. 1,5 - 1,8 l / 24 Std.)
- Ausscheidung von toxischen Substanzen
- Ausscheidung von Hormonen und Vitaminen
- Ausscheidung von Medikamenten

Harnleiter (Ureter)

Lage und Bau der Harnleiter
- Die beiden Harnleiter sind röhrenförmige, aus glatter Muskulatur aufgebaute Verbindungsstücke zwischen Nierenbecken und Hinterseite der Harnblase
- Sie sind ca. 30 cm lang und liegen hinter dem Bauchfell (= retroperitoneal)

Funktion der Harnleiter
- Die Harnleiter transportieren durch peristaltische Bewegungen den Urin vom Nierenbecken in die Blase (pro Stunde ca. 50 ml)

Harnblase (Vesica urinaria)

Lage und Bau der Harnblase
- Die Harnblase liegt hinter der Schambeinfuge im kleinen Becken
- Sie liegt außerhalb des Bauchfells (= extraperitoneal), nur der Blasenscheitel wird von Bauchfell überzogen
- Die gefüllte Blase ist oberhalb der Schambeinfuge tastbar
- Die Blasenwand besteht aus glatten Muskelfasern, ist also unserem Willen nicht unterworfen

- Am Blasenhals liegt der innere unwillkürliche Blasenschließmuskel. Der äußere unwillkürliche Blasenschließmuskel wird von der quergestreiften Muskulatur des Beckenbodens gebildet

Funktion der Harnblase
- Die Harnblase hat die Aufgabe den von den Nieren kommenden Urin zu sammeln
- Die Blase hat ein physiologisches Fassungsvermögen von ca. 250 bis 400 ml
- Bei einer Blasenfüllung von ca. 350 öffnet sich der innere (unwillkürliche) Blasenschließmuskel und es entsteht Harndrang, der jedoch mit dem äußeren (willkürlichen) Schließmuskel zurückgehalten werden kann
- Die bewusste Blasenentleerung wird durch eine Druckerhöhung im Bauchraum durch Betätigung der Bauchpresse ausgelöst

weiblicher unterer Harntrakt

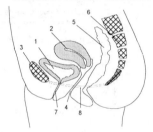

1 Blase
2 Gebärmutter
3 Schambein
4 Vagina
5 Dickdarm
6 Wirbelsäule
7 Harnröhre
8 willkürliche, quergestreifte Beckenbodenmuskulatur

weibliche Harnblase

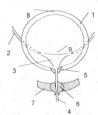

1 Blasenmuskel
2 Ureter (Harnleiter)
3 Trigonum (dreieckiges Feld)
4 Urethra (Harnröhre)
5 glatter, unwillkürlicher innerer Blasenschließmuskel
6 quergestreifter, willkürlicher äußerer Schließmuskel
7 quergestreifte, willkürliche Beckenbodenmuskulatur
8 Blasenscheitel
9 Blasengrund

männlicher unterer Harntrakt

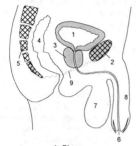

1 Blase
2 Schambein
3 Prostata
4 Dickdarm
5 Wirbelsäule
6 Harnröhre
7 Hodensack
8 Penis
9 willkürliche, quergestreifte Beckenbodenmuskulatur

männliche Harnblase

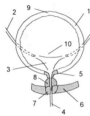

1 Blasenmuskulatur
2 Ureter (Harnleiter)
3 Trigonum (dreieckiges Feld)
4 Urethra (Harnröhre)
5 glatter, unwillkürlicher innerer Blasenschließmuskel
6 quergestreifter, willkürlicher äußerer Schließmuskel
7 quergestreifte, willkürliche Beckenbodenmuskulatur
8 Prostata (Vorsteherdrüse)
9 Blasenscheitel
10 Blasengrund

Harnröhre (Urethra)
Lage und Bau der Harnröhre
Bei Frauen
- ca. 4 cm langer Bindegewebeschlauch zwischen der Blase und dem Scheidenvorhof

Bei Männern
- ca. 25 cm langer Bindegewebeschlauch zwischen der Blase und dem Ende des Gliedes, der im ersten Teil hinter dem Blasenhals von der Prostata (Vorsteherdrüse) umgeben ist
- im Bereich der Prostata mündet der Samenleiter in die Harnröhre

Funktionen der Harnröhre
- durch die Harnröhre wird der Urin entleert
- den Vorgang der Blasenentleerung nennen wir Miktion
- bei Männern wird durch die Harnsamenröhre auch der Samen entleert

Harnausscheidung
- Der im Nierenbecken ankommende Urin (= Sekundärharn) wird über die ableitenden Harnwege ausgeschieden
- Wichtigster Bestandteil des Sekundärharns ist der Harnstoff
- Harnstoff ist ein Abbauprodukt des Eiweißstoffwechsels. Er wird in der Leber gebildet
- Ferner enthält der Sekundärharn Harnsäure und Kreatinin
- Harnsäure ist ein Abbauprodukt des Zellkerns. Kreatinin ist ein Abbauprodukt des Muskelstoffwechsels
- Urinmenge in 24 Stunden = 1500 - 1800 ml
- Blasenentleerungen (Miktionshäufigkeit) in 24 Stunden = 3 - 4 Miktionen
- Harnmenge pro Blasenentleerung = 250 - 400 ml

normale Harnbestandteile
- Wasser ca. 97%
- stickstoffhaltige Schlacken ca. 30 - 40 Gramm täglich (= Harnstoff, Harnsäure, Kreatinin)
- anorganische Substanzen ca. 15 Gramm täglich (= Kochsalz, Kalium, Ammoniak, Magnesium)
- Harnfarbstoffe (Urobilinogen, Urobilin, Urochrome)
- Hormone
- Vitamine

Harnfarbe
- hellgelb bis dunkelgelb, durchsichtig, klar
- bei reichlicher Flüssigkeitszufuhr = wasserhell
- bei reduzierter Flüssigkeitszufuhr = dunkelgelb bis bräunlich

Harnkonzentration
- das spezifische Gewicht des Urins beträgt normalerweise 1012 - 1024

Harnreaktion
- normal = schwach sauer (pH 6)
- bei eiweißreicher Kost = sauer (pH bis 4,8)
- bei vegetarischer Kost = alkalisch (pH bis 7,2)

Flüssigkeitsbilanz
- Gegenüberstellung von Flüssigkeitszufuhr und Flüssigkeitsabgabe innerhalb von 24 Stunden
- Perspiratio insensibilis = unbemerkte Flüssigkeitsausscheidung über Atmung und Haut
- Perspiratio sensibilis = merkbare Flüssigkeitsausscheidung durch Schwitzen

I. Anatomie / Physiologie

Effektive Bilanz

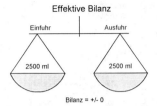

Bilanz = +/- 0

Einfuhr		Ausfuhr	
Trinkmenge	1300 ml	Urin	1500 ml
Speisen	900 ml	Kot	100 ml
Oxidationswasser	300 ml	P. insensibilis	450 ml
		P. sensibilis	450 ml
gesamt	2500 ml	gesamt	2500 ml

Registrierbare positive Bilanz

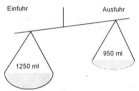

Bilanz = + 300 ml

Einfuhr		Ausfuhr	
Infusionen	1000 ml	Urin	850 ml
Getränke	250 ml	Kot	100 ml
gesamt	1250 ml	gesamt	950 ml

Registrierbare negative Bilanz

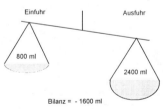

Bilanz = - 1600 ml

Einfuhr		Ausfuhr	
Getränke	800 ml	Urin	600 ml
		Kot	800 ml
		Drainage	1000 ml
gesamt	800 ml	gesamt	2400 ml

Testfragen

1. **Welche Bestandteile der Niere sind makroskopisch sichtbar:**
   - A ☐ Glomeruli
   - B ☐ Sammelrohr
   - C ☐ Nierenkelche
   - D ☐ Nierenbecken
   - E ☐ Nierenmark
   - F ☐ Nierenrinde
   - G ☐ Henle-Schleife

2. **Ordnen Sie den anatomischen Nierenabschnitten den jeweiligen histologischen Anteil zu:**
   1) Bowman - Kapsel
   2) Glomerulus
   3) Nierenpyramide
   4) Nierensäule
   5) Nierenkörperchen
   6) Sammelröhre
   7) Henle - Schleife
   A) Nierenrinde
   B) Nierenmark
   A.................................B........................

3. **Aufgaben der Nieren:**
   - A ☐ Bildung des Harnstoffes
   - B ☐ Regulierung des Säure-Basen-Haushaltes
   - C ☐ Ausscheidung der Eiweißstoffwechselendprodukte
   - D ☐ Regulierung des Salz- und Wasserhaushaltes

4. **Aufgabe der Harnkanälchen:**
   - A ☐ Produktion des Primärharns
   - B ☐ Rückresorption von Wasser, Glukose, NaCl u.a.
   - C ☐ Sezernierung von Kaliumsalzen
   - D ☐ Sekretion von Harnstoff und Harnsäure

5. **Im Verhältnis zum Blutplasma wird im Urin am stärksten konzentriert:**
   - A ☐ Kalium
   - B ☐ Zucker
   - C ☐ Eiweiß
   - D ☐ Harnstoff
   - E ☐ para-Aminohippursäure

6. **Welche Aussage über das Nephron trifft zu:**
   - A ☐ das Fremdwort für Niere heißt Nephron
   - B ☐ ein vollständiges Nephron besteht aus mehreren Tubuli (proximaler Tubulus, distaler Tubulus, Henle-Schleife)
   - C ☐ im Nephron finden Filtrations-, Sekretions- sowie aktive und passive Resorptionsvorgänge statt
   - D ☐ durch das Nephron wird die glomeruläre Filtrationsrate gesteuert
   - E ☐ eine Nierenfunktionsstörung beruht in erster Linie auf einer veränderten Zahl der Nephrone

---

1 C, D, E, F
2 A = 1, 2, 5; B = 3, 4, 6, 7
3 B, C, D
4 B, C
5 E
6 C

I. Anatomie / Physiologie

7. Ordnen Sie die Flüssigkeitsmengen zu:
1) 1500 - 1700 ml/Tag
2) 170 - 180 Liter/Tag
3) 1500 - 1700 Liter/Tag
A) Primärharn
B) Sekundärharn
C) Nierendurchblutung
A............B............C............

8. Ordnen Sie die Aussagen zur Nierenhistologie zu:
1) dient der Ultrafiltration von Flüssigkeit aus dem Blut
2) liegt in der Nierenrinde, besteht aus Bowman-Kapsel und Glomerulus
3) besteht aus distalem und proximalem Anteil und Henle-Schleife
4) funktionelle Einheit der Niere, besteht aus Glomerulus und Tubulus
5) becherförmiger Anfang der Harnkanälchen, der die Glomerula umgibt
A) Tubulus
B) Glomerulus
C) Nephron
D) Bowman - Kapsel
E) Malpighi - Körperchen
A............B............C............D............E............

9. Pathologische Begriffe und ihre Definitionen:
1) Abnahme der Kohlensäurekonzentration durch Hyperventilation
2) stoffwechselbedingt, z.B. bei Urämie oder Diabetes mellitus
3) Erhöhung des pH - Wertes über 7,41 bzw. Senkung der Wasserstoffionenkonzentration des Blutes durch Basenüberschuss oder Säuredefizit des Blutes
4) Senkung des pH - Wertes unter 7,38 bzw. Steigerung der Wasserstoffionenkonzentration des Blutes (Abnahme des Standardbicarbonates)
A) Alkalose
B) respiratorische Alkalose
C) Azidose
D) metabolische Azidose
A............B............C............D............

10. Das spezifische Gewicht des Harns beträgt normalerweise:
A ❑ 1015 - 1025
B ❑ 1002 - 1050
C ❑ 1004 - 1008
D ❑ 1001 - 1060

11. Wieviel Prozent der Primärharnmenge wird ausgeschieden:
A ❑ ca. 100%
B ❑ ca. 70%
C ❑ ca. 30%
D ❑ ca. 10%
E ❑ ca. 1%

12. Welche der unten aufgeführten Stoffe sind im Urin pathologisch:
A ❑ Eiweiß
B ❑ Wasser
C ❑ Zucker
D ❑ Elektrolyte
E ❑ Vitamine
F ❑ Hormone
G ❑ Harnstoff, Harnsäure, Kreatinin
H ❑ Aminosäuren
J ❑ Azeton
K ❑ Erythrozyten

13. Die Harnleiter (Ureteren) sind ausgekleidet mit:
A ❑ Flimmerepithel
B ❑ Übergangsepithel
C ❑ mehrschichtigem Zylinderepithel
D ❑ mehrschichtigem Plattenepithel

14. Die Harnblase ist ausgekleidet:
A ❑ mit Zylinderepithel
B ❑ mit Übergangsepithel
C ❑ mit einschichtigem Plattenepithel

15. Welche Bestandteile sind normalerweise im Urin nicht enthalten:
A ❑ Fett
B ❑ Zucker
C ❑ Kreatinin
D ❑ Eiweiß

16. Die normale Reaktion von frischem Urin ist:
A ❑ alkalisch
B ❑ pH 8 - 9,5
C ❑ pH 3,5 - 4,5
D ❑ schwach sauer

17. Der pH-Wert im Harn sagt etwas aus:
A ❑ über seinen Säuregehalt
B ❑ über seinen Eiweißgehalt
C ❑ über sein spezifisches Gewicht

18. Beim Erwachsenen beträgt die Harnmenge in 24 Stunden normalerweise:
A ❑ 1000 - 1500 ml
B ❑ 200 - 900 ml
C ❑ 600 - 800 ml
D ❑ 700 - 2000 ml

19. Beim Erwachsenen entsteht Harndrang bei:
A ❑ einer Entzündung der Harnblase
B ❑ einer Blasenfüllung von ca. 50 ml
C ❑ einer Blasenfüllung von ca. 300 ml
D ❑ einer Blasenfüllung von ca. 100 ml

---

7 A = 2; B = 1; C = 3
8 A = 3; B = 1; C = 4; D = 5; E = 2
9 A = 3; B = 1; C = 4; D = 2
10 A
11 E

12 A, C, J, K
13 B
14 B
15 A, B, D
16 D
17 A
18 A
19 A, C

I.11 Geschlechtsorgane

weibliches Genitalsystem
primäre weibliche Geschlechtsmerkmale
innere Geschlechtsorgane
- Eierstöcke (Ovarien)
- Eileiter (Tuben)
- Gebärmutter (Uterus)
- Scheide (Vagina)

äußere Geschlechtsorgane (Vulva)
- große Schamlippen (Labien majus)
- kleine Schamlippen (Labien minus)
- Kitzler (Clitoris)
- Bartholin-Drüsen
- Scheidenvorhof (Vestibulum vaginae)

sekundäre weibliche Geschlechtsmerkmale
- Brustdrüsen (Mamma)
- Körperbehaarung (Achsel- und Schambehaarung)
- Körperbau (Fettpolster)
- hohe Stimme

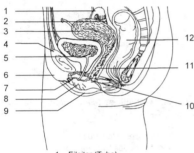

1 Eileiter (Tube)
2 Eierstock (Ovarium)
3 Gebärmutter (Uterus)
4 Schambeinfuge (Symphyse)
5 Harnblase
6 Venushügel (Mons pubis)
7 Kitzler (Klitoris)
8 kleine Schamlippe
9 große Schamlippe
10 Jungfernhäutchen (Hymen)
11 Scheide (Vagina)
12 Enddarm (Rektum)

Schamlippen (Labien)
- Die großen und die kleinen Schamlippen sind Hautfalten, die den Scheidenvorhof schützen
- Der Scheidenvorhof wird durch das Sekret der Bartholin-Drüsen feucht gehalten
- Der Scheidenvorhof ist die Mündungsstelle für die Harnröhre und die Scheide
- Zwischen den kleinen Schamlippen liegt der Kitzler (= Klitoris), der gemeinsam mit den kleinen Schamlippen das sexuelle Reizorgan darstellt

Scheide (Vagina)
- Die Scheide ist ein ca. 10 cm langer, mit Schleimhaut ausgekleideter Muskelschlauch
- Bei Mädchen ist der untere Abschnitt durch eine ringförmige Hautfalte, das Jungfernhäutchen (= Hymen) verschlossen
- Im Inneren ragt die Gebärmutter mit dem Gebärmuttermund in die Scheide hinein
- In der Scheide herrscht, durch bakteriellen Abbau von Glykogen in Milchsäure, ein saures Milieu, das Bakterien abtötet und Samenzellen lähmt
- Die Scheide nimmt bei der Begattung den Penis auf, der die Samenflüssigkeit im Bereich des äußeren Muttermundes ablagert
- Während der Geburt dient die Scheide als Geburtskanal. Sie kann sich aufgrund ihrer großen Dehnbarkeit stark weiten

Gebärmutter (Uterus)
- Die Gebärmutter ist ein 6 - 7 cm langes muskulöses Hohlorgan
- Sie hat die Größe und Form einer Birne
- Sie liegt außerhalb des Bauchfells (= extraperitoneal) zwischen Blase und Mastdarm
- An der Gebärmutter unterscheidet man den Gebärmutterkörper (= Corpus uteri) und den Gebärmutterhals (= Cervix uteri)
- Den in die Scheide ragenden Teil des Gebärmutterhalses nennen wir Portio
- Den Eingang zum Gebärmutterhals bezeichnet man als Muttermund
- Der Uterus ist außen von Bauchfell (= Perimetrium) überzogen und besteht fast völlig aus kräftiger, äußerst dehnbarer glatter Muskulatur (= Myometrium)
- Innen ist die Gebärmutter mit Schleimhaut (= Endometrium) ausgekleidet; die Schleimhaut ist hormonellen Veränderungen unterworfen

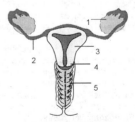

1 Eierstock (Ovarium)
2 Eileiter (Tube)
3 Gebärmutterkörper (Korpus uteri)
4 Gebärmutterhals (Zervix uteri)
5 Scheide (Vagina)

Eileiter (Tubae)
- Die Eileiter (= Tuben) sind bleistiftdicke Kanäle, die von der Gebärmutter zu den Eierstöcken verlaufen
- Das Ende der Eileiter ist offen und bildet einen sogenannten Fransentrichter, der beim Eisprung das reife Ei aus dem Eierstock aufnimmt; hier erfolgt auch gegebenenfalls die Befruchtung der Eizelle
- Die Eileiter sind mit einem Flimmerepithel ausgekleidet, welches das befruchtete Ei in ca. 5 - 6 Tagen zur Gebärmutter transportiert

Eierstöcke (Ovarien)
- Die Eierstöcke haben die Form einer Mandel
- Sie sind durch Bänder zwischen Gebärmutter und Beckenwand an der Grenze zwischen kleinem und großem Becken aufgehängt
- Die Eierstöcke besitzen zusammen ca. 400.000 Ureizellen (= Primärfollikel), von denen während der Geschlechtsreife ca. 300 - 400 Follikel zu reifen Eizellen heranwachsen

Funktion der Eierstöcke
- Während der Geschlechtsreife der Frau reift etwa alle 28 Tage aus einem Primärfollikel ein Tertiärfollikel heran und wandert an die Oberfläche der Ovarien
- Das Tertiärfollikel wird von einer Flüssigkeitsblase (= Graaf-Follikel) umgeben, der die Follikelhormone (= Östrogene) enthält
- Ein zunehmender Flüssigkeitsdruck bringt den Follikel zum Platzen (= Follikelsprung = Ovulation)
- Die Eizelle wird mit Follikelflüssigkeit ausgeschwemmt und vom Fransentrichter der Eileiter aufgefangen
- Das im Eileiter zurückbleibende Follikelepithel wird umgebaut zum Gelbkörper (= Corpus luteum)
- Der Gelbkörper sondert das Gelbkörperhormon (= Gestagene) ab
- Kommt es zu keiner Befruchtung der Eizelle, hört nach 14 Tagen die Gelbkörperhormonproduktion auf, und es kommt zur Abbruchblutung der Uterusschleimhaut (= Menstruation)
- Kommt es jedoch zu einer Befruchtung, so wird bis zum vierten Schwangerschaftsmonat vom Gelbkörper und danach vom Mutterkuchen Gelbkörperhormon produziert
- Durch das Gelbkörperhormon kommt es zum Aufbau der Gebärmutterschleimhaut mit Einlagerung von Nährstoffen, ferner hat das Gelbkörperhormon eine schwangerschaftserhaltende Wirkung

weiblicher Zyklus (Menstruationsperiode)
- Beginn der Regelblutung etwa im Alter von 12 bis 13 Jahren (Erstblutung = Menarche)
- Letzte Regelblutung in den Wechseljahren (= Klimakterium) etwa im Alter von 50 Jahren (letzte Regelblutung = Menopause)
- Der Zyklus wird ausgelöst durch Ausschüttung des follikelstimulierenden Hormons (FSH) der Hypophyse, unter deren Einfluss die Reifung des Eifollikels und dessen Hormonproduktion im Eierstock angeregt werden

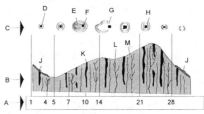

A	Zyklustage
B	Gebärmutterschleimhaut
C	Oozyte
D	Ei
E	Follikelhöhle mit Follikelflüssigkeit
F	Eizelle
G	Follikelsprung (Ovulation)
H	Gelbkörper
J	Blutung
K	Uterusdrüse
L	Blutgefäß
M	Schleimhaut

- **Desquamationsphase (Menstruationsphase)**
  1. bis 5. Tag
  Uterus
  - Blutungszeit, Menstruation
  - Ausstoßen des Endometriums
  Hormonwirkung
  - Absinken des Gelbkörperhormonspiegels
  Ovarien
  - Rückbildung des Gelbkörpers
  - Reifung des Eies
- **Proliferationsphase**
  6. bis 14. Tag
  Uterus
  - Neubildung des Endometriums
  - Wucherungsphase der Gebärmutterschleimhaut
  Hormonwirkung
  - Anstieg des Follikelhormons (Östrogene)
  Ovarien
  - Reifung des Eies
  - Follikelstadium
- **Ovulationsphase**
  15. bis 16. Tag

Ovarien
- Follikelsprung (Eisprung)
Sekretionsphase
17. bis 28. Tag
Uterus
- Auflockerung des Endometriums
- Einlagerung von Nährstoffen (Glykogen, Lipoide) in die Uterusschleimhaut
- vermehrte Schleimsekretion
Hormonwirkung
- Anstieg der Gelbkörperhormonbildung
Ovarien
- Bildung des Gelbkörpers
- Gelbkörperstadium

Brustdrüse (Mamma)

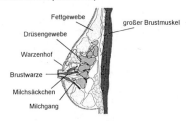

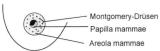

- besteht aus Drüsen-, Binde- und Fettgewebe
- liegt verschieblich auf dem großen Brustmuskel
- besteht aus 12-15 Einzeldrüsen mit jeweils einem Ausführungsgang (Milchgang = Ductus lactiferi)
- die Milchgänge münden in die Brustwarze (Mamille)
- die Brustwarze wird von einem stark pigmentierten Warzenhof (Areola mammae) umgeben in denen die Montgomery-Drüsen liegen, die beim Saugen die Brustwarzen feucht halten
- bildet nach der Geburt unter hormonalem Einfluss Milch (Laktation)

männliches Genitalsystem
primäre männliche Geschlechtsmerkmale
innere Geschlechtsorgane
- Hoden (Testis)
- Nebenhoden (Epididymis)
- Samenbläschen (Vesicula seminalis)
- Samenleiter (Ductus deferens)
- Vorsteherdrüse (Prostata)

äußere Geschlechtsorgane
- Glied (Penis)
- Hodensack (Scrotum)

sekundäre männliche Geschlechtsmerkmale
- Bartwuchs
- Körperbehaarung (Achsel-, Scham- und Brustbehaarung)
- Körperbau (Fettpolster)
- Kehlkopf (tiefe Stimme)

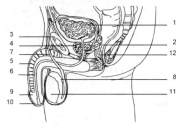

1 Harnblase
2 Bläschendrüse (Vesicula seminalis)
3 Schambeinfuge (Symphyse)
4 Vorsteherdrüse (Prostata)
5 Glied mit Schwellkörper
6 Harnsamenleiter (Urethra)
7 Samenleiter (Ductus deferens)
8 Nebenhoden (Epididymis)
9 Eichel (Glans penis)
10 Vorhaut (Praeputium)
11 Hoden (Testis)
12 Enddarm (Rektum)

Hoden (Testis)
Lage und Bau der Hoden
- Die Hoden sind paarig angelegte, pflaumengroße Organe
- Sie befinden sich außerhalb der Bauchhöhle im Hodensack
- Zur Bildung von Samenzellen ist eine geringere Temperatur als in der Bauchhöhle notwendig
- Die Hoden sind durch die Samenleiter, die in den Samensträngen liegen, mit der Prostata verbunden
- Die Hoden besitzen zahlreiche gewundene Kanälchen (= Hodenkanälchen), die am oberen Pol des Hodens in den Nebenhoden (= Epididymis) münden
- Zwischen den Hodenkanälchen befinden sich hormonproduzierende Zellen (= Leydig-Zwischenzellen)
- Die Nebenhoden gehen über in den Samenleiter

Aufgabe und Funktion der Hoden
- In den Kanälchen der Hoden entstehen aus den Ursamenzellen die Samenfäden (= Spermien) mit einem halben Chromosomensatz

- Die Nebenhoden speichern die reifen Samenfäden und geben sie beim Samenerguss (= Ejakulation) an den Samenleiter ab
- Von den Leydig-Zwischenzellen wird das männliche Geschlechtshormon Testosteron gebildet

Samenfäden (= Spermien)
- Die Samenfäden sind Zellen mit einem beweglichen Schwanz, der ihnen eine aktive Fortbewegung von der weiblichen Scheide bis zum Ende der Eileiter ermöglicht
- Im Kopf der Samenfäden befindet sich ein halber Chromosomensatz, der das männliche Erbmaterial (= Gene) enthält
- Pro Samenerguss werden etwa 150 - 300 Millionen Samenfäden ausgestoßen
- In den Geschlechtsorganen der Frau haben die Samenfäden eine Lebensdauer von ca. 32 Stunden
- Samenfäden, die keine weibliche Eizelle befruchten, werden von den weißen Blutkörperchen der Frau aufgenommen (= Phagozytose)

Samenleiter (Ductus deferens)
- Die Samenleiter sind die Verbindung zwischen den Nebenhoden und der Prostata
- Sie verlaufen im Samenstrang und nehmen unmittelbar vor der Prostata die Ausführungsgänge der Bläschendrüsen auf
- Die Bläschendrüsen produzieren ein alkalisches Sekret

Vorsteherdrüse (Prostata)
- Die Prostata liegt am Blasenausgang
- Im Zentrum der Prostata verläuft die männliche Harnsamenröhre (= Urethra)
- Samenleiter und Ausführungsgänge der Prostata münden auf dem Samenhügel in die Harnsamenröhre
- Prostata und Bläschendrüsen produzieren ein alkalisches Sekret, welches den aus den Nebenhoden kommenden Samenfäden beigemischt wird und sie vor der Säure in der weiblichen Scheide schützt und außerdem die Beweglichkeit der Samenzellen steigert

männliches Glied (Penis)
- Das männliche Glied dient der Urin- und Samenausscheidung und der Begattung (= Begattungsorgan)
- Das Glied enthält Schwellkörper, die zur Aufrichtung (= Erektion) des Gliedes prall mit Blut gefüllt werden
- Die Harnsamenröhre mündet vorn auf der Eichel (= Glans penis)
- Die Eichel wird von einer beweglichen Hautfalte, der Vorhaut (= Präputium) umgeben und geschützt und gilt als sexuelles Reizorgan

Hodensack (Skrotum)
- Der Hodensack ist eine Hautfalte unterhalb des männlichen Gliedes und umschließt die Hoden
- Er enthält glatte Muskelfasern, die unserem Willen nicht unterliegen
- Der Hodensack hat die Aufgabe, durch Erschlaffung (bei Wärme) oder Zusammenziehung (bei Kälte), die Temperatur in den Hoden um 2 - 3° C niedriger als die Bauchhöhlentemperatur zu halten
- Die geringere Temperatur in den Hoden ist notwendig für die Reifung der Samenfäden

---

Testfragen

1. **Die Uterusmuskulatur:**
   A ☐ besteht aus glatten Muskelfasern
   B ☐ wird während der Desquamationsphase abgestoßen
   C ☐ erschlafft nach Gabe von Ocytocin

2. **Für die Weiblichkeit ist folgendes Organ entscheidend:**
   A ☐ die Eierstöcke
   B ☐ die Brüste
   C ☐ die Scheide
   D ☐ die Vulva
   E ☐ die Gebärmutter

3. **Beschriften Sie die anatomischen Strukturen:**

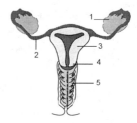

4. **Was geschieht in der Proliferationsphase des Uterus:**
   A ☐ Drosselung der Schleimhautdurchblutung
   B ☐ Vorbereitung der Schleimhaut auf die Einnistung des Eies
   C ☐ Vorbereitung der Abstoßung der Schleimhaut
   D ☐ verstärkte Sekretion aus den Schleimhautdrüsen

5. **Wann findet der Eisprung statt:**
   A ☐ während der Menstruation
   B ☐ kurz vor der Menstruation
   C ☐ ca. 14 Tage vor der nächsten Menstruation

---

1 A
2 A
3 1 = Eierstock (Ovarium), 2 = Eileiter (Tube), 3 = Gebärmutterkörper (Korpus uteri), 4 = Gebärmutterhals (Zervix uteri), 5 = Scheide (Vagina)
4 B
5 C

I. Anatomie / Physiologie

6. Die Primärfollikel in den Ovarien:
A ☐ sind vor der Geburt schon angelegt
B ☐ entstehen während der Pubertät
C ☐ entstehen während der Menses

7. Was versteht man unter Menarche:
A ☐ die Pubertät
B ☐ die Geschlechtsreife
C ☐ die erste Menstruation
D ☐ das Knospen der Brüste
E ☐ das Wachstum der Schambehaarung

8. Der Blutverlust bei einer normalen Menstruation beträgt:
A ☐ 500 - 1000 ml
B ☐ 200 - 500 ml
C ☐ 50 - 150 ml
D ☐ 10 - 20 ml

9. Bitte ordnen Sie die Aussagen den entsprechenden Zyklusphasen zu:
1) erhöhter Progesteronspiegel
2) Wucherung der Funktionalisschicht des Uterus
3) Erhöhung der Körpertemperatur
4) Östrogenanstieg
5) Drüsen der Funktionalisschicht sezernieren Schleim und Glykogen
6) Abstoßung der angeschwollenen Gebärmutterschleimhaut
A) Proliferationsphase
B) Sekretionsphase
C) Desquamationsphase
A.................B.................C.................

10. Der Anstieg der Basaltemperatur wird bewirkt durch:
A ☐ einen Blutverlust während der Menstruation
B ☐ die Östrogene
C ☐ das Gelbkörperhormon

11. Wieviel Chromosome enthalten reife Keimzellen:
A ☐ 48
B ☐ 47
C ☐ 45
D ☐ 22
E ☐ 23
F ☐ 24

12. Wovon ist das gesunde Scheidenmilieu abhängig:
A ☐ von regelmäßigen Spülungen
B ☐ von einer normalen Ovarialfunktion
C ☐ von Anwendungen mit Intimspray
D ☐ vom ausreichenden Vorhandensein von Glykogen im Scheidenepithel

13. Ordnen Sie die Aussagen den Geschlechtshormonen zu:
1) weibliches Sexualhormon
2) männliches Sexualhormon
3) wird in den Leydig - Zwischenzellen gebildet
4) wird in den Ovarien gebildet
5) wird vom Mutterkuchen abgesondert
A) Östrogen
B) Progesteron
C) Testosteron
A.................B.................C.................

14. Ordnen Sie die Geschlechtsorgane zu:
1) Bartholin - Drüsen
2) Hodensack
3) Hoden
4) kleine und große Schamlippen
5) Glied
6) Scheide
7) Scheidenvorhof
8) Eileiter
9) Samenleiter
10) Samenbläschen
11) Eierstöcke
12) Gebärmutter
13) Vorsteherdrüse
A) innere männliche Geschlechtsorgane
B) innere weibliche Geschlechtsorgane
C) äußere männliche Geschlechtsorgane
D) äußere weibliche Geschlechtsorgane
A.................B.................C.................D.................

15. Im Samenstrang verlaufen:
A ☐ Samenleiter
B ☐ Nerven
C ☐ Lymphgefäße
D ☐ Arterien
E ☐ Testikelche
F ☐ Venen
G ☐ Ausführungsgänge der periurethralen Drüsen
H ☐ Ureter
J ☐ Priapismuskanälchen

16. Beim Mann münden in die hintere Harnröhre Ausführungsgänge der:
A ☐ Ostien
B ☐ Prostata
C ☐ Bläschendrüsen
D ☐ Sphinkterdrüsen
E ☐ Ureter
F ☐ periurethralen Drüsen

17. Wie reagiert das Ejakulat:
A ☐ sauer
B ☐ neutral
C ☐ alkalisch

---

6 A
7 C
8 C
9 A = 2, 4; B = 1, 3, 5; C = 6
10 C
11 E
12 B, D

13 A = 1, 4; B = 1, 4, 5; C = 2, 3
14 A = 3, 9, 10, 13; B = 6, 8, 11, 12; C = 2, 5; D = 1, 4, 7
15 A, B, C, D, F
16 B, C, F
17 C

I.12 Hormonsysteme / Inkretorische Drüsen

Aufgaben des Hormonsystems
In Zusammenarbeit mit dem vegetativen Nervensystem regeln die Hormone die Ernährung, das Wachstum, den Stoffwechsel, die körperliche und psychische Entwicklung bzw. Reifung, die Fortpflanzung und die Leistungsanpassung. Das vegetative Nervensystem und das endokrine Drüsensystem unterstehen der Kontrolle des Hypothalamus, der seinerseits von höheren Zentren des Gehirns gesteuert wird.
- endokrine (inkretorische) Drüsen bilden Hormone
- Hormone werden mit dem Blutkreislauf zu den Erfolgsorganen transportiert
- Hormone sind schon in sehr geringer Konzentration wirksam, müssen jedoch ständig neu gebildet werden, da sie im Körper sehr schnell abgebaut (verstoffwechselt) werden
- Fast alle Hormone haben einen direkten Gegenspieler (= *antagonistische Hormone*) z.B. Insulin wirkt sinkend auf den Blutzuckerspiegel, während Glukagon eine blutzuckersteigernde Wirkung hat
- Hormone spielen insbesondere eine Rolle beim Wachstum und Stoffwechsel, bei der Fortpflanzung und im emotionalen Bereich
- die Hormonausschüttung der einzelnen Hormondrüsen wird durch die Hypophyse bzw. die Hypophysenhormone kontrolliert und gesteuert

Hormondrüsen des Menschen
- Hirnanhangdrüse (= *Hypophyse*)
- Zirbeldrüse (= *Corpus pineale*)
- Schilddrüse (= *Thyreoidea*)
- Nebenschilddrüse (= *Epithelkörperchen*)
- Bries (= *Thymus*)
- Nebenniere (= *Glandula suprarenalis*)
- Langerhans-Inseln in der Bauchspeicheldrüse
- Eierstock (= *Ovar*)
- Hoden (= *Testes*)

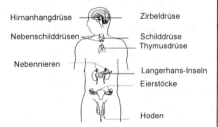

Hormonproduzierende Zellgruppen
- neben den Hormondrüsen gibt es noch hormonproduzierende Zellgruppen in verschiedenen Organen (z.B. Darm, Niere, Mutterkuchen), die sogenannte **Gewebshormone** produzieren

Hirnanhangdrüse (Hypophyse)
Die Hirnanhangdrüse ist die Zentralstelle der hormonellen Regelung. Von ihr aus wird die Tätigkeit der meisten anderen Hormondrüsen gesteuert. Die Hypophyse ihrerseits erhält ihre Befehle vom Hypothalamus

Lage der Hirnanhangdrüse
- am Boden des Zwischenhirns im Türkensattel des Keilbeins

Form der Hirnanhangdrüse
- bohnenförmiges Gebilde (ca. 0,5 Gramm schwer)

Aufteilung der Hirnanhangdrüse
- Hypophysenvorderlappen (Adenohypophyse)
- Hypophysenhinterlappen (Neurohypophyse)
- Hypophysenstiel (verbindet die Hypophyse mit dem Hypothalamus)

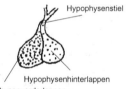

Neurohypophyse
- Hypophysenstiel (verbindet die Hypophyse mit dem Hypothalamus)
- Hypophysenhinterlappen (HHL)

Hormone der Neurohypophyse
Oxytocin
- wird von der Neurohypophyse gespeichert und bewirkt bei Ausschüttung eine Kontraktion der Gebärmuttermuskulatur (Wehentätigkeit bei der Geburt)

antidiuretisches Hormon (Adiuretin)
- wird von der Neurohypophyse gespeichert und bewirkt bei Ausschüttung eine vermehrte Wasserrückresorption in den Nieren
- blutdrucksteigernd durch Gefäßengstellung

Unterfunktion der Neurohypophyse
- Diabetes insipidus (Wasserharnruhr)

Überfunktion der Neurohypophyse
- Oligurie
- Hypertonie

I. Anatomie / Physiologie

Adenohypophyse
- Hypophysenmittellappen
- Hypophysenvorderlappen (HVL)

Hormone der Adenohypophyse
direkt wirkende Hormone
Prolactin (LTH = luteotropes Hormon)
- Anregung der Brustdrüsentätigkeit

somatotropes Hormon (Wachstumshormon)
- Wachstum des Kindes
- Regelung des Eiweiß- und Fettstoffwechsels

indirekt wirkende Hormone
thyreotropes Hormon
- Wirkung auf die Hormonbildung der Schilddrüse

adrenocorticotropes Hormon (ACTH)
- Wirkung auf die Hormonbildung der Nebennierenrinde

gonadotrope Hormone
Mann
- luteinisierendes Hormon (LH), wirkt stimulierend auf die Leydig-Zwischenzellen der Hoden
- follikelstimulierendes Hormon (FSH) wirkt stimulierend auf die Hoden (Reifung der Samenzellen)

Frau
- follikelstimulierendes Hormon (FSH), wirkt stimulierend auf die Hormonproduktion der Eierstöcke (Reifung der Tertiärfollikel)
- luteinisierendes Hormon (LH), wirkt stimulierend auf die Hormonproduktion der Eierstöcke (Umbau des gesprungenen Follikels in den Gelbkörper)

Überfunktion der Adenohypophyse
- hypophysärer Riesenwuchs bei Kindern
- Akromegalie bei Erwachsenen (nachträgliches Wachsen von Kinn, Nase, Fingern und Zehen)

Unterfunktion der Adenohypophyse
- hypophysärer Zwergwuchs
- hypophysäre Fettsucht
- genitale Unterentwicklung

Zirbeldrüse (Corpus pineale)
Lage der Zirbeldrüse
- sie sitzt hinten am Dach des Zwischenhirns

Wirkung der Zirbeldrüse
- ist noch nicht eindeutig nachgewiesen
- Einfluss auf die Sexualhormonproduktion??
- Einfluss auf die innere Zeitsteuerung??

Schilddrüse (Glandula thyreoidea)
Lage der Schilddrüse
- liegt im Halsbereich vor dem Kehlkopf

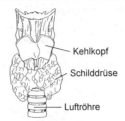

Form der Schilddrüse
- hufeisenförmig (20-40 Gramm schwer)
- zwei Seitenlappen und eine brückenartige Verbindung (Isthmus glandulae thyreoidea)

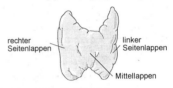

Hormone der Schilddrüse
Triiodthyronin (T3) und **Thyroxin (T4)**
- bewirken die Anregung aller Stoffwechselvorgänge

Thyreocalcitonin (Kalzitonin)
- Gegenspieler des Parathormons
- hemmt zu starken Kalkabbau im Knochen
- senkt den Serum-Calciumspiegel durch vermehrte Calciumausscheidung in der Niere

Symptome der Schilddrüsenüberfunktion (Hyperthyreose)
- erhöhter Grundumsatz
- Unruhe, Muskelzittern
- Schwitzen, die Haut ist feucht, warm und gerötet
- hervortretende Augäpfel
- seltener Lidschlag
- Hypertonie
- anfallsweises Herzjagen
- vermehrter Appetit
- Durchfälle
- Gewichtsabnahme
- geistig und körperlich rege

Symptome der Schilddrüsenunterfunktion (Hypothyreose)
- verminderter Grundumsatz
- Müdigkeit
- Frösteln
- Haut trocken, blass, kalt

- Myxödem (teigige Haut)
- Kropf (Struma)
- Appetitlosigkeit, Obstipation
- geistig und körperlich träge

Nebenschilddrüsen
(Glandulae parathyreoideae)
Form und Lage der Nebenschilddrüse
- vier linsenförmige, kleine "Epithelkörperchen" an den Polen der Schilddrüse

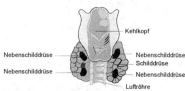

Hormon
Parathormon (PTH)
- erhöht den Serum-Calciumspiegel
- Calciumfreisetzung aus dem Knochensystem
- Calciumaufnahmesteigerung im Dünndarm
- Calciumausscheidungshemmung in der Niere

Symptome des Parathormon-Mangels
- Hypokalzämie
- Krampfneigung (Tetanie)

Symptome des Parathormon-Überflusses (Hyperparathyreoidismus)
- Hyperkalzämie
- Entkalkung der Knochen (Knochenerweichung)
- Spontanfrakturen
- calciumhaltige Nierensteine

Nebennieren
(Glandulae suprarenales)
Lage
- liegen den oberen Polen der Nieren auf

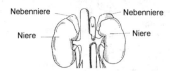

Form
- halbmondförmige Gebilde (12-18 Gramm schwer)
- Nebennierenrinde (NNR)
- Nebennierenmark (NNM)

Hormone der Nebennierenrinde
Mineralkortikoide (Aldosteron)
- fördern die Kaliumausscheidung und Natriumrückgewinnung in der Niere

Glukokortikoide (Cortisol und Corticosteron)
- Insulin-Antagonisten (Erhöhung des Blutzuckerspiegels)
- Neubildung von Zucker aus Aminosäuren (Glukoneogenese)
- Entzündungshemmung (Verminderung von Phagozytosefähigkeit, Leukozytenwanderung und Schwellung)

Androkortikoide (Androgene)
- wirken vermännlichend auf die sekundären Geschlechtsmerkmale

Symptome der Nebennierenrinden-Überfunktion
(Morbus Cushing)
- Vollmondgesicht
- Fettsucht
- Hypertonie
- Muskelschwund

Symptome der Nebennierenrinden-Unterfunktion (Addison-Krankheit)
- Dunkelfärbung der Haut
- Hypotonie
- Gewichtsverlust
- Appetitlosigkeit

Hormone des Nebennierenmarks
Adrenalin
- Hormon mit Sympathikuswirkung (Katecholamine)
- setzt Fettsäuren aus den Fettdepots frei
- setzt Glukose aus den Glykogendepots frei
- aktiviert die Blutgerinnung
- erhöht den Blutdruck
- beschleunigt die Herztätigkeit

Noradrenalin
- wirkt gefäßverengend
- blutdrucksteigernd

Symptome der Überfunktion des Nebennierenmarks
(Phäochromozytom)
- Bluthochdruck
- Kopfschmerzen
- Schweißausbrüche
- Vanillenmandelsäure im Urin

Symptome der Unterfunktion des Nebennierenmarks
- nicht bekannt

Bauchspeicheldrüse
(Langerhans- Inselzellen)
In der Bauchspeicheldrüse liegen verstreut wie Inseln, inkretorische Drüsen (=Langerhans-Inseln). Nach der Zellstruktur und den inkretorischen Aufgabe werden unterschieden: **A-Zellen** (20%) und **B-Zellen** (80%).

I. Anatomie / Physiologie

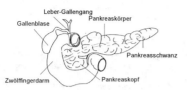

- A-Zellen produzieren Glukagon
- B-Zellen produzieren Insulin

Glukagon
- Insulin-Antagonist
- wirkt blutzuckersteigernd
- regt den Abbau von Glykogen an

Insulin
- wirkt blutzuckersenkend
- ermöglicht den Eintritt von Glukose in die Zellen
- ermöglicht den Aufbau von Glukose zu Glykogen
- regt die Eiweißsynthese an
- fördert den Aufbau der Fettspeicher
- hemmt den Fettabbau

Symptome bei Unterfunktion der B-Zellen (Diabetes mellitus)
- Hyperglykämie
- Durst
- Juckreiz
- Polyurie
- Sehstörungen
- Durchblutungsstörungen

Hoden (Testis)
Die Leydig-Zwischenzellen der Hoden produzieren das Hormon *Testosteron*

Testosteronwirkung
- Geschlechtsdifferenzierung in der Embryonalzeit
- Geschlechtsreifung in der Pubertät
- Ausbildung der sekundären Geschlechtsmerkmale
- wachstumsfördernd
- Samenreifung (Spermiogenese)

Eierstöcke (Ovarien)
Der inkretorische Teil der Eierstöcke produziert die *Östrogene* und *Gestagene*

Wirkung der Östrogene und Gestagene
- Geschlechtsreifung in der Pubertät
- Ausbildung der sekundären Geschlechtsmerkmale
- Steuerung des Menstruationszyklus
- Schwangerschaftserhaltung

Darmhormone (Gewebehormone)

Gastrin
- bewirkt über den Blutweg eine vermehrte Magensaftsekretion und zusätzlich eine Verstärkung der Magendarmmotorik

Enterogastron
- wird gebildet nach Übertritt von Speisebrei aus dem Magen in den Dünndarm und wirkt über den Blutweg hemmend auf Tonus, Peristaltik und Sekretion des Magens

Pankreozymin
- regt die Bildung eines fermentreichen Pankreassaftes an

Sekretin
- regt das Pankreas an, große Mengen eines fermentarmen, bicarbonatreichen Saftes zu bilden

Enterokrinin
- bewirkt eine vermehrte Bildung von Darmsaft

Hepatokrinin
- bewirkt eine vermehrte Gallensaftbildung und Gallensaftausschüttung

Cholezystokinin
- führt zur Gallenblasenkontraktion

Villikinin
- regt die Darmzotten (Mikrovilli) zur vermehrten Bewegung an

Testfragen

1. Das Sekret der inkretorischen Drüsen wird bezeichnet:
   A ☐ als Schweiß
   B ☐ als Hormon
   C ☐ als Ferment
   D ☐ als Schleim

2. Hormone sind Stoffe, die:
   A ☐ als Nahrungszusatzstoffe gebraucht werden
   B ☐ in exkretorischen Drüsen gebildet werden
   C ☐ vor allem Stoffwechselvorgänge steuern

3. Den innersekretorischen Drüsen ist folgender Hirnabschnitt übergeordnet:
   A ☐ Mittelhirn
   B ☐ Hypothalamus
   C ☐ Thalamus
   D ☐ 3. Ventrikel

4. Wo liegt die Hypophyse:
   A ☐ im Sinus maxillaris
   B ☐ in der vorderen Schädelgrube
   C ☐ im Türkensattel
   D ☐ im Infundibulum der Hypophyse

1 B
2 C
3 B
4 C

I. Anatomie / Physiologie

5. Ordnen Sie den Hormonen ihre Hauptwirkung zu:
   1) Erhöhung des Blutzuckerspiegels
   2) Glykogenspeicherung
   3) regelt den Calciumstoffwechsel
   4) Senkung des Blutzuckerspiegels
   5) reguliert den Natrium- / Kaliumhaushalt
   6) allgemeine Gefäßverengung
   7) Anregung der Wehentätigkeit
   8) Regulierung des Wasserhaushaltes
   9) hemmt die Magensaftproduktion
   10) fördert die Verdauungsenzymbildung in der Bauchspeicheldrüse
   A) Insulin
   B) Parathormon
   C) Noradrenalin
   D) Glukagon
   E) Oxytocin
   F) Mineralkortikoide
   G) Sekretin
   H) Adiuretin
   A......B......C......D......E......F......G......H......

6. Von der Hypophyse werden folgende Hormone gebildet:
   A ☐ Östrogen
   B ☐ Oxytocin
   C ☐ FSH
   D ☐ Gestagen
   E ☐ LH (luteinisierendes Hormon)

7. Zu den Hormonen des Hypophysenvorderlappens gehören:
   A ☐ Adiuretin
   B ☐ Somatotropin
   C ☐ Prolaktin
   D ☐ Melanotropin
   E ☐ Follikelreifungshormon

8. Zu den Hormonen des Hypophysenhinterlappens gehören:
   A ☐ Melanotropin
   B ☐ Prolaktin
   C ☐ Oxytocin
   D ☐ Somatotropin
   E ☐ Adrenalin
   F ☐ Adiuretin

9. Zu den Hormonen des Hypophysenmittellappens gehört:
   A ☐ Somatotropin
   B ☐ Oxytocin
   C ☐ Prolaktin
   D ☐ Adiuretin
   E ☐ Adrenalin
   F ☐ Melanotropin

10. Welche der genannten Substanzen ist das biologisch aktive Schilddrüsenhormon:
    A ☐ Iod
    B ☐ Triiodthyronin (T3)
    C ☐ Thyrosin
    D ☐ Thyreoplastin

11. Welche Aussagen treffen auf die Epithelkörperchen zu:
    A ☐ sie bilden das Flimmerepithel
    B ☐ sie sind Gewebezellen
    C ☐ sie bilden das Parathormon
    D ☐ es handelt sich um eine Erregerart
    E ☐ es sind Drüsen innerer Sekretion

12. Das Pankreas ist eine Drüse mit:
    A ☐ nur exkretorischer Funktion
    B ☐ nur inkretorischer Funktion
    C ☐ ex- und inkretorischer Funktion

13. Insulin ist:
    A ☐ ein Verdauungsferment
    B ☐ nötig zum Aufbau von Glykogen
    C ☐ oral voll wirksam
    D ☐ der Gegenspieler des Glukagons
    E ☐ nötig zum Einschleusen von Glukose in die Zellen

14. Von der Nebennierenrinde werden gebildet:
    A ☐ Adiuretin
    B ☐ Adrenalin
    C ☐ ACTH
    D ☐ androgene Steroide
    E ☐ Glukokortikoide

15. Die Hoden bilden folgende Hormone:
    A ☐ Gonadotropin
    B ☐ Östrogen
    C ☐ Testosteron
    D ☐ Corpus-luteum Hormon

16. Wo wird Testosteron gebildet:
    A ☐ in der Prostata
    B ☐ in der Plazenta
    C ☐ in der Hypophyse
    D ☐ in den Leydig-Zwischenzellen des Hodens

17. Die Ovarien bilden folgende Hormone:
    A ☐ Östrogene
    B ☐ Testosteron
    C ☐ LTH
    D ☐ FSH
    E ☐ Follikelhormon
    F ☐ Gonadotropin
    G ☐ Gelbkörperhormon

18. Welche Hormone wirken auf die Uterusschleimhaut:
    A ☐ Somatotropin
    B ☐ Oxytocin
    C ☐ Corpus-luteum Hormon
    D ☐ Follikelhormon

---

5 A = 2, 4; B = 3; C = 6, 1; D = 1; E = 7; F = 5; G = 9, 10; H = 8
6 B, C, E
7 B, C, E
8 C, F
9 F
10 B

11 C, E
12 C
13 B, D, E
14 D, E
15 B, C
16 D
17 A, B, E, G
18 C, D

I.13 Nervensystem

Einteilung

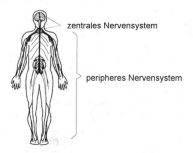

zentrales Nervensystem
Endhirn mit zwei Großhirnhälften und dem limbischen System
Zwischenhirn mit Hypophyse und Hypothalamus
Mittelhirn
Hinterhirn mit Kleinhirn und Brücke
Nachhirn mit verlängertem Rückenmark
peripheres Nervensystem
Hirnnerven
Rückenmarknerven

Zentrales Nervensystem

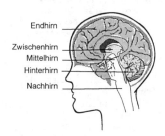

Endhirn / Großhirn (Telencephalon)
- vorderster und größter Hirnabschnitt
- besteht aus zwei Großhirnhälften (Hemisphären), die durch Nervenfasern (Balken) miteinander verbunden sind
- Einteilung des Großhirns (je Hemisphäre):
  - Stirnlappen
  - Scheitellappen
  - Hinterhauptlappen
  - Schläfenlappen
  - Insel
- die Großhirnoberfläche besitzt Windungen (Gyri) und Furchen (Sulci)
- das Großhirn besteht aus der Hirnrinde (graue Substanz = Ganglienzellen) und Hirnmark (weiße Substanz = markhaltige Nervenfasern)
- im Hirnmark befinden sich die Pyramidenbahnen, die von der motorischen Hirnrinde über die Pyramidenkreuzung zu den motorischen Vorderhornzellen des Rückenmarks verlaufen

Aufgaben
- Sitz des Verstandes
- Sitz des Gedächtnisses
- Wahrnehmung aller Sinnesempfindungen
- Ursprung aller bewusster und vieler unbewusster Handlungen

limbisches System
- liegt um den Balken des Großhirns
- Wirkungsort der Psychopharmaka

Aufgaben
- verbindet das Riechsystem mit dem Hypothalamus
- Beeinflussung von Emotionen, Motivationen, Trieben

Zwischenhirn (Diencephalon)
- liegt zwischen den beiden Großhirnhälften
- zum Zwischenhirn gehört der Hypothalamus und der Thalamus
- eine Ausstülpung des Hypothalamus bildet den Hinterlappen der Hypophyse (Neurohypophyse)

Aufgaben des Hypothalamus
- oberste Befehlsstelle des autonomen Nervensystems (Wasserhaushalt, Wärmeregulation, Kreislaufregulation, Appetitregulation, Wach-Schlaf-Rhythmus)
- Steuerzentrum aller endokrinen Prozesse
- Absonderung von Oxytocin und Adiuretin (Speicherung im Hypophysenhinterlappen)

Aufgaben des Thalamus
- Sammel- und Umschaltstelle für Gefühls- und Sinneswahrnehmungen (Sehen, Hören, Riechen, Geschmack, Temperaturempfindungen, Tastempfindungen, Schmerzempfindungen)

Mittelhirn (Mesencephalon)
- liegt zwischen Hinterhirn und Zwischenhirn
- wird von einem Längskanal, dem Aquädukt durchzogen, der den 3. mit dem 4. Ventrikel verbindet

Aufgaben
- Koordinationszentrum für Hör- und Sehbahnen
- Schaltstelle für Abwehrreflexe auf akustische und optische Reize

Kleinhirn (Cerebellum)
- Teil des Hinterhirns
- ist durch Stiele mit dem Mittelhirn, der Brücke und dem verlängerten Mark verbunden
- besteht aus Rinde mit Nervenzellkernen (graue Nervensubstanz) und Mark mit Leitungsbahnen (weiße Nervensubstanz)

Aufgaben
- Sammelstelle der nervösen Meldungen aus dem Labyrinth (ermöglichen die Orientierung im Raum)
- Meldestelle für Tastsinn und Tiefensensibilität
- Überprüfungsstelle für extrapyramidalmotorische Funktionen (Muskelkraft, Muskelspannung, Muskelkoordination)
- Koordinierung der Feinmotorik

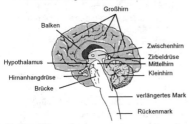

Brücke (Pons)
- Teil des Hinterhirns (Metencephalon)

Aufgaben
- Verbindung zwischen Groß- und Kleinhirn
- Schaltstation für Nervenbahnen, die die Großhirnrinde mit der Kleinhirnrinde verbinden

verlängertes Mark (Medulla oblongata)
- Sitz der Pyramidenkreuzung (Pyramidenbahnen kreuzen hier von rechts nach links, bzw. links nach rechts)
- Übergangsstück zwischen Gehirn und Rückenmark

Aufgaben
- Durchleiten der sensiblen und motorischen Nervenfasern
- enthält Parasympathikusfasern für den Atemtrakt, das Herz-Kreislauf-System und die Verdauungsorgane
- Atemzentrum (Autorhythmie der Atmung)
- Kreislaufzentrum (Vasomotorenzentrum)
- Saugreflex
- Schluckreflex
- Brechreflex
- Niesreflex
- Hustenreflex
- Cornealreflex
- Lidschlussreflex

Hirnhäute (Meningen)
harte Hirnhaut (Dura mater encephali)
- feste, derb fibröse Haut
- äußerste Hirnschicht, die fest mit der Knochenhaut des Schädels verwachsen ist

Spinnwebenhaut (Arachnoidea cerebralis)
- liegt zwischen harter Hirnhaut und weicher Hirnhaut

weiche Hirnhaut (Pia mater cerebralis)
- überzieht als innerste Schicht direkt die Großhirnrinde
- zwischen Spinnwebenhaut und weicher Hirnhaut befindet sich der mit Liquor gefüllte Subarachnoidalraum

Peripheres Nervensystem

- Das periphere Nervensystem besteht aus den Hirnnerven und Rückenmarknerven
- Die peripheren Nerven verbinden Gehirn und Rückenmark mit allen Bezirken des Körpers
- Die afferenten Nervenfasern bringen Erregungen von sensiblen Endstellen zum Rückenmark und Gehirn
- Die efferenten Nervenfasern leiten Erregungen vom Zentralnervensystem in den Körper

Hirnnerven und ihre Aufgaben
An der Basis des Hirns treten **12 Paar Hirnnerven** aus. Sie verlassen den Schädel durch verschiedene Öffnungen. Mit Ausnahme des Geruchsnerven und des Sehnerven entspringen alle Hirnnerven aus dem verlängerten Mark; die 12 Hirnnervenpaare verlaufen nicht durch das Rückenmark

Riechnerv (N. olfactorius)
- I. Hirnnerv
- leitet Signale des Riechorgans zum Großhirn

Sehnerv (N. opticus)
- II. Hirnnerv
- übermittelt die Sehempfindungen

Augenmuskelnerv (N. occulomotorius)
- III. Hirnnerv
- versorgt die äußeren Augenmuskeln mit Ausnahme des oberen schrägen und äußeren geraden Augenmuskels

Augenmuskelnerv (N. trochlearis)
- IV. Hirnnerv
- versorgt den oberen schrägen Augenmuskel

Drillingsnerv (N. trigeminus)
- V. Hirnnerv
- überträgt Gesichtsempfindungen
- Innervation der Hautmuskulatur

Augenmuskelnerv (N. abducens)
- VI. Hirnnerv
- versorgt den äußeren geraden Augenmuskel

Gesichtsnerv (N. facialis)
- VII. Hirnnerv
- versorgt die mimische Gesichtsmuskulatur
- Parasympathikusfasern für Tränendrüsen, Unterkiefer- und Unterzungenspeicheldrüsen

Hör- und Gleichgewichtsnerv (N. stato-acusticus)
- VIII. Hirnnerv
- Weiterleitung der Hör- und Gleichgewichtsempfindungen

Zungen- und Rachennerv (N. glossopharyngeus)
- IX. Hirnnerv
- Geschmacksnerv
- Parasympathikusfasern für die Ohrspeicheldrüsen
- Sensibilitätsfasern für den Mund-Rachen-Raum

herumschweifender Nerv (N. vagus)
- X. Hirnnerv
- Hauptnerv für die parasympathische Versorgung der Kreislauforgane, Atmungsorgane, Verdauungsorgane, Drüsen, Harnwege
- Versorgung der Gaumen-, Rachen- und Kehlkopfmuskulatur
- Weiterleitung der Sensibilitätswahrnehmungen aus den inneren Organen zum Großhirn

Begleitnerv (N. accessorius)
- XI. Hirnnerv
- Innervation von Trapezmuskel und Kopfnicker

Zungennerv (N. hypoglossus)
- XII. Hirnnerv
- Innervation der Zungenmuskulatur

Rückenmark
graue Substanz
- liegt im Zentrum des Rückenmarks
- bildet die Form eines Schmetterlings (Flügel = Hörner)
- besteht überwiegend aus Nervenzellen
- aus den Vorderhörnern gehen die motorischen Wurzeln der Spinalnerven hervor (leiten Signale vom Gehirn und Rückenmark in die Peripherie)
- in die Hinterhörner treten die sensiblen Wurzeln der Spinalnerven ein (leiten Signale aus der Peripherie zum Gehirn)
- die Seitenhörner enthalten Nervenzellen des vegetativen Nervensystems

weiße Substanz
- umgibt die graue Substanz
- enthält lange und kurze, markhaltige Fasern
- die kurzen Fasern dienen der Reflexübermittlung
- die langen Fasern leiten Reize zum Gehirn oder in die Peripherie (Pyramidenbahn)

Rückenmarkhäute
harte Rückenmarkhaut (Dura mater spinalis)
- überzieht den Wirbelkanal als fester bindegewebiger Sack
- beginnt am Hinterhauptloch und endet am 2. Kreuzbeinwirbel

Spinnwebenhaut (Arachnoidea spinalis)
- liegt zwischen Duralsack und weicher Rückenmarkhaut

weiche Rückenmarkhaut (Pia mater spinalis)
- überzieht die Oberfläche des Rückenmarks
- zwischen Spinnwebenhaut und weicher Rückenmarkhaut liegt der mit Liquor cerebrospinalis gefüllte Subarachnoidalraum

Rückenmarknerven (*Spinalnerven*)
- sie sind paarig angelegt
- sie bilden sich aus Nervenfasern, die vom Rückenmark kommen und den Wirbelkanal beiderseits durch die Zwischenwirbellöcher verlassen

Vegetatives (autonomes) Nervensystem

Sympathikuswirkung
- stellt den Körper auf Arbeit ein
- Überträgerstoff = Adrenalin und Noradrenalin

Herz
- Förderung der Herzleistung
- Beschleunigung der Erregungsbildung
- Verkürzung der Überleitungszeit
- Erhöhung der Kontraktionskraft
- Erweiterung der Herzkranzgefäße

Gefäße
- allgemeine Tonuserhöhung
- Verengung der Gefäße

Darm
- Hemmung der Darmperistaltik
- Hemmung der Sekretion der Verdauungsdrüsen
- Kontraktion des inneren Schließmuskels

Blase
- Hemmung der Blasenentleerung

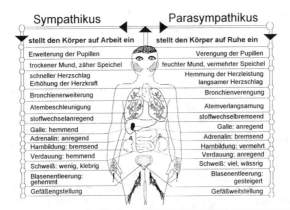

Sympathikus	Parasympathikus
stellt den Körper auf Arbeit ein	stellt den Körper auf Ruhe ein
Erweiterung der Pupillen	Verengung der Pupillen
trockener Mund, zäher Speichel	feuchter Mund, vermehrter Speichel
schneller Herzschlag / Erhöhung der Herzkraft	Hemmung der Herzleistung / langsamer Herzschlag
Bronchienerweiterung	Bronchienverengung
Atembeschleunigung	Atemverlangsamung
stoffwechselanregend	stoffwechselbremsend
Galle: hemmend	Galle: anregend
Adrenalin: anregend	Adrenalin: bremsend
Harnbildung: bremsend	Harnbildung: vermehrt
Verdauung: hemmend	Verdauung: anregend
Schweiß: wenig, klebrig	Schweiß: viel, wässrig
Blasenentleerung: gehemmt	Blasenentleerung: gesteigert
Gefäßengstellung	Gefäßweitstellung

Bronchien / Lunge
- Erschlaffung der glatten Muskulatur der Bronchialäste
- Beschleunigung der Atmung

Augen
- Erweiterung der Pupillen (Mydriasis)

Schweißdrüsen
- wenig klebriger Schweiß

Stoffwechsel
- anregend

Parasympathikuswirkung
- stellt den Körper auf Ruhe ein
- Übertragerstoff = Acetylcholin

Herz
- Hemmung der Herzleistung
- Verlangsamung der Erregungsbildung
- Verlängerung der Überleitungszeit
- Verminderung der Kontraktionskraft
- Kontraktion der Herzkranzgefäße

Gefäße
- allgemeine Tonusabnahme
- Erweiterung der Gefäße

Darm
- Beschleunigung der Darmperistaltik
- vermehrte Sekretion der Verdauungsdrüsen
- Darmentleerung

Blase
- Blasenentleerung

Bronchien / Lunge
- Kontraktion der glatten Muskulatur der Bronchialäste
- Verlangsamung der Atmung

Augen
- Verengung der Pupillen (Miosis)

Schweißdrüsen
- vermehrt dünnflüssiger Schweiß

Stoffwechsel
- bremsend

Reflexe

- unwillkürliche Übertragung eines Reizes von einer sensiblen Nervenbahn auf eine motorische Nervenbahn (Reflexbogen)

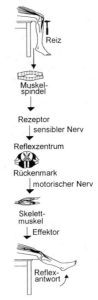

Reiz → Muskelspindel → Rezeptor / sensibler Nerv → Reflexzentrum / Rückenmark → motorischer Nerv → Skelettmuskel / Effektor → Reflexantwort

Eigenreflexe
- Reiz und Antwort erfolgen im selben Organ

Bizepsreflex
- Schlag auf die Bizepssehne führt zur Beugung des Ellenbogens

Trizepsreflex
- Schlag auf die Trizepssehne führt zur Streckung des Ellenbogens

I. Anatomie

Patellarsehnenreflex
- Schlag auf die Sehne unterhalb der Kniescheibe führt zur Streckung des Knies

Achillessehnenreflex
- Schlag auf die Achillessehne führt zur Streckung des Fußes

Fremdreflexe
- Reizorgan und Erfolgsorgan sind nicht identisch

Bauchdeckenreflex
- Bestreichen der Bauchhaut von der Seite zur Mitte führt zum Verziehen der Bauchhaut zur gereizten Seite

Kremasterreflex
- Bestreichen der Haut an der oberen Innenseite des Oberschenkels führt zum Hochsteigen des gleichseitigen Hodens

Babinski-Reflex
- Bestreichen des seitlichen Fußrandes führt bei gesunden Erwachsenen zur Zehenbeugung
- bei krankhafter Reaktion (Babinski positiv) kommt es zur Großzehenstreckung nach oben und Spreizung der vier Zehen

Schutzreflexe
- Kornealreflex
- Pupillenreflex
- Hustenreflex
- Niesreflex
- Schluckreflex

Fluchtreflexe
- reflektorisches, unwillkürliches Zurückziehen bei Schmerzeinwirkung

---

Testfragen

1. **Ordnen Sie den Hirnabschnitten zu:**
   1) Vierhügelplatte, Haube und zwei Hirnschenkel
   2) Brücke, vorderer Teil der Rautengrube und Kleinhirn
   3) Thalamus, Hypothalamus und Hypophysenhinterlappen
   4) beide Großhirnhälften mit ihrer Rinde, Riechhirn und Stammganglien
   5) hinterer Abschnitt der Rautengrube und Pyramiden
   A) Endhirn
   B) Zwischenhirn Mark
   C) Hinterhirn
   D) Mittelhirn
   E) verlängertes Mark
   A..........B..........C..........D..........E..........

2. **Zum zentralen Nervensystem gehören:**
   A ❑ Gehirn
   B ❑ Rückenmark
   C ❑ periphere Nerven
   D ❑ Sympathikus

3. **Der Mensch hat wieviel Hirnnerven:**
   A ❑ 12
   B ❑ 11
   C ❑ 10
   D ❑ 9

4. **Ordnen Sie den Hirnhäuten zu:**
   1) Spinngewebehaut
   2) harte Hirnhaut
   3) weiche Hirnhaut
   4) kleidet die Innenfläche des Schädels aus (Periost)
   5) liegt zwischen Dura mater und Pia mater
   6) gefäßführende Hirnhaut (grenzt direkt an die Hirnsubstanz)
   A) Dura mater
   B) Pia mater
   C) Arachnoidea
   A..........B..........C..........

5. **Wirkungen des Sympathikus:**
   A ❑ Darmperistaltik - Hemmung
   B ❑ Darmperistaltik - Förderung
   C ❑ Bronchien - Erschlaffung
   D ❑ Bronchien - Kontraktion
   E ❑ Speicheldrüsen - geringe muköse Sekretion
   F ❑ Speicheldrüsen - vermehrte muköse Sekretion

6. **Wirkungen des Parasympathikus:**
   A ❑ Darmperistaltik - Hemmung
   B ❑ Darmperistaltik - Förderung
   C ❑ Bronchien - Erschlaffung
   D ❑ Bronchien - Kontraktion
   E ❑ Speicheldrüsen - geringe muköse Sekretion
   F ❑ Speicheldrüsen - vermehrte muköse Sekretion

7. **Wo endet das Rückenmark:**
   A ❑ zwischen 3. und 4. Lendenwirbel
   B ❑ zwischen 1. und 2. Lendenwirbel
   C ❑ zwischen 11. und 12. Brustwirbel
   D ❑ zwischen 1. und 2. Brustwirbel

8. **Ordnen Sie die Reflexe zu:**
   1) Bauchdeckenreflex
   2) Patellarsehnenreflex
   3) Babinski-Zeichen
   4) Achillessehnenreflex
   A) Eigenreflex
   B) Fremdreflex
   A..........B..........

---

1 A = 4; B = 3; C = 2; D = 1; E = 5
2 A, B
3 A
4 A = 2, 4; B = 3, 6; C = 1, 5
5 A, C, E
6 B, D, F
7 B
8 A = 2, 4; B = 1, 3

I.14 Sinnesorgane

Allgemeines
- Die **Sinnesorgane** haben die Aufgabe, von außen kommende physikalische Reize (Schall, Licht, Druck, Wärme, Kälte) aufzufangen, in Nervenerregungen umzuwandeln und auf die Endigungen der mit ihnen verbundenen Sinnesnerven zu übertragen. Die Sinnesorgane leiten die Erregung weiter in das Zentralnervensystem

Aufteilung der Sinnesorgane
Sehorgan = Augen
Gehörorgan = Ohren
Gleichgewichtsorgan = Bogengänge im Innenohr
Geruchsorgan = Nase
Geschmacksorgan = Zunge und Gaumen
Tastorgan = Haut

Sehorgan (Augen)

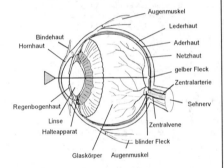

Allgemeines
- Das Auge ist das wichtigste Sinnesorgan des Menschen, denn fast 50% aller Sinneseindrücke des Menschen sind Sehempfindungen, d.h. der Mensch erfasst seine Umwelt hauptsächlich mit Hilfe der Augen
- Der Sehapparat besteht aus dem Augapfel und den Hilfsapparaten
- Zu den Hilfsapparaten des Auges gehören der Halteapparat und Bewegungsapparat (Augenmuskeln), der Berieselungsapparat (Tränendrüsen) und der Schutzapparat (Wimpern und Lidschlag)

Schutzapparat des Auges
- Der Hauptteil des Auges, der Augapfel, liegt in der **knöchernen Augenhöhle**, deren oberer Rand wie ein schützendes Dach hervortritt. Zusätzlich ist der Augapfel in ein **Fettpolster** eingebettet, welches ihn vor starken Erschütterungen schützt und ihm Bewegungen wie in einer Gelenkkapsel ermöglicht

- Die **Augenbrauen** schützen das Auge vor herabfließendem Schweiß
- Die **Augenlider** schützen das Auge vor Fremdkörpern und grellem Licht
- Die **Augenwimpern** sind die Wachposten des Auges; bei geringster Berührung der Härchen veranlassen sie die Augenlider, sich zu schließen. Die Lider sind an ihrer Innenseite mit einer zarten Haut überzogen, die hinten auf den Augapfel übergeht und **Bindehaut** genannt wird. Sie sondert Schleim ab, der eine Reibung zwischen Lid und Augapfel verhindert
- Die gleiche Bedeutung hat die **Tränenflüssigkeit**, die von den Tränendrüsen gebildet wird. Durch den Lidschlag wird die Tränenflüssigkeit gleichmäßig über die Augenfläche verteilt, reinigt diese und fließt dann über den Tränennasenkanal in die Nase

Bewegungsapparat des Auges
- Der fast kugelige Augapfel, der den Durchmesser einer großen Kirsche hat, wird durch sechs Muskeln in der Augenhöhle so bewegt, dass wir in verschiedene Richtungen sehen können

Augenhäute
Die Wand des Augapfels wird von drei Augenhäuten gebildet

Lederhaut (Sklera)
Lage/Aufbau
- besteht aus derbem Bindegewebe
- liegt außen um den Augapfel (ist als das "Weiße" im Auge sichtbar)
- die Lederhaut geht vorn in die glasklare Hornhaut (Cornea) über
- besitzt am hinteren Augenpol Löcher für den Durchtritt von Nerven (Sehnerv) und Gefäßen

Aufgaben
- dient den Augenmuskeln als Ansatzpunkt
- stabilisiert die Form des Augapfels
- bestimmt zusammen mit dem Kammerwasser den Binnendruck des Auges
- die Hornhaut (Cornea) ermöglicht den Lichteinfall in das Auge

Aderhaut (Chorioidea)
Lage/Aufbau
- liegt zwischen der Lederhaut und der Netzhaut
- reicht vom Sehnervaustritt bis zur Regenbogenhaut
- besteht aus stark durchblutetem Bindegewebe
- der vordere Abschnitt der Aderhaut bildet den Strahlenkörper (Corpus ciliare) und die Regenbogenhaut (Iris)
- der Strahlenkörper besteht aus Akkommodationsmuskeln

I. Anatomie / Physiologie

- die Iris besitzt starke Pigmenteinlagerungen (Farbe der Augen) und Muskeln zur Pupillenerweiterung bzw. Pupillenverengung

Aufgaben
- Bildung des Kammerwassers
- Schutz vor zu starkem Lichteinfall (Pupillenengstellung)
- Dämmerungssehen (Pupillenweitstellung)
- Scharfsehen durch Akkommodation der Linse (Krümmung der Linse beim Nahsehen)

Netzhaut (Retina)
Lage/Aufbau
- innere Augenhaut
- besitzt Stäbchenzellen und Zapfenzellen
- die Austrittsstelle des Sehnervs wird als "blinder Fleck" bezeichnet
- die Stelle des schärfsten Sehens (gegenüber der Pupille = Sehachse) wird als "gelber Fleck" bezeichnet

Aufgaben
- Licht- und Sinnesorgan
- Farbsehen in den Zapfenzellen
- schwarz-weiß sehen in den Stäbchenzellen

lichtbrechende Teile des Auges
- Unmittelbar hinter der Regenbogenhaut liegt ein linsenförmiger, elastischer Körper, von ca. 9 mm Durchmesser, die **Augenlinse**
- Der Raum zwischen Hornhaut und Linse ist mit einer wässrigen Flüssigkeit, dem **Kammerwasser** angefüllt
- Der wesentlich größere Raum hinter der Linse ist mit einer gallertartigen Masse, dem **Glaskörper** angefüllt
- Kammerwasser, Linse und Glaskörper sind wie die Hornhaut durchsichtig. Sie sind als lichtbrechende Teile verantwortlich für das richtige Auftreffen der Lichtstrahlen auf die Netzhaut

Hörorgan (Ohren)

Allgemeines
Das Ohr besteht aus drei Teilen:
äußeres Ohr: Ohrmuschel, Gehörgang und Trommelfell
Mittelohr: Paukenhöhle, Ohrtrompete und Gehörknöchelchen
Innenohr: Schnecke = Hörorgan

Außenohr (Schallleitung)
- Ohrmuschel
- äußerer Gehörgang
- Trommelfell

Aufgaben und Funktionen
- Die Ohrmuscheln bestehen überwiegend aus Knorpelgewebe und dienen als Trichter, der den Schall in das Ohr leitet
- Der Gehörgang ist ca. drei Zentimeter lang und endet auf dem Trommelfell. Drüsen im Gehörgang sondern das Ohrenschmalz ab, welches eine reinigende Funktion für den Gehörgang hat

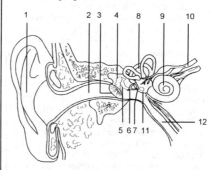

1 Ohrmuschel
2 Gehörgang
3 Trommelfell
4 Hammer
5 Amboss
6 Steigbügel
7 ovales Fenster
8 Bogengänge
9 Schnecke
10 Hörnerv
11 rundes Fenster
12 Ohrtrompete

Mittelohr (Schallleitung)
- Paukenhöhle (mit Nebenhöhlen)
- Gehörknöchelchen (Hammer, Amboss, Steigbügel)
- Ohrtrompete (Eustachio-Röhre)
- ovales Fenster
- rundes Fenster

Aufgaben und Funktionen
- Das Mittelohr wird von einer kleinen luftgefüllten Paukenhöhle gebildet, die zwischen Trommelfell und der Knochenwand des inneren Ohres liegt
- Zum Druckausgleich ist das Mittelohr durch einen etwa drei Zentimeter langen Gang, die Ohrtrompete (= Eustachio-Röhre) mit der Rachenhöhle verbunden
- Quer durch die Paukenhöhle liegt eine Brücke, die von drei kleinen Gehörknöchelchen (= Hammer, Amboss und Steigbügel) gebildet wird

Innenohr
(Sinnesepithelien des akustischen Organs und des statischen Organs)
- knöchernes Labyrinth (innerer Gehörgang, Vorhof, Bogengänge, Schnecke)
- häutiges Labyrinth (Sacculus, Utriculus)

Aufgaben und Funktion
- Das Innenohr besteht aus dem Vorhof mit den Vorhofsäckchen, den drei Bogengängen und der Schnecke
- Alle Teile liegen in entsprechend gestalteten Knochenräumen des Felsenbeins, die mit einer lymphartigen Flüssigkeit ausgefüllt sind

- Die Vorhofsäckchen und Bogengänge gehören zum Gleichgewichtsorgan
- Der Vorhof ist von der angrenzenden Paukenhöhle durch eine dünne Knochenwand getrennt, die zwei Aussparungen aufweist: das ovale und das runde Fenster
- In das ovale Fenster ist die Fußplatte des Steigbügels beweglich eingewachsen. Das runde Fenster wird von einer zarten Haut verschlossen
- In der Schnecke, dem eigentlichen Hörorgan, befinden sich 16000 - 20000 Hörzellen

Hörvorgang
Durch Schallwellen, die in das äußere Ohr eindringen, geraten Trommelfell und Gehörknöchelchen in Schwingung. Diese Schwingungen werden durch die Fußplatte des Steigbügels (im ovalen Fenster) auf die Flüssigkeit, die die Schnecke umspült, übertragen. Die Folge ist, dass auch die Schnecke in Schwingung gerät. Die Hörzellen wandeln diese Schwingungen in elektrische Impulse um und leiten sie weiter zum Gehirn

Gleichgewichtsorgan (Bogengänge im Innenohr)
- Vorhofsäcke im Innenohr
- Bogengänge im Innenohr

Aufgaben und Funktionen
- In den Vorhofsäcken befinden sich die Sinneszellen, die über die Lage des Körpers im Raum Auskunft geben
- Sie sind in eine gallertartige Masse eingehüllt, auf der kleine Kristalle liegen
- Bei jeder Bewegung des Körpers verschieben sich die Kristalle und übertragen dabei ihre Bewegungen auf die Gallerte, die die Reize wiederum an die Sinneszellen weitergibt
- Das **Drehsinnesorgan** in den drei Bogengängen besteht ebenfalls aus Sinneszellen, die in Gallerte eingelagert sind
- Bei einer Drehung unseres Körpers verbiegt sich die Gallerte entsprechend der Drehrichtung; dabei werden die feinen Fortsätze der Sinneszellen ebenfalls abgehoben und geben diese Reize weiter an die Sinneszellen
- Da die drei Bogengänge senkrecht aufeinanderstehen, erfassen die Sinneszellen Drehbewegungen in allen drei Ebenen des Raumes
- Im Kleinhirn werden die Informationen sowohl aus den drei Bogengängen als auch aus den Vorhofsäcken empfangen und verarbeitet, so dass wir ausgleichende Bewegungen ausführen, die uns das Gleichgewicht halten lassen

Riechorgan (Nase)
- Im oberen Teil der **Nasenhöhlen** liegen zwischen den Zellen der Schleimhaut in einem etwa pfenniggroßen Bezirk die Riechzellen. Sie tragen haarförmige Fortsätze, die aus der Nasenschleimhaut hervorragen, aber ständig von Schleim umgeben sind
- Gasförmige, riechbare Stoffe versetzen die **Riechhärchen** in Erregung. Diese wird dem Großhirn durch die beiden **Riechnerven** zugeleitet und dort als Geruch empfunden

Funktionen
- Schutzfunktion und Warnfunktion
  - Wahrnehmung von giftigen Gasen (mit Ausnahme der geruchlosen Gase z.B. Kohlenmonoxid)
  - Erkennen von faulenden Nahrungsmitteln
  - Warnung vor stark riechenden Dämpfen
  - Auslösung des Brechreizes bei schlechten Gerüchen
- Förderung des Wohlbefindens
  - Wahrnehmung von angenehmen Gerüchen (Parfüm, Blumen, Blüten)
- Anregung der Verdauungssekretion
  - Sekretionsreflex bei der Wahrnehmung von angenehmen Essensgerüchen (z.B. Bratenduft, Aromen, Gewürze, usw.)

Geschmacksorgan (Zunge und Gaumen)
- Das Geschmacksorgan liegt am Anfang des Verdauungsweges, in der **Zunge** und im **Gaumen**
- Die knospenähnlichen Geschmackspapillen (= Geschmacksknospen) liegen vorwiegend an den seitlichen Rändern der Zunge sowie an der Grenze zwischen Zungenkörper und Zungenwurzel; darüber hinaus auch im Bereich des Gaumens

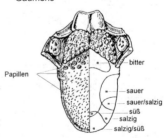

Papillen — bitter, sauer, sauer/salzig, süß, salzig, salzig/süß

Funktionen
- Das Geschmacksorgan unterrichtet uns über die Beschaffenheit der wasserlöslichen Geschmacksstoffe in unserer Nahrung

- Das Geschmacksorgan vermittelt nur die Empfindungen süß, sauer, salzig und bitter. Zusammen mit dem Geruchssinn vermittelt es unserem Gehirn jedoch eine Vielfalt von Eindrücken, die als Geschmackserinnerungen gespeichert werden können

Tastorgan (Haut)
Allgemeines
Die Haut schließt unseren Körper nach außen ab. Sie bildet eine feste elastische Schutzhülle, die nur an den Körperöffnungen (Lippen, Augen, Nase, Harnröhre, Anus, Scheide) in eine zarte Schleimhaut übergeht. Haare, Nägel und Drüsen bezeichnen wir als Hautanhängsel

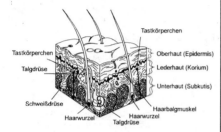

Aufbau Haut
Oberhaut (= Epidermis)
- Hornschicht (oberste Schicht der Oberhaut)
  - besteht aus vielen, abgestorbenen Zellen, die winzige Hornplättchen darstellen und an der Oberfläche ständig abgestoßen werden
  - besitzt keine Blutgefäße und hat keinen eigenen Stoffwechsel mehr
- Keimschicht (unterste Schicht der Oberhaut)
  - hier werden ständig neue Plattenepithelzellen gebildet
  - in den Zellen der Keimschicht findet sich ein Farbstoff (= Pigment)
  - besitzt keine eigene Blutversorgung und ernährt sich aus der Lederhaut

Lederhaut (= Korium)
- liegt zwischen Oberhaut und Unterhaut und ist mit der Keimschicht der Oberhaut durch zahlreiche Erhebungen verzahnt
- besteht aus festem, elastischem Bindegewebe und glatten Muskelfasern
- in ihr liegen die Sinnesorgane und Haargefäße für die Ernährung der Keimschicht

Unterhaut (= Subcutis)
- verbindet die Lederhaut mit den darunter liegenden Muskeln
- die Unterhaut besteht aus lockerem Bindegewebe, in das reichlich Fettzellen eingelagert sind
- das Unterhautfettgewebe polstert die Haut ab und ist formgebend
- die lockere Beschaffenheit der Unterhaut bewirkt, dass diese gegen die darunter liegenden Organe gut verschieblich ist

Funktionen der Haut
Schutzfunktion
- Schutz vor Wärme, Kälte, Strahlen, Fremdkörpern und Bakterien
- Schutz gegen Verdunstung der Körperflüssigkeiten und gegen schädliches Licht sowie Polsterwirkung durch das Unterhautfettgewebe

Speicherungsfunktion
- Speicherung von Fett (vorwiegend Depotfett) im Unterhautfettgewebe

Ausscheidungsfunktion
- Ausscheidung von Talg, um Haut und Haare geschmeidig zu halten und Ausscheidung von Schweiß. Als Sonderform der Schweißdrüsen sind die Duftdrüsen zu erwähnen. Sie befinden sich an bestimmten Körperbezirken (z.B. Achselhöhle, Schamgegend, Analgegend) und geben ihr Sekret erst mit Beginn der Pubertät ab. Sie spielen bei Tieren eine größere Rolle

Temperaturregulation
- Mit Hilfe der Kapillargefäße und der Schweißdrüsen schützt die Haut unseren Körper vor Überwärmung und Unterkühlung

Sinnesfunktion
- Mit Hilfe der Tastkörperchen übermittelt die Haut dem Gehirn die Reize Druck, Berührung, Schmerz, Kälte und Wärme. Diese Empfindungen werden über Nervenbahnen den entsprechenden Zentren des Gehirns zugeleitet und dort weiterverarbeitet

Anhangsorgane der Haut
- **Nägel** (Finger- und Zehennägel) werden von der Haut gebildet und haben eine Tast- und Schutzfunktion
- **Haare** (Kopf-, Bart-, Scham-, Achsel-, Augenbrauen- und Wimpernhaare) werden ebenfalls von der Haut gebildet und besitzen eine Tast- und Schutzfunktion
- **Schweißdrüsen** liegen knäuelartig gewunden in der Unterhaut. Sie sondern den Schweiß durch korkenzieherförmige Ausführungsgänge auf die Körperoberfläche ab. Der Schweiß wird zur Abkühlung des Körpers benötigt
- **Talgdrüsen** finden wir an den Austrittsstellen der Haare, ihr Sekret (= Talg) dient der Einfettung der Oberhaut

Testfragen

1. **Lichtbrechende Teile des Auges:**
   - A ☐ die Augenbindehaut
   - B ☐ die Lederhaut
   - C ☐ der Glaskörper
   - D ☐ die hintere Augenkammer
   - E ☐ die vordere Augenkammer

2. **Ordnen Sie die Aussagen der jeweiligen Augenhaut zu:**
   1) schützt den Augapfel
   2) enthält die Zapfen- und Stäbchenzellen
   3) besteht aus Strahlenkörper und Regenbogenhaut
   4) enthält den blinden und gelben Fleck
   5) mit ihren Melanineinlagerungen bestimmt sie die Augenfarbe
   6) ist als das "Weiße" am Auge sichtbar
   - A) Lederhaut
   - B) Aderhaut
   - C) Netzhaut

   A.................B.................C.........................

3. **Was versteht man unter Akkomodation:**
   - A ☐ die Anpassung der Netzhaut an Hell- und Dunkelsehen
   - B ☐ die Einstellung des Auges durch Veränderung der Brechkraft der Linse auf die jeweilige Sehentfernung
   - C ☐ den lichtbrechenden Teil des Auges

4. **Die sogenannte Alterssichtigkeit wird hervorgerufen:**
   - A ☐ durch Einlagerungen von Fett in der Linse
   - B ☐ durch einen Verlust der inneren Augenmuskulatur
   - C ☐ durch einen Elastizitätsverlust der Linse
   - D ☐ durch eine Verschiebung des gelben Sehfeldes

5. **Welche Aussage über den blinden Fleck ist richtig:**
   - A ☐ er ist die Eintrittsstelle des Sehnerven
   - B ☐ nur an dieser Stelle kann farbig gesehen werden
   - C ☐ es handelt sich um ein dichtes Adergeflecht im Augenhintergrund
   - D ☐ er entsteht durch Fetteinlagerung in der Linse

6. **Der Augeninnendruck ist abhängig von:**
   - A ☐ dem Blutdruck
   - B ☐ dem Volumen der Vorderkammer
   - C ☐ dem Wasser- und Elektrolythaushalt
   - D ☐ der Konstruktion der Augenhöhle
   - E ☐ dem Liquordruck
   - F ☐ der Größe der Pupille

7. **Ordnen Sie die anatomischen Begriffe dem jeweiligen Ohrabschnitt zu:**
   1) Ohrmuschel
   2) Paukenhöhle
   3) Bogengänge
   4) Ohrtrompete
   5) Schnecke
   6) Zugang zum Warzenfortsatz
   7) Bläschen, Sacculus, Utriculus
   8) Gehörgang
   - A) Innenohr
   - B) Außenohr
   - C) Mittelohr

   A.................B.................C.........................

8. **Zum Innenohr gehören:**
   - A ☐ Paukenhöhle
   - B ☐ Labyrinth
   - C ☐ Hammer
   - D ☐ cortisches Organ
   - E ☐ Ohrenschmalzdrüse

9. **Cerumen wird gebildet:**
   - A ☐ im inneren Gehörgang
   - B ☐ im äußeren Gehörgang
   - C ☐ im Vorhof (Vestibulum)

10. **Was verbinden die Gehörknöchelchen:**
    - A ☐ das Trommelfell und das runde Fenster
    - B ☐ das ovale und das runde Fenster
    - C ☐ das Trommelfell und das ovale Fenster
    - D ☐ die Bogengänge und das Trommelfell

11. **Die Ohrtrompete (Eustachio-Röhre):**
    - A ☐ stellt eine Verbindung der Paukenhöhle mit dem Tränengang dar
    - B ☐ stellt eine Verbindung zwischen den Bogengängen und der Schnecke dar
    - C ☐ stellt eine Verbindung der Paukenhöhle mit dem Nasen-Rachen-Raum dar

12. **Der Verlust des Trommelfells hat zur Folge:**
    - A ☐ eine absolute, irreversible Taubheit
    - B ☐ eine überhöhte, ständige Reizung durch die fehlende Schallbarriere
    - C ☐ eine Einschränkung der Fähigkeit des Ohres, mittlere und tiefe Frequenzen wahrzunehmen
    - D ☐ dass Frequenzen über 16000 Hz nicht einwandfrei wahrgenommen werden können

13. **Die drei Bogengänge werden gebraucht:**
    - A ☐ als Gleichgewichtsorgan
    - B ☐ zur Aufnahme des Tones
    - C ☐ ausschließlich zur Weiterleitung des Tones

---

1 C, D, E
2 A = 1, 6; B = 3, 5; C = 2, 4
3 B
4 C
5 A
6 A, B, C, F

7 A = 3, 5, 7; B = 1, 8; C = 2, 4, 6
8 B, D
9 B
10 C
11 C
12 C
13 A

14. **In welchem Knochen liegt das Gleichgewichts- und Gehörorgan:**
    A ☐ im Keilbein
    B ☐ in der Schläfenbeinpyramide
    C ☐ im Hinterhauptbein

15. **Wichtig für das Geruchsempfinden sind:**
    A ☐ das Pflugscharbein
    B ☐ die Choanen
    C ☐ der erste Hirnnerv
    D ☐ der zweite Hirnnerv
    E ☐ die Schleimhaut des oberen Nasenganges

16. **Die Zungenpapillen haben die Aufgabe:**
    A ☐ die Speisenzerkleinerung bis zum Durchbruch der Milchzähne
    B ☐ der Absonderung von Geschmacksstoffen
    C ☐ der Geschmackswahrnehmung
    D ☐ der Abwehr von pathogenen Keimen

17. **Was zählt zu den Anhangsgebilden der Haut:**
    A ☐ Zähne
    B ☐ Schweiß- und Talgdrüsen
    C ☐ Nägel
    D ☐ Speicheldrüsen
    E ☐ Haare
    F ☐ Tränendrüsen

18. **Was gehört zu den Funktionen der Haut:**
    A ☐ die Temperaturregelung
    B ☐ die Bildung von Vitamin A
    C ☐ eine Schutz- und Deckfunktion
    D ☐ Wahrnehmung von Reizen

19. **Die durchschnittliche Dicke der Epidermis und Kutis zusammen beträgt:**
    A ☐ 2 - 8 mm
    B ☐ 1 - 4 mm
    C ☐ 10 - 20 mm

20. **Was ist für die Hautfarbe maßgebend:**
    A ☐ nur die Dicke der Hornschicht
    B ☐ das Pigment der Epidermis
    C ☐ allein die Dicke des Unterhautfettgewebes

21. **Wo befinden sich Talgdrüsen:**
    A ☐ an den Fußsohlen
    B ☐ an den Schultern
    C ☐ an den Wangen
    D ☐ an den Handinnenflächen

22. **Die Meissner-Druckrezeptoren findet man:**
    A ☐ in der Subcutis der behaarten Haut
    B ☐ nur in der Hornschicht der Fingerspitzen
    C ☐ in der Hornschicht der behaarten Haut
    D ☐ in der Lederhaut der haarlosen Haut

23. **Der Schweiß hat:**
    A ☐ eine Bedeutung für die Wärmeregulierung
    B ☐ einen pH-Wert im alkalischen Bereich
    C ☐ einen pH-Wert im sauren Bereich

24. **Die Epidermis weist folgende Strukturen auf:**
    A ☐ Venen
    B ☐ Nerven
    C ☐ Arterien
    D ☐ Melanozyten
    E ☐ Lymphräume

25. **Wie nennt man die Haare des Feten:**
    A ☐ Corneum
    B ☐ Lanugo
    C ☐ Synovia
    D ☐ Arrector pili

---

14 B
15 C, E
16 C
17 B, C, E
18 A, C, D
19 B
20 B
21 B, C
22 D

23 A, C
24 B, D, E
25 B

Repetitorium II
Ernährungslehre

II.1 Allgemeine Ernährungslehre

Stoffwechsel
Gesamtheit aller chemischen Umsetzungen im Körper
äußerer Stoffwechsel
- Nahrungsaufnahme
- Ausscheidung von Endprodukten

innerer Stoffwechsel
Katabolismus
- Abbau der Nahrungsstoffe

Metabolismus
- Umwandlung von Nahrungsbestandteilen

Anabolismus
- Aufbaustoffwechsel
- Biosynthese (Aufbau komplexer Substanzen aus einfachen Komponenten)

- Der Stoffwechsel liefert Energie, die teils in Arbeit, teils in Wärme umgesetzt wird. Für diese Energiegewinnung sind die "Brennstoffe" Kohlenhydrate (KH), Eiweiß und Fett notwendig
- Neben den Energielieferanten werden zur Aufrechterhaltung eines normalen Stoffwechsels auch Mineralstoffe, Wasser, Vitamine und Spurenelemente benötigt

physiologischer Brennwert der Nährstoffe

38,9 kJ/g 9,3 kcal/g
liefert die Oxidation (Verbrennung) von Fett

17,2 kJ/g 4,1 kcal/g
liefert die Oxidation (Verbrennung) von Eiweiß

17,2 kJ/g 4,1 kcal/g
liefert die Oxidation (Verbrennung) von KH

- Eine **Kalorie** (kcal) ist diejenige Wärmemenge, die benötigt wird, um 1 l Wasser von 14,5°C auf 15,5°C zu erwärmen
- Seit 1971 gilt als Berechnungseinheit das **Kilojoule** (kJ). Eine Kalorie entspricht 4,187 Kilojoule

Energiebedarf
Der tägliche Bedarf an Kilojoule richtet sich nach der Stoffwechselleistung des Organismus. Es werden Grundumsatz, Leistungsumsatz und Gesamtumsatz unterschieden

Grundumsatz
- Energiebedarf des ruhenden, liegenden, nüchternen Menschen bei normaler Zimmertemperatur innerhalb von 24 Stunden

abhängig von
- Alter, Geschlecht, Größe, Gewicht

Energieverbrauch pro Stunde
- Frauen - 3,46 kJ je kg-Körpergewicht
- Männer - 4,19 kJ je kg-Körpergewicht

Leistungsumsatz
- Energieverbrauch zusätzlich zum Grundumsatz

abhängig von
- Körperleistung
- Umgebungstemperatur
- chemischer Leistung nach Nährstoffzufuhr
- Leistungen des Nervensystems

Gesamtumsatz
- Grundumsatz plus Leistungsumsatz

Gesamtumsatz in 24 Stunden
- leichte Arbeit   9200 - 10900 kJ
- mittelschwere Arbeit   11700 - 13400 kJ
- schwere Arbeit   14200 - 15900 kJ

prozentualer Nährstoffanteil am Energiebedarf

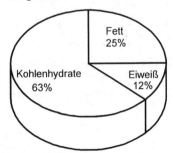

Fett 25%
Kohlenhydrate 63%
Eiweiß 12%

Kohlenhydrate
Allgemeines
Elemente
⇨ C = Kohlenstoff
⇨ O = Sauerstoff
⇨ H = Wasserstoff

Bausteine
- Glukose (Traubenzucker)
- Fruchtzucker (Fruktose)
- Galaktose

Brennwert
- 1 Gramm = 17,22 kJ (4,1 kcal)

Bedarf (pro kg-Körpergewicht / 24 Std.)
- Säuglinge = 13 Gramm
- Erwachsene = 6 Gramm
- Senioren = 4,5 Gramm

Einteilung der Kohlenhydrate
Einfachzucker (Monosaccharide)
- Glukose
- Fruktose
- Galaktose

Zweifachzucker (Disaccharide / Oligosaccharide)
- Saccharose (Rohrzucker, Rübenzucker)
  - je 1 Molekül Fruktose und Glukose
- Laktose (Milchzucker)
  - je 1 Molekül Glukose und Galaktose
- Maltose (Malzzucker)
  - 2 Moleküle Glukose

Mehrfachzucker (Polysaccharide)
- Glykogen
- Stärke
- Zellulose
- Pektin

Funktion der Kohlenhydrate
Energiespender
- Brennstoff für die Zellen

Reserveenergie
- Glykogen in der Leberzelle
- Glykogen in der Muskelzelle

Peristaltikanregung
- Anregung der Darmperistaltik durch den Ballaststoff Zellulose

Organ- und Funktionsbestandteil
- Schleimstoff (Mucopolysaccharide)
- Gerinnungsfaktor (Heparin)

Verdauung der Kohlenhydrate
Mund
- mechanische Zerkleinerung
- α - Amylase (Ptyalin) spaltet Stärke in Maltose
- α - Amylase (Ptyalin) wirkt bei neutralem pH-Wert im Mund

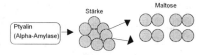

Kohlenhydratverdauung im Mund

Magen
- Zwischenlagerung
- α - Amylase (Ptyalin) wirkt im Magen bis zur Durchsäuerung der Speise

Kohlenhydratverdauung im Magen

Dünndarm
Pankreasamylase
- spaltet Stärke in Maltose

Pankreas- und Dünndarmglukosidasen
- Maltase spaltet Maltose in zwei Glukosemoleküle
- Saccharase spaltet Saccharose in je ein Glukose- und Fruktosemolekül
- Lactase spaltet Laktose in je ein Glukose- und Galaktosemolekül

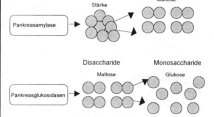

Kohlenhydratverdauung im Dünndarm

Resorption der Kohlenhydrate
- Monosaccharide werden direkt von der Dünndarmschleimhaut resorbiert und gelangen über die Pfortader zur Leber
- nicht zur Energieerzeugung benötigte Glukose wird als Glykogen in den Muskel- und Leberzellen gespeichert
- überschüssige Kohlenhydrate werden zu Fett umgewandelt und im Fettgewebe gespeichert

Fette
Allgemeines
Elemente
- C = Kohlenstoff
- O = Sauerstoff
- H = Wasserstoff

Bausteine
- Glyzerin
- Fettsäuren

Brennwert
- 1 Gramm = 39 kJ (9,3 kcal)

Bedarf (pro kg-Körpergewicht / 24 Std.)
⇨ Säuglinge = 6 Gramm
⇨ Erwachsene = 1 Gramm
⇨ Senioren = 0,8 Gramm

Unterteilung der Fette nach ihrer Konsistenz
hartes Fett
- Talg

halbfeste Fette
- Margarine
- Butter
- Schmalz

flüssige Fette
- Lebertran
- Sojaöl
- Olivenöl
- Sonnenblumenöl
- Rapsöl
- Leinsamenöl

Fettsäuren, die in den natürlichen Fetten vorkommen
gesättigte Fettsäuren
- Buttersäure
- Capronsäure
- Caprylsäure
- Caprinsäure
- Laurinsäure
- Myristinsäure
- Palmitinsäure
- Stearinsäure

ungesättigte Fettsäuren
- Ölsäure
- Linolsäure
- Linolensäure
- Arachidonsäure

essentielle Fettsäuren
(können im Körper nicht synthetisiert werden)
- Linolsäure
- Linolensäure

Funktion der Fette
Trägerstoff für
⇨ Vitamin A, Vitamin D, Vitamin E, Vitamin K
⇨ Mineralien
⇨ Farbstoffe

Organschutz (Fettpolster)
⇨ Nierenlager
⇨ Mesenterium
⇨ Unterhaut

Baustoff
⇨ Bestandteil der Zellwände
⇨ Bestandteil der Zellmembranen

Verdauung der Fette
Mund
- mechanische Zerkleinerung

Magen
- Zwischenlagerung

Dünndarm
Gallensäuren
- emulgieren die Fette
- verbinden sich mit den schwer resorbierbaren Fettsäuren und erleichtern die Resorption
- beschleunigen die Wiederverwertung von Glyzerin und Fettsäuren im Stoffwechsel
- aktivieren die fettspaltenden Fermente

Pankreas- und Dünndarmlipasen
- spalten Tri- und Monoglyzeride in Glyzerin und Fettsäuren

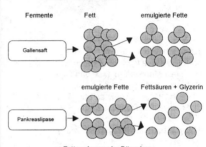

Fettverdauung im Dünndarm

Resorption der Fette
- Glyzerin wird direkt von der Dünndarmschleimhaut resorbiert
- Fettsäuren werden erst nach Bindung an Gallensäure von der Dünndarmschleimhaut resorbiert
- der überwiegende Teil des Glyzerins und der Fettsäuren verbinden sich beim Durchtritt durch die Darmwand zu Fettmolekülen und werden über die Lymphgefäße abtransportiert
- ein geringer Teil des Glyzerins und der Fettsäuren wird von den Blutgefäßen abtransportiert

Eiweiße

Allgemeines
Elemente
⇨ C = Kohlenstoff
⇨ N = Stickstoff
⇨ O = Sauerstoff
⇨ H = Wasserstoff

Bausteine
⇨ Aminosäuren

Brennwert
⇨ 1 Gramm = 17,22 kJ (4,1 kcal)

Bedarf (pro kg-Körpergewicht / 24 Std.)
⇨ Säuglinge = 2,5 Gramm
⇨ Erwachsene = 1 Gramm
⇨ Senioren = 1,4 Gramm

Aminosäuren
essentielle Aminosäuren
(können vom Körper nicht synthetisiert werden)
- ⇨ Isoleucin
- ⇨ Leucin
- ⇨ Lysin
- ⇨ Methionin
- ⇨ Phenylalanin
- ⇨ Threonin
- ⇨ Tryptophan
- ⇨ Valin

nichtessentielle Aminosäuren
(können vom Körper synthetisiert werden)
- ⇨ Alanin
- ⇨ Asparaginsäure
- ⇨ Cystein
- ⇨ Cystin
- ⇨ Glutaminsäure
- ⇨ Glykokoll
- ⇨ Hydroxyprolin
- ⇨ Norleucin
- ⇨ Prolin
- ⇨ Serin
- ⇨ Tyrosin

semiessentielle Aminosäuren
(bei Stoffwechselstörungen und bei Kindern essentiell)
- ⇨ Arginin
- ⇨ Histidin

Proteine
Eiweißstoffe, die nur Aminosäuren als Bausteine besitzen
Kollagen
- ⇨ Bindegewebe von Bändern und Knorpel

Elastin
- ⇨ Bindegewebe der Sehnen

Keratin
- ⇨ Bestandteil von Haaren, Nägeln und der Oberhaut

Myosin
- ⇨ Bestandteil der Muskeln (Muskelkontraktion)

Fibrinogen
- ⇨ Gerinnungseiweiß des Blutes

Albumine
- ⇨ Bluteiweiß (60% des Serumeiweißes)

Globuline
- ⇨ Bluteiweiß (40% des Serumeiweißes)

Insulin
- ⇨ Hormon (Zuckerstoffwechsel)

Proteide
Eiweißstoffe, die neben den Aminosäuren noch andere Stoffe im Molekül besitzen
Glykoproteide (enthalten Kohlenhydrate)
- ⇨ Mucine
  - Bestandteil des Schleimes (Schleimhautschutz)

- ⇨ Heparin
  - Antigerinnungsstoff

Phosphorproteide (enthalten Phosphorsäure)
- ⇨ Casein
  - in der Frauenmilch vorhanden

Chromoproteide (enthalten Farbstoffe)
- ⇨ Melanine
  - Pigmente des Körpers
- ⇨ Hämoglobin
  - roter Blutfarbstoff
- ⇨ Myoglobin
  - roter Muskelfarbstoff
- ⇨ Bilirubin
  - Gallenfarbstoff

Nukleoproteide (enthalten Phosphorsäure)
- ⇨ Mononucleotide
  - Energiespeicher im Muskelgewebe (AMP, ADP, ATP)
- ⇨ Polynucleotide (Zellkerneiweiß)
  - RNA (Ribonucleinsäure)
  - DNA (Desoxyribonucleinsäure)

Funktion der Eiweißstoffe
Die Eiweißstoffe bilden die Basissubstanzen zum Aufbau der Zellen (Zellplasma) sowie der Hormone und Fermente

Baustoff
- ⇨ Bestandteil aller Strukturen innerhalb und außerhalb der Zelle

Katalysator
- ⇨ katalytisch wirkende Proteine (Enzyme)

Osmose
- ⇨ Aufrechterhaltung des kolloidosmotischen Drucks

Stützfunktion
- ⇨ Bestandteil von Knochen, Knorpel und Haut

Regelwirkung
- ⇨ Bestandteil von Hormonen (Insulin)

Transportfunktion
- ⇨ als Hämoglobin = Gastransport
- ⇨ als Plasmaproteine = Vitamine, Wasser, Farbstoffe, Lipoide, Schwermetalle und viele Medikamente

biologische Wertigkeit
- Die biologische Wertigkeit gibt an, wieviel Gramm körpereigenes Eiweiß aus 100 Gramm Nahrungseiweiß aufgebaut werden kann
- Die biologische Wertigkeit eines Nahrungsmitteleiweißes ist abhängig von der quantitativen Zusammensetzung der essentiellen Aminosäuren

Nahrungsmittel mit hoher biologischer Wertigkeit
- ⇨ Fleisch
- ⇨ Fisch
- ⇨ Eier
- ⇨ Milch
- ⇨ Sojamehl

Verdauung der Eiweiße
Mund
- mechanische Zerkleinerung

Magen
- Zwischenlagerung

HCl der Belegzellen
- Eiweißdenaturierung
- Oberflächenvergrößerung

Pepsinogen der Hauptzellen
- wird aktiviert durch HCl in Pepsin
- Pepsin spaltet Eiweiß bis Polypeptide

Kathepsinogen der Hauptzellen
- wird aktiviert durch HCl und Pepsin in Kathepsin
- Kathepsin spaltet Eiweiß bis Polypeptide

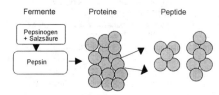

Eiweißverdauung im Magen

Dünndarm

Trypsinogen des Pankreas
- wird aktiviert durch Enterokinase zu Trypsin
- Trypsin spaltet Eiweiß bis Polypeptide

Chymotrypsinogen des Pankreas
- wird aktiviert durch Trypsin zu Chymotrypsin
- Chymotrypsin spaltet Eiweiß bis Polypeptide

Eiweißverdauung im Zwölffingerdarm

Peptidasen der Darmschleimhaut
- spaltet Polypeptide bis zu Aminosäuren

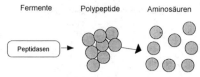

Eiweißverdauung im Dünndarm

Resorption der Eiweiße
- Aminosäuren werden aktiv von der Dünndarmschleimhaut resorbiert und gelangen über die Pfortader zur Leber
- Aminosäuren werden in der Leber und den übrigen Organzellen zu körpereigenem Eiweiß aufgebaut
- überschüssiges Eiweiß wird zur Deckung des Energiebedarfs genutzt und nach der Oxydation als Harnstoff über die Nieren ausgeschieden

Mineralstoffe
Einteilung
Mengenelemente
- Natrium, Kalium, Chlor, Calcium, Phosphor, Magnesium

Spurenelemente
- Eisen, Iod, Kobalt, Kupfer, Zink, Fluor

essentielle Kationen
- Natrium, Kalium, Calcium, Magnesium, Eisen, Kupfer, Zink, Mangan

essentielle Anionen
- Chlor, Phosphor, Iod, Fluor

Natrium (Na)
Serumkonzentration
⇨ ca. 140 mmol / Liter

Zufuhrempfehlung (Erwachsene)
⇨ 5 Gramm in 24 Std. (Kochsalz)

Mineralstofflieferant
⇨ Kochsalz, fast alle Nahrungsmittel

Funktion
⇨ Regulation des osmotischen Drucks außerhalb der Zellen, Erregbarkeit von Muskeln und Nerven, Enzymaktivator

Mangelerscheinungen
⇨ Hyponatriämie, Schwäche, Übelkeit, Hypotonie

Chlorid (Cl)
Serumkonzentration
⇨ ca. 104 mmol / Liter

Zufuhrempfehlung (Erwachsene)
⇨ 5 Gramm in 24 Std. (Kochsalz)

Mineralstofflieferant
⇨ Kochsalz, Gemüse, Milchprodukte, Fleisch, Fisch

Funktion
⇨ Regulation des osmotischen Drucks außerhalb der Zellen, Bestandteil der Magensäure, Aktivierung von Pepsin

Mangelerscheinungen
⇨ metabolische Alkalose, Muskelschwäche, Hypochloridämie durch anhaltendes Erbrechen

Kalium (K)
Serumkonzentration
⇨ ca. 5 mmol / Liter

Zufuhrempfehlung (Erwachsene)
⇨ 3 - 4 Gramm in 24 Std.

Mineralstofflieferant
⇨ Getreideprodukte, Obst, Gemüse, Milchprodukte, Fleisch

Funktion
⇨ Regulation des osmotischen Drucks innerhalb der Zellen, Aktivierung von Enzymen, Erregbarkeit von Muskeln und Nerven

Mangelerscheinungen
⇨ Hypokaliämie, Herzmuskelschwäche, neuromuskuläre Symptomatik (mit Kraftlosigkeit der Skelettmuskulatur)

Calcium (Ca)
Serumkonzentration
⇨ ca. 4 mmol / Liter (Steuerung erfolgt durch die Hormone Parathormon und Calcitonin)

Zufuhrempfehlung (Erwachsene)
⇨ 800 mg in 24 Std.

Mineralstofflieferant
⇨ Milchprodukte, Fisch, Getreideprodukte

Funktion
⇨ Baustein der Knochen- und Zahnsubstanz, Zellabdichtung, Blutgerinnung, Reizübertragung

Mangelerscheinungen
⇨ nervöse Erregbarkeit, Muskelschwäche

Phosphor (P)
Serumkonzentration
⇨ ca. 2 mmol / Liter

Zufuhrempfehlung (Erwachsene)
⇨ 800 mg in 24 Std.

Mineralstofflieferant
⇨ Fleisch, Milchprodukte, Gemüse, Hülsenfrüchte, Schalenobst, Getreideprodukte

Funktion
⇨ Bestandteil der Nukleinsäuren, Baustein der Knochen-und Zahnsubstanz, Energieübertragung, Kohlenhydratabbau

Mangelerscheinungen
⇨ nicht bekannt

Magnesium (Mg)
Serumkonzentration
⇨ ca. 1 mmol / Liter

Zufuhrempfehlung (Erwachsene)
⇨ 300 mg in 24 Std. (Frau)
⇨ 350 mg in 24 Std. (Mann)

Mineralstofflieferant
⇨ Milchprodukte, Gemüse (Bestandteil des Chlorophylls), Getreideprodukte

Funktion
⇨ Kofaktor vieler Enzyme, neuromuskuläre Erregbarkeit, Verkalkung des Knochengewebes

Mangelerscheinungen
⇨ nervöse Erregbarkeit, Muskelschwäche, Übelkeit, Hypotonie

Eisen (Fe)
Zufuhrempfehlung (Erwachsene)
⇨ 18 mg in 24 Std. (Frau)
⇨ 12 mg in 24 Std. (Mann)

Mineralstofflieferant
⇨ Fleisch, Fisch, Leber, Obst, Getreide, Gemüse

Funktion
⇨ Blutbildung (Hämoglobin), Sauerstofftransport, Bestandteil von Enzymen

Mangelerscheinungen
⇨ Kopfschmerzen, Veränderungen der Haut und Hautanhängsel, Schleimhautveränderungen, Eisenmangelanämie

Iod (I)
Zufuhrempfehlung (Erwachsene)
⇨ 200 μg in 24 Std.

Mineralstofflieferant
⇨ Fleisch, Fisch, Milch, Salat, Gemüse

Funktion
⇨ Bestandteil der Schilddrüsenhormone, Regulation des Grundumsatzes

Mangelerscheinungen
⇨ endemischer Kropf

Kobalt (Co)
Zufuhrempfehlung (Erwachsene)
⇨ unbekannt
⇨ Bestandteil des Vitamin B_{12}

Mineralstofflieferant
⇨ Fleisch, Leber, Milchprodukte, Getreide, Hülsenfrüchte

Funktion
⇨ Bestandteil des Vitamin B_{12}, wird als radioaktives Isotop in der Strahlentherapie verwendet

Mangelerscheinungen
⇨ Anämie bei Mangel an Vitamin B_{12} (perniziöse Anämie)

Kupfer (Cu)
Zufuhrempfehlung (Erwachsene)
⇨ 2-4 mg in 24 Std.

Mineralstofflieferant
⇨ Fleisch, Fisch, Roggen, Eigelb, Bohnen

Funktion
⇨ Bestandteil mehrerer Enzyme, Hämoglobinsynthese

Mangelerscheinungen
⇨ mikrozytäre Anämie, Störung des Eisenstoffwechsels

Zink (Zn)
Zufuhrempfehlung (Erwachsene)
⇨ 15 mg in 24 Std.

Mineralstofflieferant
⇨ alle pflanzlichen Nahrungsmittel, alle tierischen Nahrungsmittel, insbesondere Leber

Funktion
- ermöglicht die Speicherung des Insulins in den β-Zellen der Langerhans-Inseln des Pankreas
- ist das "Binde-Ion" im Molekül des Hormons Insulin (Insulinsynthese)
- Bestandteil von Enzymen, die dem Kohlenhydrat- und Eiweißabbau dienen

Mangelerscheinungen
- Haarausfall, Wachstumsstörungen

Fluor (F)
Zufuhrempfehlung (Erwachsene)
- 1 mg in 24 Std.

Mineralstofflieferant
- Trinkwasser, Fisch, Fleisch, Gemüse, Milch, Tee

Funktion
- Härtung des Zahnschmelzes, Kariesprophylaxe

Mangelerscheinungen
- Karies

Überdosierung
- Verfärbung der Zähne

Mangan (Mn)
Zufuhrempfehlung (Erwachsene)
- 2-5 mg in 24 Std.

Mineralstofflieferant
- Getreide, Hülsenfrüchte, Spinat

Funktion
- Enzymaktivator

Mangelerscheinungen
- Störungen der Skelettentwicklung

Wasser (H_2O)
Allgemeines
Elemente
- H = Wasserstoff
- O = Sauerstoff

Bausteine
- Wassermoleküle

Brennwert
- keinen

Bedarf (Erwachsener in 24 Std.)
- 2,5 Liter
  - 1,2 Liter als Getränke
  - 1,0 Liter in Speisen
  - 0,3 Liter aus Oxidationswasser

Wasseranteil am Gesamtkörpergewicht
- Säuglinge   75%
- Frauen   53%
- Männer   60%
- Seniorinnen   46%
- Senioren   53%

Bedeutung
Wasser ist der wichtigste anorganische Bestandteil des menschlichen Organismus und erfüllt nachfolgende Aufgaben:

Lösungsmittel
- für anorganische Salze
- für organische Verbindungen
- für Gase

Transportmittel
- für die Nährstoffe (extrazellulär)

Baustein
- Bestandteil der Zellen (intrazellulär)

Dielektrikum
- die unterschiedliche Wasserstoffionenkonzentration zwischen intra- und extrazellulärem Wasser ermöglicht den Stoffaustausch zwischen den Zellen und der Gewebsflüssigkeit

Wärmeregulation
- Verdunstungskälte durch Transpiration

Flüssigkeitsbilanz
- Gegenüberstellung der Flüssigkeitszufuhr und Flüssigkeitsabgabe innerhalb von 24 Stunden
- Bei der **registrierbaren Flüssigkeitsbilanz** werden nur die tatsächlich messbaren Flüssigkeitsmengen erfasst
  - in der Regel wird ein Einfuhrplus von ca. 700 ml angestrebt
- Bei der **effektiven Bilanz** werden neben den messbaren Flüssigkeitsmengen auch die nur schätzbaren Flüssigkeitsmengen einbezogen
  - **ausgeglichene Bilanz:** normal ist bei der effektiven Bilanz die Ein- und Ausfuhrmenge identisch
  - **positive Bilanz:** die Zufuhrmenge ist höher als die Ausscheidungsmenge
  - **negative Bilanz:** die Zufuhrmenge ist geringer als die Ausscheidungsmenge

Effektive Bilanz

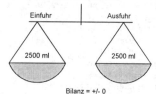

Bilanz = +/- 0

Einfuhr		Ausfuhr	
Trinkmenge	1300 ml	Urin	1500 ml
Speisen	900 ml	Kot	100 ml
Oxidationswasser	300 ml	P. insensibilis*	450 ml
		P. sensibilis**	450 ml
gesamt	2500 ml	gesamt	2500 ml

*) **Perspiratio insensibilis**
= unbemerkte Flüssigkeitsausscheidung über Atmung und Haut

) **Perspiratio sensibilis
= merkbare Flüssigkeitsausscheidung durch Schwitzen

registrierbare positive Bilanz

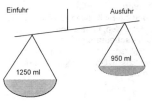

Bilanz = + 300 ml

Einfuhr		Ausfuhr	
Infusionen	1000 ml	Urin	850 ml
Getränke	250 ml	Kot	100 ml
gesamt	1250 ml	gesamt	950 ml

registrierbare negative Bilanz

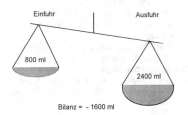

Bilanz = − 1600 ml

Einfuhr		Ausfuhr	
Getränke	800 ml	Urin	600 ml
		Kot	800 ml
		Drainage	1000 ml
gesamt	800 ml	gesamt	2400 ml

Vitamine
Nomenklatur
fettlösliche Vitamine
- ➪ Vitamin A - Retinol
- ➪ Vitamin D - Cholecalciferol
- ➪ Vitamin E - Tocopherol
- ➪ Vitamin K - Phyllochinon

wasserlösliche Vitamine
- ➪ Vitamin B_1 - Thiamin
- ➪ Vitamin B_2 - Riboflavin
- ➪ Niacin - Nicotinsäure
- ➪ Vitamin B_6 - Pyridoxin
- ➪ Vitamin B_{12} - Cyanocobalamin
- ➪ Folsäure - Folsäure
- ➪ Pantothensäure - Pantothensäure
- ➪ Biotin - Biotin
- ➪ Vitamin C - Ascorbinsäure

Vitamin A
Name
- ➪ Retinol

Eigenschaften
- ➪ fettlöslich, hitzebeständig, lichtempfindlich

besondere Vitaminlieferanten
- ➪ Lebertran, Butter, Eigelb, Leber

Vorkommen als Provitamin Carotin
- ➪ grünes Gemüse, Obst

Tagesbedarf
- ➪ 5000 I.E. = 2-3 mg Vitamin A

Vitaminabbau wird begünstigt durch
- ➪ Lichteinwirkung, Luftsauerstoff

Bedeutung
- ➪ wachstumsfördernd, Bestandteil des Sehpurpurs, beteiligt am Zellstoffwechsel der Haut und Schleimhaut, Wirkung auf die Schilddrüsenaktivität

Mangelerscheinungen
- ➪ Störungen des Sehvorgangs, Nachtblindheit, Wachstumsstörungen, Augeninfektionen, Austrocknung und Verhornung der Haut, Schleimhautveränderungen im Bereich des Verdauungs- und Atmungstraktes

Überdosierungssymptome
- ➪ Schlafstörungen, Übererregbarkeit

Vitamin D
Name
- ➪ Cholecalciferol

Eigenschaften
- ➪ fettlöslich, wasserunlöslich, lichtempfindlich, hitzebeständig

besondere Vitaminlieferanten
- ➪ Lebertran, Eigelb, Fisch, Hefe (Ergosterin), Milch (Ergosterin)

Tagesbedarf
- ➪ 400 I.E. = 0,01 mg Vitamin D

Vitaminabbau wird begünstigt durch
- ➪ Luftsauerstoff

Aktivierung
- ➪ UV-Bestrahlung wandelt Ergosterin in der Haut zu Vitamin D um

Bedeutung
- ➪ Resorption von Calcium aus dem Darm, Steuerung des Calciumstoffwechsels, Steuerung des Phosphatstoffwechsels, Steuerung der Kalkeinlagerung im Knochen

Mangelerscheinungen
- ➪ mangelhafte Kalkablagerung im Knochen, verzögerter Fontanellenverschluss, Wachstumsstörungen, Knochenerweichung (Osteomalazie), Rachitis

Überdosierungssymptome
- ➪ Durst, Harnflut, Appetitlosigkeit, Mattigkeit

Vitamin E
Name
⇨ Tocopherol
Eigenschaften
⇨ fettlöslich, wasserunlöslich, hitzebeständig, luftunempfindlich
besondere Vitaminlieferanten
⇨ Weizenkeimöl, Eigelb, Olivenöl, Margarine, Milch, Leber
Tagesbedarf
⇨ 12 mg Vitamin E
Vitaminabbau wird begünstigt durch
⇨ Luftsauerstoff
Bedeutung
⇨ Resistenzerhöhung der Erythrozyten gegen hämolytische Oxidationsmittel
⇨ regt die Bildung von gonadotropen Hormonen an
Mangelerscheinungen
⇨ Fehlgeburten (nicht sicher nachgewiesen)
⇨ Muskelschwäche (nicht sicher nachgewiesen)
Überdosierungssymptome
⇨ unbekannt

Vitamin K
Name
⇨ Phyllochinon
Eigenschaften
⇨ fettlöslich, wasserunlöslich, hitzeempfindlich
besondere Vitaminlieferanten
⇨ Gemüse, Tomaten, Leber, Kartoffeln, Hülsenfrüchte, Tomaten, Vitamin K kann auch von den Darmbakterien gebildet werden
Tagesbedarf
⇨ 0,3 - 1 mg Vitamin K
Vitaminabbau wird begünstigt durch
⇨ Lichteinwirkung
Bedeutung
⇨ Funktionserhaltung des Blutgerinnungssystems
⇨ ist zur Bildung von Prothrombin in der Leber notwendig
⇨ Antagonist gegen Cumarinpräparate
Mangelerscheinungen
⇨ Verlängerung der Blutgerinnungszeit, Blutungsneigung (Anämie)
Überdosierungssymptome
⇨ nicht bekannt

Vitamin C
Eigenschaften
⇨ leicht wasserlöslich, hitzeempfindlich, sauerstoffempfindlich, empfindlich gegen UV-Strahlen, unter Luftabschluss hitzebeständig
Tagesbedarf
⇨ 75 mg Vitamin C

Vitaminlieferanten
⇨ Obst, Gemüse, Südfrüchte, Kartoffeln
Bedeutung
⇨ fördert die Blutbildung, Stoffwechselvorgänge der Zellen, Widerstandskraft des Körpers
Mangelerscheinungen
⇨ Frühjahrsmüdigkeit, Schleimhautblutungen, Zahnfleischveränderungen, Infektanfälligkeit, Skorbut

Vitamin B_1
Eigenschaften
⇨ leicht wasserlöslich, empfindlich gegen hohe Temperaturen
Tagesbedarf
⇨ 1,4 - 1,6 mg Vitamin B_1
Vitaminlieferanten
⇨ Hefe, Getreideprodukte, Nüsse, Fleisch, Leber, Eigelb, Kartoffeln
Bedeutung
⇨ unentbehrlich für den normalen Ablauf des Kohlenhydratstoffwechsels
⇨ beeinflusst den Wasserhaushalt des Körpers, die Fettresorption und den Eiweißstoffwechsel
⇨ fördert die Gesunderhaltung von Nerven- und Muskelgewebe
Mangelerscheinungen
⇨ Appetitlosigkeit, Gewichtsverlust, Muskelschwäche, Nervosität, Reizbarkeit, Beriberi-Krankheit

Vitamin B_2
Eigenschaften
⇨ schwer wasserlöslich, lichtempfindlich, hitzebeständig
Tagesbedarf
⇨ 1,8 - 2,0 mg Vitamin B_2
Vitaminlieferanten
⇨ Fleisch, Fisch, Eigelb, Milch, Hefe, Getreideprodukte, Hülsenfrüchte
Bedeutung
⇨ unentbehrlich für die Oxidationsvorgänge aller Zellen
⇨ Beteiligung am Sehvorgang
⇨ Regulator der Hämoglobinbildung
Mangelerscheinungen
⇨ Sehstörungen, Müdigkeit, Arbeitsunlust, Entzündungen der Schleimhäute, normozytäre Anämie

Vitamin B_6
Eigenschaften
⇨ wasserlöslich, hitzebeständig
Tagesbedarf
⇨ 1 - 2 mg Vitamin B_6
Vitaminlieferanten
⇨ Getreide, Hefe, Leber, Fleisch, Milch, Eigelb, Gemüse

Bedeutung
- Bestandteil verschiedener Enzyme, wachstumsfördernd, notwendig für den Aminosäurestoffwechsel

Mangelerscheinungen
- Hautveränderungen, seborrhoische Dermatitis, Nervenstörungen

Vitamin B_{12}

Eigenschaften
- wasserlöslich

Tagesbedarf
- 5 - 10 µg Vitamin B_{12}

Vitaminlieferanten
- Innereien, Milchprodukte, Eier, Fleisch

Bedeutung
- Reifungsstoff der Erythrozyten ("Extrinsic factor")
- Beteiligung an der Biosynthese von Nukleinsäuren

Mangelerscheinungen
- perniziöse Anämie bei Fehlen des "Extrinsic factors" (Vitamin-B_{12}-Avitaminose)
- perniziöse Anämie bei Fehlen des von den Belegzellen des Magens gebildeten "Intrinsic factors"
- Parästhesien
- Veränderungen der Zungenschleimhaut

Vitamin Niacin

Eigenschaften
- wasserlöslich, hitzeunempfindlich

Tagesbedarf
- 10 - 15 mg Vitamin Niacin

Vitaminlieferanten
- Leber, Fisch, Milch, Hefe, Getreide, Gemüse, Nüsse

Bedeutung
- Wasserstoffübertragung
- wirkt Störungen des Verdauungstraktes entgegen
- wirkt Störungen des Nervensystems entgegen

Mangelerscheinungen
- schmerzhafte Schwellungen der Haut
- Schleimhauterkrankungen des Mundes, Magens und des Intestinaltraktes
- psychische Störungen (Psychosen)
- Niacin-Avitaminose (Pellagra)

Vitamin Pantothensäure

Eigenschaften
- hitzeempfindlich, säureempfindlich

Tagesbedarf
- 5 - 10 mg Pantothensäure

Vitaminlieferanten
- Fleisch, Fisch, Eigelb, Getreideprodukte, Gemüse, Hefe

Bedeutung
- Aufrechterhaltung der normalen Gewebefunktionen
- Resistenzerhöhung der Schleimhäute gegen Entzündungen
- fördert das Wachstum der Haare
- fördert die Pigmentierung der Haare

Mangelerscheinungen
- Schädigung der Haut
- erhöhte Infektanfälligkeit
- Mobilitätsstörungen des Magen-Darm-Traktes
- Ausfallserscheinungen im Bereich des Nervensystems

Vitamin Folsäure

Eigenschaften
- hitzeempfindlich, lichtempfindlich

Tagesbedarf
- 160 µg Folsäure

Vitaminlieferanten
- Gemüse, Leber

Bedeutung
- Aminosäurestoffwechsel

Mangelerscheinungen
- Anämie

Vitamin Biotin

Eigenschaften
- stabil

Tagesbedarf
- 30-100 mg

Vitaminlieferanten
- Blumenkohl, Hefe, Leber

Bedeutung
- Fettstoffwechsel

Mangelerscheinungen
- Fettstoffwechselstörungen

Lebensmittel
Bestandteile

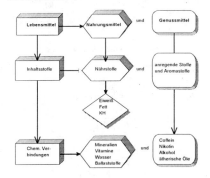

Testfragen

1. **Verdauungsfermente werden gebildet:**
   - A ☐ in der Leber
   - B ☐ in der Bauchspeicheldrüse
   - C ☐ in der Gallenblase
   - D ☐ in der Mundspeicheldrüse
   - E ☐ in den Drüsen der Dünndarmschleimhaut
   - F ☐ in den Drüsen der Magenschleimhaut
   - G ☐ in den Drüsen der Speiseröhrenschleimhaut

2. **Als Energiequotienten bezeichnet man:**
   - A ☐ den täglichen Energiebedarf eines Menschen
   - B ☐ die in je 1 g Fett, Kohlenhydrat und Eiweiß enthaltene Energiemenge
   - C ☐ das Verhältnis zwischen zugeführten Energien und gewonnener Energie
   - D ☐ die in 24 Stunden zugeführte Energiemenge pro Kilogramm Körpergewicht

3. **Ordnen Sie die Definitionen zu:**
   1) Abbaustoffwechsel
   2) Aufbaustoffwechsel
   3) Stoffwechsel
   4) Störung des Nahrungsstofftransportes vom Darmlumen in die Lymph- und Blutbahn
   - A) Metabolismus
   - B) Katabolismus
   - C) Anabolismus
   - D) Malabsorption
   A...............B...............C...............D...............

4. **Welche Stoffe haben keinen Brennwert (Kalorien) für den Menschen:**
   - A ☐ Vitamine
   - B ☐ Mineralien
   - C ☐ Ballaststoffe
   - D ☐ Alkohol

5. **Der Grundumsatz:**
   - A ☐ hängt wesentlich von der Schilddrüsenfunktion ab
   - B ☐ nimmt mit zunehmendem Alter zu
   - C ☐ ist der Energieumsatz, der zur Aufrechterhaltung der Körperfunktionen gebraucht wird
   - D ☐ des Säuglings ist sehr niedrig
   - E ☐ der Frauen ist niedriger als der Grundumsatz der Männer

6. **Der menschliche Körper besteht aus ca.:**
   - A ☐ 7 - 12% Mineralstoffen
   - B ☐ 60 - 65% Eiweiß
   - C ☐ 10 - 15% Kohlenhydraten
   - D ☐ 19 - 20% Eiweiß
   - E ☐ 30 - 32% Mineralstoffen
   - F ☐ 1 - 2% Kohlenhydraten
   - G ☐ 1 - 2% Mineralstoffen
   - H ☐ 4 - 5% Mineralstoffen

7. **Der Gesamtumsatz setzt sich zusammen aus:**
   - A ☐ Mineralien und essentiellen Aminosäuren
   - B ☐ dem Grundumsatz und dem Leistungsumsatz
   - C ☐ dem Baustoffwechsel und der Vitaminzufuhr

8. **Die aufgeführten Oligosaccharide setzen sich zusammen aus:**
   1) Glukose + Glukose
   2) Glukose + Galaktose
   3) Glukose + Fruktose
   - A) Maltose
   - B) Saccharose
   - C) Laktose
   A...............B...............C...............

9. **Der Begriff Stoffwechsel umfasst:**
   - A ☐ eine pH-Verschiebung des Blutes
   - B ☐ eine Hormonsteuerung der innersekretorischen Drüsen
   - C ☐ die gesamten Vorgänge des Abbaues und der Umwandlung von Substanzen
   - D ☐ eine Verschiebung des Ionenhaushaltes

10. **Die biologische Wertigkeit des Nahrungseiweißes ist abhängig von:**
    - A ☐ der Kalorienzahl der Aminosäuren
    - B ☐ der Anzahl der Aminosäuren
    - C ☐ der Anzahl der essentiellen Aminosäuren
    - D ☐ der Anzahl der essentiellen Fettsäuren

11. **Welche Vitamine sind fettlöslich:**
    - A ☐ Vitamin A
    - B ☐ Vitamin B
    - C ☐ Vitamin C
    - D ☐ Vitamin D
    - E ☐ Vitamin E
    - F ☐ Vitamin K

12. **Die Kohlenhydrate bestehen aus folgenden Elementen:**
    - A ☐ Kohlenstoff
    - B ☐ Wasserstoff
    - C ☐ Stickstoff
    - D ☐ Sauerstoff

13. **Aus welchen Elementen bestehen die Fette:**
    - A ☐ Kohlenstoff
    - B ☐ Wasserstoff
    - C ☐ Stickstoff
    - D ☐ Sauerstoff

14. **Kohlenhydrate:**
    - A ☐ sind anorganische Substanzen
    - B ☐ enthalten Sauerstoff, Kohlenstoff und Wasserstoff
    - C ☐ stellen immer ein tierisches Produkt dar
    - D ☐ sind in tierischen und pflanzlichen Nahrungsmitteln enthalten

---

1 B, D, E, F
2 D
3 A = 3; B = 1; C = 2; D = 4
4 A, B, C
5 A, B, D
6 D, F, H
7 B
8 A = 1; B = 3; C = 2
9 C
10 C
11 A, D, E, F
12 A, B, D
13 A, B, D
14 B, D

II. Ernährungslehre

15. Welche Mineralstoffe sind für den Körper wichtig:
A ❏ Phosphor
B ❏ Lezithin
C ❏ Natrium
D ❏ Kalium
E ❏ Cholesterin
F ❏ Calcium
G ❏ Pektin

16. Calcium kann nicht ausreichend resorbiert werden:
A ❏ wenn nicht alle essentiellen Aminosäuren in der Nahrung enthalten sind
B ❏ wenn ein Säuremangel des Magens vorliegt
C ❏ wenn Vitamin D und Zitronensäure in der Nahrung enthalten sind
D ❏ wenn in der Nahrung Oxalsäure vorhanden ist

17. Wozu führt Vitamin-D-Mangel:
A ❏ zum Ekzem
B ❏ zur Nachtblindheit
C ❏ zur Anämie
D ❏ zur Blutungsneigung
E ❏ zu mangelnder Verkalkung der Knorpelsubstanz bei Kindern

18. Wozu führt Vitamin-A-Mangel:
A ❏ zur Spasmophilie
B ❏ zur Nachtblindheit
C ❏ zur Rachitis
D ❏ zur perniziösen Anämie
E ❏ zur Epithelschädigung der Schleimhaut
F ❏ zur Epithelschädigung des Auges
G ❏ zur Polyneuritis

19. Ein stickstoffhaltiges Nahrungsmittel ist:
A ❏ Fett
B ❏ Wasser
C ❏ Eiweiß
D ❏ Zucker

20. Wodurch wird am stärksten der Vitamin-C-Gehalt von Gemüse gemindert:
A ❏ durch Einfrieren
B ❏ durch Lagern
C ❏ durch Kochen
D ❏ durch Wässern

21. 1 Gramm Kohlenhydrat enthält:
A ❏ 9,24 Joule
B ❏ 17,22 Joule
C ❏ 14,70 Joule
D ❏ 38,22 Joule

22. Karotin ist das Provitamin von:
A ❏ Vitamin A
B ❏ Vitamin B_{12}
C ❏ Vitamin D
D ❏ Vitamin K

23. Zellulose ist:
A ❏ ein wasserlöslicher Vielfachzucker
B ❏ ein Stoff, der die Peristaltik des Darmes anregt
C ❏ ein Vielfachzucker, der bei der Verdauung zu Monosacchariden abgebaut wird

24. Zu den Proteinen gehören:
A ❏ Hämoglobin
B ❏ Myoglobin
C ❏ Globuline
D ❏ Albumine
E ❏ Fibrin
F ❏ Chlorophyll

25. Welche Aufgaben hat Calcium im menschlichen Organismus:
A ❏ Beteiligung an der Zellabdichtung
B ❏ Aufbau der Knochen
C ❏ Bildung von Oxalsäure
D ❏ Umwandlung von Ergosterin in Vitamin D
E ❏ Beteiligung an der Blutgerinnung

26. Die Bauchspeicheldrüse bildet Fermente zur:
A ❏ Eisenspaltung
B ❏ Calciumspaltung
C ❏ Kohlenhydratspaltung
D ❏ Fettspaltung
E ❏ Eiweißspaltung

27. Was wird am schnellsten resorbiert:
A ❏ Fett
B ❏ Stärke
C ❏ Eiweiß
D ❏ Monosaccharide

28. 1 Gramm Eiweiß liefert:
A ❏ 39,06 Joule
B ❏ 17,22 Joule
C ❏ 14,70 Joule
D ❏ 38,22 Joule

29. Die Salzsäure ist notwendig zur Aufquellung von:
A ❏ Fett
B ❏ Eiweiß
C ❏ Kohlenhydraten
D ❏ Mineralstoffen

30. Womit wird der Grundumsatz gemessen:
A ❏ Stethoskop
B ❏ Urometer
C ❏ Spirometer
D ❏ Manometer

31. Der Intrinsic faktor wird gebildet:
A ❏ in der Galle
B ❏ im Mund
C ❏ in der Leber
D ❏ im Magen

---

15 A, C, D, F
16 B, D
17 E
18 B, E, F
19 C
20 C
21 B
22 A
23 B
24 A, B, F
25 A, B, E
26 C, D, E
27 D
28 B
29 B
30 C
31 D

32. **Ordnen Sie die Vitamine zu:**
    1) Vitamin A
    2) Vitamin B-Komplex
    3) Vitamin D
    4) Vitamin E
    5) Vitamin C
    6) Vitamin H
    7) Vitamin K
    A) fettlösliche Vitamine
    B) wasserlösliche Vitamine
    A................................B..

33. **Ordnen Sie den Vitaminen ihre Mangelerscheinungen zu:**
    1) Perniziöse Anämie, Leukopenie, Megaloblastose des Knochenmarks, Thrombozytopenie
    2) Verlängerung der Blutgerinnungszeit, Blutungsneigung
    3) mangelhafte Kalkablagerung im Knochen; Rachitis, Osteomalazie
    4) Nachtblindheit, Austrocknung und Verhornung der Schleimhaut
    5) Skorbut, Blutungen in Haut und Schleimhaut
    A) Vitamin A
    B) Vitamin D
    C) Vitamin K
    D) Vitamin B_{12}
    E) Vitamin C
    A............B...........C...........D...........E...........

34. **Welches sind unentbehrliche Spurenelemente:**
    A ☐ Blei
    B ☐ Iod
    C ☐ Zink
    D ☐ Kupfer
    E ☐ Kobalt
    F ☐ Arsen
    G ☐ Aluminium
    H ☐ Quecksilber
    J ☐ Eisen

35. **Welche Stoffe entstehen durch bakterielle Zersetzung der Eiweiße im Dickdarm:**
    A ☐ Indol
    B ☐ Kresol
    C ☐ Phenol
    D ☐ Acetessigsäure
    E ☐ Skatol

36. **Der Wasserbedarf des menschlichen Organismus beträgt beim Erwachsenen ca.:**
    A ☐ 100 - 120 ml je kg Körpergewicht
    B ☐ 63 - 65 ml je kg Körpergewicht
    C ☐ 35 - 40 ml je kg Körpergewicht
    D ☐ 5 - 10 ml je kg Körpergewicht
    E ☐ 1 - 2 ml je kg Körpergewicht

37. **Endprodukte des Kohlenhydratabbaues:**
    A ☐ Wasser
    B ☐ Acetessigsäure
    C ☐ Sauerstoff
    D ☐ Kohlendioxid

38. **Ordnen Sie den Mineralstoffen die entsprechenden Mangelerscheinungen zu:**
    1) metabolische Alkalose, Muskelschwäche
    2) Apathie, Schwäche, Übelkeit, Absinken des Blutdruckes
    3) Herzmuskelschäden, neuromuskuläre Symptomatik
    4) Schäden am Knochengewebe, Blutgerinnungsstörungen, Tetanie, Reizleitungsstörungen des Herzens
    A) Natrium
    B) Kalium
    C) Chloride
    D) Calcium
    A................B................C................D................

39. **Was ist Glykogen:**
    A ☐ ein Reservestoff in der Leber und in den Muskelzellen
    B ☐ ein tierisches Polysaccharid
    C ☐ ein Stoff, der einem Steuerungsmechanismus von Stoffwechselhormonen unterworfen ist
    D ☐ ein Vielfachzucker in der Pflanze

40. **Zu den Disacchariden gehören:**
    A ☐ Fruchtzucker
    B ☐ Rohrzucker
    C ☐ Zellulose
    D ☐ Milchzucker
    E ☐ Pektin

41. **Frühe Symptome eines Ca-Mangels können sein:**
    A ☐ zunehmende Reizbarkeit und Nervosität bei stillenden Müttern
    B ☐ Ödembildung in den weichen Hautpartien
    C ☐ kleinschuppige, atropisch wirkende Haut
    D ☐ Zyanose an den Akren

42. **Essentielle Aminosäuren:**
    A ☐ können vom Organismus des Menschen selbst gebildet werden
    B ☐ haben einen besonders niedrigen pH-Wert
    C ☐ werden zur Deckung des Kaliumbedarfes benötigt
    D ☐ müssen mit der Nahrung dem Menschen zugeführt werden

43. **Ausgewogene Ernährung bedeutet:**
    A ☐ eine ausgewogene Mischkost bestehend aus hohen Anteilen Obst, Gemüse und Getreideprodukten
    B ☐ dass die tägliche Nahrungsmittelmenge exakt abgewogen wird
    C ☐ sich hauptsächlich von Fast Food Gerichten zu ernähren
    D ☐ eine geschickte Kombination verschiedener Lebensmittel zu einer ausgewogenen Mischkost ist in der Lage den Nährstoffbedarf unseres Körpers zu decken

---

32 A = 1, 3, 4, 7; B = 2, 5, 6
33 A = 4; B = 3; C = 2; D = 1; E = 5
34 B, C, D, E, J
35 A, B, C, E
36 C
37 A, D

38 A = 2; B = 3; C = 1; D = 4
39 A, B, C
40 B, D
41 A, C
42 D
43 A, D

II.2 Diäten

Ernährungsformen
Vollkost
⇨ Normalkost
⇨ Kost ohne Einschränkungen
leichte Vollkost
⇨ Schonkost
⇨ Vollkost ohne Lebensmittel, die im allgemeinen Unverträglichkeiten auslösen
pürierte (passierte) Kost
⇨ Schonkost
⇨ Nahrungsmittel in zerkleinerter Form
Vollwert-Kost
⇨ vorwiegend vegetabile vitalstoffreiche Kost
⇨ Nahrungsmittel in naturbelassenem Zustand
⇨ Nahrungsmittel aus biologischem Anbau

vegetarische - Kost
Ovo-lakto-vegetabile Kost
⇨ kein Fleisch von warm- oder kaltblütigen Tieren
⇨ verboten sind: Fleisch, Fisch
Lakto-vegetarische Kost
⇨ kein Fleisch von warm- oder kaltblütigen Tieren und keine Eier
⇨ verboten sind: Fleisch, Fisch, Eier
Veganer-Kost
⇨ keine Lebensmittel, die von Tieren stammen
⇨ verboten sind: Fleisch, Fisch, Eier, Milch, Milchprodukte, Honig

Reduktionsdiät
⇨ Diätform zur Gewichtsabnahme
Indikation
⇨ Übergewicht
Energiezufuhr
⇨ 2500 - 4200 kJ
Eiweiß
⇨ 24 - 34% der Energiezufuhr
Fett
⇨ 31 - 37% der Energiezufuhr
Kohlenhydrate
⇨ 35 - 39% der Energiezufuhr
Mahlzeiten
⇨ verteilt auf 4 - 5 Mahlzeiten

Diabetesdiät
⇨ Diätform bei Diabetes mellitus
Indikation
⇨ Diabetes vom Erwachsenen-Typ
Energiezufuhr
⇨ 6300 - 8800 kJ
Eiweiß
⇨ 15% der Energiezufuhr
Fett
⇨ 35 - 40% der Energiezufuhr
⇨ cholesterinarm

Kohlenhydrate
⇨ 45 - 50% der Energiezufuhr
⇨ Berechnung erfolgt nach Broteinheiten
⇨ möglichst wenig lösliche Zucker
⇨ hoher Anteil an Faserstoffen
Mahlzeiten
⇨ verteilt auf 5 - 6 Mahlzeiten

Broteinheit (BE) = Maßeinheit für die Berechnung der Zuckerdiät
1 BE = 12 g Kohlenhydrate
(Monosaccharide und verdauliche Oligo- und Polysaccharide)
BE - Austauschtabelle
Eine Broteinheit entspricht:
⇨ 1 Eßl. Weizen-/ Roggen- oder Paniermehl
⇨ 35 g Roggenvollkorn- oder Leinsamenbrot
⇨ 25 g Weißbrot
⇨ ¼ l Joghurt oder Dickmilch
⇨ 30 g Kartoffeln
⇨ 20 g Nudeln
⇨ 100 g Äpfel
⇨ 60 g Bananen
⇨ 110 g Erbsen

purinarme - Diät
⇨ Diätform bei Gicht / Hyperurikämie
Indikation
⇨ Hyperurikämie, Gicht
Energiezufuhr
⇨ 6300 - 8800 kJ
Eiweiß
⇨ 15% der Energiezufuhr
Fett
⇨ 35 - 40% der Energiezufuhr
⇨ cholesterinarm
Kohlenhydrate
⇨ 45 - 50% der Energiezufuhr
Purine
⇨ < 300 mg
⇨ enthalten in Innereien, Nüssen

künstliche Nahrungszufuhr
⇨ Nahrungszufuhr direkt in das Verdauungssystem
Möglichkeiten
nasogastrale Sonde
⇨ Sonde wird über die Nase in den Magen eingeführt
nasoduodenale Sonde
⇨ Sonde wird über die Nase in den Zwölffingerdarm eingeführt
perkutane, endoskopisch kontrollierte Gastrostomie (PEG)
⇨ Sonde wird zur langfristigen künstlichen Ernährung durch die Bauchdecke in den Magen eingeführt

parenterale Ernährung
⇨ venöse Zufuhr von Infusionsnährlösungen
⇨ Verabreichung unter Umgehung des Verdauungstraktes (unphysiologisch)

Indikationen
⇨ längere Bewusstlosigkeit
⇨ mechanische Störungen im Mund-Rachen Bereich → Unfall, Operation, Tumoren
⇨ neurologische Störungen im Mund-Rachen-Bereich → Apoplexie
⇨ lebensbedrohliche Mangelernährung → Tumorerkrankungen, Altersschwäche
⇨ lebensbedrohliche Nahrungsverweigerung → psychische Erkrankungen, Verwirrtheit
⇨ Malabsorption → Morbus Crohn, Colitis ulcerosa
⇨ Maldigestion → Pankreaskarzinom, Leberzirrhose

Nährlösungen
⇨ industriell hergestellte Nährlösungen mit verschiedenen normierten Zusammensetzungen (Formuladiäten)

Standarddiät mit Ballaststoffen
- zur langfristigen Ernährung bei intakter Magen-Darm-Funktion

Standarddiät ohne Ballaststoffe
- zur langfristigen Zusatzernährung bei intakter Magen-Darm-Funktion

MCT-Diät
- Spezialdiät bei Fettstoffwechselstörungen

Diabetes Diät
- Spezialdiät bei Glukosetoleranz niedermolekulare chemisch definierte Diät
- Spezialdiät zur vorübergehenden Ruhigstellung entzündlicher Darmabschnitte (enthält enzymatisch gespaltene ballaststofffreie Nährstoffe

Verabreichungsart
Bolusgaben
⇨ Nachahmung der normalen Nahrungsaufnahme (100 ml in 5 Minuten)
- nur bei Sondenplatzierung im Magen
- nur bei hochmolekularer Formuladiät
- Portionen von maximal 250 ml in maximal 10 Minuten verabreichen
⇨ Verabreichung mit einer großen 100 ml Spritze
- Einfließenlassen ohne Druckausübung auf den Spritzenkolben

kontinuierliche Zufuhr
⇨ langsame, gleichmäßige Verabreichung der Sondenkost (100 ml in 60 Minuten)
- bei Verabreichung von niedermolekularer Formuladiät
- bei Sondenplatzierung im Duodenum
⇨ Verabreichung mit einem Tropfsystem
⇨ Verabreichung mit einer Ernährungspumpe

Vorbereitungen zur Verabreichung
⇨ Menge, Zusammensetzung, Applikationshäufigkeit, Applikationsart nach ärztlicher Anordnung

Vorbereitung der Nährlösung
⇨ Erwärmung auf maximal 30 Grad Celsius
- Überwärmung führt zur Zerstörung der Eiweiße
⇨ Kontrolle der Nährlösung
- bei Ausflockung verwerfen

Vorbereitung der Spülflüssigkeit
⇨ Tee, abgekochtes Wasser oder stilles Wasser in einer 50 ml Spritze vorbereiten

Vorbereitung angeordneter Medikamente
⇨ Tabletten, Dragees zermörsern
⇨ Kapseln öffnen und Pulver entnehmen
- zermörserte Tabletten, Dragees oder Kapselpulver in einer Spülflüssigkeit auflösen

Verabreichung mittels nasogastrale Sonde
- Patienten informieren
- Oberkörperhochlagerung
- Sonde öffnen
- Kontrolle der Sondenlage
  ⇨ Luftinsufflation
  ⇨ Magensaftaspiration (reagiert sauer)
- Verabreichung der zermörserten Medikamente
- Nachspülen mit Tee oder Wasser (50 ml)
- Verabreichung der Sondennahrung
  ⇨ Spritze (100 ml in 5 Minuten)
  ⇨ Tropfsystem
  ⇨ Ernährungspumpe
- Beobachtung während der Verabreichung
  ⇨ Regurgitation
  ⇨ Aspiration
- Sonde mit Tee oder Wasser durchspülen
- Sonde verschließen
- Mundpflege
- Dokumentation

Verabreichung mittels PEG-Sonde
- Patienten informieren
- Sonde öffnen
- Nahrungstransport kontrollieren
  ⇨ Magensaftaspiration
  ⇨ werden mehr als 100 ml Magensaft aspiriert 1-2 Stunden mit der Verabreichung warten
- Verabreichung der zermörserten Medikamente
- Nachspülen mit Tee oder Wasser (50ml)
- Ernährungssonde mit Überleitungssystem des Tropfbeutels oder der Ernährungspumpe verbinden
- Sondennahrung verabreichen ca. 100 ml in 60 Minuten (Einfließgeschwindigkeit einstellen)

II. Ernährungslehre

- Beobachtung während der Verabreichung
- zweistündlich Sonde mit 50 ml Flüssigkeit durchspülen
- Sonde verschließen
- Dokumentation
- Mundpflege (mehrmals täglich)

Testfragen

1. **Bei der enteralen Ernährung durch eine Magensonde muss die Nahrung:**
   - A ❏ ausreichend Vitamine und Nährstoffe enthalten
   - B ❏ immer natriumfrei sein
   - C ❏ in Bezug auf die Nährstoffe vollwertig sein
   - D ❏ sehr kalt verabreicht werden
   - E ❏ ausreichend Flüssigkeit enthalten
   - F ❏ proteinfrei sein (Fäulnisprozess)
   - G ❏ sehr reich an Ballaststoffen sein

2. **Diätregeln für Patienten mit Diabetes mellitus Typ I:**
   - A ❏ die Diät muss den individuellen Bedürfnissen angepasst sein
   - B ❏ häufige Mahlzeiten sind wichtig
   - C ❏ müssen konstante Essenszeiten eingehalten werden
   - D ❏ ist eine Kalorienreduzierung immer angezeigt
   - E ❏ die Nahrungsmenge sollte auf 3-4 Mahlzeiten pro Tag verteilt werden
   - F ❏ es sollten rasch resorbierbare Kohlenhydrate bevorzugt gegessen werden
   - G ❏ die Nahrungsmenge der Einzelmahlzeiten soll dem Bedarf der körperlichen Aktivität und der Medikamenteneinwirkung angepasst werden

3. **Diät bei Dialysepatienten:**
   - A ❏ Kaliumeinschränkung, sonst besteht die Gefahr der Hyperkaliämie
   - B ❏ bei übermäßiger Gewichtszunahme während der Dialyseintervalle ist eine Kochsalzbeschränkung nicht nötig
   - C ❏ die Flüssigkeitszufuhr richtet sich nach dem Durstgefühl des Patienten
   - D ❏ um den Serumharnstoff so niedrig wie möglich zu halten, ist eine Eiweißzufuhr von täglich 0,5 g Eiweiß/kg Körpergewicht angezeigt

4. **Allgemeine diätetische Richtlinien bei Magen-Darmerkrankungen sind:**
   - A ❏ langsam essen, gut kauen
   - B ❏ mehrere kleine Mahlzeiten täglich
   - C ❏ Genuss sehr kalter und sehr heißer Speisen
   - D ❏ Verbot von fetten, gebratenen und geräucherten Speisen
   - E ❏ Verbot von leicht verdaulichen Kohlenhydraten

5. **Herzkranke mit Ödemen erhalten:**
   - A ❏ iodarme Kost
   - B ❏ natriumarme Kost
   - C ❏ kaliumarme Kost
   - D ❏ eisenarme Kost

6. **Calcium-Phosphatsteinträger bekommen bevorzugt:**
   - A ❏ alkalische Kost
   - B ❏ kohlensaures Mineralwasser
   - C ❏ alkalisches Mineralwasser
   - D ❏ saure Kost (Fleisch, Fisch, Eier)
   - E ❏ viel Gemüse und Obst
   - F ❏ Milch und Milchprodukte

7. **Was sollte bei chronischem Meteorismus gemieden werden:**
   - A ❏ Kohl und Gurken
   - B ❏ Rhabarber und Pflaumen
   - C ❏ Bananen
   - D ❏ Hülsenfrüchte
   - E ❏ altbackenes Weißbrot
   - F ❏ Karotten

8. **Bei welcher Erkrankung muss das Eiweiß in der Nahrung reduziert werden:**
   - A ❏ Kolitis
   - B ❏ Neigung zu Nierensteinen
   - C ❏ Niereninsuffizienz
   - D ❏ Herzinsuffizienz

9. **Patienten mit Rechtsherzinsuffizienz bekommen:**
   - A ❏ flüssigkeitsarme Kost
   - B ❏ flüssigkeitsreiche Kost
   - C ❏ eiweißarme Kost
   - D ❏ kohlenhydratreiche Kost
   - E ❏ leicht verdauliche Kost

10. **Eine glutenfreie Kost ist angezeigt bei:**
    - A ❏ Nierenleiden
    - B ❏ Sprue
    - C ❏ Gicht
    - D ❏ Hyperlipoproteinämie

11. **Die Diät für einen Kranken mit einer fortgeschrittenen Leberzirrhose und Aszites sollte sein:**
    - A ❏ natriumarm und eiweißreich
    - B ❏ natriumarm und eiweißarm
    - C ❏ natriumarm und flüssigkeitsreich
    - D ❏ kohlenhydratreich

12. **20 Gramm Weißbrot sind in der Diabetesdiät gleichwertig mit:**
    - A ❏ 25 g gekochten Kartoffeln
    - B ❏ 35 g gekochten Kartoffeln
    - C ❏ 60 g gekochten Kartoffeln
    - D ❏ 120 g gekochten Kartoffeln

---

1 A, C, E
2 A, B, C, G
3 A, D
4 A, B, D
5 B
6 B, D
7 A, B, D
8 C
9 A, E
10 B
11 B, D
12 C

13. **Welche Diätfehler können bei einem Patienten mit einer Cholelithiasis eine Gallenkolik auslösen:**
    A ☐ eiskalte Getränke
    B ☐ gekochtes Hühnerfleisch
    C ☐ fettes Schweinefleisch
    D ☐ frisches Gebäck mit Sahne
    E ☐ mageres Rindfleisch

14. **Um dem sogeannten Dumping-Syndrom vorzubeugen, sollten Patienten nach einer Magenresektion folgendes beachten:**
    A ☐ Fett und Eiweiß als Nahrungsmittel bevorzugen
    B ☐ große Mengen leicht verdaulicher Kohlenhydrate zu sich nehmen
    C ☐ vor den Mahlzeiten immer eine Fleischbrühe essen
    D ☐ regelmäßig, etwa alle zwei Stunden, kleine Mengen essen

15. **Peristaltik fördernd ist:**
    A ☐ schlackenarme Kost
    B ☐ zellulosereiche Kost
    C ☐ eiweißreiche Kost
    D ☐ fettreiche Kost

16. **Nach einer Pankreatitis sollten gemieden werden:**
    A ☐ fettreiche Nahrungsmittel
    B ☐ bindegewebearmes Fleisch
    C ☐ leicht resorbierbare Kohlenhydrate

17. **Reduktionsdiät wird verordnet:**
    A ☐ bei allen Diabetikern
    B ☐ bei Übergewicht
    C ☐ als Aufbaunahrung

18. **Streng verboten ist Alkoholgenuss bei:**
    A ☐ Migräne
    B ☐ Pankreatitis
    C ☐ Diabetes mellitus
    D ☐ Leberzirrhose
    E ☐ Herzinsuffizienz

19. **Diät bei Hypertonie und generalisierten Ödemen:**
    A ☐ eiweißarm
    B ☐ natriumarm
    C ☐ kaliumarm
    D ☐ eiweißreich

20. **Bei der Fäulnisdyspepsie:**
    A ☐ sollten eiweißreiche Nahrungsmittel gemieden werden
    B ☐ sind keine diätetischen Maßnahmen notwendig
    C ☐ sind sogenannte Milchtage zu empfehlen
    D ☐ sollte die Nahrung reichlich leicht verdauliche Kohlenhydrate enthalten

21. **Patienten mit einer Hyperlipoproteinämie sollten:**
    A ☐ viele Kohlenhydrate zu sich nehmen
    B ☐ die Fettzufuhr reduzieren
    C ☐ Pflanzenfette bevorzugen
    D ☐ die Energiezufuhr erhöhen
    E ☐ die Energiezufuhr reduzieren

22. **Welche Nahrungsmittel werden bei der Diabetes-Diät in BE umgerechnet:**
    A ☐ die eiweißhaltigen
    B ☐ die kohlenhydrathaltigen
    C ☐ die fetthaltigen
    D ☐ alle

23. **Bei einer natriumarmen Diät sollte die Kochsalzzufuhr maximal beschränkt werden auf:**
    A ☐ 1 g täglich
    B ☐ 2 g täglich
    C ☐ 3 - 5 g täglich
    D ☐ 8 -10 g täglich

24. **Nierenkranke mit einer Kaliumeinschränkung dürfen nicht zu sich nehmen:**
    A ☐ Weißbrot
    B ☐ Tomatensaft
    C ☐ Fleisch
    D ☐ Pilze
    E ☐ Grapefruit

25. **Bei der atonischen Obstipation ist angebracht:**
    A ☐ eine zellulosearme Kost
    B ☐ eine schlackenreiche Kost
    C ☐ eine obst- und gemüsereiche Kost
    D ☐ Weißbrot

26. **Welches Nahrungsmittel soll ein Gichtkranker meiden:**
    A ☐ Obst
    B ☐ Quark
    C ☐ Leber
    D ☐ Eier

27. **Eine purinarme Kost wird angeordnet bei:**
    A ☐ chronischen Nierenerkrankungen
    B ☐ Sprue
    C ☐ Diabetes insipidus
    D ☐ Gicht
    E ☐ perniziöser Anämie

28. **Einer Broteinheit entsprechen:**
    A ☐ 20 g Weißbrot
    B ☐ 40 g Weißbrot
    C ☐ 12 g Kohlenhydrate
    D ☐ 20 g Kohlenhydrate
    E ☐ 50 g Äpfel
    F ☐ 18 g Haferflocken

---

13 A, C, D
14 A, D
15 B
16 A
17 B
18 B, D
19 B
20 A, D

21 B, C, E
22 B
23 C
24 B, D, E
25 B, C
26 C
27 D
28 A, C, F

Repetitorium III
Krankenbeobachtung

III.1 Allgemeines

Definition
- Krankenbeobachtung ist ein Prozess zielgerichteter Wahrnehmungen von Beobachtungskriterien
- Krankenbeobachtung schließt die Analyse und die Einschätzung beobachteter Sachverhalte ein
- Krankenbeobachtung dient der Einschätzung der momentanen Situation und hat Auswirkungen auf die weitere Vorgehensweise (Pflegeplanung, Reaktion in bestimmten Pflegesituationen,...)

Beobachtungsziele
- Erkennen von Bedürfnissen und Gewohnheiten, Einschränkungen und Behinderungen des Hilfsbedürftigen
- Erkennen von Problemsituationen und Ängsten, die den kranken / alten Menschen beschäftigen
- Erfassen von akuten oder zu erwartenden Pflegeproblemen, von Krankheitszeichen, Erkrankungen oder Verletzungen
- Erfolgskontrolle: Überwachen des Pflegeprozesses (Pflegeziel erreicht?), des Behandlungserfolges, der Situationsentwicklung (verbessert oder verschlechtert sich der Allgemeinzustand, das Wohlbefinden,...?; verändert sich die momentane Situation zum Besseren / zum Schlechteren?...)

Beobachtungshilfsmittel
- Ein Großteil der Beobachtungskriterien kann mit den Sinnesorganen (Augen, Ohren, Tastsinn und Nase) beurteilt oder über die Kommunikation erfasst werden
- Zur Ermittlung genauer Messwerte (Körpertemperatur, Körpergröße / -gewicht, Pulsschlag,...) stehen folgende Hilfsmittel und Messgeräte zur Verfügung: Fieberthermometer, Personenwaage (auch Sitz-, Liege- oder Bettwaage), Messlatte, RR-Messgerät, Stethoskop, (Puls-) Uhr, flexibles Maßband (zum Messen von Gliedmaßen-, Bauch- oder Kopfumfang), fokussierbare Taschenlampe (Pupillenreaktion, Mundhöhlen-, Racheninspektion,...), Holzzungenspatel, Messbecher / -krüge (zur Messung d. quantitativen Urinausscheidung,...)

Beobachtungsbedingungen
- exakt - genaue Wahrnehmungen oder Beurteilungen
- objektiv - frei von Sympathie oder Antipathie
- systematisch - Wichtiges von Unwichtigem trennen
- regelmäßig - keine Zufallsbeobachtungen

Langzeitbeobachtung durch Monitoring
- optische, akustische und graphische Darstellung
- Grenzwertwarnsystem
- Zeitrafferverfahren (Langzeitaufzeichnung)

Beobachtungen durch Angehörige oder Mitpatienten
- enthalten häufig wertvolle Informationen
- müssen ernstgenommen und weitergegeben werden (Arzt)

Schilderungen des Patienten
- meistens subjektiv (Stimmungslage)
- müssen ernstgenommen und weitergegeben werden (Arzt)

Gespräche mit dem Patienten
- Patienten in seiner Gesamtsituation erfassen
- Hektik und Nervosität vermeiden
- dem Patienten das Gefühl geben, dass man Zeit für ihn hat
- Distanz bewahren (nicht "Oma", "Opa", "Du")
- dem Patienten zuhören (keine Gespräche abblocken)
- Patienten und seine Äußerungen ernstnehmen
- Verständnis und Interesse zeigen (kein abgestumpftes Verhalten)
- seelische Regungen sowie soziale und wirtschaftliche Probleme berücksichtigen
- unterschiedliche Frageformen verwenden (z.B. Interpretations-, Reflexions-, Konfrontations- und Sondierungsfragen)
- keine Suggestivfragen benutzen

Vitalwerte
- Pulskontrollen, Blutdruckkontrollen, Atmungskontrollen, Temperaturkontrollen, Bewusstseinskontrollen

Weitergabe von Beobachtungen
- objektiv, exakt, systematisch

Dokumentation
- sofortige Eintragung (Kurve, Krankenblatt, Berichtheft, Beobachtungsbogen, PC)
- Aufbewahrung aller Aufzeichnungen

III.2 Allgemeines Erscheinungsbild

Zum allgemeinen Erscheinungsbild gehören:
Allgemeinzustand, Ernährungszustand, Körpergröße, Körpergewicht, Körperhaltung, Körperlage, Bewegungsablauf, Beweglichkeit, Gangbild, Gestik, Mimik, Gehör, Sprache und Psyche

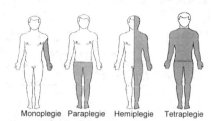

Monoplegie Paraplegie Hemiplegie Tetraplegie

Allgemeinzustand (AZ)
- momentaner geistig-seelischer und körperlicher Zustand des Patienten (z.B. Orientiertheit, Mitarbeit, Interesse, Stimmung, Erregungszustände, Schmerzen, Schwere des Krankheitszustandes)

Bewegungsablauf, Beweglichkeit, Bewegungen
- willkürliche Bewegungen (bewusstes Bewegen von einzelnen quergestreiften Muskeln oder Muskelgruppen zur sinnvollen, koordinierten Bewegung)
- unwillkürliche Bewegungen der quergestreiften Muskulatur (unbewusste, reflexhafte Bewegungen zur Vermeidung von störenden oder schädigenden Umweltreizen)
- normale Beweglichkeit (leichter reibungsloser Ablauf von Bewegungen ohne Beschwerden)
- herabgesetzte Beweglichkeit (mühevolle, schmerzhafte, anstrengende, verzögerte oder fehlende Bewegungen)
- gesteigerte Beweglichkeit (plötzliche, unregelmäßige, überschießende oder ziellose unwillkürliche Bewegungen des Körpers oder einer Extremität)
- gestörte Bewegungskoordination = Ataxie (gezielte Bewegungen sind nicht möglich oder nicht zweckangepasst, z.B. Gangstörungen, Sitzstörungen, Standstörungen, Mimikstörungen, Zielunsicherheiten)
- stereotypische Bewegungen = Stereotypien (wiederholte, gleichartige motorische Bewegungen über längere Zeit)

Lähmungen
- Parese (nicht vollständige Lähmung - lähmungsartige Schwäche, z.B. bei Fazialisparese, Peronaeusparese) Paralyse (vollständige Lähmung)
- Monoplegie (Lähmung einer Extremität oder einer Gesichtshälfte)
- Paraplegie (gleichzeitige Lähmung der oberen oder unteren Extremitäten)
- Hemiplegie (Lähmung einer Körperhälfte)
- Tetraplegie (Lähmung aller Extremitäten)
- spastische Lähmung (Lähmung mit erhöhtem Muskeltonus)
- schlaffe Lähmung (Lähmung mit vermindertem Muskeltonus)

Krämpfe, Zuckungen
- klonische Krämpfe (kurzdauernde Zuckungen antagonistischer Muskeln in schneller Folge)
- tonische Krämpfe (längerdauernde, heftige Muskelanspannungen, z.B. beim Tetanus)
- Krampus (tonischer, schmerzhafter Krampf eines Muskels oder einer Muskelgruppe, z.B. Wadenkrampf)
- faszikuläre Muskelzuckungen (plötzliche unregelmäßige Kontraktionen eines Muskels oder einer Muskelgruppe, z.B. Zucken der Augenlider oder einzelner Gesichtsmuskeln)
- Tremor (rasch aufeinanderfolgende rhythmische Zuckungen antagonistischer Muskeln)
- Zittern je nach Ausschlag fein-, mittel- oder grobschlägig, z.B. bei Alkoholikern, Ermüdung, Angst, Kältegefühl, Morbus Parkinson

Ernährungszustand (EZ)
- normaler EZ (abhängig von Körperbau, Körpergröße, Geschlecht und Alter) = gleichmäßige Verteilung der Fettpolster, elastische Haut
- reduzierter EZ (Untergewicht) = Reduzierung der Fettpolster, reduzierter Hautspannungszustand, Leistungsverminderung, z.B. durch Essgewohnheiten, Hyperthyreose, akute Ernährungsstörungen, akute Erkrankungen
- schlechter EZ (Kachexie) = Fehlen der Fettpolster, stark reduzierter Hautspannungszustand, Auszehrung und Kräfteverfall, z.B. durch Krebs, postpubertäre Magersucht (Anorexia nervosa), Erkrankungen der innersekretorischen Drüsen
- Fettleibigkeit (Adipositas, Übergewicht) = vermehrter Fettansatz, erhöhter Hautspannungszustand, vermehrte Transpiration, Entzündungsgefahr im Bereich der Hautfettfalten (Dekubitusgefahr), z.B. bei übermäßiger Nahrungsaufnahme, Stoffwechselstörungen, Verdauungsstörungen

Körpergewicht
- Normalgewicht (abhängig von Alter, Geschlecht, Körperbau und Körpergröße)
- Idealgewicht (10% unter Normalgewicht) = Gewicht mit der höchsten Lebenserwartung
- Messung (nüchtern, zur selben Uhrzeit, auf gleicher Waage, mit gleicher Bekleidung)
- Formeln zur Ermittlung des Normalgewichtes (NG) beim Erwachsenen:

Broca-Formel:
Körperlänge in cm minus 100 = NG in kg
Bernhardt-Formel:

$$\frac{\text{Körperlänge in cm} \times \text{mittlerer Brustumfang}}{240} = \text{NG in kg}$$

Abweichungen: 20% nach unten = Untergewicht
Abweichungen: 20% nach oben = Übergewicht

Körpergröße
- Riesenwuchs (Körpergröße über 200 cm), z.B. durch hormonelle Störungen der Hypophyse
- Kleinwuchs (Körpergröße unter 1,40 cm), z.B. durch Rachitis, Hypothyreose, Hypophysenvorderlappenerkrankungen
- Messung (ohne Schuhe, Rücken zur Messlatte, gerade Haltung)

Gangbild
- physiologischer Gang: aufrecht, rhythmischer Bewegungsablauf, harmonischer Bewegungsablauf, Bewegungen ohne Kraftaufwand, federnde, elastische Bewegungen, Mitschwingen der Arme

physiologisch Zirkumduktion schlurfender Gang

- kraftloser, müder und schleppender Gang (z.B. bei reduziertem AZ)
- schlurfender Gang (z.B. bei Morbus Parkinson)
- trippelnder, unsicherer Gang (z.B. bei alten Menschen)
- schwankender, unsicherer Gang (z.B. bei Kreislaufregulationsstörungen, nach übermäßigem Alkoholgenuss)
- spastischer Gang (z.B. bei multipler Sklerose)
- Zirkumduktionsgang (z.B. bei Hemiplegikern)
- Entengang (z.B. bei Hüftgelenkerkrankungen)
- hinkender Gang (z.B. bei Schmerzzuständen, Beinverkürzungen)
- ataktischer Gang (z.B. bei Labyrintherkrankungen)
- steifer, unsicherer Gang (z.B. bei Hüftgelenkerkrankungen)

Körperhaltung
- physiologische Körperhaltung: aufrecht, gerade, Kopf erhoben, Bauch entspannt, Schultern leicht zurückgenommen, Ellenbogengelenke leicht gebeugt, Kniegelenke leicht gebeugt, beide Beine stehen gerade auf der Erde

physiologisch   bei Lähmungen   Morbus Bechterew

- schlaffe, gebeugte Haltung (z.B. bei Depressionen, reduziertem AZ)
- Zwangshaltung - Schonhaltung (z.B. bei Schmerzen)
- krampfhafte, steife, aufrechte Sitzhaltung (z.B. bei Rückenerkrankungen)
- vorgebeugte Haltung (z.B. bei Morbus Bechterew)
- Wirbelsäulenveränderungen (z.B. bei Skoliose, Kyphose)

Körperlage
- physiologische Körperlage: keine Schmerzen beim Verändern der Lage, freie Beweglichkeit aller Gelenke, selbstständiges Aufsetzen, selbstständiges Aufstehen
- unruhige Lage (z.B. im Delirium)
- passive Lage (z.B. bei Lähmungen, Bewusstlosigkeit)
- häufiger Lagewechsel (z.B. bei Koliken, starken Schmerzzuständen)
- sitzende Haltung (z.B. bei Herz- und Lungenerkrankungen)
- Zwangslage zur Vermeidung oder Reduzierung von Schmerzen (z.B. bei Pleuritis, Gelenkbeschwerden, Bauchschmerzen, Meningitis, Frakturen, Luxationen, Lumboischialgie)

Gehör
- Schwerhörigkeit = Hebetudo auris (z.B. bei akuten Mittelohrerkrankungen, Innenohr-, Hörnerv- und Zentralnervensystemerkrankungen, länger einwirkendem starkem Lärm = Lärmschwerhörigkeit)
- Taubheit = Kophosis (z.B. angeboren oder erworben durch Verletzungen oder Thrombosen)
- schwerhörige Patienten ohne Hörgerät sind oftmals misstrauisch, ungeduldig und überempfindlich
- bei der Ansprache den schwerhörigen Patienten ansehen, damit er von den Lippen ablesen kann

Gestik
- harmonisches Gebärdenspiel (nicht übertrieben wirkende Worte, unterstreichende Bewegungen und Gesten der Hände, Arme und des Kopfes)
- gehemmte Gestik - hölzern und steif (z.B. bei Morbus Parkinson)
- hastige Gestik (z.B. bei Koordinationsstörungen)
- leblose Gestik (z.B. bei psychischen Störungen, Schmerzzuständen)
- als Verständigungsmittel (z.B. bei Gehörlosen)

Mimik, Ausdruck
- der Gesichtsausdruck (Facies) ist abhängig von Alter, Hautbeschaffenheit, Muskelinnervation, Stimmungen, Empfindungen
- Facies abdominalis (F.hippocratica) = eingesunkene Augen, spitze Nase, kalter Schweiß, ängstlicher Blick, verfallenes Aussehen (z.B. bei Bauchfellentzündung, Ileus, Karzinom)
- Facies adenoidea = offener Mund, blasse Gesichtshaut, vorspringende Schneidezähne, leichter Exophthalmus (z.B. bei Wucherungen der Rachenmandeln im Kindesalter)
- Facies gastrica = tiefe Nasolabialfalten, mageres Gesicht, missvergnügter Ausdruck (z.B. bei chronischen Magenerkrankungen)
- Facies lunata = ausdrucksloses, livides rotes und rundes Gesicht ("Vollmondgesicht"), Stirnglatze, Stiernacken (z.B. bei Morbus Cushing)
- Masken- oder Salbengesicht =fettige und glänzende Gesichtshaut, Ausdruckslosigkeit (z.B. bei Morbus Parkinson)
- Facies tetanica (Risus sardonicus) = grinsende Gesichtsverzerrungen, sardonisches Lachen (z.B. bei Kaumuskulaturkrampf, Tetanus)
- Clown-Gesicht =fleckförmige Rötungen von Wangen und Nase, gelber Grundton der Haut (z.B. bei Hypothyreose)
- Gesichtsasymmetrien (z.B. bei Fazialisparese, Myxödem)

Sprache
- schwach, flüsternd (z.B. bei Schmerzzuständen, Schwerkranken)
- heiser, belegt, stimmlos (z.B. bei Entzündungen, Lähmungen und Tumoren im Kehlkopfbereich)
- gestörte Lautbildung (z.B. bei Zungen-, Zahn- und Kieferveränderungen)
- lallend (z.B. bei Alkoholkonsum)
- monoton, verwaschen, mit Silbenstolpern (z.B. bei progressiver Paralyse)
- Stimmungslosigkeit = Aphonie (z.B. nach Laryngektomie)
- langsam, schleppend, abgehackt, skandierend (z.B. bei multipler Sklerose, Kleinhirnerkrankungen)
- näselnd (z.B. bei Lähmungen des weichen Gaumens)
- stotternd (z.B. bei psychogenen Koordinationsstörungen, starken Erlebnissen, Konfliktsituationen, Erziehungsfehlern)
- stammelnd (z.B. bei Zahn-, Zungen- und Gaumenerkrankungen, psychischen Störungen)
- Aphasie (Sprachstörungen) = gestörtes oder aufgehobenes Spontan- und Nachsprechen bei intakten Sprachwerkzeugen (bei Erkrankungen des zentralen Sprachapparates)
- Ösophagus- bzw. Pharynxsprache, Summgenerator - Sprache (nach Laryngektomie)
- Tracheal - Sprechkanüle (nach Tracheotomie)

Psyche
- **Stimmungslage:** heiter, lustig, überdrüssig, zuversichtlich, ausgeglichen, gelangweilt, missmutig, traurig, deprimiert, bedrückt, ängstlich, euphorisch, optimistisch, pessimistisch
- **Sozialverhalten:** kooperativ, abweisend, misstrauisch, verärgert, unsicher, kontaktfreudig, kontaktarm, gleichgültig, interessiert, uninteressiert, hilfsbereit, unhöflich
- **Geisteszustand:** Denkstörungen, Depressionen, Psychosen, Schizophrenie, Schwachsinn (Debilität bis Idiotie)

III.3 Nahrungsaufnahme Ess- und Trinkverhalten

Beobachtung des Ess- und Trinkverhaltens

- **Art der Nahrungsaufnahme**
  ⇨ Tempo, Körperhaltung, Tischsitten, Gebrauch von Esshilfen
- **Gewohnheiten**
  ⇨ Umfang der Mahlzeiten, Häufigkeit der Mahlzeiten, Zusammenstellung der Mahlzeiten, Bevorzugung bestimmter Speisen und Getränke, Trinkverhalten
- **Essmotivationen**
  ⇨ Appetit, Appetitlosigkeit, Hunger, Heißhunger, Widerwillen, Erbrechen
- **bevorzugtes Ambiente**
  ⇨ Händewaschen vor/nach dem Essen, Zähne putzen nach dem Essen, Tischdecke, Serviette, Geselligkeit, Zeit
- **Besonderheiten**
  ⇨ religiöse Einschränkungen, ethische Einschränkungen
  ⇨ Diät, Behinderungen, gestörtes Essverhalten, Nahrungsverweigerung, Unverträglichkeiten, Allergien, Zahnprothese, Erkrankungen des Verdauungsapparates, Stoffwechselerkrankungen

Appetit

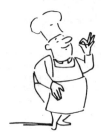

- **Appetit ist abhängig**
  - ⇨ vom Alter
  - ⇨ von der Außentemperatur
  - ⇨ von der Bewegung
  - ⇨ von der Arbeit
  - ⇨ vom psychischen Zustand
  - ⇨ von den Essgewohnheiten
  - ⇨ von der Art der Nahrungszubereitung
  - ⇨ von der Umgebung (Ambiente)
  - ⇨ von den Tischsitten

Störungen des Appetits
- **Appetitlosigkeit (Inappetenz)**
  - ⇨ seelische Konflikte
  - - Aufregung, Angst, Ekel, Anorexia nervosa
  - ⇨ organische Ursachen
  - - Zahnprothese, Magen-Darm-Erkrankungen, Fieber, Infektionskrankheiten, Digitalisüberdosierung, Hirnschädigungen, Bestrahlungspatienten, schwere Krankheitszustände, Mundaffektionen (Soor, Parotitis, Rhagaden, Zahnextraktion)
- **Nahrungsverweigerung**
  - ⇨ Signal für Protest, Trotz, Leid
  - ⇨ demonstrative Zwecke: Hungerstreik, öffentliche Protesthaltung,
  - ⇨ seelische Störungen: Magersucht, Lebensunlust, Selbsttötung
- **Appetitsteigerung (physiologisch)**
  - ⇨ Wachstum
  - ⇨ Hormonschwankungen (Schwangerschaft)
  - ⇨ körperliche Anstrengung
  - ⇨ Rekonvaleszenz
- **übermäßig gesteigerter Appetit**
  - ⇨ Hormonsubstitution
  - ⇨ Abwehr von Unlustgefühlen (Angst, Kränkung, Depression, Niedergeschlagenheit, Einsamkeit, Liebesentzug)
- **Heißhunger (Bulimie)**
  - ⇨ Symptom für körperliche oder seelische Störungen
  - - Stoffwechselentgleisungen
  - - Diabetes mellitus (Hypoglykämie)
  - - Schilddrüsenüberfunktion
  - - seelische Konflikte
  - - Kompensation eines empfundenen Mangels (Kummerspeck)
- **Ess- Brechsucht (Bulimia nervosa)**
  - ⇨ psychogene Essstörung
  - - exzessive Zufuhr großer Mengen hochkalorischer Nahrungsmengen in kürzester Zeit
  - - gefolgt von Maßnahmen zur Gewichtsabnahme (Erbrechen, Hungern / Fasten, Einnahme von Laxanzien, Einnahme von Diuretika)

Durst

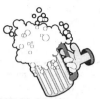

- **Durst ist abhängig von der**
  - ⇨ Luftfeuchtigkeit
  - ⇨ Außentemperatur
  - ⇨ Arbeitsleistung
  - ⇨ Transpiration
  - ⇨ Körpertemperatur
  - ⇨ Zusammensetzung der Nahrung (Kochsalz, Gewürze, Wasseranteil)

Störungen des Durstgefühls
- **vermehrter Durst**
  - ⇨ Ursachen: vermehrte Kochsalzzufuhr, vermehrte Transpiration, Einnahme von Diuretika, Einnahme von Laxanzien, Fieber, Durchfall, Erbrechen, Diabetes mellitus
- **verminderter Durst**
  - ⇨ im Alter
  - ⇨ bei Bewusstseinsstörungen

Störungen bei der Nahrungsaufnahme
- **körperliche Behinderungen**
  - ⇨ Verletzungen im Bereich der Mundhöhle, Zahnextraktion, Verletzungen / Erkrankungen des Kiefers, Lähmung der oberen Extremitäten, Fehlen der oberen Extremitäten, Beeinträchtigungen des Sehvermögens, mangelhaftes Koordinationsvermögen, mangelhaftes Griffvermögen (Lähmungen, Verbände, Deformitäten, Tremor
- **geistige Behinderungen**
  - ⇨ Verwirrung, Bewusstseinstrübungen
- **schmerzhaftes Schlucken (Dysphagie)**
  - ⇨ schmerzhafte Schling- und Schluckstörungen
  - ⇨ Schluck- und Transportstörung
  - **Ursachen:** Halsentzündung, Halsschmerzen, Ösophagitis, Spasmen, Divertikel, Lähmung der Schluckmuskulatur, Lähmung der Kaumuskulatur, Tumoren, vegetative Dysfunktionen, psychogene Störungen, Erkrankungen des Gehirns

III.4 Atmung

Definitionen
- **Atmung** (Respiration): Aufnahme von Sauerstoff und Abgabe von Kohlendioxid
- **äußere Atmung**: Gasaustausch in der Lunge (O_2-Aufnahme und CO_2-Abgabe in der Lunge)
- **innere Atmung**: Gasaustausch im Gewebe (O_2-Aufnahme und CO_2-Abgabe im Gewebe)
- **Zellatmung**: Oxydationsvorgänge in den Körperzellen
- **Ventilation**: Lufttransport (Nase - Alveolen - Nase)
- **Diffusion**: Gasaustausch (Alveolen - Blut - Gewebe - Blut - Alveolen)
- **Inspiration**: Einatmung (durch Kontraktion der Interkostalmuskulatur und des Zwerchfells entsteht Unterdruck in den Alveolen)
- **Exspiration**: Ausatmung (durch Kontraktion bzw. Dilatation der Interkostalmuskulatur, Dilatation des Zwerchfells und Elastizität des Brustkorbes und der Lungen entsteht Überdruck in den Alveolen)
- **Respirationsluft**: normales Atemzugvolumen (ca. 500 ml)
- **Atemminutenvolumen**: Luftmenge, die in einer Minute ein- bzw. ausgeatmet wird.
Berechnung: Atemzugvolumen x Atemfrequenz = Atemminutenvolumen (ca. 8-10 Liter)
- **Atemrhythmus**: Atemzugfolge (Zeitabstände, Tiefe)
- **Totraumluft**: Luft zwischen Nasenöffnung und Bronchiolen (ca. 150-180 ml); ist nicht an der "Äußeren Atmung" beteiligt

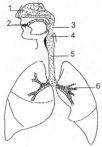

Totraum
1 Nase
2 Mund
3 Nasenrachenraum
4 Kehlkopf
5 Luftröhre
6 Bronchien

- **Residualluft**: Restluft (verbleibt auch nach maximaler Ausatmung in der Lunge) ca. 1200 ml
- **Spirometrie**: Messung und graphische Darstellung der Atmung
- **Spirometer**: Geräte zur Messung der Atemgrößen (z.B. Vitalkapazität)
- **Eupnoe**: normale, leichte Atmung, Nasenatmung, ohne pathologische Atemgeräusche
- **abdominale Atmung**: Zwerchfellatmung, Bauchatmung, Ein- und Ausatmung erfolgen überwiegend durch Kontraktionen und Dilatationen des Diaphragmas, überwiegend bei Männern und Säuglingen, bei tiefer Atmung und bei beengender Kleidung besteht eine Mischatmung (abdominale und kostale Atmung)
- **kostale Atmung**: Rippenatmung, Brustatmung, Ein- und Ausatmung erfolgen überwiegend durch Kontraktionen und Dilatationen der Interkostalmuskulatur, überwiegend bei Frauen, bei tiefer Atmung und bei beengender Kleidung besteht eine Mischatmung (abdominale und kostale Atmung)
- **Auxiliaratmung**: Atmung unter Zuhilfenahme der Atemhilfsmuskulatur (Hals- und Schultermuskulatur), tritt auf bei starker Atemnot (Orthopnoe),

Atemfrequenz
- Atemfrequenz = Anzahl der Atemzüge in einer Minute (ein Atemzug = Einatmung + Ausatmung)
- Atemfrequenz in Ruhe (Normalwerte)

Erwachsene	16-20	Atemzüge/Minute
Jugendliche	20	Atemzüge/Minute
Kinder	25-30	Atemzüge/Minute
Säuglinge	40	Atemzüge/Minute
Neugeborene	50	Atemzüge/Minute

- Normale Atmung
- Beschleunigte Atmung = Tachypnoe
- Verlangsamte Atmung = Bradypnoe

Atembeschleunigung "Tachypnoe"
- physiologische Ursachen
  - erhöhter Sauerstoffbedarf (Arbeit, Anstrengung)
  - Aufregung
- pathologische Ursachen
  - Erkrankungen der Atemwege (Störungen der Ventilation und Diffusion)
  - Fieber
  - Herzerkrankungen (Störungen der Lungendurchblutung und Diffusion, $pCO_2\uparrow$)
  - Blutverlust

- Schock
- Bluterkrankungen

verlangsamte Atmung "Bradypnoe"
- physiologische Ursachen
  - verminderter Stoffwechsel (Ruhe, Schlaf)
- pathologische Ursachen
  - Vergiftungen (Schlafmittel, Sedativa, Morphinderivate)
  - erhöhter Hirndruck (Gehirnverletzungen Gehirnerkrankungen)
  - Stoffwechselerkrankungen
  - Schädigung des Atemzentrums

Intensität der Atmung
- normal

- Atemtiefe und Atemfrequenz werden der aktuellen Stoffwechsellage angepasst
- **Hypoventilation** = verringertes Atemzugvolumen

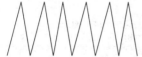

Ursachen: Behinderung der Atmung, Schock, Schonatmung
Folgen: alveoläre Minderbelüftung mit Sauerstoffabfall im Blut (= pO_2 ↓ = Hypoxämie) und Kohlendioxidanstieg im Blut (= pCO_2 ↑ = Hyperkapnie)
- **Hyperventilation** = übermäßig gesteigerte Atmung

Ursachen: psychische Überlastung bei bestehender Labilität, Stoffwechselstörungen*, Erkrankungen des Zentralnervensystems*
* = ohne Tetanie
Folgen: übermäßiges Abatmen von Kohlendioxid, Kohlendioxidabnahme im Blut (= pCO_2 ↓ = Hypokapnie), Hypokalzämie mit neuromuskulärer Übererregtheit (= Tetanie)

erschwerte Atmung "Dyspnoe"
- **Dyspnoe** = subjektive Atemnot mit: Beklemmungsgefühl, erschwerter Atmung, Kurzatmigkeit, Einsetzen der Atemhilfsmuskulatur, Lufthunger, Unruhe, aufgerichtetem Oberkörper, Angstgefühl, Zyanose (Lippen, Nägel), Tachykardie
- **Dyspnoearten nach Ursachen**
  kardiale Dyspnoe
  Ursache: Herzinsuffizienz

pulmonale Dyspnoe
  Ursache: Erkrankungen der Atemwege
zirkulatorische Dyspnoe
  Ursache: Störungen des O_2-Transportes
zerebrale Dyspnoe
  Ursache: Beeinträchtigung des Atemzentrums
abdominale Dyspnoe
  Ursache: Behinderung des Zwerchfells
- **Dyspnoearten nach beobachtbaren Symptomen**
  - inspiratorische Dyspnoe

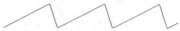

erschwerte, verlängerte Einatmung mit z.T. langgezogenem, pfeifendem Einatmungsgeräusch (= Stridor) und verkürzter Ausatmung
Auftreten bei Aortenaneurysma, Diphtherie, Fremdkörperaspiration, Laryngospasmus, Nasenpolypen, Quincke-Ödem, Schnupfen, Struma
  - exspiratorische Dyspnoe

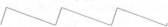

erschwerte, verlängerte Ausatmung mit verkürzter Einatmung (evtl. mit ziehendem Ausatmungsgeräusch = Stridor)
Auftreten bei: Asthma bronchiale, Bronchitis, Bronchusstenose, Emphysem
  - **Arbeitsdyspnoe**

Atemnot tritt bei körperlicher Belastung auf und verschwindet in Ruhe
  - Ruhedyspnoe

Atemnot ist auch im Ruhezustand vorhanden
  - Orthopnoe

höchste Form der Atemnot mit den Symptomen: Auxiliaratmung = Atmung unter Inanspruchnahme der Atemhilfsmuskulatur (Hals- und Schultermuskulatur), Unruhe, Atmung in aufrechter Haltung, Zyanose

Atemstillstand = Apnoe

- Symptome: Bewusstlosigkeit, Pupillen erweitert (beidseits), Haut: zyanotisch oder fahl-blass, Atmung: keine Atembewegungen
- Ursachen: Lähmung des Atemzentrums, Verlegung der Atemwege, Lähmung der Atemmuskulatur, Herzstillstand (sekundärer Atemstillstand)
- Achtung: dem primären Atemstillstand folgt nach ca. 4 Minuten der Herzstillstand

Asymmetrie der Atmung

- eine Thoraxhälfte beteiligt sich nicht oder nur in verringertem Ausmaß an den Atembewegungen
- Ursachen: Thoraxverletzungen, Schmerzen, Narben, Missbildungen des Thorax, Pneumothorax, Pleuraerguss, Schwartenbildung nach Pleuritis

pathologische Atemformen

Kussmaul - Atmung (Azidose - Atmung)

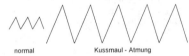

normal   Kussmaul - Atmung

- regelmäßige, große, sehr tiefe Atemzüge
- Pathophysiologie: hochgradige metabolische Azidose; Organismus versucht durch vermehrtes Abatmen von CO_2 die Übersäuerung zu reduzieren; Ausatmungsluft riecht nach Azeton
- Auftreten bei urämischem Koma, diabetischem Koma, Methylalkoholvergiftung

Cheyne - Stokes - Atmung (Agonie - Atmung)

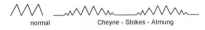

normal   Cheyne - Stokes - Atmung

- an- und abschwellende Atmung mit langen Atempausen
- Pathophysiologie: schwere Schädigung des Atemzentrums durch O_2-Mangel; schwere Schädigung des Atemzentrums durch toxische Stoffe; mangelnde Erregbarkeit des Atemzentrums durch pCO_2-Gehalt des Blutes
- Auftreten bei Vergiftungen (Urämie, Morphium), Herz- und Gehirnerkrankungen, sterbenden Menschen

Biot - Atmung (meningitische - Atmung)

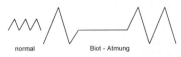

normal   Biot - Atmung

- große, tiefe Atmung, von langen Atempausen unterbrochen
- Pathophysiologie: Störungen des Atemzentrums durch Drucksteigerungen im Gehirn; Atemzentrum reagiert nicht mehr auf den CO_2-Reiz, sondern nur noch auf den O_2-Gehalt

bei Biot-Atmung ↠ keine O_2-Gabe

- Auftreten bei Meningitis, Hirntumoren, Hirndruckerhöhungen (Blutungen, Ödeme)

Schnappatmung (präfinale Atmung)

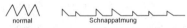

normal   Schnappatmung

- kurze, schnappende und unregelmäßig einsetzende Einatmungszüge
- Pathophysiologie: schwerste Schädigung des Atemzentrums; Einatmungszüge entstehen durch Zwerchfellkontraktionen, nicht durch Impulse des Atemzentrums
- Auftreten bei zerebraler Hypoxie, Sterbenden, Frühgeborenen mit unreifem Atemzentrum

Atemgeräusche

Keuchen
- bei körperlicher Belastung

Schnarchen
- bei schlaff herunterhängendem Gaumensegel
- bei Spannungsverlust der Kiefer- und Zungenmuskulatur

Giemen und Brummen
- bei Bronchitis, Asthma bronchiale

Stridor
- pfeifendes Atemgeräusch durch Verengungen der Atemwege
   → inspiratorischer Stridor
   → exspiratorischer Stridor

Schluckauf (Singultus)
- Zwerchfellkontrakturen, mit ruckartigem Einströmen von Luft in die Atemwege, durch Reizungen des Zwerchfells

Trachealrasseln
- Rasselgeräusche durch Sekrete in den Atemwegen

Atemgeruch (Foetor)

übler Mundgeruch (Foetor ex ore)
- mangelhafte Mundhygiene oder Karies
- Erkrankungen der Mundhöhle
- längere Nahrungskarenz

Acetongeruch
- bei Azidose (Koma diabetikum, länger andauerndem Hunger)

Fäulnisgeruch
- eitrige Atemwegerkrankungen

erdiger Geruch (Foetor hepaticus)
- nach frischer Leber riechender Atem bei schweren Lebererkrankungen

urinöser Geruch (Foetor uraemicus)
- bei Urämie

Ammoniakgeruch
- Leberkoma, Speiseröhrenblutung

III.5 Augen

Veränderungen an den Augenlidern
- **Ödeme**, z.B. bei Nephritis, Nasennebenhöhlenentzündungen, Kopferysipel
- **Entzündungen**, z.B. Gerstenkorn
- **Luftemphysem**, z.B. bei Siebbeinverletzungen
- **Hämatome**, z.B. bei Verletzungen, Schädel-Hirn-Traumen
- **erweiterte Lidspalten**, z.B. bei Fazialislähmung, Exophtalmus
- **verengte Lidspalten**, z.B. bei Lidentzündungen, Ödemen, Verblitzen
- **Stellungsanomalien**, z.B. bei Mongolismus, Narbenzug, Lähmungen
- **Farbveränderungen**, z.B. durch Exanthem, Brillenhämatom
- **herabhängendes Oberlid**, z.B. bei Lähmungen, Narbenzug
- **seltener Lidschlag**, z.B. bei Hyperthyreose
- **fehlender Lidschlag**, z.B. bei Fazialislähmung
- **verklebte Augen**, z.B. bei Entzündungen
- **sonstige Veränderungen**, z.B. durch Tumoren, Verletzungen

Tränenflussveränderungen
- **geringer Tränenfluss**, z.B. bei Verbrennungen, Verätzungen
- **vermehrter Tränenfluss**, z.B. durch psychische Reize, mechanische Reize, Abflussbehinderungen
- **blutiger Tränenfluss**, z.B. bei Tumoren, Intoxikationen

Bindehautveränderungen
- **Entzündung** (Konjunktivitis) mit Jucken, Brennen, Fremdkörpergefühl, Schmerzen, Rötung, Tränenfluss, Eiterabsonderung, Lidverklebung
- **Blässe**, z.B. bei Anämie

Hornhautveränderungen
- **Austrocknung** durch seltenen Lidschlag, erweiterte Lidspalten und fehlenden Lidschluss, z.B. bei Bewusstlosigkeit, Schädel-Hirn-Traumen
- **Prüfung des Kornealreflexes** = reflextorische Schließung des Augenlides bei mechanischer, chemischer oder thermischer Reizung der Augenhornhaut; Prüfung erfolgt mittels Wattefaden

Lederhautveränderungen
- **Gelbfärbung**, z.B. bei Ikterus
- **Gefäßzeichnung, Rotverfärbung**, z.B. bei Entzündungen, Verletzungen

Pupillen (Pupilla)
- **normal** = rund, gleichgroß, entsprechend dem Lichteinfall eng oder weit
- **Entrundung**, z.B. bei Verletzungen, Verwachsungen
- **ungleiche Weite der Pupillen** = Anisokorie, z.B. bei Schädel-Hirn-Traumen, Meningitis, Glaukom, vegetativen Störungen
- **Verengung der Pupillen** = Miosis, z.B. bei Sympathikuslähmung, Morphium- und Pilocarpinintoxikation, Neurolues
- **Erweiterung der Pupillen** = Mydriasis, z.B. durch Schreck, Schmerzen, Angstzustände und nach Mydriatika - Applikation
- **Pupillenstarre**, z.B. bei progressiver Paralyse, Enzephalitis, Schädel-Hirn-Traumen, Alkoholismus

Augapfelveränderungen
- **Schielen** = Strabismus, z.B. bei Augenmuskelschwäche, Augenmuskellähmung
- **Vordrängung der Augäpfel** = Exophtalmus, z.B. bei Hyperthyreose, Geschwülsten
- **Zurücksinken der Augäpfel** = Enophthalmus, z.B. bei Exsikkose, Sympathikuslähmung, Traumen
- **unwillkürliches Augenzittern** = Nystagmus, z.B. bei Kleinhirntumoren, Labyrintherkrankungen, Barbitursäureintoxikationen, Schwachsichtigkeit

Fehlsichtigkeiten (Ametropie)
- Kurzsichtigkeit = Myopie
- Weitsichtigkeit = Hypermetropie
- Schwachsichtigkeit = Astigmatismus
- Farbblindheit = Achromatopsie

- Blindheit = Amaurose
  - Patienten mit Fehlsichtigkeiten sind ohne Brillen oder Kontaktlinsen hilflos, unsicher und ängstlich
  - Augenprothesen (künstliche Augen), sind nur schwer von den natürlichen Augen zu unterscheiden (keine Augenbewegungen und keine Pupillenveränderungen)

III.6 Bewusstsein

Bewusstsein
- Prüfung der Wachheit, der Besinnung
Bewusstseinsklarheit
- klare geistige Verfassung
- zeitlich, räumlich und persönlich orientiert
Benommenheit
- leichter Grad der Bewusstseinsstörung
- verlangsamtes Denken und Handeln
- erschwerte Orientierung
- unpräzise Reaktionen
Somnolenz
- krankhafte Schläfrigkeit
- durch äußere Reize weckbar
- mangelnde Aufmerksamkeit und Ansprechbarkeit
- einfache Fragen können beantwortet werden
Sopor
- Bewusstseinsstörung stärkeren Grades
- nur stärkste Reize lösen Reaktionen aus
- kurzfristige Beantwortung einfacher Fragen nur bei gleichzeitiger Schmerzreizung
Präkoma
- leichte Bewusstlosigkeit
- durch äußere Reize nicht weckbar
- gezielte und ungezielte Abwehrbewegungen auf starke Schmerzreize
- erhaltene Reflexe (Pupillen-, Korneal-, Würg- und Muskeleigenreflexe)
Koma
- tiefe Bewusstlosigkeit
- keine Schmerzreaktionen
- Erlöschen aller oder einzelner Reflexe
- evtl. Ausfall der Spontanatmung
Amnesie
- zeitliche oder inhaltliche Gedächtnislücken
Bewusstlosigkeit mit freiem Intervall
- nach anfänglicher Bewusstlosigkeit folgt zunehmende Aufhellung mit nachfolgendem Wiedereinsetzen der Bewusstlosigkeit
Apathie
- Teilnahmslosigkeit
- dauernde oder vorübergehende Teilnahmslosigkeit gegen äußere Eindrücke

Absencen
- kurze Bewusstseinsverluste
- plötzlich auftretende, vorübergehende und kurze Bewusstseinsverluste
Stupor
- Erstarrung
- geistige und körperliche Erstarrung, völlige Hilflosigkeit
- eingeschränkter Denkvorgang
Dämmerzustand
- pathologisch veränderte Bewusstseinslage (desorientiert, verwirrt)
- reduziertes Denk- und Urteilsvermögen
Delirium
- pathologisch veränderte Bewusstseinslage
- desorientiert, verwirrt, illusionäre Verkennungen, wahnhafte Vorstellungen

Orientierung

- Prüfung der Kenntnis von Zeit, Ort und Person
Orientiertheit
- Kenntnis von Jahr, Monat, Tag, Stunde
- Kenntnis von Wohnortadresse,
- Kenntnis vom momentanen Aufenthaltsort
- Kenntnis über die eigene Person (Name, Vorname, Geburtsdatum, Familienstand, etc.)
Desorientiertheit
- mangelhafte oder fehlende Orientierung
delirantes Syndrom
- Desorientiertheit mit Sinnestäuschungen und motorischen und vegetativen Störungen
Korsakow-Syndrom
- Desorientierung infolge einer Merk- und Denkstörung
- Erinnerungslücken werden durch unzusammenhängende Gedanken und Vorstellungen gefüllt

Wahrnehmung

- Prüfung der Sinnesorgane
ungestörtes Wahrnehmen
- normale Reizwahrnehmung bei intaktem Bewusstsein, Orientierung, Denken und Konzentrationsfähigkeit
Auffassungs- und Konzentrationsstörung
- durch Ausfall der Sinnesorgane
- durch Angst (affektive Erregungen)
- durch organische Hirnerkrankungen (Durchblutungsstörungen, Tumoren, Entzündungen, Vergiftungen)
gesteigerte Wahrnehmung
- durch Erregungszustände
- durch toxische Einflüsse (z.B. LSD)

Illusionen
- Sinneseindrücke werden durch Angst, Fieber oder Übermüdung verkannt oder falsch gedeutet

Halluzinationen
- Sinnestäuschungen
- deutliche Wahrnehmungen ohne vorhandenen äußeren Vorgang
- akustische Halluzinationen
- optische Halluzinationen
- geschmackliche Halluzinationen
- taktile Halluzinationen
- kinästhetische Halluzinationen
- Geruchshalluzinationen

III.7 Blutdruck

Definition
- messbarer Druck in den Arterien

blutdruckbestimmende Faktoren

Herzminutenvolumen (HMV)
- Blutmenge, die das Herz in einer Minute auswirft (ca. 5-6 Liter)
- Herzfrequenz x Herzschlagvolumen = HMV

Gefäßwiderstand
- Elastizität der Gefäße
- Widerstand der Arteriolen und Kapillaren

Füllungszustand der Gefäße
- Blutmenge, die sich im arteriellen Schenkel befindet

physiologische Faktoren, die den Blutdruck beeinflussen
- Alter
- Konstitution (konstitutionelle Hypotonie)
- Anstrengung, Ruhe, Schlaf
- Erregung, Wut, Angst
- Körperlage (liegen, sitzen, stehen)
- Atmung
- Koffeinzufuhr

Blutdruckwerte

systolischer Blutdruck
- Druckmaximum, das während der Austreibungsphase des linken Ventrikels im arteriellen System entsteht

diastolischer Blutdruck
- Druckminimum, das während der Erschlaffungs- und Auffüllzeit des linken Ventrikels im arteriellen System entsteht

Blutdruckamplitude
- Differenz zwischen systolischem und diastolischem Blutdruck
- Normalwert ca. 40 mmHg (5,3 kPa)

Blutdrucknormalwerte nach Riva-Rocci
(gemessen an der A. brachialis beim liegenden Menschen)

Neugeborene	syst.: 60 bis 80 mm Hg (8 bis 10,7 kPa)
Säuglinge	syst.: 80 bis 85 mm Hg (10,7 bis 11,3 kPa)
bis 10 Jahre	90/60 mm Hg (12/8 kPa)
10 bis 30 Jahre	120/80 mm Hg (16/10,7 kPa)
30 bis 40 Jahre	125/85 mm Hg (16,7/11,3 kPa)
40 bis 60 Jahre	140/90 mm Hg (18,7/12 kPa)
über 60 Jahre	150/90 mm Hg (20/12 kPa)

Blutdruckmessarten

palpatorische Methode
- Messung des systolischen Blutdruckwertes mittels Blutdruckapparat und Palpation des Radialispulses

auskultatorische Methode
- Messung des systolischen und diastolischen Blutdruckwertes mittels Stethoskop und Blutdruckapparat

Ultraschallmethode
- Messung mittels Ultraschall

direkte, arterielle Blutdruckmethode
- Messung mittels Elektromanometer, elektronischem Druckwandler direkt in einer Arterie (A. radialis, A. brachialis, A. femoralis)

Blutdruckveränderungen

Hypertonie
- arterieller Bluthochdruck
- systolische Blutdruckwerte über RR 150 mm Hg

blasser Bluthochdruck
- Bluthochdruck mit Blässe des Gesichtes

roter Bluthochdruck
- Bluthochdruck mit guter Hautdurchblutung

Hypotonie
- arterielle Blutdrucksenkung
- systolische Blutdruckwerte unter RR 90 mm Hg

physiologische Hypertonieursachen
- Anstrengung, Erregung, Wut, Angst, Koffeinzufuhr

physiologische Hypotonieursachen
- Schlaf, Hungerzustand, konstitutionelle Ursachen (Astheniker)

Hypertonieformen

Volumenhochdruck
- hoher Systolendruck
- niedriger Diastolendruck
- große Blutdruckamplitude

Ursachen
- Hyperthyreose
- Aorteninsuffizienz
- totaler AV - Block

Elastizitätshochdruck
- hoher Systolendruck
- normaler Diastolendruck

Ursachen
- Arteriosklerose der großen Gefäße
- Elastizitätsabnahme der Gefäße (altersbedingt)

Widerstandshochdruck
- hoher Systolendruck
- hoher Diastolendruck

Ursachen
- chronische Nephritis
- Erkrankungen mit Engstellung der Arteriolen

essentielle Hypertonie
- Häufigkeit: ca. 80% aller Hypertonien

Krankheitsbeispiele
- ohne erkennbare Ursachen

renale Hypertonie
- Häufigkeit: ca. 15% aller Hypertonien

Krankheitsbeispiele
- Pyelonephritis
- Glomerulonephritis
- Nierenmissbildungen
- Schwangerschaftsniere

endokrine Hypertonie
- Häufigkeit: ca. 3% aller Hypertonien

Krankheitsbeispiele
- Hyperthyreose
- Cushing - Syndrom
- Akromegalie

kardiovaskuläre Hypertonie
- Häufigkeit: ca. 1,5% aller Hypertonien

Krankheitsbeispiele
- Aorteninsuffizienz
- totaler AV - Block
- Arteriosklerose
- Viskositätserhöhung des Blutes

neurogene Hypertonie
- Häufigkeit: ca. 0,5% aller Hypertonien

Krankheitsbeispiele
- Enzephalitis
- Poliomyelitis
- intrakranielle Drucksteigerung

Hypotonieformen

orthostatische Hypotonie

Ursachen
- Lageveränderungen (liegen, sitzen, stehen)

Symptome
- Tachykardie
- Schwindelgefühl

symptomatische Hypotonie

Ursachen
- Schock
- Blutverlust
- Rekonvaleszenz
- Vasomotorenkollaps

- dekompensierte Herzinsuffizienz
- neurozirkuläre Dystonie

Symptome
- Tachykardie
- kleine Blutdruckamplitude
- kalter Schweiß
- Blässe (evtl. Zyanose)
- kalte Haut
- Schwindelgefühl, Müdigkeit

Material zur Blutdruckmessung
- Blutdruckapparat bestehend aus
- aufblasbarer Blutdruckmanschette (Armmanschette 14 cm breit, Oberschenkelmanschette 16-18 cm breit)
- Gummiballon mit Ventilschraube
- Sphygmomanometer nach Riva-Rocci (Quecksilbermanometer) oder Tonometer nach Recklinghausen (uhrförmiges Manometer)
- Stethoskop (mit Trichter- oder Flachmembran)

Vorbereitung
- flache Rückenlage zur Blutdruckmessung an den oberen Extremitäten
- Oberarm frei von Kleidungsstücken
- flache Bauchlage zur Blutdruckmessung an den unteren Extremitäten
- Oberschenkel frei von Kleidungsstücken

Fehlerquellen beim Blutdruckmessen
- Patient hat sich vorher angestrengt oder aufgeregt
- Manschette ist nicht richtig angelegt (Kleidungsstücke beengen, Manschette nicht faltenfrei)
- falsche Manschettenbreite (1/3 des Oberarmes)
- Druck in der Manschette ist nicht ausreichend
- zu lange Stauzeit
- Manschettendruck zu rasch erniedrigt
- Stethoskop liegt nicht richtig auf der Arterie
- Oliven des Stethoskops liegen nicht richtig im Gehörgang
- Arm liegt nicht in Herzhöhe

III.8 Erbrechen

Erbrechen (Emesis, Vomitus)
- unphysiologische Entleerung des Mageninhaltes durch den Mund

Vorgang des Erbrechens
- der Brechakt wird in der Medulla oblongata ausgelöst
- verstärkte (rückläufige) Magen- und Ösophagusperistaltik bei geschlossenem Pylorus

III. Krankenbeobachtung

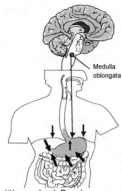

- Unterstützung durch Bauchpresse und Erhöhung des intrathorakalen Drucks (durch vorherige Einatmung)

auslösende Reize

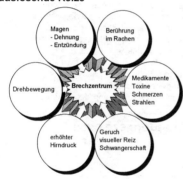

Art des Brechvorgangs
- einfaches Spucken oder Speien
  - zu heiße oder überwürzte Speisen
  - Ekel vor der Speise
- Regurgitieren
  - Auswürgen von unverdauten Speisen
  - Ursachen: Ösophagusstenose, Ösophagusdivertikel
- schlaffes, atonisches Erbrechen
  - Erbrochenes läuft aus dem Mund
  - bei mangelhaftem oder fehlendem Brechreflex
  - Ursachen: Ileus
- spastisches Erbrechen
  - explosionsartiges Erbrechen im Schwall
  - Ursachen: Pylorusstenose, zerebrale Reizung

Zeitpunkt und Umstände des Erbrechens
- Nüchternerbrechen, z.B. in den ersten Monaten der Schwangerschaft
- morgendliches Erbrechen, z.B. bei (Alkohol)gastritis
- Erbrechen nach jeder Mahlzeit, z.B. bei akuter Gastritis, Ösophagusdivertikeln
- Erbrechen nach bestimmten Speisen, z.B. bei Ekel, Unverträglichkeit
- Erbrechen nur nach Aufregung
- Erbrechen bei starken Schmerzen, z.B. Nierenkoliken, Gallensteinkoliken
- Erbrechen unabhängig von der Nahrungsaufnahme, z.B. bei endokrinen, zerebralen oder kardiopulmonalen Erkrankungen

Farbe, Geruch, Beimengungen
- unverdaut, nicht säuerlich riechend
  - Ursachen, z.B. bei Kardiastenose, Ösophagusdivertikeln
- alte Speisen vom Vortag (angedaut, säuerlich)
  - Ursachen, z.B. bei Pylorusstenose, Tumoren, Spasmen, Ileus
- schleimiges Erbrechen
  - Ursachen, z.B. bei atrophischen Gastritiden
- Bluterbrechen = Hämatemesis (dunkelrot bis schwarzrot)
  - Ursachen, z.B. bei massiven Ösophagusvarizen und Magenulkusblutungen
- kaffeesatzähnliches Erbrechen (durch Salzsäure verändertes Blut = braun-schwarz, geronnen)
  - Ursachen, z.B. bei verschlucktem Blut (Lunge, Nase, Rachen, Mund) oder Magenblutungen
- galliges Erbrechen (gelbgrünlich)
  - Ursachen, z.B. nach langanhaltendem Erbrechen (Hyperemesis gravidarum, Koma hepatikum)
- Koterbrechen = Miserere (bräunlich, kotige Masse mit fäkulentem Geruch)
  - Ursachen, z.B. Darmverschluss
- hellrotes, schaumiges Bluterbrechen
  - stammt nicht aus dem Magen sondern aus der Lunge (Lungenblutung)

III.9 Haut und Hautanhängsel

Aufgaben der Haut
Schutzorgan
- Wärme, Kälte, Fremdkörper, Krankheitserreger, Säuren, Laugen

Sinnesorgan
- Berührung, Druck, Schmerz, Wärme, Kälte

Temperaturregulation
- Hyperämie, Hypoämie, Transpiration

Absonderungsorgan
- Schweiß, Talg, Duftstoffe

Speicherorgan
- Fett

physiologische Hautveränderungen

Hautrötung (Hyperämie der Haut)
- Ursachen: Aufregung, Hitze, Anstrengung

Hautblässe (Hypoämie der Haut)
- Ursachen: Kälte, Schreck, konstitutionell (stark ausgeprägte Epidermis)

Gelbverfärbung der Haut
- Ursachen: Karotin-Ablagerungen (bei Säuglingen), nach spezieller Medikamenteneinnahme, Neugeborenen-Ikterus durch vermehrten Erythrozyten-Abbau

pathologische Hautfarbveränderungen

Hautrötung (Hyperämie der Haut)
- Ursachen: Entzündungen, Exantheme, Hypertonie, Fieber, Verbrennungen

Hautblässe (Hypoämie der Haut)
- Ursachen: Anämie, Hypotonie, Schock, akute Blutungen, Herz- und Nierenerkrankungen, vasomotorische Labilität, lokale Zirkulationsstörungen (Embolie), Pigmentmangel bei Albinismus

Gelbverfärbung der Haut (Ikterus)
- Ursachen: prähepatischer Ikterus (Hämolyse), hepatischer Ikterus (Leberparenchym-Erkrankungen), posthepatischer Ikterus - mechanischer Ikterus (Abflussbehinderungen im Leber-Gallengangsystem)

Blauverfärbung der Haut (Zyanose)
- Ursachen: Herzinsuffizienz (venöse Stauungen), Störungen des Lungengaswechsels, Mischzyanosen bei angeborenen Herzfehlern

Bronzefärbung der Haut (Hyperpigmentierung)
- Ursachen: Morbus Addison

schmutzig-braun-gelb-graue Gesichtsfarbe
- Ursachen: chronische Nierenerkrankungen

Hautturgorveränderungen
- Veränderungen des Hautspannungszustandes

Exsikkose
- Dehydratation (Austrocknung)
- reduzierter Hautspannungszustand
- Haut erschlafft und ist in Falten abhebbar (Hautfalten bleiben stehen)

Ödeme
- nichtentzündliche Schwellungen
- erhöhter Hautspannungszustand
- vermehrte Ansammlung von wässrigen Flüssigkeiten im Gewebe
- Druck mit dem Finger hinterlässt eine Vertiefung im ödematösen Gewebe

Entzündungen
- schmerzhafte Hautschwellungen durch entzündliche Veränderungen im Gewebe
- lokal abgrenzbare Zunahme des Hautspannungszustandes

Gewebsneubildungen
- lokale Zunahme des Hautspannungszustandes bei gut- oder bösartiger Gewebswucherung

Ödeme

Ödemarten
- kardiale Ödeme
- renale Ödeme
- hepatogene Ödeme
- Lymphödeme
- Myxödeme
- Hungerödeme (Eiweißmangelödeme)
- Ödeme durch Kapillarwandschädigung

Ödemlokalisationen

kardiale Ödeme (Stauungsödeme)
- lagebedingt an den tiefsten Körperstellen
- untere Extremitäten (Knöchel/Fußrücken) bei stehenden oder laufenden Patienten
- Kreuzbein-Region bei liegenden Patienten
- abends stärker als morgens

renale Ödeme (hyperhydrämisches Ödem)
- Gesichtsödeme
- Lidödeme
- morgens und abends gleich stark

hepatogenes Ödem
- Aszites (Wasseransammlung im Bauchraum)

Entzündungszeichen
- Rötung
- Schwellung
- Wärme
- Schmerz
- Funktionseinschränkung

Hauteffloreszenzen

Bläschen (Vesicula)
- mit Flüssigkeit gefüllte Hohlräume

Dekubitus
- Druckgeschwür

Erythem
- ausgedehnte Flecken durch entzündliche Rötung

Ekzem
- juckende, schubweise auftretende, flächenhaft entzündliche Erkrankung der Oberhaut und des Papillarkörpers

Hämatom
- Bluterguss

Makula
- verfärbte, nicht erhabene Stelle der Haut

Narbe (Cicatrix)
- bindegewebige Gewebeneubildung von harter Konsistenz

III. Krankenbeobachtung

Papula
- erhabene Stelle

Petechien
- kleinste nadelstichartige Hautblutungen

Pustel
- erhabene Stelle, die Eiter enthält

Quaddel (Urtica)
- vom Gefäßsystem ausgehende entzündliche Reizödeme

Schrunden (Rhagaden)
- streifenförmige Kontinuitätstrennung der Haut an Übergangsstellen zwischen Haut und Schleimhaut (Nase, Lippen, Anus, Genitale)

Spider naevus
- sternförmige arterielle Gefäßerweiterung

Striae (Streifen)
- blaurötliche bis gelblichweiße Streifen

Ulkus (Geschwür)
- tiefe Gewebsdefekte durch krankhaften Gewebszerfall

Urtikaria
- Nesselausschlag

Verrucae (Warzen)
- gutartige, infektiöse Neubildungen der Haut

Zungenveränderungen

belegte Zunge
- Auflagerungen von abgestoßenen Epithelien und Leukozyten
- Ursachen: Magenerkrankungen, Lebererkrankungen, Gallenerkrankungen, Appendizitis

trockene Zunge
- Ursachen: Mundatmung, Durst, Fieber, akute Baucherkrankungen (Peritonitis, Ileus), Durchfälle, Verbrennungen

lederne Zunge
- Ursache: Urämie

Lackzunge (Hunter-Zunge)
- Ursache: Vitamin B_{12}-Mangel

Himbeerzunge
- himbeerartig, rot, lackiert
- Ursache: Scharlach

glatte, rote, atrophische Zunge
- Ursachen: Eisenmangel, Blutkrankheiten

weiße, belegte Zunge
- Belag haftet fest an (wie geronnene Milch)
- Ursache: Soor-Befall der Mundschleimhaut

übergroße, gefurchte Zunge
- Ursachen: Akromegalie, Myxödem

Hautveränderungen durch tierische Parasiten

Läuse (Kopflaus, Kleiderlaus, Filzlaus)
- Haarverfilzungen
- auf der Kopfhaut abgelegte Nissen (Kopflauseier)
- kleine, blaurote Flecken mit starkem Juckreiz (Bissstellen von Filz- oder Kleiderläusen)

Wanzen
- urtikarielle Reaktionen

Flöhe
- stark juckende, rote Flecken oder Quaddeln

Milben
- Milbengänge in der Haut mit starkem Juckreiz (Krätze)

Mücken, Stechfliegen, Wespen
- Papeln
- Quaddeln
- allergische Reaktionen
- starke Schwellungen
- Ödeme
- starker Juckreiz

Entzündungen des Haarbalges

Furunkel
- umschriebene, schmerzhafte, akut-eitrige Entzündung eines Haarbalges und seiner Talgdrüse

Karbunkel
- mehrere, dicht beieinanderstehende Furunkel (Nacken, Rücken, Gesicht)

Nagelveränderungen
- bläuliche Nägel (z.B. bei Zyanose)
- weißfleckige Nägel (z.B. bei Eisenmangelanämie)
- gelbliche Nägel (z.B. bei Psoriasis, Ikterus, Pilzerkrankungen)
- blauschwarzer Nagel (z.B. bei einem Nagelbetthämatom)
- Uhrglasnägel (z.B. bei chronischen Herz- oder Lungenkrankheiten)
- spröde, brüchige Nägel (z.B. bei Eisenmangelanämie, Hypothyreose, Hyperthyreose, Pilzerkrankungen)

III.10 Husten (Tussis)

Husten entsteht durch Reizung der Atemwege und ist ein physiologischer Abwehrmechanismus

Beobachtung
- Husten wird beobachtet auf:
  - Häufigkeit
  - Dauer
  - Zeitpunkt
  - Sekretentleerung

Hustenformen

Reizhusten
- Symptome: trockener, rauher, bellender Husten

- Ursachen: Hüsteln bei Aufregung, trockene Atemluft, Mundatmung

trockener Husten
- Symptome: Husten ohne Sekretentleerung
- Ursachen: Kehlkopferkrankungen, Reizgase (Nikotin), Fremdkörperaspiration, beginnende Bronchitis, Tracheitis

produktiver Husten
- Symptome: Husten mit Sekretentleerung
- Ursachen: chronische Bronchitis, Tuberkulose, Bronchiektasen, Lungenabszess, Emphysembronchitis, chronische Lungenstauung, Keuchhusten

Husten bei psychischer Erregung
- Ursachen: Aufregung, Verlegenheit

Husten nach Kontakt mit Reizstoffen
- Ursachen: Allergie

kontinuierlicher Husten
- Ursachen: Entzündungen der Atemwege

nächtlicher Reizhusten
- Ursachen: Druckanstieg im Lungenkreislauf

morgendlicher Husten
- Ursachen: Raucherhusten, chronische Bronchitis, Bronchiektasen

Pertussis (Keuchhusten)
- Ursachen: Infektionskrankheit
- Symptome: stakkatoartige Hustenstöße; inspiratorischer Stridor (Laryngospasmus); Hustenanfälle nachts häufiger als tags; Dyspnoe und Zyanose; bis 50 Hustenanfälle in 24 Stunden

Hustengeräusche

stakkatoartige Hustenstöße
- Symptome: rasch aufeinanderfolgende Hustenstöße
- Ursachen: Keuchhusten

aphonischer Husten
- Symptome: klangloser, heiserer Husten
- Ursachen: Stimmbandentzündung, Lähmung des Kehlkopfnervs

kupierter Husten
- Symptome: abgebrochener Husten (durch Schmerzen)
- Ursachen: schmerzhafte Erkrankungen im Brust- und Bauchraum

bellender Husten
- Symptome: kratziger, rauher Husten
- Ursachen: Krupp, Pseudokrupp

krächzender Husten
- Symptome: Husten mit Beitönen - metallisch, pfeifend
- Ursachen: Fremdkörperaspiration

III.11 Puls

Definition

Puls
- Anstoß der vom Herzen kommenden Blutwelle an die Arterienwände = Arterienpuls.
- Ausgelöst wird die Pulsationswelle durch die Systole des Herzens, die der Automatie des Herzens unterliegt.

Pulsfrequenz
- Anzahl der Pulsschläge pro Minute

Pulsqualität
- Größe der Pulswelle (Füllungszustand)
- Unterdrückbarkeit des Pulses (hart, weich)

Pulsrhythmus
- Pulsschlagfolge

Palpationsstellen

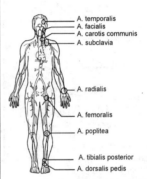

- Arteria (A.) radialis (Speichenschlagader)
- A. temporalis (Schläfenschlagader)
- A. poplitea (Kniekehlenschlagader)
- A. tibialis posterior (hintere Schienbeinschlagader im Bereich des Innenknöchels fußwärts)
- A. dorsalis pedis (Fußrücken - Schlagader)

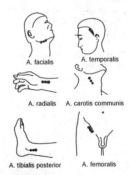

Pulsfrequenz

- Neugeborene 130 - 140 Schläge/Minute
- Kinder 100 - 120 Schläge/Minute
- Jugendliche 80 - 100 Schläge/Minute
- Erwachsene 60 - 80 Schläge/Minute

physiologische Faktoren, die die Pulsfrequenz beeinflussen
- Alter
- Konstitution
- Ernährung (reichliche Nahrungsaufnahme)
- psychische Verfassung (Wut, Erregung, Angst)
- Genuss von Koffein, Alkohol, Nikotin
- Einnahme von Medikamenten (Atropin, Adrenalin, Hypnotika, Sedativa, Digitalisglykoside)

pathologische Pulsfrequenzveränderungen

Tachykardie (Sinustachykardie)
- über 100 Pulsschläge pro Minute beim Erwachsenen

Ursachen
- Fieber (Pulsfrequenzanstieg um ca. 8 Schläge/Minute je 1 Grad Celsius Temperaturanstieg)
- Anämie
- Blutverlust
- Schock
- Herzerkrankungen (Insuffizienz, Myokarditis)
- Schilddrüsenüberfunktion
- vegetative Dystonie (Sympathikusreizung, Vaguslähmung)

paroxysmale Tachykardie
- anfallsweise auftretende Pulsbeschleunigung ohne Fieber (140-200 Schläge/Minute)

essentielle paroxysmale Tachykardie
- beginnt völlig überraschend, ohne Vorboten

supraventrikuläre paroxysmale Tachykardie
- Vorhofsystole und Kammersystole stehen in einer zeitlichen Beziehung zueinander (EKG)

ventrikuläre paroxysmale Tachykardie
- im EKG fehlt eine feste zeitliche Beziehung zwischen Vorhoferregung und Kammererregung

Ursachen
- Hyperthyreose (Basedow)
- Klimakterium (Hitzewellen)
- Herzmuskelerkrankungen
- Infektionskrankheiten
- Störungen des vegetativen Nervensystems (Vaguslähmung, Sympathikusreizung, vegetative Dystonie)

Bradykardie
- langsame Herztätigkeit
- weniger als 55 Pulsschläge pro Minute beim Erwachsenen

Ursachen
- erhöhter Hirndruck (Druckpuls) durch Hirntumor, Hirnblutung, Hirnödem, Meningitis
- Hypothyreose
- Reizleitungsstörungen
- Herzblock
- Erbrechen
- Vagusreizung
- Sympathikuslähmung
- Medikamente (Digitalisüberdosierung, Morphinvergiftung)

relative Bradykardie
- Pulsfrequenz steigt mit der Körpertemperatur nicht synchron an

Ursachen
- Typhus abdominalis
- gallige Peritonitis

Pulsdefizit
- vorgetäuschte Bradykardie
- Differenz zwischen Herzschlägen und Pulsschlägen

Ursachen
- Extrasystolie
- absolute Arrhythmie
- frustrane Herzmuskelkontraktion

Arrhythmieformen

respiratorische Arrhythmie (Sinusarrhythmie)
- atmungsabhängige Rhythmusveränderung ohne Krankheitswert
- Pulsbeschleunigung während der Einatmungsphase
- Pulsverlangsamung während der Ausatmungsphase

tritt auf bei
- vegetativ labilen Patienten
- Kindern
- Jugendlichen
- Genesenden
- älteren Menschen mit Koronarsklerose

extrasystolische Arrhythmie (Extrasystolen)
- Sonderschläge bei sonst rhythmischem Puls (intermittierende extrasystolische Arrhythmie)
- Reizbildungsstörung
- werden vom Patienten als Herzstolpern wahrgenommen

tritt auf bei
- Nervosität
- vegetativer Labilität
- Angstzuständen
- Nikotinmissbrauch
- Herzmuskelschaden
- Herzklappenerkrankungen
- Koronarerkrankungen
- Digitalisüberdosierung (Zwillingspuls, jeder Systole folgt eine Extrasystole)

absolute Arrhythmie
- vollständig unregelmäßige Herzschlagfolge
Ursachen
- organische Herzerkrankungen (Myokardschaden)
- Vorhofflimmern
- Vorhofflattern

pathologische Pulsqualitätsveränderungen
Pulsus parvus
- Puls klein, weich, schnell, fadenförmig
Ursachen
- Schock
- Kollaps
- kardiale Dekompensation
Pulsus durus
- schwer unterdrückbarer Puls
Ursachen
- Hypertonie
- chronische Nephritis
Pulsus mollis
- Puls lässt sich sehr leicht unterdrücken
Ursachen
- Schock
- Kollaps
- Kreislaufregulationsstörungen
Druckpuls
- verlangsamter, gut gefüllter Puls
Ursachen
- Hirntumoren
- Hirnblutungen
- Hirnödeme
- Meningitis

Durchführung
Vorbereitungen
- erste Pulskontrolle immer rechts und links vornehmen (fehlende oder abgeschwächte Pulsation auf einer Seite sprechen für eine Anomalie des Gefäßverlaufes, eine Arterienstenose oder einen Arterienverschluss)
- bei hoher Pulsfrequenz, Herzfrequenz mit dem Stethoskop ermitteln
- bei fadenförmigem Puls erfolgt Frequenzfeststellung an der A.carotis
- Pulskontrollen immer unter gleichen Bedingungen (liegender Patient, vor der Nahrungsaufnahme)

Material
- Pulsuhr (15 Sekunden oder 60 Sekunden) oder Uhr mit Sekundenzeiger

Durchführung
- mit Zeige-, Mittel- und Ringfinger die pulsierende Arterie aufsuchen (Daumen vermittelt Eigenpulsation)

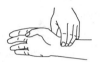

- Frequenz, Qualität und Rhythmus ermitteln)
- zur Qualitätsbeurteilung Arterie proximal komprimieren und distal die Pulsation beachten
- Pulsschläge eine Viertelminute zählen und mit vier multiplizieren = Pulsfrequenz
- jeden unregelmäßigen Puls eine Minute auszählen
- jeden bradykarden Puls eine Minute auszählen
- Dokumentation (Puls wird rot in die Kurve eingetragen)

instrumentelle Überwachung der peripheren Herzfrequenz
- fotoelektrische Abnehmer (Reflex- und Durchlichtabnehmer)
- Anbringung des Abnehmers an Ohrläppchen, Stirn, Finger- oder Zehenendglied

instrumentelle Überwachung der zentralen Herzfrequenz
- elektronischen Abgriff der R-Zacke des EKGs
- Anbringung von zwei Elektroden in der elektrischen Herzachse (rechts parasternal in Höhe des 2. und 3. ICR und in der vorderen Mamillarlinie im 5. bis 6. ICR)
- Möglichkeit der schriftlichen Aufzeichnung und der optischen und akustischen Darstellung
- Grenzwertwarnsystem (optisch und akustisch) bei Über- und Unterschreiten eingestellter Frequenzgrenzwerte

III.12 Schlaf

Definition
- periodisch wiederkehrender Ruhezustand zur Aufrechterhaltung der Funktionsfähigkeit der Organsysteme

Veränderungen im Schlaf
- Steuerung erfolgt durch das Schlaf-Wach-Zentrum im Zwischenhirn
- Bradykardie
- Hypotonie
- Bradypnoe
- Absinken der Körpertemperatur
- reduzierter Muskeltonus (glatte Muskulatur)
- Erschlaffen der Skelettmuskulatur (quergestreifte Muskulatur)
- reduzierter Drüsensekretion (Verdauungsdrüsen, Tränendrüsen)
- reduzierter Stoffwechsel
- leicht vermehrte Schweißsekretion
- Einengung des Bewusstseins
- Einschränkung der Reizaufnahme

Schlafphasen
• Der Schlaf hat einen biologisch gesteuerten Rhythmus, wechselseitig lösen sich Tiefschlaf und Traumschlaf ab. Insgesamt beträgt der Traumschlaf ca. 20 - 25% der gesamten Schlafzeit und tritt etwa alle 90 - 100 Min. auf.
• Der Schlaf zeigt im EEG folgende Graphik:

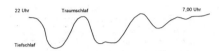

• Der Anteil an Tiefschlaf ist am Abend bedeutend größer als der Traumschlaf (REM - Schlaf). Der Tiefschlaf dient der physiologischen Entspannung, der REM - Schlaf der psychischen und kognitiven Erholung.

Schlaftypen
monophasischer Schlaftyp
• schnelles Einschlafen
• Tiefschlaf in der ersten Schlafhälfte
• geringer Tiefschlaf in der zweiten Schlafhälfte
• Frühaufsteher
• morgendliches Leistungshoch
• abends müde

biphasischer Schlaftyp
• schwerfälliges Einschlafen
• geringer Tiefschlaf in der ersten Schlafhälfte
• Tiefschlaf in der zweiten Schlafhälfte
• Langschläfer
• Leistungshoch am Nachmittag
• abends aktiv

Schlafbedarf
• Neugeborene ca. 20 Std. (in Zeitabständen von je 3 Std.)
• 1. Lebensjahr ca. 18-20 Std.
• 2.-4. Lebensjahr ca. 14-16 Std.
• 4.-6. Lebensjahr ca. 12-14 Std.
• 7.-8. Lebensjahr ca. 11-12 Std.
• 9.-11. Lebensjahr ca. 10-11 Std.
• 12.-14. Lebensjahr ca. 9-10 Std.
• 15.-18. Lebensjahr ca. 8-9 Std.
• Erwachsene ca. 7-8 Std.
• alte Menschen ca. 6-8 Std.

Schlafstörungen
Einschlafstörungen
• Ursachen:
  - ausgedehnte mittägliche Bettruhe
  - ungewohnte Schlafzeit (zu früh)
  - ungewohnter Schlafraum (fremdes Bett, fremde Umgebung, zu hohe Raumtemperatur)
  - ungewohnte Sinnesreize (Lärm, Helligkeit, unruhige Umgebung)
  - Genuss von Kaffee, Tee, Coca-Cola
  - Einnahme von Weckmitteln
  - ungewohnte Lage (Schienenlagerung, Extension), schlechte Lagerung
  - Reizüberflutung am Tag
  - ungelöste Probleme (Angst, Sorgen)
  - Neurosen, Psychosen, Depressionen, Zerebralsklerose
  - Schmerzen, Juckreiz, Husten, Fieber, Atemnot

Durchschlafstörungen
• zwischenzeitliches Erwachen, z.B. durch Lärm (unruhige Umgebung -Mitpatienten, Nachtschwester)
• Ursachen
  - Schmerzen (Juckreiz)
  - ungewohnte Lage (kein Lagewechsel möglich)
  - Nykturie (Herzinsuffizienz, Infusionen)
  - Übelkeit, Atemnot (Husten), Fieber
  - Depressionen, Zerebralsklerose (alte Patienten), Hyperthyreose
  - abnorm lang anhaltender Schlaf, z.B. bei Schädel-Hirn-Traumen, Epilepsie, Gehirngeschwülsten, Schlafmittelmissbrauch

frühzeitiges Erwachen
• Ursachen
  - organische Faktoren wie Inkontinenz, Exsikkose, Verwirrtheit
  - psychogene Faktoren wie endogene Depression, Angst
  - situative Faktoren wie Lärm, Unruhe, zu frühes Zubettgehen

Schlafumkehr
• Ursachen
  - organisches Psychosyndrom
  - Demenz
  - Angst vor der Nacht

Schlafapnoe
• schlafbezogene Störung der Atemregulation
• Symptome
  - Schnarchen, Inkontinenz, Schlafwandel
  - ausgeprägte Schläfrigkeit tagsüber
  - morgendlicher Kopfschmerz
  - Persönlichkeitsänderung und Merkfähigkeitsstörung
  - vegetative Störungen/Atemnot in Ruhe und bei Belastung
  - Minderung der Schlafqualität

III.13 Schmerz

Definition
Schmerz
- eine subjektive Empfindung bei innerer oder äußerer Schädigung des Körpers (z.B. durch Druck, Schnitt, Zerrung, Quetschung, Hitze, Entzündung, Ischämie)

viszeraler Schmerz (subkortikaler Schmerz)
- diffuser, von den Eingeweiden ausgehender Schmerz (dumpf, bohrend)

somatischer Schmerz (kortikaler Schmerz)
- genau lokalisierbar, von der Körperoberfläche ausgehender Schmerz (schneidend, brennend)

übertragener Schmerz (Head-Zone)
- auf die Haut übertragener Schmerz (übermäßige Berührungs- und Schmerzempfindlichkeit) bei Erkrankungen innerer Organe

Koliken
- wellenförmige, krampfartige, diffuse Schmerzen durch spastische Kontraktionen der glatten Muskulatur eines Hohlorganes bei Abflussbehinderungen (unterbrochen durch fast schmerzfreie Intervalle)

Neuralgien (Nervenschmerzen)
- anfallsweise auftretende (blitzartig, bohrend, reißend, ziehend und brennend) Schmerzen im Ausbreitungsgebiet eines Nerven ohne nachweisbare krankhafte Veränderungen
- völlige Schmerzfreiheit zwischen den Anfällen möglich

Phantomschmerz (Scheinschmerz)
- schmerzhaftes Gefühl in nicht mehr vorhandenen Extremitäten (nach Amputationen)

Physiologie / Pathophysiologie
- Schmerzreize werden durch Erregung der Schmerzrezeptoren und/oder krankhafte Veränderungen sensibler Nervenfasern ausgelöst
- Schmerzen innerer Organe werden durch marklose, langsam leitende Fasern zum Subkortex geleitet (subkortikaler Schmerz, viszeraler Schmerz, diffuser Schmerz)
- Schmerzen der Körperoberfläche werden durch dünne, markhaltige, schnell leitende Fasern über den Thalamus zum Kortex geleitet (kortikaler Schmerz, somatischer Schmerz, lokalisierender Schmerz)
- der Übergang vom viszeralen zum somatischen Schmerz ist immer ein Alarmzeichen (Übergreifen des Krankheitsprozesses eines inneren Organes auf das Peritoneum - Perforation)
- bei starker Schmerzeinwirkung auf die Körperoberfläche tritt ein "heller" kurzer Erstschmerz auf (führt vorwiegend zum Fluchtreflex), der in einen "dumpfen" längeren Zweitschmerz übergeht (führt zur Schonhaltung)

Schmerzbeobachtung
subjektive Schmerzempfindungen
- abhängig von, z.B.
  - Schmerzschwelle
  - Erziehung
  - Geschlecht
  - Einstellung zur Krankheit (Angst-Hoffnung)
  - Selbstbeherrschung
  - Ablenkung (Nachtschmerz - wird stärker als Tagschmerz empfunden)
  - Verdrängung (durch psychische Erregung, z.B. nach Unfall)
  - Allgemeinzustand
  - Dauer und Häufigkeit der Schmerzen
  - Beobachtung durch andere (Mitpatienten, Angehörige, Pflegepersonen, Arzt)

Schmerzäußerungen
- zu beobachten sind:
  - jammern, stöhnen, weinen, schreien
  - stilles geduldiges Ertragen
  - Unruhe
  - ängstlicher, gespannter Gesichtsausdruck (zusammengebissene Zähne)
  - Schonhaltung (z.B. ungewöhnliche Lage)
  - Griff nach der Schmerzstelle
  - Schweißausbruch
  - Brechreiz, Erbrechen
  - Tachykardie (evtl. Kollaps - bei plötzlichen starken Schmerzen)
  - Persönlichkeitsveränderungen (bei starken chronischen Schmerzen)

- **Schmerzarten**, z.B. ausstrahlend, bohrend, brennend, beklemmend, dumpf, drückend, klopfend, kolikartig, krampfartig, reißend, schneidend, stechend, ziehend
- **Schmerzdauer**, z.B. Dauerschmerz, kurzzeitiger Schmerz, periodischer Schmerz
- **Schmerzzeitpunkte**, z.B. Nüchternschmerz, Schmerzen nach Nahrungsaufnahme, Nachtschmerz, jahreszeitabhängige Schmerzen, witterungsabhängige Schmerzen, Schmerzen nach Aufregung, Schmerzen nach Belastung, Schmerzen nach Lagewechsel oder Bewegung, Schmerzen während der Einatmung, Schmerzen nach Verbänden
- **Schmerzausstrahlungen**, z.B.
  - Kopfschmerzen mit Ausstrahlung in den Rücken und Nackensteifigkeit, z.B. bei Meningitis, Enzephalitis, Meningoenzephalitis
  - Augenschmerzen mit Ausstrahlungen in Stirn, Schläfe, Oberkiefer, Hinterkopf, z.B. beim akuten Glaukomanfall
  - Nackenschmerzen mit Ausstrahlung in den Schulter-Arm-Bereich, z.B. beim Zervikalsyndrom, bei Spondylose der HWS

- Brustschmerzen (retrosternal) mit Ausstrahlung in die linke obere Extremität und den Oberbauch, z.B. bei Myokardinfarkt, Angina pectoris
- Brustschmerzen (einseitig, atemabhängig) mit Ausstrahlung in den Schulter-Arm-Bereich der betreffenden Seite, z.B. bei Pleuritis sicca, Spannungspneumothorax
- Oberbauchschmerzen mit Ausstrahlung zum Sternum (meist links), z.b. bei Hiatushernien
- Oberbauchschmerzen mit Ausstrahlung in die linke Schulter und den Rücken, z.b. bei Pankreatitis, Magenulkus, Magenperforation, subphrenischem Abszess
- Oberbauchschmerzen mit Ausstrahlung in rechte Schulter, rechtes Schulterblatt und zwischen die Schulterblätter, z.B. Gallenkolik, Cholezystitis, Perforation eines Duodenalgeschwüres
- Rückenschmerzen (kostovertebraler Winkel) mit Ausstrahlung in das äußere Genitale, z.B. bei Nieren- und Harnleiterkoliken
- Lendenschmerzen mit Ausstrahlung in die Beine und Zehen, z.B. bei Bandscheibenveränderungen (Lumbago)

III.14 Schweiß

Definitionen
Schweiß (Sudor)
- aus den Schweißdrüsen der Haut ausgeschiedene Flüssigkeit

Transpiration (Diaphorese)
- Schwitzen, Ausdünstung, Schweißsekretion

Perspiratio insensibilis
- unmerkliche Flüssigkeitsabsonderung (Haut, Lunge)

Perspiratio sensibilis
- merkliche Schweißabsonderung (Schwitzen)

Anhidrosis
- fehlende Schweißabsonderung

Hyphidrosis
- verminderte Schweißabsonderung

Hyperhidrosis
- vermehrte Schweißabsonderung

Physiologie / Pathophysiologie
- ekkrine Schweißdrüsen
  - mit eigenem Ausführungsgang
  - befinden sich überall in der tiefen Lederhaut
  - produzieren saures Sekret
- apokrine Schweißdrüsen
  - im Bereich der Achselhöhlen und Schamgegend
  - Ausführungsgänge münden in den Haarkanal
  - produzieren alkalische, geschlechts- und rassenspezifische Duftstoffe
- vermehrte Schweißdrüsenansammlungen
  - Fußsohlen, Handinnenflächen, Achselhöhlen, Stirn
- **Steuerung der Schweißproduktion**
  - Exkretionsfunktion der Schweißdrüsen wird gesteuert durch das vegetative Nervensystem (Sympathikus)
  - vermehrte Schweißproduktion aller Schweißdrüsen zur Wärmeregulation
  - vermehrte Schweißproduktion (Angstschweiß) bei Angst und Aufregung (mehr beschränkt auf die Schweißdrüsen der Stirn und Handinnenflächen)
- **Schweißzusammensetzung**
  - Wasser, Kochsalz, Kalium, stickstoffhaltige Substanzen, flüchtige Fettsäuren
- **Schweißabsonderung**
  - bei normaler Außentemperatur ca. 500ml/24 Std.
- **fehlende Schweißproduktion**
  - durch angeborenes Fehlen der Schweißdrüsen
  - durch pränatale Schweißdrüsenzerstörung (Verbrennungen, Drucknekrosen)
  - führt zur Wärmestauung
- **verminderte Schweißproduktion**
  - bei sehr hoher Luftfeuchtigkeit
  - nach Atropinapplikation
  - führt zur Wärmestauung (Hitzschlag)
- **vermehrte warme Schweißproduktion** (großperlig)
  - z.B. bei Fieberabfall, hoher Außentemperatur, starker körperlicher Belastung, Fettleibigkeit, Nervosität, Schilddrüsenüberfunktion, Fehlregulationen des Zentralnervensystems, physikalischer Wärmezufuhr (Schwitzpackungen), durch Medikamente (z.B. Nikotinsäure, Salizylsäure, Cortison)
- **kalter, klebriger, kleinperliger Schweiß**
  - z.B. bei Schock, vegetativen Störungen, Erbrechen
- **fettiger Schweiß**
  - durch vermehrte Talgsekretion (Seborrhoe)
- **Nachtschweiß**
  - vermehrte nächtliche Schweißabsonderung bei Tuberkulose, Hyperthyreose, Nierenfunktionsstörungen
- **einseitige übermäßige Schweißproduktion** (Hemihyperhidrosis)
  - nur eine Gesichtshälfte oder eine ganze Körperhälfte betreffend
  - physiologisch nach Genuß von sauren Speisen oder Senf
  - pathologisch, z.B. bei Hemiplegie, Affektionen des Halssympathikus, Tabes dorsalis, Enzephalitis, Zwischenhirntumoren

- unangenehmer **Schweißgeruch** (Bromhidrose)
  - durch bakterielle Zersetzung (mangelhafte Körperpflege, seltenes Wechseln der Strümpfe)
  - häufig bei Fettsüchtigen (Achselschweiß, Dammschweiß, Fußschweiß)
  - führt häufig zum Intertrigo
- **säuerlicher Schweißgeruch**
  - bei Tuberkulose
- **urinöser Schweißgeruch**
  - bei Urämie
- **azetonämischer Schweißgeruch**
  - beim Koma diabetikum
- **Schweißfriesel** (Miliaria)
  - kleine, weißliche oder rötliche Knoten, infolge eines Verschlusses der Schweißdrüsenausführungsgänge
  - durch hohe Luftfeuchtigkeit und Wärme, z.B. durch Sonnenbestrahlung, Fieber, Heftpflasterverbände

III.15 Sputum

- Sekrete und Absonderungen des gesamten Respirationstraktes

- Beobachtung auf
  - Farbe
  - Beimengungen
  - Konsistenz
  - Geruch
  - Menge

Sputumarten
rein-schleimiges Sputum
- Ursachen: Bronchitis, Erkältungsinfektion

zäh-schleimiges Sputum
- Ursachen: Keuchhusten

zäh, fadenziehend und glasiges Sputum
- Ursachen: Asthma bronchiale

schleimig-eitriges Sputum
- Ursachen: Bronchiektasen (vermehrt morgens)

eitriges, gelblich bis grünliches Sputum
- Ursachen: Entzündungen der Atemwege

blutiges Sputum (Hämoptoe)
- Ursachen: Lungeninfarkt, Bronchuskarzinom, Lungenabszess, Blutungsneigung

Sputumgewinnung zu Untersuchungszwecken

- morgendlicher Auswurf am günstigsten
- Sputum im trockenen, sterilen Petrischälchen auffangen
- kein Desinfektionsmittel benutzen
- Händedesinfektion (Infektionsgefahr!?)

- Sputum zur Zytodiagnostik innerhalb von Minuten zum Labor (sofortige Fixierung erforderlich)

Sputumuntersuchungen

bakteriologische Untersuchungen (Kulturen)
- Tuberkelbakterien
  - Tuberkulose
- sonstiger Erregernachweis (Pneumonie, Bronchitis)
  - Resistenzprüfung

mikroskopische Untersuchungen
- eosinophile Granulozyten
  - Asthma bronchiale (allergisch)
- elastische Fasern
  - Gewebezerfall

zytologische Untersuchung
- Nachweis von Krebszellen
  - Bronchuskarzinom

III.16 Stuhl

Stuhlentleerung
Sammlung des Stuhls (Fäzes)
- erfolgt in der Ampulle des Rektums

Stuhlentleerung (Defäkation)
- ist abhängig von der Nahrungsaufnahme
- erfolgt ca. 8 - 12 Stunden nach Nahrungsaufnahme
- kann durch willkürliche Betätigung der Bauchpresse ausgelöst werden
- wird unwillkürlich durch Füllung und Dehnung des Mastdarms ausgelöst

Funktion des Afters (Anus)
- innerer Darmschließmuskel (glatte, unwillkürliche Muskulatur) erschlafft bei Füllung der Ampulle ⇨ Stuhldrang
- äußerer Ringmuskel (quergestreifte, willkürliche Muskulatur) kann zur Darmentleerung willentlich beherrscht werden ⇨ Entleeren oder Anhalten
- Analvenenring (= innerer Hämorrhoidalring) bewirkt einen luftdichten Darmabschluss

Stuhlzusammensetzung
unverdauliche Nahrungsbestandteile
- Zellulose, Pektin

Verdauungssäfte
- Enzymreste, Schleim, Gallenfarbstoffe

abgestoßene Schleimhautepithelien
Leukozyten
Mineralstoffe
- Blei, Eisen, Calcium, Kupfer, Magnesium, Quecksilber

Kolibakterien
Wasser (ca. 70 - 80%)

Stuhlmenge
abhängig von Nahrungsaufnahme, Nahrungszusammensetzung und der Einnahme von Reizstoffen (Kaffee, Zigaretten, Abführmittel)
normale Mengen
- ca. 100 - 300 Gramm täglich
- physiologische Defäkationshäufigkeit liegt zwischen 1- 2 Darmentleerungen täglich und 3 Stuhlabgängen wöchentlich

geringe Stuhlmengen
- eiweißreiche Kost (Fleisch)

sehr kleine Stuhlmengen (⇨ Hungerstühle)
- bestehen aus Schleim, Darmzellen und kleinsten Resten von Nahrungsstoffen

große Stuhlmengen
- kohlenhydratreiche Kost (Zellulose)
- Stuhlmengen über 300 Gramm täglich = Malabsorption (⇨ Zöliakie)

Stuhlkonsistenz
abhängig von der Nahrungsbeschaffenheit
fester Stuhl
- vorwiegend Fleischnahrung
- Milchdiät

trockener, harter Stuhl
- Obstipation

weicher, dickbreiiger Stuhl
- vorwiegend kohlenhydratreiche Kost (Gemüse, Obst, Vollkornprodukte)

breiig, wässriger Stuhl
- Diarrhö

Stuhlfarbe
abhängig von der Nahrungsbeschaffenheit und Medikamenteneinnahme
dunkelbraun
- normal durch Sterkobilinogenausscheidung

braunschwarz
- durch Fleisch, Rotwein, Tierkohle, Spinat, Blaubeeren

schwarz
- durch eisenhaltige Medikamente

grünbraun
- durch chlorophyllreiche Kost, Quecksilberpräparate

rotbraun
- durch Rote Beete

gelbbraun
- durch überwiegend stärkereiche Kost

gelbweiß
- durch ausschließliche Milchdiät

weiß
- durch Kontrastmittelbrei

Stuhlgeruch
abhängig von Gärungs- und Fäulnisvorgängen im Darm, von der Nahrungszusammensetzung und von der Verweildauer im Verdauungstrakt

Darmgase
abhängig von Gärungs- und Fäulnisvorgängen im Darm
Bestandteile der Darmgase
- Stickstoff, Kohlensäure, Methan, Wasserstoff, Schwefel, Indol, Skatol, Kresol, Phenol

Flatus
- Wind, Blähung

Meteorismus
- Gasansammlung im Darm oder in der freien Bauchhöhle (Blähsucht)

Defäkationsstörungen
Durchfall (Diarrhö)
- mehr als drei (im Extremfall bis zu 30) Stuhlentleerungen pro 24 Stunden

akute Durchfälle
- plötzlich vermehrte Entleerung von breiig-flüßigem Stuhl
- Ursachen
  - bakterielle Lebensmittelvergiftungen (Staphylokokken, Salmonellen)
  - enterale Darminfektion (Gastroenteritis, Typhus, Paratyphus, Ruhr)
  - virale Darminfektionen (Coxsackie-Viren, Echo-Viren)
  - Parasiten (Würmer, Amöben, Pilze)
  - Medikamente (Antibiotika, Abführmittel, Zytostatika, Digitalis)
  - Alkoholabusus
  - Allergien
  - Diätfehler

chronische Durchfälle
- vermehrte Entleerung von dünnbreiigen Stühlen
- Ursachen
  - gastrale Ursachen (Vagotomie, Achylie, Gastrektomie)
  - intestinale Ursachen (Colitis ulcerosa, Divertikulitis, Verschlussikterus, Darmtuberkulose, Röntgenbestrahlung)
  - Malabsorption = fehlerhafte Resorption (Sprue, Divertikulose, Darmresektion)
  - Maldigestion = fehlerhafte Verdauung (Salzsäuremangel, Fermentmangel)
  - vegetative Darmstörungen (Reizkolon)
  - endokrine Erkrankungen (Hyperthyreose)
  - chronischer Alkoholabusus

Durchfallsymptome
- häufige Defäkation (bis 30 Darmentleerungen in 24 Stunden)
- wässrige, dünnbreiige, übelriechende, helle Stühle
- krampfartige Darmentleerung
- schmerzhafte Darmentleerung
- Austrocknung (Exsikkose)
- verminderte Urinausscheidung (Oligurie)
- Elektrolytverlust (Alkalose)

- belegte Zunge
- Durstgefühl, Appetitlosigkeit
- Kräfteverlust, Gewichtsabnahme
- reduziertes Allgemeinbefinden

Verstopfung (Obstipation)
- verzögerte, seltene Entleerung von eingedicktem, hartem Stuhl

Ursachen

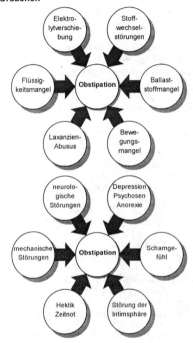

Symptome
- seltene Defäkation (eine Darmentleerung in 3-4 Tagen)
- harter Stuhl
- trockener Stuhl
- knotiger Stuhl
- dunkler Stuhl
- Völlegefühl
- gespannter Bauch
- Druckgefühl
- Blähungen
- Appetitlosigkeit
- Unwohlsein
- Kopfschmerzen
- Mundgeruch
- Schmerzen bei der Darmentleerung (Tenesmus)

pathologische Konsistenzveränderungen
- dünnflüssig, breiig, wässrig bei Diarrhö
- dünnflüssig, breiig, schaumig bei Gärungsdyspepsie
- erbsenbreiähnlich bei Typhus
- reiswasserähnlich bei Cholera
- fest, hart, knorrig, bröckelig, knotig bei Obstipation
- bleistiftförmig, bandartig bei Tumoren, Stenosen und Strikturen im Enddarm
- salbenförmig, voluminös bei Fettresorptionsstörungen (Salbenstuhl, Fettstuhl, Stearrhö)

pathologische Farbveränderungen
- grau, lehmfarben (acholischer Stuhl) bei Behinderung des Gallenabflusses (akute Hepatits, mechanischer Ikterus)
- gelb, hellbraun bei Diarrhö
- rotbraun marmoriert bei Blutungen im unteren Dickdarm
- rotbraun bei Blutungen im oberen Dickdarm
- rote, hellblutige Stuhlauflagen bei Blutungen im Enddarm (Hämorrhoiden, Fissuren, Tumoren im Rektum-Analbereich)
- schwarzer Stuhl = Melaena, Teerstuhl
  - Ursachen: Blutungen im oberen Verdauungstrakt (Ösophagusblutungen, Magenblutungen, Zwölffingerdarmblutungen)

pathologische Geruchsveränderungen

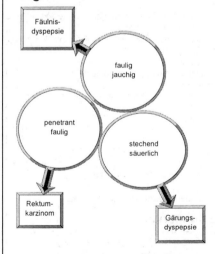

pathologische Stuhlbeimengungen
- Schleimbeimengungen bei Darmkatarrh, Colitis ulcerosa
- Eiterbeimengungen bei geschwürigen Prozessen des Dickdarms (Dysenterie, perforierter, periproktitischer Abszess)
- Blutbeimengungen bei Hämorrhoiden, Tumoren im Kolon, Rektum oder Analbereich
- unverdaute Speisereste bei Diarrhö
- Eingeweidewürmer, z.B. Madenwürmer, Spulwürmer, Rinderbandwurmglieder, Schweinebandwurmglieder

Stuhluntersuchungen
Stuhlreaktion (Indikatorstreifen)
- pH 7 - 8   = normal
- pH unter 7 = Gärungsdyspepsie
- pH über 8 = Fäulnisdyspepsie

Nachweis von verborgenem Blut
- durch Schnelltests (Stäbchen, Tabletten)
  - drei Tage vor der Untersuchung
  - fleisch-, fisch-, chlorophyllfreie Kost;
  - keine Eisenpräparate, Abführmittel

Nachweis von Mikroorganismen
- bakterielle Laboruntersuchung
  - Salmonellen, Shigellen, Amöben, Vibriolen, Staphylokokken, Tuberkelbakterien, Dysenteriebakterien

Nachweis von Wurmeiern
- Taenieneier, Ascariseier, Oxyuriseier

Nachweis von Nahrungsbestandteilen
- Muskelfasern, Stärkekörner, Fett

III.17 Temperatur (Körpertemperatur)

Zweck der Beobachtung
- Feststellung der Körpertemperatur und typischer Körpertemperaturveränderungen (Hypothermie, Hyperthermie, Fiebertypen)

Definitionen
Isothermie (Homoiothermie)
- Erhaltung der normalen Körpertemperatur

Hyperthermie
- Wärmestauung (hohes Fieber)

Fieber (Febris)
- Temperaturerhöhung von axillar über 37,1 Grad Celsius bzw. rektal über 37,6 Grad Celsius

Hypothermie
- Untertemperatur

Physiologie / Pathophysiologie
Wärmeregulation
- unterliegt den Temperaturzentren (Corpus striatum, Zwischenhirn)
- Reizung der Temperaturzentren durch Bluttemperatur (Überwärmung) und Temperaturrezeptoren der Haut (Unterkühlung)

Wärmebildung (chemischer Vorgang)
- durch Steigerung der Stoffwechselvorgänge Muskeltonuserhöhung, Muskelzittern)

Wärmeisolierung
- durch Reduzierung der Hautdurchblutung (Gefäßengstellung durch Vasomotoren)

Wärmeabgabe
- über Haut und Lunge durch Leitung, Konvektion, Strahlung und Verdunstung (Transpiration, Gefäßweitstellung)

Stoffwechselbeeinflussung
- erhöhte Körpertemperatur führt zur Grundumsatzerhöhung mit Tachykardie, Tachypnoe, Hypertonie
- erniedrigte Körpertemperatur führt zur Grundumsatzverminderung mit Bradykardie, Bradypnoe, Hypotonie

Tagesschwankungen der Temperatur
- ca. 0,5 Grad Celsius
- Temperaturminimum ca. 6.00 Uhr
- Temperaturmaximum ca. 17.00 Uhr
- * rektale Temperatur
- * bis 0,5 Grad Celsius höher als axillare

Temperatureinteilungen

axillar gemessen	Bezeichnung	rektal gemessen
ca. 42 Grad C (rektale Messung unbedingt erforderlich!)	Tod durch Eiweißgerinnung im Körper	ca. 42,6 Grad C
über 40,5 Grad C	sehr hohes Fieber = hyperpyretische Temperatur	41,0 Grad C und mehr
38,6 Grad C - 40,4 Grad C	hohes Fieber	39,0 Grad C - 40,9 Grad C
38,1 Grad C - 38,5 Grad C	mäßiges Fieber	38,6 Grad C - 39,0 Grad C
37,6 Grad C - 38,0 Grad C	leichtes Fieber	38,1 Grad C - 38,5 Grad C
37,1 Grad C - 37,5 Grad C	subfebrile Temperatur	37,6 Grad C - 38,0 Grad C
ca. 36,5 Grad C - 37,0 Grad C	normale Temperatur	ca. 36,0 Grad C - 37,5 Grad C
unter 35,5 Grad C	Untertemperatur (Hypothermie) = Kollapstemperatur	unter 36 Grad C
meist nicht mehr messbar → rektale Messung	unterste Grenze → Tod durch Erfrieren	ca. 25 Grad C und darunter

Basaltemperatur
- bei geschlechtsreifen Frauen zur Feststellung der Ovulation
- rektale oder orale Messung

- von Beginn der Menstruation bis zur Ovulation liegt die Körpertemperatur unter 37 Grad Celsius
- ab Ovulation bis Periodenblutung liegt die Körpertemperatur über 37 Grad Celsius

Hauttemperatur
- Messung durch spezielle Hautthermometer
- je nach Körperregion 28 bis 33 Grad Celsius

Pathophysiologie
erhöhte Körpertemperatur (Hyperthermie)
- Ursachen der Hyperthermie
  - Stoffwechselerhöhung (Hyperthyreose, Arbeit)
  - Störungen der Wärmeabgabe (Wärmestau durch hohe Umgebungstemperatur, hohe Luftfeuchtigkeit und Flüssigkeitsmangel)
  - Verletzungen der Temperaturzentren (Schädeltraumen)
  - Schädigungen der Temperaturzentren (Pyogene)

Untertemperatur (Hypothermie)
- Ursachen der Hypothermie
  - Stoffwechselreduzierung (Hypothyreose, Schlaf)
  - Auskühlung (mangelhafte Bekleidung bei niedriger Außentemperatur)
  * Verletzungen der Temperaturzentren (Schädeltraumen)
  - Schädigungen der Temperaturzentren (Tumoren, Intoxikationen)

Fiebertypen

kontinuierliches Fieber
- Tagesschwankungen maximal 1 Grad Celsius
- Ursachen: Typhus abdominalis, Viruspneumonie, Pneumokokkenpneumonie, Scharlach, Erysipel, Paratyphus, Fleckfieber

remittierendes Fieber
- Tagesschwankungen maximal 2 Grad Celsius
- Ursachen: Bronchopneumonie, Tuberkulose, septische Prozesse, akutes rheumatisches Fieber, Viruserkrankungen

intermittierendes Fieber
- Tagesschwankungen über 2 Grad Celsius
- Ursachen: Sepsis (Pyämie), Pyelitis, Pleuritis,

rekurrierendes Fieber
- periodisches Auftreten, unregelmäßiges Intervall
- Ursachen: Cholangitis, Cholezystitis, Pyelonephritis, Bronchiektasen, Rückfallfieber

undulierendes Fieber
- wellenförmiger Verlauf mit regelmäßig auftretenden, fieberfreien Intervallen
- Ursachen: Retikulosen, Morbus Hodgkin (Pel-Ebstein-Fieber), Brucellosen (Morbus Bang etc.), Sarkom, Karzinom

subfebrile Temperatur
- 37,1-38 Grad Celsius

- Ursachen: Tuberkulose, Hyperthyreose, Fokalinfekte (Tonsillen, Zahngranulom), Rheumatismus

biphasisches Fieber
- 2gipfelig, Dromedartyp
- Ursachen: Viruskrankheiten (Poliomyelitis, Masern, Pocken, Hepatitis, epidemica), Fleckfieber, Meningokokkensepsis

rezidivierendes Fieber
- zeitweise wiederkehrendes Fieber
- Ursachen: Thrombophlebitiden, Pyelonephritis, Malaria, Rückfallfieber, Fünftagefieber

Resorptionsfieber
- aseptisches Fieber
- Ursachen: Resorption von Blutergüssen und Wundsekreten, schwere Anämien, Bluterkrankungen

Lysis
- langsamer Fieberabfall

Krisis
- schneller Fieberabfall, binnen 24 Std.
- Ursachen: Infektionkrankheiten, Begleitsymptome sind Schweißausbruch, Tachykardie, Blässe, Kollapsbereitschaft

Schüttelfrost
- Frostgefühl mit Schütteln des ganzen Körpers
- vor schnell ansteigendem Fieber
- Patient ist blass oder zyanotisch

subjektive Fieberzeichen
- frösteln
- starkes Hitzegefühl
- Durst, Appetitlosigkeit
- Kopfschmerzen, Gliederschmerzen
- Schwäche, Krankheitsgefühl
- trockener Mund

objektive Fieberzeichen
- Temperaturerhöhung
- Tachykardie
- Tachypnoe
- Hyperämie der Haut (nicht während der ansteigenden Phase)
- trockene Haut
- Oligurie
- belegte, trockene Zunge
- glänzende Augen
- Schüttelfrost

Temperaturmessung

axillare Messung
- Temperaturmessung in der Achselhöhle
- normal: 36,1-37,0 Grad Celsius
- Achselhöhle trocken, frei von Kleidungsstücken, frei von Entzündungen, frei von Salben
- Thermometer einlegen

rektale Messung
- Temperaturmessung im Enddarm

III. Krankenbeobachtung

- normal: bis 0,5 Grad Celsius höher als axillar
- Darmentleerung normal
- Enddarm frei von Zäpfchenrückständen, Salbenrückständen, Kontrastmitteln und frei von Entzündungen
- Patient in Bauch- oder Seitenlage
- Pflegeperson bleibt präsent und hält das Thermometer während der Messung

orale Messung
- Temperaturmessung im Mund
- normal: bis 0,3 Grad Celsius höher als axillar

sublinguale Messung
- Temperaturmessung unter der Zunge
- normal: bis 0,3 Grad Celsius höher als axillar

inguinale Messung
- Temperaturmessung in der Leistenbeuge
- normal: 36,1-37,0 Grad Celsius

Kontrollmessung (rektal - axillar)
- gleichzeitige Temperaturmessung (rektal und axillar) bei Verdacht auf Entzündungen im Unterbauch
- bei Entzündungen im Unterbauch kann die rektale Temperatur mehr als 0,5 Grad Celsius höher liegen als die axillare Temperatur

Dauerüberwachung der Körpertemperatur
- mit Rektalsonden (Widerstandsthermometer, Thermoelementen oder Thermistoren aus Nickel oder Halbleitern)
- Messfühler werden ca. 10 cm in das Rektum eingeführt und mit dem elektronischen Überwachungsgerät verbunden
- Möglichkeit der optischen Darstellung und schriftlichen Dokumentation

III.18 Urin

Zweck der Beobachtung
- Feststellung von Menge, Farbe, Beimengungen, Reaktion und Konzentration des Urins
- Feststellung von Miktionsstörungen

Definitionen

Urin (Harn, Sekundärharn, Urina)
- von den Nieren durch die Harnwege abgesonderte Flüssigkeit mit Stoffwechselabfallprodukten, Salzen und abgestoßenen Zellen aus den ableitenden Harnwegen

Miktion
- Harnlassen, Harnentleerung, Blasenentleerung
- erfolgt reflektorisch (Parasympathikus) oder willkürlich

Diurese
- Harnausscheidung

Polyurie
- vermehrte Urinausscheidung (über 2000 ml/24 Std.)

Oligurie
- verminderte Urinausscheidung (unter 500 ml/24 Std.)

Anurie
- fehlende Harnproduktion (unter 50 ml/24 Std.)

Physiologie / Pathophysiologie

Aufgaben der Nieren
- Ausscheidung von Stoffwechselprodukten (Harnstoff, Harnsäure, Kreatinin)
- Regulierung des Säure- und Basengleichgewichts im Blut (Neutralisierung und Ausscheidung überschüssiger alkalischer oder saurer Substanzen)
- Regulierung des Wasser- und Elektrolythaushaltes (Aufrechterhaltung des gleichmäßigen osmotischen Drucks durch Regulierung der Natrium-, Chlorid-, Calcium-, Kalium- und Phosphatausscheidung)
- Ausscheidung von toxischen Substanzen
- Ausscheidung von Medikamenten

Harnbildung
- Bildung des Primärharns in den Glomerula (ca. 150-180 Liter/24 Std.)
- Bildung des Sekundärharns im Tubulussystem durch Wasser-, Glukose- und Elektrolytrückresorption (Sekundärharn ca. 1500 ml- 1800ml/24 Std.)
- die täglich ausgeschiedene Urinmenge ist abhängig von der Flüssigkeitszufuhr, dem Flüssigkeitsverlust (Transpiration, Diarrhö), dem Filtrationsdruck (kolloidosmotischer Druck, Blutdruck), der hormonellen und nervösen Steuerung

Urin - Zusammensetzung
- Wasser (ca. 97%)
- stickstoffhaltige Schlacken (ca. 30 - 40 g / täglich), Harnstoff, Harnsäure, Kreatinin
- anorganische Substanzen (ca. 15 g / täglich), Kochsalz, Kalium, Ammoniak, Magnesium
- Harnfarbstoffe (Urobilinogen, Urobilin, Urochrome)
- Hormone
- Vitamine

Urinausscheidung

Urinmenge in 24 Stunden
- ca. 1500 - 1800 ml

Blasenentleerungen (= Miktionen)
- ca. 3 - 4 Miktionen / täglich

Harnmenge pro Blasenentleerung
- 250 - 500 ml pro Miktion

Harnkonzentration
- 1001 - 1030 spezifisches Gewicht

Harnreaktion
- schwach sauer (pH 6)

Harnfarbe
- hellgelb bis dunkelgelb, durchsichtig, klar

vermehrte Urinausscheidung (= Polyurie)
- über 2000 ml in 24 Stunden
- physiologische Ursachen
  - vermehrte Flüssigkeitsaufnahme
- pathologische Ursachen
  - Abusus von Diuretika
  - Diabetes mellitus
  - Diabetes insipidus
  - Schrumpfniere

Nykturie
- vermehrte, nächtliche Urinausscheidung
- physiologische Ursachen
  - übermäßige Flüssigkeitszufuhr am Abend
- pathologische Ursachen
  - Herzinsuffizienz

verminderte Urinausscheidung (= Oligurie)
- unter 500 ml in 24 Stunden
- physiologische Ursachen
  - verminderte Flüssigkeitsaufnahme
  - stark vermehrte Transpiration
- pathologische Ursachen
  - Erbrechen
  - Fieber mit starkem Flüssigkeitsverlust
  - Durchfälle
  - Blutverlust
  - Schock
  - Herzinsuffizienz
  - akute Glomerulonephritis

Anurie (fehlende Harnproduktion)
- weniger als 50 ml in 24 Stunden
- prärenale Ursachen
  - Schock
  - Hämolyse
- renale Ursachen
  - akute Glomerulonephritis
  - Intoxikationen
  - toxisch allergische Reaktionen

Urin-Farbveränderungen
wasserhell
- Ursachen: Polyurie

dunkelgelb bis bräunlich
- Ursachen: Oligurie

milchig homogene Trübung (Phosphaturie)
- Ausfall von Calcium- und Magnesiumphosphaten
- Ursachen: alkalische Kost, Alkalitherapie, Hungerzustände, längeres Stehenlassen des Urins

Uraturie (Ziegelmehlsediment)
- gelbrötlich, schnell sedimentierend
- physiologische Verfärbung durch Ausfall von harnsaurem Natrium und Kalium

Hämaturie (blutiger Urin)
- rötlich bis fleischfarbig getrübter Urin durch Blutbeimengungen
- Ursachen: Nieren- und Harnleitersteine, Operationen und Tumoren im Bereich der ableitenden Harnwege, hämorrhagische Diathese

Bilirubinurie
- bierbrauner Urin mit gelbem Schüttelschaum durch Bilirubinbeimengungen
- Ursachen: Hepatitis, Leberzirrhose, posthepatischer Ikterus

pH - Veränderungen
saurer Urin
- pH bis 4,8
  - Ursachen: eiweißreiche Kost
- pH unter 4,5
  - Ursachen: Fieber, Diarrhö, diabetische Azidose, maligne Prozesse mit gesteigertem Eiweißzerfall

alkalischer Urin
- pH bis 7,2
  - Ursachen: vegetarische Kost
- pH über 7,2
  - Ursachen: metabolische Alkalose, Infektionen der Nieren, Infektionen der ableitenden Harnwege

Harnkonzentration
spezifisches Gewicht
- normal = zwischen 1012 und 1025 (1,012 g /cm^3 - 1,025 g /cm^3)
- physiologische Schwankungen
  - zwischen 1001 und 1012 bei vermehrter Flüssigkeitszufuhr
  - zwischen 1025 und 1035 bei reduzierter Flüssigkeitsaufnahme oder vermehrtem Flüssigkeitsverlust (Schwitzen)
- pathologische Schwankungen
  - unter 1012 bei Diabetes insipidus
  - über 1035 bei erhöhtem Flüssigkeitsverlust (Diarrhö), bei Glukose im Urin, bei Eiweiß im Urin, bei Blut im Urin
- pathologische Veränderungen
  - Isosthenurie
    - gleichbleibende Harnkonzentration zwischen 1010 und 1012 unabhängig von der Flüssigkeitszufuhr
  - Hyposthenurie
    - ständig schwach konzentrierter Harn auch bei reduzierter Flüssigkeitszufuhr

Urinuntersuchungen
Eiweißnachweis
- Teststreifen
- Laboruntersuchungen

Zuckernachweis
- Teststreifen
- elektronische Messgeräte
- Laboruntersuchungen

Blutnachweis
- makroskopisch
- Teststreifen
- Laboruntersuchungen

Harnsediment
- Laboruntersuchungen

Bakteriennachweis
- Teststreifen
- Harnkultur
- Uricult-Verfahren

Durchführung
- Deckel ohne Kontamination öffnen und Agarflächen entnehmen
- Agarfläche (Nährboden) in den frisch gewonnenen Urin eintauchen (oder Urin aus sterilem Röhrchen über die Agarfläche schütten)
- Nährboden ohne Kontamination in das Röhrchen zurückgeben und verschließen
- ca. 24 Stunden im Brutkasten (34-37 Grad Celsius) bebrüten
- nach 24 Stunden Keimzahl ablesen
- eingetrocknete oder kontaminierte Nährböden dürfen nicht benutzt werden

Bestimmung des spezifischen Gewichts
- durch Urometer (Aräometer)
- Urometer sind geeicht auf 15 Grad Celsius (Urintemperatur)
- je nach 3 Grad Celsius Harntemperatur über 15 Grad Celsius muss ein Teilstrich zum abgelesenen spezifischen Gewicht hinzugezählt werden
- je nach 3 Grad Celsius Harntemperatur unter 15 Grad Celsius muss ein Teilstrich vom abgelesenen spezifischen Gewicht abgezählt werden

Miktionsstörungen

Pollakisurie
- häufiger Harndrang
- gehäufte Blasenentleerungen mit kleinen Harnportionen
- entzündliche, nervöse, hormonelle oder organische Entleerungsstörung
- Ursachen: Blasenentzündung, Blasensteine, Harnröhrenentzündung, Harnröhrenstriktur, Reizblase, Überlaufblase (Prostataadenom, Prostatakarzinom), Gravidität

Algurie
- schmerzhafte Harnentleerung
- Ursachen: Zystitis, Blasensteine, Urethritis

Dysurie (Strangurie)
- schmerzhafter Harndrang
- Ursachen: Blasenentzündung, Harnröhrenentzündung

Enuresis (Einnässen)
- unwillkürliche Blasenentleerung

Enuresis nocturna
- nächtliches Einnässen

Enuresis diurna
- Einnässen am Tag
- psychische Ursachen: empfundener Mangel, Trotzreaktion, Angst, Träume
- organische Ursachen: Missbildungen, Harnweginfektionen

Harnverhaltung
- komplette Harnverhaltung
  - Harn kann nicht aus der Blase entleert werden
- inkomplette Harnverhaltung
  - Harn kann nicht vollständig aus der Blase entleert werden
- mechanische Ursachen: Blasensteine, Blasendivertikel, Prostataadenome, Prostatatumoren, Urethrastrikturen, Phimose
- funktionelle Ursachen: Sphinkterhypertonie (Hirn- und Rückenmarktumoren Myelitis, Tabes dorsalis, Querschnittlähmung), psychische Störungen (Angst, Schamgefühl, ungewohnte Umgebung), Spasmen des inneren Blasenschließmuskels (postoperative Harnverhaltung)

Inkontinenz
- Unvermögen, den Harn willkürlich zurückzuhalten
- unwillkürlicher Harnabgang
- Blasenentleerung erfolgt unwillkürlich, reizlos und schmerzlos

Schweregrade der Harn-Inkontinenz

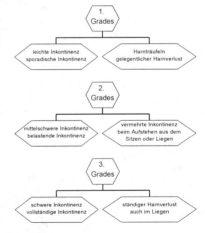

Ursachen:
- wahre Inkontinenz
- Aphasie des Blasenschließmuskels
- Drang-Inkontinenz
- Harnwegentzündung
- hypertone Reizblase

- Stressinkontinenz
  - Bindegewebsschwäche
  - Urinabgang beim Niesen, Husten, Heben
- neurogene Inkontinenz
  - Querschnittlähmung
  - zerebrale Störungen
  - Rückenmarkverletzungen
- psychogene Inkontinenz
  - Angst
  - Enuresis

III.19 Vaginale Ausscheidungen

Vaginalsekret
Scheidensekret besteht aus
- Exkreten der Zervixdrüsen
- Transsudat der Scheidenhaut (Scheidenschleimhaut besitzt keine Drüsen)
- Milchsäure - pH 4- (Glykogen der Vaginalhaut wird durch Fermente in Maltase und Dextrose gespalten und durch die "Döderlein-Bakterien" - Milchsäurebakterien- zu Milchsäure vergoren)

Farbe des Scheidensekrets
- weißlich

Konsistenz des Scheidensekrets
- pastenförmig

Aufgabe des Scheidensekrets
- das saure Scheidensekret verhindert das Aufsteigen pathogener Keime in die inneren Geschlechtsorgane

Fluor (Ausfluss)
- vermehrter Flüssigkeitsabfluß aus der Vagina, z.B. bei
  - Nervosität (vermehrte weißliche Sekretion der Vulvadrüsen)
  - Schwangerschaft (vermehrte farblose Transudation durch die Scheidenhaut)
  - Ektopie (vermehrte schleimige Sekretion der auswärtsgestülpten Zervixschleimhaut)
  - Vagina- und Uterusentzündungen (gelblichweiß bis grünlich-weiß)
  - Vagina- und Uteruskarzinome (bräunlich, eitrig)
  - Gonorrhö (eitrig)
  - Mykosen (weiß, juckend, brennend)
  - Trichomonaden (schaumig, übelriechend)

normale Zyklusblutungen
Zyklus
- Zeitraum vom Beginn einer Menstruation bis zum Einsetzen der nächsten Menstruation (ca. 28 Tage)

Menstruation (Menses, Periode, Tage, Regelblutung, Unwohl)
- Dauer ca. 5-6 Tage
- Menge des Menstruationsblutes ca. 50-90 ml (ungerinnbares Blut)

Menarche
- 1. Menstruation (ca. mit 12-13 Jahren)

Menopause
- Aufhören der Regelblutung im Klimakterium (ca. mit 45-55 Jahren)

Zyklusstörungen - Blutungsstörungen

Amenorrhö
- Fehlen oder Ausbleiben der Regelblutung
- physiologisch - Kindheit, Gravidität, Menopause und während der Laktation
- pathologisch - funktionell (z.B. durch Schock, Unfall, Infektionskrankheiten, Mangelernährung, Psychosen, Konflikt- und Notstandssituationen)
- pathologisch - organisch (z.B. bei Tumoren, Entzündungen und Verletzungen des Zwischenhirns, der Hypophyse, der Ovarien oder des Uterus; bei Aplasie und Atresie der Vagina oder des Uterus; bei Erkrankungen der Nebennierenrinde, Schilddrüse oder der Bauchspeicheldrüse)

Oligomenorrhö
- zu selten auftretende Regelblutung (Zyklusdauer über 31 Tage)
- z.B. bei Ovarialinsuffizienz (verlängerte Follikelreifungsphase)

Polymenorrhö
- zu häufig auftretende Regelblutung (Zyklusdauer unter 25 Tage)
- z.B. bei Ovarialinsuffizienz (verkürzte Follikelreifungsphase)

Hypomenorrhö
- zu schwache Regelblutung (Schmierblutung)
- z.B. nach Kürettage, Entbindung, zu Beginn des Klimakteriums, bei Endometrium-Tbc.

Hypermenorrhö
- zu starke Regelblutung
- z.B. bei Myomen, Polypen, Entzündungen, Hypertonie, Herzinsuffizienz, Thrombopathie, Hypoblasie des Uterus, Endometriose

Menorrhagie
- zu starke und zu lange Regelblutung
- z.B. bei Myomen, Polypen, Entzündungen, Hypertonie, Herzinsuffizienz, Thrombopathie, Hypoblasie des Uterus, Endometriose

Metrorrhagie
- azyklische Uterusblutungen
- z.B. bei Korpus-Karzinomen, Uterus-Myomen, Entzündungen, Ulzerationen, Traumen (Pessare)

III. Krankenbeobachtung

prämenstruelle Blutungen
- vor der Regelblutung auftretende Blutungen (Schmierblutungen)
- z.B. bei Korpusschleimhautpolypen, vorzeitigem Östrogenabfall

postmenstruelle Blutungen
- nach der Regelblutung auftretende Blutungen (Schmierblutungen)
- z.B. bei entzündlichen Prozessen des Uterus, submukösen Myomen

Ovulationsblutung (Mittelblutung)
- Blutung zwischen zwei Regelblutungen zum Zeitpunkt des Eisprungs
- durch Östrogenabfall

schwangerschaftsbedingte Blutungen
- z.B. durch Abort, Blasenmole, Extrauteringravidität, Placenta praevia, Plazentarpolypen

Dysmenorrhö
- mit Schmerzen auftretende Regelblutung
- z.B. bei Entzündungen, vegetativer Dystonie, hormonellen Störungen, Myomen, Polypen, Stenosen, Hypoplasie des Uterus, Endometriose

Lochien (Wochenfluss)
- Wochenfluss (Lochialsekret) besteht aus degenerierten Deziduazellen, Blutgerinnseln, Zervixschleim, Vaginalepithelien, Bakterien (infektiös)

Zeitraum nach der Entbindung	Bezeichnung	Aussehen (Farbe) und Beschaffenheit d. Lochien
ca. 1 Tag	Lochia rubra	rot - blutiges flüssiges Sekret, Reste von Fruchtwasser und Eihaut, evtl. von Lanugo - Behaarung
ca. 2 bis 3 Tage	Lochia rubra	blutiger Wochenfluss, flüssige Konsistenz evtl. mit Beimengungen (Eihautreste)
ca. 3 bis 5 Tage, evtl. bis 7 Tage	Lochia fuscia	bräunliche Verfärbung, enthält Blut, Blutbestandteile, geringe Bakterienansiedelung, weitgehend flüssig
5 bis 7 Tage, möglicherweise bis zu 14 Tagen	Lochia flava	Übergang zu braun - gelblicher Farbe, schmierige Konsistenz, Beimengung abgestoßener, nekrotischer Gewebereste, Fibrinfasern, Leukozyten, Bakterien
8 bis 14 Tage, evtl. bis zu 3 Wochen	Lochia alba	gelb - grau bis weißliche Farbe, abgestoßene Gewebereste (Wundheilung)
bis 4 Wochen	versiegende Lochien	helle Farbe

Lochiometra (Lochienstauung)
- Stauung des Wochenflusses im Uterus
- z.B. durch Verschluss des Muttermundes (Verlegung, Spasmus), Retroflexion des Uterus (übelriechender, stinkender Wochenfluss, Fieberanstieg)

Testfragen

1. **Atemnot wird bezeichnet als:**
   A ❏ Apnoe
   B ❏ Dyspnoe
   C ❏ Stridor

2. **Ordnen Sie den Hautturgorveränderungen die typischen Ursachen und Symptome zu:**
   1) kardiale Symptome
   2) langanhaltendes Erbrechen
   3) Durstfieber
   4) langanhaltende Durchfälle
   5) Haut lässt sich in Falten abheben
   6) renale und hepatogene Ursachen
   7) Nykturie
   8) Druck auf die Haut hinterlässt eine Delle
   A) Exsikkose
   B) Ödeme
   A..................B....................

3. **Ordnen Sie die Aussagen zur Pulsbeobachtung:**
   1) unregelmäßige Pulsschlagfolge
   2) Anzahl der Pulsschläge pro Minute
   3) Pulsbeschleunigung
   4) vorzeitig einfallender Sonderschlag
   5) Pulsverlangsamung
   A) Tachykardie
   B) Bradykardie
   C) Extrasystole
   D) Pulsfrequenz
   E) Arrhythmie
   A..........B..........C..........D..........E..........

4. **Ordnen Sie den Pulsveränderungen die typischen Symptome und Ursachen zu:**
   1) verlangsamter, gut gefüllter Puls bei Schädelinnendruckerhöhung
   2) Pulsbeschleunigung
   3) Pulsfrequenz steigt nicht mit der Körpertemperatur
   4) jeder Systole folgt eine Extrasystole
   5) Digitalisüberdosierung
   6) Typhus abdominalis
   7) Hirnblutung, Hirntumor, Hirnödem
   8) Schock
   9) Herzinsuffizienz
   A) Bigeminie
   B) Druckpuls
   C) Tachykardie
   D) relative Bradykardie
   A..........B..........C..........D..........

5. **Schmerz ist:**
   A ❏ ein Symptom
   B ❏ ein subjektives Empfinden
   C ❏ eine selbstständige Erkrankung
   D ❏ ein Anfangssymptom bei Karzinomen

---

1 B
2 A = 2, 3, 4, 5; B = 1, 6, 7, 8
3 A = 3; B = 5; C = 4; D = 2; E = 1
4 A = 4, 5; B = 1, 7; C = 2, 8, 9; D = 3, 6
5 A, B

6. Die seitliche Verbiegung der Wirbelsäule bezeichnet man als:
   A ☐ Skoliose
   B ☐ Lordose
   C ☐ Kyphose

7. Erbrechen ist:
   A ☐ eine Krankheit
   B ☐ immer die Folge von Magenerkrankungen
   C ☐ ein Symptom
   D ☐ ein wichtiges Symptom bei der Beobachtung von Schädelverletzten

8. Was ist ein Transsudat:
   A ☐ es ist ein Stauungserguss
   B ☐ es hat ein spezifisches Gewicht unter 1015
   C ☐ es entsteht nur bei entzündlichen Prozessen im Pleuraraum

9. Zyanose ist:
   A ☐ eine blau-rötliche Hautverfärbung bei Herzinsuffizienz
   B ☐ eine Minderdurchblutung der Haut
   C ☐ eine bösartige Erkrankung
   D ☐ der Ausdruck einer Zyankalivergiftung

10. Pulsdefizit ist:
    A ☐ eine plötzlich eintretende Bradykardie
    B ☐ eine plötzlich eintretende Tachykardie
    C ☐ eine respiratorische Arrhythmie
    D ☐ eine relative Bradykardie
    E ☐ die Nichtübereinstimmung zwischen Pulsfrequenz und Herzfrequenz

11. Anurie:
    A ☐ ist ein Versagen der Harnproduktion
    B ☐ ist eine Urinausscheidungsstörung durch die Blase
    C ☐ liegt vor bei Abnahme der Harnmenge unter 800 ml/die

12. Was ist ein Exsudat:
    A ☐ ein entzündlicher Erguss
    B ☐ ein Erguss, bei dem die Rivaltaprobe positiv ist
    C ☐ ein Erguss mit einem spezifischen Gewicht über 1015
    D ☐ ein Erguss mit einem spezifischen Gewicht unter 1015

13. Das spezifische Gewicht des Urins beträgt normalerweise:
    A ☐ 2002 - 2030
    B ☐ 2002 - 2009
    C ☐ 1020 - 1050
    D ☐ 1000 - 1008
    E ☐ 1015 - 1025

14. Was sind Ödeme:
    A ☐ Wasseransammlungen im Gewebe
    B ☐ Verfärbungen der Haut
    C ☐ Blutaustritte aus den Haargefäßen

15. Die normale Atemfrequenz beim Erwachsenen beträgt:
    A ☐ 32 - 30
    B ☐ 60 - 80
    C ☐ 16 - 20

16. Wie zählen Sie die Atemfrequenz bei einem Patienten:
    A ☐ bei Bewusstlosen die Hand auf das Sternum legen und die Hebung des Brustkorbes 1 Min. auszählen
    B ☐ den Puls zählen und durch 4 dividieren
    C ☐ bei wachen Patienten scheinbar den Puls zählen, jedoch 1 Min. die Atemzüge zählen
    D ☐ bei Bewusstlosen eine Hand flach auf die Magengrube, die andere Hand seitlich an den Rippenbogen legen und 1 Min. die Atemzüge zählen

17. Pro Minute atmet eine Normalperson:
    A ☐ 8000 ml Luft
    B ☐ 4000 ml Luft
    C ☐ 2000 ml Luft
    D ☐ 500 ml Luft

18. Das Fremdwort für Pulsbeschleunigung heißt:
    A ☐ Bradykardie
    B ☐ Hypotonie
    C ☐ Tachykardie
    D ☐ Tachypnoe
    E ☐ Hypertonie

19. Was versteht man unter Vitalkapazität:
    A ☐ die Gesamtmenge der Luft, die in einer Minute ein- und ausgeatmet wird
    B ☐ die Gesamtmenge der Luft, die bei maximaler Ein- oder Ausatmung befördert wird
    C ☐ die Gesamtmenge der in der Lunge befindlichen Luft

20. Turgor ist:
    A ☐ ein Ödem
    B ☐ ein Hautausschlag
    C ☐ die Blausucht
    D ☐ der Spannungszustand des Gewebes

21. Eine relative Bradykardie:
    A ☐ ist im Vergleich zur Atmung ein zu niedriger Puls
    B ☐ ist im Vergleich zur hohen Körpertemperatur ein zu niedriger Puls
    C ☐ ist ein zu schneller Puls im Verlauf einer Erkrankung
    D ☐ ist ein Puls bei einer Hypothyreose

---

6 A
7 C, D
8 A, B
9 A
10 E
11 A
12 A, B, C
13 E

14 A
15 C
16 C, D
17 A
18 C
19 B
20 D
21 B

III. Krankenbeobachtung

22. **Was versteht man unter Isosthenurie:**
    A ☐ die Ausscheidung von hoch konzentriertem Urin (ca. 1030)
    B ☐ die Ausscheidung von schwach konzentriertem Urin (um 1002)
    C ☐ die Ausscheidung von Urin mit gleichbleibendem spezifischem Gewicht (um 1008 - 1012)
    D ☐ eine krankhaft vermehrte Urinausscheidung über 2000 ml/Tag

23. **Das Fremdwort für einen hohen Blutdruck heißt:**
    A ☐ Hypotonie
    B ☐ Hypertonie
    C ☐ Tachykardie
    D ☐ Hyperthermie

24. **Die typischen Schocksymptome sind:**
    A ☐ Blässe
    B ☐ Bradykardie
    C ☐ Tachykardie
    D ☐ Hyperthermie
    E ☐ Hypotonie
    F ☐ kalter, klebriger Schweiß
    G ☐ Hypertonie

25. **Umfangmessungen sind erforderlich bei:**
    A ☐ Adipositas
    B ☐ Gelenkentzündungen
    C ☐ Kontraktur
    D ☐ Verdacht auf Milzruptur
    E ☐ Diuretika-Verabreichung

26. **Unter subfebriler Temperatur versteht man:**
    A ☐ eine Temperatur: 37,1°C bis 37,5°C axillar gemessen
    B ☐ eine Temperatur: 37,5°C bis 38,0°C rectal gemessen
    C ☐ eine Temperatur: 36,1°C bis 37,0°C rectal gemessen
    D ☐ eine Temperatur: unter 36,0°C rectal gemessen
    E ☐ ein künstlich erzeugtes Fieber zu Heilzwecken
    F ☐ eine künstlich erzeugte Unterkühlung des Körpers

27. **Der Schüttelfrost:**
    A ☐ ist ein Zeichen für einen plötzlichen Fieberanstieg
    B ☐ ist ein Zeichen für einen kritischen Fieberabfall
    C ☐ tritt oft im Zusammenhang mit septischen Temperaturen auf
    D ☐ ist ein Begleitsymptom des Druckpulses

28. **Ursachen der Bradykardie:**
    A ☐ totaler AV-Block
    B ☐ beginnende Urämie
    C ☐ Schädelinnendruckerhöhung
    D ☐ Endokarditis lenta
    E ☐ Digitalisüberdosierung

29. **Worüber gibt die Messmethode nach Riva-Rocci Auskunft:**
    A ☐ über den Kapillardruck
    B ☐ über den Blutdruck in den großen Venen
    C ☐ über den Sauerstoffdruck in den großen Arterien
    D ☐ über den arteriellen Blutdruck

30. **Welche Symptome weisen auf ein epidurales Hämatom hin:**
    A ☐ Druckpuls
    B ☐ Übelkeit und Erbrechen
    C ☐ Bewusstlosigkeit mit freiem Intervall
    D ☐ Brillenhämatom
    E ☐ Streckkrämpfe

31. **Blutungsquelle bei Teerstuhl:**
    A ☐ nur ein Magengeschwür
    B ☐ Blutung aus dem Dickdarm
    C ☐ Blutung aus dem Verdauungskanal oberhalb des Magens, im Magen, im magennahen Dünndarm
    D ☐ ausschließlich Ösophagusvarizen, Magenkarzinom oder Magengeschwür

32. **Blutigen Auswurf findet man bei:**
    A ☐ Lungeninfarkt
    B ☐ Tuberkulose
    C ☐ Bronchialkarzinom
    D ☐ Rechtsherzinsuffizienz

33. **Was versteht man unter einer Extrasystole:**
    A ☐ einen schnellen Herzschlag
    B ☐ einen vorzeitig einfallenden Sonderschlag
    C ☐ einen erhöhten Blutdruck
    D ☐ einen unregelmäßigen Herzschlag
    E ☐ einen verlangsamten Herzschlag

34. **Ordnen Sie die Aussagen dem jeweiligen Atemtyp zu:**
    1) große, tiefe, stoßweise Atmung, unterbrochen durch lange Atempausen
    2) langsame, große, vertiefte, regelmäßige Atmung
    3) an- und abschwellende Atmung mit Atempause
    4) Körper versucht eine Übersäuerung durch vermehrtes Abatmen von Kohlendioxid zu reduzieren, z.B. bei urämischem- und diabetischem Koma
    5) entsteht bei schweren Schädigungen des Atemzentrums, z.B. durch chronischen Sauerstoffmangel
    6) meningitische Atmung z.B. bei Meningitis, Hirntumor, Hirndruckerhöhung
    A) Kussmaul - Atmung
    B) Cheyne-Stokes - Atmung
    C) Biot - Atmung
    A.................B...................C...................

22 C
23 B
24 A, C, E, F
25 B, D, E
26 A, B
27 A, C
28 A, C, E

29 D
30 A, C
31 C
32 A, B, C
33 B
34 A = 2, 4; B = 3, 5; C = 1, 6

III. Krankenbeobachtung

35. **Verlauf der Cheyne-Stokes-Atmung:**
    A ☐ regelmäßig, vertieft und beschleunigt
    B ☐ an- und abschwellend mit Pausen
    C ☐ gleichmäßig und flach mit Pausen
    D ☐ Schnappatmung mit Pausen

36. **Zeichen des Druckpulses:**
    A ☐ Pulsfrequenz schnell abfallend
    B ☐ Puls drückend und tachykard
    C ☐ Puls voll gespannt und bradykard

37. **Schmerzhaften Stuhldrang, einhergehend mit fehlender oder geringer Entleerung, bezeichnet man als:**
    A ☐ Meteorismus
    B ☐ Tenesmus
    C ☐ Diarrhö
    D ☐ Obstipation

38. **Ordnen Sie den Atemveränderungen die jeweils verursachenden Erkrankungen und Symptome zu:**
    1) Quincke-Ödem
    2) Struma
    3) Laryngospasmus
    4) Emphysem
    5) Diphtherie
    6) Asthma bronchiale
    7) erschwerte, verlängerte Ausatmung
    8) erschwerte, verlängerte Einatmung
    A) inspiratorische Dyspnoe
    B) exspiratorische Dyspnoe
    A................B........................

39. **Welche subjektiven Beschwerden schildert ein Patient bei Obstipation:**
    A ☐ Halsschmerzen
    B ☐ Kopfschmerzen
    C ☐ Appetitlosigkeit
    D ☐ Heißhunger
    E ☐ Völlegefühl

40. **Ordnen Sie den Hautveränderungen (Effloreszenzen) die richtige Beschreibung zu:**
    1) nadelstichartige Hautblutungen
    2) blaurötliche bis gelblichweiße Streifen
    3) streifenförmige Kontinuitätstrennungen an den Übergangsstellen zwischen Haut und Schleimhaut
    4) sternförmige arterielle Gefäßerweiterung
    5) entzündliche Reizödeme, die vom Gefäßsystem ausgehen
    A) Petechien
    B) Rhagaden
    C) Spider naevus
    D) Striae
    E) Urtica
    A..........B..........C..........D..........E..........

41. **Für welche Erkrankung ist eine auffallend glatte Zunge charakteristisch:**
    A ☐ für eine Leberzirrhose
    B ☐ für eine chronische myeloische Leukämie
    C ☐ für eine akute Gastritis
    D ☐ für eine perniziöse Anämie

42. **Typische Schon- oder Zwangslagen werden beobachtet bei:**
    A ☐ Patienten mit Pleuritis (liegen auf der erkrankten Seite)
    B ☐ Patienten mit gebrochenen Extremitäten (halten diese in Schonstellung)
    C ☐ Patienten mit akuter Appendizitis (ziehen die Beine an)
    D ☐ Patienten mit Atemnot (liegen flach im Bett)

43. **Beim intermittierenden Fieberverlauf:**
    A ☐ erfolgt der Fieberanstieg oft mit Schüttelfrost
    B ☐ ist die Körpertemperatur anhaltend hoch
    C ☐ wechselt Fieber mit fieberfreien Intervallen
    D ☐ beträgt die Tagesdifferenz weniger als 1 Grad Celsius

44. **Kalter, klebriger Schweiß:**
    A ☐ ist typisch bei raschem Fieberabfall
    B ☐ kann auf vegetative Störungen oder Schock hinweisen
    C ☐ ist meistens über den ganzen Körper verteilt
    D ☐ ist normal bei hohen Außentemperaturen

45. **Ein somnolenter Patient:**
    A ☐ spricht auf äußere Reize nicht an
    B ☐ liegt in einem stoffwechselbedingten Koma
    C ☐ ist leicht in seiner Bewusstseinslage getrübt
    D ☐ reagiert langsam, kann aber einfache Fragen beantworten

46. **Schleimiges Sputum:**
    A ☐ ist typisch für ein Lungenödem
    B ☐ ist durchscheinend und von fadenziehender Konsistenz
    C ☐ ist grob- oder feinblasig schaumig
    D ☐ ist häufig bei Bronchitiden zu beobachten

47. **Ein Druckpuls tritt auf bei:**
    A ☐ Leistungssportlern
    B ☐ einer Erhöhung des systolischen Blutdrucks
    C ☐ einem erhöhten Hirndruck
    D ☐ einer Erhöhung des systolischen und diastolischen Blutdrucks

48. **Teerstühle treten auf:**
    A ☐ bei einer Magenblutung
    B ☐ bei Typhus abdominalis
    C ☐ bei Enteritis infectiosa
    D ☐ bei Colitis ulcerosa

---

35 B
36 C
37 B
38 A = 1, 2, 3, 5, 8; B = 4, 6, 7
39 B, C, E
40 A = 1; B = 3; C = 4; D = 2; E = 5

41 D
42 A, B, C
43 A, C
44 B
45 C, D
46 B, D
47 C
48 A

49. **Ordnen Sie die Definitionen den Begriffen über die Bewusstseinslage zu:**
    1) tiefe Bewusstlosigkeit, keine Schmerzreaktion, Erlöschen aller oder einzelner Reflexe
    2) zeitliche oder inhaltliche Gedächtnislücke z.B. retrograd nach Schädel-Hirn-Traumen
    3) leichter Grad der Bewusstseinsstörung, erschwerte Orientierung, unpräzise Reaktionen
    4) Bewusstseinsstörung stärkeren Grades, nur stärkste Reize lösen Reaktionen aus
    5) krankhafte Schläfrigkeit, durch äußere Reize weckbar
    6) leichte Bewusstlosigkeit, durch äußere Reize nicht weckbar, erhaltene Reflexe
    A) Benommenheit
    B) Somnolenz
    C) Sopor
    D) Präkoma
    E) Koma
    F) Amnesie
    A........B........C........D........E........F........

50. **Adams-Stokes-Anfälle werden verursacht durch:**
    A ❏ Hyperkalzämie
    B ❏ einen plötzlich absinkenden Blutzuckerspiegel
    C ❏ eine Narbenbildung nach einer Hirnverletzung
    D ❏ eine Störung der Erregungsleitung des Herzens

51. **Als atonisches Erbrechen bezeichnet man:**
    A ❏ Koterbrechen, z.B. bei Darmverschluss
    B ❏ sehr starkes, häufiges Erbrechen
    C ❏ explosionsartiges Erbrechen im Schwall
    D ❏ schlaffes Erbrechen

52. **Der diffuse Schmerz ist ein:**
    A ❏ örtlich begrenzter Schmerz
    B ❏ ausstrahlender Schmerz ohne Abgrenzung
    C ❏ kolikartiger Schmerz

53. **Was versteht man unter dem "Kussmaul-Atemtypus":**
    A ❏ eine tiefe Ein- und Ausatmung mit langen Pausen
    B ❏ einen normalen Atemtypus
    C ❏ eine oberflächliche Atmung
    D ❏ eine tiefe Ein- und Ausatmung ohne Päuse

54. **Eine Digitalisüberdosierung ist gekennzeichnet durch:**
    A ❏ Verstopfung oder Durchfall, dunklen Stuhl, Meteorismus
    B ❏ Pulsbeschleunigung, Blutdruckerhöhung, starkes Schwitzen
    C ❏ einen verlangsamten bis stark verlangsamten Puls, Erbrechen, Zyanose
    D ❏ Ohrenklingeln, Stirnkopfschmerzen, Taubheit

55. **Ordnen Sie den Stuhlveränderungen ihre Ursachen zu:**
    1) Hämorrhoiden, Tumoren im Rektum oder Analbereich
    2) Typhus
    3) Stenosen, Strikturen im Enddarm
    4) Blutungen im absteigenden Dickdarmbereich
    5) akute Hepatitis, mechanischer Ikterus
    6) Magengeschwür, Zwölffingerdarmgeschwür, Magenkarzinom
    A) erbsbreiähnlicher Stuhl
    B) bleistiftförmiger Stuhl
    C) grau-lehmfarbener Stuhl
    D) schwarzer Stuhl (Melaena)
    E) rote, hellblutige Stuhlauflage
    F) rotbraun marmorierter Stuhl
    A........B........C........D........E........F........

56. **Ordnen Sie die Fieberzeichen zu:**
    1) Durst, Appetitlosigkeit
    2) Kopfschmerzen, Gliederschmerzen
    3) Temperaturerhöhung
    4) frösteln
    5) Tachykardie, Tachypnoe
    6) Oligurie
    A) subjektive Fieberzeichen
    B) objektive Fieberzeichen
    A........B........

57. **Ordnen Sie die Definitionen zu:**
    1) vermehrte Urinausscheidung
    2) häufiger Harndrang, gehäufte Miktion
    3) fehlende Urinausscheidung
    4) vermehrte nächtliche Urinausscheidung
    5) schmerzhafte Harnentleerung
    6) verminderte Urinausscheidung
    7) unwillkürliche Blasenentleerung (Einnässen)
    A) Pollakisurie
    B) Algurie
    C) Enuresis
    D) Polyurie
    E) Oligurie
    F) Anurie
    G) Nykturie
    A........B........C........D........E........F........G........

58. **Ursachen einer Pupillenweitstellung:**
    A ❏ chronischer Morphinismus
    B ❏ Reaktion auf Atropingabe
    C ❏ ein Narkosezwischenfall
    D ❏ Reaktion auf starken Lichteinfall

59. **Die Aura ist:**
    A ❏ eine Augenbindehautentzündung
    B ❏ ein Vorstadium des Windpockenexanthems
    C ❏ ein Vorstadium des epileptischen Anfalls
    D ❏ eine Druckerhöhung in den Augen

---

49 A = 3; B = 5; C = 4; D = 6; E = 1; F = 2
50 D
51 D
52 B
53 D
54 C

55 A = 2; B = 3; C = 5; D = 6; E = 1; F = 4
56 A = 1, 2, 4; B = 3, 5, 6
57 A = 2; B = 5; C = 7; D = 1; E = 6; F = 3; G = 4
58 B, C
59 C

60. **Farbveränderungen des Stuhls treten auf:**
    A ☐ durch eine Magenschonkost
    B ☐ durch Karotten
    C ☐ durch eine kohlenhydratreiche Kost
    D ☐ durch Frauenmilch
    E ☐ durch Blut
    F ☐ durch Fehlen von Gallenfarbstoffen
    G ☐ durch eine reine Milchdiät
    H ☐ durch Eisenpräparate

61. **Was gehört zu den abnormen Beimengungen des Stuhls:**
    A ☐ Kolibakterien
    B ☐ Würmer
    C ☐ Verdauungsfermente
    D ☐ Epithelzellen
    E ☐ Eiterbeimengungen
    F ☐ Muskelfasern

62. **Wann findet man eine belegte Zunge vor:**
    A ☐ bei fast allen fieberhaften Erkrankungen
    B ☐ bei einer perniziösen Anämie
    C ☐ bei Magen-Darm-Erkrankungen
    D ☐ bei hämorrhagischer Diathese

63. **Ordnen Sie die Zyklusstörungen zu:**
    1) mit Schmerzen auftretende Regelblutung
    2) Blutungen zwischen zwei Regelblutungen
    3) zu starke Regelblutung
    4) zu selten auftretende Regelblutung
    5) Fehlen oder Ausbleiben der Regelblutung
    6) zu häufig auftretende Regelblutung
    A) Amenorrhö
    B) Oligomenorrhö
    C) Hypermenorrhö
    D) Polymenorrhö
    E) Ovulationsblutungen
    F) Dysmenorrhö
    A........B........C........D........E........F........

64. **Ordnen Sie die Aussagen zu:**
    1) blutig-roter Wochenfluss
    2) gelblicher Wochenfluss
    3) klarer-schleimiger Wochenfluss
    4) braun-schwarzer Wochenfluss
    5) ca. 4.-8. Tag nach der Entbindung
    6) in den ersten 3-4 Tagen nach der Entbindung
    7) ca. 2.-6. Woche nach der Entbindung
    8) ca. 8.-14. Tag nach der Entbindung
    A) Lochia rubra
    B) Lochia sanguinolenta
    C) Lochia flawa
    D) Lochia alba
    A........B........C........D........

65. **Acetongeruch im Atem des Patienten ist hinweisend auf:**
    A ☐ einen Hungerzustand
    B ☐ einen Fäulnisvorgang im Darm
    C ☐ ein hypoglykämisches Koma
    D ☐ ein hyperglykämisches Koma

66. **Wann befinden sich Frischblutbeimengungen im Stuhl:**
    A ☐ bei einem Magengeschwür
    B ☐ bei einem Rektumkarzinom
    C ☐ bei der Leberzirrhose
    D ☐ bei der Amöbenruhr
    E ☐ bei der Colitis ulcerosa

67. **Ordnen Sie die Beschreibungen den aufgeführten Schmerzarten zu:**
    1) anfallsweise auftretend
    2) bohrend, reißend, brennend
    3) diffus, wellenförmig
    4) schmerzfreie Intervalle möglich
    5) oftmals von Erbrechen begleitet
    A) Kolik
    B) Neuralgie
    A...............B...............

68. **Zeichen für einen beginnenden Dekubitus:**
    A ☐ hohe Temperaturen
    B ☐ eine Gelbverfärbung der Haut
    C ☐ ein Gewebezerfall
    D ☐ eine Rötung der Haut
    E ☐ eine Eiterung der gefährdeten Stellen

69. **Hinweise auf eine innere Blutung sind:**
    A ☐ Schweißausbruch
    B ☐ Pulsverlangsamung
    C ☐ zunehmende Pulsbeschleunigung
    D ☐ unregelmäßiger Puls

70. **Ordnen Sie die Aussagen den Begriffen aus der Hautbeobachtung zu:**
    1) Gelbverfärbung der Haut
    2) blaurote Verfärbung der Haut
    3) Wasseransammlung im Gewebe
    4) Hautrötung durch Gefäßweitstellung
    5) Austrocknung, reduzierter Hautspannungszustand
    6) Hautblässe durch Gefäßengstellung
    7) Spannungszustand der Haut
    A) Hautturgor
    B) Exsikkose
    C) Ödeme
    D) Ikterus
    E) Zyanose
    F) Hyperämie
    G) Hypoämie
    A........B........C........D........E........F........G........

71. **Das Blut, das dem Stuhl aufliegt, stammt:**
    A ☐ aus den Hämorrhoiden
    B ☐ aus der Speiseröhre
    C ☐ aus dem Magen
    D ☐ aus dem Zwölffingerdarm
    E ☐ aus dem Dickdarm-Rektum

72. **Lehmfarbiger Stuhl wird beobachtet bei:**
    A ☐ einseitiger Kohlenhydraternährung
    B ☐ einseitiger Eiweißernährung
    C ☐ dem Fehlen von Gallensaft
    D ☐ dem Fehlen von Pankreassekret

---

60 B, E, F, G, H
61 B, E, F
62 A, C
63 A = 5; B = 4; C = 3; D = 6; E = 2; F = 1
64 A = 1, 3; B = 4, 5; C = 2, 8; D = 3, 7
65 A, D
66 B, D, E
67 A = 3, 4, 5; B = 1, 2, 4
68 D
69 A, C
70 A = 7; B = 5; C = 3; D = 1; E = 2; F = 4; G = 6
71 A, E
72 C

Repetitorium IV
Prophylaxen

IV.1 Allgemeines

- **Prophylaxe** (Vorbeugung) zusammengesetzt aus dem Lateinischen und dem Griechischen: sich vor etwas hüten, beschützen, Wache halten vor...
- Gesamtheit aller Maßnahmen, die der Verhütung von Krankheit oder deren Folgen dienen
- Prophylaxe bezieht sich auf den medizinischen, pflegerischen und sozialhygienischen Bereich
- **medizinische Prophylaxe** beinhaltet z.B. Vorsorgeuntersuchungen, Schutzimpfungen, medikamentöse Therapie zur Verhinderung best. Erkrankungen u.Ä.
- **sozialhygienische Prophylaxen** zielen auf eine Lebensführung ab, die zur Verhütung gesellschafts- und umweltbedingter Störungen und Erkrankungen beiträgt sowie Störungen verhindert, die sich aus der Lebenssituation im sozialen Umfeld ergeben; Maßnahmen sind z.B.
  - Stressvermeidung
  - Verhindern psychischer Störungen durch Überlastung, Vereinsamung u.Ä.
  - Verhüten von Infektionen durch Einhalten von Hygienemaßnahmen
  - Verhindern einer Ansteckung mit Geschlechtskrankheiten, Seuchen
  - Verhüten v. Nikotin-, Alkoholabusus und dessen Folgen und anderer Suchterkrankungen
  - Bekämpfung typischer Zivilisationskrankheiten, wie z.B. Übergewicht und dessen Folgen (Stoffwechselstörungen, Arteriosklerose,...)
  - Einhalten einer gesunden Lebensweise (ausgewogene, gesunde Ernährung, ausreichende Bewegung, Vermeiden von Umweltgiften u.Ä.)
- **Prophylaxe im pflegerischen Bereich** zielt v.a. auf die Verhütung von Folgeerkrankungen bei Immobilität (Bewegungseinschränkung, Bettlägerigkeit,...) und allg. Abwehrschwäche von Pflegebedürftigen ab.
  Prophylaxen sind z.B.
  - Pneumonieprophylaxe zur Verhütung einer Lungenentzündung bei flacher Atmung d. Bettlägerigen
  - Dekubitusprophylaxe zur Vermeidung von Druckschäden der Haut bei fehlender Druckentlastung immobiler Personen
  - Thromboseprophylaxe mit dem Ziel, die Blutgerinnselbildung im Gefäßsystem bei Bewegungsmangel zu verhindern und die Emboliegefahr zu minimieren
  - Kontrakturenprophylaxe zur Verhütung einer Gelenkfehlstellung durch Versteifung bei fehlender Gelenkbewegung (z.B. nach Operation einer Extremität, bei Immobilität,...)
  - Obstipationsprophylaxe zur Verhinderung einer Stuhlverstopfung bei fehlender Bewegung
  - Allg. Infektionsprophylaxe zur Verhütung von *Nosokomialinfektionen* (krankenhausbedingte Infektion, Ansteckung mit verschleppten Krankenhauskeimen) bei abwehrgeschwächten Pflegebedürftigen
  - Soor- und Parotitisprophylaxe zur Verhütung einer Pilzinfektion im Bereich der Mundschleimhaut, zur Vermeidung einer Ohrspeicheldrüsenentzündung
  - Wundinfektionsprophylaxe zur Vermeidung von Entzündungen im Bereich offener Wunden und deren Folgen (Wundheilungsstörungen, verzögerte Wundheilung, Funktionseinschränkung,...)
  - Zystitis-, Urethritisprophylaxe zur Verhütung einer Infektion im Bereich der ableitenden Harnwege (Harnblasen-, Harnröhreninfektion)
  - Intertrigo - Prophylaxe zur Verhütung des Wundreibens und der Keimbesiedelung in Hautfalten
  - Hospitalismusprophylaxe mit dem Ziel, psychische Störungen durch den Krankenhausaufenthalt bei Pflegebedürftigen zu verhindern
  - Aspirationsprophylaxe bei Personen mit Atemstörungen, fehlender Spontanatmung oder fehlendem Schluck- und Schutzreflexen zur Verhütung der Einatmung von Flüssigkeit oder Fremdkörpern in die Lunge und deren Folgen (Verlegung der Atemwege, Lungenverletzung, -entzündung,...)
  - Sturzprophylaxe zur Verhinderung von Stürzen und deren Folgen bei Personen mit Mobilitätseinschränkungen, mit Bewegungsunsicherheit und Unselbstständigkeit sowie Beseitigung von Gefahren, die Stürze provozieren

IV.2 Prophylaxenformen

AIDS-Prophylaxe

Zum Schutz vor Kontamination gelten für das Pflegepersonal die nachfolgenden Richtlinien der Bundeszentrale für gesundheitliche Aufklärung
- **Halten Sie sich prinzipiell an die Regeln**, die Ihnen vom Umgang mit Patienten, die Überträger einer **Hepatitis B** sein können
- Beugen Sie Verletzungen durch Kanülen, Skalpelle und andere scharfe Instrumente vor
- Versuchen Sie nicht, benutzte Kanülen oder andere scharfe Gegenstände in die Schutzkappen zurückzustecken, zu verbiegen, zu knicken oder sonst von Hand zu manipulieren
- Werfen Sie scharfe Gegenstände sobald wie möglich nach Gebrauch in feste Entsorgungsbehälter
- **Schützen Sie Verletzungen** (auch kleine!) immer durch einen entsprechenden Verband vor Kontakt mit fremden Körperflüssigkeiten
- **Tragen Sie routinemäßig Handschuhe**, wenn Sie mit infektiösem Material (Blut, Stuhl, Urin, Sputum) umgehen oder mit Schleimhäuten Kontakt haben
- Benutzen Sie soviel wie möglich **Einmalartikel** bei der medizinischen Versorgung der Patienten
- **Beseitigen Sie Verunreinigungen von Flächen** (Fußboden, Inventar) **mit infektiösem Material sofort** (erst desinfizieren, dann reinigen)
- Personen mit **Dermatitis** oder **Hautläsionen** sollten bei invasiven Eingriffen, in direktem Kontakt mit Patienten und an medizinischen Geräten nicht tätig sein
- **Tragen Sie einen Mundschutz und evtl. eine Schutzbrille**, wenn die Gefahr der Aerosolbildung besteht oder wenn mit spritzenden Körperflüssigkeiten (Blut) gerechnet werden muss
- **Vermeiden Sie eine Mund-zu-Mund-Beatmung**
- **Kennzeichnen Sie entsprechendes Untersuchungsmaterial** als infektiös und benutzen Sie sachgemäße doppelwandige, unzerbrechliche Versandbehälter
- halten Sie die im Krankenhaus vorgeschriebenen **Regeln der Instrumentendesinfektion** ein
- **Pipettieren Sie niemals mit dem Mund**
- **Sofortmaßnahmen bei Kontakt mit infektiösem Material**:
  - Hautkontakt bei unverletzter Haut: Desinfizieren Sie die entsprechenden Hautbezirke mit einem anerkannten viruswirksamen Hautdesinfektionsmittel oder 70 - 85 vol.%igem Alkohol
  - Verletzungen, bei denen infektiöse Körperflüssigkeiten in die Wunde gelangt sein könnten (u.a. Stichverletzungen mit infektiöser Kanüle): Desinfizieren Sie die Wunde sofort mit einem viruswirksamen Desinfektionsmittel (z.B. PVP-Jod enthaltende Haut- und Wunddesinfektionsmittel); für kleine Verletzungen kann auch 70 - 85 vol.%iger Alkohol verwendet werden (kleine Blutungen fördern, nicht stillen, da sie reinigende Wirkung haben)! Den Vorfall als Berufsunfall melden (als spezielle arbeitsmedizinische Vorsorge sollte ein HIV-Test sofort und nach 6 Wochen sowie nach vier, sechs und zwölf Monaten durchgeführt werden)
- **Sexualhygiene:** Verwendung eines Kondoms

Anaphylaxieprophylaxe

Anaphylaxie
- sofort auftretende Überempfindlichkeitsreaktion des Körpers bei erneutem Kontakt mit einem *spezifischen Antigen* (Fremdsubstanz), welches bei Erstkontakt eine *Antikörperbildung* (Abwehr des Körpers) hervorgerufen hat.

Maßnahmen
- Gabe von Arzneimitteln, die allergische Reaktionen dämpfen, vor dem Verabreichen von Substanzen, die bekanntermaßen häufig anaphylaktische Reaktionen auslösen

Vorbereitung - Notfallset
- Vorbereiten eines Notfallsets für den Patienten, bei dem eine anaphylaktische Reaktion zu erwarten ist, z.B. bei bestimmten *Allergietests* (bei intravenöser Testung von Medikamenten, Kontrastmitteln, Insektengiften u.Ä.) oder *Desensibilisierungsbehandlung* (Gewöhnung an die Substanz)
- das Set beinhaltet: Adrenalin, Antihistamin, Cortison
- der Patient erhält einen venösen Zugang in Form einer *Venenverweilkanüle* (Plastikkanüle), um ggf. sofort Medikamente verabreichen zu können; i.d.R. wird eine Infusion (Kochsalzlösung o.Ä.) angelegt, in die im Notfall auch Medikamente eingespritzt u. infundiert werden können

Antibiotikaprophylaxe, perioperative

- Infektionsschutz des Patienten während eines chirurgischen Eingriffes und in der postoperativen Phase
- die erste Antibiotikagabe erfolgt etwa 1 Std. vor OP.- Beginn mit der Prämedikation bzw. während des Eingriffes und wird nach der Operation fortgesetzt
- Durchführung i.d.R. bei vorhandenen Infektionen (entzündliche Darmerkrankungen, Darmperforation, Osteitis,...) oder bei erhöhter Infektionsgefahr (Eingriffe am Darm, z.B. Anus praeter-Anlage, offene, verunreinigte Verletzungen, bei Operationen am Herzen, wie z.B. Herzklappen - Op. u.a.)

Aspirationsprophylaxe

Maßnahmen zur Verhinderung einer Aspiration
- **bei bewusstlosen Personen:** Lagerung in stabiler Seitenlage
  - tiefe, in Richtung Boden geneigte Lagerung des Kopfes, damit Sekrete (Erbrochenes u.Ä.) abfließen können
  - Säubern des Mund - Rachen - Raumes
  - falls Tubus u. Absaugvorrichtung vorhanden, Rückenlage, Kopf überstrecken, Tubus einlegen und absaugen
- **präoperativ:** mindestens 6-stündige Flüssigkeits- und Nahrungskarenz vor Operationsbeginn
  - bei Notfalleingriffen und einzelnen Bauchoperationen (bei Peritonitis, Ileus) Mageninhalt über Magensonde absaugen
  - Information des zuständigen OP - Personals (Intubationsnarkose notwendig, Narkoseeinleitung mit manueller Aspirationsprophylaxe)

Bronchitis- und Pneumonieprophylaxe

Zweck der Bronchitis- und Pneumonie- Prophylaxe
- Vorbeugende Maßnahmen zur Verhinderung einer Pneumonie

Definitionen
Bronchitis
- akute oder chronische Entzündung der Bronchialschleimhaut.

Pneumonie
- a) akut oder chronisch verlaufende Entzündungen der Lunge mit vorwiegendem Befall des Alveolarraumes (lobäre P., segmentale P., kruppöse P., Bronchopneumonien)
- b) akut oder chronisch verlaufende Entzündungen der Lunge mit vorwiegendem Befall des Interstitiums

Risikopatienten
- Raucher, Menschen mit Vorerkrankungen der Atemwege oder mit Herzerkrankungen, mit Schonatmung, mit Abwehrschwäche, sowie bewusstlose, frischoperierte, beatmete, gelähmte und schwerstkranke Patienten. Die Pneumoniegefährdung kann anhand einer Atemskala ermittelt werden

Ziele der Prophylaxe
- Vermeidung einer Sekretanhäufung, Verbesserung der Lungenventilation, Verhütung krankhafter Veränderungen der Atemwege, Verbesserung des Atemvolumens

Möglichkeiten der Prophylaxe
- (Früh)Mobilisation
- atemunterstützende Lagerung (Oberkörperhochlagerung, Seitenlage, Halbmondlage, Dehnlage, V - Lagerung, A - Lagerung, T - Lagerung, 135 - Grad - Lagerung)
- Abreiben und Abklopfen (atemstimulierende Einreibungen, Erzeugung einer örtlichen Hyperämie, Vibrationsmassage, Abklopfen des Thorax)
- Atemübungen (tiefes Durchatmen, Totraumvergrößerung, Ausatmen gegen Widerstand, Triflo - Atemtrainer, SMI-Trainer, Lippenbremse)
- Verhinderung einer Aspiration (Unterstützung beim Abhusten, Schlucktraining, Absaugen)
- Raucherentwöhnung
- Inhalationsbehandlung

Credé - Prophylaxe

- Maßnahme (nach gesetzlicher Vorschrift) zur Verhinderung einer gonorrhoischen Konjunktivitis (durch Tripper - Erreger hervorgerufene Bindehautentzündung) bei Neugeborenen
- durch den infizierten Geburtskanal der Mutter kann die Gonokokken - Infektion auf die Bindehaut des Kindes übertragen werden (Gonoblennorrhö)
- zur Prophylaxe wird je 1 Tropfen 1%ige $Ag\ NO_3$ Lösung (Argentum nitricum = Silbernitrat) in jedes Auge eingetropft

Dekubitusprophylaxe

Zweck der Dekubitusprophylaxe
- Vermeidung von Gewebsschäden (bei langfristiger Druckbelastung)

- Verhinderung von Hautschäden (bei Veränderungen des äußeren Milieus)

Definitionen
Dekubitus
- Druckstellen durch zu langes Aufliegen oder durch unsachgemäße Druckentlastung

gefährdete Körperregionen
- Hinterkopf, Schulterblätter, Ellenbogengelenke, Dornfortsätze der Wirbelsäule, Kreuzbein, Darmbeine, Sitzbeine, Kniegelenke, Fußknöchel, Fersen

dekubitusgefährdete Patientengruppen
- adipöse Patienten, kachektische Patienten, gelähmte Patienten, bewusstlose Patienten, frischoperierte Patienten, sensibilitätsgestörte Patienten, inkontinente Patienten, Patienten mit Durchblutungsstörungen, Patienten mit Gipsverbänden, Patienten mit Schienenverbänden

Störungen des Hautstoffwechsels, die die Entstehung eines Dekubitus begünstigen
- **Kreislaufstörungen:** Minderdurchblutung bei Schock, Embolie und Kälte, Arteriosklerose, venöse Stauungen (Ödeme)
- **Milieustörungen:** Kälte, Feuchtigkeit, Bakterien, Urin, Stuhl
- **Ernährungsstörungen:** Eiweißmangel, Vitamin C-Mangel, Vitamin A-Mangel
- **neurologische Störungen:** motorische Ausfälle, sensible Ausfälle, Querschnittlähmungen, Bewusstlosigkeit

Dekubitussymptome
Erster Grad
- Rötung der Haut

Zweiter Grad
- Infiltration
- Blasenbildung
- Hautdefekte

Dritter Grad
- Nekrosenbildung

Maßnahmen zur Verhinderung eines Dekubitus
Körperpflege
Sinn
- Normalisierung des äußeren Milieus

Durchführung
- regelmäßige und sorgfältige Körperpflege
- Haut trocken halten (abfrottieren, Silikonspray, Krankenunterlagen)
- Behandlung einer bestehenden Inkontinenz

Anregung der Hautdurchblutung
Sinn
- Steigerung der örtlichen Blutzirkulation
- Erhöhung des Hautstoffwechsels

Durchführung
- Massage mit Franzbranntwein, Oel, Puder oder fettender Salbe
- zirkulationsanregende Bäder (Kohlensäure, Supernaturan)
- Frühmobilisation

Druckentlastung durch Hilfsmittel
Sinn
- Druckentlastung für gefährdete Körperstellen, Verhütung von Hautschäden als Folge anhaltender Druckbelastung

Durchführung
- Superweichlagerung auf Schaumstoffmatratzen oder -kissen
- Druckentlastung durch Lagerungskissen (Schaumstoff, Hirse, Rosshaar, Dekubitus-Polster)
- Wasserkissen
- Emulsions- oder Gelkissen
- synthetische Felle
- Fellkappen für Ellenbogen und Fersen
- Antidekubitus-Matratze

Druckentlastung durch Umlagern
Sinn
- Vermeidung von Lagerungsschäden
- Entlastung von Kopf, Rücken, Gesäß und Fersen

Durchführung
- Druckentlastung durch zweckmäßige, dem jeweiligen Zustand des Patienten angepasste Umlagerung in Seitenlage rechts, Seitenlage links, Bauchlage, Rückenlage, V-Lagerung, T-Lagerung
- Druckentlastung durch 30-Grad-Schräglage, 135-Grad-Lagerung
- Druckentlastung durch Lagerung im Packbett

Verbesserung der Hauternährung
Sinn
- Verbesserung der Widerstandskraft der Zellen
- Reduzierung der Infektionsgefahr
- Verbesserung des Allgemeinzustandes

Durchführung
- eiweißreiche Kost
- Vitaminanreicherung der Nahrung durch Obst- und Gemüsesäfte
- ausreichende Flüssigkeitszufuhr
- parenterale Zufuhr von Aminosäuren und Vitaminen

Grundprinzipien der lokalen Dekubitusbehandlung

Dekubitus 1. Grades
- Druckentlastung
- trocken halten
- Feuchtigkeitsschutz durch Hautschutzspray

Dekubitus 2. Grades
- Druckentlastung
- Anregung der Hautdurchblutung (Bestrahlung)
- Förderung der Epithelisierung durch Salbenanwendungen (Bepanthen-Salbe, Actihaemyl-Salbe)

Dekubitus 3. Grades
- Druckentlastung
- Entfernung des nekrotischen Gewebes durch eiweißspaltende Fermente
- Verhinderung bzw. Bekämpfung einer Wundinfektion (Wundspülungen mit aseptischen Lösungen, steriler Verbandwechsel)
- Förderung der Granulation (Peru-Balsam)
- Schutz der Wundränder vor Wundsekreten (Pasta-zinci-Mollis)

Hospitalismusprophylaxe

psychischer Hospitalismus
- psychische Störungen, die v.a. bei langdauerndem Aufenthalt in Pflegeeinrichtungen auftreten
- betroffen sind v.a. alte Menschen in Pflegeeinrichtungen, Personen mit schwerwiegenden oder chronischen Erkrankungen und Kinder bei langen Klinikaufenthalten
- Die Personen leiden unter mangelnder Geborgenheit, fehlendem sozialen Umfeld, Kontaktarmut, fehlender Sinnfindung u.Ä.
- in der Folge treten Langeweile, Kontaktstörungen, Teilnahmslosigkeit verbunden mit dem Verlust geistiger und körperlicher Fähigkeiten (bes. bei Kindern und alten Menschen) auf
- häufig sind Angstzustände, depressive Zustände und allgemeine Abwehrschwäche zu beobachten
- bei alten Menschen ist eine erhöhte Sterblichkeit zu beobachten.

Ziel
- psychische Störungen durch den Krankenhausaufenthalt bei Pflegebedürftigen zu verhindern

Maßnahmen
- psychische Betreuung der Person
- Anbieten von Gesprächen zur Lösung auftretender Probleme (ggf. Seelsorger oder Psychotherapeuten einschalten)
- Kontakt zu sozialem Umfeld herstellen bzw. aufrechterhalten
- bei chronischer Krankheit Kontakt zu Selbsthilfegruppen herstellen
- bei langen Krankenhaus- bzw. Heimaufenthalten Maßnahmen der Beschäftigungstherapie
- unselbstständigen, geistig behinderten Personen geregelten Tagesablauf ermöglichen

Hüftgelenk - Kontrakturenprophylaxe

kontrakturgefährdete Personen (im Bereich des Hüftgelenkes) sind
- Personen mit Bewegungseinschränkungen im Bereich der Hüfte: bei rumpfabwärts gelegenen Lähmungen, nach Verletzungen (Frakturen, Weichteilverletzungen, ...), nach Operationen, bei *Luxationsgefahr* (Ausrenkungsgefahr), nach *Reposition* (Einrenkung) eines luxierten Hüftgelenkes
- allgemein bewegungseingeschränkte Personen: gelähmte, immobile Personen, extrem geschwächte Personen, wie z.B. Schwerkranke, Bettlägerige, ..., unselbstständige (verwirrte) Personen
- Patienten mit Erkrankungen, die Störungen im Bereich der Muskulatur oder der nervalen Versorgung zur Folge haben (Muskeldystrophie u.Ä.)

Ziel der prophylaktischen Maßnahmen
- Erhalten bzw. Wiederherstellen der Beweglichkeit
- Vermeiden kontrakturbedingter Folgeschäden, wie z.B. Bewegungseinschränkung, Steh- und Gehbehinderungen, Schmerzen etc.
- Verhindern einer Verzögerung des Heilungsprozesses und der Verlängerung des Klinikaufenthaltes
- bei irreversibler Bewegungseinschränkung, z.B. bei kompletter Lähmung Erreichen eines Zustandes weitgehender Selbstständigkeit der Person

Symptome der Hyftgelenkkontraktur
- im Hüftgelenk abgeknickte Körperhaltung und daraus resultierende Gehbehinderung
- dauerhaft gebeugte Hüftgelenkstellung
- eingeschränkte, schmerzhafte Hüftgelenkbeweglichkeit
- reflektorische Kontraktur (Gelenk schnellt nach Bewegung in die ursprüngliche kontrakte Stellung zurück)
- erhöhter Muskeltonus im Bereich der Hüftbeugemuskulatur
- Schmerzen, bes. bei Hüftstreckung

Maßnahmen zur Verhinderung

- abwechselnde kontrakturmindernde Rücken- und Seitenlagerung
- Rückenlage: möglichst flache Lagerung auf stabiler Unterlage: ein Abknicken im Hüftgelenk soll vermieden werden
- physiologische Stellung der Beine (Zehenspitzen weisen nach oben): bei Außenrotation der Beine seitliches Abstützen im Bereich der Knie; bei Innenrotation der Beine Abstützen der Ober- und Unterschenkelinnenseiten (Knie wegen Dekubitusgefahr freihalten)
- empfehlenswert ist die Lagerung in anatomisch geformten, flachen Schaumstoffschienen (ggf. Fußende des Bettes absenken)
- bei Schmerzen im Bereich der Knie Unterlegen eines flachen, weichen Polsters (keine Knierolle, fördert zu starke Hüftbeugung)
- Seitenlagerung: das untenliegende Bein wird in Streckstellung gelagert, das obenliegende Bein im Hüftgelenk angewinkelt
- Lagerung des obenliegenden Beines auf Hüftgelenkniveau (Erhöhung durch Einsetzen eines Schaumstoffpolsters) → die erhöhte Lagerung verhindert eine kontrakturfördernde *Adduktion* (Heranziehen des Beines zur Körpermitte) und Innenrotation des Oberschenkels
- häufiger Lagerungswechsel zur abwechselnden Hüftstreckung notwendig
- regelmäßige Durchführung krankengymnastischer Übungen zur Dehnung der Hüftstreckmuskulatur, der Sehnen und Bänder → verhindert durch Verkürzung des Streckapparates bedingte Kontrakturen
- Übungen sind in Rücken- und Seitenlage möglich
- durchgeführt werden aktive und passive Bewegungsübungen (Krankengymnast/In), bei denen die Beuge- und Streckmuskulatur durch Anspannung und Entspannung vorsichtig gedehnt und die Funktion erhalten wird
- nach Möglichkeit werden Tretübungen durchgeführt und das Bettfahrrad eingesetzt

Infektionsprophylaxe

Zweck
- Verhütung einer Verbreitung von resistenten und pathogenen Keimen (Hospitalismus)
- Schutz des Patienten vor Infektionen
- Vermeidung von Personalinfektionen

Definitionen
Sterilisation
- Vernichtung aller lebender Substanzen, einschließlich der Bakteriensporen

Desinfektion
- Maßnahmen, die einen Gegenstand in den Zustand versetzen, dass er nicht mehr infizieren kann

Sanitation
- vorbeugende Desinfektion

Desinfektion
- Vernichtung von Ungeziefer

Asepsis
- Keimfreiheit aller Gegenstände, die mit der Wunde in Berührung kommen

aseptisch
- keimfrei

septisch
- mit pathogenen Keimen behaftet

Kontamination
- Verseuchung/Verunreinigung

Fungizidie
- Abtötung aller Pilze

Mikrobizidie
- Abtötung aller Mikroorganismen

Sporizidie
- Abtötung aller Sporen

Virulizidie
- Abtötung aller Viren

Hospitalismus (infektiöser)
- Infektion, deren Übertragung innerhalb eines Krankenhauses erfolgt

Nosokomial-Infektion
- Bezeichnung für den infektiösen Hospitalismus

Virulenz
- Infektionskraft und Vermehrungsfähigkeit von Erregern

Resistenz
- Unempfindlichkeit gegen einen Wirkstoff oder ein Keimschädigungsverfahren

Maßnahmen zur Verhinderung einer Infektion

Desinfektion
- physikalische Desinfektion
- Ausglühen (z.B. Impflanzette)
- Verbrennen (z.B. Einwegmaterial)
- Abflammen (z.B. Reagenzglasrand)
- Auskochen (nicht empfehlenswert)
- strömender und leichtgespannter Dampf im Dampfdesinfektionsapparat (z.B. Matratzen)
- bewegte Heißluft (z.B. Bücher, Lederwaren)
- UV-Strahlen (z.B. Raumluftdesinfektion)
- chemische Desinfektion

laufende Desinfektion
- laufende Desinfektionsmaßnahmen während des Bestehens einer Infektionskrankheit
- ständig durchgeführte Desinfektionsmaßnahmen auf Allgemeinstationen (Sanitation) zur Verhinderung einer Keimverbreitung

Schlussdesinfektion
- Raum- und Inventarentseuchung nach Entlassung, Verlegung, Genesung oder Tod des (an einer Infektionskrankheit) Erkrankten
- zwischenzeitliche Maßnahme auf Normalstationen zur Unterstützung der laufenden Desinfektion

Händedesinfektion
- Vernichtung von pathogenen Keimen (Anflugkeime) nach Kontaminationen
- Reduzierung der Stammkeime (Haftkeime) im Rahmen der Operationsvorbereitung

Sterilisation
- Heißluft-Sterilisation (bewegte Heißluft)
  - Sterilisationszeit bei 180 Grad C = 30 Minuten
  - für Instrumente, Glaswaren, Porzellan, Keramik (thermostabil)
  - nicht für Gummiartikel, Plastik, Textilien, Papierwaren und optische Instrumente (thermolabil)

Dampfsterilisation
- gespannter und gesättigter Wasserdampf
  - Sterilisationszeit bei 120 Grad C und 1 atü (1bar) = 15 Minuten
  - Sterilisationszeit bei 134 Grad C und 2,2 atü (2,2 bar) = 5 Minuten
  - Gesamtbetriebszeit des Autoklaven setzt sich zusammen aus Anheizzeit, Ausgleichszeit, Sterilisationszeit, Abkühlzeit (einschließlich Vor- und Nachvakuum)
  - für Instrumente, Textilien, Gummiwaren, Glas, Porzellan, Keramik, Flüssigkeiten
  - nicht für optische Instrumente und bestimmte Kunststoffe

Gassterilisation
- durch Äthylenoxid (15% Äthylenoxid und 85% CO_2)
  - Sterilisationszeit bei 55 Grad C und 5,8 atü (5,8 bar) = 60 Minuten
  - zur Sterilisation von Herzschrittmachern, Kathetern, optischen Instrumenten u.Ä.
  - Sterilisiergut kann vorher in Kunststoffbeutel versiegelt werden und ist nach der Sterilisation bis zur Wiederverwendung gegen Kontamination geschützt

Kaltsterilisation
- für thermolabile Materialien
  - durch Formaldehyd, Glutaraldehyd, Kathodenstrahlen, Gammastrahlen

Intertrigoprophylaxe

Ziel
- Verhütung des Wundreibens und der Keimbesiedelung in Hautfalten

Intertrigo
- nässendes, rotes Erythem an den Berührungsstellen der Haut (Achseln, Leisten, Analfalte, unter der Brust, zwischen den Fingern und Zehen infolge Mazeration mit nachfolgender bakterieller oder mykotischer Infektion

Ursachen
- mazerierende Wirkung durch Hitze, Feuchtigkeit und Reibung in den großen Körperfalten (Achselhöhlen, unter der weiblichen Brust, Bauchfalten, Leistenbeugen, Analfalte, Kniekehlen)

Symptome
- Rötung
- Pustelbildung
- Fissuren

Therapie
- regelmäßige, gründliche Reinigung der gefährdeten Hautbezirke (Hautfalten, Zwischenräume) und Hautpflege mit geeigneten (pH - neutralen) Reinigungs- und Hautpflegemitteln
- sorgfältiges Trocknen und Einlegen von Gazestreifen
- allg. Hygienemaßnahmen zur Verhinderung der Keimbesiedelung
- lokale Antibiotika-Anwendung

Kariesprophylaxe

- vorbeugende Maßnahmen zur Verhinderung der Karies (Zahnfäule)
- Entscheidend ist der Beginn der Durchführung zum frühestmöglichen Zeitpunkt (Kleinkindalter) und die Regelmäßigkeit der Maßnahmen (Integration in den Tagesablauf)

Schwerpunkte der Kariesprophylaxe

Ernährung
- bis zum 8. Lebensjahr: ausreichende Zufuhr von Mineralstoffen (Calcium, Phosphor) und Vitaminen (A, C und D)
- besonders im Alter von 1½ Jahren: "kauzwingende" Nahrung, z.B. Rohkost (Obst, Gemüse), Vollkornbrot u.Ä.
- in jedem Alter: Vermeiden zuckerhaltiger Kohlenhydrate, besonders klebende, am Zahn oder in den Zahnzwischenräumen haftende Süßigkeiten bzw. umgehende nachfolgende Zahnreinigung

Mund- und Zahnhygiene
- regelmäßiges Zähneputzen: morgens, nach jeder Mahlzeit (besonders nach dem Genuss von Süßigkeiten) und v.a. abends nach der letzten Mahlzeit mit fluoridhaltiger Zahnpasta und geeigneter Zahnbürste
- auf systematische Reinigung und geeignete Zahnputztechnik achten

- Anwendung geeigneter Zahnpflegeartikel (Zahnseide u.Ä.)
- regelmäßige Mundspülung zur Pflege der Mundschleimhaut bei Schleimhauterkrankungen oder bei Erkrankungen, Verletzungen oder Operationen, die das Zähneputzen unmöglich machen (Kieferfraktur, Kieferverdrahtung,...)
- regelmäßige Kontrolluntersuchungen durch den Zahnarzt (halbjährlich)
- falls Zähneputzen nicht möglich ist, sollte zuckerfreier Zahnpflegekaugummi gekaut werden (ersetzt nicht das Putzen!)
- bei Personen mit erloschenen Schutzreflexen (Bewusstlose), mit eingeschränktem Schluckreflex oder bei Beatmeten dürfen die Zähne nicht geputzt werden (Aspirationsgefahr!)
- bei Verletzungen und Operationen oder best. Erkrankungen im Mundbereich (Mundschleimhauterosionen, Aphthen, Abszesse,...) ist das Zähneputzen zu unterlassen, alternativ muss regelmäßig gründliche Mundpflege durchgeführt werden

Zuführung von Fluoriden
- wichtig zur Vorbeugung einer Zahnschmelzzerstörung (hemmen Stoffwechselvorgänge in bereits vorhandenen Zahnbelägen) u. zur Verhinderung von Erkrankungen im Bereich des Zahnmarks und der Zahnwurzel
- Fluoride dürfen nur lokal angewendet werden (starke Fermentgifte!) → tgl. Fluoridzufuhr mit der Zahnpasta
- zusätzliche Fluoridapplikationen werden vom Zahnarzt vorgenommen bzw. von diesem angeordnet

Kontrakturenprophylaxe

- vorbeugende Maßnahmen zur Verhinderung einer Gelenkfehlstellung und Erhaltung der physiologischen Gelenkfunktionen

Maßnahmen zur Verhinderung
Lagerung
- zweistündliches Umlagern der Extremitäten und des Kopfes (abwechselnd in Beugestellung und Streckstellung)
- bei Gegenindikation Lagerung in physiologischer Mittelstellung (Funktionsstellung)

aktive Bewegungsübungen
- Patient bewegt 2-3-mal täglich alle Gelenke
- Bewegungen: Flexion, Extension, Supination, Pronation, Abduktion, Adduktion, Rotation.

passive Bewegungsübungen
- ein- bis zweimal täglich werden alle Gelenke des Patienten von Krankengymnasten oder Krankenpflegepersonen bewegt

assistierte Bewegungsübungen
- Pflegepersonen oder Krankengymnasten helfen dem Patienten bei den selbstständigen Bewegungsübungen

Obstipationsprophylaxe

- vorbeugende Maßnahmen zur Verhinderung einer Stuhlverstopfung
- alle Maßnahmen, die die Aufrechterhaltung bzw. Anregung der Darmperistaltik und die regelmäßige Entleerung weichen Stuhls zum Ziel haben
- zur Früherkennung einer Obstipation gehört die regelmäßige Beobachtung der Stuhlentleerung bei potentiell gefährdeten Personen
- die Beobachtung bezieht sich auf: Gewohnheiten und momentanen Zustand d. Pflegebedürftigen, Stuhlfrequenz (Häufigkeit der Darmentleerung), Stuhlverhalten (Dauer der Defäkation, schmerzhafte Entleerung,...), den Stuhl selbst (Menge, Konsistenz, Farbe)

obstipationsgefährdete Personen
- Personen mit eingeschränkter bzw. fehlender Bewegung, z.B. bei Bettlägerigen, Personen mit Bettruhe (bei schweren Erkrankungen, nach Verletzungen, Operationen,...)
- Bewusstlose (fehlende Bewegung)
- stark bewegungseingeschränkte Personen (z.B. mit Lähmungen)
- Personen mit falscher Ernährung bzw. Ernährungsumstellung (z.B. bei Klinikaufenthalten Veränderung der Ernährungsgewohnheiten)
- Personen mit Erkrankungen, die eine Obstipation begünstigen oder unter medikamentöser Therapie, die zur Verlangsamung der Darmmotorik führt
- Personen, die durch Veränderung der gewohnten Lebensumstände und den damit verbundenen veränderten Entleerungsgewohnheiten zur Obstipation neigen, z.B. durch veränderten Tagesrhythmus, Benutzen einer Gemeinschaftstoilette oder der Bettpfanne, störende Faktoren in der Umgebung
- Personen, bei denen bereits eine Obstipation besteht
- Patienten mit Laxanzienabusus (Missbrauch von Abführmitteln)

allgemeine Grundsätze
- vor der Durchführung entsprechender Pflegemaßnahmen muss die Person beobachtet und - falls möglich - nach ihren Lebens- und Ernährungsgewohnheiten befragt werden
- bei der Informationssammlung im Rahmen der Pflegeplanung werden begünstigende (obstipationsfördernde) Faktoren, z.B. geplante Bettruhe nach Operation u.Ä. und die Ressour-

cen der Person, z.B. Bereitschaft zur Kostumstellung,... aufgenommen
- grundsätzlich sollten prophylaktische Maßnahmen so schonend wie möglich durchgeführt werden (gesunde Ernährung und ausreichende Bewegung stehen vor der Anwendung von Arzneimitteln)

Maßnahmen zur Verhinderung
- Obstipationsprophylaxe erfolgt individuell verschieden, die Maßnahmen müssen dem Zustand und der Situation der betr. Person angepasst sein
- Steigerung der Mobilität
- Änderung der Ernährungsgewohnheiten
- Steigerung der Flüssigkeitszufuhr
- Maßnahmen zur Stuhlregulierung
- Anwendung von Substanzen zur Weichhaltung des Stuhls und / oder zur Darmentleerung (natürliche oder chemische Abführmittel)

Osteoporoseprophylaxe

- Vorbeugen einer frühzeitigen Knochenentkalkung

gefährdete Personen
- Frauen nach der Menopause
- Personen mit Bewegungsmangel, Fehlernährung und Stoffwechselstörungen (mangelnde Calciumresorption)

Maßnahmen zur Verhinderung
- ausreichende Bewegung (Schwimmen, Gymnastik, Fahrrad fahren u.ä.)
- ausgewogene Ernährung (Calcium- und Vitamin-D-haltige Kost)
- Reduktion von Übergewicht
- regelmäßige Durchführung von Vorsorgeuntersuchungen
- Herabsetzen der Risikofaktoren
- medikamentöse Prophylaxe durch Gabe von Vitamin D, Calcium, Östrogen (bei Frauen)

Parodontitisprophylaxe

- Maßnahmen zur Verhinderung einer *Gingivitis* (Zahnfleischentzündung) und nachfolgenden Entzündung des Zahnhalteapparates (Zahnfach im Kieferknochen, Zahnfleisch, Wurzelzement oder Wurzelhaut)

Maßnahmen zur Verhinderung
- regelmäßige, sorgfältige Zahn- und Zahnfleischpflege
- Durchführung regelmäßiger Mundspülungen mit reinigenden, desinfizierenden Lösungen, wie z.B. spezielle Mundwässer, medizinische Spüllösungen oder Kamillenlösung, zuckerfreier Kamillen- oder Malventee u.ä.
- Entfernen vorhandener/n Zahnbeläge und Zahnsteins
- Zahnfleischmassage, z.b. während des Zähneputzens zur Durchblutungsverbesserung
- zahnärztliche Versorgung mit dem Ziel, eine gleichmäßige Belastung aller Zähne zu erlangen (Gebisskorrektur, Zahnersatz u.Ä.)
- bei Infektionen entzündungshemmende Behandlung (Gefahr einer Parodontitis)
- vitaminreiche, das Kauen anregende Ernährung, die Kost sollte einen hohen Anteil an Obst, Gemüse (Rohkost), Salat und möglichst wenig Zuckerstoffe enthalten

Parotitisprophylaxe

- Pflegemaßnahmen zur Vermeidung einer Ohrspeicheldrüsenentzündung bei gefährdeten Personengruppen.
- die Parotitisprophylaxe bezweckt weiterhin die Verhinderung aufsteigender Ohrinfektionen und die Bildung von Speichelsteinen im Bereich der Ohrspeicheldrüse
- sie beruht auf dem Prinzip der verstärkten Speichelsekretion und der Anregung des Speichelflusses sowie auf gründlicher Mundhygiene
- die gesteigerte Speichelsekretion erhält die physiologische Drüsenfunktion und verhindert das Eindringen von Krankheitserregern in das Drüsengewebe
- vermehrter Speichelfluss schützt die Mundschleimhaut vor dem Austrocknen, erhält ihre natürliche Schutzfunktion für darunterliegendes Gewebe und fördert den Abtransport von Stoffwechselendprodukten und Erregern

Maßnahmen zur Verhinderung
Anregen der Kautätigkeit zur/m gesteigerten Drüsensekretion und vermehrten Speichelfluss
- Personen ohne Einschränkungen: Brotrinde, Dörrobst, Kaugummi o.Ä. kauen lassen.
- nüchterne Person (Nahrungskarenz u.Ä.): "Leerkauen" oder Kaugummi kauen lassen (Kaugummi verbietet sich bei Prothesenträgern und Personen, die Kaugummi nicht kennen)
- bewusstlose Person: passive Kieferbewegung durch Pflegeperson bzw. Durchführen von Massagen im Bereich der Ohrspeicheldrüse

Schleimhautreiz zur Anregung der Drüsensekretion und Steigerung des Speichelflusses
- Personen ohne Einschränkungen: Zitronenscheibe, saure oder gewürzte (salzige) Speisen kauen oder saure Getränke trinken lassen
- nüchterne Person (Nahrungskarenz u.Ä.): Mundspülungen mit Zitronenlösung oder ungesüßtem Zitronentee durchführen lassen
- bewusstlose Person: Auswischen der Mundhöhle mit Zitronenlösung
- nachfolgend ist ein Auswischen oder Ausspülen der Mundhöhle empfehlenswert, da die Säure den Zahnschmelz angreift

Ausreichende orale Flüssigkeitszufuhr zur Infektionsprophylaxe (Reinigung der Mundhöhle, Wegspülen von Sekreten, Feuchthalten der Mundschleimhaut)
- nur bei Personen ohne Bewusstseinseinschränkung und ohne Nahrungskarenz durchführbar

regelmäßige Mundreinigung und Mundpflege zur Infektionsverhütung
- herkömmliche *Mundpflege*maßnahmen (Mundreinigung, -spülung, Auswischen der Mundhöhle u.Ä.) mit geeigneten Mitteln
- Speisereste und Sekretansammlungen können zur Speicheldrüsenentzündung führen
- die Mundreinigung ist auch nach Säureanwendung zu empfehlen (Säure greift den Zahnschmelz an)
- bei bewusstlosen Personen erfolgt die Mundreinigung durch Absaugen und Auswischen

Massage zur Anregung der Drüsensekretion und Steigerung des Speichelflusses
- besonders geeignet bei schwerkranken und bewusstlosen Personen
- Wangenmuskulatur in Höhe der Kiefergelenke gut durchmassieren
- Kiefergelenke durch Herunterdrücken des Unterkiefers mobilisieren (Verhindung einer Kieferklemme)

Diathermie (Kurz- oder Mikrowellenbestrahlung) zur Infektionsverhütung (antiphlogistische Wirkung)
- Entfernung, Zeitdauer, Bestrahlungsrichtung und Dosis nach ärztlicher Anordnung
- bei deutlichem Hitzegefühl Dosis reduzieren oder Bestrahlung abbrechen
- vorsichtig bei Patienten mit Sensibilitätsstörungen (Verbrennungen)

Pneumonieprophylaxe

siehe Bronchitis- und Pneumonieprophylaxe

Postoperative Prophylaxen

- in den ersten postoperativen Tagen sind die nachfolgenden Prophylaxen anzuwenden
- mit den Fortschritten der Genesung können diese langsam abgebaut werden
- **Dekubitusprophylaxe**: Umlagerungen, Lagerungshilfen, Hohllagerung
- **Kontrakturenprophylaxe**: Durchbewegen aller Gelenke, physiologische Mittellage, korrekte Normallage
- **Parotitisprophylaxe**: Mundpflege, Anregung der Kautätigkeit, Mundspülungen
- **Pneumonieprophylaxe**: Hilfe beim Abhusten, Umlagerungen, Inhalationen, Atemgymnastik, Schutz vor Auskühlung und Zugluft, richtige Bekleidung
- **Thromboseprophylaxe**: Beinhochlagerung, Frühmobilisation, Kompressionsstrümpfe, AT-Strümpfe, Gymnastik, Antikoagulanzientherapie

Psychoprophylaxe

- seelische Vorbereitung einer Person auf eine geplante medizinische Maßnahme, die potentiell unangenehm ist
- im Gespräch wird die Person über die möglicherweise unangenehme Situation informiert
- es werden Möglichkeiten aufgezeigt, um die Situation angenehmer, schmerzfreier,... zu gestalten
- diese Vorbereitung verhindert *psychogene* (seelisch bedingte) Fehlreaktionen der Person, z.B. Verkrampfung bei unerwartetem Schmerz o.Ä.

Tetanusprophylaxe

- Maßnahmen zur Verhinderung einer Tetanuserkrankung

Tetanus
- Wundstarrkrampf
- akute, schwere Infektionskrankheit

Tetanusimpfung / Grundimmunisierung
- 3 intramuskuläre Injektionen von 0,5 ml Tetanusimpfstoff zwischen dem 1. und 2. Lebensjahr
- Zeitabstand zwischen 1. und 2. Impfung = 4 Wochen
- Zeitabstand zwischen 2. und 3. Impfung = 6-12 Monate; voller Impfschutz nach kompletter Grundimmunisierung

Auffrischimpfung
- ca. 10 Jahre nach abgeschlossener Grundimmunisierung
- notwendig zum Erhalt der Immunität

Tetanusprophylaxe im Verletzungsfall
- chirurgische Wundversorgung
- aktive Tetanusimpfung, wenn die Grundimmunisierung länger als 5 Jahre zurückliegt
- Simultanimpfung, wenn Immunität nicht oder nicht mehr besteht

Simultanimpfung
- (aktive und passive Immunisierung) sofort: 0,5 ml Tetanusimpfstoff und 250 I.E. Tetanusimmunglobulin i.m. in kontralaterale Körperstellen
- nach 4 Wochen und nach 6-12 Monaten: je 0,5 ml Tetanusimpfstoff zur Vollimmunisierung.

Thromboseprophylaxe

- Maßnahmen zur Verhinderung der Thrombosierung (Bildung eines Blutgerinnsels) im Blutgefäßsystem, um die meist bewegungseingeschränkte oder bettlägerige Person vor Folgeschäden zu schützen

Thrombose
- intravasale Blutgerinnung durch Verlangsamung des venösen Blutrückflusses infolge mangelnder Bewegung

Ursachen
- Schädigung der Gefäßwände
- Erweiterung der Venen durch eine Venenwandschwäche
- Defekte der Venenklappen
- verlangsamter venöser Blutrückfluss
- Erhöhung der Blutgerinnungsfaktoren

Symptome
- Druckschmerz, Rötung, Wadenschmerz, distale Schwellung, Fußsohlenschmerz, Fieber

thrombosegefährdete Personen
- bettlägerige Patienten, operierte Patienten, Patienten mit Krampfadern, gelähmte Patienten, korpulente Patienten, hypotone Patienten

Möglichkeiten der Thromboseprophylaxe
Kompression der Venen
- elastische Binden
- Elastoplastverband
- Gummibinden
- Zinkleimverbände
- elastische Strümpfe

Sinn
- Kompression der dilatierten oberflächlichen Venen
- Verbesserung des venösen Rückflusses aus den tiefen Beinvenen

- Erhöhung der Blutströmungsgeschwindigkeit in den Venen

Frühmobilisation
- aktive Bewegungsübungen
- isometrische Spannungsübungen
- passive Bewegungsübungen
- frühzeitiges Aufsetzen und Aufstehen

Sinn
- Aktivierung des Kreislaufes
- Verbesserung des venösen Rückflusses (Muskel-Venen-Pumpe)

entstauende Lagerung
- Erhöhung des Fußteiles
- Lagerung der Unterschenkel auf Schaumstoffkissen
- Lagerung der Unterschenkel auf Schaumstoffschienen

Sinn
- Verbesserung des venösen Rückflusses

Sohlendruck
- Bettkiste
- Fußstütze
- Fußexpander

Sinn
- Erhöhung des Muskelspannungszustandes
- Förderung des venösen Rückflusses

Fuß-Beinmassage
- Ausstreichen der Beine (erst proximal, dann distal)

Sinn
- Förderung des venösen Rückflusses

Möglichkeiten der medikamentösen Thromboseprophylaxe
Heparine (z.B. Liquemin)
- binden das körpereigene Thrombin und verhindern somit die Umwandlung von Fibrinogen zu Fibrin
- Wirkungsoptimum sofort
- Kontrollen durch Bestimmung der Gerinnungszeit
- Antagonist = Protaminsulfat
- Applikation = Infusionen, Injektionen, Salben

Cumarine (z.B. Marcumar)
- verhindern die Prothrombinbildung
- Wirkungsoptimum (Prothrombinspiegel von 15 - 30%) wird nach 2-3 Tagen erreicht
- Kontrollen durch Bestimmung des Prothrombinspiegels im Blutserum (Quick - Wert)
- Antagonist = Vitamin K
- Applikation = Tabletten (oral)

Besonderheiten bei der Pflege von Patienten, die mit Antikoagulanzien behandelt werden
- Verabreichung der oralen Antikoagulantien täglich zur gleichen Zeit unter Aufsicht

- regelmäßige Kontrolle der Gerinnungszeit bzw. Prothrombinzeit
- "Vitamin-K" - arme Kost
- Vermeidung von intramuskulären Injektionen
- Schleimhautblutungen
- Blutungen im Harnsystem (Hämaturie)
- Blutungen der Darmschleimhaut

Soorprophylaxe

Zweck
- Erhaltung einer intakten Mundschleimhaut
- Vermeidung von Infektionen (Soorpilz)
- beschwerdefreie Nahrungsaufnahme

Pathophysiologie
- Mundschleimhauterkrankungen wie Soormykose, Stomatitis, Rhagaden, Herpes labialis werden begünstigt durch nicht oder mangelhaft durchgeführte Mundpflege

gefährdete Personen
- Personen mit reduziertem Allgemein- und Ernährungszustand
- Personen mit Sondenernährung
- Patienten mit Nahrungskarenz
- Verletzungen im Mund-Kiefer-Bereich
- Bewußtlose (intubierte und tracheotomierte Patienten)
- Menschen mit Mundatmung
- Patienten mit hohem Fieber
- Patienten mit Antibiotikatherapie

typische Krankheitszeichen
- weißliche, kleinfleckige bis flächenhafte Beläge = Soor
- brennender Schmerz
- geschwollene und gerötete Schleimhäute
- Auftreten von Aphten mit weißlichem Belag = Stomatitis
- schmerzhafte Risse an den Lippen = Rhagaden
- schmerzhafte Bläschen und Krusten an den Lippen = Herpes labialis

Maßnahmen zur Verhinderung
- Mundpflege durch den Patienten
- Mundpflege durch das Pflegepersonal
- Behandlung mit speziellen Medikamenten
- Absaugen des Mund-Rachen-Raumes

Sturzprophylaxe

Ziel
- Verhinderung von Stürzen und deren Folgen bei Personen mit Mobilitätseinschränkungen, mit Bewegungsunsicherheit und Unselbstständigkeit

- Beseitigung von Gefahren, die Stürze provozieren

Maßnahmen zur Verhinderung
- Risikofaktoren beseitigen bzw. reduzieren
- Anbringen von Halte- und Stützvorrichtungen
- Erleichterung der Orientierung durch Symbole
- sicheres Fortbewegen üben

Zystitisprophylaxe

Zweck
- Erhaltung einer intakten Blasentätigkeit
- Verhütung einer Infektion im Bereich der ableitenden Harnwege (Harnblasen-, Harnröhreninfektion
- beschwerdefreie Blasenentleerung

Definitionen
Urethritis
- Harnröhrenentzündung

Zystitis
- Harnblasenentzündung

Pyelonephritis
- Entzündung des Nierenbeckens und des Nierenparenchyms

Risikofaktoren
- Restharnbildung
- mangelnde Hygiene
- Kälte und Nässe
- Harnsteine
- Diabetes mellitus
- Blasenkatheter
- Schwangerschaft

Symptome
- Dysurie
- Pollakisurie
- Urin: flockig und stark riechend
- Schmerzen im Unterbauch und/oder im Nierenlager (bei Nierenbeckenentzündung)
- Fieber (bei Nierenbeckenentzündung)

Maßnahmen zur Verhinderung
- Verhinderung einer Keimverschleppung durch Einhaltung allg. Hygienemaßnahmen (saubere Hände, saubere Bettwäsche,...)
- Intimpflege unter hygienischen Gesichtspunkten
- sterile Vorgehensweise bei Durchführung des Katheterismus und bei der Katheterpflege.
- ausreichende Flüssigkeitszufuhr
  - mindestens 2 Liter täglich
  - Blasentee trinken lassen
- lokale Wärmezufuhr
- häufiger Wäschewechsel
- Antibiotika (nach Resistenzbestimmung)
- Spasmolytika (bei Blasentenesmen)
- evtl. Beseitigung der Harnwegobstruktion

IV. Prophylaxen

Testfragen

1. **Unter Prophylaxe versteht man:**
   A ☐ vorbeugende Maßnahmen
   B ☐ bestimmte Krankheitssymptome
   C ☐ bestimmte Therapieformen

2. **Zur Harnweginfektionsprophylaxe gehören:**
   A ☐ eine gute Durchlüftung der Lungen
   B ☐ eine gute Intimtoilette
   C ☐ die Vermeidung lokaler Unterkühlung
   D ☐ eine ausreichende Flüssigkeitszufuhr
   E ☐ Urinentnahme nur durch einen Katheter
   F ☐ eine verminderte Flüssigkeitszufuhr

3. **Was ist eine Sterilisation (im Sinne der Mikrobiologie):**
   A ☐ eine Desinfektion
   B ☐ eine Vernichtung von Keimen aller Art
   C ☐ eine Vernichtung von Sporen
   D ☐ eine Desinfektionsart für Operationsräume
   E ☐ eine einmalige Einreibung mit Sterillium

4. **Welchen Krankheiten kann durch eine gute Mundpflege vorgebeugt werden:**
   A ☐ Rachitis
   B ☐ Otitis
   C ☐ Parotitis
   D ☐ Stomatitis
   E ☐ Soorpneumonie

5. **Zur Bronchitis- und Pneumonieprophylaxe dürfen Patienten abgeklopft, bzw. nicht abgeklopft werden:**
   1) Patienten nach Herzinfarkt
   2) frischoperierte Patienten
   3) Patienten mit Lungenembolie
   4) Patienten mit fieberhaften Erkrankungen
   5) Patienten mit einem Schädel-Hirn-Trauma
   6) gelähmte Patien4ten
   A) Abklopfen des Thorax
   B) nicht Abklopfen des Thorax
   A............B............

6. **Intertrigo kann verhindert werden durch:**
   A ☐ eine gute Körperpflege
   B ☐ sorgfältiges Abtrocknen der gewaschenen Körperstellen
   C ☐ eine verminderte Flüssigkeitszufuhr
   D ☐ Anlegen eines feuchten Verbandes

7. **Bei einem Bewusstlosen wird die Mundpflege durchgeführt mit:**
   A ☐ einem nassen Tupfer, der um einen Holzsspatel gewickelt ist
   B ☐ einem feuchten Tupfer, der in einer Kornzange eingeklemmt ist
   C ☐ einer Zahnbürste und Zahnpasta
   D ☐ einem Zahnprothesenschnellreinigungsmittel

8. **Möglichkeiten der Thromboseprophylaxe:**
   A ☐ strenge Bettruhe
   B ☐ frühzeitiges Aufstehen nach der Operation
   C ☐ Wickeln der Beine
   D ☐ Verabreichung von Antibiotika
   E ☐ Quick Test
   F ☐ Patienten auffordern, die Beine häufig zu bewegen

9. **Woran erkennt man eine Kontraktur:**
   A ☐ der Patient kann die Zwangshaltung eines Gelenkes nicht aufgeben
   B ☐ der Patient klagt über Schmerzen bei Bewegungen
   C ☐ das betroffene Gelenk ist stark entzündet
   D ☐ der Patient hat subfebrile Temperaturen
   E ☐ die betroffene Extremität ist schlecht durchblutet

10. **Erklären Sie den Begriff der primären Prävention:**
    A ☐ gesundheitsfördernde Bemühungen, die sich an gesunde Menschen richtet
    B ☐ der Versuch, über Vorsorgeuntersuchungen erste Krankheitsanzeichen festzustellen
    C ☐ der Versuch, bei bereits Erkrankten eine Verschlimmerung oder ein Rezidiv zu verhindern
    D ☐ die Wiedereingliederung eines Kranken in den Arbeitsprozess

11. **Bei der Thromboseprophylaxe werden die Beine des Patienten gewickelt:**
    A ☐ um einer Muskelerschlaffung vorzubeugen
    B ☐ um einer Erschlaffung der Venenwände vorzubeugen
    C ☐ um Ödemen vorzubeugen
    D ☐ um den venösen Blutrückfluss zu fördern

12. **Wichtigste Maßnahmen der Dekubitusprophylaxe:**
    A ☐ Legen eines Dauerkatheters
    B ☐ häufiges Umlagern des Patienten
    C ☐ reichliche Verwendung von Körperpuder
    D ☐ gute Körperpflege
    E ☐ die gewaschenen Hautstellen dürfen nicht abgetrocknet werden
    F ☐ richtige Anwendung der Hilfsmittel zur Lagerung
    G ☐ Durchführung einer 30 Grad Lagerung
    H ☐ Vermeidung von Scherkräften

13. **Die Spitzfußprophylaxe wird durchgeführt:**
    A ☐ zur Streckung der Kniegelenke
    B ☐ zur Verhütung einer Inkontinenz
    C ☐ zur Verhütung einer Kontraktur

14. **Was wird mit Hospitalismus bezeichnet:**
    A ☐ eine Anhäufung von Keimen
    B ☐ eine Infektionskrankheit
    C ☐ jede Beeinträchtigung eines Patienten bei einem längeren Krankenhausaufenthalt

---

1 A
2 B, C, D
3 B, C
4 C, D, E
5 A = 2, 4, 6; B = 1, 3, 5
6 A, B
7 B
8 B, C, F
9 A, B
10 A
11 B, D
12 B, D, F, G, H
13 C
14 C

15. **Die Fußstütze bzw. Bettkiste:**
   A ❑ dient der Thromboseprophylaxe, da sie einen Sohlendruck ermöglicht
   B ❑ verhindert eine Spitzfußbildung
   C ❑ wird nur bei kleinen Patienten an das Fußende des Bettes gestellt
   D ❑ ermöglicht nur eine bequeme Lagerung

16. **Anti-Thrombosestrümpfe:**
   A ❑ bewirken eine Komprimierung der oberflächlichen Venen
   B ❑ behindern den venösen Blutrückfluss
   C ❑ werden bei arteriellen Durchblutungsstörungen verordnet

17. **Welche Lagerung kann die Aspirationsgefahr bei einem Bewußtlosen verringern:**
   A ❑ die flache Rückenlagerung
   B ❑ die stabile Seitenlagerung
   C ❑ die Beckenhochlagerung
   D ❑ die Beinhochlagerung

18. **Zur Bronchitisprophylaxe gehören:**
   A ❑ strenge Bettruhe
   B ❑ flache Rückenlagerung
   C ❑ tiefe Ein- und Ausatmung
   D ❑ Inhalationen
   E ❑ Abhusten

19. **Dekubitusgefährdete Körperstellen bei einem bettlägerigen Patienten:**
   A ❑ die Kreuzbeingegend
   B ❑ die Unterarme
   C ❑ die Fersen
   D ❑ der Hals
   E ❑ die Schulterblätter
   F ❑ die Handflächen

20. **Wann muss sich eine Pflegeperson die Hände desinfizieren:**
   A ❑ nach jeder Arbeit am Patienten
   B ❑ nach jedem Umgang mit keimtragendem Material
   C ❑ vor jedem Verbandwechsel
   D ❑ nur wenn sie optisch schmutzig sind

21. **Eine Hochlagerung der unteren Extremitäten:**
   A ❑ bewirkt eine bessere arterielle Durchblutung
   B ❑ verhindert und reduziert Ödeme
   C ❑ fördert den venösen Blutrückfluss
   D ❑ dient der Thromboseprophylaxe
   E ❑ wird bei arteriellen Durchblutungsstörungen angewandt

22. **Welche Ausagen sind richtig:**
   A ❑ bei der Sterilisation werden pathogene und apathogene Keime abgetötet
   B ❑ bei der Sterilfiltration können nur Viren erfasst und entfernt werden
   C ❑ Desinfektionsmaßnahmen richten sich gegen tierische Schädlinge
   D ❑ die Sanitation gehört zu den anerkannten Sterilisationsverfahren
   E ❑ Inkubatoren können unbedenklich mit Formalin desinfiziert werden, wenn sie danach 2 Stunden belüftet werden
   F ❑ sterile Raumluftverhältnisse sind nur mit UV-Licht erreichbar

23. **Die Therapie mit Cumarinderivaten (Marcumar):**
   A ❑ kann durch Vitamin-K-Gaben unterbrochen werden
   B ❑ bewirkt eine bessere Blutgerinnung
   C ❑ wird kontrolliert durch den Quickwert
   D ❑ wird kontrolliert durch die Phosphatasenbestimmung
   E ❑ dient der Thromboseprophylaxe

24. **Besonders infektionsgefährdet sind:**
   A ❑ Patienten mit Diabetes insipidus
   B ❑ Patienten, die mit Zytostatika behandelt werden
   C ❑ Patienten, die mit Glukokortikoiden behandelt werden
   D ❑ Patienten mit einer Gastritis

---

15 A, B
16 A
17 B
18 C, D, E
19 A, C, E
20 A, B, C
21 B, C, D

22 A, C
23 A, C, E
24 B, C

Repetitorium V
Lagerungen

V.1 Lagerungshilfsmittel

- dienen der Fixierung und Stabilisierung einzelner Körperteile
- dienen der Stabilisierung des Patienten in einer bestimmten Position
- dienen der Druckenentlastung

Deckenheber
- verschieden geformte Bettbogen oder Bettgabeln
- Entlasten die Füße und Unterschenkel vom Druck der Bettdecke
- Einsatz bei der Spitzfußprophylaxe oder bei Wunden am Unterschenkel

Federkissen
- dienen der Weichlagerung und der Stabilisierung,
- verlieren jedoch schnell an Stabilität und Füllung
- Einsatz z.B. bei der Seitenlagerung, V - Lagerung und T - Lagerung

Felle
- Unterlagen in unterschiedlichen Formaten aus echtem Lammfell oder aus synthetischem (kochfestem) Material
- Verwendung als Gesäßunterlage, Rückenunterlage, Fersenschützer, Ellenbogenschützer, Rollstuhlauflage, usw.
- ermöglichen Luftzirkulation und einen Temperaturausgleich, die Fähigkeit der Flüssigkeitsaufnahme ist gering
- Einsatz zur Druckentlastung insbesondere bei bei kachektischen Patienten

Fußstützen
- verstellbare oder starre Fußstützen, Bettkiste oder Sandsack
- dienen der Lagerung und Stabilisierung der Füße in 90-Grad-Stellung
- verhindert das Hinunterrutschen des Patienten zum Fußende
- Einsatz bei der Spitzfußprophylaxe

Gelkissen
- mit einer gallertartigen, elastischen Silikonmasse gefüllte Kissen unterschiedlichster Größe und Form
- Verwendung zur kurzfristigen Druckentlastung
- Einsatz zur Druckentlastung, insbesondere bei bei kachektischen Patienten

Gips- und Kunstharzverbände
- Gipsbinden, Gipslonguetten
- Kunstfaser- oder Kunstharzbinden
- dienen der Ruhigstellung von Frakturen im Rahmen von konservativen Frakturbehandlungen
- dienen Ruhigstellung nach operativen Eingriffen, nach Luxationen oder bei Entzündungen

Hirsekissen
- mit feinen Hirsekörnern gefüllte Kissen in unterschiedlicher Größe und Form
- weiche, anschmiegsame Kissen mit einer gewissen Stabilität
- Verwendung als Lagerungskissen und zur Stabilisierung bei der Teillagerung
- Einsatz z.b. bei der Kontrakturenprophylaxe

Knierolle
- mit Schaumstoff oder Rosshaar gefüllte Rolle
- dient der Beugung im Knie- und Hüftgelenk und der Entlastung der Bauchdecke
- sollte nur im Intervall eingesetzt werden um einer Kontraktur an den Knie- und Hüftgelenken vorzubeugen

Lagerungskissen, spezielle
- von der Industrie angebotene Lagerungskissen zur Druckentlastung
- ermöglichen im Gegensatz zum Federkissen eine gewisse Luftzirkulation, Feuchtigkeitsaufnahme und einen Temperaturausgleich
- Einsatz z.b. bei der Dekubitusprophylaxe

Nackenrolle
- mit Schaumstoff oder Rosshaar gefüllte Rolle
- dient der Unterstützung der Halswirbelsäule
- verhindert ein Überstrecken des Kopfes
- sollte nur im Intervall eingesetzt werden um einer Kontraktur vorzubeugen

Sandsack
- mit feinem Sand gefüllte Kissen in unterschiedlicher Größe und Form
- wenig anschmiegsame Kissen mit einer festen Konsistenz
- zwischen Sandsack und Körper sollte zur besseren Druckverteilung weiches Material (z.B. Schaumstoff) eingelegt werden
- Verwendung als Lagerungshilfsmittel zur Ruhigstellung von Armen oder Beinen

Schaumstoff
- von der Industrie angebotene Platten, Kissen, Ringe, Keile
- dienen der Weich- und Hohllagerung

- bietet keinen Nährboden für Bakterien und verhindert Bakterienwachstum
- ermöglicht Luftzirkulation und Temperaturausgleich
- sollte ohne Bezug eingesetzt werden
- Einsatz z.B. zur Teillagerung und zur Dekubitusprophylaxe, ferner als Druckpolster, welches zwischen Patienten und hartem Lagerungsmaterial geschoben wird

Schaumstoffmatratzen
- von der Industrie angebotene ein-, zwei- und dreiteilige Schaumstoffmatratzen zur Druckentlastung
- Verwendung als Antidekubitusmatratze
- Spezialmatratzen ermöglichen eine zusätzliche lokale Hohllagerung

Schienen
- Lagerungshilfsmittel für die therapeutische Ruhigstellung (Fixierung)
- Lagerungshilfsmittel für die Hochlagerung von Extremitäten
- aufblasbare Kunststoff-Schienen für die Schnellbandage
- Bewegungsschienen für eine kontrollierte Mobilisation
- Cramer-Schiene zur Fixierung der Extremitäten
- Braun - Schiene zur Fixierung und Hochlagerung der unteren Extremitäten
- Volkmann - Schiene zur Fixierung der unteren Extremitäten
- Schaumstoffschienen zur Fixierung und Hochlagerung der unteren Extremitäten
- Infusionsschutzschiene zur Ruhigstellung des Arms während einer Infusion oder Transfusion

Schaumstoffring
- dient der Druckentlastung der Kreuz-Steißbein-Region

Spreukissen
- mit Getreidedreschabfällen gefüllte Kissen in unterschiedlicher Größe und Form
- weiche, anschmiegsame Kissen mit einer gewissen Stabilität
- Verwendung als Lagerungskissen und zur Stabilisierung bei der Teillagerung
- Einsatz z.B. bei der Kontrakturenprophylaxe

Unterlagen, harte
- Holzbrett oder ein Lattenrost zur Stabilisierung der Wirbelsäule und zur Verhinderung einer Beugung im Hüftgelenk
- wird unter die Matratze geschoben

Wassermatratzen
- Gummimatratze, die mit körperwarmem Wasser gefüllt wird
- Verwendung als Antidekubitusmatratze
- Einsatz bei gänzlich immobilen Menschen die nicht mobilisiert oder umgelagert werden können

Wechseldruckmatratzen
- Spezialmatratzen mit mehreren Luftkammersystemen, die über eine elektrische Pumpe abwechselnd mit Luft gefüllt werden können
- Verwendung als Antidekubitusmatratze

V.2 Hebe- und Haltegriffe bei der Lagerung

Handgriffe zur Unterstützung bestimmter Bewegungsabläufe und zum Anheben bestimmter Körperabschnitte (Oberkörper, Rumpf, Gesäß, Beine) des Pflegebedürftigen

Fingergriff
- Grifftechnik zum Höherziehen des (immobilen / teilmobilen) Menschen im Bett oder Stuhl durch zwei Pflegepersonen
- eine Pflegeperson verhakt die Finger in die Finger der anderen Pflegeperson

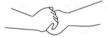

- der Handgelenkgriff ist geeignet, um den Oberkörper, den Rumpf oder das Gesäß der liegenden oder sitzenden Person anzuheben
- beide Pflegepersonen stehen sich gegenüber, die Hände werden unter dem entsprechenden Körperteil positioniert und verhaken sich sicher, dann kann der Pflegebedürftige angehoben werden

Handgelenkgriff (Daumengriff, Hakengriff)
- Grifftechnik zum Höherziehen des (immobilen / teilmobilen) Menschen im Bett oder Stuhl durch zwei Pflegepersonen
- die Hand der einen Pflegeperson umgreift das Handgelenk und den Daumen der jeweils anderen.

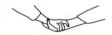

- der Handgelenkgriff ist geeignet, um den Oberkörper, den Rumpf oder das Gesäß der liegenden oder sitzenden Person anzuheben
- beide Pflegepersonen stehen sich gegenüber, die Hände werden unter dem entsprechenden Körperteil positioniert und umgreifen sich sicher, dann kann der Pflegebedürftige angehoben werden

V. Lagerungen

Anheben einer kranken Extremität
- Grifftechnik zum Anheben einer erkrankten Gliedmaße

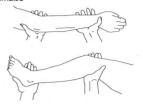

- das Anheben erfolgt mit zwei Händen

kombinierte Hebe- und Haltegriffe
- mit diesen Griffen kann der Pflegebedürftige angehoben und umgelagert werden

Unterarmhebegriff durch eine Person
- Griff zum Hochziehen eines Patienten vom Stuhl oder Sessel
  - die Füße der Person werden durch einen quergestellten Fuß der Pflegeperson gegen Wegrutschen gesichert

  - die Pflegeperson führt eine Hand unter den Arm des Pflegebedürftigen und ergreift dessen Schulter von hinten
  - die Pflegeperson hebt die Person gleichzeitig durch Aufrichten des Körpers und Abstützen am Stuhl nach hinten und oben
- Griff zum Hochziehen eines Patienten im Bett
  - die Pflegeperson steht in Rumpfhöhe des Pflegebedürftigen in leichter Beugestellung (gerader Rücken!) neben dem Bett
  - die hilfsbedürftige Person führt ihre Hand unter dem Arm der Pflegeperson durch und ergreift deren Schulter von hinten

  - die andere Hand wird flach auf die Matratze gelegt, das Kinn auf die Brust gelegt, eines oder beide Beine angewinkelt, die Fußsohle/n stützt/en sich auf der Matratze ab
  - die Pflegeperson ergreift die Schulter des Pflegebedürftigen mit der Hand und zieht den Körper nach oben

Unterarmhebegriff durch zwei Personen
- Griff zum Hochziehen eines Patienten vom Stuhl oder Sessel
  - die Pflegepersonen stehen sich rechts und links des im Stuhl sitzenden Pflegebedürftigen gegenüber, die Beine in leichter Grätschstellung, die Oberkörper sind leicht über den Pflegebedürftigen gebeugt, dieser neigt gleichfalls den Oberkörper nach vorne und umfasst die Oberarme der Pflegepersonen
  - die Pflegepersonen stellen einen Fuß vor den des Pflegebedürftigen, so dass dieser beim Hochziehen nicht wegrutscht.

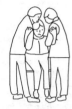

  - sie legen beide eine Hand unter die Achsel der Person und fassen mit der anderen Hand die Rückseite der Schulter
  - die Person wird auf ein vereinbartes Kommando durch Aufrichten angehoben und nach oben und hinten gezogen
- Griff zum Hochziehen eines Patienten im Bett
  - die Pflegepersonen stehen sich in Kopfhöhe des Pflegebedürftigen in leichter Beugestellung (gerader Rücken!) zu beiden Seiten des Bettes gegenüber
  - beide Pflegepersonen greifen mit dem Unterarm unter die Achseln d. Pflegebedürftigen durch, bis sie die Schulter fassen können

  - die Person hält sich an den Oberarmen der Pflegepersonen fest
  - auf ein vereinbartes Kommando wird die Person nach oben gezogen

Stütz- und Hebegriff durch eine Person
- Griff zum Hochziehen eines Patienten im Bett
  - die Pflegeperson steht seitlich des Pflegebedürftigen in Kopfhöhe (gerader Rücken!)
  - sie schiebt einen Arm unter die Schultern des Bettlägerigen, die Hand umgreift den entfernter gelegenen Oberarm in Höhe des Schultergelenkes

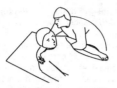 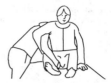

- die andere Hand der Pflegeperson umfasst die zugewandte Schulter der Person, indem sie unter deren Achsel hindurchgreift
- zum Höherrutschen stellt die hilfsbedürftige Person die Beine an
- während die Pflegeperson den Oberkörper nach oben zieht, stößt sich der Pflegebedürftige mit den Füßen ab

Schulterhebegriff durch eine Person
• Griff zum Hochziehen eines Patienten vom Stuhl oder Sessel
- die Pflegeperson stellt sich vor die sitzende Person und passt ihre Größe durch nachgeben in den Knien an
- sie sichert mit ihren Knien ein oder beide Knie des Patienten ab und fordert ihn auf, seine Arme auf ihre Schultern zu legen

- die Pflegeperson ist hinter die Person gebeugt und stützt sich mit dem freien Arm hinter dem Pflegebedürftigen auf der Matratze ab
- die behinderte Person stützt sich mit dem gesunden Arm und dem angewinkelten gesunden Bein auf der Matratze ab
- der Pflegebedürftige stützt sich mit der gesunden Seite (Arm und Bein) nach oben, während die Pflegeperson durch eine Zugbewegung nach oben unterstützend wirkt

Schultergriff durch zwei Personen (Australia-Hebegriff / Australia Lift)
• Griff zum Hochziehen eines Patienten im Bett
- die Pflegeperson stehen sich zu beiden Seiten des Bettes in Beckenhöhe d. Pflegebedürftigen in gebückter Haltung gegenüber und heben den Oberkörper der hochzuziehenden Person an

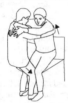 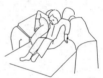

- die Füße der Person werden durch einen quergestellten Fuß der Pflegeperson gegen Wegrutschen gesichert
- die Pflegeperson legt ihre Hände auf die Schulterblätter des Pflegebedürftigen; ihre gestreckten Arme schienen dabei seine Arme
- beim Aufrichten verlagert die Pflegeperson das Körpergewicht auf die Knie des Patienten, gleichzeitig drückt sie mit ihren Händen seinen Oberkörper nach oben.

Schultergriff durch eine Person
• Griff zum Hochziehen eines Patienten im Bett
- Person aufsetzen - diese stützt sich mit dem gesunden Arm ab
- die Pflegeperson steht in Gesäßhöhe, legt den gelähmten Arm des Patienten über die eigene Schulter, winkelt das gelähmte Bein an und zieht es zu sich heran
- der Unterarm der behinderten Person wird zwischen Brust und Oberarm geklemmt

- sie führen, ihre der Person zugewandte Schulter, unter die Achseln der hochzuziehenden Person, fahren mit dem Arm unter die Oberschenkel d. Pflegebedürftigen und umgreifen ihre Handgelenke unterhalb des Gesäßes
- mit dem freien Arm stützen sich die Pflegepersonen im Bereich des Kopfendes auf der Matratze ab
- die Person wird durch gleichzeitiges Anheben Richtung Kopfteil des Bettes gezogen

Hakengriff durch zwei Personen (Orthodoxer Handgriff)
• Griff zum Hochziehen eines Patienten im Bett
- der Pflegebedürftige verschränkt - wenn möglich - die Arme vor der Brust und stellt die Beine etwas an
- die sich zu beiden Seiten des Bettes gegenüberstehenden Pflegepersonen legen ihre Arme unter die hochzuziehende Person, unterhalb der Schulterblätter und im Bereich der Oberschenkel in Gesäßnähe

V. Lagerungen

- eine Pflegepersonen umgreift das Handgelenk der anderen (einhaken)
- die Person wird durch leichtes Anheben der Arme vorsichtig in Richtung Kopfteil des Bettes gezogen
- das Gewicht wird über die gebeugten Knie vom oberen auf das untenstehende (dem Fußende zugewandte) Bein verlagert
- bei Dekubitusgefährdung im Steißbereich sollte ein Rutschen auf der Unterlage vermieden werden (Person beim Hochziehen von der Unterlage abheben oder Unterlage mit nach oben ziehen

Haken- Stützgriff durch zwei Personen
• Griff zum Hochziehen eines Patienten im Bett
- Pflegeperson A stützt den Kopf des Bettlägerigen mit dem rechten Arm. Ihr linker Arm liegt unter dem Rumpf d. Bettlägerigen, die Hand greift die linke Hand von Pflegeperson B, die ihren linken Arm ebenfalls unter den Rumpf d. Bettlägerigen geschoben hat
- Pflegeperson B stützt mit dem rechten Arm die Beine d. Bettlägerigen durch Umgreifen der Oberschenkel von unten

- die Person wird durch leichtes Anheben der Arme vorsichtig in Richtung Kopfteil des Bettes gehoben

Rautek - Griff
• Griff zum Hochziehen eines Patienten vom Stuhl oder Sessel
- Pflegeperson arretiert den Stuhl, stellt sich hinter den Stuhl und führt den Griff über die Rückenlehne hinweg aus

- Arme unter den Achseln der Person hindurchführen und den angewinkelten Unterarm der Person ergreifen
- Person vorsichtig hochziehen
- falls erforderlich kann eine zweite Pflegeperson eine Sitzkorrektur durch Anheben der Beine vornehmen

Hochziehen mittels Unterlage (Laken, Stecklaken) durch zwei Personen
• Technik zum Hochziehen eines Patienten im Bett durch zwei Personen
- das im Bett eingespannte Steck-/ Laken wird gelöst
- falls möglich, hebt der Pflegebedürftige den Kopf, hält sich am Griff des Bettbügels fest und stellt die Beine an
- bei eingeschränkter Arm- oder Handfunktion werden die Arme vor der Brust verschränkt
- die seitlichen Enden der Unterlage werden (in Kopf- bzw. Brusthöhe und in Höhe des Gesäßes) gefasst und die Person durch Gewichtsverlagerung auf das dem Kopfende nahe Bein, nach oben gezogen

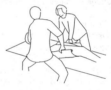

- das Laken wird anschließend glattgezogen und wieder eingesteckt

V.3 Lagerungsarten

A-Lagerung
Anwendung
• Pneumonieprophylaxe
• Dekubitusprophylaxe

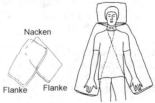

Sinn und Ziele
• Atemerleichterung
• Dehnung des Oberkörpers
• bessere Belüftung der oberen Lungenflügel
• Verbesserung der Lungenspitzenatmung
• Hohllagerung im Sakralbereich

- Druckentlastung an den Dornfortsätzen der Wirbelsäule

Durchführung
- Unterlegen von zwei kleinen, schiffchenartig geformten Kissen in ∩-Form
- die Kissen sollen im Halsbereich überlappen und seitlich eine Ablagefläche für die Arme anbieten
- für den Kopf wird ein kleines Kissen untergelegt

Lagerung bei Adduktorenkontraktur

Adduktorenkontraktur
- Zustand übermäßig zusammengezogener *Beinadduktoren*
- gekennzeichnet durch angezogene, aneinander gepresste Knie u. Innenrotation der Beine
- spastische Tonussteigerung bei hirnorganischen Störungen (z.B. bei Multipler Sklerose)
- begünstigt durch falsche Lagerung

Lagerung der Beine
- flache Unterlage (gefaltetes Handtuch) unter die Kniekehlen
- Fersen frei lagern
- Beine in physiologischer Rotation, ggf. Polster zwischen die Knie, um Druckstellen zu verhindern
- vollkommen gestreckte Lagerung oder Außenrotation vermeiden (reflektorische Reaktion!)

Bauchlagerung

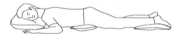

Indikationen
- große Dekubitalgeschwüre
- Verbrennungen
- nach Hauttransplantationen

Durchführung
- vor der Drehung auf den Bauch werden unter den Kopf, den Bauch und die Unterschenkel Polsterblöcke zur Druckentlastung gelegt

Beckenhochlagerung

- geburtshilfliche Maßnahme, bei der das Becken der zu Entbindenden auf einer entsprechenden Unterlage hochgelagert wird

Ziele
- Verringerung des Beckendrucks auf das Kind bei der Geburt
- *Reponieren* (Zurückziehen) der Nabelschnur bei einem Nabelschnurvorfall während der Geburt

Beckentieflagerung

(Douglas-Lagerung)
- Lagerung, bei der das Becken den tiefsten Punkt des Körpers darstellt

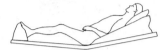

Ziele
- dient zum Abfluss von Sekret aus der Bauchhöhle in den *Douglas - Raum* (tiefster Punkt im Bauchraum)
- Anwendung z.B. bei Pat. mit *Appendixperforation* (geplatzter Blinddarmfortsatz), mit *Peritonitis* (Bauchfellentzündung) u.a.

Durchführung
- Durchführung in verstellbarem Krankenbett nach Anheben des Kopf- und Fußteils, wobei Gesäß, Knie und Fersen unterpolstert werden müssen
- Dauer der Anwendung nach Anordnung

Bobath - Lagerung

- Therapiekonzept der Krankengymnastin Berta Bobath und dem Arzt Dr. Karl Bobath (✝ 1991)

Indikation
- Lähmungen durch Schlaganfall
- Lähmungen durch Gehirnverletzungen

Ziele der Lagerung
- Bewusstmachen der betroffenen Körperseite
  - Anregung der gestörten Wahrnehmung durch Reizung der äußeren Wahrnehmungsorgane (Augen, Ohren, Haut, Nase)
  - Anregung der gestörten Wahrnehmung durch Reizung der inneren taktil-kinästhetischen Sinne (Lageempfindung, Bewegungsempfindung, Tastsinn, Vibrationssinn, Kräfteempfinden, Schmerz)
- Regulierung des Muskeltonus
  ⇨ Verhinderung einer Beuge- oder Streckspastik
  - Spastik wird ausgelöst oder verstärkt durch Kraftanstrengung, Schmerzen, Angst, Hektik
  - Spastik kann über bestimmte Stimulationen ausgelöst werden
  - Spastik kann über die Lagerung gefördert oder gehemmt werden
  - im Bereich der oberen Extremitäten kommt es häufig zu Beugespastiken
  - im Bereich der unteren Extremitäten kommt es häufig zu Streckspastiken
  ⇨ spastikauslösende Stimulationen vermeiden
  - Dauerreiz in der Handinnenfläche (Handrolle, Gummiball) lösen häufig eine

V. Lagerungen

Beugespastik der oberen Extremitäten aus
- dauernder Sohlendruck im Vorfußbereich (Fußstütze, Bettkiste) lösen häufig eine Streckspastik der unteren Extremitäten aus
- die Benutzung einer Aufrichtehilfe (Bettgalgen, Strickleiter) lösen häufig eine Streckspastik der unteren Extremitäten aus
• Vermeidung von Komplikationen
- Dekubitus
- Kontrakturen
- Pneumonie
- Thrombose
- Kreislaufschwäche
• Vermeidung von Schmerzen
- schmerzfreie Lagerung, damit der Patient die Lagerungszeit für die geplante Zeit toleriert
• Erreichen von Wohlbefinden und Bequemlichkeit
• Wecken von Interesse für die Umwelt und den eigenen Körper
• Sicherheit
- sichere Lagerung
- Patient darf keine Angst haben aus dem Bett zu fallen

Wertigkeit der Lagerungsarten
• höherwertige Lagerungsarten sollen häufiger gewählt werden als niederwertige Lagerungsarten

Kriterien für die Wertigkeit
- Tonusregulation
- Funktionsanbahnung
- Bewusstmachen der betroffenen Körperseite
- Anregung des Interesses für die Umwelt
- Anregung des Interesses für den eigenen Körper

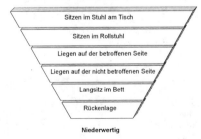

allgemeine Lagerungstechniken
• Kopfteil des Bettes
  ⇨ bei jeder Lagerungsart flach stellen

- jede Kopfteilerhöhung begünstigt eine Spastizität
- längere Lagerung mit erhöhtem Kopfteil führt zu einer Fehlhaltung (Hüftretraktion)
• Kontrakturenprophylaxe der Hand
  ⇨ keinen Gegenstand in die Hand legen
- jeder Druck oder Dauerreiz auf die Fingergrundgelenke löst eine Spastik aus und führt zu einem Faustschluss der Hand
• Spitzfußprophylaxe
  ⇨ keine Fußstützen benutzen
- jeder Druck oder Dauerreiz auf den Fußballen führt zur Streckspastizität im Bein
• Bettdecke
  ⇨ Bettdeckenabweiser benutzen
- Druck auf die Füße fördert die Spitzfußbildung

Lagerung in Rückenlage

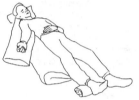

• Kopf ⇨ Mittelstellung
• Wirbelsäule ⇨ gerade
gelähmte Seite
• Schulter ⇨ Retraktion (unterpolstern)
• Arm ⇨ 30° Abduktion
• Ellenbogen ⇨ gestreckt (unterpolstern)
• Fingergelenke ⇨ gestreckt
• Hüftgelenk ⇨ gestreckt (unterpolstern)
• Kniegelenk ⇨ gestreckt (leicht unterpolstern)
• Fußgelenk ⇨ 90° kein Sohlendruck

Lagerung auf der hemiplegischen Seite

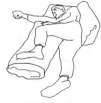

• 90-Grad Seitenlage
• Kopf ⇨ Mittelstellung (unterpolstern)
• Wirbelsäule ⇨ gerade (hinterpolstern)

gelähmte Seite
- Schulter ⇨ nach vorne
  (nicht unterpolstern)
- Arm ⇨ 90° zum Oberkörper
- Ellenbogen ⇨ gestreckt
- Fingergelenke ⇨ gestreckt
- Hüftgelenk ⇨ gestreckt
  (nach vorne gezogen)
- Kniegelenk ⇨ gestreckt
- Fußgelenk ⇨ 90° kein Sohlendruck

Lagerung auf der nicht betroffenen Seite

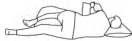

- 90-Grad-Seitenlage
- Kopf ⇨ Mittelstellung
  (unterpolstern)
- Wirbelsäule ⇨ gerade (hinterpolstern)

gelähmte Seite
- Schulter ⇨ protrahiert (unterpolstern)
- Arm ⇨ 90° zum Oberkörper
- Ellenbogen ⇨ leicht gebeugt
  (unterpolstern)
- Fingergelenke ⇨ gestreckt (unterpolstern)
- Hüftgelenk ⇨ 80-90 Grad gebeugt
  Oberschenkel unterpolstern
- Kniegelenk ⇨ leicht gebeugt
  (unterpolstern)
- Fußgelenk ⇨ 80-90° kein Sohlendruck

sitzende Lagerung im Bett

- Kopf ⇨ aktiv in Mittelstellung halten
- Wirbelsäule ⇨ 90° gerade
  (Kopf und Halswirbelsäule
  nicht hinterpolstern)

gelähmte Seite
- Arm ⇨ parallel zu den Oberschenkeln
- Ellenbogen ⇨ leicht gebeugt (unterpolstern)
- Fingergelenke ⇨ gestreckt
- Kniegelenk ⇨ leicht gebeugt
- Fußgelenk ⇨ 90° kein Sohlendruck

Sitzen im Stuhl / am Tisch
- Kopf ⇨ aktiv in Mittelstellung halten
- Wirbelsäule ⇨ 90° gerade
  (Kopf und Halswirbelsäule
  nicht hinterpolstern)

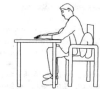

gelähmte Seite
- Arm ⇨ parallel zu den
  Oberschenkeln
- Ellenbogen ⇨ leicht gebeugt
  (unterpolstern)
- Fingergelenke ⇨ gestreckt
- Kniegelenk ⇨ leicht gebeugt
- Fußgelenk ⇨ 90°

Cardiac - Lagerung
- sitzende Lagerung mit erhöhtem Oberkörper und angezogenen Beinen als entlastende Lagerung

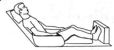

Indikation
- Lagerung bei kardial vorgeschädigten Personen

Douglas - Lagerung
(Beckentieflagerung)
- Beckentieflagerung mit dem Ziel, eines Sekretabflusses in den Douglasraum; siehe Beckentieflagerung

Druckentlastung durch Lagerung und Umlagerung
Ziel
- Vermeidung von Lagerungsschäden, Entlastung von Rücken, Kopf, Gesäß, Fersen

Möglichkeiten
- Weichlagerung
- Superweichlagerung
- Schräglage mittels schiefer Ebene
- 30-Grad-Schräglagerung
- 135-Grad Schräglage
- Fünf - Kissen - Lagerung
- A-Lagerung
- V-Lagerung
- T-Lagerung
- Bauchlage
- Rückenlage

Material
- Lagerungshilfsmittel zur Druckentlastung

Durchführung
- Patienten jeweilige Lagerungsvariante erklären
- Sonden, Katheter und Infusionssysteme sichern

- vor, während und nach der Umlagerung Vitalwertkontrollen
- Patienten vorsichtig in entsprechende Lage bringen (außer zur Rückenlage muss die Liegefläche des Bettes flach sein)
- bei Bewusstlosen und Gelähmten beginnt jede Umlagerung mit der Kopflagerung
- bei Bauchlage Kopf in Seitenlage
- Arm-, Bein- und evtl. Rückenpolster anbringen
- Gelenke frei und in physiologischer Stellung lagern
- Lagewechsel alle zwei Stunden, nach ärztlicher Anordnung oder nach Zustand und Wunsch des Patienten

Komplikationen
- Aufliegen der Ferse → Fersendekubitus
- falsche Armlagerung → Ellenbogendekubitus
- ungenügende Freilagerung der Fußknöchel → Fußknöcheldekubitus
- ungenügender Lagewechsel → Gesäßdekubitus
- ungenügende Kopfumlagerung → Kopfdekubitus

Beachte
- regelmäßige und umfassende Körperinspektion bei jeder Umlagerung
- Kopf leicht erhöht lagern
- Lagerungskissen darf Atmung nicht behindern
- Seitengitter bei Seitenlagerung anbringen
- Klingel in erreichbarer Nähe
- bestehende Dekubitalgeschwüre entbinden nicht von einer sachgerechten Dekubitusprophylaxe

entstauende Lagerung

Sinn
- Verbesserung des venösen Rückflusses

Durchführung
- Fußteil des Bettes erhöhen
- Lagerung der Unterschenkel auf Schaumstoffkissen
- Beine nicht überkreuzen

Extensionslagerungen

Drahtextension der unteren Extremität

Sinn und Anwendung
- Ruhigstellung und mechanische Streckung gebrochener oder verrenkter Extremitäten mittels eines Bohrdrahtes und eines Extensionsbügels mit Zugseil und Gewicht

Vorbemerkungen
- Lagerung der unteren Extremität auf einer entsprechenden Schiene
- Extensionsprinzip nach Zug und Gegenzug (Gewicht und Körper) durch ein spezielles Extensionsgerüst

Durchführung
- achsengerechte Lagerung des Beines auf der Schiene

- richtige Lage und Befestigung der Schiene
- exakte Fußaufhängung (Spitzfußprophylaxe)
- evtl. Fixierung des Beines mit Binden (zur Nacht bei unruhigen Patienten)
- freie Beweglichkeit von Zugseil und Gewicht (Bettdeckenabweiser)
- Fußende leicht erhöhen (Gegenzug durch den Körper)
- Fußstütze für das gesunde Bein (Vermeidung von Schiefrutschen)
- Pendeln der Gewichte verhindern (abwechselnder Zug überträgt sich ruckartig auf die Frakturstelle)

vitale Versorgung
- Kontrolle der peripheren Durchblutung (Hautfarbe - Hauttemperatur)
- Kontrolle der nervösen Versorgung (Druck auf den N.fibularis = Fußheberlähmung)
- Patienten bitten, mehrmals täglich die Zehen zur Nase zu ziehen (bei Störungen - Arztruf)

Druckfreiheit - Polsterung
- ausreichende Polsterung der Schiene (Ferse, Kniekehle, Oberschenkel) zur Vermeidung von Druckstellen
- Ferse druckfrei lagern oder Fuß extendierend aufhängen
- besondere Überwachung der Polsterung im Kniebereich (Nervus fibularis)

Extensionsgerüst

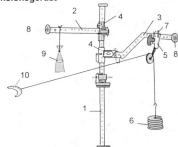

1 Einspannstab
2 Querstab (gerade)
3 Querstab (abgewinkelt)
4 Kreuzhülse
5 Rollenhalter mit Rolle
6 Gewichthalter mit Gewichten
7 Befestigungsdorn
8 Endpolster
9 Schlauchmull (Spitzfußprophylaxe)
10 Extensionbügel

- nach Vorschrift des Herstellers und Anweisung des Arztes anbringen
- stabiler Aufbau
- regelmäßige Kontrolle aller Schrauben und Verbindungen

besondere Hinweise
- Achsenzüge beachten
- für ständigen Zug sorgen (kein Abhängen der Gewichte)
- vorsichtiges Betten und Lagern (für freien Bettzugang sorgen)
- Durchführung aller Prophylaxen (Langzeitpatient)
- unnötige Lageveränderungen vermeiden
- keine Gewichtsmanipulationen
- täglich mehrmals Funktionskontrollen durchführen

Drahtextension der oberen Extremität
- es gelten die gleichen pflegerischen Maßnahmen wie bei der Drahtextension der unteren Extremitäten (abgewandelt entsprechend der betreffenden Zugvarianten)

Pflasterextensionen

- Extensionszug setzt an der Haut an
- es gelten die gleichen pflegerischen Maßnahmen wie bei der Drahtextension der unteren Extremitäten (abgewandelt entsprechend der betreffenden Zugvarianten)

Zinkleimextensionen
- Extensionszug durch zirkulären Verband
- es gelten die gleichen pflegerischen Maßnahmen wie bei der Drahtextension der unteren Extremitäten (abgewandelt entsprechend der betreffenden Zugvarianten)

Schellenextensionen
- Extensionszug durch Ledermanschetten)
- es gelten die gleichen pflegerischen Maßnahmen wie bei der Drahtextension der unteren Extremitäten (abgewandelt entsprechend der betreffenden Zugvarianten)

Gipslagerung
Extremitätengips
Sinn und Anwendung
- Ruhigstellung und Fixierung von Frakturen und Luxationen nach der Reposition (konservative Frakturbehandlung)
- Fixierung nach operativen Eingriffen (z.B. nach varisierender Osteotomie)
- Fixierung einer Extremität oder bestimmter Körperregion bei Entzündungsprozessen (z.B. Tuberkulose)
- Korrektur von bestimmten Deformitäten (z.B. Klumpfuß)

Lagerung
- da der Verband zwar erhärtet, aber noch feucht ist, muss er überall flächenhaft aufliegen
- keine freitragende schwebende Lagerung
- keine Lagerung auf harten Kanten (bricht noch leicht und lässt sich eindrücken)
- bei der Stützung bzw. beim Hochhalten nur flache Hand benutzen (innere Eindellungen)
- Extremitäten in leichter Hochlagerung (Abschwellen, Ödemverhinderung)
- seitliche Stützung (Vermeidung von Eindellungen)
- evtl. Unterlagerung (z.B. der Kniebeuge)

Kontrollen
- mehrmals täglich betreffende Extremität kontrollieren
  - Stauungserscheinungen und Schwellungen treten relativ früh nach Anlegen des Verbandes auf
  - Schmerzen und Hautverfärbungen
  - Finger und Zehen müssen gut durchblutet sein (rosige Hautfarbe, warme Hauttemperatur) und sollen aktiv beweglich sein

Becken-Bein-Gipsverband
Sinn und Anwendung
- Fixierung des Hüftgelenkes und der Oberschenkel nach operativen Eingriffen
- Fixierung des Hüftgelenkes und des Oberschenkels bei entzündlichen Prozessen

Lagerung
- das Kopfende bleibt flachgestellt (evtl. leichte Erhöhung nach 2-3 Tagen)
- in Taillenhöhe Abstützung des Rückens durch länglichen, quergelegten Sand- oder Hirsesack
- unter dem Rücken befindet sich ein flaches Kissen (Hauptteil der Füllung liegt lendenwärts) und evtl. ein kleines Kopfkissen
- das eingegipste Bein wird auf einem ausreichend großen Sandsack gelagert und gleichzeitig im Niveau angehoben
- das gesunde Bein wird ebenfalls im Gipsbereich auf einem Sandsack gelagert und in der Höhe angeglichen
- der freie Unterschenkel wird auf einem Hirsesack gelagert
- der freie Fuß wird durch eine Bettkiste abgestützt

- durch seitliches Anlagern von Sandsäcken wird ein Verrutschen des Patienten auf dem glatten Bettkasten verhindert
- durch kleine Sandsäcke kann der Becken-Bein-Gips insgesamt angehoben werden
- (dadurch Vermeidung eines direkten Kontraktes zur Kastenöffnung und möglicher Bruchstellen durch Druck)

Drehen des Patienten
- Information für den Patienten
- Vitalwertkontrolle
- alle Lagerungshilfsmittel werden aus dem Bett entfernt
- das Kopfende wird flachgestellt
- 2-3 Pflegepersonen drehen nun den Patienten über die gesunde Seite um 90 Grad (der Beckengips steht "hochkant")
- Infusions- und Schlauchsysteme sichern
- je nach Zustand kann der Patient mithelfen
- nach der Rücklagerung wird vom Kopfende abwärts die erwünschte Lagerung wieder hergestellt
- je nach Anordnung kann der Patient auch so auf dem Bauch gelagert werden

Lagerung im Gipsbett (Gipslagerungsschale)

Sinn und Anwendung
- Fixierung des Wirbelsäulenbereiches (z.B. nach operativen Eingriffen)
- Fixierung der Wirbelsäule bei entzündlichen Prozessen
- konservativ unterstützende Therapie bei Wirbelsäulenveränderungen

Lagerung
- das Bett bleibt flachgestellt
- seitlich wird die Liegeschale auf der ganzen Länge durch Sandsäcke abgestützt
- kritische Bereiche sind mittels Schaumstoff oder Filz nachzupolstern (z.B. Enden an den Schultern, Beckenkämme, Enden an den Oberschenkeln und Aussparungen für die Arme)
- die Füße sind durch eine Bettkiste abzustützen
- evtl. können kleine Knierollen untergelegt werden (stundenweise)
- der Kopf liegt auf einem kleinen Kissen (evtl. kann ein Kissen mit nach oben geschüttelter Füllung zur Hälfte unter die Liegeschale gezogen werden)

Wechseln des Betttuches - Umlagerung
- Information für den Patienten
- Vitalwertkontrolle
- Patient wird mit 2-3 Gurten im Gipsbett festgeschnallt
- Gipsbett an die Bettkante ziehen und freie Bettfläche mit festen Kissen versehen (in der Länge des Patienten)
- mit 2-3 Pflegepersonen wird der Patient nun vorsichtig bäuchlings auf die Kissen gekippt (Sicherung des Kopfes)
- Infusions- und Schlauchsysteme beachten
- nach Entfernen der Liegeschale können nun Pflegemaßnahmen oder Wundkontrollen durchgeführt werden
- die Rücklagerung geschieht dann wieder in umgekehrter Reihenfolge
- die Bauchlage sollte täglich durchgeführt werden (ärztliche Anordnung - Zustand des Patienten)

Handlagerung

Indikation
- bei bewegungseingeschränkten (gelähmten, bewusstlosen, stark geschwächten) Personen und nach Narkosen oder *Lokalanästhesie* (örtlicher Betäubung) müssen Hand und Handgelenk gelagert werden
- liegt keine spezielle Anordnung vor, werden Gelenke in physiologischer Mittelstellung gelagert

Lagerung in physiologischer Mittelstellung
- Hand leicht zur Streckseite gebeugt
- Finger in Schalenstellung
- Daumen in Oppositionsstellung zum Zeigefinger
- falls nötig wird das Handgelenk durch weiches Polstermaterial unterstützt
- die Greifstellung der Hand (z.B. mit Binde, Rolle oder Ball in der Handinnenfläche) birgt die Gefahr von Muskelverspannungen und Kontrakturen

Lagerung in Funktionshandstellung
- Anwendung bei Querschnittlähmung im Bereich der oberen Extremitäten
- zur Erzielung einer Versteifung der Hand in Greifstellung
- Lagerung in einem speziellen Funktionshandschuh

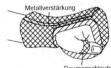

- als Alternative bietet sich das sogenannte "Röllchen" an
  - ein mit Stülpa überzogenes Watteröllchen wird auf der Höhe der Grundgelenke in die Innenhand gelegt um die 90 Grad Flexion zu gewährleisten

- die Finger werden mit hautfreundlichem Pflaster oder einem Stülpaüberzug in Funktionsstellung gehalten

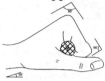

- die Hand kann später in dieser Stellung trotz bestehender Lähmung zum Greifen von Gegenständen benutzt werden

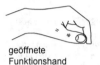

geöffnete Funktionshand   geschlossene Funktionshand

Lagerungungsschienen
volare Alu-Schiene für individuelle Anpassung

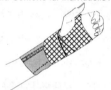

Anwendungsbereiche
- bei Arthrosen der Handwurzel, Distorsionen, Luxationen, Karpaltunnelsyndrom, nach Abnahme von Gipsverbänden,

dorsale Alu-Schiene für individuelle Anpassung

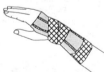

Anwendungsbereiche
- bei Arthrosen der Handwurzel, Distorsionen, Luxationen und funktionell bedingter Ruhigstellung, Karpaltunnelsyndrom, Reizzustände bei Arthrosen, Scaphoid-Pseudarthrosen; nach Abnahme von Gipsverbänden, bei Arthralgien, Rheuma, Fallhand.

Handgelenkstütze

Anwendungsbereiche
- bei Karpaltunnelsyndrom, Sehnenscheidenentzündungen, Zerrungen des Handgelenks und nach Abnahme von Gipsverbänden; Zur Ruhigstellung des Handgelenks nach nichtknöchernen Verletzungen, Radialisnervlähmung

Arm- und Handgelenkstütze

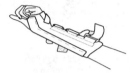

Anwendungsbereiche
- bei Karpaltunnelsyndrom, Sehnenscheidenentzündungen, Zerrungen des Handgelenks und nach Abnahme von Gipsverbänden; zur Ruhigstellung des Handgelenks nach nichtknöchernen Verletzungen, Radialisnervlähmung

Arm- und Handgelenkschiene

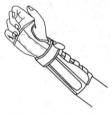

Anwendungsbereiche
- wie Handgelenkstütze, zusätzlich Stabilisierung der Handwurzeln

offene Handgelenkschiene

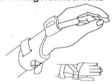

Anwendungsbereiche
- Karpaltunnelsyndrom, Tendinitis, Epikondylitis; nach Handgelenkverstauchung / Fraktur

Pareseschiene

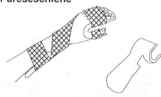

V. Lagerungen

Anwendungsbereiche
- periphere Nervenlähmung, Apoplexie, posttraumatische Sehnenverletzung, Verbrennungen, Karpaltunnelsyndrom

Rheumaschiene

Anwendungsbereiche
- Arthritis deformans - Vorbeugung und Korrektur; schmerzlindernde Ruhigstellung; Unterstützung des Handgewölbes

Hochlagerung der Beine

Indikationen
- im Rahmen der Thromboseprophylaxe zur Förderung der venösen Durchblutung
- zur Verhinderung bzw. Rückbildung von Ödemen (Wasseransammlungen) im Bereich der unteren Extremitäten
- zur unterstützenden Behandlung von Patienten mit Venenerkrankungen, z.B. *Thrombophlebitis* (Venenentzündung), *Varikose* (Krampfaderbildung) u.Ä.
- nach *Varizenoperation* (Verödung / Entfernung der Krampfadern) zur Förderung des venösen Rückflusses und zur Bildung von Umgehungskreisläufen
- als abschwellende Maßnahme bei Personen mit Verletzungen, Entzündungen, Gipsverbänden, nach Operationen im Bereich der Füße
- als therapeutische Maßnahme beim Volumenmangelschock (Rückfluss des Blutes zum Herzen

Möglichkeiten
- Hochlagerung durch Verstellen des Bettes (Anheben des Fußendes) bzw. Unterlegen von Lagerungskissen oder Schaumstoffkeilen
- therapeutische Lagerung der Extremität auf einer Schiene (meist postoperativ oder bei Gipsverband)

Material
- Bett mit anhebbarem Fußteil
- Schaumstoffkeil oder Lagerungsschiene
- Polstermaterial zum seitlichen Abstützen und zum Freilagern
- evtl. Knierolle

Hochlagerung beider Beine auf angehobenem Fußteil, Schaumstoffkeil oder Lagerungskissen

Art und Ziel der Maßnahme	Durchführung
Beine in physiologischer Stellung lagern: flache Beugung im Bereich der Leiste und der Kniegelenke. Außenrotation im Bereich der Hüft- oder Kniegelenke wg. Gefahr der Kontrakturenbildung vermeiden. Innenrotation im Bereich der Hüft- und Kniegelenke verhindern.	Anheben des Fußteils in flachem Winkel (etwa 30°) bzw. Unterlegen eines flachen Keils. Ggf. seitliche Abstützung der Beine mit Polstermaterial. Beine aufrichten (Zehenspitzen weisen nach oben); ggf. Ober- und Unterschenkelinnenseite abstützen. Knie wegen Gefahr der Druckstellenbildung freihalten. Bei vorhandener Tendenz zur Außen- oder Innenrotation empfiehlt sich die Lagerung auf speziell geformten Schaumstoffschienen.
Zur Aufrechterhaltung der Gelenkbeweglichkeit (Verhinderung von Kontrakturen) *Kontrakturenprophylaxe* durchführen.	Flacher Neigungswinkel und seitl. Abstützen der Beine (s.o.). *Kontrakturenprophylaxe* durch aktive oder passive Bewegungsübungen im Hüft-, Knie- und Sprunggelenk.
Regelmäßige Durchführung begleitender *thromboseprophylaktischer* Maßnahmen zur Gewährleistung der Gefäßdurchblutung (Verhinderung einer Thrombose).	Anpassen und Anziehen v. Antithrombose- / Kompressionsstrümpfen bzw. elastisches Wickeln der Beine, Low - dose - Heparinisierung nach Anordnung, krankheitsentsprechende Krankengymnastik und Mobilisation.
Im Bereich druckstellengefährdeter Hautbezirke *Dekubitusprophylaxe* (Erhalten intakter Haut, Vermeiden von Folgeschäden durch Druckgeschwüre).	Gefährdete Hautbereiche (Wade, Ferse, Innenseite der Knie) auf Hautveränderungen beobachten; mit Lagerungshilfsmitteln (Schaumstoffpolster, Knierolle,...) freilagern. Regelmäßige Lagerungswechsel durchführen.
Aufrechterhalten der Durchblutung, Beweglichkeit und Mobilität.	Zielgerichtete und angepasste *Physiotherapie* (Krankengymnastik); Mobilisation nach Anordnung.

Hochlagerung eines Beines auf der Schiene

Art und Ziel der Maßnahme	Durchführung
Bein in Abhängigkeit von der Erkrankung / Verletzung und dem Behandlungsziel in möglichst physiologischer Stellung lagern.	Art und Neigungswinkel der Schiene entsprechend dem Behandlungsziel und der Anordnung einsetzen (z.B. Braun-Schiene, Schaumstoffschiene u.Ä.).
Thromboseprophylaxe	siehe oben.
Kontrakturenprophylaxe	siehe oben.
Dekubitusprophylaxe	siehe oben; zusätzlich Kanten und Ecken von Metallschienen abpolstern. Gefährdete Hautbezirke (Knochenvorsprünge im Bereich des Knies und des Sprunggelenkes) ggf. abpolstern.
Vermeiden von Folgeschäden durch Nervenläsion bei Druck durch Metallschiene.	Gefährdet ist hier besonders der Nervus fibularis (hinter dem Wadenbeinköpfchen gelegener Wadenbeinnerv) → bei Schädigung Fibularis- (Peronäus-) lähmung → Freilagerung, Abpolsterung, regelmäßige Beobachtung von Sensibilitätsstörungen oder Lähmungserscheinungen im Bereich des Fußes.

Hochlagerung der Beine zur Schockprophylaxe
Art und Ziel der Maßnahme
- Hochlagern beider Beine bei *Volumenmangelschock* (Blutmangel z.b. bei großen Blutverlusten), um einen ungehinderten Rückfluss des noch vorhandenen Blutes zum Herzen zu gewährleisten (gewährleistet eine ausreichende Herz- und Hirndurchblutung)

Durchführung

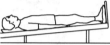

- Beine anheben und abstützen; ggf. Hilfsmittel (Stuhl o.Ä.) einsetzen. Nach Möglichkeit soll ein Abknicken der Kniegelenke und des Hüftgelenks vermieden werden (Rückflussbehinderung)

Hochlagern des Oberkörpers
- erhöht gelagerter Oberkörper in sitzender oder halbsitzender Position

Indikation
- Atemerleichterung, Herz- Lungenkrankheiten, Nahrungsaufnahme, Kommunikation mit Besuchern, usw.

Durchführung
- Kopfteil des Bettes erhöhen, das Gesäß des Patienten sollte sich immer an der Abknickstelle des Matratzenoberteils befinden; rutscht der Patient zum Fußende, verändert sich der Winkel des Körperknicks so, dass der Oberkörper in sich zusammengedrückt wird und die Atmung behindert

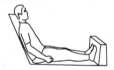

- um ein Tieferrutschen zu verhindern, sollte eine Bettverkürzung (Fußstütze, Bettkiste, Kissen) zur Stabilisierung der Oberkörperhochlage angebracht werden oder ein kleines Polster, z.B. ein gerolltes Gästehandtuch als "Rutschbremse", vor die Sitzbeinhöcker gelegt werden

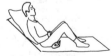

- zur Erleichterung bei erschwerter Atmung können zusätzlich die Arme hochgelagert werden

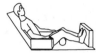

- Bei Spannungen im Bauchbereich kann eine Knierolle zur Entspannung der Bauchdeckenmuskulatur und zur weiteren Erleichterung des Atemvorganges vorübergehend (nicht länger als jeweils 1 Stunde) untergelegt werden

Hodenhochlagerung
- Hochlagerung des äußeren männlichen Genitale (Hoden und Penis) nach chirurgischen Eingriffen, um den Blutrückfluss zu gewährleisten sowie Stauungen und Schwellungen zu verhindern

Durchführung
- Unterlegen eines *Hodenbänkchens*

- Unterlegen einer Bindenrolle
- Anlegen einer elastischen Binde von einem Oberschenkel zum anderen

Hohllagerung
- die Hohllagerung kann in Rücken- und Seitenlage der Person durchgeführt werden

Indikationen
- Lagerung zur *Dekubitusprophylaxe* (Verhindern eines Druckgeschwüres) durch Freilagern gefährdeter Hautbezirke

Lagerungsmaterial
- es eignen sich Schaumstoffblöcke; ersatzweise finden herkömmliche Kissen, die faltbar sind oder stabile Lagerungskissen Anwendung
- die Blöcke / Kissen müssen so stabil sein, dass die Hohllagerung auch nach längerer Liegedauer gewährleistet ist (ein Flachdrücken der Kissen bewirkt eine Druckverstärkung!)
- die Schaumstoffblöcke / Kissen dürfen keine harten Kanten oder Ecken aufweisen (zusätzliche Druckwirkung durch Knopfleisten, Nähte u.Ä. vermeiden); sie müssen weiche (möglichst abgerundete) Ränder haben, um einen verstärkten Auflagedruck im Übergangsbereich (Hautbezirke, die im Bereich der Kissen- / Schaumstoffränder aufliegen) zu verhindern
- das Lagerungsmaterial sollte hautfreundlich, atmungsaktiv, wasserabweisend, saugfähig,

strapazierfähig, leicht zu reinigen und desinfizierbar sein
- Lagerungsmaterial stets überziehen

Methoden zur Hohllagerung in Rückenlage

T - Lagerung

Ziel
- Druckentlastung der Haut im Bereich des Oberkörpers (HWS - Vorsprünge, Spitzen der Schulterblätter und seitlicher Rand der Rippen) → ideal zur Druckentlastung nach Seitenlage und bei Anlage von Drainagen (z.B. Thoraxdrainage)
- Lagerung zur Unterstützung der *Pneumonieprophylaxe* (Verhindern einer Lungenentzündung)

Durchführung
- Verwendung flacher, rechteckiger Schaumstoffkissen oder schwach gefüllter, längs gefalteter Lagerungskissen
- der Oberkörper wird durch zwei T - förmig angeordnete Kissen leicht angehoben

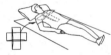

- ein Kissen längs unter die Wirbelsäule der Person legen
- zweites Kissen quer unter die Schulterpartie legen
- Kopf in leicht angehobener Position auf einem kleinen Kissen lagern

V - Lagerung

Ziel
- Druckentlastung im Bereich der Hals- und unteren Brustwirbelsäule bei Dekubitusgefährdung
- Möglichkeit zur Freilagerung bei Anlage eines PDA (Peridural) - Katheters
- Lagerung zur Unterstützung der *Pneumonieprophylaxe* (Verhindern einer Lungenentzündung)

Material
- Verwendung sehr flacher, rechteckiger Schaumstoffkissen oder schwach gefüllter, längs gefalteter Lagerungskissen

Durchführung
- der Oberkörper wird durch zwei umgekehrt V - förmig angeordnete Kissen (∧) leicht angehoben
- zu beachten: ein zu starkes Anheben (bei hohen Kissen) führt zu einer unerwünschten *Lordosierung* (Hohlkreuzbildung) im Bereich der Brustwirbelsäule

- Kissen ∧ - förmig im Bett positionieren und die Person darauf lagern o d e r Person drehen und die Kissen von der Seite her einschieben

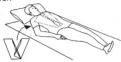

- die Person liegt mit leicht *abduzierten* (abgespreizten) Armen auf den Kissen. Die Spitze des ∧ sollte sich etwa in Höhe des 3. Halswirbels befinden, so dass die HWS - Vorsprünge (im Bereich des 2. und 3. Halswirbels) freiliegen; sehr flache Kissen in diesem Bereich evtl. leicht überlappen lassen
- Kopf in leicht angehobener Position auf einem kleinen Kissen lagern

Hohllagerung mit fünf Kissen

Ziel
- Druckfreiheit im Bereich der Halswirbelsäule, der Schultern, der Ellenbogen, des Kreuzbeines und der Fersen bei Dekubitusgefährdung

Material
- Verwendung flacher Schaumstoffblöcke oder gut gefüllter Kissen.

Durchführung
- ein großes Kissen quer unter den Rücken im Bereich unterhalb der Schulterblätter legen
- Oberarme flach auf dem Kissen
- Unterarme leicht erhöht (auf dem Bauch oder auf einem kleinen Keil) lagern
- Ellenbogen werden auf dem Lagerungskissen weich oder durch leichtes Anheben frei gelagert
- ein Kissen unterhalb des Kreuzbeines unter die Oberschenkel legen; es sollte bis unter die Kniekehlen reichen

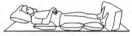

- Unterschenkel mit einem Kissen unterlagern
- Fersen freilagern
- Kopf leicht angehoben auf einem schmalen Kissen lagern
- HWS - Vorsprünge bleiben frei
- ein weiches Kissen zwischen die Fußsohlen der Person und das Fußbrett am Bettende einschieben (verhindert Druckeinwirkung durch das Fußbrett)

Packbett in Rückenlage

Ziel
- Druckfreiheit im Bereich der Halswirbelsäule, der Schultern, der Ellenbogen, des Kreuzbeines und der Fersen

- Superweichlagerung im Bereich der Übergänge (Schaumstoffränder)
- beliebige Veränderung der freizulagernden Bereiche

Material
- Verwendung kompakter, hoher Weichschaumstoffblöcke

Durchführung
- die Schaumstoffblöcke werden in das Bett eingesetzt und mit Laken faltenfrei bezogen
- die Person wird auf die Blöcke gelagert, ggf. Korrektur der Blöcke bei liegender Person

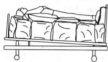

- ein schmaler Schaumstoffblock im Bereich des Kopfes
- HWS - Vorsprünge bleiben frei
- einen großen Block unter den Rücken im Bereich unterhalb der Schulterblätter positionieren
- Oberarme flach auf dem Block lagern
- Unterarme leicht erhöht (auf dem Bauch / auf einem kleinen Keil) lagern
- Ellenbogen werden auf dem Schaumstoffblock weich oder durch leichtes Anheben frei gelagert
- einen langen Block unterhalb des Kreuzbeines im Bereich der Oberschenkel einfügen (sollte bis unter die Kniekehlen reichen, Kniekehlen nicht "durchhängen" lassen)
- Unterschenkel mit einem kleineren Schaumstoffblock unterlagern
- Fersen freilagern
- ein weiches Kissen zwischen die Fußsohlen der Person und das Fußbrett am Bettende einschieben (verhindert Druckeinwirkung durch das Fußbrett)
- die freizulagernden Bereiche können durch Verschieben der Blöcke variiert werden

Methoden zur Hohllagerung in Seitenlage
Freilagerung bestimmter Körperareale
Ziel
- Hohllagerung im Bereich der oberen Extremität (Ellenbogen, Handgelenk, ...) und der unteren Extremität ist nur im Bereich der obenliegenden Körperhälfte möglich

Material
- der Einsatz von Lagerungshilfsmitteln ist abhängig von der Art der Seitenlagerung

Durchführung
- Der Arm / das Bein wird auf Kissen oder Schaumstoffblöcken gelagert

- das gefährdete Hautareal (Ellenbogen, Handgelenk bzw. Knie, Knöchel) freigelagert

Packbett in Seitenlage
Ziel
- Druckfreiheit im Bereich der Schultern, der Hüfte (Darmbeinstachel, gr. Rollhügel), der Knie und der Knöchel
- Superweichlagerung im Bereich der Übergänge (Schaumstoffränder)
- Beliebige Veränderung der freizulagernden Bereiche

Material
- Verwendung kompakter, hoher Weichschaumstoffblöcke

Durchführung
- die Schaumstoffblöcke werden in das Bett eingesetzt und mit Laken faltenfrei bezogen
- die Person wird in flacher Seitenlage auf die Blöcke gelagert, ggf. Korrektur der Blöcke bei liegender Person

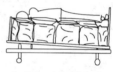

- ein schmaler Schaumstoffblock im Bereich des Kopfes und der Halswirbelsäule.
- einen großen Block unter den Rücken im Bereich unterhalb der Schulter positionieren; kleineren Schaumstoffkeil einfügen
- die Schulter des untenliegenden Armes nach vorne ziehen
- untenliegenden Arm auf dem Keil lagern (auf physiologische Körperhaltung der Person achten)
- der obenliegende Arm wird flach auf dem Block gelagert
- einen kurzen Block unterhalb des Kreuzbeines im Bereich der Oberschenkel einfügen (sollte bis oberhalb der Kniegelenke reichen)
- gefährdetes Hautareal im Bereich der Hüfte in schmalem Spalt freilagern; "Durchhängen" und damit verbundene seitliche Verkrümmung der Wirbelsäule vermeiden
- Unterschenkel mit einem kleineren Schaumstoffblock unterlagern
- Sprunggelenke freilagern
- Beine entsprechend dem Neigungswinkel nebeneinander lagern
- ein weiches Kissen zwischen die Fußsohlen der Person und das Fußbrett am Bettende einschieben (verhindert Druckeinwirkung durch das Fußbrett)
- die freizulagernden Bereiche können durch Verschieben der Blöcke variiert werden

Jackson - Lagerung
- Lagerung zur orotrachealen Intubation

Durchführung
- der Kopf des Patienten wird auf einem 10-20 cm hohen Polster gelagert und im Okzipitalgelenk nach hinten überstreckt

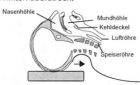

- Mundhöhle, Larynx und Luftröhre bilden so eine fast gerade Achse

Killian - Lagerung
- Lagerung des Patienten zur Durchführung einer Laryngoskopie (Kehlkopfspiegelung)

Durchführung
- die zu untersuchende Person hält den Oberkörper aufrecht, der Kopf ist nach vorne geneigt
- der Kehlkopfspiegel kann von unten her waagerecht in den geöffneten Mund eingeführt werden

Knierollenlagerung
- Anwendung zur Entspannung der Bauchmuskulatur durch Beugung der Kniegelenke und indirekte Beugestellung der Hüftgelenke
- durch das Anziehen der Beine erfolgt eine Entspannung der Bauchmuskulatur

Anwendung
- schmerzlindernde und entlastende Lagerung bei Spannungs- oder Schmerzzuständen im Abdominalbereich, nach Bauchoperationen, schmerzhaften Entzündungen (Colitis, Adnexitis u.Ä.)

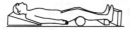

- die Knierollenlagerung ist nur kurzfristig durchführbar → bei immobilen Personen erhöhte Gefahr der Kontrakturenbildung (Beugekontrakturen im Bereich der Hüft- oder Kniegelenke), außerdem Gefahr eines Fersendekubitus (Fersenfreilagerung unabdingbar)

Lagerung zur Knochenmarkpunktion

Indikationen
- Gewinnung von Knochenmark zur zytologischen Untersuchung (Entwicklungsreihen der Blutzellen im Knochenmark)
- Gewinnung eines Knochenmarkzylinders für die histologische Differentialdiagnose von Osteopathien (Knochenbiopsie)

Punktionsorte
- Brustbeinkörper = Sternalpunktion
- Beckenkamm = Cristapunktion

Lagerung zur Sternalpunktion
- flache Rückenlage auf harter Unterlage

Lagerung zur Cristapunktion
- flache Bauchlage evtl. Seitenlage

Lagerung zur Kontrakturenprophylaxe
- vorbeugende Maßnahmen zur Verhinderung einer Gelenkfehlstellung und Erhaltung der physiologischen Gelenkfunktionen

Lagerungsprinzip
- zweistündliches Umlagern der Extremitäten und des Kopfes (abwechselnd in Beugestellung, Streckstellung und Funktionsstellung)

- bei Gegenindikation nur Lagerung in physiologischer Mittelstellung (Funktionsstellung)

Lagerung in Streckstellung
- Wirbelsäule gerade (flache Rückenlage) ohne seitliche Verschiebungen; Kopf in Mittelstellung

- Abspreizung der Oberarme in 30 Grad Abduktion
- Ellenbogengelenke gestreckt
- Handgelenke in Null-Grad-Stellung gestreckt
- Fingergelenke gestreckt
- Hüftgelenke gestreckt
- Kniegelenke gestreckt
- Fußgelenke in die natürliche Stellung (in Richtung Fußsohle)

Lagerung in Beugestellung
- Wirbelsäule gerade (flache Rückenlage oder leicht erhöhter Oberkörper) ohne seitliche Verschiebungen

- Kopf leicht gebeugt in Mittelstellung

- Schultergelenke in 90 Grad Abduktion
- Ellenbogengelenke in 90 Grad Flexion
- Handgelenke in Richtung Handrücken gestreckt (Dorsalextension)
- Fingergelenke gebeugt (Apfelsinengriff)
- Hüftgelenke leicht gebeugt
- Kniegelenke leicht gebeugt
- die Fußgelenke so gestreckt, dass der Fuß mit dem Unterschenkel einen rechten Winkel bildet

Lagerung in Funktionsstellung
- Wirbelsäule gerade und gestreckt
- Kopf in Mittelstellung

- Schultergelenke in 30 Grad Abduktion
- Ellenbogengelenke in 100 Grad-Stellung
- Handgelenke in Richtung Handrücken gestreckt (Dorsalextension)
- Fingergelenke leicht gebeugt
- Daumen gestreckt (Apfelsinengriff)
- Hüftgelenke gestreckt
- Kniegelenke in natürlicher Stellung leicht gestreckt
- Fußgelenke in einem 90 Grad Winkel zum Unterschenkel
- Zehen in natürlicher Stellung

Kopfhochlagerung
- Lagerung auf einer schiefen Ebene (Tieflagerung der Beine und Hochlagerung des Oberkörpers)

Indikation
- Förderung der arteriellen Durchblutung

Material
- Hirsekissen, Fersenpolster, Fußstütze, Bettdeckenabweiser, Polstermaterial

Durchführung
- nach Absenken des Fußendes (oder Erhöhung des Kopfteiles) wird der Patient bequem und rutschsicher gelagert
- entsprechende Polsterung

Kopftieflagerung
- Lagerung auf einer schiefen Ebene (Tieflagerung des Oberkörpers und Hochlagerung der Beine)

Indikation
- Förderung des venösen Rückflusses (Autotransfusion)
- bessere Durchblutung wichtiger Organe

- bei Patienten mit Schock
- nach Gefäßoperationen, allgemein nach Operationen (wenn keine Gegenindikation)
- bei Extensionslagerung

Material
- je nach Zustand des Patienten nur flache Lagerung; evtl. kleines Kopfkissen, Knierolle, Polstermaterial

Durchführung
- nach Absenken des Kopfteiles (oder Erhöhung des Fußteiles) flache Rückenlagerung, evtl. Kopf zur Seite drehen; evtl. Kopfpolster anbringen

Kopfumlagerung
- bei bewusstlosen und gelähmten Patienten beginnt jede Umlagerung des Körpers mit der Kopflagerung

Lagerungsdrainage nach Giebel
Ziel
- Drainage einzelner Lungensegmente und Bronchialabschnitte durch spezielle Lagerungstechnik mit dem Ziel ausreichender Belüftung aller Lungenabschnitte, um Atelektasenbildung und Sekretanschoppung (Pneumoniegefahr) zu verhindern
- Anwendung zur Pneumonieprophylaxe und zur Therapieunterstützung bei bereits vorhandener Schädigung
- um im Rahmen der Prophylaxe die gleichmäßige Belüftung aller Bereiche zu gewährleisten, ist die regelmäßige Umlagerung der Person erforderlich

Durchführung
- Die Lagerungsdrainage erfolgt entsprechend der Lungen- und Bronchialabschnitte

Lagerungsschienen
- Liegegipsschiene zur Ruhigstellung und Lagerung verletzter oder operierter Extremitäten in einer bestimmten Stellung
- Metall- oder Kunststoffschiene zur Lagerung verletzter oder operierter Extremitäten mit dem Ziel der Positionierung der Extremität in einer bestimmten Stellung (Gelenkstellung) und der Ruhigstellung der Extremität; je nach Zielsetzung werden z.B. Braun-Schiene, Böhler-Schiene, Cramer-Schiene, Kirschner-Schiene, Schaumstoffschiene, Volkmann-Schiene eingesetzt; evtl. erfolgt die Lagerung unter Extension (Zug) mit Extensionsvorrichtung.
- Bewegungsschiene zur korrekten Lagerung und zielgerichteten, kontrollierten Bewegung bestimmter Gelenke

Lageveränderung im Bett

Möglichkeiten
- Drehen, Höherrutschen, Aufsetzen, Sitzen auf der Bettkante
- bewegungseingeschränkte Personen sind häufig nicht in der Lage, diese Veränderungen selbstständig auszuführen, in diesem Fall ist der Einsatz von Hilfsmitteln wie z.B. einem Bettgitter zum Drehen oder einem Patientenaufrichter zum Aufsetzen sinnvoll
- bei ausgeprägter Bewegungseinschränkung bzw. Unselbstständigkeit der Person sind Hilfestellungen von Seiten des Pflegepersonals in Form von Hilfsgriffen notwendig
- je nach Einschränkung können die Hilfsgriffe von einer einzelnen Pflegeperson durchgeführt werden, z.B. Hebegriff zum Höherrutschen und Aufsetzen im Bett, Hilfsgriff zum Drehen und Aufsetzen
- bei ausgeprägter Bewegungseinschränkung müssen die Griffe von zwei Personen ausgeführt werden, z.B. Hakengriff oder Haken-Stütz-Griff zum Höherrutschen und Aufsetzen im Bett, Höherrutschen mit Stoffunterlage

Lagerung nach Lungenresektion

- direkt nach der Operation Rückenlage und Oberkörperhochlagerung
- nach etwa 6 Std. (bzw. nach Anordnung) regelmäßiges Umlagern wie folgt:
  - bei Segmentresektion oder Lobektomie: 2 stdl. Wechsel von Rückenlage und Lagerung auf der gesunden Seite (bessere Entfaltung der operierten Lungenseite)
  - bei Pneumektomie: 2 stdl. Wechsel von Rückenlage und Lagerung auf der operierten Seite (Ventilationssteigerung in gesunden Lungenabschnitten)

Lagerung zum Legen einer Magensonde

- die nasogastrale Magensonde wird über die Nase (bei Verletzungen im Bereich der Nase über den Mund) eingeschoben
- der Patient wird in leichter Oberkörperhochlagerung oder in aufrecht sitzender Position gelagert
- bewusstlose Patienten werden in Seitenlage gelagert

Oberkörperflachlagerung

- flache Rückenlagerung
- Flachlagerung des Oberkörpers durch Waagerechtstellung des Bettes und evtl. Stützen des Kopfes durch einen Hirsesack zur Freihaltung der oberen Atemwege

Indikationen
- Wirbelsäulenverletzungen, Kopfverletzungen, Beckenfrakturen, postoperativ, Schockprophylaxe

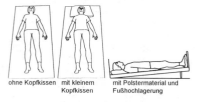

ohne Kopfkissen   mit kleinem Kopfkissen   mit Polstermaterial und Fußhochlagerung

Oberkörperhochlagerung

- Hochlagerung des Oberkörpers durch Erhöhung der Rückenstütze und bequeme Lagerung der unteren Extremitäten (mit Hilfsmitteln)

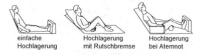

einfache Hochlagerung   Hochlagerung mit Rutschbremse   Hochlagerung bei Atemnot

Indikationen
- Herzinsuffizienz, Ateminsuffizienz, nach einer Myelographie, nach einer Spinalanästhesie

Overholt - Lagerung

- Lagerungsmethode bei einseitig durchgeführten, operativen Eingriffen im Bereich der Lunge nach R. H. Overholt

Indikationen
- Lungensegmentresektion, *Lobektomie* (operative Entfernung eines Lungenlappens), prophylaktisch zur Verhinderung der Keimverschleppung vom erkrankten ins gesunde Lungengengewebe

Durchführung
- die / der Frischoperierte wird in Bauchlage positioniert, die operierte Körperseite und der Kopf in Tieflage gebracht

physiologische Mittelstellung

- Lage der Gelenke, die bei evtl. Versteifung noch größtmögliche Arbeitsverrichtungen ermöglicht

Indikationen
- eine Lagerung in physiologischer Mittelstellung wird nur bei Patienten durchgeführt, bei denen eine Gegenindikation zur Kontrakturenprophylaxe besteht

Lagerung
- Oberarm in 30 Grad Abspreizstellung
- Unterarm in 80 Grad Beugestellung, leicht erhöht
- Handgelenke überstreckt
- Handrücken nach oben

- Fingergelenke leicht gebeugt (Gummiball oder Schaumstoff in die Hand geben)
- Hüftgelenke gestreckt (Brett unter die Matratze)
- Kniegelenke gestreckt (u.u. kurzfristig Knierolle)
- Fußgelenke in rechtwinkeliger Stellung (Spitzfußprophylaxe) unter Vermeidung einer Außen- oder Innenrotation

Pneumonie-Lagerung
- Oberkörper-Hochlagerung
- leicht nach hinten geneigter Kopf
- leichtes Anwinkeln der Knie (zeitweise Knierolle unterlegen)
- liegt bereits eine erschwerte Atmung vor, bringt die zusätzliche Hochlagerung der Arme Erleichterung

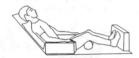

Ziel
- eine Verbesserung der Lungenbelüftung, die durch die Oberkörperhochlagerung erreicht wird (Thoraxdehnung und verstärkte Betätigung der Atemhilfsmuskulatur)
- die Entspannung der Bauchmuskulatur führt zu erleichtertem und verstärktem Einsatz der Atemhilfsmuskulatur → bessere Thoraxdehnung
- eine Erleichterung der Atmung durch Entlastung des Brustkorbs von der Last der Schultern durch Hochlagerung der Arme

postoperative Lagerung
- wenn keine spezielle ärztl. Anordnung vorliegt, wird der Pat. unmittelbar nach der Operation flach und in leichter Kopf-Tief-Lage (Ausnahme: nach Lumbalanästhesie, Strumektomie, Myelographie) gelagert und warm zugedeckt
- die Wunde darf nicht unter Spannung stehen
- es ist darauf zu achten, dass keine Fremdgegenstände (Wärmflasche, Klemmen etc.) im Bett liegen
- in den ersten postoperativen Stunden Kopfkissen gegen Unterlage oder kleines flaches Kissen austauschen (nach Patientenempfinden)

Lagerungsvarianten
- nach Lungenoperationen (z.B. Pneumonektomie, Lobektomie): von flach nach halbsitzend (stufenweise), Lage auf der operierten Seite (nach Pneumonektomie), Lage auf der gesunden Seite (nach Lobektomie)
- nach Gefäßoperationen (z.B. Embolektomie, Varizenoperation): Beinflachlage (Arterie), Beinhochlage (Vene)
- nach Magen-Darm-Operationen (z.B. Magenresektion, Darmresektion): flache Rückenlage,

halbhohe Lagerung, evtl. mit kurzfristiger Unterstützung durch Knierolle (Bauchdeckenentlastung)
- nach Anus praeternaturalis-Operation erfolgt Lagerung auf Luftring (Sakralwunde)
- nach Amputationen (untere Extremität) z.B. Gipsschiene: Bauchlagerung, Streckstellung des Knies mittels Sandsack
- bei Frakturen (untere Extremität), z.B. Extensionslagerung (in leichter Kopftieflage)
- bei Gipsverbänden: Hochlagerung

Quincke-Hängelage
Sinn und Anwendung
- zur Aushustung von Sekret
- besserer Ausfluss des Sputums
- bei Patienten mit Störungen im Respirationstrakt

Material
- Knierolle oder kleines Schaumstoffkissen
- 2 kleine Schaumstoffkissen
- Fußbank mit Polster

Durchführung
- Patient wird in Bauchlage quer im Bett gelagert, er stützt sich außerhalb des Bettes mit den Armen auf der Fußbank ab, der Oberkörper hängt herab
- Knierolle oder Schaumstoffkissen unter den Bauch
- Füße so lagern, dass Zehen nicht aufliegen
- entsprechende Polsterung

Schienenlagerung
Sinn und Anwendung
- zur bedingten Ruhigstellung einer Extremität oder eines Körperabschnittes
- Sicherung des Operationsergebnisses nach operativen Eingriffen (z.B. Osteosynthesen)
- zur Unterstützung einer konservativen Therapie (z.B. Thrombophlebitis)

Schienentypen
  Bewegungsschienen
  - verschiedenste individuell einstellbare Schienen für die Durchführung von aktiven oder passiven Bewegungsübungen im Bereich der unteren Extremitäten oder oberen Extremitäten nach Frakturen oder operativen Eingriffen

  Braun-Schiene

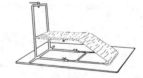

V. Lagerungen

- mit starrem Kniewinkel (Kniekehle liegt am Übergang von der schrägen zur geraden Ebene)
- Länge des Unterschenkelteils verstellbar
- steht im Bett (Stabilisierung durch Schienenbrett oder Extensionsgerüst)

Cramer-Schiene

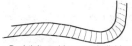

- Drahtleiterschiene zur individuellen Anpassung an eine Extremität

Ewerwahn-Schiene
- mit verstellbarem Kniewinkel (Kniekehle liegt am Übergang von der schrägen zur geraden Ebene)
- Länge und Breite der gesamten Auflagefläche verstellbar
- wird schwebend befestigt (Extensionsgerüst)

Infusionsschutzschiene
- Spezialschiene zur Ruhigstellung des Arms während einer Infusion oder Transfusion

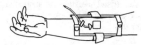

Kirschner-Schiene
- mit verstellbarem Kniewinkel durch verstellbare Gesamthöhe (Kniekehle liegt am Übergang von der schrägen zur geraden Ebene)
- Länge des Oberschenkelteiles verstellbar
- steht im Bett (Stabilisierung durch Schienenbrett oder Extensionsgerüst)

Krapp-Schiene
- mit verstellbarem Kniewinkel (Kniekehle liegt am Übergang von der schrägen zur geraden Ebene)
- wird schwebend befestigt (Extensionsgerüst)
- erlaubt vertikale und horizontale Bewegungen durch Drehpunkt am Fuß- und Knieteil (Wipp-Funktion)

Volkmann-Schiene

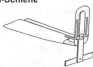

- dachrinnenförmige Flachschiene
- Lagerung des Unterschenkels oder der gesamten unteren Extremität
- durch Winkel und Rollen am Fußteil kann Innen- oder Außenrotation hergestellt werden bzw. die Schiene zu Übungen benutzt werden
- steht im Bett (Stabilisieurng durch Schienenbrett)

Schaumstoff-Schiene

- aus einem Block (Schaumgummi) gefertigte modifizierte Braun-Schiene mit flachem Kniewinkel und ausgeschnittener Liegerinne
- steht im Bett (Stabilisierung durch Schienenbrett oder spezielle Halterungsschiene)

Vorbereitung
- Anpassen der Schienen
- Länge immer an der gesunden Extremität abmessen
- die Einstellung des Kniewinkels erfolgt am gesunden Knie
- bei der Abmessung der Breite postoperative Veränderungen berücksichtigen (z.B. Verbände)

Polsterung der Schienen
- je nach Schienentyp erfolgt die erste Polsterung vor dem Wickeln (z.B. als zugeschnittenes Schaumstoffteil) oder auf einer ersten Grundbewicklung
- die zweite Polsterung liegt auf der Bewicklung (als Längspolster)
- durch zusätzliches Polstermaterial Fersen-, Knie- und Oberschenkelbereich polstern
- den Bereich des Wadenbeinköpfchens möglichst hohl lagern bzw. gut polstern (Gefahr der Fibularislähmung)
- die Ferse liegt frei oder wird zusätzlich hochgelagert
- das Fersenloch bei der Volkmann-Schiene erfordert sorgfältige Polsterung oder Hochlagerung (Knöchel schützen), ebenso das Ende der Schiene am Oberschenkel (bzw. an der Kniekehle)
- die Liegerinne der Schaumstoffschiene wird sorgfältig ausgelegt (Gewährleistung der Luftzirkulation - Wärmestau)
- Zellstoff ist als Polstermaterial ungeeignet

Anlegen der Schienen
- immer durch zwei Pflegepersonen
- bis zur Erreichung der endgültigen Lage wird das Bein gehalten und gestützt
- das Anlegen richtet sich nach dem Zustand des Patienten

- die Fixierung des Beines auf der Schiene richtet sich nach der ärztlichen Anordnung (z.B. bei unruhigen Patienten)
- die Schiene muss ausreichend fixiert werden (z.b. durch Extensionsgerüst, Sandsäcke, Bindenfixierung)
- grundsätzlich werden alle Schienen mehrmals täglich auf korrekten Sitz hin kontrolliert
- jeder Klage des Patienten über Schmerzen oder Störungen der nervösen Versorgung muss nachgegangen werden

Lagerung im Schlittenbett (Beckenmieder)

Sinn und Anwendung
- Dauerzug zur Entlastung der Wirbelsäule
- konservative Behandlung von Bandscheibenschäden und Verschleißerscheinungen im Bereich der Wirbelsäule
- Unterstützung nach chiropraktischen Manövern (Redressbehandlung)
- der Dauerzug im Schlittenextensionsbett wird unterschiedlich durchgeführt
  - mit Beckenmieder
  - zur Therapie bei Prozessen im Lendenwirbelbereich
  - mit Glisson-Schlinge
  - zur Therapie bei Prozessen im Halswirbelsäulenbereich

Extensionsprinzip
- Zug und Gegenzug (durch den Körper) auf einem fahrbaren Schlitten innerhalb des Bettrahmens
- das Bett befindet sich in einer Kopftieflage (wenn Beckenmieder) oder in einer Fußtieflage (wenn Glisson-Schlinge)

Material
- spezielles Schlittenbett (es besteht aus einem fahrbaren Schlitten in einem größeren Bettrahmen und ist durch Kurbelmechanik in der Neigung stufenlos verstellbar)
- spezielles Beckenmieder mit langen Haltebändern zur Fixierung am festen Bettrahmen (Fußteil)
- spezielle Dreieckhose
- Polstermaterial (Schaumstoff, Wattekompressen)
- kleines Kopfkissen

Lagerung
- Information für den Patienten
- Patient erhält Aufsteh- und Sitzverbot
- der Patient liegt flach auf dem Rücken (Bett waagerecht - Schlitten fixiert)

Anlagen des Mieders und Einstellung des Zuges
- der obere Teil des vorne zu schnürenden Mieders liegt oberhalb der Beckenkämme
- entsprechende Polsterung (Becken und Oberschenkel) und Verschluss des Mieders
- Anlegen der Dreieckhose
- Befestigung der Halteschlaufen am Bettrahmen (und Überprüfung ihrer Befestigung am Mieder)
- evtl. Abstützen und Abpolstern der Füße und Fersen
- Lösen der Schlittenfixierung
- das Bett wird jetzt in eine vom Arzt zu bestimmende Kopftieflage gedreht
- der Patient rollt jetzt kopfwärts bis die Bänder gespannt sind und wird in dieser Lage durch Bänder und Korsett gehalten (durch sein Eigengewicht zieht er sich die Wirbelkörper minimal auseinander)
- wenn der Patient mit der Zeit tiefer rutscht, müssen die Bänder neu gespannt werden (erneute Lagerung)

Schocklagerung
- Hochlagern beider Beine bei Volumenmangelschock (Blutmangel z.B. bei großen Blutverlusten), um einen ungehinderten Rückfluss des noch vorhandenen Blutes zum Herzen zu gewährleisten (gewährleistet eine ausreichende Herz- und Hirndurchblutung)

Durchführung

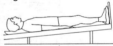

- Beine anheben und abstützen; ggf. Hilfsmittel (Stuhl o.Ä.) einsetzen
- nach Möglichkeit soll ein Abknicken der Kniegelenke und des Hüftgelenks vermieden werden (Rückflussbehinderung) → optimal ist die Lagerung der Person auf schiefer Ebene (siehe Trendelenburg - Lagerung)

Seitenlagerung

Ziel
- Druckentlastung bei Dekubitusgefährdung
- Teillagerung der Antidekubituslagerung, sie erfolgt im 2 stdl. Rhythmus: linke Seite - rechte Seite - Rückenlage

Schräglagerung mittels schiefer Ebene

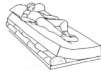

- Kippung der Matratze von 15 - 20 Grad

V. Lagerungen

- die Kippung der Matratze durch Unterschieben von Materialien (Keile, Bettdecken, Kissen)

30 - Grad - Schräglagerung

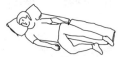

- Kippung des Patienten in die 30°Seitenlage durch hinterpolstern des Rücken-Gesäß-, Schulterblattbereichs mit schiffchenförmigen Kissen oder zusammengerollten Decken

135 - Grad - Schräglagerung

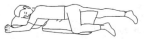

- der Patient wird mit Hüfte und angewinkeltem Oberschenkel auf ein vor ihm liegendes schiffchenförmiges Kissen in die 135° - Schräglage gezogen

stabile Seitenlagerung
Indikationen
- Bewusstlosigkeit

Durchführung

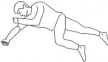

- Stabilisierung durch entsprechendes Strecken und Beugen der Extremitäten (unten liegende Extremität gestreckt - oben liegende Extremität gebeugt)

Lagerung im Stufenbett
Sinn und Anwendung
- Ruhigstellung und Entspannung des Wirbelsäulenbereiches und Entlastung des Ischiasnerven
- zur konservativen Therapie bei Spondylosis deformans
- zur konservativen Therapie bei Lumbago und Lumboischialgie

Stufenbett I
- Erhöhung der Unterschenkel- und Oberschenkellage um eine Matratzenstärke

Stufenbett II
- Erhöhung der Unterschenkel- und Oberschenkellage um ein bis zwei weitere Matratzen (je nach Oberschenkellänge)

Lagerung
- Information für den Patienten
- Patient erhält Aufsteh- und Sitzverbot
- je nach ärztlicher Anordnung werden auf die liegenden Matratzen noch 1-3 zusätzliche normale Matratzen gelegt (vom Fußende bis zur unteren Drittelgrenze des Bettes)
- durch Einschieben eines entsprechend großen Brettes (zwischen Matratze und Rahmen am Fußende) schafft man ein Widerlager zur Fußstützung
- die Matratzen werden mit einem Laken überspannt und dieses eingeschlagen
- das Bett bleibt flachgestellt
- der Patient wird so auf den Rücken gelagert, dass seine Hüft- und Kniegelenke einen Winkel von 90 Grad bilden (rechtwinklige Beugung), die Unterschenkel liegen auf den Matratzen
- der Patient muss mit seinem Gesäß direkt vor den Matratzen liegen (bei dieser Lage kommt es zur vollen Rückenentspannung)
- die Füße sind entsprechend abzustützen (Spitzfuß - Druck der Decke)
- die Kniekehlen können mit Schaumstoff oder Wattekompressen unterpolstert werden
- nach ärztlicher Anordnung kann die Matratzenzahl später reduziert werden

T - Lagerung
Ziel der Lagerung
- Pneumonieprophylaxe: Dehnung des Brustkorbes → optimale Belüftung aller Lungenareale, Atmungserleichterung
- 2. Dekubitusprophylaxe: lokale Hohllagerung → Druckentlastung im Bereich der Schulterblattspitzen und des unteren Rippenrandes

Material
- zwei mittelgroße, längliche oder quadratische Kissen, die wenig gefüllt, aber stabil sind. Vorgehensweise:

Lagerung

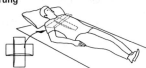

- Rückenlage
- quadratische Kissen werden einmal gefaltet (schiffchenförmig), ein Kissen wird unter den Rücken der Person geschoben, das zweite quer (T - förmig) unter die Brustwirbelsäule und unter die Schultern gelegt
- Wirbelsäule und Schultern werden unterstützt, Rippenränder und Schulterblattspitzen bleiben frei
- der Kopf wird auf einem Kopfkissen gelagert

Grundprinzipien der Lagerung bei Tetraplegie

Frakturbereich:
- nach genauer ärztlicher Anweisung bei konservativer Behandlung
  ⇨ Überstreckung der Wirbelsäule im Frakturbereich zur Ruhigstellung und Reposition
  ⇨ Lagerung auf einem Spezialbett

Sprunggelenke
- Null-Stellung (Spitzfuß und Hackenfußstellung ausschließen!)

Kniegelenke
- leichte Beugung von 5 - 10 Grad
- in Rückenlage Kniegelenk immer unterstützen
- keine Überstreckung

Hüftgelenke
- Flexion/Extension: Null-Stellung
- Innen-/Außenrotation: Null-Stellung
- Abduktion: 10 - 15 Grad
- (besonders ungünstig ist eine Außenrotationsfehlstellung)

Schultern
- waagerecht, "Hochziehen" der Schultern vermeiden
- Abduktion ca. 30 Grad, Außen- und Innenrotation im Wechsel:
  - Bauchlage = Innenrotation
  - Rückenlage = Außenrotation
- Schulterextension/-flexion: Null-Stellung
- (Oberarme im Niveau des Thorax)

Ellenbogengelenke
- 1. Supination und maximale Extension
- 2. Pronation und ca. 15 Grad Flexion

Hände
- sogenannte "Funktionshand":
- Handgelenk in 30 Grad Dorsalextension
- Fingergrund- und Fingermittelgelenke in 90 Grad Beugung
- Fingerendgelenke gestreckt bis leicht gebeugt
- Daumen in "halber Opposition"
- Hilfsmittel: Röllchen, Funktionshandschuhe siehe Handlagerung

Lagerung zur Thorax-Drainage
- Pleuradrainage
- geschlossenes Saugsystem, mit dem - mittels kontrollierter Sogintensität - pathologische Luft-, Blut-, Eiter- oder Flüssigkeitsansammlungen aus der Pleurahöhle entfernt werden; gleichzeitig wird der bei Eröffnung der Pleurahöhle verlorene Unterdruck wiederhergestellt

Lagerung
- der Patient wird halbhoch sitzend gelagert
- der Arm an der zu punktierenden Seite wird über den Kopf gelegt

Tieflagerung der Beine
- zur Förderung der arteriellen Durchblutung der Beine

Material
- Hirsekissen, Fersenpolster, Fußstütze, Bettdeckenabweiser, Polstermaterial

Durchführung
- nach Absenken des Fußendes (oder Erhöhung des Kopfteiles) wird der Patient bequem und rutschsicher gelagert
- entsprechende Polsterung

Trendelenburg - Lagerung
- Kopftieflagerung und Fußhochlagerung durch Absenken des Kopfteiles und Erhöhung des Fußteiles um ca. 15 Grad

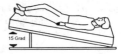

Indikationen
- Förderung des venösen Rückflusses (Autotransfusion)
- bessere Durchblutung des Gehirns
- Ohnmacht; Schock; Luftembolie; nach Gefäßoperationen (Luftembolie)

Weichlagerung / Superweichlagerung

Ziel
- Druckentlastung durch Vergrößerung der Auflagefläche
- uneingeschränkte Sauerstoffversorgung aller Hautareale

Indikation
- Dekubitusgefährdung

Material
- Antidekubitusmatratzen, Schaumstoffplatten, Kissen, Spezialkissen, Gelkissen, Felle, Wasserkissen

Lagerung
- vollständige oder lokale Abpolsterung durch weiches oder superweiches Polstermaterial

Testfragen

1. **Welche Hilfsmittel zur Lagerung dienen der Ruhigstellung:**
   - A ☐ Antidekubitus-Matratze
   - B ☐ Luftring
   - C ☐ Cramer-Schiene
   - D ☐ Volkmann-Schiene
   - E ☐ Braun-Schiene
   - F ☐ Wasserkissen
   - G ☐ Bettkiste
   - H ☐ Fersenring

2. **Hilfsmittel zur Lagerung:**
   - A ☐ werden nur auf besondere ärztliche Anordnung angewandt
   - B ☐ sollen Lagerungsschäden vermeiden
   - C ☐ sollen der Entlastung des Patienten dienen
   - D ☐ ersparen dem Pflegepersonal zeitaufwendiges Bettenbeziehen

3. **Die Kopftieflagerung:**
   - A ☐ bewirkt eine bessere Durchblutung der lebenswichtigen Zentren
   - B ☐ wirkt als Autotransfusion
   - C ☐ wird angewandt bei Schockzuständen
   - D ☐ ist eine Lagerung des Asthmakranken
   - E ☐ verhindert einen Dekubitus

4. **Woran erkennt man eine Kontraktur:**
   - A ☐ der Patient kann die Zwangshaltung eines Gelenkes nicht aufgeben
   - B ☐ der Patient klagt über Schmerzen bei Bewegung
   - C ☐ das betroffene Gelenk ist stark entzündet
   - D ☐ der Patient hat subfebrile Temperaturen
   - E ☐ die betroffene Extremität ist schlecht durchblutet

5. **Hilfsmittel zur Lagerung, die speziell der Druckentlastung dienen:**
   - A ☐ Bettkiste
   - B ☐ Wasserkissen
   - C ☐ Schaumstoffkissen
   - D ☐ Fersenschützer
   - E ☐ Braun-Schiene

6. **Eine Tieflagerung der Beine:**
   - A ☐ bewirkt eine bessere venöse Durchblutung
   - B ☐ bewirkt eine bessere arterielle Durchblutung
   - C ☐ wird angewandt bei arteriellen Durchblutungsstörungen
   - D ☐ wird angewandt bei venösen Durchblutungsstörungen

7. **Welche Lagerung kann die Aspirationsgefahr bei einem Bewusstlosen verringern:**
   - A ☐ die flache Rückenlagerung
   - B ☐ die stabile Seitenlagerung
   - C ☐ die Beckenhochlagerung
   - D ☐ die Beinhochlagerung

8. **Indikationen zur speziellen Lagerung des Patienten:**
   1) Schädel-Hirn-Trauma
   2) arterielle Durchblutungsstörungen der Beine
   3) nach Myelographie
   4) Wirbelsäulenfraktur
   5) Schock
   6) Bewusstlosigkeit
   7) Beckenfraktur
   8) Blutverlust
   9) postoperativ
   10) Herz- und Ateminsuffizienz
   - A) Seitenlagerung
   - B) Kopf-Tief-Lagerung
   - C) Oberkörperhochlagerung
   - D) Bein-Tief-Lagerung
   - E) flache Rückenlage

   A..........B............C...........D............E...........

9. **Eine Hochlagerung der unteren Extremitäten:**
   - A ☐ bewirkt eine bessere arterielle Durchblutung
   - B ☐ verhindert und reduziert Ödeme
   - C ☐ fördert den venösen Blutrückfluss
   - D ☐ dient der Thromboseprophylaxe
   - E ☐ wird bei arteriellen Durchblutungsstörungen angewandt

10. **Ursachen für Kontrakturen:**
    - A ☐ Kachexie oder Adipositas
    - B ☐ lange Ruhigstellung in einem Gips- oder Streckverband
    - C ☐ dauernde Anwendung einer Knierolle
    - D ☐ Unterkühlung
    - E ☐ Narbenbildung in Gelenknähe

11. **Die Fußstütze bzw. Bettkiste:**
    - A ☐ dient der Thromboseprophylaxe, da sie einen Sohlendruck ermöglicht
    - B ☐ verhindert eine Spitzfußbildung
    - C ☐ wird nur bei kleinen Patienten an das Fußende des Bettes gestellt
    - D ☐ ermöglicht nur eine bequeme Lagerung

12. **Bei der Lagerung auf einer Braun-Schiene achtet man auf:**
    - A ☐ die rechtwinklige Beugung des Kniegelenkes
    - B ☐ die Polsterung des Wadenbeinköpfchens
    - C ☐ die flache Oberkörperlagerung
    - D ☐ die Beweglichkeit des Fußes (Dorsalflexion)
    - E ☐ die Abduktion und Innenrotation des entsprechenden Hüftgelenkes

---

1 C, D, E
2 B, C
3 A, B, C
4 A, B
5 B, C, D
6 B, C
7 B
8 A = 6; B = 5, 8; C = 3, 10; D = 2; E = 1, 4, 7, 9
9 B, C, D
10 B, C, E
11 A, B
12 B, D

Repetitorium VI
Physikalische Therapie

VI.1 Allgemeines

physikalische Therapie
- Behandlung mit physikalischen (mechanischen, thermischen, optischen, elektrischen) Mitteln

Zweck
- Beeinflussung von Stoffwechselvorgängen
- Lösung von Muskelverhärtungen
- Rehabilitation
- therapieunterstützende Maßnahmen
- Verbesserung des Allgemeinzustandes (Mobilisation)
- psychologische Wirkung

Wirkungsweisen
- kontinuierlicher Kältereiz: führt zur Gefäßkontraktion, Stoffwechselreduzierung und zum Wärmeentzug
- kurzfristiger Kältereiz: führt zur Gefäßkontraktion mit nachfolgender Hyperämie
- langfristiger Kältereiz ohne Erneuerung führt nach Beendigung zur Hyperämie
- Wärmeanwendung: führt zur Gefäßerweiterung, Stoffwechselerhöhung und Erwärmung
- feuchte Wärme führt durch Hemmung der Schweißverdunstung zum Wärmestau (angenehmer und milder als trockene Wärme)

Möglichkeiten
- trockene Kälte, z.B. Eisblase, Eiskrawatte, Kühlelemente
- trockene Wärme, z.B. Wärmflasche, Heizkissen, Heizdecke
- Bestrahlungen, z.B. Diathermie, Infrarotbestrahlung, Ultraviolettbestrahlung, Lichtkasten
- Wickel / Umschläge, z.B. Kataplasmen, Packung, Brustwickel, Wadenwickel
- Hydrotherapie (Bäderbehandlungen), z.B. Vollbad, Halbbad, Sitzbad, Fußbad, Wechselfußbad, Armbad, Bewegungsbad, Schmetterlingsbad, Unterwassermassage

allgemeine Pflegemaßnahmen
- die Intimsphäre des Patienten muss bei den verschiedenen Anwendungen entsprechend berücksichtigt werden
- benutzte Materialien (z.B. Wärmflasche, Eisblase, Lichtbogen, Wanne) desinfizieren, Gummiartikel zur Aufbewahrung trocknen, pudern und belüften
- Funktions- und Sicherheitskontrollen bei allen elektrischen Geräten
- Dokumentation = alle Anwendungen in die Kurve (Krankenblatt) eintragen

VI.2 Wärmeanwendung

Wirkung
- trockene Wärmeanwendung
  - führt zur Gefäßdilatation, Stoffwechselerhöhung und Erwärmung
- feuchte Wärme
  - führt durch Hemmung der Schweißverdunstung zum Wärmestau (angenehmer und milder als trockene Wärme)

Anwendungsmöglichkeiten
- trockene Wärme
  - Heizkissen, Wärmflasche, Thermoelemente, Glühlichtkasten
- feuchte Wärme
  - Wickel, Umschläge, Packungen, Dampfpakete, Kataplasmen, Bäder
- Bestrahlungen
  - Diathermie (Kurzwellenbestrahlung, Mikrowellenbestrahlung)
  - Infrarotbestrahlung
  - Ultraviolettbestrahlung

Heißluftbehandlung
- Anwendung trockener, heißer Luft zur Linderung von Muskelverspannungen, Schmerzzuständen im Bereich der Wirbelsäule, des Halteapparates, bei rheumatischen Erkrankungen, Gelenkversteifung u.Ä.
- die Heißluftbehandlung wird häufig als vorbereitende Maßnahme vor der Durchführung der physikalischen Therapie (Massage u.Ä.) eingesetzt
- Ganzkörperbehandlung mittels Heißluftdusche, Rotlicht, Sauna (ohne Dampfaufguss) oder Teilbehandlung mittels Lichtkasten

Wirkungsmechanismus
- die Wärmeanwendung führt zur Durchblutungssteigerung in betreffendem Gewebe mit gesteigerter Sauerstoffzufuhr und erhöhtem Abtransport von Stoffwechselendprodukten (Gewebeentschlackung)
- Wärme führt zur Lösung muskulärer Verspannungen

trockenwarme Wickel
- Ganzkörperpackung

Indikation
- Ruhepackung nach Heilbädern

Dauer
- ca. 1-2 Stunden

feuchtwarme Wickel
- Teilpackung
- Ganzkörperpackung

Wirkung
- Wärmezufuhr
- Schwitzpackung

Indikationen
- Bronchitis
- Pneumonie
- grippaler Infekt

Dauer
- ca. 30-90 Minuten

feuchtheiße Wickel
- Oberbauchwickel
- Unterbauchwickel

Wirkung
- Wärmezufuhr
- krampflösend

Indikationen
- Koliken
- Lebererkrankungen
- Darmspasmen
- Meteorismus
- Menstruationsbeschwerden

Dauer
- ca. 1 Stunde

Senfwickel
- Brustwickel (Teilpackung)

Wirkung
- intensive Gefäßweitstellung
- Hautreizung

Indikation
- Rippenfellentzündung

Dauer
- ca. 5-10 Minuten (Kinder 2-5 Minuten)

Wickel (z.B. Brustwickel)
- feuchtwarmer Brustumschlag
- fördert die Durchblutung und wirkt entspannend, beruhigend sowie schmerzlindernd

Material
- ein saugfähiges, anschmiegsames Tuch aus Baumwolle oder Leinen (Innentuch)
- ein Baumwolltuch (Zwischentuch)
- ein dickeres Tuch aus Flanell oder Wolle
- Sicherheitsnadeln
- eine Schüssel mit warmem Wasser und ggf. angezeigten / angeordneten Zusätzen wie Alkohol, essigsaure Tonerde oder Kamillenextrakt
- Badethermometer

Durchführung
- Wassertemperatur für einen
  - warmen Wickel = 36 - 40°C,
  - für einen heißen Wickel = 40 - 45°C
- zuerst legt man das dickere Tuch unter den Oberkörper, darüber wird das Baumwolltuch ausgebreitet
- die oberste Lage bildet das saugfähige, flüssigkeitsgetränkte, aber nicht tropfende Tuch
- der Oberkörper wird auf dieses Tuch gelegt und dann nacheinander mit allen Tüchern umwickelt
- die Tücher müssen dicht abschließen, damit keine Verdunstungskälte entstehen kann
- für die Dauer des Wickels (ca. 60 Minuten) und einige Zeit danach ist Bettruhe einzuhalten
- Kreislaufüberwachung während der Anwendung

heiße Packungen
- heiße Umschläge, Kompressen. Teil- oder Ganzpackung mit nassen Tüchern oder Peloiden

Wirkung
- durchblutungsfördernd, entspannend, beruhigend, schmerzstillend, krampflösend

Anwendungsdauer
- ca. 30-60 Minuten (evtl. Wiederholung nach ärztlicher Anordnung)

Anwendung
- z.B. bei Magen-Darm-Affektionen, Leber- und Gallenblasenerkrankungen, Entzündungsprozessen (Lungenentzündung), Muskel- und Gelenkkontraktionen

heiße Rolle
- Anwendung bei Muskelverspannungen und Schmerzsyndromen im Bereich der Lenden- oder Brustwirbelsäule

Durchführung
- Patient nimmt flache Bauchlage ein
- zwei bis drei Handtücher werden in heißes Wasser getaucht, ausgewrungen und straff zur Rolle aufgewickelt
- Patient macht den Rücken frei, Beine und Schultern abdecken
- erstes Handtuch im LWS - Bereich ansetzen und in Richtung BWS ausrollen
- Lösen der Muskelverspannung und Schmerzlinderung durch Wärmeeffekt (Hyperämisierung)

- kurzzeitiges Abdecken des Patienten mit feucht-heißen, ausgerollten Tüchern
- nach der Anwendung Gymnastik bzw. Bindegewebemassage zum besseren Abtransport gelöster Stoffwechselendprodukte, die schmerzverursachend wirken

heißer Guss
- Anwendung im Rahmen der Kneipp-Therapie zum Zwecke der Schmerzlinderung, z.b. bei Muskelverkrampfungen
- die verkrampfte Muskelpartie (z.b. im LWS - Bereich bei Lumbago) wird nach Anordnung mit einem heißen Wasserstrahl "begossen"
- die Wirkung der Wärme und des Wasserstrahls haben eine Lockerung der Muskulatur zur Folge
- der Patient soll nach der Anwendung zugedeckt ruhen
- nachfolgend können Maßnahmen der physikalischen Therapie wie Bindegewebsmassagen o.ä. erfolgen

heißer Rückenblitz
- spezieller Guss im Bereich des Rückens (nach Kneipp), der blitzartig zunächst mit temperiertem, dann mit heißem Duschstrahl ausgeführt wird
- Anwendung v.a. bei Lumbago

VI.3 Kälteanwendung

Wirkung
- kontinuierlicher Kältereiz führt zur/zum
  - Gefäßkontraktion
  - Stoffwechselreduzierung
  - Wärmeentzug
  - Muskelzittern
- kurzfristiger Kältereiz führt zur
  - primären Gefäßkontraktion
  - sekundären Gefäßerweiterung
  - reaktiven Hyperämie
- langfristiger Kältereiz ohne Erneuerung
- führt nach Beendigung zur Hyperämie

Anwendungsmöglichkeiten
- kalte Wickel (Halswickel, Wadenwickel, Gelenkwickel)
- trockene Kälte (Eisblase, Eiskrawatte, Kühlelemente)
- kalte Bäder

Kältetherapie
- lokal anwendbare, physiotherapeutische Methode mit dem Ziel des stärkeren örtlichen Wärmeentzuges an Haut und Muskulatur

- die angestrebten therapeutisch wirksamen Temperaturen im Bereich um 5-10 Grad C an der Haut werden erzeugt durch
  - Luftkühlung mit Ventilatoren
  - Verdampfung von Flüssigkeiten, z.b. Kältespray, Kontakt zu Eisbehältern, Anwendung von Tiefkühlkompressen oder thermoelektrischen Kühlbatterien
  - Auflage kühler Wickel oder Kompressen
- Anwendung als abschwellende bzw. schmerzlindernde Maßnahme bei Verletzungen (Prellung, Quetschung u.Ä.) oder entzündlichen Erkrankungen wie Sehnenscheiden-, Schleimbeutelentzündungen, akute rheumatische Entzündungen u.ä.

Kühlelemente
- modellierfähige Kühlelemente (gelatineartige Füllung) in verschiedenen Größen (Kältespeicherung bis 1 Stunde)
- Kühlung der Elemente im Kühlschrank (Gefrierfach) oder in der Tiefkühltruhe
- Kühlelemente vor der Anwendung in Schutzbezug einlegen oder in Tücher einschlagen
- bei Anwendung im Hals- und Kopfbereich Austrittsstellen des Trigeminusnerven (vor den Ohrmuscheln) mit Wattekompressen bzw. Tupfern vor Kälteeinwirkung schützen
- bei druckempfindlichen Patienten Kühlelement evtl. schwebend befestigen (Mullbinde, Lochstab, Reifenbahre)

kalte Wickel
- Synonym: kühle bzw. kalte Packungen, Wickel, Umschläge, oder Kompressen
- kurze wiederholte Anwendung von ca. 10 Minuten = Wärmeentzug (fiebersenkend)
  - Anwendung als Halswickel, Wadenwickel
- lange Anwendungen von ca. 60-120 Minuten (Prießnitz) = Wärmebildung (schweißtreibend)

Material
- Packung bestehend aus drei Lagen:
  1. Lage (körpernah) aus saugfähigem, weichem Stoff in entsprechender Größe
  2. Lage (Zwischentuch) aus Baumwolle (größer als 1. Lage)
  3. Lage (Außentuch) aus Flanell oder Wolle (größer als 2. Lage)
- Wasser (15-30 Grad Celsius = kalt; 30-35 Grad Celsius = küh)
- evtl. angeordnete Medikamente (z.B. Alkohol, essigsaure Tonerde, Borwasser, Kamillenextrakt)
- Sicherheitsnadeln
- Zeitschaltuhr

Durchführung
- Patienten informieren
- Blasen- und Darmentleerung

VI. Physikalische Therapie

- Schelle in erreichbarer Nähe des Patienten
- 1. Lage angefeuchtet (darf nicht tropfen) der entsprechenden Körperstelle dicht anmodellieren; mit 2. und 3. Lage das feuchte Tuch befestigen bzw. bedecken (evtl. Sicherheitsnadeln benutzen)
- Packung darf nicht einschnüren oder einengen
- Anwendungsdauer beachten

pflegerische Nacharbeiten
- Patienten gut abfrottieren
- Bettruhe über 1-2 Stunden
- Vitalwertkontrollen
- Patienten vor Zugluft schützen
- Körpertemperatur messen

Eisblase, Eiskrawatte, Kühlelemente

Indikationen
- lokale Gefäßengstellung (blutstillend)
  - nach Zahnextraktion, Tonsillektomie, Entbindungen, Kürettagen, bei Magenblutungen
- lokale Stoffwechselreduzierung
  - Appendizitis, Adnexitis
- Schmerzlinderung (abschwellend)
- Wärmeentzug (temperatursenkend)

Kaltwassergüsse

- wesentlicher Bestandteil der Kneipp-Wasseranwendungen
- die Wirkung besteht darin, einen fast drucklosen, gleichmäßig fließenden Wasserstrahl über den zu begießenden Körperteil flächenhaft fließen zu lassen
- die Güsse werden mit kaltem Wasser verabreicht oder in Form von Wechselgüssen, bei denen auf einen warmen ein kalter Guss folgt

VI.4 Kurzwellen- und Infrarotbestrahlung

Kurzwellenbestrahlung

- Maßnahme im Rahmen der physikalischen Therapie

Indikation
- Erwärmung von tieferen Körperschichten
- Steigerung der Durchblutung
- Erhöhung des Stoffwechsels
- antiphlogistische Wirkung

Anwendung
- z.B. bei Entzündungen der Nasennebenhöhlen, Entzündungen des Mittelohres, Gelenkerkrankungen, Muskelverspannungen

Material
- Kurzwellengerät, Zeitschaltuhr

Vorbereitung
- Information für den Patienten
- Metallgegenstände aus dem Bestrahlungsfeld entfernen (Verbrennungsgefahr)

Durchführung
- Entfernung, Zeitdauer, Bestrahlungsrichtung und Dosis nach ärztlicher Anordnung
- bei deutlichem Hitzegefühl Dosis reduzieren oder Bestrahlung abbrechen
- vorsichtig bei Patienten mit Sensibilitätsstörungen (Verbrennungen)
- nach der Bestrahlung den Patienten vor Zugluft und Kälte schützen (langsame Wiederabkühlung des Gewebes)

Hochfrequenz(wärme)therapie

- Erwärmung der Zellgewebe durch Hochfrequenzströme
- Behandlungsmethode im Rahmen der physikalischen Therapie (trockene Wärmeanwendung)
- Anwendung finden hochfrequente Wechselströme mit einer Frequenz von über 0,5 MHz, deren Wärmewirkung im durchströmten Gewebe (sog. Joule - Stromwärme) therapeutisch genutzt wird
- bei der Diathermie finden folgende zulässige Wellenlängen Anwendung: Mikrowellen mit einer Wellenlänge von 0,12 m, Dezimeterwellen: 0,69 m, Kurzwellen 11,06 m

Besonderheiten
- Metallgegenstände müssen aus dem Behandlungsfeld entfernt werden
- bei der Ultraschallbehandlung werden mechanische Schwingungen eines Schallgebers über spezielle Medien auf das Gewebe übertragen
- die Schwingungen bewegen sich im Bereich zwischen 800 und 1000 kHz, die Wärmewirkung erfolgt durch im Gewebe stattfindende Reibung

Infrarotbestrahlung

Wirkung
- lokale Erwärmung (oberflächliche Körperschichten)
- Steigerung der Durchblutung
- Erhöhung des Stoffwechsels
- antiphlogistische Wirkung

Indikationen
- Nasennebenhöhlenentzündungen
- Mittelohrentzündungen
- Hauterkrankungen
- Gelenkerkrankungen
- Vorbereitung zur Gymnastik oder Massage

Lichtkasten (Lichtbad, Heißluftbad)

Indikationen
- Anregung der Darmtätigkeit
- Erhöhung des Stoffwechsels
- Steigerung der Durchblutung
- Aufrechterhaltung der Körpertemperatur

Vorbemerkungen
- Wärmeverabreichung erfolgt durch Wärmezufuhr und Wärmestau (in oberflächlichen und tieferen Körperschichten)
- Anwendung, z.B. bei postoperativer Darmtätigkeit (z.B.paralytischer Ileus), rheumatischen Erkrankungen, Hypothermie, Nasennebenhöhlenentzündungen, Rachenentzündungen, evtl. zur Erwärmung des Bettes (Wasserkissen)

Material
- entsprechender Lichtkasten (Kopf-, Hals-, Extremitäten-, Rumpf- oder Ganzkörperlichtbogen)
- Leinentücher entsprechender Größe
- Frotteetücher, evtl. frische Bettwäsche
- Zeitschaltuhr

Vorbereitung
- Patienten entsprechend informieren
- Überprüfung des Lichtbogens (Glühbirnen, Thermometer, Schalter)
- Patienten bequem lagern
- Gegenstände aus Metall (Uhr, Schmuck, Haarklammern) entfernen
- betreffende Körperpartien mit einem Leinentuch bedecken

Durchführung
- Lichtbogen über die betreffende Körperpartie stellen
- gute Abdichtung (Deckel/Leinentuch) zur Verhinderung des Luftaustausches
- angeordnete Temperatur (60-70 Grad Celsius) durch Einschalten aller Glühbirnen erzeugen
- nach Erreichung der angeordneten Temperatur erfolgt Stabilisierung durch Drosselung bzw. Ein- und Ausschalten des Gerätes
- ständige Temperaturkontrollen während der angeordneten Anwendungsdauer (10-20 Minuten)
- Patientenempfindungen erfragen (Hitzegefühl, Beklemmung, Angst)
- Pulskontrollen (Kollaps)
- bei zu großer Belastung für den Patienten - Behandlung abbrechen
- bei zu starker Hitzempfindung durch den Patienten - Temperatur reduzieren

pflegerische Nacharbeiten
- Lichtbogen erst ca. 5-10 Minuten nach Abschaltung entfernen (langsame Wiederabkühlung des Gewebes)
- Patienten evtl. abfrottieren und vor Zugluft schützen
- evtl. Bett frisch beziehen (nach Schwitzpackung)
- nach Kopflichtbad Gesicht des Patienten kalt abwaschen
- Bettruhe

VI.5 Bäderbehandlung

Indikationen
- mit Bädern können unterschiedlichste therapeutische Zwecke verfolgt werden: je nach Zusatz Hautreizung, Erwärmung oder Temperatursenkung (in Abhängigkeit von der jew. Körpertemperatur), Abhärtung, Entspannung, Mobilisation (Auftriebskraft des Wassers), Schmerzlinderung, Durchblutungsförderung, Wundheilung oder Stoffwechselanregung

Badewannen
- es werden Badewannen zur Durchführung eines Vollbades (Säuglinge / Erwachsene) und Badewannen für Teilbäder unterschieden
- Badewannen für Vollbäder (Erwachsene) müssen ausreichend groß und nach gängigen Sicherheitsstandards ausgestattet sein, d.h. aus glattem, desinfizierbarem Material (Spezialbeschichtung) mit rutschsicherem Boden (ggf. Antirutschmatte einlegen), mit Griffen zum Festhalten u. Patientenklingel (mit Pumpballon, nie elektrische Klingel!)
- da alte oder kranke Patienten häufig zu kraftlos sind, in die Wanne zu steigen, aufrecht in ihr zu sitzen oder sie zu verlassen, tragen spezielle Badewannensitze, rutschsichere Stufenleitern u. Einsteigegriffe zur Erleichterung u. zur Sicherheit bei

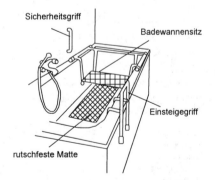

- zum Baden bewegungseingeschränkter, behinderter Patienten sind absenk- / anhebbare Wannen und fahrbare Patientenlifter zweckmäßig

- Teilbadewannen sind - entsprechend dem Anwendungsgebiet - anatomisch geformte Wannen aus Kunststoff, z.B. Armbadewanne, Fußbadewanne, Sitzbadewanne

Badethermometer
- Alkoholthermometer in Kunststofffassung zur Einstellung der Badewassertemperatur, z.B. beim Säuglings- und Kinderbad, bei Warm- und Kaltbädern, bei auf- und absteigenden Bädern

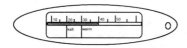

- Temperaturmessbereich 0 bis 50° C
- das Badethermometer zeigt die jeweilige Wassertemperatur mit einer gefärbten Alkoholsäule an

Badewassertemperaturen
kaltes Bad
- 15-30 Grad Celsius
Wirkung
- fiebersenkend
kühles Bad
- 30-35 Grad Celsius
Wirkung
- kreislaufanregend
warmes Bad
- 36-40 Grad Celsius
Wirkung
- beruhigend
- entspannend
heißes Bad
- 40-45 Grad Celsius
Wirkung
- schweißtreibend

Badezusätze
Arnika
- beruhigend
- entzündungshemmend
Fichtennadel
- beruhigend
- schleimlösend
Heublumen
- krampflösend
Kaliumpermanganat
- desinfizierend
- entzündungshemmend
Kamille
- entzündungshemmend
Kleie
- beruhigend
- durchblutungsfördernd
Kohlensäure
- hautreizend

- gefäßerweiternd
- kreislaufstimulierend
Sauerstoff
- beruhigend
Schwefel
- stoffwechselanregend
- desinfizierend
Sole
- hyperemisierend
- wärmeerzeugend

Vorbereitung
des Badezimmers
- Raumtemperatur ca. 22° C
- Fenster schließen
- Klingelanlage prüfen
- rutschfeste Matte u. Badeutensilien bereitlegen (Waschlappen, Waschsyndet oder Seife, Haarshampoo, 1 Handtuch für den Kopf, 1 großes Badetuch, frische Wäsche) **der Badewanne**
- ggf. Antirutschmatte einlegen und Stützvorrichtungen (Kopf-/ Rücken-/ Fußstütze) in die Wanne einbauen
- Wasser mit Badezusatz einlassen
- Wassertemperatur prüfen
des/r Patienten/in
- geeigneten Zeitpunkt wählen (nicht unmittelbar nach dem Essen, Kreislaufbelastung)
- entsprechende Information und Anweisungen für die/den Betreffende/n, ggf. Blasen- und Darmentleerung vor dem Bad
- bei kreislauflabilen Pat. Vitalwertkontrolle, Pat. zum Badezimmer begleiten bzw. fahren, evtl. Verbände entfernen

warmes Vollbad
- Wanne zu 66% füllen
- Wassertemperatur 36-40 Grad Celsius
- Badezusätze je nach Indikation
- Badedauer ca. 10-20 Minuten
Indikationen
- Reinigung
- Herabsetzung der Muskelerregbarkeit
- Entspannung der Skelettmuskulatur

heißes Vollbad
- Wanne zu 66% füllen
- Wassertemperatur 40-45 Grad Celsius
- Badezusätze je nach Indikation
- Badedauer ca. 2-4 Minuten
Wirkung
- Erweiterung der Hautporen, Steigerung der Schweißdrüsensekretion, Gefäßweitstellung
  → zunächst anregende, bei langer Anwendung *sedierende* (beruhigende) Wirkung, Durchblu-

tungsförderung, Schmerzlinderung bei chronischen Schmerzzuständen
- der Effekt kann durch die Zugabe verschiedener Badezusätze verstärkt werden

Indikationen
- Arthritis, Rheuma, Muskelschmerzen, → Zugabe von Algen, Salz oder Kräuterabsud / ätherischen Ölen (z.B. aus Arnika, Johanniskraut, Thymian)
- Nervosität, Schlafstörungen → Kräuterzusätze wie z.b. Lavendel, Lindenblüten, Melisse, Heublumen, Baldrian
- Müdigkeit, Erschöpfungszustände → Zugabe von Absud bzw. ätherischem Öl aus Rosmarin, hier nach dem Bad stets kalt abbrausen

Kontraindikationen
- venöse Stauungen, Herzinsuffizienz, Ödeme, Thrombose, Embolie, juckende, entzündliche Hauterkrankungen, akut- entzündliche Muskel-, Gelenk- und Knochenerkrankungen, offene Wunden

warmes Halbbad
- Wanne zu 40% füllen
- Wassertemperatur 36-40 Grad Celsius
- Badezusätze je nach Indikation
- Badedauer ca. 5-15 Minuten

Indikation
- Reinigungsbad bei Patienten mit Herzerkrankungen, Atemnot oder Beklemmungsgefühl

ansteigendes Vollbad
- Wanne zu 50% füllen
- Wassertemperatur ca. 35 Grad Celsius
- Wassertemperatur innerhalb von 15 Minuten durch Zulauf heißen Wassers auf ca. 40 Grad Celsius erhöhen
- Badedauer 15-20 Minuten

Indikationen
- Erzeugung einer Hyperthermie
- vor Schwitzpackungen
- Erhöhung der Körpertemperatur (Erwärmungsbad)

absteigendes Vollbad
- Wanne zu 50% füllen
- Wassertemperatur 4-5 Grad unter der rektalen Körpertemperatur
- Wassertemperatur innerhalb von 10 Minuten durch Zulauf kalten Wassers auf ca. 27-25 Grad Celsius absenken
- Badedauer max. 15 Minuten

Indikationen
- Wärmeentzug
- Entfieberung

ansteigendes Halbbad
- Wanne zu 40% füllen
- Wassertemperatur 36 Grad Celsius
- Wassertemperatur langsam auf 40-43 Grad Celsius erhöhen
- zwischenzeitlich Wasser ablassen (Wasser soll immer nur bis zum Nabel reichen)
- Badedauer ca. 30-45 Minuten
- zum Abschluss Gesicht, Hals und Arme kalt abwaschen

Indikationen
- Schwitzbad
- Nierenkoliken
- Aufwärmungsbad bei Patienten mit Angst- und Beklemmungsgefühl

absteigendes Halbbad
- Wanne zu 40% füllen
- Wassertemperatur 36 Grad Celsius
- Wassertemperatur langsam auf 32-30 Grad Celsius absenken
- während des Bades ständig den Rücken des Patienten mit dem Badewasser übergießen
- Badedauer max. 10 Minuten

Indikationen
- nervöse Herzbeschwerden
- niedriger Blutdruck
- Wärmeentzug

kaltes Bad
- Wanne zu 40% füllen
- fiebersenkendes Bad mit einer Wassertemperatur von: 15 - 30° C
- Bei der Durchführung sollte sehr vorsichtig vorgegangen werden, da das Bad für den durch das Fieber geschwächten Patienten sehr belastend sein kann → genaue Beobachtung auf Kollapszeichen

Sitzbad
- Sitzbadewanne zu 50% füllen
- Wassertemperatur 36-38 Grad Celsius
- Badezusätze je nach Indikation
- Badedauer ca. 10-20 Minuten

Indikationen
- Wundheilung
- Hautausschläge
- Desinfektion
- Reinigung
- nach Hämorrhoidenoperationen
- bei Analfissuren
- gynäkologische Erkrankungen

kaltes Fußbad
- Fußbadewanne zu 75% füllen
- Wassertemperatur ca. 20 Grad Celsius

VI. Physikalische Therapie

- Badedauer ca. 5-10 Minuten

Indikationen
- Durchblutungsstörungen
- kalte Füße

warmes Fußbad
- Fußbadewanne zu 75% füllen
- Wassertemperatur ca. 36-38 Grad Celsius
- Badezusätze je nach Indikation
- Badedauer 15-20 Minuten

Indikationen
- Durchblutungsstörungen
- Ulcus cruris
- Wundheilung
- Reinigung

wechselwarmes Fußbad
- 1. und 2. Fußbadewanne je zu 75% füllen
- Wassertemperatur:
  1. Fußbadewanne 40 Grad Celsius
  2. Fußbadewanne 15 Grad Celsius
- Badedauer:
  1. Fußbadewanne ca. 5 Minuten
  2. Fußbadewanne ca. 5-30 Sekunden
- Vorgang ca. 2-4 mal wiederholen und mit kaltem Wasser abschließen

Indikationen
- Schlafstörungen
- Durchblutungsstörungen
- Gefäßtraining
- Erzeugen einer reaktiven Hyperämie

Armbad
- Armbadewanne zu 75% füllen
- Wassertemperatur 36-38 Grad Celsius (zur Aufrechterhaltung der Wassertemperatur warmes Wasser zuschütten)
- Badezusätze je nach Indikation
- Badedauer ca. 15-20 Minuten

Indikationen
- Reinigung
- Wundheilung
- Desinfektion
- vor i.v. Injektion (gefäßerweiternd)

Stangerbad (hydroelektrisches Vollbad)
- Stangerbad-Wanne zu 75% füllen
- Wassertemperatur 36-37 Grad Celsius
- Stromstärke 300-1200 mA.
- Badedauer ca. 15-20 Minuten

Indikationen
- Muskelerkrankungen
- rheumatische Erkrankungen
- Lähmungen
- Durchblutungsstörungen

Heilbad
- Eintauchen des Körpers oder einzelner Gliedmaßen in Flüssigkeit zu Heilzwecken
- innerliche u. äußerliche Anwendung von Heilwässern / -dämpfen

natürliche Heilbäder
- Heilquellen mit Schwefel-, Iod-, Kohlensäure-, mineralischen oder radioaktiven u.ä. Anteilen; Moor-, Schlammbäder o.Ä., welche v.a. zur *Balneotherapie* genutzt werden (Anwendung als Voll- oder Teilbäder, im Rahmen v. Trinkkuren oder Nutzung der Dämpfe zur Inhalation)

künstliche oder medizinische Heilbäder
- Wasser dem Mineralien, Pflanzenextrakte, Sauerstoff o.Ä. zugefügt wird
- Nutzung v.a. zur *Hydrotherapie* (Voll-/ Teilbäder mit unterschiedlichen Temperaturen, Waschungen, Wickel u. Auflagen, Kneipp-Anwendungen u.s.w.)

VI.6 Inhalationen

- Behandlungsmethode, bei der schwebende, feinstverteilte Stoffe (Medikamente, ätherische Öle) vom Patienten eingeatmet werden
- Methoden: Inhalation über Inhaliergeräte (Pari-Inhalator u.a.), Vernebler (Ultraschall-, Sprühvernebler), Pump - oder Treibgaszerstäuber

Zweck der Inhalation
- Anfeuchten der Atemluft
- Anfeuchten der Tracheal- und Bronchialschleimhaut
- Verhütung von Atelektasen
- Verminderung erhöhter Atemarbeit
- Prophylaxe in der postoperativen Phase
- Behandlung obstruktiver Atemstörungen
- Rehabilitation chronischer Lungenkrankheiten
- Einbringung von lokal wirkenden Medikamenten

Tropfengröße
- die Tropfen- oder Teilchengröße entscheidet darüber, in welchen Bereich der Atemwege das Arzneimittel gelangt
- die Tropfengröße wird von der Art des Inhalators beeinflusst
- grundsätzlich gilt: je kleiner die Tropfengröße, desto tiefer gelangt das Arzneimittel in die Atemwege:

Tropfengröße	Art des Inhalators	Zielgebiet
30µ und größer	Verdampfer	ausschließl. obere Luftwege
10 bis 30µ	Düsenvernebler	Bronchialbaum
1 bis 2µ	Ultraschallvernebler	Bronchiolen und Alveolen
1µ	Ultraschallvernebler	vorwiegend Alveolen

Kamillendampfbad (Kopfdampfbad)
- Dampfinhalation über einer Schüssel mit heißem Wasser
- das Kopfdampfbad sollte nur bei Personen durchgeführt werden, die ansprechbar und kooperativ sind
- gefährlich ist die Anwendung bei Kindern, unselbstständigen, verwirrten und alten Menschen
- das Kopfdampfbad wird häufig durch die Inhalation mit Plastikinhalationstöpfen mit Atemmaske ersetzt

Material
- Schüssel; kochendes Wasser; verordneter Medikamentenzusatz (z.B. Kamillenextrakt); Badetuch; Handtuch; Sputumbecher; Zellstoff

Vorbereitung
- Patienten informieren; Patienten an einen Tisch setzen (vor Zugluft schützen)

Tröpfchengröße
- ca. 30 Mikrometer

Wirkungsorte
- Nase, Nasennebenhöhlen

Sinn
- durchblutungsfördernd, entzündungshemmend, sekretlösend

Indikationen
- Schnupfen, Husten, Nasennebenhöhlenerkrankungen

Defensor
- arbeitet nach dem Prinzip der Wasserverdampfung und dient der Raumluftanfeuchtung

Bronchitiskessel
- Warmwasserverdampfer zur Anfeuchtung der Raumluft; Befeuchtung der Einatmungsluft und Anfeuchtung der oberen Luftwege

Tröpfchengröße
- ca. 30 Mikrometer

Wirkungsorte
- Nase, Rachen, Kehlkopf, Luftröhre, Hauptbronchien

Sinn
- Befeuchtung der Einatmungsluft
- Befeuchtung der Raumluft
- Anfeuchtung der oberen Luftwege ohne Medikamentenzusatz

Indikationen
- Schnupfen, Husten, Nasennebenhöhlenerkrankungen, Diphtherie, Masern, tracheotomierte Patienten, operierte Patienten (Bronchitisprophylaxe)

Durchführung
- Verwendung von Aqua dest. (keine medikamentösen Zusätze)
- Aufheizen außerhalb des Patientenzimmers
- Patienten informieren
- Haare abdecken; Fenster schließen
- Kessel ca. 1,50 m vor dem Patienten platzieren (Düse Richtung Gesicht)
- Patienten anweisen, tief und mit offenem Mund zu atmen; Schelle in erreichbarer Nähe, Zeituhr stellen
- Gesicht des Patienten nach Inhalation abfrottieren; beachte: Verbrennungsgefahr

Aerosolapparate
- unterschiedlichste Kompressoren zur Zerstäubung von Wasser und Medikamtenten

Inhalog 2 mit Mundstück   Membrankompressor mit Maske

- Aerosolapparate bestehen aus
  - Kompressor
  - Mundstück
  - Vernebler

Tröpfchengröße
- 1-10 Mikrometer

Wirkungsorte
- Rachen
- Kehlkopf
- Luftröhre
- Bronchien
- Alveolen

Sinn
- Befeuchtung der Einatmungsluft
- Einbringung von Medikamenten (sekretlösend, entzündungshemmend, krampflösend)

Indikationen
- Pneumonie
- Pilzerkrankungen der Lunge
- Atelektasen
- Asthma
- Bronchiektasen
- Bronchitis

Durchführung
- Sinn und Zweck erklären
- Maske dicht vor den geöffneten Mund halten bzw. Mundstück in den Mund nehmen lassen
- langsam und tief atmen lassen
- Dauer nach Anordnung (15-20 Minuten)

VI. Physikalische Therapie

Ultraschallvernebler (Kaltvernebler)
- Gerät zur feinsten Zerstäubung von Wassertröpfchen (kalter Nebel)

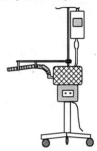

Tröpfchengröße
- 1-3 Mikrometer

Wirkungsorte
- Rachen
- Kehlkopf
- Luftröhre
- Bronchien
- Alveolen

Sinn
- Anfeuchtung der Raumluft
- Einbringung von Medikamenten

Indikationen
- Befeuchtungsinsuffizienz des Atemtraktes
- tracheotomierte Patienten
- maskenunabhängige Langzeittherapie bei Erkrankungen der tiefen Atemwege

Durchführung
- Sinn und Zweck erklären
- Düse des Verneblers auf Mund und Nase bzw. Trachealtubus oder Trachealkanüle richten
- Anwendungsdauer nach Anordnung

Pumpzerstäuber
- Pulverzerstäuber zur Inhalation

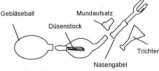

- der Arzneimittelwirkstoff wird ohne Treibgas nur über die eingeatmete Luft zugeführt
- der Wirkstoff ist an einen Trägerstoff (Zucker) gebunden und in Hartgelantine-Kapseln gefüllt
- vor der Inhalation wird die Kapsel in den Zerstäuber eingelegt, die Öffnung wird in ein Nasenloch eingeführt oder mit den Lippen umschlossen

- die Kapsel wird durch Betätigung des Pumpballons geöffnet, d.h. mit der am Pumpball befindlichen Nadel durchstochen
- der ausgepresste Wirkstoff kann dann über Nase oder Mund eingeatmet werden
- als Wirkstoff kommt hauptsächlich Dinatriumcromoglycat bei Allergien zur Verwendung

Aerosol-Spender
- Tascheninhalator (Kaltinhalator)
- zur schnellen, dosierten Einbringung von Medikamenten über den Mund

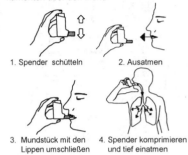

1. Spender schütteln
2. Ausatmen
3. Mundstück mit den Lippen umschließen
4. Spender komprimieren und tief einatmen

VI.7 Sauerstoffverabreichung

Zweck
- Reduzierung einer arteriellen Hypoxie
- Erhöhung des arteriellen und venösen Sauerstoffpartialdrucks
- Verbesserung der Hämoglobinsättigung

Applikationsformen
- Nasenkatheter
- Sauerstoffbrille
- Sauerstoffmaske
- Sauerstoffzelt

Sauerstoffspender
- Wandanschluss einer zentralen Sauerstoffanlage
- Sauerstoffflasche

Sauerstoff-Flasche (Kennfarbe ⇨ blau)

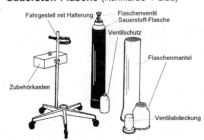

- Aufbewahrung liegend oder stehend bei Wandhalterung
- Flaschenwechsel nie im Zimmer
- leere Flaschen kennzeichnen
- Explosionsgefahr bei Überwärmung, offenem Licht, Berührung mit Fett

Sauerstoffgerät

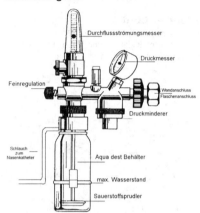

Nasensonde ohne Schaumstoffpolster

- Einmalsonden aus Kunststoff ohne Schaumgummikissen (bis zum weichen Gaumen einführen)

Indikationen
- Sauerstoffgabe über einen längeren Zeitraum
- Sauerstoffkonzentration ca. 38% bei Applikation von 5 Litern pro Minute

Material

- Nasenkatheter (8 - 11 Charr.)
- Zuleitungsschlauch mit Konus
- hautfreundliche Pflasterstreifen
- Zellstoff
- Silikon-Spray

Durchführung
- Sinn und Zweck erklären
- Nase reinigen
- Abmessen der Katheterlänge (von der Nasenspitze bis zum Ohrläppchen)
- Sonde anfeuchten oder einfetten (⇨ silikonisieren)
- unter drehenden Bewegungen einführen

- mit Pflasterstreifen befestigen
- verordnete Literzahl/Minute einstellen
- ausreichend Wasser im Befeuchtergefäß?
- rechtes und linkes Nasenloch sowie den Katheter alle 12 Stunden wechseln
- Nasenpflege (einfetten)

Nasensonde mit Schaumstoffpolster

(= Poulsen - Nasensonde)
- Einmalsonden aus Kunststoff mit Schaumgummikissen (nur 1-2 cm tief in die Nase einführen)

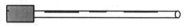

Indikationen
- Sauerstoffgabe über einen längeren Zeitraum
- Sauerstoffkonzentration ca. 38% bei Applikation von 5 Litern pro Minute

Material
- Poulsen - Nasensonde
- Zuleitungsschlauch mit Konus
- hautfreundliche Pflasterstreifen
- Zellstoff

Durchführung
- Sinn und Zweck erklären
- Nase reinigen
- Sonde ca. 1 cm tief einführen

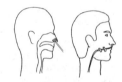

- mit Pflasterstreifen befestigen
- verordnete Literzahl/Minute einstellen
- ausreichend Wasser im Befeuchtergefäß?
- rechtes und linkes Nasenloch sowie den Katheter alle 12 Stunden wechseln
- Nasenpflege (einfetten)

Sauerstoffbrille

- doppelläufiger Kunststoffschlauch, dessen 2 cm langen Einflussstutzen in die Nasenlöcher eingeführt werden
- Metallbrille mit Gummieinflussstutzen für die Nasenlöcher

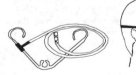

VI. Physikalische Therapie

Indikationen
- kurzfristige Sauerstoffgabe
- geringe Sauerstoffkonzentration, da hoher O_2-Verlust
- Applikation 5 bis 7 Liter pro Minute

Material
- Sauerstoffbrille (Plastik oder Metall)
- Zuleitungsschlauch mit Konus
- Zellstoff
- evtl. hautfreundliche Pflasterstreifen

Durchführung
- Sinn und Zweck erklären
- Nase reinigen
- Anlegen der Sauerstoffbrille
- evtl. mit Pflasterstreifen befestigen
- verordnete Literzahl/Minute einstellen
- ausreichend Wasser im Befeuchtergefäß?
- Nasenpflege (einfetten)
- bei Mundatmung ist die Sauerstoffbrille unwirksam

Sauerstofftrichter
- Sauerstofftrichter an einem flexiblen Spiralarm
- ca. 10-15 cm Abstand zwischen Trichter und Gesicht des Patienten

Indikationen
- Sauerstoffzufuhr bei Verletzungen des Nasen-Rachen-Raumes
- Sauerstoffzufuhr bei Säuglingen und Kleinkindern

Sauerstoffmaske
- Gummi- oder Kunststoffmasken mit Einwegventil und mit oder ohne Gummibeutel als Sauerstoffreservoir

Maske mit Atembeutel

Maske ohne Atembeutel

Indikationen
- kurzfristige intensive Sauerstoffgabe
- Sauerstoffkonzentration ca. 60 - 90%
- Applikation nach Anordnung

Material
- Sauerstoffmaske mit Atembeutel (bis 90% Sauerstoffkonzentration) oder
- Sauerstoffmaske ohne Atembeutel (bis 60% Sauerstoffkonzentration)
- Zuleitungsschlauch
- Kopfband

Durchführung
- Sinn und Zweck erklären
- passende Maske mit Kopfband leicht befestigen (nicht über die Ohren)

- evtl. die Maske halten
- zur normalen, ruhigen Atmung auffordern
- verordnete Literzahl/Minute einstellen
- ausreichend Wasser im Befeuchtergefäß?
- Atmung und Hautfarbe beobachten

Sauerstoffzelt
- Zelt mit Zelthülle, Heiz- und Kühlaggregat
- Möglichkeit der Zeltinnentemperatur-Absenkung
- Sauerstoffkonzentration ca. 30-60%

Indikation
- Dauerbehandlung mit Sauerstoff

Testfragen

1. **Wärme bewirkt eine:**
   A ☐ Zusammenziehung der Blutgefäße
   B ☐ Erweiterung der Blutgefäße
   C ☐ Hyperämie
   D ☐ Hypoämie

2. **Wärmebehandlung ist indiziert bei:**
   A ☐ Appendizitis
   B ☐ Sinusitis
   C ☐ Hepatitis
   D ☐ Thrombophlebitis
   E ☐ Gastritis

3. **Durch kontinuierliche Anwendung von Kälte (Kryotherapie) wird:**
   A ☐ die Heilung einer Entzündung beschleunigt
   B ☐ eine Blutung gestoppt
   C ☐ ein akuter Schmerz vermindert
   D ☐ eine Muskelverspannung gelöst
   E ☐ ein Furunkel zur Ausreifung gebracht

4. **Welche physikalischen Behandlungsmethoden haben eine Hyperämisierung der Haut zum Ziel:**
   A ☐ Kaliumpermanganatbäder
   B ☐ feuchtwarme Wickel
   C ☐ Kleiebäder
   D ☐ Wadenwickel
   E ☐ Wechselbäder
   F ☐ Kataplasmen

5. **Bei der Durchführung eines medizinischen Vollbades:**
   A ☐ ist auf eine genaue Dosierung des Badezusatzes zu achten
   B ☐ kann der Patient die Badedauer selbst bestimmen
   C ☐ die Badewassertemperatur muss mit einem Maximumthermometer bestimmt werden
   D ☐ ist eine gute Beobachtung des Patienten unbedingt erforderlich (Kreislaufbelastung)
   E ☐ darf keine Seife verwendet werden

1 B, C
2 B, C, E
3 B, C
4 B, E, F
5 A, D, E

6. Kontinuierliche, lokale Kälteeinwirkung (Eisblase, Kühlelemente) bewirkt:
   A ❏ eine Kontraktion der Gefäße
   B ❏ eine Dilatation der Gefäße
   C ❏ eine Hyperämie
   D ❏ eine Hypoämie

7. Die Badewassertemperatur:
   A ❏ wird geprüft mit dem Maximumthermometer
   B ❏ wird geprüft, indem man das Thermometer im Wasser abliest
   C ❏ für ein Reinigungsvollbad sollte etwa 36° Celsius betragen
   D ❏ für ein Vollbad braucht nicht mit dem Thermometer geprüft zu werden

8. Bei einem Reinigungsbad:
   A ❏ kann bei körperlicher Behinderung des Patienten ein Badelifter eingesetzt werden
   B ❏ sollte die Wassertemperatur 35°C bis 37°C betragen
   C ❏ sollte das Bad nicht länger als 10 - 15 Minuten dauern
   D ❏ muss der Patient, zur Wahrung seiner Intimsphäre, im Baderaum allein gelassen werden
   E ❏ die Kreislaufsituation des Patienten (Puls, Hautfarbe) muss nicht überwacht werden

9. Indikationen zum Anlegen feuchtwarmer Wickel oder Umschläge:
   A ❏ Hepatitis
   B ❏ Appendizitis
   C ❏ Meteorismus
   D ❏ Myokarditis
   E ❏ Bronchitis

10. Ein feucht-warmer Leibwickel ist kontraindiziert bei:
    A ❏ Hepatitis
    B ❏ Nephritis
    C ❏ Meteorismus
    D ❏ Appendizitis
    E ❏ Magenblutungen

11. Was versteht man unter Kataplasmen:
    A ❏ Blutflüssigkeitsersatzmittel
    B ❏ Infusionslösungen
    C ❏ heiße Breiumschläge
    D ❏ Untersuchungen der Plasmabestandteile

12. Wärmeentziehende Wickel:
    A ❏ müssen locker angelegt werden
    B ❏ bleiben so lange liegen, bis sich eine feuchtwarme Kammer bildet
    C ❏ werden nach 8 - 10 Minuten entfernt
    D ❏ werden nach 30 Minuten entfernt
    E ❏ dürfen nur einmal täglich angelegt werden

13. Infrarotbestrahlungen sind indiziert bei:
    A ❏ Otitis media
    B ❏ Neuralgie
    C ❏ Rachitis
    D ❏ Enteritis infektiosa
    E ❏ Ischialgie
    F ❏ Nasenbluten

14. Kalte Umschläge:
    A ❏ dienen dem Wärmeentzug
    B ❏ werden bei allen Entzündungen angewandt
    C ❏ werden bei der Thrombophlebitis angewandt
    D ❏ dürfen nicht bei Bewusstlosen angelegt werden

15. Bestimmen Sie die Indikationen zur speziellen Bäderbehandlung:
    1) nach Hämorrhoidenoperation
    2) zur Krampflösung
    3) zur Vermeidung von Muskelkater
    4) bei nervösen Herzbeschwerden
    5) bei Nierenkoliken
    6) bei niedrigem Blutdruck
    7) zur Anregung des Stoffwechsels
    A) heißes Vollbad
    B) absteigendes Halbbad
    C) ansteigendes Halbbad
    D) warmes Sitzbad
    A................B................C................D................

16. Eisbeutel (Eisblasen, Kühlelemente) sind indiziert:
    A ❏ bei Blutungen im Bereich des Abdomens
    B ❏ nach Tonsillektomien
    C ❏ bei Gelenkentzündungen
    D ❏ nach Verstauchungen und Verrenkungen
    E ❏ bei Mittelohrentzündungen
    F ❏ bei akuten Wurmfortsatzentzündungen

17. Wadenwickel:
    A ❏ werden abwechselnd an der rechten und der linken Wade angelegt
    B ❏ entziehen dem Körper Wärme
    C ❏ dürfen nur einmal am Tag erneuert werden
    D ❏ werden bei hohem Fieber angelegt
    E ❏ dürfen nur an gut durchbluteten Beinen angelegt werden

18. Eine Eisblase wird angewandt:
    A ❏ bei Obstipation
    B ❏ bei Meteorismus
    C ❏ bei subkutaner Appendizitis
    D ❏ bei Commotio cerebri
    E ❏ zur Unterstützung der Uteruskontraktion nach einer Entbindung

---

6 A, D
7 B, C
8 A, B, C
9 A, C, E
10 D, E
11 C
12 A, C

13 A, B, E
14 A, C
15 A = 3, 7; B = 4, 6; C = 2, 5; D = 1, 2
16 A, B, D, F
17 B, D, E
18 C, D, E

VI. Physikalische Therapie

19. Bei Fußwechselbädern:
A ☐ werden der rechte und der linke Fuß abwechselnd in warmes Wasser getaucht
B ☐ kommen warme und kalte Teilbäder zur Anwendung
C ☐ werden die unteren Extremitäten bis zur Wadenmitte zwei Minuten lang in heißes und anschließend zwanzig Sekunden lang in kaltes Wasser getaucht
D ☐ wird die Anwendung mit kaltem Wasser beendet
E ☐ wird die Anwendung mit heißem Wasser beendet
F ☐ werden die unteren Extremitäten bis zur Wadenmitte zwei Minuten lang in kaltes und anschließend zwanzig Sekunden lang in heißes Wasser getaucht

20. In welche Abschnitte der Luftwege gelangt der vom Bronchitiskessel erzeugte Wasserdampf:
A ☐ in die oberen Bronchialabschnitte
B ☐ in die Bronchiolen
C ☐ in die Alveolen
D ☐ nur bis zum Kehlkopf

21. Bei der Sauerstoffapplikation aus Sauerstoff-Flaschen muss Folgendes beachtet werden:
A ☐ ein Druckminderer muss vorgeschaltet werden
B ☐ das Hauptventil muss mit Silikonspray funktionsfähig gehalten werden
C ☐ der Flaschenaustausch sollte nicht im Patientenzimmer vorgenommen werden
D ☐ das Befeuchtungswasser darf maximal alle 14 Tage ausgetauscht werden

22. Wie kann festgestellt werden, wieviel Liter Sauerstoff noch in einer Sauerstoff-Flasche enthalten sind:
A ☐ indem man den Rauminhalt der Flasche mit dem am Manometer angegebenen Druck multipliziert
B ☐ indem der Inhalt nur ungefähr geschätzt wird
C ☐ indem man den Rauminhalt der Flasche mit dem am Manometer angegebenen Druck multipliziert und die schon verbrauchte Sauerstoffmenge subtrahiert

23. Kataplasmen sind:
A ☐ bestimmte Arten von Heilbädern
B ☐ wärmende Brei- und Pastenumschläge
C ☐ blutstillende Mittel
D ☐ durchblutungsfördernde Umschläge
E ☐ kalte Kompressen

24. Aerosole:
A ☐ können bis in die Alveolen vordringen
B ☐ haben einen Durchmesser von 1 mm
C ☐ sind Schwebestoffe
D ☐ werden in Ultraschallverneblern erzeugt
E ☐ werden zur Befeuchtung der Zimmerluft angewandt

25. Zu einer reaktiven Hyperämie kommt es:
A ☐ beim Anlegen von Wadenwickeln
B ☐ bei einmaligem Anlegen einer Eiskrawatte nach Tonsillektomie
C ☐ bei zu spätem Wechsel einer Eisblase bei Appendizitis

26. Wechselbäder werden angewandt bei:
A ☐ hohem Fieber
B ☐ Untertemperaturen
C ☐ Mangeldurchblutung der Extremitäten
D ☐ Hautinfektionen

27. Bei der Sauerstofftherapie sind folgende Grundsätze zu beachten:
A ☐ der Patient muss bei der Behandlung einschlafen
B ☐ der Sauerstoff muss angefeuchtet werden
C ☐ die verordnete Menge Sauerstoff pro Minute muss eingehalten werden
D ☐ die Ventile des Sauerstoffgerätes müssen gut geölt sein
E ☐ der Sauerstoff muss gefiltert werden

28. Bei der Verabreichung von Sauerstoff ist darauf zu achten, dass:
A ☐ die Ventile des Sauerstoffgerätes gut eingefettet sind
B ☐ der Sauerstoff mit Aqua destillata angefeuchtet wird
C ☐ der Sauerstoff mit Kohlenmonoxid gemischt wird
D ☐ der Patient die verordnete Menge Sauerstoff pro Minute erhält

---

19 B, C, D
20 A
21 A, C
22 A
23 B, D
24 A, C, D

25 B, C
26 C
27 B, C
28 B, D

Repetitorium VII
Behandlungspflege

VII.1 Beeinflussung der Darmentleerung

schlackenreiche Ernährung
- Vollkornbrot
- Weizenkleie
- Knäckebrot
- Gemüse
- Obst

Wirkung
- Anregung der Darmperistaltik (erhöhter Füllungszustand des Darmes)

Indikation
- Obstipationsprophylaxe

vermehrte körperliche Bewegung
- Gymnastik
- Wandern

Wirkung
- Anregung der Darmperistaltik

Indikation
- Obstipationsprophylaxe

Darmtraining
- Darmentleerung nach einem festen Zeitplan

Wirkung
- Gewöhnung des Darmes an feste Entleerungszeiten

Indikation
- Obstipationsprophylaxe

Abführmittel
dünndarmwirksame Abführmittel
- Rizinusöl
- salinische Mittel (Karlsbader Salz, Glaubersalz)
- Glyzerin

Wirkung
- stark wasseranziehend
- dünndarmreizend

Indikationen
- Gallenleiden
- drastische Darmentleerung bei Vergiftungen
- Darmentleerung vor und nach Operationen

dickdarmwirksame Abführmittel
- Dulcolax®, X-Prep®, Agarol®

Wirkung
- Anregung der Dickdarmmuskulatur

- Gleitmittel

Indikationen
- chronische Obstipation
- vor Dickdarmuntersuchungen
- präoperative Vorbereitung

Vagusreizmittel
- Prostigmin

Wirkung
- peristaltikanregend

Indikation
- akute Darmverhaltung

Abführzäpfchen (Stuhlzäpfchen)
- feste, länglich-kegelförmige Arzneimittelzubereitung aus Grundsubstanzen (z.b. Kakaobutter) und Wirksubstanzen (z.b. Glyzerin, Dulcolax) zur rektalen Applikation (schmelzen bei Körpertemperatur)

Indikation
- Stuhlregulierung bei Verstopfung

Wirkungseintritt
- 20 - 60 Minuten nach Verabreichung

Material
- Zäpfchen, Fingerling, Zellstoff

Durchführung
- Information
- Rücken- oder Seitenlage
- rektale Einführung (Fingerschutz) bis hinter den Schließmuskel
- Stuhldrang abwarten

Klistiere
- kleine Fertigeinläufe von 20 ml bis 300 ml Flüssigkeit, die aus stuhlaufweichenden (= Natriumdioctylsulfosuccinat) und abführenden (= Phosphat) Substanzen besteht

Wirkung
- Anregung der Darmperistaltik
- Erweichung des Stuhls
- Gleitwirkung
- schleimhautreizend
- flüssigkeitsentziehend
- abführend

Indikationen
- Beseitigung einer rektalen Obstipation
- schnelle Darmentleerung vor Untersuchungen oder operativen Eingriffen

Material
- Einmal-Handschuhe, Einmal-Klistier, (Microklist®, Practo-Clyss®, Klysma salinisch)

VII. Behandlungspflege

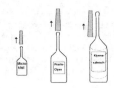

Vorbereitung
- Aufklärung / Information
- Klysma im Wasserbad erwärmen

Durchführung
- Intimsphäre herstellen
- linke Seitenlage

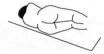

- Einmalhandschuhe anziehen
- Kappe der Rektalkanüle entfernen
- Rektalkanüle einfetten (Klistierflüssigkeit)
- Rektalkanüle in den Mastdarm einführen
- Flascheninhalt/Applikatorinhalt auspressen oder ausrollen
- Flasche/Applikator in ausgepresstem Zustand entfernen
- Darmentleerung möglichst lange hinauszögern

Darmeinläufe
- Einbringen von Flüssigkeiten in den Enddarm mit Hilfe eines Darmrohres oder Applikators zu therapeutischen- oder Darmentleerungs-Zwecken

Zweck
- Entleerung des Darmes bei Verstopfung
- Anregung der Darmperistaltik
- Darmreinigung vor Untersuchungen
- Darmreinigung vor Operationen
- Einbringen von Röntgenkontrastmitteln

Kontraindikationen

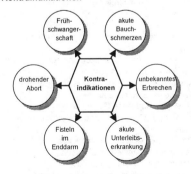

Reinigungseinlauf

Wirkung
- Erzeugung eines Entleerungsreizes
- Erweichung des Stuhls
- Anregung der Darmperistaltik
- Abführen des Darminhaltes

Indikationen
- Obstipation
- vor Röntgenuntersuchungen
- Vorbereitung auf Operationen
- vor Darmspiegelungen

Material
- Irrigator mit Schlauch und Überleitungsstück
- 1 Liter Spülflüssigkeit (Wasser) mit Zusätzen (Glyzerin, Kochsalz)
- Darmrohr
- Schlauchklemme
  - oder Einlauf-Set (gebrauchsfertiger Einlauf mit fertiger Spülflüssigkeit und Einmaldarmrohr)
- Gleitmittel (Vaseline, Glyzerin)
- Einmalhandschuhe
- Einmalunterlage, Zellstoff,
- Steckbecken, Toilettenstuhl

Vorbereitung
- Spülflüssigkeit erwärmen (35 Grad C)
- Schlauchsystem entlüften
- Darmrohr einfetten
- Information / Aufklärung
- Intimsphäre beachten

Durchführung
- flache, linke Seitenlage mit angewinkelten Beinen
- Einmalunterlage und Zellstoff unterlegen
- Einmalhandschuhe anziehen
- eingefettetes Darmrohr unter leichter Drehbewegung ca. 8-10 cm einführen
- bei Widerstand keine Gewalt anwenden
- Irrigator ca. 30-50 cm über das Darmrohrniveau halten

- Klemme entfernen und Spülflüssigkeit einlaufen lassen
- zum ruhigen Ein- und Ausatmen auffordern
- bei zu starkem Druckgefühl den Irrigatorschlauch zwischenzeitlich abklemmen
- Beobachtung der Kreislaufsituation
  ⇨ Puls, Aussehen, Schmerzen
- bei Schocksymptomatik Vorgang sofort abbrechen

- vor Beendigung des Einlaufs den Schlauch abklemmen und das Darmrohr vorsichtig herausziehen
- Patienten bitten, Einlaufflüssigkeit noch einige Zeit zurückzuhalten
- Steckbecken, Toilettenstuhl anbieten oder zur Toilette begleiten
- Erfolgskontrolle - Stuhlbeobachtung

hoher Einlauf
Sinn und Zweck
- Reinigung des Colon ascendens, des Colon transversum und des Colon descendens vor Röntgenuntersuchungen oder operativen Eingriffen im Dickdarmbereich

Durchführung
- siehe Reinigungseinlauf

Besonderheiten
- Lagerung

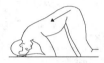

- ➪ Knie-Ellenbogen-Lage
- ➪ oder flache Rückenlage mit Oberkörpertieflagerung
- Spülflüssigkeit
  - ➪ 1,5 Liter
- Höhe des Irrigators
  - ➪ 60-80 cm über Darmrohrniveau

Schwenkeinlauf
Synonym: (Hebereinlauf, Hebe-Senkeinlauf, Schaukeleinlauf
Sinn und Zweck
- Anregung der Darmperistaltik bei Darmatonie
- Förderung des Abgangs von Darmgasen

Durchführung
- siehe Reinigungseinlauf

Besonderheiten
- zum Einlaufen der Spülflüssigkeit den Irrigator ca. 30-50 cm über Darmrohrniveau halten
- wenn der Druck zu groß wird oder der Irrigator fast leer ist, Irrigator 20-40 cm unter Darmrohrniveau halten
- Vorgang wiederholen bis Spülflüssigkeit getrübt ist oder genug Darmgase abgegangen sind
- Vorgang bei zu großer Kreislaufbelastung abbrechen

orthograde Spülung
Sinn und Zweck
- kurzfristige Vorbereitung vor Darmoperationen
- Kolonreinigung am Operationsvortag

Material
- Material zum Legen einer Magensonde (Magensonde, Gleitmittel, Lokalanästhetikum [Spray oder Gel], Stethoskop, pH-Papier, 10 ml Spritze zur Magensaftaspiration, Fixiermaterial)
- 10-12 Liter Spülflüssigkeit (Speziallösung je nach Verordnung)
- Infusionsbesteck
- Klemme
- Antiemetikum (Spritze, Kanüle, Tupfer)
- Toilettenstuhl

Durchführung
- Ausführliche Aufklärung über Sinn und Durchführung der Maßnahme
- transnasale Einführung der Magensonde (Kontrolle der Sondenlage)
- i.m. Injektion des Antiemetikums
- bequeme Sitzposition auf dem Toilettenstuhl (Polster, Bademantel)
- Spülflüssigkeitsbehälter durch ein Infusionssystem mit der Magensonde verbinden
- Spülflüssigkeit über ca. 2-4 Stunden infundieren bis entleerte Flüssigkeit klar ausgeschieden wird
- Beobachtung (Stuhlfarbe, Brechreiz, Erbrechen, Schmerzen, Schocksymptome)

rektale Spülung
Sinn und Zweck
- kurzfristige Vorbereitung vor Darmoperationen
- Kolonreinigung am Operationsvortag

Material
- Irrigator mit Schlauch, Darmrohr, Y-Verbindungsstück, Ableitungsschlauch, Auffanggefäß (Eimer), 10-12 Liter Spülflüssigkeit, 2 Schlauchklemmen, Gleitmittel (Glyzerin, Vaseline), Einmalhandschuhe, Einmalunterlage, Zellstoff

Vorbereitung
- Spülflüssigkeit erwärmen (ca. 35 Grad C)
- Schlauchsystem entlüften
- Darmrohr einfetten
- Information / Aufklärung
- Intimsphäre beachten

Durchführung
- flache, linke Seitenlage mit angewinkelten Beinen
- Einmalunterlage und Zellstoff unterlegen
- Einmalhandschuhe anziehen
- eingefettetes Darmrohr unter leichter Drehbewegung ca. 8-10 cm einführen
- bei Widerstand keine Gewalt anwenden
- Irrigator ca. 30-50 cm über das Darmrohrniveau halten
- Klemme des Ableitungsschlauches ist durch eine Schlauchklemme verschlossen
- Klemme des Zuleitungsschlauches öffnen
- ca. 200 ml Spülflüssigkeit einlaufen lassen
- Klemme des Zuleitungsschlauches schließen

VII. Behandlungspflege 187

- Klemme des Ableitungsschlauches öffnen und Flüssigkeit aus dem Darm in den Auffangbehälter (Eimer) ablaufen lassen

- Vorgang solange wiederholen, bis die ablaufende Spülflüssigkeit klar ist
- Menge der einlaufenden Flüssigkeit langsam auf 500 ml steigern
- Beachtung der Kreislaufsituation

digitale Ausräumung

- manuelles (mit den Fingern) Entfernen von verhärteten Stuhlmengen aus dem Rektumampullenbereich

Indikationen
- Lähmungen
- schlaffe Darmlähmung
- Ausräumung von Kotsteinen

Material
- Händedesinfektionsmittel, Einmalhandschuhe, 2 Fingerlinge, Gleitmittel (Fettsalbe), Waschutensilien, wasserundurchlässige Schutzunterlage, Zellstoff oder Reinigungstücher, Abwurf (Steckbecken)

Vorbereitung
- Information (Patient über Sinn und Zweck der Maßnahme aufklären und den Ablauf erklären)
- Kontraindikation: krankhafte Veränderungen im Rektumampullenbereich, After
- bei Hämorrhoiden sollte diese Maßnahme vermieden oder mit der notwendigen Vorsicht ausgeführt werden
- Schutz der Intimsphäre
- Patient in Linksseitenlage bringen
- Zeige- und Mittelfinger mit Fingerling und Handschuh schützen und einfetten

Durchführung
- Bett in eine flache Position bringen
- Beine anwinkeln (lassen)
- Schutzunterlage unter das Gesäß des Patienten schieben
- Einfetten des Zeigefingers mit Gleitmittel
- Vorsichtiges Einführen des Zeigefingers in die Rektumampulle
- Umfassen der verhärteten Stuhlmengen mit dem Zeigefinger durch Einknicken des Zeigefingers
- mittels Zeige- und Mittelfinger vorsichtig den verhärteten Kot aus dem Enddarm entfernen

Testfragen

1. **Der Schwenkeinlauf:**
   A ☐ wird zur Darmentleerung vor einer Rektoskopie durchgeführt
   B ☐ ist vor jeder Operation angezeigt
   C ☐ dient zur Anregung der Darmperistaltik

2. **Wie wird ein Patient am günstigsten zum Reinigungseinlauf gelagert:**
   A ☐ in Bauchlage
   B ☐ in Rückenlage
   C ☐ in linker Seitenlage
   D ☐ in rechter Seitenlage

3. **Mit einem Reinigungseinlauf werden:**
   A ☐ hämorrhoidale Blutungen gestillt
   B ☐ die Endabschnitte des Dickdarmes entleert
   C ☐ die peristaltischen Bewegungen des Darmes verstärkt
   D ☐ die peristaltischen Bewegungen des Darmes vermindert
   E ☐ alle Abschnitte des Dick- und Dünndarmes von Kotmassen befreit

4. **Um beim Reinigungseinlauf die Bauchmuskulatur zu entspannen, sollte der Patient:**
   A ☐ Muskelrelaxanzien bekommen
   B ☐ die Arme über den Kopf zusammenlegen
   C ☐ die Beine anwinkeln
   D ☐ zu ruhigem gleichmäßigem Ein- und Ausatmen angehalten werden

5. **Die Defäkation nach dem Einlauf wird provoziert durch:**
   A ☐ den mechanischen Reiz des Darmrohres auf die Darmschleimhaut
   B ☐ eine lokale Hämolyse
   C ☐ den Einfließdruck der Flüssigkeit
   D ☐ die Menge der einfließenden Flüssigkeit
   E ☐ die Temperatur der Flüssigkeit, die nur über 38°C eine Reizwirkung ausübt

1 C
2 C
3 B, C
4 C, D
5 A, C, D

VII.2 Harnableitung

Uringewinnung für Laboruntersuchungen

Strahlurin
- Reinigung und Desinfektion der äußeren Harnröhrenmündung
- Auffangen des spontan gelassenen Harns im sauberen Gefäß

Mittelstrahlurin
- Reinigung und Desinfektion der äußeren Harnröhrenmündung
- Auffangen des Harns aus der Mitte des Miktionsvorganges im sterilen Gefäß

Katheterurin
- für bakteriologische Untersuchungen
- unter sterilen Kautelen

Blasenpunktionsurin
- für bakteriologische Untersuchungen
- unter sterilen Kautelen

Morgenurin
- erste Blasenentleerung am Morgen
- Gewinnung wie Strahlurin

konzentrierter Morgenurin
- erste Blasenentleerung am Morgen nach einer Durstperiode von 12 Stunden

Sammelurin
organisatorische Aufgaben
- Patienteninformation
- Urinflasche, Bettpfanne kennzeichnen
- Sammelgefäß beschriften

Gewinnungsarten
- Spontanurin
- Katheterurin

Sammelperioden
- 24 Stunden-Sammelurin
  ⇨ von 7.00 Uhr bis 7.00 Uhr
  ⇨ vor Beginn der Sammelperiode Blase entleeren lassen und Urin verwerfen
- 12 Stunden Tagurin
  ⇨ von 7.00 Uhr bis 19.00 Uhr
- 12 Stunden Nachturin
  ⇨ von 19.00 Uhr bis 7.00 Uhr
- Stundenurin
  ⇨ nur möglich mit Dauerkatheter
  ⇨ Messung mittels speziellem Auffanggefäß (Urimeter) zwischen Ableitungsschlauch und Auffangbeutel

Behandlung des Sammelurins
- Urin kühl aufbewahren
- Urin vor Licht schützen
- Sammelurinmenge messen und dokumentieren
- Sammelurin vor Entnahme der Laborprobe umrühren oder umschütten

Instrumentelle Harnableitung

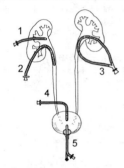

1 Nierenfistel-Katheter (endständig)
2 Nierenschiene (Splint)
3 Nierenfistel-Katheter (Durchzugkatheter)
4 suprapubischer Katheter
5 Blasenkatheter

Blasenkatheterarten

Einmalkatheter
- Katheter aus weichem oder halbstarrem Gummi oder Kunststoff zum einmaligen Katheterisieren

Blasenverweilkatheter

- Katheter mit aufblockbarem Gummiballon

Dreiwegekatheter

- Blasenverweilkatheter mit zusätzlicher Spülleitung

Nélaton-Katheter

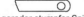

- Katheter mit gerader stumpfer Spitze

Mercier-Katheter

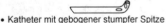

- Katheter mit gebogener stumpfer Spitze

Tiemann-Katheter

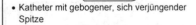

- Katheter mit gebogener, sich verjüngender Spitze

Blasenkatheterismus

- Einbringen eines röhrenförmigen Instrumentes durch die Harnröhre zur Urinabnahme oder zum Einbringen einer Flüssigkeit

Indikationen zum Legen eines Einmalkatheters

diagnostische Gründe
- Erregernachweis
- Bestimmung des Restharns
- Nierenfunktionsprüfungen

therapeutische Gründe
- Harnverhaltung
- postoperative Störungen der Blasenentleerung
- Blasenspülung
- Blaseninstillation

Indikationen zum Legen eines Blasenverweilkatheters

diagnostische Gründe
- Ausscheidungskontrolle bei Nierenfunktionsprüfungen
- Bestimmung des Stundenurins bei Patienten mit renaler Anurie (Schock, Intoxikation)

therapeutische Gründe
- ständige künstliche Entleerung der Blase bei Harnverhaltung
- vorübergehende künstliche Entleerung der Blase nach operativen Eingriffen an der Harnröhre oder Harnblase
- vorübergehende künstliche Entleerung der Blase nach gynäkologischen Eingriffen
- vorübergehende künstliche Entleerung der Blase bei inkontinenten Patienten

Komplikationen beim Blasenkatheterismus

- Blutungen durch Verletzungen der Schleimhäute
- aufsteigende Infektionen durch unsterile Handhabungen (retrograde Keimverschleppung)
- Perforation der Harnröhre durch gewaltsames Einführen des Katheters
- Kreislauf-Kollaps und Blasenblutungen nach Blasenentleerung von mehr als 1000 ml Urin (fraktionierte Blasenentleerung)

Material zum Legen eines transurethralen Harnblasenkatheters

unsteril
- Händedesinfektionsmittel für die Pflegekraft
- Schleimhautdesinfektionsmittel
- wasserundurchlässige Schutzunterlage
- Abwurf

steril
- Einschlagtuch ca. 50 x 60 cm / sterile Fläche
- Schlitz – bzw. Lochtuch
- 3 sterile Handschuhe
- bei Bedarf anatomische Pinzette
- 6 Kugeltupfer

- Urinauffangschale mit min. 750 ml Volumen und großer und kleiner Kammer
- evtl. Gefäß für bakteriologische Untersuchung
- evtl. Instillationsflüssigkeit (ärztl. Verordnung)

Zusatzmaterial

Einmalkatheter für Frauen
- zwei sterile Einmalkatheter / Nélaton-Katheter (12 – 16 Ch)

Einmalkatheter für Männer
- zwei sterile Einmalkatheter (Tiemann–Katheter / Nélaton–Katheter) (14 – 20 Ch)
- Gleitmittel

Blasenverweilkatheter für Frauen
- zwei sterile Blasenverweilkatheter / Nélaton-Katheter
- 10 ml Spritze mit 10 ml Aqua destillata (zum Aufblasen des Ballons)
- Auffangbeutel mit Befestigungsvorrichtung (geschlossene Urinableitung)

Blasenverweilkatheter für Männer
- zwei sterile Blasenverweilkatheter / (Tiemann–Katheter / Nélaton–Katheter) (14 – 20 Ch)
- 10 ml Spritze mit 10 ml Aqua destillata (zum Aufblasen des Ballons)
- Gleitmittel
- Auffangbeutel mit Befestigungsvorrichtung (geschlossene Urinableitung)

Katheterset

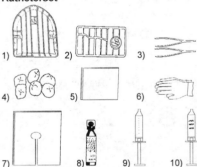

Einschlagtuch als sterile Arbeitsunterlage
1) Urinauffangschale
2) Desinfektionsschale
3) 2 Einmal-Pinzetten
4) 6 Mulltupfer zur Desinfektion
5) Schutzunterlage
6) sterile Handschuhe
7) geschlitztes Lochtuch
8) Schleimhautdesinfektionsmittel
9) 10 ml Spritze mit 10 ml Aqua destillata
10) Gleitmittelanästhetikum

Durchführung des Blasenkatheterismus bei Frauen
- flache Rückenlage mit leicht erhöhtem Becken
- Beine abwinkeln
- Schutzunterlage unterlegen
- sterile Handschuhe anziehen

- mit sterilem Schlitztuch abdecken

- Desinfektion der rechten und linken großen Schamlippe mit jeweils einem Tupfer (Wischrichtung von ventral nach dorsal)

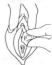

- Desinfektion der rechten und linken kleinen Schamlippe mit jeweils einem Tupfer (Wischrichtung von ventral nach dorsal)

- Desinfektion der Harnröhrenöffnung

- sterilen Katheter mittels steriler Pinzette oder sterilen Handschuhen vorsichtig in die Harnröhre einführen
- bei leichtem Widerstand Drehbewegungen durchführen
- Katheter soweit einführen bis Urin läuft

Durchführung des Blasenkatheterismus beim Mann
- flache Rückenlage
- Beine leicht spreizen
- geschlitztes Lochtuch auflegen

- sterile Handschuhe anziehen
- Vorhaut zurückschieben

- Harnröhrenöffnung und Eichel desinfizieren

- Gleitmittel oder Gleitmittelanästhetikum instillieren
- Harnröhre abdrücken und Einwirkzeit beachten

- Penis strecken und hochhalten
- Katheter mit steriler Pinzette in die Harnröhre einführen

- Penis zum Bauch strecken und Katheter bis kurz vor die Prostata (leichter Widerstand) einführen

- Penis Richtung Skrotum senken und Katheter dabei weiter einführen bis Urin läuft

Zusatzmaßnahmen beim Legen eines Blasenverweilkatheters

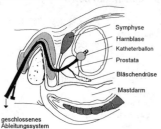

- Fixierung des Katheters durch Aufblocken des Ballons mit physiologischer Kochsalzlösung (Ventil des Ballonzuleitungsschlauches nur mit dem Konus der Spritze durchstoßen)
- durch leichten Katheterzug Fixation überprüfen
- Katheter mit sterilem Ansatz des Urinbeutelschlauches verbinden (Schutzkappe entfernen)

Problembereiche bei liegendem Dauerkatheter

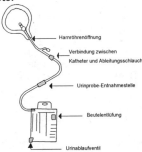

Katheterpflege
- zweimal täglich Intimtoilette mit desinfizierender Waschlotion
- zweimal täglich Katheter von außen reinigen und desinfizieren (evtl. Spraydesinfektion)
- keine unnötigen Manipulationen am Katheter
- Abklemmen des Katheters nur auf ärztliche Anordnung (Blasentraining)
- Urinbeutel immer unter dem Blasenniveau halten
- nur geschlossenes Ableitungssystem verwenden
- nach jeder Unterbrechung der Urinableitung (z.B. Blasenspülung, Abstöpseln) Schlauchsystem und Beutel erneuern

Entfernen eines Blasenverweilkatheters
Material
- Händedesinfektionsmittel
- wasserundurchlässige Schutzunterlage / Einmalunterlage / Bettschutz
- 10 ml Spritze
- Einmalhandschuhe
- Material zur Intimtoilette
- Abwurf

Durchführung
- Händedesinfektion
- Patienten informieren
- Einmalhandschuhe anziehen
- Patienten flach auf den Rücken lagern
- Beine spreizen und aufstellen (lassen)
- Unterlage/ Bettschutz unter das Gesäß legen
- Abwurf zwischen die Beine des Patienten stellen
- mit Spritze Katheter vollständig (Flüssigkeitsmenge siehe Pflegedokumentation) entblocken
- Katheter vorsichtig ziehen
- Intimtoilette durchführen (lassen)
- Verwerfen des Materials
- Patienten bequem lagern

suprapubische Blasendrainage
- künstliche Harnableitung durch einen oberhalb der Symphyse (durch die Bauchdecke) in die Blase eingeführten Katheter

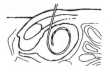

Indikationen
- Urinableitung bei Blasenentleerungsstörungen
- Urinableitung nach traumatischen Urethraverletzungen
- Urinableitung nach operativen Eingriffen an Urethra und Harnblase
- Urinableitung nach operativen Eingriffen

Vorteile gegenüber dem transurethralen Blasenkatheter
- geringere Gefahr der Harnweginfektion
- kein eitriges Urethrasekret
- angenehmer, weil schmerzfrei und komplikationsloser
- Spontanmiktion ist möglich
- Blasenentleerung und Restharn sind kontrollierbar
- Pflege der Punktionsstelle ist müheloser als die Dauerkatheterpflege
- kann bei geschlossenem Ableitungssystem bis zu 4 Wochen liegenbleiben
- das Einlegen, Wechseln und Entfernen eines suprapubischen Blasenkatheters ist ärztliche Aufgabe, Pflegekräfte haben assistierende Aufgaben

Material:
unsteril
- Händedesinfektionsmittel, Hautdesinfektionsmittel, Einmalrasierer, Nierenschale, Abwurf

steril
- Handschuhe, Tupfer, Skalpell, Abdecktuch / Lochtuch, Watteträger, Lokalanästhetikum, Spritze, Kanüle (12 cm), evtl. Zwei-Wege-Hahn, Punktionskanüle (8 – 10 cm lang), 20ml Spritze, Urinauffanggröhrchen, spaltbarer Punktionstrokar (8 oder 12 cm), Katheter 10 Ch. 65 cm lang mit selbstaufrollender Spitze oder Ballonkatheter, geschlossenes Urinableitungssystem, Fixier-

platte (bei Ballonkatheter nicht notwendig), Nahtmaterial und Verbandmaterial
Assistenz
- Händedesinfektion
- Blase füllen (Patienten vorher reichlich zu trinken geben oder Blase über einen transurethralen Einmalkatheter füllen)
- Patient in eine flache Rückenlagerung bringen, Becken evtl. mit Kissen unterstützen
- ggf. Rasieren des Unterbauches (Punktionsstelle liegt ca. 2-3 cm oberhalb des Symphysenrandes)
- sterile Arbeitsfläche herrichten
- Materialien griffbereit anordnen

nach Punktion und Fixierung des Katheters
- Desinfektion der Punktionsstelle
- Katheter in Fixierplatte einlegen
- unter die Platte eine Schlitzkompresse zur Polsterung legen
- sterilen Verband anlegen
- Patient sollte Bettruhe einhalten, bis Komplikationen ausgeschlossen sind

Pflege allgemein
- Katheteraustrittsstelle täglich reinigen, desinfizieren und steril verbinden
- hydrokolloide, wasserdichte Wundverbände werden alle 2-3 Tage gewechselt und ermöglichen das Duschen
- Katheter sicher fixieren ohne Abknickungen
- keine Schlaufen unter dem Verband

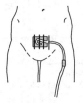

- Sicherheitsschlaufen über dem Verband
- nur Verwendung von geschlossenen Urindrainagesystemen
- Auffangbeutel immer unter Blasenniveau halten
- regelmäßiges Entleeren des Auffangbeutels

steriler Verbandwechsel eines suprapubischen Blasenkatheters
Material:
- Händedesinfektionsmittel, Haut–Spraydesinfektion, sterile Tupfer, sterile Schlitzkompressen, Klebemull, Schere, evtl. Pinzette, sterile Handschuhe, Einmalhandschuhe, Abwurf

Durchführung:
- Materialien bereitstellen
- Händedesinfektion

- Patienten so auf dem Rücken lagern, dass das Wundgebiet frei zugänglich ist
- Händedesinfektion der Pflegekraft
- Einmalhandschuhe anziehen
- alten Verband lösen und bis zur wundabdeckenden Kompresse abnehmen
- bei klebenden Wundabdeckungen diese anfeuchten z.B. NaCl 0,9%
- Wundabdeckung vorsichtig entfernen
- altes Verbandmaterial zusammen mit den Einmalhandschuhen entsorgen (Abwurf)
- Beobachtung des Wundgebietes auf Geruch, Fistelbildung, Hämatome, Rötung, Schwellung, Sekretion, Serom, Adaption der Wundränder
- Reinigen der Punktionsstelle mit sterilen Tupfern von innen nach außen und / oder Desinfektion (Material siehe Verordnung)
- steriles Umlegen des Schlauches mit einer Schlitzkompresse zur Abpolsterung
- steriles Auflegen einer angemessenen großen Kompresse
- Fixierung des Verbandes ohne Spannung oder Zug
- Datum und Uhrzeit auf dem Verband notieren

Kondomurinal

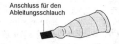

- kondomähnliches Harnableitungssystem aus weichem Latex mit einem trichterförmigen Auslass für den Ableitungsschlauch des Urinbeutels

Indikation
- Harninkontinenz

Anwendung
- vor dem Anlegen die Peniswurzel rasieren und abtrocknen
- Kondomurinal ohne die Vorhaut zurückzuschieben, über den Penis abrollen
- Befestigen des Kondomurinals erfolgt mit einem Haftstreifen oder es haftet selbst (Rundumbeschichtung mit hautfreundlichem, wasserundurchlässigem Klebstoff)
- Urinauffangbeutel (Beinbeutel mit Rücklaufsperre oder Bettbeutel) anschließen

- Beinbeutel werden mit einem Taillengurt fixiert
- Wechsel des Kondomurinals nach spätestens 24 Stunden

Testfragen

1. **Charrière (abgekürzt Ch) ist:**
   A ☐ ein Material
   B ☐ eine bestimmte Kunststoffart
   C ☐ eine Maßeinheit
   D ☐ ein bestimmter Katheter

2. **Unter einer Blaseninstillation versteht man:**
   A ☐ eine Erkrankung der Harnblase
   B ☐ das Einbringen von Medikamenten in die Harnblase
   C ☐ eine Punktion der Harnblase

3. **Ein geeigneter Einmalkatheter für die männliche Harnröhre ist der:**
   A ☐ Tiemann-Katheter
   B ☐ Lefort-Katheter
   C ☐ Flötenschnabel-Katheter
   D ☐ Pflaumer-Katheter
   E ☐ Casper-Katheter

4. **Als Verweilkatheter (Dauerkatheter) bezeichnet man Katheter, die:**
   A ☐ durch einen auffüllbaren Ballon hinter dem Katheterauge den Katheter in einer optimalen Blasenposition halten
   B ☐ durch einen aufblasbaren schmalen Ballon den Katheter in der Harnröhre selbst fixieren (Längsballon)
   C ☐ mittels eines endoskopischen Eingriffs am Blasengrund mit quellsicherem Nahtmaterial befestigt werden

5. **Die chronisch distendierte Blase soll fraktioniert entleert werden, da es sonst:**
   A ☐ zu einer Blutung ex vacuo kommen kann
   B ☐ zu einem Blasenriss kommen kann
   C ☐ zu einem Kreislaufkollaps kommen kann
   D ☐ unweigerlich zu einem renalen Vakuumzustand kommt
   E ☐ zu einer Verklemmung der hinteren Blasenwand in der Harnröhrenmündung kommen kann

6. **Unter Mittelstrahlurin versteht man:**
   A ☐ eine Uringewinnung mittels Spezialkatheter aus dem Nierenbecken
   B ☐ eine Uringewinnung mit einem dreiläufigen Katheter
   C ☐ eine sterile Uringewinnung ohne Katheter durch Auffangen der mittleren Urinmenge im Strahl
   D ☐ eine Uringewinnung durch Ansaugen mit einer Pipette aus dem Urinstrahl

7. **Ein suprapubischer Blasendauerkatheter:**
   A ☐ wird gelegt vor allen vaginalen Eingriffen
   B ☐ dient der kontinuierlichen Uringewinnung
   C ☐ dient der sterilen Uringewinnung

8. **Blaseninstillation bedeutet:**
   A ☐ eine perkutane Blasenpunktion
   B ☐ das Einbringen von geringen Mengen therapeutischer Lösungen in die Blase
   C ☐ eine gewaltsame Dehnung des Blasenschließmuskels
   D ☐ das Lösen einer Harnsperre durch einen Bougie
   E ☐ eine Instabilität der Blasenwand

9. **Die Nierenschiene (Splint) dient:**
   A ☐ der vorübergehenden Befestigung der Niere nach einer Nephropexie
   B ☐ zur Offenhaltung der Harnleiter nach operativen Eingriffen
   C ☐ zur Urinableitung
   D ☐ zur Ableitung von Harn- und Gewebewasser außerhalb der Harnwege

10. **15 Charrière entsprechen einem Durchmesser von:**
    A ☐ 1,5 mm
    B ☐ 3,0 mm
    C ☐ 5,0 mm

11. **Ein geeigneter Einmalkatheter für die weibliche Harnröhre ist der:**
    A ☐ Lefort-Katheter
    B ☐ Tiemann-Katheter
    C ☐ Nélaton-Katheter
    D ☐ Flötenschnabel-Katheter
    E ☐ Casper-Katheter
    F ☐ Pflaumer-Katheter

12. **Ein Verweilkatheter wird gelegt:**
    A ☐ zur genauen Bestimmung der Urinmenge bei bewusstlosen Patienten
    B ☐ zur Restharnbestimmung
    C ☐ bei der Incontinentia alvi
    D ☐ bei chronischen Harnverhaltungen
    E ☐ bei allen bettlägerigen Patienten

13. **Ein suprapubischer Blasenkatheter:**
    A ☐ verringert das Risiko einer Harnweginfektion
    B ☐ wird nur bei männlichen Patienten gelegt
    C ☐ darf von einer Pflegeperson gelegt werden
    D ☐ die Kathetereinlage erfolgt über eine suprapubische Blasenpunktion

14. **Bei der Verlegung eines Fistelkatheters:**
    A ☐ darf nie angespült werden
    B ☐ darf nur mit kleinen Flüssigkeitsmengen angespült werden (10 ml physiologische Kochsalzlösung)
    C ☐ werden 100 ml Aqau destillata unter leichtem Druck zur Anspülung instilliert
    D ☐ werden mit einer 20 ml Spritze ca. 15 ccm Luft insuffliert
    E ☐ wird dieser vorübergehend mit einer Redon-Drainage verbunden

---

1 C
2 B
3 A
4 A
5 A, C
6 C
7 B
8 B
9 B, C
10 C
11 C
12 A, D
13 A, D
14 B

VII. Behandlungspflege

15. Die Blasenspülung:
- A ☐ wird zur mechanischen Reinigung der Harnleiter eingesetzt
- B ☐ dient der Bougierung der Harnblase
- C ☐ dient der Reinigung der Harnblase
- D ☐ wird zur Therapie von subakuten oder chronischen Entzündungen durchgeführt (mit verschiedenen Lösungen)

16. Der Katheter zur kontinuierlichen Blasenspülung ist:
- A ☐ einläufig
- B ☐ zweiläufig
- C ☐ dreiläufig

17. Bei der Einführung des Blasenkatheters:
- A ☐ muss man immer mit starkem Druck arbeiten
- B ☐ darf man nie mit Gewalt oder Druck arbeiten
- C ☐ muss beim Mann zwecks besserer Gleitmöglichkeit eine Erektion provoziert werden
- D ☐ sollte der Patient stehen (bessere Ablenkung)

18. Zur Blasenpunktion benötigt man:
- A ☐ Skalpell
- B ☐ Mittel zur Rasur
- C ☐ Redon-Drainage
- D ☐ 20 ml Spritze mit langer, kräftiger Kanüle (10 cm)
- E ☐ Bougie's verschiedener Größen
- F ☐ Desinfektionsmittel und Pflasterschnellverband
- G ☐ zwei kleine, scharfe Haken (Zwei-Zinker)
- H ☐ Auffanggefäß (graduiert) und Proberöhrchen zur anschließenden Untersuchung im Labor
- J ☐ Pneumothoraxgerät zur transurethralen Luftfüllung

19. Der Nierenfistelkatheter liegt:
- A ☐ neben der Niere
- B ☐ in der Blase
- C ☐ im Nierenbecken
- D ☐ im operierten Harnleiter

20. Bei der Einführung eines Tiemann-Katheters zeigt die gekrümmte Spitze:
- A ☐ nach oben
- B ☐ nach unten
- C ☐ zur rechten Seite des Patienten
- D ☐ zur linken Seite des Patienten

21. Welche Aussagen sind richtig:
- A ☐ halboffene Systeme zur Urinableitung sind aus Gründen der Sterilität nicht ausreichend
- B ☐ bei der Verwendung von geschlossenen Urinableitungssystemen muss ein Zurückfließen von Urin in die Blase vermieden werden
- C ☐ bei der Mobilisation von Patienten mit Dauerkatheter unter Verwendung eines geschlossenen Urinableitungssystems ist darauf zu achten, dass der Katheter gut abgestöpselt bleibt
- D ☐ das Spülen der Harnblase ist bei Patienten mit Dauerkatheter regelmäßig durchzuführen
- E ☐ die Instillation eines Medikamentes in die Harnblase sollte im Zusammenhang mit einer Blasenspülung erfolgen
- F ☐ im Normalfall sollte bei einem Patienten mit Dauerkatheter möglichst frühzeitig mit dem Blasentraining begonnen werden

22. Beschriften Sie die nachfolgenden Katheterarten:

1 _____

2 _____

3 _____

4 _____

5 _____

---

15 C, D
16 C
17 B
18 B, D, F, H
19 C
20 A

21 A, B, F
22 1 = Blasenverweilkatheter; 2 = Dreiwegekatheter; 3 = Nélaton-Katheter;
    4 = Mercier-Katheter; 5 = Tiemann-Katheter

VII.3 Injektionen

Zweck
- Verabreichung eines Medikamentes mittels Spritze und Hohlnadel direkt in das Gewebe oder das Gefäßsystem zur Diagnostik und Therapie
- parenterale Verabreichung von Medikamenten unter Ausschaltung der Resorptionsvorgänge im Verdauungstrakt
- Wirkungseintritt, Wirkungsdauer und Wirkungsstärke von Medikamenten sind im Gegensatz zur oralen Verabreichung kalkulierbar

allgemeine Vorbemerkungen
- Injektionen nur nach ärztlicher Anordnung
- zu beachten sind: Dosierung, Konzentration, Verabreichungsart, Verabreichungszeit, Verabreichungsort, Verabreichungsgeschwindigkeit, Resorptionszeit, Dosierungshinweise (Hersteller), Auflösung von Trockenampullen (Hersteller-Hinweis), Art und Beschaffenheit (alkoholische Lösungen, wässrige Lösungen, ölige Lösungen, Emulsionen, Suspensionen), Trübungen, Ausfällungen, Verfärbungen, Lagerungshinweise, Verfalldatum

Vorteile der parenteralen Medikamentenverabreichung
genau steuerbare Dosierung
- keine Beeinflussung durch Resorptionsstörungen des Verdauungstraktes

genau steuerbarer Wirkungseintritt
- sofortiger Wirkungseintritt bei intravenösen Injektionen
- Wirkungseintritt nach ca. 10-15 Minuten bei intramuskulären Injektionen
- Wirkungseintritt nach 20-30 Minuten bei subkutanen Injektionen

jederzeitige Verabreichung
- Medikamente können jederzeit, unabhängig von der Bewusstseinslage, verabreicht werden

keine Beeinflussung durch Verdauungsfermente
- fermentativ veränderbare Medikamente können, ohne inaktiviert zu werden, verabreicht werden (Insulin, Impfserum, Globuline)

geringe Nebenwirkungen
- keine Magen- und Darmschleimhautreizungen
- geringere Leberbelastung (Umgehung des Pfortaderkreislaufes)

Umgang mit Injektionslösungen (Trockenampullen)
- Trockensubstanzen erst kurz vor der Injektion auflösen
- Gummikappe und Metallring vor Durchstich desinfizieren
- richtiges Lösungsmittel verwenden (unter Wahrung der Sterilität)
- vollständiges Auflösen der Trockenampullen abwarten (evtl. schütteln)
- Aufziehkanüle gegen Injektionskanüle auswechseln
- Plastikhülle der Kanüle erst unmittelbar vor der Injektion entfernen
- bei Mehrfachentnahme Haltbarkeitsdauer nach Auflösung beachten (Auflösungsdatum und Konzentration auf Ampulletikett notieren)
- Luft aus der Spritze entfernen
- wird Injektion durch zweite Person vorgenommen, Ampullen zur Spritze stellen (evtl. Spritze beschriften)

Umgang mit Injektionslösungen (Glasampullen)
- vor Aufsägen den Ampullenhals durch Beklopfen von Flüssigkeit befreien
- Ampullenhals mittels Tupfer abbrechen (Verletzungsgefahr)
- Medikament unter sterilen Kautelen aufziehen
- Aufziehkanüle gegen Injektionskanüle auswechseln
- Plastikhülle erst unmittelbar vor der Injektion entfernen
- Luft aus der Spritze entfernen
- wird Injektion durch zweite Person vorgenommen, Ampullen zur Spritze legen (evtl. Spritze beschriften)
- Umgang mit Injektionslösungen (Stechampullen zur Mehrfachentnahme)
- Gummikappe und Metallring vor jeder Entnahme desinfizieren
- jede Entnahme mit neuer steriler Kanüle
- keine "Dauerentnahmekanüle" benutzen
- bei Entnahme größerer Mengen entsprechende Menge Luft einspritzen
- Aufziehkanüle gegen Injektionskanüle auswechseln
- Plastikhülle erst unmittelbar vor der Injektion entfernen
- erste Entnahme auf der Ampulle vermerken (Herstellerhinweis über Haltbarkeit nach der ersten Entnahme beachten)
- Luft aus der Spritze entfernen
- wird Injektion durch zweite Person vorgenommen, Stechampulle zur Spritze stellen (evtl. Spritze beschriften)

Injektionsmöglichkeiten und Indikationen
intrakutane Injektion (i.c.)
- Injektion in die Haut (Epidermis)

Indikation
- Verabreichung von Impfstoffen
- Verabreichung von Teststoffen

subkutane Injektion (s.c.)
- Injektion in das Unterhautfettgewebe (Subcutis)

Indikation
- parenterale Verabreichung von isotonischen Medikamenten
- Applikationsform mit verzögertem Wirkungseintritt

intramuskuläre Injektion (i.m.)
- Injektion in das Muskelgewebe

Indikationen
- parenterale Verabreichungen von öligen und stark konzentrierten Medikamenten
- Applikationsform mit leicht verzögertem Wirkungseintritt

intravenöse Injektion (i.v.)
- Injektion in das venöse Kreislaufsystem

Indikationen
- parenterale Verabreichung von hypo-, iso- und hypertonen Lösungen (Medikamenten)
- Applikationsform mit direktem Wirkungseintritt (keine Verzögerung durch Resorptionsvorgänge)

intraarterielle Injektion (i.a.)
- Injektion in das arterielle Kreislaufsystem

Indikationen
- Injektion von gefäßerweiternden Substanzen
- Injektion von Röntgenkontrastmitteln (Angiographie)

intracardiale Injektion
- Injektion in die Herzkammer

Indikation
- Injektion von Adrenalin, Alupent®, Suprarenin® u.a. als Notfallmaßnahme im Rahmen der Reanimation

intraartikuläre Injektion
- Injektion in einen Gelenkspalt (z.B. Schulter-, Ellenbogen-, Hand-, Hüft-, Knie- oder Sprunggelenke)

Indikation
- Einbringen von Medikamenten (z.B. Cortison, Antibiotika)

subkutane Injektion

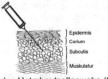

- Injektion in das Unterhautzellgewebe (Subcutis)

Indikationen
- Verabreichung von isotonischen Lösungen
- verzögerter Wirkungseintritt des injizierten Medikamentes

Kontraindikationen
- Mangeldurchblutung im Bereich des Injektionsortes
- Ödeme im Bereich des Injektionsortes
- Entzündungen im Bereich des Injektionsortes
- Schockzustände des Patienten

Komplikationen
- Schmerzhaftigkeit bei Injektionen von hypo- oder hypertonen Lösungen
- Unterhautgewebsnekrose nach Injektion von öligen Medikamenten (aseptische Nekrose)
- Gefahr der intravasalen Injektion bei nicht erfolgter Probeaspiration
- Hämatombildung nach Durchstechen eines Blutgefäßes
- Abszessbildung (Spritzenabszess) bei nicht ausreichender Infektionsprophylaxe

Injektionsorte

Injektion in das Unterhautzellgewebe
- Beuge- und Streckseite des mediolateralen Bizepsbereichs
- Oberschenkelaußenseiten
- Oberschenkelvorderseiten
- Bauchdecke
- Flankengegend

Material
- Händedesinfektionsmittel, Spritzentablett mit Entsorgungsbox, 2 ml Spritze, Kanüle Nr.1 zum Aufziehen des Medikamentes, Kanüle Nr. 20 zur Injektion, Medikament bzw. Fertigspritze mit Medikament und Kanüle, Tupfer

Durchführung
- Patient ist über das Medikament, evtl. die Dosierung und Injektionsart informiert und mit der Spritze einverstanden
- Händedesinfektion
- Medikament unter aseptischen Kautelen aufziehen.
- Injektionsstelle auswählen:
- mit Daumen und Ringfinger je nach Ernährungszustand Hautfalte abheben
- Fixierung der Spritze mit Zeige- und Ringfinger der Hand, die die Hautfalte abhebt
- Einstich in 90° Winkel bei kurzer Kanüle z.B. (Fertigspritzen)
- Einstich im Winkel von höchstens 45° bei langer Kanüle
- keine Aspiration (Ausnahme: Insulin), Aspiration führt evtl. zur Gewebeschädigung
- langsame Injektion des Medikaments (ca. 2 ml/Min.)
- Kanüle herausziehen und Hautfalte loslassen
- Einstichstelle leicht komprimieren und mit einem trockenen Tupfer das Medikament durch kreisende Bewegungen im Gewebe verteilen, (Ausnahme: Anitkoagulanzien) Komprimierung und Bewegung fördert die Hämatombildung!

- Wechseln der Einstichstelle bei regelmäßigen Injektionen

intramuskuläre Injektion

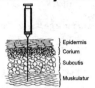

- Injektion in das Muskelgewebe

Indikationen
- Verabreichung von öligen und stark konzentrierten Medikamenten
- leicht verzögerter Wirkungseintritt des injizierten Medikamentes

Kontraindikationen
- hämorrhagische Diathese (Blutungsneigung)
- Antikoagulanzientherapie
- entzündliche Prozesse im Injektionsbereich
- Mangeldurchblutung (Schock, Embolie)
- ödematöses oder gestautes Gewebe im Injektionsbereich

Komplikationen
- Nervenschädigung durch Anstechen eines Nervs (Sofortschmerz/Sofortlähmung)
- Nervenschädigung durch Deponieren des Medikamentes in unmittelbarer Nähe eines Nervs (subakuter Schmerz/subakute Lähmung)
- Gefahr des Kanülenbruchs am Konusansatz
- Hämatombildung nach Durchstechen eines Blutgefäßes
- Abszessbildung (Spritzenabszess) bei nicht ausreichender Infektionsprophylaxe
- Gefahr der intravasalen Injektion bei nicht erfolgter Probeaspiration
- aseptische Nekrosen bei Unverträglichkeit des eingespritzten Medikamentes

Injektionsorte
Injektion in das Muskelgewebe

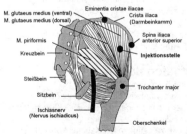

- ventraler Glutäalmuskel (Dreieck zwischen Christa iliaca, Spina iliaca und Trochanter major)
- mittleres Drittel der Außenseite der Oberschenkel
- mittleres Drittel der Außenseite der Oberarme

Material
- Händedesinfektionsmittel, Hautdesinfektionsmittel, Spritzentablett (Fixierungsmöglichkeit für Kanülenhülle + Abwurfbehälter = MediBox), Tupfer, Spritze 2, 5 oder 10 ml oder (Fertigspritze), Kanüle Nr. 1 (Aufziehen des Medikaments), Kanüle zur Injektion je nach Ernährungszustand des Patienten: 30 – 32 mm Länge bei Kleinkindern, 38 – 40 mm Länge bei Schulkindern, 48 mm Länge bei untergewichtigen Erwachsenen, 51 mm Länge bei normalgewichtigen Erwachsenen, 60 – 70 mm Länge bei übergewichtigen Erwachsenen, verordnetes Medikament

Durchführung
- Patient ist über das Medikament, evtl. die Dosierung und die Injektionsart informiert und mit der Spritze einverstanden
- Patient sollte möglichst bei der Durchführung liegen
- Händedesinfektion
- Kontrolle des Medikamentes auf Verfallsdatum, Trübung, Flockung und Unversehrtheit der Ampulle
- Medikament unter aseptischen Bedingungen aufziehen
- sorgfältige Lokalisation der Injektionsstelle: (nach v. Hochstetter)
- Hautdesinfektion und Einwirkzeit beachten (höchstes Infektionsrisiko bei i.m. Injektionen)
- zügiger Einstich senkrecht zur Körperachse, Sicherheitsabstand von 1 cm vom Kanülenkonus zur Haut beachten, (Sollte die Injektionskanüle zwischen Schaft und Konus brechen, kann die Kanüle noch mit der Hand herausgezogen werden)
- Kanüle am Sicherheitsabstand mit Fingern fixieren (evtl. Verwendung eines sterilen Handschuhs)
- Aspirationsversuch, bei Blutaspiration: Kanüle etwas zurückziehen und nochmals aspirieren (bei starker Vermengung des Medikamentes mit dem Blut Medikament verwerfen und neu aufziehen)
- keine Blutaspiration: Medikament langsam injizieren (ca. 2 ml/min)
- Schmerzreaktionen des Patienten bei der Injektion beobachten
- Kanüle zügig herausziehen
- Einstichstelle mit Tupfer komprimieren (ca.1 Min) und kreisend massieren zur besseren Verteilung des Medikamentes im Skelettmuskel
- Entsorgung der Kanüle mit Schutzhülle

- auf Kreislaufreaktionen, Atemnot, Schwindelgefühl, Übelkeit, anhaltende Schmerzen Hämatome, Nervenlähmungen, Abszesse achten

intrakutane Injektion

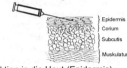
Epidermis
Corium
Subcutis
Muskulatur

- Injektion in die Haut (Epidermis)

Indikationen
- Impfungen
- Allergietests

Kontraindikationen
- Salben im Bereich der Injektionsstelle
- ödematös geschädigtes Gewebe
- entzündlich verändertes Gewebe

Komplikationen
- Infektionsgefahr
- unerwünschte Allgemeinreaktionen

Injektionsorte
Injektion in die Epidermis
- Unterarminnenseite
- Oberarmaußenseite
- Rücken- und Schulterblattbereich

Material
- Desinfektionsmittel (Haut und Hände)
- entsprechende sterile Spritze (feingraduiert, z.B. Tuberkulin- oder Mantoux-Spritze) mit Testserum oder Impfstoff
- Kanülen Nr. 17-20, Tupfer, evtl. Fettstift, Abwurfbehälter

Durchführung
- Information für den Patienten
- Injektionsstelle zweimal desinfizieren
- Haut anspannen
- Injektionsnadel flach zur Haut einstechen, bis Kanülenöffnung nicht mehr sichtbar
- angeordnete Injektionslösung langsam injizieren
- bei korrekter Injektion hebt sich oberste Hautschicht ab (Quaddelbildung)
- Kanüle (ohne Gegendruck mit dem Tupfer) herausziehen
- bei Mehrfachinjektionen jeweils neue Kanüle benutzen
- Hautquaddeln zur Reaktionskontrolle mit Fettstift markieren
- Dokumentation

intravenöse Injektion

- Injektion in das venöse Kreislaufsystem

Indikationen
- schneller Eintritt der Medikamentenwirksamkeit
- parenterale Verabreichung von hypo-, iso- und hypertonen Medikamenten

Kontraindikationen
- ölige Medikamente (Fettembolie)
- thrombosierte Venen
- Venenentzündung im Injektionsbereich
- Shunt im Injektionsbereich

Komplikationen
- distale Arterienwandschädigung und Nekrose durch versehentlich intraarterielle Injektion
- Fettembolie nach versehentlicher Injektion von öligen Lösungen
- Hämatombildung bei Patienten mit Gerinnungsstörungen
- Nekrosenbildung bei paravenöser Injektion
- kardiologische und pulmonale Sofortreaktionen mit vitalen Störungen

Injektionsorte
- Venen des Unterarms
- Venen der Ellenbeuge
- Venen der Hand
- Venen des Unterschenkels
- Venen des Fußrückens
- Schädelvenen bei Säuglingen

Material
- Desinfektionsmittel (Haut und Hände)
- entsprechende sterile Spritze mit aufgezogenem Medikament
- Staubinde oder Blutdruckmanschette
- Kanülen Nr. 1-14, Lagerungskissen, Tupfer, Pflaster, Zellstoff, Abwurf

Durchführung
- i.v. Injektionen sind grundsätzlich ärztliche Maßnahmen

VII.4 Infusionen

Aufgaben und Zweck
- Volumenauffüllung
- parenterale Ernährung
- Regulierung des Elektrolyt- und Wasserhaushaltes
- Korrekturen im Säure- Basenhaushalt
- Medikamentenverabreichung
- Osmotherapie
- Substitution von Blutbestandteilen (Serumderivate)

Infusionslösungen
Basislösungen
- elektrolytfreie Kohlenhydratlösungen
- Elektrolytlösungen mit ausschließlich Natrium als Kation
- Elektroytlösungen mit Kationenkonzentrationen

Lösungen für die parenterale Ernährung
- hochkonzentrierte Zucker- und Zuckeralkohollösungen

VII. Behandlungspflege

- Proteinbausteine, Elektrolyte, Energie und Wasser (komplette parenterale Ernährung)
- Fettemulsionen
Lösungen zur Osmotherapie
- Plasmaexpander
Lösungen zur Korrektur des Säure-Basen-Haushaltes
- Korrekturlösungen je nach Priorität der Störung (Azidose, Alkalose)
Volumensubstitutionslösungen
- Hämoderivate

Venenverweilkanülen
Venenverweilkanülen aus Kunststoff
- Braunülen
- Venülen
- Butterfly-Kanülen
- Ventlon-Kanülen
Indikationen
- sicherer venöser Zugang für 1-3 Tage
- Kurzzeitinfusion
Punktionsorte
- Venen der Hand
- Venen des Unterarms
- Venen der Ellenbeuge
- Fußvenen
Gefahren
- paravenöses Einfließen
- ödematöse Schwellungen
- Obliterationen der Venen
- Thrombophlebitiden

zentralvenöser Katheter
Venenkatheter
- Cava-Katheter
- Cava-Katheter-Set (bestehend aus Katheter, Kanüle, Dreiwegehahn, Verschlüssen und Adapter)
Indikationen
- bilanzierte Ernährung (parenteral) über einen Zeitraum von mehr als 4 Tagen
- präoperativ vor größeren Eingriffen, die eine postoperative Infusionstherapie über einen längeren Zeitraum erforderlich machen
- alle Schockformen
- Messung des zentralen Venendruckes
- ausgedehnte Verletzungen der oberen Extremitäten
- Verödung der oberflächlichen Venen im Bereich der oberen Extremitäten
- Infundierung hypertoner Lösungen
- Reduzierung der Thrombophlebitisgefahr
- keine Extremitätenbehinderung (Mobilisation)
Zugänge zur Vena cava superior
- Vena mediana cubiti (Vena basilica)
- Vena cephalica
- Vena subclavia

- Vena jugularis externa
- Vena jugularis interna
Zugänge zur Vena cava inferior
- Vena saphena magna
- Vena femoralis
Vena sectio
- Vena mediana cubiti (Vena basilica)
- Vena cephalica
Komplikationen
- Pneumothorax bei der perkutanen Punktion der Vena subclavia
- Luftembolie bei einer Schädigung des Plexus brachialis während der perkutanen Punktion der Vena subclavia
- Thrombosen in den englumigen peripheren Venen der oberen oder unteren Extremitäten
- bakterielle Infektionen bei unsachgemäßer Katheterpflege
- Gefäßverletzungen und Perforationen beim Vorschieben des Katheters
- Katheterembolien durch Abreißen des Katheters an der Nadelspitze

Tropfgeschwindigkeit und Einlaufzeit von Infusionslösungen
- Berechnung der Tropfgeschwindigkeit bei angeordneter Infusionsmenge und Infusionsdauer

$$\frac{\text{Infusionsmenge (ml)} \times 20}{\text{Infusionsdauer (Min.)}} = \text{Tr./Min}$$

oder

$$\frac{\text{Infusionsmenge (ml)}}{\text{Infusionsdauer (Std.)} \times 3} = \text{Tr./Min.}$$

- Berechnung der Einlaufzeit bei angeordneter Infusionsmenge und Einlaufgeschwindigkeit

$$\frac{\text{Infusionsmenge (ml)} \times 20}{\text{Tropfenzahl pro Minute} \times 60} = \text{Std. Einlaufzeit}$$

VII.5 Transfusionen

Tests, Proben und Untersuchungen vor einer Bluttransfusion

Bestimmung der Blutgruppe
- Blutguppen A, B, AB, O
- Feststellung im Labor mit Testseren (Anti-A, Anti-B)
- benötigte Blutmenge = 5-10 ml Nativblut (citratfreies Blut)
- Nachweis für die Station auf einer Blutgruppenkarte (Name, Vorname, Geburtsdatum, Patien-

ten-Nr., Blutgruppe, Rh-Faktor, Datum, Unterschrift der ärztlichen Laborleitung)

Bestimmung des Rh-Faktors
- Rhesus-positiv (Rh+)
- Rhesus-negativ (rh-)
- Feststellung im Labor mit Testserum (Anti-D)
- benötigte Blutmenge = 5-10 ml Nativblut

Coombs-Test (Antiglobulintest)
- Antikörpersuchtest zum Nachweis von Immun-Anti-A- oder Immun-Anti-B-Körpern
- Antikörpersuchtest zum Nachweis einer Rh-Unverträglichkeit

Kreuzprobe
- serologische Verträglichkeitsprobe zwischen Spender- und Empfängerblut
- benötigte Blutmenge = 5-10 ml Nativblut

Major-Test
- Prüfung der Verträglichkeit von Empfängerserum und Spendererythrozyten

Minor-Test
- Prüfung der Verträglichkeit von Empfängererythrozyten und Spenderserum

Identitätskontrolle
- Prüfung der Konservenbeschriftung und Patientenkontrollkarte

Konservenbeschriftung
- Blutgruppe
- Rhesusfaktor
- Konservennummer
- Entnahmedatum
- Verfalldatum

Patientenkontrollkarte
- Name
- Vorname
- Geburtsdatum
- Blutgruppe
- Rhesusfaktor
- Kreuztestnummer/Konservennummer
- Bestätigung des Laborarztes über durchgeführte Kreuzprobe

Sicherheitskontrollen am Krankenbett
Blutgruppen-Bedside-Test
- Dokumentationskarte zum Blutgruppen-Nachweis von Spender- und Empfängerblut (A-B-O-System)
- Dokumentation erfolgt unmittelbar vor der Transfusion am Krankenbett

Kontrollen mit Eldonkarten
- Testkarten zum Nachweis der Blutgruppe und des Rhesusfaktors beim Patienten
- Kontrolle erfolgt unmittelbar vor der Transfusion am Krankenbett

biologische Probe nach Oehlecker
- nach schnellem Einlaufen von ca. 20-30 ml Blut wird eine Transfusionspause von 10 Minuten eingelegt

- wenn keine Unverträglichkeitszeichen auftreten, wird die Transfusion fortgesetzt

Komplikationen, die während oder nach einer Bluttransfusion auftreten können

allergische Reaktionen
- Hautrötung, Nesselsucht, Gesichtsödeme, Asthma bronchiale, Temperaturanstieg, Blutdruckabfall

Blutgruppenunverträglichkeit
- Hitzegefühl, Temperaturanstieg, Schüttelfrost, Kopfschmerzen, Gelenkschmerzen, Kreuzschmerzen, Übelkeit, Erbrechen, Beklemmungsgefühl, allg. Unruhe, Atemnot, Tachykardie, Blutdruckabfall, Schocksymptome, Oligurie, Hämoglobinurie (Spätzeichen)

Übertragung von Infektionskrankheiten
- Hepatitis, Lues, Aids, Morbus Bang, Malaria

Sofortmaßnahmen bei einem Transfusionszwischenfall
- Transfusion abbrechen
- Arzt benachrichtigen
- patientenorientiertes Verhalten
- Puls- und Blutdruckkontrollen
- Schockbekämpfung
- genaue Protokollierung der Symptomatik
- Blutkonserve, Patientenkontrollkarte, Transfusionsbericht und 10 ml Patientenblut zur Blutbank

Blut- und Plasmaderivate
Vollblut
- standard Vollblutkonserve
- durch Zusatz von Konservierungsmitteln bei +4 bis +6 Grad Celsius 21 Tage verwendbar

Konservierungslösung
- ACD-Stabilisator wird dem Blut im Verhältnis 1:4 zugesetzt
- A = Acidum citricum (verhindert bei der Sterilisation die Karamelisierung der Dextrose)
- C = Citricum sodium (verhindert die Blutgerinnung)
- D = Dextrose (dient der Erythrozytenernährung)

Indikation
- großer Blutverlust

Frischblut
- Standard Vollblutkonserven, die nicht älter als 3 Tage sind
- Überlebensrate der Erythrozyten ca. 90-100%
- Gerinnungsfaktor VIII (antihämophiles Globulin) ist noch aktiv

Indikationen
- Gerinnungsstörungen

VII. Behandlungspflege

- Austauschtransfusionen (nach Transfusionszwischenfällen, bei Morbus haemolyticus neonatorium)
- Massivtransfusionen (Ösophagusvarizenblutungen)

Erythrozytenkonzentrat
- Vollblut ohne Plasma
- Hämatokrit ca. 75%

Indikationen
- Anämien jeder Genese

gewaschene Erythrozyten
- Erythrozyten ohne Plasma, Leukozyten und Thrombozyten (Buffy coat frei)
- Plasmareste, Leukozyten und Thrombozyten werden durch Spülungen mit physiologischer Kochsalzlösung entfernt
- Transfusion innerhalb von 24 Stunden nach der Entnahme

Indikationen
- Blutbedarf bei Eiweißunverträglichkeit
- Blutbedarf bei bestimmten Allergieformen
- großer Blutbedarf bei Patienten mit Hämoblastosen, Nephropathien, Leukämie, Plasmozytom

Leukozytenkonzentrat / Granulozytenkonzentrat
- leukozytenangereichertes Plasma ohne Erythrozyten
- Transfusion innerhalb einiger Stunden nach Gewinnung

Indikation
- Leukozytopenie

Thrombozytenkonzentrate
- Anreicherung von Thrombozyten im Plasma ohne Erythrozyten und Leukozyten
- PRP = plättchenreiches Plasma (Thrombozyten einer Frischblutkonserve)
- PC = Thrombozytenkonzentrat (Thrombozyten aus drei Frischblutkonserven)

Indikationen
- thrombozytär bedingte Blutungen
- Thrombopenien

isoonkotische Albuminlösungen
- 5%ige Humanalbuminlösung
- Plasmaproteinlösung (PPL)

Indikation
- Volumensubstituierung

hyperonkotische Albuminlösung
- 20%ige Humanalbuminlösung

Indikationen
- Hypoalbuminämie
- Ödemtherapie

Immunglobuline
- enthalten natürliche und spezifische Antikörper

Indikationen
- passive Immunisierung
- allgemeine Abwehrschwäche

Gerinnungspräparate
- Fraktion Cohn I (Fibrinogenkonzentrate)
- Kryopräzipitate (Gerinnungsfaktor VIII)
- Prothrombinkomplex (PPSB)

Indikation
- Blutungs- und Gerinnungsstörungen

Testfragen

1. **Bei der subkutanen Injektion:**
   A ☐ wird das Medikament sehr gut resorbiert
   B ☐ dürfen nur isotonische Lösungen injiziert werden
   C ☐ wird in das Unterhautfettgewebe injiziert
   D ☐ dürfen keine Depot-Insuline injiziert werden
   E ☐ wird in die Lederhaut injiziert

2. **Ordnen Sie die nachfolgenden Aussagen den Injektionsarten zu:**
   1) ventroglutäale Injektion
   2) Impfungen, Allergietest
   3) nur isotonische, wässrige Lösungen
   4) Kontraindikation: Ödeme
   5) Kontraindikation: hämorrhagische Diathesen
   A) subkutane Injektion
   B) intramuskuläre Injektion
   C) intrakutane Injektion
   A.................B...................C........................

3. **Bei der intrakutanen Injektion liegt die Kanülenspitze:**
   A ☐ zwischen Korium und Subcutis
   B ☐ in der Subcutis-Schicht
   C ☐ zwischen Epidermis und Korium

4. **Eine Erythrozytenkonzentrat-Konserve muss aufbewahrt werden bei einer Temperatur von:**
   A ☐ - 2°Celsius
   B ☐ + 2°Celsius
   C ☐ - 4°Celsius
   D ☐ + 4°Celsius

5. **Beim Vorbereiten und Anlegen einer Tropfinfusion ist wichtig, dass:**
   A ☐ die Medikamentenbeigabe erst erfolgt, wenn die Infusion fast durchgelaufen ist
   B ☐ die Tropfkammer des Infusionsbesteckes ganz gefüllt ist
   C ☐ die Tropfkammer des Infusionsbesteckes mindestens bis zur Hälfte gefüllt ist
   D ☐ die Medikamentenbeigabe immer auf der Infusionsflasche vermerkt wird
   E ☐ die Kanüle und der Infusionsschlauch gut fixiert werden
   F ☐ das Schlauchsystem des Infusionsbesteckes luftleer ist

1 B, C
2 A = 3, 4; B = 1, 5; C = 2, 4
3 C
4 D
5 C, D, E, F

6. Eine intrakutane Injektion wird durchgeführt bei:
   A ❑ Insulininjektion
   B ❑ Mendel Mantoux Testung
   C ❑ BCG-Schutzimpfung
   D ❑ Pockenschutzimpfung

7. Beim Aufziehen einer Injektionslösung aus einer Stechampulle ist zu beachten, dass:
   A ❑ das Medikament immer gut geschüttelt wird
   B ❑ die Gummikappe desinfiziert wird
   C ❑ die Aufziehkanüle nach der Entnahme entfernt wird
   D ❑ die Gummikappe entfernt wird
   E ❑ der Rest des Medikamentes vernichtet wird
   F ❑ soviel Luft in die Stechampulle gespritzt wird, wie Flüssigkeit entnommen werden soll

8. Die Hauptgefahr einer intraglutäalen Injektion:
   A ❑ eine Fettembolie
   B ❑ eine Nachblutung
   C ❑ eine Periostverletzung
   D ❑ ein Kreislaufkollaps
   E ❑ eine Nervenläsion

9. Welche Medikamente werden nicht subkutan injiziert:
   A ❑ Insulin
   B ❑ Kreislaufmittel
   C ❑ ölige Penicillin-Lösung
   D ❑ Tuberkulin-Lösung (Mendel-Mantoux-Test)

10. Infusionslösungen, die den gleichen osmotischen Druck haben wie das Blut, nennt man:
    A ❑ hypertonische Lösungen
    B ❑ hypotonische Lösungen
    C ❑ isotonische Lösungen
    D ❑ Pufferlösungen

11. Ringerlösung ist eine Lösung von:
    A ❑ Natriumchlorid
    B ❑ Kaliumchlorid
    C ❑ Calciumchlorid
    D ❑ Glukose
    E ❑ Magnesiumsulfat
    F ❑ Natriumbikarbonat

12. Als Major-Minor-Test bezeichnet man die:
    A ❑ serologische Kreuzprobe
    B ❑ biologische Vorprobe nach Oehlecker
    C ❑ Blutgruppenbestimmung
    D ❑ Antikörperbestimmung im Blut

13. Nicht intravenös injiziert werden dürfen:
    A ❑ hypotone Lösungen
    B ❑ hypertone Lösungen
    C ❑ alkoholische Lösungen
    D ❑ ölige Lösungen

14. ACD-Vollblutkonserven enthalten als Stabilisator ein Gemisch aus:
    A ❑ Natriumzitrat
    B ❑ Sorbinsäure
    C ❑ Ascorbinsäure
    D ❑ Zitronensäure
    E ❑ Traubenzucker

15. Wieviel Einheiten Insulin sind in 6/10 ml enthalten:
    A ❑ 12 I.E.
    B ❑ 16 I.E.
    C ❑ 20 I.E.
    D ❑ 24 I.E.
    E ❑ 30 I.E.
    F ❑ 60 I.E.

16. Die Insulinspritze:
    A ❑ hat am Konus einen Lüer-Lock-Ansatz
    B ❑ hat eine Feinsteinteilung, 1 ml ist auf 0,01 graduiert
    C ❑ hat eine Spezialgraduierung, 1 ml sind 40/E
    D ❑ die Kanüle ist mit der Spritze immer fest verbunden

17. Bei Durchführung der ventroglutäalen Injektion ist zu beachten, dass:
    A ❑ die Kanüle bis zum Ansatz in den Muskel eingestochen wird
    B ❑ die Einstichstelle desinfiziert wird
    C ❑ vor Einspritzen des Medikamentes mit dem Spritzenkolben aspiriert wird
    D ❑ das Medikament sehr schnell eingespritzt wird, um den Patienten unnötige Schmerzen zu ersparen

18. Lüer-Lock-System:
    A ❑ befindet sich an Cavakathetern
    B ❑ befindet sich an allen Kanülen
    C ❑ ist ein Spezialfilter an Bluttransfusionsbestecken
    D ❑ der Konus hat einen Sicherheitsmechanismus, der die Kanüle fixiert

19. Kontraindikationen für intramuskuläre Injektionen:
    A ❑ starke Schmerzzustände
    B ❑ Blutgerinnungsstörungen
    C ❑ Bewusstlosigkeit
    D ❑ Antikoagulanzientherapie

20. Für einen Patienten ist je kg Körpergewicht pro Tag 15 mg eines Medikamentes verordnet. Er wiegt 60 kg und soll die verordnete Tagesmenge auf 4 Einzelgaben verteilt erhalten. Die Einzeldosis beträgt:
    A ❑ 2,25 mg
    B ❑ 22,5 mg
    C ❑ 225 mg
    D ❑ 2,25 mg

---

6 B, C
7 B, C, F
8 E
9 C, D
10 C
11 A, B, C, F
12 A
13 D

14 A, D, E
15 D
16 C, D
17 B, C
18 A, D
19 B, D
20 C

VII. Behandlungspflege

21. **Vorteile der parenteralen Medikamentenverabreichung:**
    A ☐ die Medikamente können unabhängig von der Bewusstseinslage des Patienten verabreicht werden
    B ☐ die Medikamente werden im Verdauungstrakt besser resorbiert
    C ☐ eine Medikamentenüberdosierung kann nicht erfolgen
    D ☐ die Medikamente können nicht durch Verdauungsfermente inaktiviert werden

22. **Vor der Bluttransfusion ist darauf zu achten, dass:**
    A ☐ Blutgruppe und Rh-Faktor des Spenders und des Empfängers übereinstimmen
    B ☐ das Blut im Wasserbad auf 38° C erwärmt wird
    C ☐ die Kreuzprobe die Verträglichkeit anzeigt
    D ☐ der Flüssigkeitsspiegel in der Tropfkammer sehr niedrig ist
    E ☐ das Blut in der Konserve kräftig durchgeschüttelt wird

23. **600 ml einer Tropfinfusion sollen innerhalb von 20 Stunden infundiert werden; auf welche Tropfenzahl wird das System eingestellt:**
    A ☐ 6 Tropfen pro Minute
    B ☐ 8 Tropfen pro Minute
    C ☐ 10 Tropfen pro Minute
    D ☐ 12 Tropfen pro Minute
    E ☐ 20 Tropfen pro Minute

24. **Ordnen Sie die Beschreibungen den entsprechenden Untersuchungen und Tests zu:**
    1) nach Übertragung von 30 - 40 ml Blut Transfusion für 10 Minuten unterbrechen; wenn keine Unverträglichkeitszeichen auftreten, Transfusion fortsetzen
    2) Bestimmung der Spender- und Empfängerblutgruppe mittels Blutgruppen-Dokumentationskarte vor der Transfusion
    3) Bestandteil der Kreuzprobe: Prüfung des Empfängerserums gegen Spendererythrozyten
    4) Bestandteil der Kreuzprobe: Prüfung des Spenderserums gegen Empfängererythrozyten
    5) Antikörper-Suchtest zum Nachweis inkompletter Antikörper
    A) Major - Test
    B) Minor - Test
    C) Coombs - Test
    D) Bedside - Test
    E) biologische Probe nach Oehlecker
    A..........B..........C..........D..........E..........

25. **Der Blutgruppen-Bedside-Test:**
    A ☐ ist eine Kontrolle von Patienten- und Konservenblutgruppen am Krankenbett
    B ☐ ist eine andere Bezeichnung für die biologische Probe nach Oehlecker
    C ☐ muss vor jeder Bluttransfusion durchgeführt werden

26. **Wie nennt man eine Infusionslösung, die den gleichen osmotischen Druck hat wie das Blutserum:**
    A ☐ hypertone Lösung
    B ☐ isotonische Lösung
    C ☐ hypotone Lösung
    D ☐ Pufferlösung

27. **Monovetten sind:**
    A ☐ Blutentnahmeröhrchen
    B ☐ beschickt mit einer Agar-Substanz
    C ☐ Röhrchen für einen Urikulttest
    D ☐ präpariert mit Natriumzitratlösung zur Serumgewinnung
    E ☐ eine Kombination von Spritzenkolben und präpariertem Probeentnahmeröhrchen

28. **Bei der intrakutanen Injektion wird durchschnittlich eine Lösungsmenge von:**
    A ☐ 1 ml gespritzt
    B ☐ 0,1 ml gespritzt
    C ☐ 0,5 ml gespritzt
    D ☐ 0,05 ml gespritzt

29. **Vor dem Anlegen einer Bluttransfusion müssen vom Patienten folgende Blutuntersuchungsergebnisse vorliegen:**
    A ☐ Kreuzprobe
    B ☐ Bestimmung der Blutgruppe (ABO)
    C ☐ Bestimmung des Rh-Faktors
    D ☐ Coombs-Test
    E ☐ Quick-Test
    F ☐ Erythrozytenresistenzbestimmung

30. **Die Tuberkulinspritze:**
    A ☐ ist in 40 i.E. eingeteilt
    B ☐ hat eine Graduierung in Hundertstelmilliliter
    C ☐ hat 1 ml Fassungsvermögen
    D ☐ hat eine Graduierung in Zehntelmilliliter
    E ☐ hat 2 ml Fassungsvermögen

31. **Während einer Bluttransfusion klagt der Patient über Kopf- und Rückenschmerzen. Welche Maßnahmen sind notwendig:**
    A ☐ den Patienten bequemer lagern und ihn beruhigen
    B ☐ die Transfusion abklemmen und den Arzt rufen
    C ☐ die Transfusion nicht abklemmen, jedoch dem Patienten ein schmerzstillendes Medikament verabreichen

32. **Maßnahmen und Beobachtung bei einem Patienten mit einem zentralvenösen Zugang:**
    A ☐ aseptischer Verbandwechsel
    B ☐ Einstichstelle auf Veränderungen beobachten
    C ☐ unnötige Manipulationen am Schlauchsystem vermeiden
    D ☐ Blutentnahme nur durch das Schlauchsystem
    E ☐ die Lage des Katheters muss alle 2 Tage röntgenologisch kontrolliert werden

---

21 A, D
22 A, C
23 C
24 A = 3; B = 4; C = 5; D = 2; E = 1
25 A, C

26 B
27 A, E
28 B
29 A, B, C
30 B, C
31 B
32 A, B, C

VII.6 Sondierungen

Duodenalsondierung
Sinn
- Gewinnung von Gallensaft
- Gewinnung von Duodenalsaft (Pankreasfermente - Lambliennachweis)
- Gewinnung von Duodenal- und Magensaft

Sonden
- je nach Art der Sekretgewinnung können verschiedene Duodenalsonden eingeführt werden
- einläufige Duodenalsonde
  - graduiert (meist 5-cm-Abstände)
  - ca. 150 cm lang, röntgenpositiv
- Bartelheimer-Sonde (röntgenpositiv) zur gleichzeitigen Absaugung von Magen- und Duodenalsaft
  - mit je einem aufblockbaren Ballon zur Magen- und Darmabdichtung
  - Sondenspitze mit Quecksilber gefüllt

```
                         zum Magenballon
                         Pilotballon
    Darmballon    Magenballon
   ⟨═══════════════════════════⟩
   Quecksilber  seitliche Augen
                         Pilotballon
                         zum Darmballon
              Lumen zur Sekretgewinnung
```

Vorbereitung
- Information für den Patienten
- Patient muss nüchtern bleiben (therapeutische Sekretgewinnung)

Durchführung
- leichte Oberkörperhochlagerung
- Nase säubern
- Schleimhautanästhesie (Nase-Rachen)
- Schutztuch umhängen
- Nierenschale mit Zellstoff bereitstellen
- angefeuchtete bzw. mit Gleitcreme versehene Duodenalsonde durch die Nase (evtl. Mund) bis zur 60-cm-Markierung einführen
- Patienten bitten, während des Schluckens der Sonde ruhig durchzuatmen (Patienten durch Gespräch ablenken bzw. beruhigen)
- bei starkem Husten oder Auftreten einer Zyanose Sonde zurückziehen und erneute Sondierung
- Magensaftaspiration mit 20 ml Spritze (Sekret muss sauer reagieren)
- Duodenalsonde abklemmen
- Sonde langsam bis zur 75-cm-Markierung weiterschlucken lassen (Patienten mit erhöhtem Becken auf die rechte Seite lagern oder für 15 Minuten aufstehen lassen - je nach Zustand)

- Lagerung des Patienten in leichter Kopftieflage mit erhöhtem Becken
- ablaufende Flüssigkeit im tiefer stehenden Messzylinder auffangen
- Kontrolle der Lage
  - Flüssigkeit reagiert alkalisch = Sonde liegt im Duodenum (richtige Lage)
  - Flüssigkeit reagiert sauer = Sonde liegt im Magen (evtl. Korrektur unter Rö.- Kontrolle)
- Sonde mit Leukoplast an Nase und Wange fixieren (Sondenende oder Metallolive müsste etwa 10-20 cm weit im Duodenum liegen - in Höhe der Papilla Vateri)

Duodenalsaft
- abfließender Duodenalsaft (ohne Reizmittelapplikation) setzt sich zusammen aus Duodenalsaft, Pankreassekret und Gallenflüssigkeit
- zum Lambliennachweis muss der Duodenalsaft noch körperwarm sein

Gallensaft
- "A"-Galle (Leber-Galle) = honiggelbes, klares, alkalisches Sekret (läuft ohne Reizmittelapplikation ab)

Pankreassekret
- hellgelbes, alkalisches, fermenthaltiges Sekret (läuft vermehrt nach Reizmittelapplikation ab)
- abfließendes Pankreassekret vor und nach Reizmittelapplikation in separaten, beschrifteten Reagenzröhrchen auffangen und sofort zum Labor bringen

Dünndarmsondierung
Sinn
- spontanes Ablaufen (Heberprinzip) von gestautem Dünndarminhalt bei mechanischem oder paralytischem Ileus
- Dauerabsaugung (Absauggerät, Vakuumanlage) von gestautem Dünndarminhalt
- intermittierende Aspiration (Spritze) von gestautem Dünndarminhalt
- Sondenernährung unter Umgehung des Magens und eines Dünndarmabschnittes (nach Resektion)

Sonde
- Miller-Abbott-Sonde
  - 300 cm lang, 12-18 Ch, graduiert, doppelläufig
  - aus Weichgummi (röntgenpositiv) mit aufblockbarem Gummiballon
  - Aufblockung erfolgt durch Einspritzung von 30-40 ml Luft, physiologischer Kochsalzlösung, Aqua dest. oder Quecksilber

Vorbereitung
- Patienten soweit wie möglich informieren (auch bei mangelhafter Kommunikation - Patient ist schwerstkrank)
- Probefüllung des Sondenballons mit Luft

VII. Behandlungspflege

Durchführung
- leichte Oberkörperhochlagerung
- Nase säubern
- Schleimhautanästhesie (Nase-Rachen)
- Schutztuch umhängen
- Nierenschale mit Zellstoff bereitstellen
- mit Anästhesiecreme versehene Dünndarmsonde durch die Nase bis zur 60-cm-Markierung einführen
- Patienten bitten, während des Schluckens der Sonde ruhig durchzuatmen (Patient durch Gespräch ablenken bzw. beruhigen)
- bei starkem Husten oder Auftreten einer Zyanose Sonde zurückziehen und erneute Sondierung
- Magensaftaspiration (Sekret muss sauer reagieren)
- Dünndarmsonde abklemmen
- Sonde langsam bis zur 75-cm-Markierung weiterschlucken lassen (evtl. Patienten auf die rechte Seite lagern)
- in leicht erhöhter Oberkörperhochlagerung Sonde sehr langsam weiterschlucken lassen (bis zur angeordneten Markierung)
- Lage der Sonde kontrollieren (Rö.- Kontrolle, Arztbeurteilung)
- bei richtiger Lage Aufblocken des Ballons
- Sonde mit Leukoplast an Nase und Wange fixieren
- Ableiten des gestauten Dünndarmsaftes je nach ärztlicher Anordnung durch
- spontanes Ablaufen (Plastikbeutel)
- Dauerabsaugung (Absauggerät)
- intermittierende Aspiration (Spritze)

Sondenspülung
- regelmäßiges Durchspülen der Sonde mit physiologischer Kochsalzlösung oder Aqua dest. und anschließender Aspiration (Einmalhandschuhe anziehen)

Entfernung der Sonde
- Patienten informieren
- Sonde abklemmen
- Schutztuch und Zellstoff vorlegen
- Einmalhandschuhe anziehen
- Ballon vollständig entblocken
- Sonde stündlich ca. 10-20 cm (bis zur 50-cm-Markierung) herausziehen und jeweils erneut an der Nase und Wange fixieren (Gefahr der Darminvagination bei zu abruptem Zug)
- nach jedem Zurückziehen der Sonde Mund ausspülen lassen und Sondenabschnitt reinigen
- ab der 50-cm-Markierung Sonde vorsichtig vollständig herausziehen
- Einmalsonde abwerfen
- Nasenreinigung - Mundspülung
- Dokumentation

Magensondierung

Sinn
- Gewinnung von Magensaft zur Diagnostik (Magensaftanalyse)
- Ableiten von gestautem Magensaft
- Zuführung von Sondenkost

Sonde
- Magensonde
  - dünne Gummi- oder Plastiksonde (röntgenpositiv) mit oder ohne Olive
  - ca. 75 cm lang
  - als Einmal- oder Verweilsonde

Vorbereitung
- Information für den Patienten
- zur diagnostischen Magensaftgewinnung bleibt Patient nüchtern

Durchführung
- leichte Oberkörperhochlagerung
- Nase säubern
- Schleimhautanästhesie (Nase-Rachen)
- Schutztuch umhängen
- Nierenschale mit Zellstoff bereitstellen
- mit Anästhesiecreme versehene Magensonde durch die Nase (evtl. Mund) bis zur 50-60-cm-Markierung einführen
- Patienten bitten, während des Schluckens der Sonde ruhig durchzuatmen (Patienten durch Gespräch ablenken bzw. beruhigen)
- bei starkem Husten oder Auftreten einer Zyanose Sonde zurückziehen und erneute Sondierung
- Lage der Sonde kontrollieren (aspiriertes Sekret reagiert sauer - evtl. Rö.- Kontrolle)
- bei richtiger Lage Sonde mit Leukoplast an Nase und Wange fixieren

Ösophagussondierung (Ösophagustamponade)

Sinn
- Tamponade (Kompression) der Ösophagusvarizen
- Tamponade (Kompression) der Fundusvarizen
- Akutmaßnahme bei Ösophagus- und Fundusvarizenblutungen

Sonde
- Sengstaken-Blakemore-Sonde

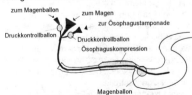

- dreiläufige graduierte Sonde aus Weichgummi mit zwei aufblasbaren Ballons zur gleichzeitigen

Tamponade von Blutungen im Ösophagus und Magenfundus
- gleichzeitige Möglichkeit der Gewinnung von Mageninhalt und Zuführung von Flüssigkeit (Magensonde)
- Schlauchenden müssen vor Einführung gekennzeichnet werden (evtl. schon Kennzeichnung vom Hersteller) "Magensonde" (mittlerer Schlauch) "Magenballonsonde" (mit Pilot) "Ösophagusballonsonde" (mit Pilot)

Vorbereitung
- Patienten soweit wie möglich informieren
- Probefüllung der beiden Ballons mit Luft

Durchführung
- leichte Oberkörperhochlagerung
- evtl. Nase säubern
- Nasenschleimhautanästhesie (Spray)
- Schutztuch (Zellstoff) umhängen
- Nierenschale mit Zellstoff bereitstellen
- mit Anästhesiecreme versehene Sengstaken-Blakemore-Sonde anreichen
- Einführung erfolgt durch die Nase bis zur ca. 50-cm-Markierung
- Patienten bitten, während des Schluckens der Sonde ruhig durchzuatmen
- Magenballon je nach Anordnung mit 100-150 ml Luft oder Aqua dest. aufblocken
- Magenballonsonde mit armierter Klemme zwischen angesetzter Spritze und Pilotballon abklemmen (Klemme mit Pflasterstreifen vor versehentlichem Öffnen schützen)
- nach Zurückziehen oder Ösophagussonde (durch den Arzt) Fixierung durch Leukoplast an Nase und Wange (Schaumgummipolster zur Vermeidung von Drucknekrosen unterlegen)
- Tonometer mit Ösophagusballonsonde verbinden
- Ösophagusballon bis zum angeordneten Druck aufblocken (ca. 45 mm/Hg = 7,8 kPa)
- Ösophagusballonsonde mit armierter Klemme zwischen angesetztem Tonometer und Pilotballon abklemmen (Klemme mit Pflasterstreifen vor versehentlichem Öffnen schützen)
- durch zentral gelegene Magensonde das im Magen befindliche Blut und Sekret vollständig absaugen
- Magensonde abklemmen

Pflegemaßnahmen bei liegender Sonde
- ansprechbare Patienten anhalten, den Speichel auszuspucken (Aspirationsgefahr)
- bei somnolenten oder intubierten Patienten bei Bedarf, mindestens alle 30 Minuten Mund-Rachen-Raum absaugen (Aspirationsgefahr)
- regelmäßige Kontrollen
  - ständige Vitalwertkontrollen
  - Sitz und Lage der Sonde
  - Sondenfixation

- Pilotdruck der Magenballonsonde (prallelastisch)
- Pilotdruck der Ösophagussonde (prallelastisch)
- sicherer Sitz der Klemmen
- Spülungen
- Kontrollspülungen je nach Anordnung (z.B. Aqua dest., Tee, Eiswasser)
- Kontrollaspiration nach jeder Spülung und auf Anordnung (Blutungskontrolle)
- Nasen- und Mundpflege

Entblocken und Entfernen der Sonde
- je nach Anordnung vollständige oder fraktionierte Entblockung des Ösophagusballons (spätestens nach maximal 48 Stunden - Drucknekrosen)
- auch bei klarer Kontrollspülung bleibt die Ösophagussonde weitere 12-24 Stunden mit oder ohne aufgeblocktem Magenballon liegen (Möglichkeit der sofortigen Komprimierung bei erneut auftretender Blutung)
- vor Entfernung der Sonde erhält der Patient auf ärztliche Anordnung schluckweise Tee (Lösung von Verklebungen)
- Entfernung der Sonde nach vollständiger Entleerung des Ösophagus- und Magenballons (Magensonde bleibt abgeklemmt)
- ansprechbaren Patienten Mund ausspülen lassen
- intubierten Patienten Nasen-Rachen-Raum absaugen
- Ösophagussonde desinfizieren, reinigen und sterilisieren

PEG - Sonde
- Sonde zur künstlichen Ernährung, die über die Bauchhaut in den Magen, seltener in den Dünndarm eingelegt und fixiert wird
- die PEG - Sonde stellt eine Alternative zur *nasogastralen* (über die Nase in den Magen eingelegte) Ernährungssonde dar, die v.a. bei längerer Anwendung Pflegeprobleme (Fixierung, Druckstellenbildung u.Ä.) aufwirft und Nachteile für den Pflegebedürftigen mit sich bringt (Fremdkörpergefühl, beeinträchtigter Schluckvorgang,...)

PEG
- perkutane endoskopische (kontrollierte) Gastrostomie
- Eröffnung des Magens durch operativen Eingriff zur Anlage einer Ernährungsfistel (Zu- und Ableitung zur Durchführung der künstlichen Ernährung) über die Haut bei gleichzeitiger Durchführung einer Magenspiegelung (zur Lagekontrolle der Fistel)
- der Eingriff wird vom Arzt in *Lokalanästhesie* (örtlicher Betäubung) durchgeführt

VII. Behandlungspflege

- nach Punktieren des Magens über die Bauchdecke und Sichtkontrolle durch ein Gastroskop wird die Ernährungssonde auf unterschiedliche Weise eingeführt und fixiert:

Durchzugmethode

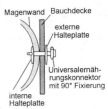

- orale Einführung unter Zuhilfenahme eines Zugfadens und Fixierung durch eine an der Mageninnenwand anliegende Halteplatte und an der Hautoberfläche angebrachte Naht bzw. Gegenhalteplatte

Direktpunktionsmethode

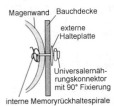

- direkte Punktion der Bauchdecke mit einer Memosonde
- Fixierung durch interne Memoryrückhaltespirale nach Entfernung des *Obturatorstabs* (Mandrain)

Stomamethode

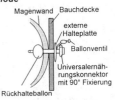

- Sondeneinführung über ein operativ angelegtes Magenstoma und Fixierung durch einen Rückhalteballon

Sonden
Durchzugsonde

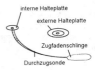

Direktpunktionssonde

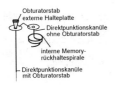

Stomasonde

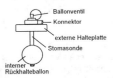

Pflegemaßnahmen bei frisch eingelegter Sonde
- die eingelegte und fixierte Sonde wird gekürzt und mittels Adapter an eine Nahrungs - Zuleitungssonde angeschlossen
- die Einstichstelle wird steril und trocken verbunden (Schlitzkompresse und Verbandvlies, später Wundschnellverband)
- zur Vermeidung postoperativer Komplikationen (Blutung, Infektion u.Ä.) erfolgt über einen Zeitraum von 24 Stunden nach dem Eingriff keine Nährstoff- und Flüssigkeitszufuhr über die Sonde (parenterale Flüssigkeits- und ggf. Nährstoffzufuhr)
- regelmäßige Krankenbeobachtung (Nachblutung, Infektionszeichen)

Pflegemaßnahmen im weiteren Verlauf
Verbandwechsel nach Abheilung der Einstichstelle
- **reizlose Einstichstelle:** steriler Verbandwechel jeden 2., langfristig jeden 3. Tag

Ballonsonde, Sonde mit außen liegender Naht
- Eintrittstelle der Sonde desinfizieren
- Verband mit Schlitzkompresse und Verbandvlies oder Wundschnellverband
- zusätzliche Fixierung der Sonde mit Pflasterstreifen

Sonden mit Halteplatte
- Eintrittstelle der Sonde und Hautbereich unter der Halteplatte gründlich reinigen und desinfizieren
- Schlitzkompresse einlegen, um feuchte Kammer und Druckschäden der Haut zu vermeiden
- steriler Verband und zusätzliche Fixierung der Sonde mit Pflaserstreifen

- Infektionszeichen im Bereich der Eintrittstelle
  - tägliche Durchführung steriler Verbandwechsel
  - gründliche Desinfektion, ggf. lokale Anwendung angeordneter Medikamente

Abstöpseln der Sonde
- möglich nach gründlichem Durchspülen mit geeigneter Lösung

Sondenwechsel
- etwa einmal jährlich bzw. bei Defekt der Sonde unter endoskopischer Sichtkontrolle (Nüchternheit erforderlich) über die bestehende Magenfistel.

Körperpflege
- übliche Körperpflege (Waschen oder Duschen) mit abgestöpselter Sonde und nachfolgendem sterilem Verband der Eintrittstelle
- herkömmliche Mundpflege
- regelmäßiges Kau- und Schlucktraining zur Parotitisprophylaxe
- Verabreichen der Sondenkost mittels Spritze, Tropfsystemen oder Ernährungspumpe

VII.7 Spülungen

Augenspülung
Sinn
- Entfernung von Fremdkörperpartikeln
- Entfernung von ätzenden Chemikalien
- Spülung mit antibiotischen Lösungen (z.B. bei Entzündungen)

Material
- Plastik - oder Glasgefäß (Undine)
- evtl. 2 Lidhalter
- körperwarme Spülflüssigkeit (z.B. physiologische Kochsalzlösung, Borwasser)
- sterile Handschuhe, Nierenschale, Zellstoff, Tupfer, Verbandmaterial, Abdecktuch

Vorbereitung
- Information für den Patienten
- Patient sitzt und hält den Kopf nackenwärts gebeugt oder liegt in Rückenlage
- Kopf wird leicht zur Seite des zu behandelnden Auges gedreht

Durchführung
- Patient und Bett mit Abdecktuch bzw. Zellstoff schützen
- gesundes Auge durch Auflegen eines Tupfers schützen
- zum Auffangen der Spülflüssigkeit hält der Patient eine Nierenschale an die entsprechende Schläfenseite (evtl. zweite Pflegeperson)
- sterile Handschuhe anziehen

- Augenlider mit Daumen und Zeigefinger spreizen (evtl. Einsetzen von Lidhaltern durch den Arzt)
- angeordnete Spülflüssigkeit ohne Druck von innen (Nase) nach außen (Richtung Ohr) fließen lassen
- Spülmenge und Spüldauer nach ärztlicher Anordnung
- nach beendeter Spülung Flüssigkeitsreste von den Augenlidern und der umgebenden Haut entfernen (Tupfer)
- evtl. Abdecken des Auges mit einem Schutzverband

Blasenspülung
- siehe instrumentelle Harnableitung

Darmspülung
- siehe Beeinflussung der Darmentleerung

Lavage (Bauchraumspülung)
Sinn
- makro- und mikroskopische Untersuchung der Bauchraumspülflüssigkeit bei Verdacht auf intraabdominelle Blutungen oder Darmperforationen

Vorbereitung
- Maßnahme mit dem Patienten besprechen
- Rasur der Punktionsstelle (Unterbauch - Mitte zwischen Nabel und Symphyse oder linker Unterbauch)
- Blasenentleerung
- Rückenlage (evtl. mit leichter Linksdrehung - Lagerungskissen)

Durchführung
- Desinfektion der Punktionsstelle
- Lokalanästhetikum mit separater Kanüle aufziehen
- nach erfolgter Anästhesie erneute Desinfektion
- Lochtuch auflegen
- Bereithalten des Skalpells zur evtl. Stichinzision
- Trokar mit Mandrin und Peritonealkatheter anreichen (bzw. Kunststoff-Stilett-Katheter)
- nach erfolgter Punktion aufgezogene Spülflüssigkeit in entsprechenden Spritzen anreichen (evtl. auch als Infusion)
- auslaufende Spülflüssigkeit im sterilen Messgefäß auffangen
- nach Entfernung der Punktionskanüle und des Peritonealkatheters (evtl. Hautnaht) Schutzverband anlegen
- nach makroskopischer Beurteilung der Spülflüssigkeit (Blut- oder Eiterbeimengungen) evtl. Probe zur mikroskopischen Beurteilung zum Labor bringen

Magenspülung (Magenaushebung)

Sinn
- Magenaushebung nach oralen Intoxikationen
- Magenaushebung bei Pylorusstenose (z.B. präoperative Vorbereitung)

Vorbemerkungen
- Magenspülung erfolgt durch den Arzt (Einführen des Magenschlauches)
- je nach Bewusstseinslage erfolgt vor der Magenspülung eine Intubation zur Vermeidung einer Aspiration

Magenschlauch
- großlumiger Gummi- oder Plastikschlauch
- ca. 75 cm lang, äußerer Durchmesser 1-2 cm
- Plastiktrichter mit Gummischlauch und Verbindungsstück

Material
- Magenschlauch mit Trichter
- armierte Schlauchklemme
- Gefäß zur Einfüllung der Spülflüssigkeit (2-Liter-Kanne)
- Plastikeimer, Mundkeil, Mundspreizer, Gummischürzen, Einmalhandschuhe, Zellstoff, Gummiunterlagen, beschriftete Laborröhrchen, Begleitscheine für Labor, körperwarmes Wasser, evtl. Kohlekompretten, Glaubersalz, spezifisches Antidot, evtl. Atropin zur Injektion (mit Spritze und Kanüle), Schleimhautanästhetikum, in greifbarer Nähe: Absauggerät mit Zubehör, Notintubationskoffer (mit Beatmungsbeutel)

Vorbereitung
- Patienten soweit wie möglich informieren
- Vitalwertkontrollen
- ansprechbare Patienten in Bauchlage lagern (leichte Kopftieflagerung)
- intubierte Patienten in leichter Oberkörperhochlagerung lagern
- Patienten entsprechend fixieren und mit Gummituch und Zellstoff abdecken
- Atropininjektion nach Anordnung
- ausreichende Spülflüssigkeit bereitstellen (z.B. spezielles Spülbecken)
- angeordnete Anzahl Kohlekompretten auflösen
- evtl. vorhandene Zahnprothesen entfernen (sichere Aufbewahrung)
- evtl. Rachenschleimhautanästhesie (Aspirationsgefahr)

Durchführung
- Handschuhe und Gummischürze anziehen
- angefeuchteten Magenschlauch und Gummikeil anreichen
- nach oraler Einführung des Magenschlauches abgeklemmten, entlüfteten Trichterschlauch anreichen
- Trichter ganz mit Wasser füllen, Klemme öffnen und Spülflüssigkeit einfließen lassen (dabei Trichter über Patientenniveau halten)
- Trichter vor vollständiger Entleerung senken
- Spülflüssigkeit in einen Eimer laufen lassen
- Vorgang wiederholen, bis Spülflüssigkeit klar zurückfließt
- Laborproben von der ersten zurückfließenden Spülflüssigkeit entnehmen
- nach der letzten Spülung angeordnete Medikamente durch den Magenschlauch einschwemmen
- Schlauch abklemmen und schnell entfernen

pflegerische Nacharbeiten
- Patienten zurücklagern
- ansprechbaren Patienten Mund ausspülen lassen
- intubierten Patienten Nasen-Rachen-Raum absaugen

Ohrspülung (Gehörgangspülung)

Sinn
- Entfernung eines Zerumenpfropfes (Ohrschmalz)
- Entfernung von Fremdkörpern (z.B. Wattereste, Perlen, Kerne)

Material
- Ohrspitze 50-100 ml mit Griff für Zeige- und Mittelfinger zur einhändigen Bedienung
- auswechselbare, stumpfe konische Metallkanüle
- Glyzerin (Pipettenflasche), Nierenschale, Zellstoff, Abdecktuch, körperwarmes Wasser, Watteträger, Wattetupfer

Vorbereitung
- Information für den Patienten
- Patient sitzt
- Spülflüssigkeit anwärmen

Durchführung
- entsprechende Schulter mit Abdecktuch oder Zellstoff abdecken
- zum Auffangen der Spülflüssigkeit hält der Patient eine Nierenschale unter das entsprechende Ohr (evtl. zweite Pflegeperson)
- mit der rechten Hand die stumpfe Kanüle in den äußeren Gehörgang einführen
- Daumen und Zeigefinger der linken Hand ziehen die Ohrmuscheln nach hinten oben, der Mittelfinger stützt die Spritze ab
- Spülflüssigkeit entlang der hinteren Gehörgangswand zügig in den Gehörgang spritzen
- Spülung solange fortsetzen, bis die Spülflüssigkeit klar zurückläuft
- meistens genügt die Füllung einer Spritze
- gelingt die Pfropfenlösung nach mehrmaliger Spülung nicht, Glyzerin einträufeln - nach kurzer Zeit Spülung wiederholen

- Gehörgang und Ohrmuschel sorgfältig mit Watteträger trocknen
- evtl. Gehörgang mit Wattetupfer verschließen

Beachte
- Schwindelgefühl, Übelkeit und Erbrechen bei zu kalter oder zu warmer Spüllösung
- keine Spülungen bei frischen Trommelfellverletzungen und alten Trommelfellperforationen (Infektionsgefahr des Mittelohres)
- Fremdkörperentfernung nur durch den Arzt

Testfragen

1. Eine Magenspülung wird durchgeführt:
   A ❑ in Kopftieflage des Patienten
   B ❑ in Kopfhochlage des Patienten
   C ❑ mit dem Kussmaul-Magenschlauch
   D ❑ mit einer Duodenalsonde
   E ❑ vor allen Operationen im Magen-Darmtrakt
   F ❑ zur Gewinnung von Magensaft

2. Spülflüssigkeiten für eine Magenspülung bei Vergiftungen:
   A ❑ sterile, physiologische Kochsalzlösung
   B ❑ Wasser mit Kamillosanzusatz
   C ❑ lauwarmes Wasser
   D ❑ destilliertes Wasser

3. Bei welchen Vergiftungen wird keine Magenspülung durchgeführt:
   A ❑ Rattengifttoxikation
   B ❑ Lebensmittelintoxikation
   C ❑ Alkoholintoxikation
   D ❑ Säureintoxikation
   E ❑ Laugenintoxikation

4. Indikationen der enteralen Sondenernährung:
   A ❑ akute Pankreatitis
   B ❑ Anorexia nervosa
   C ❑ Morbus Crohn
   D ❑ Colitis ulcerosa
   E ❑ Darmatonie

5. Das Legen einer Magensonde bei ausgefallenen Schutzreflexen erfolgt:
   A ❑ nur in Rückenlage
   B ❑ nur in Seitenlage
   C ❑ nur im Sitzen
   D ❑ nur nach vorausgegangener Intubation
   E ❑ nur in Kopftieflage

6. Indikationen für eine Magenspülung:
   A ❑ Säuren- und Laugenvergiftungen
   B ❑ Pilzvergiftungen
   C ❑ Schlafmittelvergiftungen
   D ❑ Kohlenmonoxidvergiftungen
   E ❑ Alkoholvergiftungen

7. Richtige Aussagen zu einer orthograden Darmspülung:
   A ❑ die Spüllösung ist eine genau vorgeschriebene Elektrolytlösung
   B ❑ die erforderliche Temperatur der Lösung beträgt 37C
   C ❑ der Patient befindet sich in einer leichten Kopf-Tief-Lage
   D ❑ zur Spülung verwendet man sterilisiertes Aqua dest.
   E ❑ die Spülung wird beim ersten Stuhlgang sofort abgebrochen
   F ❑ Beendigung der Spülung, sobald die Flüssigkeit klar ist
   G ❑ der Patient sitzt bequem auf einem Nachtstuhl

8. Die Linton-Nachlas-Sonde:
   A ❑ ist eine Ein- oder Doppelballonsonde
   B ❑ wird unter Allgemein-Narkose am halbsitzenden Patienten oral eingeführt
   C ❑ wird durch die Nase eingeführt und dient zur Blutstillung bei Ösophagusvarizenblutungen
   D ❑ ist der Sengstaken-Blakemore-Sonde bei Fundusvarizenblutungen überlegen

9. Bei der Einführung einer nasogastralen Sonde gelten folgende Grundsätze:
   A ❑ die Nasenwege müssen vorher gesäubert werden
   B ❑ der Patient liegt in leichter Kopf-Tief-Lage
   C ❑ die Sonde wird während des Schluckens vorgeschoben
   D ❑ bei starkem Husten den Vorgang abbrechen
   E ❑ die letzte Nahrungsaufnahme sollte eine Stunde zurückliegen
   F ❑ Einführung in die Nase nach oben entlang der oberen Nasenmuschel

10. Die Sengstaken-Blakemore-Sonde:
    A ❑ ist eine zweiläufige Sonde
    B ❑ ist eine dreiläufige Sonde
    C ❑ sollte immer durch den Mund eingeführt werden
    D ❑ sollte immer durch die Nase eingeführt werden, um ein späteres Abbeißen oder Hochwürgen des Ballons zu verhindern
    E ❑ bleibt höchstens 72 Stunden im Ösophagus liegen
    F ❑ bleibt höchstens 5 Stunden im Ösophagus liegen
    G ❑ wird nach fraktionierter Druckentlastung entfernt
    H ❑ muss wegen eventueller Rezidivblutungen ohne vorherige Druckentlastung entfernt werden

---

1 A, C
2 B, C
3 D, E
4 B, C, D
5 D
6 B, C, E

7 A, B, F, G
8 A, C
9 A, C, D
10 B, D, E, G

VII.8 Drainagen

- Ableitung von Wundsekret, Blut, Körperflüssigkeit (z.B. Gallensaft, Urin), Luft, Spülflüssigkeiten
- **Drainageorte**
- Drains können an verschiedenen Stellen des Körpers eingelegt oder eingeführt werden, z.B. Gewebe, Hohlorgane, Gangsysteme, Körperhöhlen

Drain
- Rohr aus Plastik, Gummi, Glas oder Metall, mit seitlichen Öffnungen, zum Ableiten von Flüssigkeiten oder Luft

Drainformen und Drainmaterialien
- Penrose-Drain (Gummischlauch mit Gazestreifen, in verschiedenen Stärken)
- Gummi- oder Latexdrain (als Schlauch, in verschiedenen Stärken)
- Plastik-Drain (aus verschiedenen Kunststoffen und in verschiedenen Stärken)
- Wellgummi-Drain (Gummistreifen, in verschiedenen Breiten), Redon-Drain (Kunststoffschlauchsystem mit Vakuumflasche), Glas-Drain (gebogene Glasröhrchen, in verschiedenen Stärken)

Drainbefestigung
- eingelegte Gummi-, Plastik- oder Glasdrains werden gegen Hinein- oder Herausrutschen gesichert durch
  - Einknüpfen in eine Hautnaht (subkutan)
  - Durchstechen mit einer Sicherheitsnadel und deren Hautbefestigung mit Pflaster
  - spiraliges Umkleben des Drains mit einem Pflasterstreifen und Ankleben der freien Enden in verschiedenen Richtungen
- mehrere Pflasterstreifen werden in Längsrichtung am Drain befestigt und sternförmig auf die Haut geklebt (mit queren Verstärkungsstreifen)
- über den Drain wird eine enge Muffe (Plastik- oder Gummiplatte) bis zur Austrittstelle geschoben - der Drain wird durch die ihrerseits aufgeklebte Muffe festgehalten
- zur Drainage großer Abszeßhöhlen kann auch ein Ballonkatheter benutzt werden, der sich selbst durch den aufgeblockten Ballon fixiert und den Wundkanal abdichtet (dazu leichter Zug am Katheter erforderlich)

Ableitungsmöglichkeiten
- richten sich nach Ort, Sekretmenge und Art der Wunde
- die Ableitung kann erfolgen:
  - ohne Ableitungssystem
  - mit Ableitungssystem
  - mit Sog
  - ohne Sog

Drainagearten
offene Drainage
- Ableitung von Eiter bei einem Abszess mittels eines im Wundgebiet liegenden Drains (z.B. Lasche, Penrose - Drain), in einem saugfähigen Verband; die Drainbefestigung erfolgt mit einer sterilen Sicherheitsnadel oder mit einer Hautnaht

halboffene Drainage
- Ableitung erfolgt in einen am Körper aufgeklebten Beutel; sie ist hygienischer als die offene Ableitung und Flüssigkeitsverluste können exakter gemessen werden
- halboffene Ableitungen (z.B. Easy - Flow - Drain) finden dort Anwendung wo Sogdrainagen kontraindiziert sind (z.B. Bauchhöhle)

geschlossene Drainage

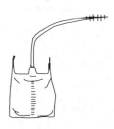

- Ableitung erfolgt über eine geschlossene Schlauchverbindung direkt in eine Flasche oder einen Beutel (z.B. Redon - Drainage, Robinson - Drainage)
- sie wird als Drainage nach dem Heber - Prinzip oder als Unterdruckdrainage (Sogdrainage) eingesetzt

Drainart	Funktionsprinzip	Anwendung
Redon	geschlossenes Unterdrucksystem	Weichteil- und Knochenchirurgie
Thorax (Bülau, Monaldi)	- geschlossenes 3- Kammer- oder - offenes Wasserschloss Unterdruckprinzip	Ableitung von Luft oder Flüssigkeit aus dem Pleuraspalt
Robinson (Silikon)	geschlossenes Schwerkraftprinzip	intra- / retroperitoneale Ableitung
Easy-Flow (Silikon)	offenes Dochtprinzip	Abdominalchirurgie
Penrose (Latex)	offenes Dochtprinzip	Abdominalchirurgie subkutan und subfaszial
Latex	offenes Schwerkraftprinzip	subphrenisch Leber- und Milzchirurgie
T (Latex)	offenes Schwerkraftprinzip	Ableitung von Gallenflüssigkeit
Spül/Saug	offenes Schwerkraftprinzip	infizierte Wunden
Wellblech	offenes Docht- und Schwerkraftprinzip	infizierte Wunden

Pflegemaßnahmen
- Mehrfachdrainagen zur Dokumentation der Fördermenge deutlich kennzeichnen
- vor Manipulationen an dem Wunddrainagesystem immer die Hände desinfizieren
- Fixation des Drains regelmäßig überprüfen
- Drainage darf durch die Lagerung nicht unter dem Patienten liegen, nicht abgeknickt werden und es darf kein Zug entstehen
- Auffangbehältnisse immer unterhalb des Patientenniveaus am Bett anbringen
- auf Anzeichen eines Drainverschlusses (Schmerzen, gespannte Naht, kein Sekretabfluss, an der Drainageaustrittstelle feuchter Verband) achten
- Verbandwechsel unter aseptischen Bedingungen
- bei Redon - Drainage Vakuumstand kontrollieren
- Sekretauffangbehälter wechseln, wenn dieser $1/3$ gefüllt bzw. der Sog zu gering ist
- bei Wechsel des Sekretauffangbehälters den Drain oberhalb der Verbindungsstelle 2fach abklemmen
- Wundsekret auf Menge, Farbe, Konsistenz und Beimengungen kontrollieren
- bei offenen Drainagen Wundkontrolle und Verbandwechsel ggf. mehrmals täglich

Drain kürzen
- erforderlich, um das schrittweise Verheilen des Drainkanales zu ermöglichen

Vorbereitung
- Patienteninformation
- kann im Zusammenhang mit einem Verbandwechsel durchgeführt werden

Material
- Unterlage (Bettschutz), Einmalhandschuhe, 1-2 Pinzetten, 1 Péan-Klemme, 1 Schere, Sicherheitsnadel (zur Sicherung der Drainage), Verbandmaterial (eingeschnittene Tupfer), 1 Lochtuch, Handschuhe, Desinfektionsmittel (Haut und Hände), Abwurfbehälter

Durchführung
- Patienten lagern (Drainage - Ausleitungsstelle ist frei zugänglich)
- Einmalhandschuhe anziehen
- Entfernung des Verbandes
- Desinfektion der Wunde, evtl. Lochtuch auflegen

nach Drainkürzung
- Wunddesinfektion
- eingeschnittene Tupfer unterlegen
- lockeren Verband anlegen und fixieren
- frischen Drainageschlauch und Gefäß anschließen
- Patienten lagern, Material entsorgen
- Dokumentation

Drain entfernen
- wird erforderlich, wenn Sekretfluss versiegt oder deutlich zurückgeht

Vorbereitung
- Patienteninformation
- kann im Zusammenhang mit einem Verbandwechsel durchgeführt werden

Material
- Unterlage (Bettschutz), Einmalhandschuhe, 1-2 Pinzetten, 1 Schere, Tupfer/Verbandmaterial, 1 Lochtuch, Handschuhe, Desinfektionsmittel (Haut und Hände), Abwurfbehälter

Durchführung
- Patienten lagern (Drainage - Ausleitungsstelle ist frei zugänglich)
- Einmalhandschuhe anziehen
- Entfernung des Verbandes
- Desinfektion der Wunde/der Drainaustrittstelle, evtl. Lochtuch auflegen
- bei Redon-Drainagen Schlauchsystem vorher9 abklemmen

nach Entfernung des Drains
- Desinfektion, Wundverband anlegen und fixieren
- Patienten lagern
- Material entsorgen
- Dokumentation

VII.9 Verbandwechsel

Verbandmaterialien
Wundauflagen
Material
- Verbandmull aus Baumwolle, Leinen, Zellstoff, Zellwolle oder synthetischen Fasern (Polyester, Polyamid)
- synthetische Sprühverbände
- salbengetränkter Verbandmull mit Arzneimittelzusätzen (Antibiotika, Lokalanästhetika, Perubalsam)

Anwendung
- Schutz vor Infektionen
- Abdeckung von Hautwunden
- Aufsaugen von Wundsekreten
- Blutstillung

Pflaster
Material
- Zell- oder Baumwolle mit Zinkoxidkautschukkleber (Leukoplast)

hautfreundliches Material
- PVC-Folien (Band-Aid)
- Acetatkunstseide (Leukosilk)
- Vliesgewebe (Leukovlies)

VII. Behandlungspflege

Anwendung
- Fixation der Verbandstoffe

Binden
Material
- Mullbinden, elastische Mullbinden
- Elastikbinden
- Papierbinden
- Stärkebinden
- Polsterbinden (Watte)
- Gipsbinden

Anwendung
- Anwickeln von Wundauflagen
- Ruhigstellung von Körperteilen
- Kompression von Körperteilen

Schlauchverbände
Material
- rundgestrickte, elastische Mullschläuche
- werden mit einem Applikator aufgebracht

Anwendung
- Befestigung von Wundauflagen

aseptischer Verbandwechsel
- steriler Verbandwechsel einer Wunde
- je nach Verordnung mit zusätzlichem Auftragen verschiedener Therapeutika

Indikationen
- alle primär aseptischen Wunden (Wunde ist relativ keimarm - in der Umgebung befinden sich Keime)
- Erneuerung des durch Blut und Sekret verunreinigten Verbandes
- Ziehen der Fäden

Ziele
- Erreichen einer komplikationslosen Wundheilung
- Verhinderung einer Kontamination der frischen Wunde
- Schutz für die Wunde

Vorbereitung
- Raum
  - Fenster schließen
  - freie Arbeitsflächen schaffen
  - ausreichende Beleuchtung
- Patient
  - Information über Art und Weise des Verbandwechsels sowie über evtl. auftretende Schmerzen oder Gerüche
  - zweckmäßige Lagerung
  - Schlauch- und Infusionssysteme sichern
  - evtl. Analgetikagabe (Arzt)
  - Freilegung der Wundfläche erst während des Verbandwechsels

Material
- Händedesinfektionsmittel
- Haut-Spraydesinfektion (siehe Anordnung des Arztes), sterile Tupfer, sterile Kompressen, Klebemull, Schere, evtl. Pinzette, sterile Handschuhe, Einmalhandschuhe, Therapeutika, Abwurf

sonstiges Material
- Benzin, Äther, Schlauchmull, Binden, Pflasterverbände, Granulationssalben, Hautpflegemittel

Durchführung
- Händedesinfektion
- Patienten möglichst so lagern, dass das Wundgebiet frei zugänglich ist
- Händedesinfektion
- Einmalhandschuhe anziehen
- alten Verband lösen und bis zu den wundabdeckenden Kompressen abnehmen
- bei klebenden Wundabdeckungen diese anfeuchten, z.B. mit NaCl 0,9%
- Wundabdeckung vorsichtig entfernen
- altes Verbandmaterial zusammen mit den Einmalhandschuhen entsorgen (Abwurf)
- Beobachtung des Wundgebietes auf Geruch, Fistelbildung, Hämatome, Rötung, Schwellung, Sekretion, Serom, Adaption der Wundränder
- Reinigen des Wundgebietes mit sterilen Tupfern von innen nach außen und / oder Desinfektion (Material siehe Verordnung)
- lässt sich hier eine Berührung mit der Wunde nicht vermeiden, sind sterile Handschuhe anzuziehen
- Auftragen des Therapeutikums mittels angemessenem Applikator
- steriles Abdecken der Wunde
- Fixierung des Verbandes ohne Spannung oder Zug
- Drainageschläuche berücksichtigen
- Patienten zurücklagern und zudecken
- ggf. Datum und Uhrzeit auf dem Verband notieren
- Entsorgung nicht mehr benötigter Materialien
- Händedesinfektion der Pflegekraft

septischer Verbandwechsel
Indikationen
- alle primär und sekundär septischen Wunden (Wunde ist stark mit Keimen besiedelt)
- Erneuerung des durch Blut, Eiter und Sekret verunreinigten Verbandes

Ziele
- Verhinderung einer Schmierinfektion auf Mitpatienten und Pflegepersonal (Umwelt)
- Reinigung der Wunde
- psychische Unterstützung

Vorbereitung
- *Raum*
  - Fenster schließen
  - freie Arbeitsflächen schaffen
  - ausreichende Beleuchtung

Patient
- Information über Art und Weise des Verbandwechsels sowie über evtl. auftretende Schmerzen oder Gerüche
- zweckmäßige Lagerung
- Schlauch- und Infusionssysteme sichern
- evtl. Analgetikagabe (Arzt)
- Freilegung der Wundfläche erst während des Verbandwechsels

Material
- steriles Material in Sets (Scheren, Pinzetten, Klemmen, Kornzangen, Sonden, Spatel, Drains, Tupfer, Kompressen, Watteträger, Abdecktücher, Handschuhe, usw.)
- sonstiges Material (Benzin, Äther, Schlauchmull, Binden, Pflasterverbände, Granulationssalben, Hautpflegemittel, Hände- und Hautdesinfektionsmittel)

Durchführung
- Patienten möglichst so lagern, dass das Wundgebiet frei zugänglich ist
- Einmalhandschuhe anziehen
- Verband freilegen
- äußeren Verband lösen (mit Handschuhen) und abwerfen
- mit Pinzette wundabdeckende Kompresse entfernen
- bei klebenden Wundabdeckungen diese anfeuchten, z.B. mit NaCl 0,9%
- altes Verbandmaterial zusammen mit den Einmalhandschuhen entsorgen (Abwurf)
- Wundbesichtigung (Rötung, Sekretfluss, Geruch, Fistelbildung, Schwellung, Serom, Wundränder)
- Wunddesinfektion mit sterilen Tupfern (mit Pinzette) von außen nach innen wischen (vom Ort der niedrigen Keimbesiedlung zum Ort der hohen Keimbesiedlung)
- Reinigung und Desinfektion der Wundumgebung (auch Drainageschläuche)
- Aufbringen evtl. angeordneter Medikamente
- neuen sterilen Verband auflegen (sterile Pinzette)
- Verband fixieren (unter Berücksichtigung von Drainageschläuchen)
- Fixierung des Verbandes ohne Spannung oder Zug
- ggf. Datum und Uhrzeit auf den Verband notieren
- Patienten zurücklagern und zudecken
- Abfalltüte mit infizierter Wundauflage sofort verschließen (versiegeln)
- Händedesinfektion

Verbandwechsel - PEG
- steriler Verbandwechsel, perkutan-endoskopische Gastrostomie

Indikation
- Verbandwechsel anfangs alle 2-3 Tage
- später 2-mal wöchentlich
- Erneuerung eines beschädigten, verschmutzten oder unkorrekt sitzenden Verbandes

Material
- Händedesinfektionsmittel, Haut–Spraydesinfektion, sterile Tupfer, sterile Schlitzkompressen, Klebemull, Schere, Pinzette, sterile Handschuhe, Einmalhandschuhe, Abwurf

Durchführung
- Patienten auf dem Rücken liegend lagern
- Händedesinfektion
- Einmalhandschuhe anziehen
- oberen Verband lösen und bis zur wundabdeckenden Kompresse abnehmen
- Wundabdeckung vorsichtig entfernen
- bei klebenden Wundabdeckungen diese anfeuchten, z.B. mit NaCl 0,9%
- altes Verbandmaterial zusammen mit den Einmalhandschuhen entsorgen (Abwurf)
- Wundbesichtigung (Rötung, Sekretfluss, Geruch, Fistelbildung, Schwellung, Serom, Wundränder)
- Reinigen der Punktionsstelle mit sterilen Tupfern von innen nach außen und / oder Desinfektion
- steriles Unterlegen von ein oder zwei Schlitzkompressen unter die Fixierplatte zur Abpolsterung
- steriles Auflegen einer angemessen großen Kompresse
- Fixierung des Verbandes ohne Spannung oder Zug
- ggf. Datum und Uhrzeit auf dem Verband notieren

Verbandwechsel - peripher-venöser Zugang

Indikation
- steriler Verbandwechsel bei peripheren Venenkanülen (Kunststoffkanüle)
- Verbandwechsel 1-mal tägl.
- Erneuerung eines beschädigten oder unkorrekt sitzenden Verbandes

Material
- Händedesinfektionsmittel, Einmalhandschuhe, Sprühdesinfektionsmittel, Hydrofilm, sterile Klebestreifen, sterile Tupfer, Schere, Vlies, Mullverband, Abwurf

Durchführung
- Händedesinfektion
- Einmalhandschuhe anziehen
- vorsichtiges Entfernen des alten Verbandes
- Vermeidung unnötiger Manipulationen

- Punktionsstelle und umgebende Haut mit Sprühdesinfektion desinfizieren (Einwirkzeit beachten)
- Wegwischen des Sekrets mit sterilen Tupfern von der Punktionsstelle wegführend (jeden Tupfer nur ein Mal benutzen)
- Hydrospray aufbringen
- Vliesrechteck unter die Kanülenflügel legen
- Pflasterrechteck einschneiden
- Pflaster von oben nach unten so aufkleben, dass die Flügel der Kanüle fixiert werden, ohne dass das Kanülenende und der Infusionsschlauch erfasst werden
- Kanüle und Infusionsschlauch mit Mullverband fixieren ohne die Zuspritzpforte (und evtl. Dreiwegehähne) zu verlegen
- Verwerfen des gebrauchten Materials

Kontraindikation
- Kontraindikation für einen Folienverband: nässende oder nachblutende Punktionsstelle

Verbandwechsel - ZVK
- zentral-venöse Katheter deren Spitze im oberen, klappenlosen Hohlvenensystem liegt
- zur Applikation von Medikamenten, Flüssigkeiten oder parenteraler Ernährung

Indikation
- erster Verbandwechsel nach 24 Stunden
- weitere Verbandwechsel 1-mal tägl.
- Erneuerung eines beschädigten, verschmutzten oder unkorrekt sitzenden Verbandes

Material
- Händedesinfektionsmittel, Einmalhandschuhe, Sprühdesinfektionsmittel, Hydrofilm, sterile Klebestreifen, sterile Tupfer, Schere, Abwurf

Durchführung
- Händedesinfektion
- Einmalhandschuhe anlegen
- vorsichtiges Entfernen des alten Verbandes
- Vermeidung unnötiger Manipulationen
- Punktionsstelle und umgebende Haut mit Sprühdesinfektion desinfizieren (Einwirkzeit beachten)
- Wegwischen des Sekrets mit sterilen Tupfern von der Punktionsstelle wegführend (jeden Tupfer nur ein Mal benutzen)
- zwei Fixierklebestreifen am Katheter in einem Abstand von mindestens 1 cm zur Punktionsstelle anbringen
- Abdecken der Punktionsstelle mit einem Hydrofilm oder mit einem sterilen Tupfer und Klebevlies
- Verwerfen des gebrauchten Materials

Kontraindikation
- Kontraindikation für einen Folienverband: nässende oder nachblutende Punktionsstelle

Verbandwechsel - suprapubischer Blasenkatheter
- steriler Verbandwechsel eines suprapubischen Blasenkatheters

Indikation
- Erneuerung eines beschädigten, verschmutzten oder unkorrekt sitzenden Verbandes
- Verbandwechel alle 2-3 Tage

Material
- Händedesinfektionsmittel, Haut–Spraydesinfektion, sterile Tupfer, sterile Schlitzkompressen, Klebemull, Schere, Pinzette, sterile Handschuhe, Einmalhandschuhe, Abwurf

Durchführung
- Patienten auf dem Rücken lagern
- Händedesinfektion
- Einmalhandschuhe anziehen
- Verband lösen und bis zur wundabdeckenden Kompresse entfernen
- Wundabdeckung vorsichtig entfernen
- bei klebenden Wundabdeckungen diese anfeuchten, z.B. mit NaCl 0,9%
- Verbandmaterial zusammen mit den Einmalhandschuhen abwerfen (Abwurf)
- Beobachtung des Wundgebietes auf Geruch, Fistelbildung, Hämatome, Rötung, Schwellung, Sekretion, Adaption der Wundränder
- Reinigen der Punktionsstelle mit sterilen Tupfern von innen nach außen und/oder Desinfektion
- steriles Umlegen des Schlauches mit einer Schlitzkompresse zur Abpolsterung
- steriles Auflegen einer angemessen großen Kompresse
- Fixierung des Verbandes ohne Spannung oder Zug
- Datum und Uhrzeit auf dem Verband notieren
- Händedesinfektion

Stomaversorgung (Verbandwechsel / Beutelwechsel)
Stoma
- operativ geschaffene Öffnung zur Ableitung von Flüssigkeiten aus Hohlorganen

Anus preaternaturalis
- künstlicher Darmausgang

Beutelarten
Kolostomiebeutel

- geschlossener Klebebeutel
- Einmalbeutel
- mit Hautschutz
- ohne Hautschutz
- mit Aktivkohlefilter

Anwendungsbereich
- Kolostomie
- für raschen hygienischen Wechsel (1- bis 2-mal täglich)
- Aktivkohle verhindert Geruch

Ileostomiebeutel

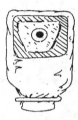

- offener Klebebeutel
- Ausstreichbeutel mit Klammerverschluss
- mit Hautschutz
- ohne Hautschutz

Anwendungsbereich
- Ileostomie
- Kolostomie
- häufiges Entleeren möglich
- kein täglicher Beutelwechsel nötig

Minikolostomiebeutel

- kleiner, geschlossener Klebebeutel
- Einmalbeutel
- mit Aktivkohlefilter

Anwendungsbereich
- Kolostomie
- nach Spülbehandlung
- nach Entleerung

Abdeckpflaster

- spezielles, hautfreundliches Pflaster

Anwendungsbereich
- nach Spülbehandlung
- nach optimaler Entleerung

zweiteiliges Beutelsystem

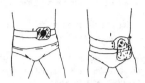

- Haltegurt (Pelotte) mit Adhäsivplatte und Rastring für Kolostomiebeutel oder Ileostomiebeutel

Anwendungsbereich
- bei allen Stomaarten
- Adhäsivplatte wird alle 2-3 Tage gewechselt
- Beutelwechsel täglich

Beutelwechsel
Material
- Reinigungsmittel / Reinigungstücher, unsterile Kompressen / Tupfer, Vlieskompressen, Einmalhandschuhe, Abwurf, wasserdichte Schutzunterlage, Händedesinfektionsmittel, Schablone zur exakten Bestimmung der Stomagröße, Stift, Schere, Einmalrasierer

Stomaversorgungsartikel
- Basisplatte
- Kolostomie-Beutel
- Beutel mit Pelottenraster
- Beutel mit Verschlussklammer
- evtl. Stomapaste
- Mittel zur Entfernung von Kleberückständen

Durchführung
- Patienten sitzend mit leicht zurückgelegtem Oberkörper oder liegend lagern
- Händedesinfektion
- Einmalhandschuhe anziehen
- Ablösen der alten Stomaplatte mit Hilfe des Mittels zur Entfernung von Klebemittelrückständen
- Tupfer auf das Stoma legen
- entferntes Material entsorgen (nicht in der Toilette)
- Entfernen der alten Klebereste
- Reinigung des Stomabereiches in kreisenden Bewegungen Richtung Stoma
- evtl. Haare im umliegenden Stomabereich entfernen
- Hautschutzplatte auf Stomagröße zurechtschneiden, nur das Stoma darf in den Beutel hineinschauen
- vor Aufkleben einer neuen Basisplatte Hautunebenheiten evtl. mit Stomapaste ausgleichen
- angepasste Basisplatte von oben nach unten auflegen und andrücken
- korrekten Sitz und Lage kontrollieren
- Verwerfen nicht mehr benötigter Materialien
- Händedesinfektion

VII. Behandlungspflege

Testfragen

1. **Merkmale einer sekundären Wundheilung:**
   - A ☐ Wundränder klaffen auseinander
   - B ☐ es liegt immer ein Diabetes zu Grunde
   - C ☐ die Wunde schließt sich unter minimaler Neubildung von Gewebe
   - D ☐ es wird häufig Sekret abgesondert
   - E ☐ Auslöser ist immer eine Drainage
   - F ☐ es kommt zu ausgeprägter entzündlicher Reaktion im Wundbereich

2. **Die Redon-Drainage ist:**
   - A ☐ eine spezielle Drainage zur Sekretableitung aus dem Innenohr
   - B ☐ zur Sekretableitung aus Geweben, Körperhöhlen und Hohlräumen geeignet
   - C ☐ ein Saugsystem auf der Basis eines Vakuumbehälters (-flasche)
   - D ☐ Bestandteil eines künstlich geschaffenen Ablaufsystems zur Ableitung des Liquors bei einem Hydrozephalus

3. **Ösophagusvarizenblutungen kann man konservativ stillen mit:**
   - A ☐ einem Safar-Tubus
   - B ☐ einem Guedel-Tubus
   - C ☐ einem Fogarty-Katheter
   - D ☐ einer Sengstaken-Blakemore-Sonde
   - E ☐ einer Miller-Abbot-Sonde
   - F ☐ einer Linton-Nachlas-Sonde

4. **Ordnen Sie die Aussagen den einzelnen Drainagearten zu:**
   1) zur Absaugung von Ergussflüssigkeit, Blut oder Luft aus dem Thorax
   2) zur Absaugung von dünn- und dickflüssigem Sekret aus Wundbereichen
   3) zur Absaugung von dünnflüssigem Sekret (z.B. Dünndarm, Gallengang)
   4) Saugeffekt durch Druck der Flüssigkeit, der Flüssigkeitssäule im Schlauch und Luftdruck
   5) Saugeffekt durch Vakuumflasche
   6) Saugeffekt durch Elektropumpe, Vakuum- und/oder Druckluftanlage
   A) Redon-Drainage
   B) Heber-Drainage
   C) Bülau-Drainage
   A.................B.................C.................

5. **Ordnen Sie zu:**
   1) bei allen primär sauberen Wunden
   2) bei allen primär und sekundär infizierten Wunden
   3) Wundreinigung von innen nach außen
   4) Wundreinigung von außen nach innen
   5) Wunde relativ keimfrei; Umgebung mit Keimen behaftet
   6) Wunde mit Keimen behaftet; Umgebung relativ stark mit Keimen besiedelt
   A) septischer Verbandwechsel
   B) aseptischer Verbandwechsel
   A.................B.................

6. **Richtige Aussagen zur Stomapflege:**
   - A ☐ die Haut wird mit Wasser und Seife gereinigt
   - B ☐ die Haut darf nur mit einer rückfettenden Lotion gereinigt werden
   - C ☐ die Wischrichtung führt vom Stoma weg nach außen
   - D ☐ es wird vom Außenbereich zum Stoma hin gereinigt

7. **Bei einem Verbandwechsel wird die direkte Wundauflage mit sterilen Instrumenten oder sterilen Handschuhen entfernt, da:**
   - A ☐ dieses Vorgehen für den Patienten schmerzfrei ist
   - B ☐ sonst Keime von den Händen auf die Wunde gelangen können
   - C ☐ sonst Keime von der Wunde die Hände kontaminieren können
   - D ☐ der innere Verband meist sehr fest auf der Wunde klebt
   - E ☐ dieses Vorgehen den Patienten beruhigt, und er sich dadurch entspannt

8. **Voraussetzungen für eine primäre Wundheilung:**
   - A ☐ nicht zu großer Gewebeverlust
   - B ☐ sofortiger Wundverschluss mittels Klammertechnik
   - C ☐ keine Infektion mit virulenten Keimen
   - D ☐ Alter des Patienten unter 40 Jahre
   - E ☐ keine Drainagen in unmittelbarer Umgebung
   - F ☐ absolute Bettruhe bis zum 5. - 6. postoperativen Tag

9. **Die Bülau-Drainage ist eine:**
   - A ☐ spezielle Drainage im Anschluss an eine Laminektomie
   - B ☐ Drainage zur fortlaufenden Entleerung des Pleuraempyems und des Pneumothorax
   - C ☐ Drainage, die mit der Sengstaken-Blakemore-Sonde zusammen bei einer Ösophagusblutung eingesetzt wird
   - D ☐ Drainage zur Dauerabsaugung bei einer kindlichen Pylorusstenose

---

1 A, D, F
2 B, C
3 D, F
4 A = 2, 5; B = 3, 4; C = 1, 6
5 A = 2, 4, 6; B = 1, 3, 5
6 A, D
7 B, C
8 A, C
9 B

VII.10 Präoperative Pflege

- Vorbereitung eines Patienten für eine bevorstehende Operation

Zweck
- Erreichung eines optimalen Operationszustandes durch geeignete Maßnahmen
- Verminderung des allgemeinen Operationsrisikos
- Vorbereitung auf bestimmte postoperative Zustände
- psychologisch günstige Einstellung des Patienten auf die Operation, Endoskopie, Punktion, Entbindung

Vorbereitung
- die Vorbereitung richtet sich nach
  - der Art der Operation
  - der Art des Eingriffs (Endoskopie, Punktion, Röntgenkontrastaufnahme)
  - der Art der Narkose
  - dem Zustand des Patienten (Grundleiden und zusätzliche Störungen)
  - dem Alter des Patienten
  - der zur Verfügung stehenden Zeit (Notaufnahme, geplante Aufnahme)
- ausführliche Information für den Patienten
- organisatorische Maßnahmen zur Durchführung der angeordneten Untersuchungen (Laborzettel, Anmeldung, Durchführung bestimmter Maßnahmen)
- Sorge tragen für reibungslosen Ablauf und rechtzeitige Dokumentation und Präsentation aller Befunde

Durchführung
allgemeine Untersuchungen
- Bestimmung von Gewicht, Größe
- Ermittlung der Vitalwerte (Puls, Blutdruck, Temperatur, Atemgrößen)
- hämatologische Untersuchungen (z.B. Blutbild, Gerinnungsstatus)
- blutchemische Untersuchungen (z.B. Elektrolyte, Leberwerte, Blutzucker)
- Bestimmung der Blutgruppe und des Rhesusfaktors, Blutsenkungsreaktion, Urinstatus
- verschiedene Funktionsproben oder Funktionsprüfungen (z.B. EKG, Lungenfunktionsprüfungen, Nierenfunktionsprüfungen, Leberfunktionsprüfungen)
- Röntgen des Thorax

spezielle Untersuchungen
- sie sind entweder organbezogen und/oder richten sich nach bestimmten Systemstörungen

- bei Operationen im Bereich der Venen, z.B. Phlebographie, Venendruckmessung, Strömungsuntersuchungen, Infrarotfotografie
- bei Operationen im Bereich der Arterien, z.B. Oszillographie, Aorto- und Arteriographie, Thermographie, Ultraschallmessung, Flowmessung, Isotopendiagnostik
- bei Operationen im Bereich des Magens, z.B. Röntgenkontrastuntersuchung, Gastroskopie, Magensaftbestimmung, Saugbiopsie, Laparoskopie, Stuhluntersuchung auf Blut
- bei Operationen im Bereich der Leber und Galle, z.B. Cholangiozystographie, Leberszintigraphie, ERCP, Laparoskopie mit Biopsie
- bei Operationen im Bereich des Pankreas, z.B. Stuhlanalysen, Röntgenkontrastdarstellung, ERCP, Pankreasszintigraphie
- bei Operationen im Bereich des Zwölffinger-, Leer- und Krummdarms, z.B. Laparoskopie, Duodenoskopie, Enteroskopie, Röntgenkontrastuntersuchung
- bei Operationen im Bereich von Kolon und Rektum, z.B. Rektosigmoidoskopie, Koloskopie, Biopsie, Kontrastmitteleinlauf
- bei Operationen im Bereich der Nieren, Harnleiter, Blase und Prostata, z.B. Nierentomographie, Urographie, Renovasographie, Isotopennephrographie, Zystoskopie, Chromozystoskopie
- bei Operationen im Bereich der Knochen und Gelenke, z.B. Röntgen-Funktionsaufnahmen, Tomographie, Knochenszintigraphie, Gelenkpunktion, Knochenbiopsie, Arthroskopie

präoperatives Abführen
- Darmentleerung bei allen Operationen im Bereich des Abdomens und bei großen Eingriffen in Allgemeinnarkose
- die Darmentleerung geschieht auf Anordnung des Arztes

Sinn
- Vermeidung der Darmflatulenz
- Verhinderung der intraoperativen Inkontinenz
- Erleichterung der postoperativen Stuhlregulierung
- Reinigung des Darmes vor bestimmten Endoskopien und Röntgenkontrastuntersuchungen

Möglichkeiten
- orale Abführmittel
- Klysma
- Einlauf
- angepasste Ernährung (absolute Nahrungskarenz, parenterale Ernährung, Sondenkost, voll resorbierbare Kost, normale Ernährung unter Einhaltung der Nüchternzeit)
- medikamentöse Darmsterilisation

präoperative Rasur des Operationsfeldes

- Hautbezirke in deren Bereich eine Operation, Punktion oder ein sonstiger Eingriff vorgenommen wird, ist so großzügig wie möglich von Haaren zu befreien
- die Durchführung erfolgt zweckmäßigerweise am Morgen des Op.-Tages (Verkürzung der evtl. Infektionszeit)

Sinn
- Infektionsprophylaxe (Haare sind Keimträger); Sichtverbesserung

Möglichkeiten
- Nassrasur
- Enthaarungscreme
- Stutzen der Haare mit einer Schere (Verfahren mit dem geringsten Wundinfektionsrisiko, kann in vielen Fällen ausreichend sein)
- Trockenrasur (wegen erhöhter Verletzungsgefahr als präoperatives Verfahren ungeeignet)

Nassrasur
Material
- Rasierapparat (Einmalgerät oder Wechselklingen), Rasierseife (Fertigschaum), Waschlappen (evtl. Rasierpinsel), Handtuch, Zellstoff, Tupfer, Nierenschale, Unterlage, Handschuhe

Vorbereitung
- Patienten über die Maßnahme informieren (Befragung über evtl. Allergie), Hautinspektion (Haarwuchs, Hautdefekte, Entzündungen etc.), entsprechende Lagerung und Freilegung des entsprechenden Hautbezirks

Durchführung
- Einpinseln oder Einreiben mit Seife oder Fertigschaum; mit kurzen Klingenwegen unter Gegenzug der freien Hand rasieren; sanfter Klingendruck ohne seitliches Ziehen (Schnittgefahr); evtl. gegen den Strich rasieren (Haare stellen sich)

Rasur bei verschiedenen Eingriffen
Rasur bei Eingriffen an der Halsvorderseite
- Unterkiefer von Ohr zu Ohr, Vorder- und Seitenfläche des Halses, Brust bis Brustwarzenlinie, Achselhöhlen

Rasur bei Eingriffen an Brustkorb und Brustdrüse
- zu operierende Seite von Hals bis Beckenkamm und Wirbelsäule bis einige Zentimeter über die Mittellinie, Achselhöhle, Schulter, Oberarm

Rasur bei Eingriffen im Abdominalbereich
- von Brustwarzen bis einschließlich Schamgegend, Flanken beidseits

Rasur bei Eingriffen an den Nieren
- entsprechende Seite von Brustwarzenlinie bis Schamgegend, dabei einige Zentimeter über die Mittellinie; entsprechende Seite von Schulterblatt bis Gesäß, dabei einige Zentimeter über die Wirbelsäule

Rasur bei Eingriffen an der Leiste
- Unterbauch ab Nabel über beide Leistenbeugen bis Mitte der Oberschenkel

Rasur bei Eingriffen in Steinschnittlage
- Unterbauch ab Nabel über beide Leistenbeugen bis Mitte der Oberschenkel, beide Gesäßhälften, Rückseiten der Oberschenkel

Rasur bei Amputationen
- jeweils ca. 25-30 cm ober- und unterhalb der vorgesehenen Amputationsstelle

Rasur bei Punktionen, Endoskopien und Inzisionen
- im Umkreis von 10-25 cm der Punktions- oder Inzisionsstelle

pflegerische Nacharbeiten
- Nachwaschen des rasierten Hautbezirkes und sorgfältiges Abtrocknen
- sorgfältige Hautinspektion
- Anlegen eines feuchten Umschlages (ärztliche Anordnung) mit z.B. Rivanol, Alkohol
- Patienten anweisen, keine eigenen Manipulationen am rasierten Hautbezirk durchzuführen (eincremen, kratzen)
- Hautveränderungen, Allergien, Schnittverletzungen dokumentieren und dem diensthabenden Arzt melden

präoperative Körperpflege

- Körperreinigung vor einem operativen Eingriff
- je nach Zustand des Patienten Ganzwaschung (durch Pflegeperson) oder Reinigungsbad (Badewanne - Dusche)
- besondere Reinigung bestimmter Körperregionen wie Hautfalten, Nabel, Nägel
- Zeitpunkt entweder am Vorabend oder am Operationstag vor der Rasur

Vorbereitung
- entsprechende Vorbereitung und Information für den Patienten
- Vorbereitung des Badezimmers (Raumtemperatur), Badeutensilien, Klingelanlage)
- Vorbereitung des Badewassers (Wassertemperatur, Wasserstand)

Durchführung
- Baden, Waschen und Abtrocknen des Patienten je nach Zustand und Behinderung mit oder ohne Assistenz des Pflegepersonals
- nach Möglichkeit Seife des Patienten benutzen (Minderung der Allergiegefahr)

pflegerische Nacharbeiten
- Patienten vor Zugluft schützen
- bestimmte Körperstellen nochmals inspizieren (Nabel, Fuß- und Fingernägel)
- frische Kleidung
- allgemeine Hautkontrolle

präoperatives Einüben bestimmter Fähigkeiten

- Erlernung und Training von Tätigkeiten, die in der postoperativen Phase erschwert oder neu durchgeführt werden müssen
- durch das präoperative Einüben wird das Selbstwertgefühl des Patienten gesteigert, das Abhängigkeitsgefühl vermindert und die Mitarbeit des Patienten gefördert

Ziel
- Vorbereitung des Patienten auf seinen postoperativen Zustand
- Erlernen bestimmter Techniken und Tätigkeiten
- Vermeidung von bestimmten postoperativen Störungen
- Angst vor der unmittelbaren Zukunft nehmen

Vorbereitung
- ausführliches Gespräch über entsprechende Maßnahmen, evtl. Arzt und Krankengymnastin hinzuziehen
- schonende Vorbereitung auf unangenehme postoperative Erlebnisse

Durchführung
- die Durchführung hängt vom Zustand und der Mitarbeit des Patienten ab und muss mehrmals geübt werden
- folgende Maßnahmen können geübt oder trainiert werden
  - Gehübungen an Unterarmstützen oder Gehstöcken
  - Laufen im Gehwagen oder mit Gehgestell
  - Fahr- und Hebetechnik mit dem Rollstuhl
  - Handhabung von Querstangen und Bettgalgen
  - Miktion in flacher Rückenlage
  - Atemtechnik, Abhusten und Abstützen der Wunde
  - bestimmte Gymnastikarten
  - Essen und Trinken in flacher Rückenlage und mit der linken Hand
  - Waschen in flacher Rückenlage
  - Drehen im Bett

präoperative Nahrungskarenz

- die präoperative Ernährung richtet sich nach dem Zustand des Patienten, der vorgesehenen Operation und der Art der Anästhesie (z.B. vor bestimmten Darmoperationen oder Darmuntersuchungen 3-tägige Nahrungskarenz oder nur parenterale Ernährung)
- in der Regel, wenn keine gesonderten Anordnungen bestehen, gilt:
  - mindestens 12 Stunden vor Operationen keine feste Nahrung
  - mindestens 8 Stunden vor Operationen keine flüssige Nahrung
- oder *nüchtern* bleiben (Essen, Trinken und Rauchen verboten) ab Operationstag 0.00 Uhr (24.00 Uhr Vortag)

Ziel
- Vorbereitung auf eine Operation in Allgemein- oder Lokalanästhesie
- Vermeidung von intra- und postoperativen Störungen (Aspiration)

Durchführung
- genaue Information für den Patienten über Zeitpunkt und Umfang
- Information für alle Mitarbeiter einschließlich Nachtwache und Angehörige (Nüchternzettel)
- notfalls unkooperative Patienten überwachen
- u.U. Getränke sicherstellen
- evtl. Kennzeichnung des Bettes "Patient muss nüchtern bleiben"

spezielle Vorbereitung des Patienten

- diese Vorbereitungen werden am Operationstag durchgeführt (aber noch vor der Prämedikation)
- keine Maßnahmen nach der Prämedikationsgabe, da Patient die letzten Minuten vor dem Eingriff in Ruhe verbringen sollte

Durchführung
- ruhige Durchführung der Morgentoilette, evtl. späteres Wecken
- Patient wäscht sich selbst oder wird gewaschen
- Vitalwertkontrollen (Temperatur, Puls, Blutdruck, Aussehen und Verhalten), evtl. Abweichungen müssen dem Arzt gemeldet werden
- Ablegen von evtl. vorhandenen Prothesen (sichere Aufbewahrung)
- Entfernung von Brille und Kontaktlinsen (evtl. erst unmittelbar vor Transport zum Operationssaal)
- Ablegen von Schmuck (sichere Aufbewahrung muss auf der Station erfolgen)
- Entfernung bzw. Nichtanlegen von Make-up und Nagellack (Beurteilung von Haut und Nagelbettdurchblutung während der Anästhesie)
- Haare evtl. zusammenbinden, aber keine Spangen oder Nadeln benutzen (möglichst auch keinen Haarknoten)
- Bekleidung des Patienten z.B. spezielles offenes Hemd (Op.-Hemd), evtl. spezielle Mütze oder Haube, evtl. spezielle Operationsstrümpfe, Slip oder Hose je nach Operation oder Anordnung des Operateurs
- Blasen- und Darmentleerung, evtl. nach ärztlicher Anordnung Katheterisierung der Blase (Einmalkatheter, Dauerkatheter)
- evtl. Legen eines venösen Zuganges zur Infusionstherapie (Arzt)
- evtl. Legen einer Magensonde

Thromboseprophylaxe
- Anpassen und Anziehen der Antithrombosestrümpfe u. Durchführung der ärztlich verordneten medikamentösen Thromboseprophylaxe (Low-dose-Heparinisierung)

Prämedikation
- medikamentöse Vorbereitung auf die Narkose

Zweck
- seelische und körperliche Vorbereitung auf einen Eingriff unter Allgemeinnarkose oder Lokalanästhesie
- Vermeidung von Narkosestörungen in der Einleitungsphase, Verminderung störender Reflexe
- Reduzierung des Narkosemittelverbrauchs
- Verhinderung von Narkosezwischenfällen

nichtmedikamentöse Prämedikation
Sinn
- Angst des Patienten mindern
- Aufklärung über das Narkosegeschehen
- allgemeine Beruhigung des Patienten (Reflexminderung)

Durchführung
- klärendes Gespräch zwischen Anästhesist und Patient (evtl. Hinzuziehung des Operateurs)
- genaue Information für den Patienten über Ablauf der unmittelbaren Operationsvorbereitungen auf der Station sowie über die ersten postoperativen Stunden durch das Pflegepersonal
- Patient sollte eine feste Bezugsperson für diese Stunden haben

medikamentöse Prämedikation am Vorabend
Sinn
- Erzielung eines ausreichenden Schlafes
- Vermeidung eines Angst- und Unruhezustandes
- Linderung von evtl. Schmerzen

Durchführung
- Verabreichung der angeordneten Medikamente per os oder parenteral
- Medikamente und Zeitpunkt nach ärztlicher Anordnung (Narkosevisite)
- die Medikation richtet sich nach dem Zustand des Patienten
- zur abendlichen Prämedikation gehören Schlafmittel oder Beruhigungsmittel und evtl. Schmerzmittel

medikamentöse Prämedikation am Operationstag
Sinn
- psychische Dämpfung
- Herbeiführung einer Analgesie
- Beseitigung störender Reflexe
- Abschwächung von Narkosenebenwirkungen
- Kräftigung des Herzens
- Ermöglichung einer ungestörten Narkoseführung

Durchführung
- Medikamente und Zeitpunkt nach ärztlicher Anordnung
- die Zusammenstellung richtet sich nach Alter, Gewicht und Zustand des Patienten (Narkosevisite)

allgemeine Medikamenteneinnahme
- in der Regel erhalten die Patienten am Operationstag ihre übliche Medikation insbesondere Antiepileptika, Antihistaminika, Antihypertonika, Antidepressiva
- Diabetiker erhalten in der Regel eine Glukoseinfusion mit Insulin
- die Einnahme von oralen Medikamenten verstößt nicht gegen das Nüchterngebot

Unterlagen zur Operation
- alle notwendigen Befunde und Röntgenbilder, sonstige Dokumentationen, Krankenblatt, Kurve und Anästhesieformulare
- gut sichtbare Dokumentation der Prämedikation, Blutgruppe und Allergievermerke

Transport zur Operationsabteilung und Übergabe des Patienten
- der Transport des Patienten erfolgt im Bett oder auf einer Trage (nach Zeitplan oder Abruf)
- evtl. kurz vor der Patientenübergabe Händedesinfektion (Patient - Pflegeperson)
- Patient sollte von der Pflegeperson begleitet werden, die ihn am Morgen betreut hat (Vertrauensverhältnis)
- Pflegeperson bleibt bei dem Patienten bis zur Übergabe an der Schleuse oder im Vorbereitungsraum

VII.11 Postoperative Pflege

- alle Pflegemaßnahmen nach einem operativen Eingriff

Ziele
- Minderung oder Beseitigung der unmittelbaren Folgen einer Operation oder eines anderen Eingriffes (Punktion, Endoskopie, Kontrastmitteldarstellung)
- Normalisierung von gestörten oder unterbrochenen Körperfunktionen
- Sicherung und/oder Durchführung bestimmter Rehabilitationsmaßnahmen

postoperative Übernahme eines Patienten
- je nach Zustand des Patienten und der Art der Operation wird der Patient verlegt auf

- eine Intensivpflegestation zur Durchführung bestimmter Maßnahmen (Erhaltung und Behandlung von vitalen Störungen); der Patient wird nach Stunden oder Tagen auf eine Pflegestation zurückverlegt
- eine Aufwachstation (Aufwachraum), der Patient wird nach vollständigem Erwachen auf eine Pflegestation zurückverlegt
- die zuständige Pflegestation
- bei der Übernahme (durch examinierte Pflegepersonen) erfolgt eine schriftliche und mündliche Weitergabe der wichtigsten Informationen

erste Information für die Pflegeperson
- die postoperative Pflege der ersten Stunden ist nur möglich, wenn bestimmte Informationen vorliegen
- alle Informationen sollten schriftlich entgegengenommen und auf der Station dokumentiert werden
- folgende Informationen sind von Wichtigkeit:
  - durchgeführte Operation, vorgesehener Eingriff kann nicht immer durchgeführt werden (intraoperative Umstellung, Zusatzeingriffe), Operation kann schwerer und belastender verlaufen als angenommen (dadurch u.U. Umstellung in der postoperativen Beobachtung)
  - Verlauf der Operation, glatter Verlauf ohne Komplikationen, Auftritt von starken Blutungen, Kreislaufzwischenfällen oder eines Atemstillstandes
  - angeordnete Nachbehandlung; die Anweisungen enthalten Angaben für die ersten postoperativen Stunden über die Beobachtungs- und Kontrollmaßnahmen (Art und Zeit), die Lagerung und evtl. spezielle Lagerungstechniken oder Lagerungsvarianten, die zu verabreichenden Medikamente, Infusionen und Sauerstoffapplikationen, die evtl. notwendigen Bluttransfusionen, die evtl. gelegten Sonden und Drainagen, die evtl. durchzuführenden Laboruntersuchungen
  - durchgeführte Anästhesie, Allgemeinnarkose (Inhalations-, Kombinations-, Neuroleptoder Ketanestanästhesie), Lokalanästhesie (Oberflächen-, Leitungs- oder Infiltrationsanästhesie), evtl. Anwendung von Muskelrelaxanzien, evtl. Narkosezwischenfälle, evtl. postnarkotisch zu erwartende Zwischenfälle, evtl. anschließende Respiratorbeatmung

postoperative Überwachung
- Überwachungsmaßnahmen dienen der Verbesserung oder Aufrechterhaltung des Gesamtzustandes und der Sicherung des Operationserfolges
- die Überwachungs- und Kontrollmaßnahmen dienen ferner der Gewinnung eines längerfristigen Überblicks über den Gesamtzustand des Patienten und dienen der Erkennung und Verhütung von Zwischenfällen
- alle Kontrollen müssen zu den angeordneten Zeiten durchgeführt und sofort in entsprechend vorbereitete Überwachungs-, Kontroll- und Bilanzblätter eingetragen werden

Überwachung der Atmung
- zur Feststellung von postoperativen Respirationsstörungen ist auf folgende Symptome zu achten: Atemtiefe, Atemfrequenz, Nagelbettfüllung, Unruhe, Zyanose, Blässe, Atemgeräusche, Atemnot, Bewusstseinseintrübung, veränderte Blutgaswerte

Überwachung des Bewusstseins
- zur Feststellung von Bewusstseinsstörungen ist auf folgende Symptome zu achten: Ansprechbarkeit, Orientierung, Reaktionen (Pupillenreaktion, Reaktion auf Anruf, Reaktion auf Schmerzreize), Schläfrigkeit, Somnolenz, Angst, Schmerzen, psychische Indifferenz

Überwachung der Blasentätigkeit
- zur Verhinderung einer Überlaufblase und Erkennung einer akuten Oligo-Anurie ist auf folgende Symptome zu achten: Schmerzen im Unterbauch mit Harndrang, Unruhe, Stöhnen, Schwitzen, tastbare Blase
- es ist darauf zu achten, dass der Patient innerhalb der ersten 10 Stunden nach der Operation Wasser gelassen hat

Überwachung der Flüssigkeitsbilanz
- Messung von Ein- und Ausfuhrmengen
- Dokumentation aller Einfuhren (z.B. Infusionen, Getränke) und aller Ausfuhren (z.B. Urin, Stuhl, Magen- und Darmsekrete, Gallensaft, Drainflüssigkeiten, Erbrochenes) im Bilanzblatt

Überwachung der Darmtätigkeit
- zur Feststellung einer postoperativen Darmträgheit ist auf folgende Symptome zu achten: trockene und borkige Zunge, Unruhe, Angstgefühl, aufgetriebener Bauch mit weicher Bauchdecke (Blähbauch), Meteorismus, Schmerzen, Überlauferbrechen, Oligurie, Blutwertveränderungen (Kaliummangel)
- es ist darauf zu achten, dass der Patient bis zum 3. postoperativen Tag abgeführt hat

Überwachung der Drainagen
- Sicherstellung der Saug- und Transportfunktion der Drainagen
- folgende Punkte sind zu beachten
  - Veränderungen an dem Drainaustritt, z.B. Zeichen einer Infektion, Durchfeuchtung und Ablösung des Verbandes, Hautveränderungen
  - Saug- und Transportfunktion des Drains, z.B. Undichtigkeit im System, anfänglich verstärkte Förderung von Blut und Sekret

VII. Behandlungspflege

nach Osteotomie, relativ geringe Förderleistung bei Kurzdrains, kontinuierliche Flüssigkeitsförderung bei T-Drain und Nierenfisteldrain
- Schlauchsysteme (Ableitungen) müssen frei und ohne Zugwirkung fördern können
- Sauggeräte auf ihre Sogwirkung überprüfen und gegen versehentliches Ausschalten absichern, Auffanggefäße regelmäßig wechseln
- Sekrete und Körperflüssigkeiten messen und begutachten (Menge, Beimengungen, Farbe, Konsistenz), die Ergebnisse protokollieren.

postoperative Überwachung der Herz- und Kreislauftätigkeit
- zur Feststellung von postoperativen Kreislaufstörungen ist auf folgende Symptome zu achten: Tachykardie, Bradykardie, Rhythmusstörungen, Hypotonie, ZVD-Anstieg, Blutungen, Dyspnoe, Blässe, Zyanose, Kaltschweißigkeit, Bewusstseinsstörungen, Thoraxschmerzen, Atemstörungen

Überwachung der Magentätigkeit
- zur Feststellung einer postoperativen Magenatonie ist auf folgende Symptome zu achten: *haloniertes Aussehen* (tiefliegende Augen), trockene und borkige Zunge, Unruhe, Übelkeit, Durstgefühl, Schmerzen, Angst, *Singultus* (Schlick) mit Abdominalschmerzen, Überlauferbrechen (mehrere Liter Magen-, Gallen- und Darmsekret), *Miserere* (Koterbrechen), Schocksymptomatik, Blutwertveränderungen (Alkalose, Acetonämie), "Totenstille über dem Abdomen" bei der Auskultation des Abdomens

Überwachung der Schmerzen
- zur Einordnung der postoperativen Schmerzen ist auf folgende Beobachtungen zu achten:
  - Schmerzempfindungen, Schmerzäußerungen, Schmerzverhalten
  - der Patient will den Schmerz nicht zeigen, leugnet oder übergeht ihn
  - der Patient rückt den Schmerz in den Mittelpunkt, bittet häufig um Schmerzmittel
  - der Patient ordnet den Schmerz richtig ein, äußert sich selten, nur auf direktes Fragen
  - der Patient hat sich mit der Existenz der Schmerzen abgefunden, er lebt mit ihnen so gut wie möglich (chronische Schmerzzustände)
  - Schmerzarten, z.B. lokale, klopfende Schmerzen (z.B. bei Entzündungen), bohrende, heftige Schmerzen (z.B. nach Knochenoperationen), dumpfe, diffuse Schmerzen (z.B. nach Oberbauchoperationen), Phantomschmerzen (nach Extremitätenamputationen), lokalisierter Wundschmerz, heftige Schmerzen mit Gefühlsstörungen (z.B.

nach zu festen zirkulären Extremitätenverbänden)

postoperative Störungen

- die ersten postoperativen Stunden und Tage stehen ganz unter dem Einfluss des Postaggressionssyndroms:

postoperative Anurie
- fehlende postoperative Urinausscheidung in den ersten 10 Stunden nach der Operation; sie wird nach ihren Ursachen eingeteilt in: *postrenale Anurie*, z.B. durch falsch liegende Katheter, Harnröhrentrauma, reflektorische Miktionssperre (Narkotikanachwirkung), Prostatahypertrophie, Verbände, Lagerungen; *prärenale Anurie*, z.B. durch Volumenmangel (Blutung), Salz- und Wasserverlust (Erbrechen), Herzinsuffizienz; *renale Anurie*, z.B. durch ein akutes Nierenversagen, Hämolyse, Crash, Verbrennungen; sonstige Ursachen, z.B. Angst, Schamgefühl, Miktion im Liegen nicht möglich

postoperative Bewusstseinsstörungen
- um die postoperative Bewusstseinslage eines Patienten zu beurteilen ist die Ansprechbarkeit und Reaktionsfähigkeit des Operierten durch die Aufforderungen z.B. die Augen zu öffnen, einen Arm zu heben oder einfache Fragen zu beantworten zu kontrollieren
- ein Patient ist z.B. durch einen Narkotikaüberhang nicht oder nur sehr schwer weckbar und ein O_2-Mangel löst Unruhe aus
- eine zunehmende Eintrübung weist auf Komplikationen hin

postoperative Darmträgheit
- reversible Lähmung der Darmwand mit nachfolgendem Sekretstau
- einzelne Darmabschnitte werden überdehnt, es kommt zum Auftreten unkoordinierter Darmbewegungen

Ursachen
- langdauernder Darmstress mit mechanischen Manipulationen am Darm
- Schwellungen an Darmnähten und neuroregulatorische Störungen
- Elektrolytverschiebungen (Hypokaliämie)

postoperative Hautveränderungen
- durch Operationsstress, Temperaturerhöhung, Blutungen, kardiopulmonale Behinderungen, Verluste von Körperflüssigkeiten kann es zu folgenden Hautveränderungen kommen: Blässe, Hautrötung, Zyanose, Kaltschweißigkeit, verminderter Hautturgor, Ödeme
- bedingt durch den Operationsstress sehen die Patienten in den ersten Stunden bis Tagen fast immer blass-fahl, erschöpft und eingefallen aus, wodurch die allgemeine Beurteilung der Haut erschwert wird

postoperative Kreislaufstörungen
- durch Narkotika, Lokalanästhetika, Operationsstress, Störungen im Säure-Basen-Haushalt, Störungen im Elektrolythaushalt und durch Blutungen und Allergien kann es zu bradykarden Rhythmusstörungen (AV-Block, Asystolie), zu tachykarden Rhythmusstörungen (Vorhofflimmern, supraventrikuläre Arrhythmien), zur Herzinsuffizienz, zum Schock, zum Herzinfarkt und zum Herstillstand kommen

postoperative Magenatonie
- reversible Magenwandlähmung mit einem Sekretstau und einem Reflux

Ursachen
- lange Operationszeiten, Elektrolytstörungen (Kaliummangel), Schwellungen an Anastomosestellen, Störungen der nervösen Innervation, lokale oder generalisierte Peritonitis

postoperative Respirationsstörungen
- durch Narkosemittelüberhang, In- und Extubationsreize, Schmerzen, Operationsstress, einengende Verbände kann es zur Aspiration, zur oberflächlichen und flachen Atmung, zum Zurücksinken des Zungengrundes, zur Hypoxie, zur Sekretanschoppung in den Bronchien und zur Schocklunge kommen

postoperative Schmerzen
- die Heftigkeit des Schmerzes ist je nach Operation und Empfindlichkeit des Patienten verschieden (subjektives Empfinden - Schmerzschwelle)
- die postoperative Phase wird u.U. ganz von ständigen Schmerzen beherrscht
- je nach Art und Intensität der präoperativen Vorbereitung können evtl. größere Störungen in der Schmerzempfindung und Schmerzverarbeitung des Patienten verhindert werden (richtiges Einordnen und Deuten); ein relativ schmerzfreier Patient ist kooperativ
- Ziel der Schmerzüberwachung ist die Durchführung einer sinnvollen und effektiven Schmerzbekämpfung, die Verhinderung von Fehlregulationen (Schonatmung, Verkrampfungen) und die Stabilisierung des psychischen Zustandes

postoperatives Fieber
- postoperativ gesteigerte Körpertemperatur auf ca. 38 Grad Celsius und mehr
- wird hervorgerufen durch Resorption von zerstörten Gewebeteilen und Hämatomen
- wird als aseptisches Fieber oder Resorptionsfieber bezeichnet
- klingt meist am 4.-5. postoperativen Tag ab
- wird begleitet von einer entsprechenden Erhöhung der Puls- und Atemfrequenz
- Patient fühlt sich matt, hat Durst, leidet unter Hitzegefühl

postoperative Lagerung
- wenn keine spezielle ärztl. Anordnung vorliegt wird der Pat. unmittelbar nach der Operation flach und in leichter Kopf-Tief-Lage (Ausnahme: nach Lumbalanästhesie, Strumektomie, Myelographie) gelagert und warm zugedeckt
- die Wunde darf nicht unter Spannung stehen
- es ist darauf zu achten, dass keine Fremdgegenstände (Wärmflasche, Klemmen etc.) im Bett liegen
- in den ersten postoperativen Stunden Kopfkissen gegen Unterlage oder kleines flaches Kissen austauschen (nach Patientenempfinden)

Lagerungsvarianten
- nach Lungenoperationen (z.B. Pneumonektomie, Lobektomie): von flach nach halbsitzend (stufenweise), Lage auf der operierten Seite (nach Pneumonektomie), Lage auf der gesunden Seite (nach Lobektomie)
- nach Gefäßoperationen (z.B. Embolektomie, Varizenoperation): Beinflachlage (Arterie), Beinhochlage (Vene)
- nach Magen-Darm-Operationen (z.B. Magenresektion, Darmresektion): flache Rückenlage, halbhohe Lagerung, evtl. mit kurzfristiger Unterstützung durch Knierolle (Bauchdeckenentlastung)
- nach Anus praeternaturalis-Operation erfolgt Lagerung auf Luftring (Sakralwunde)
- nach Amputationen (untere Extremität) z.B. Gipsschiene: Bauchlagerung, Streckstellung des Knies mittels Sandsack
- bei Frakturen (untere Extremität), z.B. Extensionslagerung (in leichter Kopftieflage)
- bei Gipsverbänden: Hochlagerung.

postoperative Notfallmaßnahmen
- Notfälle erfordern umsichtiges Handeln und Verhalten (Arztruf); u.U. müssen in kürzester Zeit Vorbereitungen für bestimmte Untersuchungen und Maßnahmen getroffen werden; alle Maßnahmen erfolgen nach ärztlicher Anordnung

mögliche Maßnahmen
- bei Respirationsstörungen: Lageveränderung, Sicherung der Atemwege, Hilfe beim Abhusten, Absaugen, rechtzeitige Entfernung des Guedel-Tubus, Sauerstoffinsufflation (Sonde, Maske, Zelt), Intubation, Tracheotomie, Respiratorbeatmung, Endoskopie, Punktion (z.B. Bronchoskopie, Pleurapunktion), blutchemische Untersuchungen (z.B. Astrup-Blutgasanalyse), Monitoranschluss-EKG, spezifische Medikamente (z.B. Sedativa, Broncholytika), Inhalationen, Atemtherapie
- bei Kreislaufstörungen: Lageveränderung, Sicherung der Atemwege, Absaugen, Sau-

erstoffinsufflation (Sonde, Maske, Zelt), Intubation, Tracheotomie, Respirationsbeatmung, Herzmassage, Defibrillation, Schrittmacher, Monitoranschluss-EKG, ZVD-Messung, blutchemische Untersuchungen (z.B. Elektrolyte), spezifische Medikamente (z.B. Osmotherapie, Transfusionen, Plasmaexpander, Antikoagulanzien)
- bei Störungen der Haut und des Aussehens: Sauerstoffinsufflation (Sonde, Maske), spezifische Flüssigkeits(Infusions-)Therapie (z.B. parenterale Ernährung, Osmotherapie), Bilanzierung, Verband- und Schienenkontrollen, Lageveränderungen, Temperaturmessungen
- bei Störungen des Bewusstseins und Allgemeinzustandes: Ansprache des Patienten (Beruhigung, Orientierung), Bewusstseinskontrollen, Vitalwertkontrollen, Sicherung des Patienten bei Unruhe (u.U. Extremitätenfixierung), Freihalten der Atemwege, Absaugen, Intubation, Respiratorbeatmung, Magensonde, Hilfeleistung bei Erbrechen (Aspiration, Wundschutz), spezifische Medikamente (z.B. Sedativa, Analgetika), Monitoranschluss

postoperative Flüssigkeitszufuhr (trinken)
- die Verabreichung von Getränken ist abhängig von der Operation und dem Zustand des Patienten:
  - bei Operationen außerhalb des Abdomens erfolgt die erste Getränkegabe in der Regel dann, wenn kein Brechreiz vorhanden ist und der Allgemeinzustand dies zulässt (Bewusstseinslage)
  - bei Operationen im Abdominalbereich erfolgt die erste Getränkegabe in der Regel frühestens am Abend des Op.-Tages (in Abhängigkeit vom Magensekretstau)
  - bei Operationen in Lokalanästhesie (außer Mund-Rachen-Hals) können Getränke relativ früh verabreicht werden
  - bei Eingriffen in Lokalanästhesie im Mund-Rachen-Hals-Bereich muss die Wirkungszeit des Lokalanästhetikums abgewartet werden (Aspirationsgefahr)
- Patienten beim Trinken behilflich sein (Schnabeltasse)
- nach und nach die Selbstständigkeit des Patienten fördern
- darauf achten, dass Flüssigkeiten nur schluckweise eingenommen werden (evtl. nur Anfeuchten der Lippen oder Auswischen des Mundes mit einem feuchten Tupfer)
- erste Flüssigkeitsgabe in Form von dünnem schwarzem Tee oder Kamillentee, keine kohlensäurehaltigen Getränke (schmerzhafte Blähungen)

postoperative Prophylaxen
- in den ersten postoperativen Tagen sind die nachfolgenden Prophylaxen anzuwenden:
  Dekubitusprophylaxe: Umlagerungen, Lagerungshilfen, Hohllagerung
  Kontrakturenprophylaxe: Durchbewegen aller Gelenke, physiologische Mittellage, korrekte Normallage
  Parotitisprophylaxe: Mundpflege, Anregung der Kautätigkeit, Mundspülungen
  Pneumonieprophylaxe: Hilfe beim Abhusten, Umlagerungen, Inhalationen, Atemgymnastik, Schutz vor Auskühlung und Zugluft, richtige Bekleidung
  Thromboseprophylaxe: Beinhochlagerung, Frühmobilisation, Kompressionsstrümpfe, AT-Strümpfe, Gymnastik, Antikoagulanzientherapie.
- mit den Fortschritten der Genesung können die Prophylaxen langsam abgebaut werden

postoperative Körperpflege
- in den ersten postoperativen Tagen ist die Körperpflege (der Patient schwitzt stark, riecht nach Sekreten oder Ausscheidungen) von besonderer Bedeutung
- das regelmäßige gründliche Reinigen des Körpers hat außer einer gesundheitlichen auch eine psychische Bedeutung (der Patient fühlt sich wohl, erfrischt, sauber "wie neu geboren")
- die tägliche Körperpflege fördert die Selbstständigkeit und die Bewegungsfähigkeit des Patienten
- während der pflegerischen Tätigkeit am Patienten kann der körperliche Zustand (Beschaffenheit der Haut, Beweglichkeit der Gelenke) beobachtet und kontrolliert werden
- durch regelmäßige Mundpflege werden Mund und Lippen feuchtgehalten

postoperative Mobilisation
Ziele
- Kreislaufaktivierung
- Frühmobilisation zur Thromboseprophylaxe
- Förderung der Selbstständigkeit
- Sicherung des Operationsergebnisses
- Lockerung von Geweben und Gelenken
- Rehabilitation, Stärkung des Selbstwertgefühls
- Wiederherstellung der normalen Lebensgewohnheiten
- Durchführung siehe Mobilisation

postoperative medikamentöse Behandlung
- der Umfang der medikamentösen Therapie orientiert sich am Zustand des Patienten, der Erkrankung und der Art des Eingriffs

Indikation
- Erhaltung und/oder Wiederherstellung bestimmter Körperfunktionen
- Ersatz von Flüssigkeits- und Elektrolytverlusten
- Schmerzreduzierung
- Einleitung und Durchführung prophylaktischer Maßnahmen

VII.12 Mobilisation

- Maßnahmen mit dem Ziel der Erhaltung der Beweglichkeit der Gelenke
- aktive und passive Maßnahmen zum "Wiederbeweglichmachen" von Gelenken nach längerer Ruhigstellung
- Maßnahmen mit dem Ziel der Wiedererlangung der Gehfähigkeit bettlägeriger Patienten

postoperative Mobilisation
Sinn
- Kreislaufaktivierung
- Frühmobilisation zur Thromboseprophylaxe
- Förderung der Selbstständigkeit
- Sicherung des Operationsergebnisses
- Lockerung von Geweben und Gelenken
- Rehabilitation
- Stärkung des Selbstwertgefühls
- Wiederherstellung der normalen Lebensgewohnheiten

allgemeine Richtlinien und Hinweise
- die Mobilisation ist ein wichtiger Bestandteil der postoperativen Pflege- und Behandlungsmaßnahmen (im Sinne einer Prophylaxe)
- der Aufbau der Mobilisationsmaßnahmen richtet sich nach der Operation, dem Zustand und der Kooperationsbereitschaft des Patienten
- die Sicherheit des Patienten darf in keiner Weise gefährdet werden
- grundsätzlich sind die Art der Operation und der Zustand des Patienten zu berücksichtigen
- natürliche Behinderungen müssen beachtet werden
- Informationen für den Patienten, z.B. ist der Patient in alle Besprechungen von Maßnahmen einzubeziehen, einzelne Techniken und evtl. Änderungen müssen mit ihm besprochen werden

- die Ziele so stecken, dass sie für den Patienten überschaubar und erreichbar sind
- Sicherheit des Patienten, z.B. können fast alle Maßnahmen präoperativ eingeübt werden, der Patient ist anschließend sicherer, ferner können bestimmte Maßnahmen unmittelbar postoperativ durchgeführt werden - es darf nicht zu Drehungen, Zerrungen oder mechanischen Wirkungen an der Wunde kommen
- Behinderung durch Wunden, Schmerzen, Verbände beachten
- bestimmte Maßnahmen (unsicherer Patient) immer mit zwei Pflegepersonen durchführen
- vor, während und nach den Übungen Vitalwertkontrollen
- auf ärztliche Anordnung können Analgetika verabreicht werden
- Umfang, Inhalt, Dauer und Zeitpunkt der Übung müssen beim Arzt erfragt werden (Krankheitsbild, Operation, Zustand)
- Patient darf erst eine Übung selbstständig ausführen, wenn Unsicherheiten (unsicherer Gang, Angst, Nervosität, Übereifer) überwunden sind (Gehwagen, Unterarmstützen)
- auf Anordnung des Arztes werden Schienen oder Verbände für die Dauer der Übung entfernt
- regelmäßige Wund- und Verbandkontrollen
- Schlauch- und Drainagesysteme sichern
- Bettrollen beim Aussteigen aus dem Bett blockieren
- Gehwagen fixieren (Sturz des Patienten)
- Patienten je nach Übung bekleiden (Schuhe wichtig)
- psychische Führung des Patienten, z.B. übereifrige Patienten durch Aufklärung vor Schaden bewahren, mutlose Patienten ermuntern, nicht überfordern und Übungen dem Zustand und der Verfassung des Patienten anpassen, zwischenzeitliches Ansporen (Lob), aber kein Antreiben, nie Ungeduld zeigen, schwierige Griffe oder Techniken immer wieder erläutern und zeigen, jeden kleinen Fortschritt loben
- unsichere und ängstliche Patienten nie alleine lassen
- seelische Reaktionen nach bestimmten Operationen (z.B. Amputationen) durch Geduld, Gespräche und Zuneigung abbauen

passive Bewegungsübungen
- Mobilisation ohne Mithilfe des Betroffenen

Ziele
- Lockerung des Gewebes bei Bewusstlosen, stark Geschwächten und Gelähmten
- vorsichtige Lockerung der Gelenke nach langer Inaktivität
- Kontrakturenprophylaxe
- Thromboseprophylaxe

- Förderung des venösen Rückflusses
- Verbesserung der Muskel- und Hautdurchblutung

Durchführung
- mindestens zweimal täglich werden Gelenke durch Pflegeperson oder Krankengymnastin bewegt
- Beugung und Streckung der Finger, Drehung der Handgelenke, Beugung und Streckung der Unterarme, Drehung der Schultergelenke
- in analoger Reihenfolge die unteren Extremitäten
- Übungen schonend durchführen
- wenn möglich, muss immer spätere aktive Mitarbeit des Patienten angestrebt werden

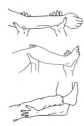

- Halten und Bewegen von kranken, gelähmten oder schwachen Gliedmaßen

aktive und aktiv-assistive Bewegungsübungen

- Mobilisation durch den Betroffenen selbst und/oder unter Mithilfe einer Pflegeperson

Ziele
- Thromboseprophylaxe
- Dekubitusprophylaxe
- Pneumonieprophylaxe
- Kontrakturenprophylaxe
- Anregung der Herz- und Kreislauftätigkeit
- Aktivierung der Muskel-Venen-Pumpe
- Intensivierung der Hautdurchblutung
- Intensivierung der Muskeldurchblutung
- Verbesserung der Atemtiefe
- Verbesserung des Selbstwertgefühls
- Förderung der Selbstständigkeit

Durchführung
- mehrmals täglich

Vorbereitung
- Bettdecke entfernen oder gegen leichtes Bettlaken austauschen
- evtl. Schienen oder Verbände lösen
- Lagerungshilfsmittel entfernen
- bequeme Lage ermöglichen
- Schlauch- und Drainagesysteme sichern
- Art der Bewegungsübungen erklären

Möglichkeiten
- Bewegung einzelner oder aller Gelenke

- Sitzen im Bett
- Bettfahrrad
- Lageveränderungen im Bett
- Sitzen auf der Bettkante
- Sitzen außerhalb des Bettes
- Gehen mit Unterstützung oder Gehhilfen
- Dauer und Häufigkeit der Übungen besprechen und überwachen
- Absprache mit den Krankengymnasten

isometrische Spannungsübungen

- Anspannung der Muskulatur durch drücken gegen einen tatsächlichen oder gedachten Widerstand ohne dass es zu einer Bewegung kommt

Ziele
- Intensivierung des Muskelstoffwechsels
- Erhöhung des Muskeltonus
- keine oder nur geringfügige Belastung des Kreislaufsystems

Indikation
- Mobilisation bei Ruhigstellung von Gelenken
  - Gipsverband
  - Schienenverband
  - Schonhaltung durch Bewegungsschmerzen
- Mobilisation ohne Kreislaufbelastung

Durchführung
- nacheinander einzelne Muskelgruppen gleichmäßig und mit zunehmender Kraft für 2-3 Sekunden gegen Widerstand anspannen
- Bewegungen müssen während der Anspannung vermieden werden
- nach jeder Übung eine Pause von einigen Sekunden einlegen
- nicht mehr als 15 Übungen hintereinander durchführen
- Übungen mehrmals täglich wiederholen

Möglichkeiten

- Kopf - Halsbereich

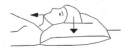

- Hinterkopf in das Kissen drücken
- Kinn in Richtung Brust ziehen

- Armbereich

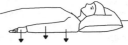

- flache Lagerung im Bett
- Oberarm, Unterarm und geöffnete Handinnenfläche gegen die Matratze drücken

- Hand - Fingerbereich

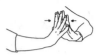

- Hände 30 cm vor der Brust halten
- Oberarme abspreizen
- Finger beider Hände abgespreizt gegeneinander drücken

- Oberschenkel - Unterschenkelbereich

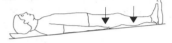

- flache Rückenlage
- Oberschenkel und Unterschenkel gegen die Matratze drücken

- Zehen - Fußbereich

- Knie gestreckt
- Fußsohle des einen Fußes auf den Rücken des anderen Fußes legen
- Füße gegeneinander drücken

aktive Bewegungsübungen im Bett

- Mobilisation durch den Betroffenen selbst

Sinn
- Hebung des Muskeltonus
- Verbesserung des venösen Rückflusses
- Thromboseprophylaxe
- Kontrakturenprophylaxe
- Dekubitusprophylaxe

Vorbereitung
- Bettdecke evtl. gegen leichtes Laken austauschen
- evtl. Schienen oder Verbände lösen
- bequeme Lage ermöglichen
- Schlauchsysteme und Verbände (Wunden) beachten
- Übungen dem Patienten erklären
- Zahl der Übungen und Dauer angeben
- Analgetikum bereithalten (ärztliche Anordnung)

Durchführung
- Patient muss alle Gelenke (aller Extremitäten) mehrmals täglich selber bewegen
- Flexion, Extension, Supination, Pronation, Abduktion, Adduktion, Rotation
- Übungen mit langsamem Tempo beginnen
- Tempo innerhalb der Übungen variieren
- Patient kann auf Anordnung Hilfsmittel benutzen (Hantel, Druck- und Zuggeräte, Gummiball)
- Übungen immer auf Möglichkeiten und Fähigkeiten des Patienten abstimmen
- Pflegepersonal überwacht die Durchführung (leistet am Anfang evtl. Hilfestellung)

Sitzen des Patienten im Bett

Sinn
- Vorbereitung auf weitergehende Schritte der Mobilisation (Sitzen auf der Bettkante, Aufstehen und Gehen)

Durchführung
- Übungen dem Patienten erklären
- Patienten entsprechend vorbereiten
- Schienen und Verbände entfernen oder lösen
- Schlauchsysteme beachten
- Patient setzt sich mit Hilfe zweier Pflegepersonen
- Patient richtet sich selbst auf (mit Assistenz)
- gleichzeitig kann Hautinspektion des Rückens vorgenommen werden
- Dauer der Mobilisation richtet sich nach dem Zustand des Patienten
- langsame Steigerung der Sitzdauer

Sitzen des Patienten auf der Bettkante

Sinn
- Gewöhnung des Körpers an erhöhte Kreislauftätigkeit
- Vorbereitung auf Lauftraining

Vorbereitung
- Übung dem Patienten erklären
- Beine wickeln
- Pulskontrollen und Blutdruckkontrollen
- wenn langfristiges Sitzen geplant, entsprechend anziehen
- Tisch, Schelle und erwünschte Gegenstände in erreichbarer Nähe
- bei kurzfristigem Sitzen ist die Präsenz einer Pflegeperson notwendig

Durchführung
- Patienten durch Dreh- und Hebebewegung auf die Bettkante setzen
- zum Bewegen der Zehen und Beine auffordern
- zwischenzeitliche Pulskontrollen

VII. Behandlungspflege

Aufsetzen mit Hilfe von zwei Pflegepersonen

Pflegeperson A steht vor, Pflegeperson B hinter dem Pflegebedürftigen. Dieser wird am Bettrand in Seitenlage mit angezogenen Beinen gelagert. B stützt die Schultern und Knie der Person ab.

Liegt die Person in sicherer Position, übernimmt A die Abstützung und zieht die Beine des Pflegebedürftigen zu sich heran.

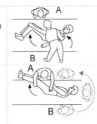

B begibt sich auf die andere Bettseite in Höhe der Beine des Pflegebedürftigen.

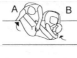

A umfasst mit einem Arm die obenliegende Schulter und den Nacken des Pflegebedürftigen und führt den anderen Arm unter die untenliegende Schulter; der nach vorn geneigte Kopf liegt auf dem Oberarm der Pflegeperson, während B vorsichtig die Unterschenkel aus dem Bett hebt und das Becken abstützt. Auf ein vereinbartes Kommando richtet A den Oberkörper der Person auf, B lässt die Beine ab. A sollte die sitzende Person noch einige Zeit abstützen, bis sie sich sicher fühlt und ggf. auftretende orthostatische (Kreislauf-) Regulationsstörungen verschwinden. Person zu tiefem Durchatmen und aufrechter Haltung anhalten.

Aufsetzen mit Hilfe einer Pflegeperson

Die Person stellt beide Beine an und lässt die Knie zur Seite fallen. Ist ein Bein behindert, wird das außenliegende über das innenliegende Bein gekreuzt. Der außenliegende Arm wird über den Körper Richtung Pflegeperson geführt.

Die Person wird durch Vorziehen der Schulter und Heranziehen der angewinkelten Beine in Seitenlage gebracht. Die Unterschenkel hängen über dem Bettrand.

Die hilfsbedürftige Person neigt den Kopf nach vorne und stützt sich mit der innenliegenden Hand auf der Matratze ab. Die Pflegeperson beugt sich nach vorne und unterstützt den außenliegenden Arm, eine Hand umfasst den Ellenbogen, die andere ergreift die Hand der Person (Anwendung des Daumengriffs).

Beim Aufsetzen presst der Pflegebedürftige den unterstützten Arm fest an den Körper. Die Pflegeperson richtet sich auf und zieht den Oberkörper der Person weit nach oben. Diese stützt sich mit der freien Hand auf der Unterlage ab.

Aufsetzen ohne fremde Hilfe

Kopf nach vorne neigen, außenliegenden Arm und außen liegendes Bein über den Körper zur Bettkante führen, Wirbelsäule dabei gerade halten.
Körper zur Seite drehen, ggf. mit dem Arm Richtung Bettkante ziehen.

Knie anwinkeln und Unterschenkel über die Bettkante heben, dabei den Oberkörper anheben.

Der innen liegende Arm stützt den Oberkörper nach oben. Sitzposition mit den Beinen sichern, abstützen.

Sitzposition mit den Beinen abstützen (Grätschstellung der Beine, Fußspitzen zeigen nach außen).

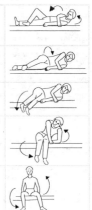

Sitzen des Patienten im Sessel

Sinn
- Erlangung der Selbstständigkeit
- Schaffung normaler Lebensgewohnheiten

Vorbereitung
- Übung und Ablauf dem Patienten erklären
- Patienten entsprechend anziehen
- Tisch, Schelle und erwünschte Gegenstände in erreichbarer Nähe
- häufig nach dem Patienten sehen

Heraussetzen aus dem Bett (zwei Pflegepersonen)

Die Pflegepersonen stehen sich neben dem Bett gegenüber, die Beine in Schrittstellung. Der Pflegebedürftige berührt mit den Füßen den Boden. Der außenstehende Fuß der beiden Pflegepersonen verhindert das Ausgleiten der Person. In leicht gebückter Haltung (aufrechter Rücken!) erfassen die Pflegepersonen die jeweilige Hand des Pflegebedürftigen und stützen ihn mit der anderen Hand unter der Achsel ab. Beim Aufstehen drückt der Pflegebedürftige die Knie durch und richtet sich zum Stand auf. Die Pflegepersonen unterstützen ihn im Bereich der Achsel. Im Stand wird die Person beim Umdrehen Richtung Stuhl unterstützt. Falls erforderlich kann eine Pflegeperson den Stuhl etwas heranziehen.

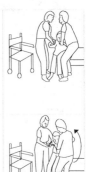

Berühren die Kniekehlen der Person die Sitzkante, wird der Pflegebedürftige langsam abgesetzt. Die Pflegepersonen setzen den vorne stehenden Fuß vor den des Pflegebedürftigen, um ein Wegrutschen zu verhindern. Die Person verlagert ihr Gewicht über den Oberkörper nach vorne und beugt Hüft- und Kniegelenke zum Setzen. Die Pflegepersonen unterstützen sie durch Abstützen und gehen dabei in leichte Beugestellung (Gewichtsverlagerung auf das hintere Bein, gerader Rücken!), ggf. Sitzposition korrigieren.

Heraussetzen aus dem Bett (eine Pflegeperson)

Stuhl parallel zum Bett stellen. Der/die Pflegebedürftige wird an die Bettkante gezogen und dort zum Sitzen aufgerichtet. Beine und Füße hängen über der Bettkante. Der Pflegebedürftige legt Arme und Hände um die Schultern der Pflegeperson, verlagert das Gewicht nach vorn (Oberkörper nach vorne beugen) und sieht ihr über die Schulter (Kopf über die Schulter halten). Die Pflegeperson führt die Arme unter die des Pflegebedürftigen und legt die Hände in Schulterblatthöhe auf den Rücken. Die Pflegeperson nimmt Schrittstellung ein, stellt das vorne stehende Bein zwischen die Knie der Person und beugt die Knie.
Beim Anheben des Pflegebedürftigen wird das Gewicht auf das hintere Bein verlagert. Gleichzeitig wird die Person mit den Armen im Bereich des Oberkörpers angehoben; Rücken geradehalten!

Die Person wird in sicheren Stand gebracht, mit den Armen gestützt und im Stand gedreht, bis die Kniekehlen die Sitzkante des Stuhls berühren.

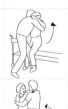

Die Pflegeperson nimmt erneut die Schrittstellung ein und stellt das vorne stehende Bein zwischen die Knie des Pflegebedürftigen.

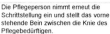

Die Person wird gestützt, indem die Pflegeperson das Gewicht auf das vordere Bein verlagert, das Knie beugt und sich mit dem hinteren Bein abstützt; Rücken geradehalten!

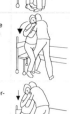

Selbstständiges Heraussetzen aus dem Bett

Der Pflegebedürftige sitzt auf der Bettkante.
Der Stuhl steht im Winkel von 45 Grad mit angezogenen Bremsen neben dem Bett. Die innere Armlehne ist hochgestellt oder entfernt, die Fußstützen sind zur Seite geschwenkt.
Die Person ergreift mit der linken Hand die Armlehne des Stuhls und stützt sich mit der rechten auf der Matratze ab. Der linke Fuß steht ein Stück vor dem rechten.

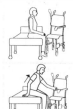

Die stehfähige Person beugt sich nach vorne und stößt sich von der Matratze ab, um das Gesäß anzuheben. Das Abstützen auf der rechten Armlehne ermöglicht ein Drehen im Stand, bis die Person mit dem Rücken zum Stuhl steht.
Nicht stehfähige Personen müssen in der Lage sein, sich auf der Matratze und der Armlehne hochzustützen und das Gesäß durch Rumpfdrehung in Richtung Sitzfläche des Stuhles zu bewegen. Der Einsatz von Hilfsmitteln (Drehplatte, Rutschbrett o. Ä.) oder die Hilfestellung durch eine Pflegeperson ist sinnvoll.

Um ein aufrechtes Sitzen im Stuhl zu erzielen, müssen die Beine die Vorderkante der Sitzfläche berühren, bevor die Person sich setzt.

Gehen des Patienten mit Unterstützung

Sinn

- Kreislaufmobilisation
- Thromboseprophylaxe
- Vorbereitung auf das freie Gehen (Gehsicherheit)
- für den Patienten wichtiger Abschnitt im Genesungsprozess

Vorbereitung

- erstes Gehen immer mit Hilfe und Unterstützung des Pflegepersonals (nie allein)
- Übung und Ablauf dem Patienten erklären
- Patienten ankleiden (Schuhe nicht vergessen)
- kurz vor dem Aufstehen Vitalwerte überprüfen

Durchführung

- zuerst Sitzen auf der Bettkante
- Aufstehen des Patienten
- nach kurzer Pause - Pulskontrolle - erste Schrittversuche
- Patienten während des Gehens loben und ermuntern
- nicht länger als zwei bis drei Minuten gehen
- wenn Patient kollabiert - Ruhe bewahren

- entweder sofort zum Bett zurücktragen oder flach auf den Boden legen - Stationsruf - Arztruf - Schocklage
- sofort Vitalwerte überprüfen

Absicherung / Unterstützung
- Gehen neben dem Patienten
- je nach Zustand des Patienten mit einer oder zwei Pflegepersonen
- Stützung durch Griff an Unter- und Oberarm (Achsel)
- Gehen vor oder hinter dem Patienten, wegen zu großer Risiken nicht empfehlenswert

Unterstützung durch eine Pflegeperson

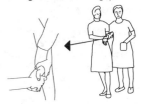

Unterstützung durch zwei Pflegepersonen

Gehen im Gehwagen
Sinn
- Erlangung von Gehsicherheit
- Lernen der Schrittkoordination
- Verbesserung des Gangbildes

Vorbereitung
- Gehwagen / Gehgestell auf einwandfreie Funktion überprüfen
- Informationen und genaue Instruktionen über die Funktion der Gehilfe erteilen
- beim ersten Gehversuch ist eine zweite Pflegeperson erforderlich

Durchführung
- Patienten von der Bettkante oder vom Stuhl aus in die Gehhilfe stellen

- Achselpolster bis zwei fingerbreit unter beide Achseln hochschieben
- Achselpolster zum Körper drehen und fixieren
- Patient muss das Körpergewicht gleichmäßig auf Arme und Beine abstützen
- Beginn mit kleinen Schritten (den Wagen anfangs führen)
- anfangs nicht länger als 5 Minuten üben
- auf Anordnung können später die Achselpolster abgesenkt werden

Gehen an Unterarmstützen
Vorbereitung
- Anpassen der Unterarmgehstützen
- Handgriff auf Höhe des Handgelenkes einstellen
- Unterarmstütze sitzt 2-3 fingerbreit unterhalb des Ellenbogens

- Gummipfropfen auf Rutschfestigkeit prüfen
- einseitige Gehhilfe immer auf der nichtbetroffenen Seite einsetzen

Gehen mit zwei Unterarmstützen
- Drei-Punkte-Gang ohne Belastung
  - beide Unterarmstützen vor den Füßen aufsetzen
  - gesundes Bein vor die Stützen stellen, dabei kräftig auf die Unterarmstützen aufstützen
  - krankes Bein ohne Belastung nachziehen
- Drei-Punkte-Gang mit Teilbelastung
  - beide Unterarmstützen vor den Füßen aufsetzen
  - gesundes Bein vor die Stützen stellen, dabei kräftig auf die Unterarmstützen aufstützen
  - krankes Bein nachziehen und von der Ferse zu den Zehen hin abrollen, dabei den größten Teil des Körpergewichtes durch die Unterarmstützen abfangen
- Vier-Punkte-Gang mit Belastung
  - beide Unterarmstützen neben den Füßen aufsetzen
  - dann rechte Stütze und linkes Bein daneben
  - dann linke Stütze und rechtes Bein daneben
- Zwei-Punkte-Gang mit Belastung
  - beide Unterarmstützen neben den Füßen aufsetzen
  - dann linke Stütze und rechtes Bein gleichzeitig nach vorne setzen
  - dann rechte Stütze und linkes Bein gleichzeitig nach vorne setzen

Gehen mit einer Unterarmstütze
- Gehhilfe auf der gesunden Seite einsetzen
- krankes Bein und Gehstütze gehen gleichzeitig vor

Gehhilfen
Gehstöcke

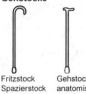
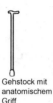
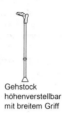

Fritzstock / Spazierstock | Gehstock mit anatomischem Griff | Gehstock höhenverstellbar mit breitem Griff

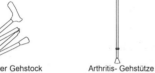

faltbarer Gehstock | Arthritis- Gehstütze

Gehgestelle

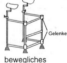

Gelenke

starres Gehgestell | fahrbares Gehgestell | bewegliches Gehgestell

---

VII.13 Beatmung

- Ersatz der unzureichenden oder fehlenden *Spontan-* (Eigen-) atmung einer Person als:
  - vorübergehende Atemspende im Rahmen der *Reanimation* (Wiederbelebung): Mund zu Mund, Mund zu Nase, Mund zu Mund und Nase (bei Säuglingen und Kindern), Mund zu Tubus
  - Beutelbeatmung (kurzfristige Atemspende über Beatmungsmaske oder Tubus)
  - apparative Langzeitbeatmung mit unterschiedlichen Beatmungsmethoden, Beatmungsgeräten und Beatmungstechniken

Ziele der Beatmungstherapie
- Sicherstellung der Ventilation durch Verteilung des Atemgases in der Lunge
- vollständige oder partielle Übernahme der Atemarbeit
- Steuerung der zeitlichen Folge
- Erhaltung und Wiederherstellung der gasaustauschenden Lungenoberfläche durch Beeinflussung der FRC
- individuelle Einstellung der Atemgase in Zusammensetzung, Feuchtigkeit und Temperatur

Indikationen der Beatmungstherapie
- akute respiratorische Insuffizienz (ARI) durch:
  - Behinderungen der Atemmechanik (Zwerchfelldysfunktionen, Pneumothorax, Thoraxtrauma, postoperative Atemschwäche)
  - Nerven-, Muskelerkrankungen (Myopathien, Muskelrelaxanzien, Toxine [Tetanus, Botulismus])
  - ZNS Störungen (Koma, Schädel-Hirn-Trauma, Intoxikation, Krampfleiden)
  - Atemwegverlegung (Trauma, Entzündung, Fremdkörper, Anaphylaxie, Atelektasen, persistierender Asthmaanfall)
  - Lungengewebsschädigung (Pneumonie, Kontusion, ARDS, Ödem, Embolie)
  - Dekompensation chronischer Erkrankungen (COLD, Fibrose)

Nebenwirkungen der Beatmungstherapie
- Verminderung des venösen Rückstromes mit Abfall des Herzminutenvolumens und des arteriellen Blutdruckes durch erhöhten intrathorakalen Druck = Senkung der rechtsventrikulären Vorlast
- Rechtsherzbelastung: Zunahme des Lungenvolumens führt zur Einengung der Kapillarstrombahn mit Druckerhöhung im Lungenkreislauf und Mehrarbeit für das rechte Herz (Erhöhung der rechtsventrikulären Nachlast unter Umständen bis zum Rechtsherzversagen)
- Nachlastsenkung der linken Kammer
- Ödemneigung durch Blutvolumenverschiebung nach extrathorakal und erhöhte peripher-venöse Drücke
- Störung des Durchblutungs- / Belüftungsverhältnisses durch unregelmäßige Verteilung der Atemgase, Minderperfusion einzelner Alveolarabschnitte mit Erhöhung des alveolären Totraums unter Beatmung
- Mikroatelektasenbildung durch Surfactantsynthesestörung, Sekretanschoppung und reine Sauerstoffbeatmung
- Infektionsgefahr durch allgemeine, krankheitsbedingte Abwehrschwäche in Verbindung mit unphysiologischer Erregereintrittspforte, Kontamination von Tubus / Tracheostoma / Beatmungsschläuchen und Veränderung der natürlichen Keimflora im Mund- / Nasen- / Rachenraum

- Herabsetzung der exkretorischen Nierenfunktion durch Abnahme des HZV mit Natrium- und Wasserretention
- Sauerstoffkonzentrationen über 50% über einen längeren Zeitraum führen zur direkten Schädigung des Lungengewebes bis hin zum bindegewebigen Umbau (Fibrose)
- Atrophie der Atemmuskulatur durch Verminderung / Abgabe der Atemarbeit, abhängig von der Beatmungsdauer (Konstitution, Erkrankung)

Pflege bei apparativer Langzeitbeatmung
- Mundpflege; Augenpflege; Nasenpflege; Ohrenpflege; Hautpflege; Kopfhaarpflege; Nagelpflege; Dekubitusprophylaxe; Kontrakturenprophylaxe, Temperaturregulation; Erhaltung und Wiederherstellung der Darmfunktion, Infektionsprophylaxe, Bronchialtoilette

Umgang mit Beatmungszubehör
- Verwendung von Einmaltuben und -trachealkanülen
- Verwendung von low pressure Cuffs
- Wechsel der Trachealkanüle alle 4 - 5 Tage
- Beatmungssystemwechsel und Wasserreservoiraustausch alle 24 - 48 Stunden
- bei Filterverwendung 24-stündlicher Wechsel des Filters und vorgeschalteter Systemteile
- Gesamtsystemerneuerung nach Angaben des Herstellers
- Wasserfallen der Feuchtbeatmung immer am tiefsten Punkt des Systems platzieren
- Kondenswasser sofort entsorgen
- jedes mit den Atemwegen des Kranken in Berührung kommende Respiratorzubehör und Einmalmaterial muss sterilisiert sein
- jede Manipulation am offenen System wie Bronchialtoilette und Systemwechsel erfolgt unter sterilen Kautelen
- Vermeidung von ungefiltertem Austritt der Patientenausatemluft (nicht alle Geräte haben installierte Exspirationsfilter)

Beatmungsmethode bei apparativer Beatmung
kontrollierte Beatmung
- Beatmungsvolumen, Beatmungsfrequenz und Beatmungsverhältnis werden am *Respirator* (Beatmungsgerät) fest eingestellt

assistierte Beatmung
- Beatmungsvolumen und -frequenz können vom Patienten innerhalb eines eingestellten Normbereiches beeinflusst werden (Trigger)

kombinierte Beatmung
- Kombination der kontrollierten und assistierten Beatmung bei Patienten mit Atempausen

| Testfragen |

1. **Warum sollte ein Patient bis zum Abend des Operationstages spontan Urin entleert haben, bzw. muss er katheterisiert sein:**
   A ❏ es kann u.U. zu einer Ruptur der Blasenwand kommen
   B ❏ Störungen der Nierenfunktion werden frühzeitig erkennbar
   C ❏ falls eine Anurie besteht, kann schon jetzt eine spezielle Therapie eingeleitet werden
   D ❏ nur so kann man sich vom vollständigen Abbau des Narkosemittels überzeugen
   E ❏ nur so kann man eine aufsteigende Harnweginfektion verhindern

2. **Welche Aussagen zur Rasur des Operationsgebietes sind falsch:**
   A ❏ sie dient der Infektionsprophylaxe
   B ❏ sie ist aus hygienischer Sicht nicht erforderlich
   C ❏ sie dient der Übersichtlichkeit über das Operationsgebiet
   D ❏ sie macht die Hautspannungslinien sichtbar
   E ❏ sie erleichtert u.U. die Befestigung eines Verbandes
   F ❏ sie darf frühestens am Vorabend durchgeführt werden
   G ❏ die Trockenrasur ist nach Möglichkeit zu vermeiden
   H ❏ die Nassrasur ist für alle Körperregionen geeignet
   J ❏ ein Feuchtumschlag auf die rasierte Region ist entbehrlich

3. **Bevor ein Patient aus der Operationsabteilung auf die Station transportiert wird, werden durch das Pflegepersonal überprüft:**
   A ❏ die Reflexe
   B ❏ die Spontanatmung
   C ❏ der Puls
   D ❏ der zentrale Venendruck
   E ❏ die Blasenfunktion
   F ❏ das Vermögen des Patienten, den Kopf anzuheben
   G ❏ die Darmfunktion

4. **Was bedeutet "nüchtern bleiben" des Patienten:**
   A ❏ spätestens ab 18.00 Uhr des Vortages darf der Patient keinen Alkohol mehr zu sich nehmen
   B ❏ ab 6.00 Uhr des Operationstages darf der Patient keine Nahrung zu sich nehmen
   C ❏ spätestens ab 0.00 Uhr des Operationstages darf der Patient nicht mehr essen, trinken oder rauchen
   D ❏ spätestens ab 12.00 Uhr des Vortages wird der Patient auf eine parenterale Ernährung umgestellt

---

1 B, C
2 B, D, F
3 B, C, F
4 C

5. **Ein postoperativer Singultus kann hervorgerufen werden durch:**
   A ☐ eine Peritonitis
   B ☐ eine Harnweginfektion
   C ☐ eine Phrenikusirritation
   D ☐ einen überblähten Dickdarm
   E ☐ eine Blasenatonie
   F ☐ eine Hypotonie
   G ☐ eine Hypertonie

6. **Das präoperative Einüben bestimmter Fähigkeiten bedeutet:**
   A ☐ eine frühzeitige einzusetzende Arbeitstherapie
   B ☐ ein Lernen bestimmter Handgriffe oder Techniken, die den Patienten in der postoperativen Phase unabhängiger und selbstständiger machen (Vertrauen zu sich selbst)
   C ☐ eine behutsame seelisch-körperliche Vorbereitung auf einen evtl. Wandel der Lebensgewohnheiten
   D ☐ dass der Patient lernt, seinen Körper besser auf Veränderungen hin zu beobachten, um diese sofort dem Pflegepersonal zu melden

7. **Zur endotrachealen Intubation benutzt man:**
   A ☐ ein Bronchoskop
   B ☐ einen Zungenspatel
   C ☐ ein Laryngoskop
   D ☐ den Esmarch-Handgriff
   E ☐ einen Guedel-Tubus
   F ☐ einen Safar-Tubus

8. **Richtige Durchführung einer Reanimation:**
   A ☐ Herzmassage und Atemspende erfolgen als parallele Maßnahme
   B ☐ Herzmassage reicht alleine zur Lungenbelüftung aus
   C ☐ es wird immer mit der Atemspende begonnen
   D ☐ man beginnt immer mit der Herzkompression
   E ☐ die Atemspende erfordert den maximalen Ausatemdruck des Helfers
   F ☐ bei zwei Helfern gilt der Rhythmus 5 : 1
   G ☐ bei zwei Helfern gilt der Rhythmus 15 : 2
   H ☐ die Herzmassage erfolgt mit der Druckrichtung nach links außen
   J ☐ bei zwei Helfern erfolgt die Atemspende interponierend

9. **Eine Aspiration bei einem bewusstlosen Patienten kann man am sichersten verhindern mit einem:**
   A ☐ Safar-Tubus
   B ☐ Guedel-Tubus
   C ☐ Wendl-Tubus
   D ☐ Endotracheal-Tubus

10. **Wie werden die Elektroden zum Extremitätenkardiogramm nach Einthoven angelegt:**
    A ☐ rechter Fuß - schwarzes Kabel
        rechter Arm - rotes Kabel
        linker Arm - gelbes Kabel
        linker Fuß - grünes Kabel
    B ☐ rechter Fuß - grünes Kabel
        rechter Arm - gelbes Kabel
        linker Arm - schwarzes Kabel
        linker Fuß - rotes Kabel
    C ☐ rechter Fuß - schwarzes Kabel
        rechter Arm - grünes Kabel
        linker Arm - gelbes Kabel
        linker Fuß - rotes Kabel

11. **Bei einem Bewusstlosen wird die Mundpflege durchgeführt mit:**
    A ☐ einem nassen Tupfer, der um einen Holzspatel gewickelt ist
    B ☐ einem feuchten Tupfer, der in einer Kornzange eingeklemmt ist
    C ☐ einer Zahnbürste und Zahnpasta
    D ☐ einem Zahnprothesenschnellreinigungsmittel

12. **Ein fehlender Lidschlag:**
    A ☐ braucht nicht behandelt zu werden, da es zu keiner Austrocknung der Bindehaut kommt
    B ☐ wird mit Augentropfen und Augensalbe behandelt, um die Bindehaut feucht zu halten
    C ☐ wird mit pupillenerweiternden Augentropfen behandelt
    D ☐ kann bei Bewusstlosen auftreten
    E ☐ führt zur Austrocknung der Konjunktiva

13. **Pflegerische Maßnahmen bei Patienten mit akuter Extremitätenembolie:**
    A ☐ Hochlagerung der betroffenen Extremität
    B ☐ Tieflagerung der betroffenen Extremität
    C ☐ Patienten auffordern, die Extremität(en) aktiv zu bewegen
    D ☐ Anlegen eines lockeren Watteverbandes
    E ☐ Beobachtung des Patienten auf Schocksymptome
    F ☐ Anlegen feuchtwarmer Wadenwickel
    G ☐ unblutigen Aderlass durchführen
    H ☐ betroffene Extremität sofort abbinden

---

5 A, C
6 B, C
7 C
8 A, C, F, J
9 D

10 A
11 B
12 B, D, E
13 B, D, E

Repetitorium VIII
Pflegemodelle / Pflegeplanung / / Pflegestandards

VIII.1 Pflegemodelle

Ein Pflegemodell stellt ein Schema dar, um wesentliche Vorgänge in der Pflege zu verstehen, anzuwenden oder zu verändern. Pflegemodelle enthalten Darstellungen über Pflegeverständnis, Bedeutung der Pflege, Pflegeabläufe, Pflegeregelkreise, Professionalisierung der Pflege, Weiterentwicklungsmöglichkeiten der Pflege

Bedürfnismodelle
- sie orientieren sich an den physiologischen und psychosozialen Grundbedürfnissen, die auf alle Menschen anwendbar sind und für den Kranken an vertraute Erfahrungen anknüpfen (z.B. Schlaf, Sicherheit, Nahrungsaufnahme usw.)
- Bedürfnismodelle versuchen die Frage zu beantworten: "Was ist Pflege?"
- verschiedenste Bedürfnismodelle wurden von Florence Nightingale (1858), Virginia Henderson (1955) erstmals entwickelt

Lebensmodell
- von Nancy Roper, Winifred W. Logan und Alison J. Tierney wurde das Bedürfnismodell den 70er Jahren als Lebensmodell erweitert
- Ausgangspunkt dieses Modells ist ein handlungsorientiertes Menschenbild, welches sich an den Lebensaktivitäten (LA) orientiert
- Pflege wird da nötig, wo Einschränkungen in einer oder mehreren der Lebensaktivitäten vorliegt
- das Lebensmodell wurde durch Liliane Juchli für den deutschsprachigen Raum erweitert und die Lebensaktivitäten durch die "12 Aktivitäten des täglichen Lebens (ATL)" ersetzt

Aktivitäten des täglichen Lebens (ATL):
- wach sein und schlafen
- sich bewegen
- sich waschen und kleiden
- essen und trinken
- ausscheiden
- Körpertemperatur regulieren
- atmen
- sich sicher fühlen und verhalten
- Raum und Zeit gestalten - arbeiten und spielen
- kommunizieren
- Kind, Frau, Mann sein
- Sinn finden im Werden - Sein - Vergehen

- Monika Krohwinkel hat die Aktivitäten des täglichen Lebens durch "13 Aktivitäten und existentielle Erfahrungen des Lebens" (AEDL) erweitert

Aktivitäten und existentielle Erfahrungen des Lebens (AEDL):
- kommunizieren
- sich bewegen
- vitale Funktionen des Lebens aufrechterhalten
- sich pflegen
- essen und trinken
- ausscheiden
- sich kleiden
- ruhen und schlafen
- sich beschäftigen
- sich als Mann oder Frau fühlen und verhalten
- für eine sichere Umgebung sorgen
- soziale Bereiche des Lebens sichern
- mit existentiellen Erfahrungen des Lebens umgehen

Selbstpflege-Defizit-Modell
- das Selbstpflege-Defizit-Modell wurde 1959 von Dorothea E. Orem (1959) entwickelt und gehört zu den Bedürfnismodellen
- es orientiert sich an der Fähigkeit des Menschen zwei Formen von Fürsorge wahrzunehmen: *Self care* (Selbstpflege = Bedürfnis nach Existenzerhaltung und auf dieses Ziel ausgerichtete Maßnahmen) und *Dependent care* (Abhängigenpflege = Selbstpflegebedürfnisse ausgerichtet auf eine abhängige Person)

Interaktionsmodelle
- sie hinterfragen in erste Linie die Beziehung zwischen Patient und Pflegeperson und orientieren sich an der Frage: "Wie wird Pflege durchgeführt?"
- verschiedenste Interaktionsmodelle wurden von Hildegard E. Peplau (1952), Ida Jean Orlando (1962) und Ernestine Weidenbach (1964) erstmals entwickelt

Pflegeergebnismodelle
- Sie orientieren sich an der Frage: "Warum, mit welchem Ziel wird die Pflege durchgeführt?"
- verschiedenste Pflegeergebnismodelle wurden von Dorothy Johnson (1958), Myra E. Levin (1966) und Sister Callista Roy (1971) erstmals entwickelt

VIII.2 Pflegeplanung (Pflegeprozess)

Pflegeplanung umfasst
- die Pflegeanamnese
- die Pflegediagnose
- die Erfassung der Pflegeprobleme
- die Erfassung der (Pflege)Ressourcen
- die Festlegung der Pflegeziele
- die Planung der Pflegemaßnahmen (Erstellung eines individuellen Pflegemaßnahmenplans - anhand fertiger Pflegestandards oder eine konkrete Beschreibung der Maßnahmen)
- Durchführung der Pflege
- Verfassung eines Pflegeberichts
- Erfolgskontrolle und Feedback (Wirkungsbeurteilung der Pflegemaßnahmen anhand der Pflegeziele und des erreichten Ist-Zustands)

Pflegeanamnese
- Erhebung aller Daten und Informationen im Gespräch mit dem Pflegebedürftigen zu Beginn des stationären Aufenthaltes oder der ambulanten Versorgung im häuslichen Bereich
- die Pflegeanamnese geht der pflegerischen und therapeutischen Versorgung voraus
- sie ist Voraussetzung zur Erstellung eines Pflegeplanes
- in der Pflegeanamnese werden alle pflegerelevanten Informationen erfasst und dokumentiert, z.B. vorhandene Probleme d. Pflegebedürftigen, länger zurückliegende Heim- oder Krankenhausaufenthalte oder dauerhaft vorherrschende Einschränkungen (Seh-, Hör-, Körperbehinderungen), bereits eingesetzte Hilfsmittel (Brille, Hörgerät, Gehhilfen,...) sowie Ressourcen der Person
- die pflegebedürftige Person äußert Bedürfnisse, Wünsche, Einschränkungen u.a. gegenüber der Pflegeperson
- die Inhalte des Gespräches (Informationssammlung) haben direkten Einfluss auf die Versorgung d. Pflegebedürftigen
- nach ihnen werden Pflegeprobleme formuliert und geeignete Maßnahmen ergriffen

Pflegegespräch
- Gespräch mit dem Pflegebedürftigen zu Beginn des stationären Aufenthaltes (bei der Aufnahme = Aufnahmegespräch) oder während des Aufenthaltes
- im Pflegegespräch stellt die pflegebedürftige Person Bedürfnisse, Wünsche, Einschränkungen u.a. gegenüber der Pflegeperson dar
- die Inhalte des Gespräches (Informationssammlung) haben direkten Einfluss auf die Versorgung des Pflegebedürftigen; nach ihnen werden Pflegeprobleme formuliert und geeignete Maßnahmen ergriffen

Pflegediagnose
- Feststellung der aktuellen und potentiellen Pflegeprobleme (Gesundheitsprobleme) anhand des Aufnahmegespräches, der Pflegeanamnese, der Informationssammlung, der Beobachtung des Patienten sowie der Ressourcen

Pflegeproblem
- ein Pflegeproblem liegt vor, wenn unter Berücksichtigung der pflegerelevanten Ressourcen, Gewohnheiten und Bedürfnisse des Pflegebedürftigen ein Defizit im Bereich der ATL, LA, AEDL vorliegt, welches er nicht selbst kompensieren kann, dies jedoch durch pflegerische Maßnahmen und Hilfestellungen beseitigt, kompensiert oder gelindert werden kann
- die Problemformulierung soll knapp, verständlich und objektiv sein und den Bereich, die Art und den Umfang der Beeinträchtigung beschreiben

aktuelle, tatsächliche Probleme
- sind meist, beobachtbar und können vom Pflegebedürftigen bestätigt werden
- können durch pflegerische Maßnahmen und Hilfestellungen beseitigt, kompensiert oder gelindert werden

generelle Probleme
- treten bei speziellen Therapiemaßnahmen und bei bestimmten Erkrankungen meist als potentielle Probleme auf
- können durch entsprechende Beobachtung, Pflegestandards und Pflegeprophylaxen frühzeitig erkannt, kompensiert oder behoben werden

individuelle Probleme
- sind aktuelle Probleme, die aus der individuellen Lebenssituation und der sozialen Situation des Pflegebedürftigen resultieren
- können durch einfühlsame Gespräche erkannt und mit Hilfe sozialer Dienste gelindert werden

potentielle (wahrscheinliche) Probleme
- liegen vor, wenn Bedingungen bzw. Risikofaktoren vorhanden sind, die nach pflegerischem Wissen und nach Pflegeerfahrungen ohne pflegerische Intervention wahrscheinlich zur Entstehung eines bestimmten Problems führen
- können durch pflegerische Prophylaxen verhindert oder durch Überwachung frühzeitig erkannt werden

verdeckte, vermutete Probleme
- liegen im zwischenmenschlichen (emotionalen) Bereich

VIII. Pflegeplanungen

- können vom Pflegepersonal durch besondere Aufmerksamkeit (richtiges Zuhören) erkannt und dem Pflegebedürftigen bewusst gemacht werden

Pflegeressourcen
- Kräfte, eigene Möglichkeiten, eigene Fähigkeiten über die ein Patient noch verfügt und die wirksam in die pflegerische Handlung einbezogen werden können

Pflegeziele
- beschreiben den Soll-Zustand des Pflegebedürftigen, der - analog zu den Pflegeproblemen - angestrebt werden soll
- die Pflegeziele orientieren sich an den Pflegeproblemen, am Pflegebedarf und an den Ressourcen
- Pflegeziele beziehen sich in der Regel auf Leistungen, Kenntnisse, Verhalten, Befunde und Zustände
- sie sollten gemeinsam mit dem Pflegebedürftigen erarbeitet und überwacht werden
- ein Pflegeziel soll überprüfbar, erreichbar und realistisch sein
- ennerhalb des Pflegeprozesses dienen die Pflegeziele der Wirksamkeitsüberprüfung der Pflegemaßnahmen

Fernziele
- beschreiben den End-Soll-Zustand, das gewünschte Endergebnis und erstrecken sich über einen relativ langen Zeitraum

Nahziele
- beschreiben einen Zwischen-Soll-Zustand, ein Teilergebnis und sollen in kurzer, absehbarer Zeit erreicht werden

Pflegemaßnahme
- zielgerichtete pflegerische Verrichtung im Rahmen des *Pflegeprozesses*
- die Pflegemaßnahme wird nach einer entsprechenden Planung (Feststellen der Erforderlichen) durchgeführt, das Ergebnis der durchgeführten Maßnahme anhand der Zielsetzung überprüft
- sie wird in Abhängigkeit von der Zielerreichung ggf. geändert

Grundpflegemaßnahmen
- z.B. die Körperpflege, das An- und Auskleiden, die Lagerung d. Pflegebedürftigen, die Unterstützung bei der Nahrungsaufnahme, den Ausscheidungen u.Ä., *prophylaktische Pflegemaßnahmen* (vorbeugende Maßnahmen zur Verhinderung von Folgeschäden)

spezielle Pflegemaßnahmen
- Behandlungspflege, wie z.B. das Legen und die Überwachung von Sonden und Kathetern, die Vorbereitung und Überwachung von Infusionen, die Verabreichung von *subkutanen* und intramuskulären Injektionen, die prä- und postoperative Versorgung d. Pflegebedürftigen, Intensivpflegemaßnahmen u.a.

Pflegebericht
- der Pflegebericht ist Teil der Pflegedokumentation und umfasst die folgenden Aufzeichnungen
  - Befinden des Patienten
  - Veränderungen seines Zustandes
  - Beobachtungen
  - durchgeführte Pflegemaßnahmen
  - Reaktionen auf Pflegemaßnahmen

Pflegedokumentation
- schriftlicher Nachweis über den Pflegeprozess
- der Pflegedokumentation muss zu entnehmen sein wer, was, wann, wie und warum getan hat
- die Pflegedokumentation dient neben dem Nachweis über erbrachte Pflegeleistungen der Sicherung von Informationen für das gesamte therapeutische Team
- die Pflegedokumentation ist im juristischen Sinne eine **Urkunde**, d.h.
  - jede Pflegeperson trägt die von ihr erbrachte Leistung oder Beobachtung mit Datum und Uhrzeit selbst ein und zeichnet diese mit ihrem Namen ab (gilt auch für Anordnungen)
  - keine Eintragungen mit Bleistift
  - kein Radieren, Überkleben oder Überschreiben
  - Einträge müssen zeitnah (sofort) erfolgen
  - keine Einträge vor der erbrachten Leistung vornehmen
  - kein Herausreißen von Seiten
- **Rechtsgrundlage** für die pflegerische Dokumentation ist
  - § 4 KrPflG und die KrPflAPrVO
  - das Vertragsrecht in Form des Krankenhausaufnahmevertrags, Heimvertrags oder Behandlungsvertrags
  - für Einrichtungen des Gesundheitswesens ist vom Gesetzgeber (Sozialgesetzbuch) die Pflegedokumentation vorgeschrieben; daraus ergibt sich eine Dokumentationspflicht über den Fortgang der Grund- und Behandlungspflege als pflegerische Leistung
- die Pflegedokumentation erfüllt im Haftungsprozess den prozessualen Zweck der Beweissicherung
- **Inhalt der Pflegedokumentation** Informationssammlung (Datensammlung, Aufnahmeprotokoll, Pflegeanamnese), Messwerte (Körpertemperatur, Körpergröße, Körpergewicht, Puls, Blutdruck), Beobachtungen (z.B. Hautbeschaffenheit, Wundverhältnisse, Ausscheidungen, Schlaf, Schmerz, Psyche.....), Pflegeprobleme, Ressourcen, Pflegebedarf, Pflegeziele, geplan-

ter Pflegemaßnahmenkatalog (Pflegestandards), durchgeführte Pflegemaßnahmen, Reaktionen des Patienten auf Pflegemaßnahmen, Pflegebericht, neu auftretende Pflegeprobleme, angeordnete Untersuchungen, durchgeführte Untersuchungen (z.B. Röntgen, EKG,....), Untersuchungsergebnisse (z.B. Laborwerte), angeordnete Medikamente, verabreichte Medikamente

Pflegeentlassungsbericht

- wird erstellt, wenn der Pflegebedürftige nach der Entlassung aus dem stationären Bereich ambulant pflegerisch versorgt wird
- der Entlassungsbericht enthält Angaben über den momentanen Zustand des Pflegebedürftigen (Krankheitsdiagnose, Allgemeinzustand, Einschränkungen, Ressourcen,...), über die bisherige pflegerische Versorgung (Unterstützung bei den tgl. Verrichtungen, spezielle Pflegemaßnahmen,...), Informationen über die durchgeführte Therapie, Hinweise zu geplantem Vorgehen
- der Bericht wird entweder handschriftlich, auf hauseigenen Formularen oder entsprechendem Formblatt erstellt

Pflegequalitätssicherung

- Verfahren zur kontinuierlichen Feststellung der Beschaffenheit und Güte der Pflege
- das SGB XI (Pflegeversicherung) schreibt den Einrichtungen, die von der Pflegeversicherung zugelassen sind, Maßnahmen zur Pflegequalitätssicherung vor
- für den Krankenhausbereich schreibt das Gesundheitsreformgesetz eine Qualitätssicherungsverpflichtung vor
- Instrumente zur Qualitätssicherung sind Pflegediagnosen, Pflegestandards, Pflegedokumentation und Pflegequalitätsstufen

Pflegeprozessmodelle

Vier-Phasen-Modell von Mischo-Kelling

1. Phase
Pflegebedarf einschätzen

2. Phase
Pflege planen

3. Phase
Pflege durchführen

4. Phase
evaluieren, verbessern

Vier-Stufen-Modell des Pflegeprozesses der WHO

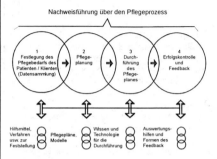

Sechs-Stufen-Modell von Fichter / Meier

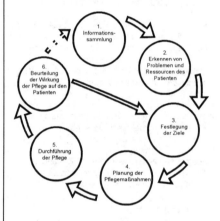

VIII.3 Pflegeplanungen (Fallbeispiele)

Hämorrhoidektomie

Postoperative Pflege einer Patientin, bei der eine Hämorrhoidektomie durchgeführt wurde

Der Hausarzt hat Frau Elisabeth D. wegen ihres Hämorrhoidalleidens Stadium III zur Hämorrhoidektomie eingewiesen. Sie wurde gestern auf der chirurgischen Station aufgenommen. In der pflegerischen und der ärztlichen Anamnese wurden folgende Informationen zusammengetragen.

Informationssammlung
Frau D., 46 Jahre alt, ist verheiratet und hat zwei erwachsene Kinder. Sie arbeitet halbtags als Sekretärin.
Ihr Körpergewicht beträgt 71 kg bei einer Körpergröße von 165 cm.
Sie leidet seit ca. 20 Jahren an einer chronischen Obstipation, hat 2-3-mal wöchentlich sehr harten Stuhlgang. Seit einigen Monaten ist die Defäkation sehr schmerzhaft, die Schmerzen halten einige Zeit nach dem Stuhlgang an und treten oft auch während des Sitzens auf. Außerdem bestehen ein quälender Juckreiz und ein Brennen in der Analregion.
Frau D. versuchte zunächst, die Beschwerden mit freiverkäuflichen Abführmitteln und sogenannten "Hämorrhoidenzäpfchen" zu lindern. Aus Scham und aus Angst vor einer Darmuntersuchung schob sie einen Besuch beim Hausarzt immer wieder auf.
Erst nachdem sie mehrmals Schleimbeimengungen und Blutauflagerungen auf dem Stuhl beobachtet hatte, suchte sie beunruhigt ihren Hausarzt auf. Dieser stellte nach einer Rektoskopie die Diagnose "Hämorrhoidalleiden Stadium III" und riet Frau D. zu einer operativen Entfernung der Hämorrhoiden. Wegen der anhaltenden Beschwerden hat sie sich schweren Herzens entschlossen, sich dieser "*unangenehmen Operation*" zu unterziehen.
Frau D. äußerte den Wunsch, möglichst von weiblichem Pflegepersonal betreut zu werden. Sie schäme sich schon wegen ihres Übergewichtes, "*und jetzt auch noch diese Operation....*".

Heute Morgen wurde in Allgemeinnarkose eine Hämorrhoidektomie durchgeführt. Die Operation verlief komplikationslos. Frau D. wurde danach zwei Stunden im Aufwachraum betreut und jetzt auf die chirurgische Station zurückverlegt. Sie ist ansprechbar aber noch sehr schläfrig. Die Vitalwerte liegen im Normbereich. In der linken Vena cephalica liegt eine Braunüle, es läuft eine Infusion (500ml Tutofusin® OP) ein. Weitere Infusionen sind nicht vorgesehen.

Für die weitere Pflege der Patientin liegen folgende Arztverordnungen vor:
- Abstöpseln der Braunüle nach Einlaufen der Infusion; bei komplikationslosem Verlauf Entfernung der Braunüle am Morgen des ersten postoperativen Tages
- Zweistündlich Vitalzeichenkontrollen am Operationstag
- Sofern keine Übelkeit / kein Erbrechen besteht, 6 Stunden nach der Operation schluckweise Verabreichung von Tee, abends leichte Kost; ab dem 1. postoperativen Tag Anbieten von vollwertiger Reduktionskost (1500 Kcal / 24Std.)
- 2-mal täglich Verabreichung von einem Teelöffel Bekunis® leicht Granulat mit einem Glas Wasser, um den Stuhl weich zu halten und ein Pressen beim Stuhlgang zu vermeiden
- Morgens und abends Sitzbad mit Kamille, zusätzlich nach jedem Stuhlgang Abduschen der Wunde mit lauwarmem Wasser
- ab dem 1. postop. Tag Wundabdeckung mit Kompressen / Vorlage und Fixierung mittels Netzhose.

Aufgaben

Planen Sie bitte die Pflege von Frau D. während der postoperativen Phase bis zur Entlassung.

1) Beschreiben Sie je 1 Problem aus 4 verschiedenen Problembereichen (Aktivitäten des täglichen Lebens / Lebensaktivitäten).

2) Formulieren Sie dazu das jeweilige Pflegeziel.

3) Planen Sie zu jedem Pflegeziel 3 Pflegemaßnahmen und begründen Sie diese.

Die Lösungsmöglichkeiten zu diesem Fallbeispiel finden Sie auf den nächsten Seiten.

Lösungen zum Fallbeispiel „Postoperative Pflege einer Patientin, bei der eine Hämorrhoidektomie durchgeführt wurde"

Probleme / Ressourcen	Pflegeziele	Pflegemaßnahmen	Begründungen
Für Sicherheit sorgen Postoperative Komplikationen möglich, z.B. – Kreislaufinstabilität – Übelkeit / Erbrechen – Blutung im Analbereich	Frühzeitiges Erkennen von Veränderungen / Komplikationen (Blutdruckabfall, Tachykardie, Hautblässe; Durchbluten des Verbandes)	• Vitalzeichenkontrolle, am OP-Tag 2 stündlich Puls- und Blutdruckkontrollen, Häufigkeit im weiteren Verlauf nach Bedarf / Arztanordnung • Beobachtung von Hautfarbe und subjektivem Befinden • Frage nach Übelkeit • Beobachtung des Bewusstseins, am OP-Tag Patientin wiederholt ansprechen und Reaktion sowie Orientierungsvermögen beobachten • Beobachtung des Wundverbandes hinsichtlich einer Nachblutung	• Puls- und Blutdruckwerte sowie Hautdurchblutung und Befinden lassen Rückschlüsse über die aktuelle Kreislaufsituation zu und verändern sich bei stärkerem Blutverlust (Pulsanstieg, Blutdruckabfall) • Bei Übelkeit / Erbrechen sind Flüssigkeits- und Nahrungszufuhr kontraindiziert (Aspirationsgefahr) • Bei Narkotikaüberhang / Komplikationen verändern sich Bewusstseinslage und Reaktionsvermögen • Bei Bedarf kann eine ärztliche Untersuchung veranlasst und die Blutung frühzeitig gestillt werden
Komplikationen durch venösen Zugang möglich, z.B. paravenöses Einlaufen, Entzündung im Bereich der Einstichstelle, Thrombophlebitis	Frühzeitiges Erkennen von Komplikationen (paravenöses Einlaufen, Entzündungszeichen) Infektionsfreie Einstichstelle Frau D. kennt mögliche Komplikationen / Entzündungszeichen und meldet sich ggf. bei deren Auftreten	• Beobachtung des Einlaufens der Infusion • Inspektion und Palpation der Einstichstelle und des Venenverlaufs hinsichtlich Entzündungszeichen • Entfernung der Braunüle am 1. postop. Tag • Information der Patientin hinsichtlich möglicher Komplikationen und Anweisung, sich bei entsprechenden Veränderungen sofort zu melden	• Paravenöses Einlaufen wird ggf. früh entdeckt und gestoppt • Entzündungsausbreitung und Thrombosierung können ggf. verhindert werden • Minimieren des Infektionsrisikos • Frau D. ist in der Lage, sich selbst zu beobachten und sich bei Schmerzen u.a. Beschwerden sofort zu melden

Probleme / Ressourcen	Pflegeziele	Pflegemaßnahmen	Begründungen
Operationswunde im Analbereich - Schmerzen, - Wundheilungsstörungen, - Infektionen (selten) möglich	Ungestörte Wundheilung Frau D. ist weitgehend schmerzfrei	• Entfernen des Wundverbandes am ersten postop. Tag • Wundversorgung: morgens und abends Sitzbad mit Kamille • Nach jedem Stuhlgang Abduschen der Wunde mit lauwarmem Wasser • Auflegen von Mullkompressen • Anbringen einer Vorlage, Fixierung mit Netzhose	• Geschlossene Wundversorgung ist nicht erforderlich / sinnvoll • Maßnahmen unterstützen die physiologische Wundreinigung /-heilung • Reinigung; Zusatz von Kamille übt eine mild antiseptische Wirkung aus • Schutz der Wunde • Lockere Fixierung der Wundauflage
Thromboserisiko (siehe „Sich Bewegen")			
Sich Bewegen Eingeschränkte Mobilität am OP-Tag, dadurch Thromboserisiko	Erhöhte Strömungsgeschwindigkeit in den tiefen Beinvenen Frau D. – weiß um das Thromboserisiko – kennt prophylaktische Maßnahmen und den Stellenwert ihrer Mitarbeit – führt mehrmals täglich Bewegungsübungen durch / bewegt sich außerhalb des Bettes	• Thromboseprophylaxe – Frühmobilisation am OP-Tag abends – Anziehen von Antithrombosestrümpfen während der Liegezeiten, vorher Ausstreichen der Beinvenen herzwärts – Mobilisation ab dem 1. postop. Tag (Bewegungsübungen mit den Füßen / Zehen, wiederholtes Aufstehen und Umhergehen) • Information der Patientin über Thromboserisiko und prophylaktische Maßnahmen • Anleitung zu Bewegungsübungen • Beobachtung der Durchführung	• Bewegung (Früh-/ Mobilisation) geht mit Betätigung der Muskel - Venen - Pumpe einher, erhöht den venösen Rückfluss • Antithrombosestrümpfe erhöhen die Strömungsgeschwindigkeit in den tiefer liegenden Beinvenen • Das Ausstreichen der Venen fördert den venösen Rückfluss • Information fördert Einsicht und Kooperation von Frau D. • Anleitung unterstreicht die Bedeutung der Maßnahme und ermöglicht eine korrekte Durchführung • Erfolgskontrolle

Probleme / Ressourcen	Pflegeziele	Pflegemaßnahmen	Begründungen
Wunde im Analbereich – Druckbelastung würde zu Schmerzen führen und die Wundheilung / Durchblutung behindern	Druckfreiheit in der Analregion Frau D. – lagert sich so, dass die Analregion druckentlastet ist – erfährt keine zusätzlichen Schmerzen durch unsachgemäße Lagerung	• Lagerung auf der Seite oder in Bauchlage (OP-Tag, während der Liegezeiten) • Hohllagerung der Analregion während des Sitzens, z.B. mittels ausgeschnittenem Schaumstoffkissen, bei Bedarf Ausgleichen des Höhenunterschiedes am Übergang zur nicht unterlagerten Region • Entsprechende Information und Anweisung an die Patientin	• In Seiten- und Bauchlage wird die Operationswunde nicht belastet, Schmerzen werden nicht provoziert, die Durchblutung wird gewährleistet • Hohllagerung ermöglicht Druckfreiheit • Weiches Lagerungsmaterial sorgt für eine relativ gleichmäßige Druckverteilung am Übergang zur nicht gelagerten Region • Information ist Voraussetzung für situationsgerechtes Verhalten von Frau D.
Atmen Der Zustand nach Intubationsnarkose bedingt vorübergehend eine flache Atmung, eine verringerte Lungenbelüftung und eine vermehrte Sekretproduktion - Sekretansammlungen und - eine Pneumonie können sich entwickeln	Frau D. – kennt die Risikofaktoren und weiß, wie sie diesen aktiv entgegenwirken kann – führt am OP-Tag / 1. postop. Tag stündlich Atemübungen durch und hustet ggf. Bronchialsekret ab – atmet intermittierend intensiver – verändert 2-3-stündlich ihre Körperlage	• Information hinsichtlich der Atemgefährdung und der atemfördernden Wirkung von Atemübungen, Lageveränderungen und Bewegung • Anleitung zu Atemübungen, z.B. tiefes Ein- und Ausatmen, Zwerchfellatmung • Anweisung, Atemübungen am OP-Tag und am 1.postop. Tag stündlich 8-10-mal zu wiederholen und bei Bedarf anschließend abzuhusten • Mobilisation (siehe „Sich Bewegen") • Lageveränderungen: 2-3-stündlich Wechsel von Seiten- und Bauchlage, Aufforderung, mehrmals täglich umherzugehen	• Information fördert Einsicht und Kooperation • Atemübungen intensivieren Lungenbelüftung und Gasaustausch • Verstärkte Atembewegungen fördern Beweglichkeit, Lockerung und Transport von Bronchialsekret • Anleitung ist Voraussetzung für die korrekte, effektive und selbstständige Durchführung von gesundheitsfördernden Maßnahmen • Lageveränderungen fördern die Belüftung und Durchblutung jeweils verschiedener Lungenbereiche *(Atelektasenprophylaxe)*

VIII. Pflegeplanungen

Probleme / Ressourcen	Pflegeziele	Pflegemaßnahmen	Begründungen
Ausscheiden Wegen der Operationswunde im Analbereich kann es bei der Defäkation zu Schmerzen und zu Verletzungen / Blutungen der Analschleimhaut kommen	Frau D. führt täglich (weitgehend schmerzfrei) weichen Stuhl ab	**Schmerzprophylaxe / -therapie** • Bei Bedarf Verabreichung des ärztlich verordneten Analgetikums ca. 30 Min. vor dem Toilettengang • Obstipationsprophylaxe (*siehe nachfolgend*)	• Verhinderung / Reduzierung von Schmerzen bei der Defäkation, denn diese beeinträchtigen das Wohlbefinden und können eine Unterdrückung des Stuhldrangs bedingen und somit eine Obstipation fördern
Frau D. – neigt zur Obstipation – nahm bisher -2-3-mal wöchentlich Abführmittel ein	Frau D. – führt täglich weichen Stuhl ab – kennt den Zusammenhang zwischen Hämorrhoidalleiden und Obstipation – kennt Zusammenstellung und Wirkung faserstoffreicher Nahrung – ist bereit, ihr Trink- und Ernährungsverhalten zu verändern – kennt die möglichen Nebenwirkungen von Abführmitteln – verzichtet auf die Einnahme von Abführmitteln	**Obstipationsprophylaxe** • Vorübergehend Verabreichung des ärztlich verordneten Laxans Bekunis® leicht • Information der Patientin hinsichtlich – des Zusammenhangs zwischen faserstoffarmer Ernährung und Obstipation / Pressen bei der Defäkation und Hämorrhoidalleiden – der Zusammenstellung und Wirkung einer faserstoff- (ballaststoff-) reichen Ernährung (tägliche Aufnahme von Vollkornprodukten, frischem Obst und Gemüse) bei reichlicher Flüssigkeitszufuhr (mindestens 1,5 - 2 l Trinkmenge in 24 Std.) – der Nebenwirkungen bei wiederholter Einnahme von Abführmitteln (Flüssigkeits- / Elektrolytverluste, erneute Darmträgheit durch Kaliummangel) – positiver Wirkung von Bewegung – der Wirkung verschiedener Faktoren (Hektik bzw. Ruhe, Tageszeit, Umgebung) auf die Defäkation – weiterer Informationsquellen (Ernährungsberatung, Krankenkasse, Literatur, Kochkurse)	• Quellmittel und Faser-/ Ballaststoffe erhöhen das Stuhlvolumen, halten Wasser im Stuhl zurück und weichen den Stuhl auf, sofern ausreichend Flüssigkeit aufgenommen wird • Das Absetzen von weichem Stuhl erspart ein Pressen bei der Defäkation und minimiert das Risiko von Schmerzen / Verletzungen im Bereich der Analschleimhaut • Information fördert Wissen und ermöglicht Einsicht sowie gesundheitsfördernde Verhaltensveränderungen • Die Darmentleerung erfolgt normalerweise zu bestimmten Zeiten und auf bestimmte Reize; Zeitdruck und Störungen von außen können eine Obstipation begünstigen

Probleme / Ressourcen	Pflegeziele	Pflegemaßnahmen	Begründungen
Probleme und Hilfestellung im Bereich „Ausscheiden" lösen bei Frau D. Schamgefühle aus; sie möchte von weiblichem Pflegepersonal betreut werden	Frau D. erfährt Berücksichtigung und Akzeptanz ihres Schamgefühls	• Organisation der Pflege so, dass Pflegemaßnahmen bei Frau D. von Krankenschwestern durchgeführt werden • Durchführung der Pflegemaßnahmen in einem geschützten Raum • Taktvolles Ansprechen der unangenehmen Gefühle (auch der persönlichen)	• Jeder Mensch hat das Recht auf Schutz seiner Intimsphäre • Im allgemeinen erleichtert das Ansprechen unangenehmer Gefühle auf beiden Seiten den Umgang mit den Gefühlen / der Situation
Postoperativ kann es zum Harnverhalt kommen	Frau D. hat spätestens 6 Stunden nach der Operation Wasser gelassen Rechtzeitiges Erkennen eines Harnverhaltes	• Beobachtung der Urinausscheidung • Aufforderung zum Wasserlassen, bei Bedarf Erleichterung der Miktion (Frau D. möglichst zum Toilettenstuhl / zur Toilette begleiten; Wasserhahn aufdrehen; Hand der Patientin in warmes Wasser tauchen) • Bei Erfolglosigkeit (ca. 6 Std. postop) Benachrichtigung des Arztes	• Ein Harnverhalt kann frühzeitig erkannt werden • Eine möglichst natürliche Ausgangsposition und eine geschützte Umgebung erleichtern die Miktion und wirken evtl. Verkrampfungen entgegen • Akustische und taktile Assoziationen fördern den Beginn einer Miktion • Nach ca. 6 Stunden Harnverhalt sind medizinische Maßnahmen angezeigt, um eine Überdehnung der Blase zu vermeiden
Essen und Trinken Während der Narkosenachwirkung können Übelkeit, Erbrechen, Schluckstörungen und in deren Folge eine Aspiration auftreten; deshalb ist für diese Zeit eine Flüssigkeits- und Nahrungskarenz angezeigt / verordnet	Frau D. hat Kenntnis über die Notwendigkeit der Karenz und hält sich daran Vermeiden einer Aspiration	• Flüssigkeits- und Nahrungskarenz bis zur Wiedererlangung der vollen Ansprechbarkeit und dem Freisein von Übelkeit / Erbrechen • Verabreichung von Flüssigkeit zunächst schluckweise, ab dem Abend des OP-Tages uneingeschränkt • Kostaufbau: am Op-Tag abends leichte Kost, ab 1. postop. Tag vitalstoffreiche Vollwertkost	• Bei Bewusstseinseinschränkungen kann es zu einem Verschlucken / zur Aspiration kommen • Schluckweise Verabreichung minimiert das Risiko des Verschluckens • Bei komplikationslosem Verlauf kann uneingeschränkt gegessen werden, da die Bauchhöhle nicht eröffnet wurde

VIII. Pflegeplanungen

Probleme / Ressourcen	Pflegeziele	Pflegemaßnahmen	Begründungen
Frau D. ist übergewichtig (165cm, 71kg); sie schämt sich deswegen	Frau D. – möchte ihr Körpergewicht langsam reduzieren – möchte sich vollwertig ernähren – ist motiviert, sich körperlich mehr zu bewegen	• Information und Motivation hinsichtlich einer vollwertigen und faserstoffreichen Ernährung • Vermitteln einer Ernährungsberatung hinsichtlich einer vollwertigen Reduktionsdiät • Beratung, den Kalorienverbrauch durch Bewegungssteigerung zu erhöhen • Während des Krankenhausaufenthaltes Anbieten von vollwertiger Reduktionskost (1500 Kcal / 24Std.)	• Information und Motivation stärken das Bewusstsein für die Eigenverantwortlichkeit von Frau D. • Eine faserstoffreiche Vollwerternährung verhindert Übergewicht und Obstipation • Zur Reduzierung des Körpergewichts ist vorübergehend eine Reduktionskost erforderlich • Bewegung fördert den Stoffwechsel und erhöht den Kalorienverbrauch • Vollwertkost bietet auch bei 1500 Kcal/24 Std. eine ausreichende Zufuhr aller notwendigen Stoffe
Sich Pflegen Frau D. soll postoperativ dauerhaft eine besondere Analhygiene durchführen, um Reizungen der Analschleimhaut vorzubeugen	Frau D. kennt die Prinzipien und die Wirkung einer angemessenen Analhygiene und befolgt diese	• Information und Anleitung hinsichtlich einer situationsangepassten Analhygiene - nach jedem Stuhlgang sowie morgens und abends Analregion mit lauwarmem Wasser, milder Waschsubstanz und weichem Waschlappen reinigen - nach Möglichkeit Analregion abduschen / Bidet benutzen - Analregion mit weichem Handtuch trocken tupfen - kein Toilettenpapier / Zellstoff verwenden	• Information und Anleitung sind Voraussetzung für die Durchführung einer selbstständigen situationsgerechten Analhygiene • Auch kleine Verunreinigungen / Kotreste reizen die Analschleimhaut und fördern Entzündungsprozesse • Vermeiden unnötiger Reizungen der Analschleimhaut

Probleme / Ressourcen	Pflegeziele	Pflegemaßnahmen	Begründungen
Frau D. ist am Operationstag / 1. postop. Tag geschwächt und braucht Unterstützung bei der Körperpflege	Frau D. – führt die Körperpflege so weit möglich selbstständig durch – fühlt sich erfrischt und wohl	• **Unterstützung bei der Körperpflege** - so viel wie nötig, so wenig wie möglich - am OP-Tag Abendtoilette im Bett / am Waschbecken unterstützen - am 1. postop. Tag Frau D. zur selbstständigen Körperpflege motivieren; aktuelles Befinden beobachten und falls erforderlich Hilfestellung leisten • Anleitung zu korrekter Analhygiene (*siehe "Sich Pflegen"*)	• Frau D. soll möglichst selbstständig sein/bleiben • Am OP-Tag ist Unterstützung erforderlich, da Allgemeinbefinden und Kreislaufsituation beeinträchtigt sind • Die selbstständige Körperpflege fördert im Allgemeinen Wohlbefinden, Selbstwertgefühl, Mobilität und Genesung. Überforderung muss jedoch vermieden werden

Parkinson - Krankheit

Ambulante Pflege eines Menschen mit Parkinson - Krankheit

Frau Annegret K. ist 71 Jahre alt und seit 7 Jahren Witwe. Sie lebt selbstständig im Erdgeschoss ihres eigenen Hauses; das Obergeschoss bewohnen die Tochter, der Schwiegersohn und die Enkelin von Frau K.

Bis vor drei Jahren hatte Frau K. keine schwerwiegenden gesundheitlichen Probleme. Dann beobachtete sie, dass *"ihre Hände irgendwie immer ungeschickter wurden"* und oft zitterten. Auch litt sie unter Muskelschmerzen, die Bewegungen wurden immer mehr zu einer Anstrengung und alle Verrichtungen dauerten länger. Sie suchte den Hausarzt auf, der sie zu einem Neurologen überwies. Nach einiger Zeit wurde die Diagnose "Parkinson - Krankheit " erhoben. Frau K. überwand den ersten Schrecken recht bald und versuchte, *"das Beste aus der Situation zu machen"*. Bisher konnten die auftretenden Symptome (Rigor, Akinese, Tremor und gesteigerte Talgsekretion der Haut) medikamentös gut behandelt werden, so dass Frau K. wie zuvor selbstständig leben und ihren Haushalt führen konnte. Sie nahm sich mehr Zeit für die alltäglichen Aufgaben, bei Schwierigkeiten wurde sie von ihrer Tochter unterstützt.

Seit drei Monaten hat sich die Krankheitssituation allerdings verschlechtert, die Wirkung der Medikamente hat nachgelassen. Frau K. hat zunehmende Bewegungsschwierigkeiten, sie kann nur unter großer Anstrengung aus dem Sessel aufstehen, hat dann große Mühe, den ersten Schritt zu gehen, *"die Füße kleben am Boden"*. Die Körperpflege und einige Hausarbeiten kann sie nicht mehr ohne Hilfe durchführen. Außerdem fehlen ihr *"der Schwung und die rechte Lust an der Hausarbeit"*. Einfache Gerichte kann sie noch selbstständig zubereiten und zu sich nehmen. Allerdings zittern die Hände manchmal so stark, dass sie den Tee verschüttet, außerdem fallen öfter Nahrungsmittel von der Gabel.

Sie geht sehr unsicher und mit kleinen Schritten, in den letzten Wochen ist sie häufig gestürzt; bisher hat sie dabei aber keine ernsthaften Verletzungen erlitten.

Der Hausarzt hat Frau K. Krankengymnastik und Ergotherapie verordnet und schlägt vor, ambulante Pflege zu beantragen. Da die Tochter vormittags berufstätig ist und ihre Mutter während dieser Zeit nicht unterstützen kann, beschließt Frau K.

ambulante Pflege in Anspruch zu nehmen. Sie sind sich einig, daß Frau K. solange wie möglich zu Hause leben soll.
Frau K. ist niedergeschlagen und hat Angst vor der Zukunft; dennoch möchte sie sich *"von der Krankheit nicht unterkriegen lassen"* und weiterhin ein weitgehend selbstständiges Leben führen.

Der medizinische Dienst der zuständigen Krankenkasse hat Leistungen für die Pflegestufe I bewilligt. Daraufhin beauftragt Frau K. einen ambulanten Pflegedienst.

Aufgaben

Planen Sie bitte die ambulante Pflege von Frau K. unter den gegebenen Umständen.

1) Beschreiben Sie je 1 Problem aus 4 verschiedenen Problembereichen (Aktivitäten des täglichen Lebens / Lebensaktivitäten).

2) Formulieren Sie dazu das jeweilige Pflegeziel.

3) Planen Sie zu jedem Pflegeziel 3 Pflegemaßnahmen und begründen Sie diese.

Die Lösungsmöglichkeiten zu diesem Fallbeispiel finden Sie auf den nächsten Seiten.

Lösungsschema zum Fallbeispiel „Pflege eines Menschen mit Parkinson - Krankheit"

Probleme / Ressourcen	Pflegeziele	Pflegemaßnahmen	Begründungen
Sich Bewegen **Akinese** (*Bewegungshemmung*): Die Bewegungen sind verlangsamt und anstrengend	Frau K. – findet ausreichend Zeit für alle notwendigen und gewünschten Aktivitäten, ohne sich zu überfordern	• Frau K. ermutigen, sich bei allen Tätigkeiten viel Zeit zu lassen • Keinen Zeitdruck ausüben • Mit Frau K. einen strukturierten Tagesplan erstellen, in dem neben den notwendigen täglichen Verrichtungen auch soziale Kontakte, gesellschaftliche Veranstaltungen, krankengymnastische / ergotherapeutische Übungen und Ruhephasen berücksichtigt werden	• Ausreichend Zeit für Aktivitäten erleichtert deren Ausführung und wirkt Versagensgefühlen entgegen • Hektik und Zeitdruck verstärken die Symptome • Ein strukturierter Tagesplan erleichtert eine an den individuellen Fähigkeiten, Bedürfnissen und Problemen orientierte Gestaltung und Bewältigung des Alltags; er schafft Raum für alle notwendigen und erwünschten Aktivitäten
Der Gang ist kleinschrittig und unsicher, das Mitschwingen der Arme fehlt, Frau K. stürzt häufig	Frau K. und ihre Tochter – kennen die Faktoren, die das Sturzrisiko erhöhen und Möglichkeiten, das Sturzrisiko zu reduzieren – gestalten die Wege in der Wohnung sicher	• Sturzprophylaxe: Vermittlung entsprechender Informationen an Frau K. und ihre Tochter; Anregung / Motivation / Beratung zu entsprechenden Veränderungen - Tragen von geschlossenen Schuhen / Schuhen mit Riehmchen und rutschfester Sohle - sichere Gestaltung der Gehwege im Wohnbereich, Entfernen von Hindernissen (z.B. Telefonkabel; Teppiche durch festen Bodenbelag ersetzen oder festkleben)	• Information und Beratung verdeutlichen das Sturzrisiko im Alltag, zeigen die Gefahrenquellen auf und erleichtern das gezielte Herbeiführen von Veränderungen • Geschlossene Schuhe / Riehmchen / rutschfeste Sohle verleihen Halt und verringern das Sturzrisiko • Teppiche können verrutschen; wegen der Gangstörung kann Frau K. schnell über Kabel und Kanten stolpern

Probleme / Ressourcen	Pflegeziele	Pflegemaßnahmen	Begründungen
Frau K. hat Schwierigkeiten zu laufen; vor allem der erste Schritt fällt besonders schwer	Frau K. – kann das Gehen ohne große Anstrengung beginnen	– Anbringen von Haltegriffen und Handläufen, z.B. an den Wänden vor Türen, im Bad – Anregung, das Mitschwingen der Arme mit der Krankengymnastin und zu Hause zu üben • Anregung, ein schnurloses Telefon anzuschaffen • Anleitung zur Erleichterung des In - Gang - Setzens / Gehens, z.B. – bei jedem Schritt ein akustisches Signal (z.B. „rechts, links, rechts") geben – Kreidestriche oder ähnliche Markierungen auf dem Boden anbringen, die dann überschritten werden – Gehstock mit unten angesetztem Querstock benutzen	• Frau K. kann sich festhalten und gleichzeitig leichter die Tür öffnen sowie leichter die Schwelle überschreiten • Das Mitschwingen der Arme erhöht die Sicherheit und das Gleichgewicht beim Gehen • Ein schnurloses Telefon kann problemlos mitgeführt werden und ermöglicht, jederzeit Hilfe zu rufen • Das In - Gang - Setzen / Gehen kann durch bewusstes Anheben der Füße oder durch das Überschreiten eines kleinen Hindernisses erleichtert werden • Akustische Signale fördern die Konzentration auf das Gehen • Striche o.Ä. auf dem Boden machen das Gehen bewusster • Überschreiten eines kleinen Hindernisses erleichtert das erste Abheben der Füße vom Boden, so dass weitere Schritte leichter fallen
Das Aufstehen aus tiefen Sitzgelegenheiten fällt schwer	Frau K. – verfügt über Sitzgelegenheiten, die ihr ein selbständiges Aufsetzen ermöglichen – kann selbständig aus dem Sitzen und Liegen aufstehen	• Information über die negative Auswirkung niedriger, tiefer und weicher Sitzgelegenheiten • Beratung hinsichtlich geeigneter Sitzgelegenheiten: Stühle mit breiter Aufstellfläche, Rückenlehne und Armlehnen sowie leicht erhöhter, wenig gepolsterter Sitzfläche • Bei Bedarf Empfehlung, ein Keilkissen auf die Sitzfläche zu legen oder die vorderen Stuhlbeine verkürzen zu lassen	• Tiefe weiche Sitzgelegenheiten geben dem Körpergewicht nach und erschweren das Aufstehen • Eine fachliche Beratung ermöglicht bedarfsgerechte Veränderungen • Eine breite Aufstellfläche verleiht mehr Standfestigkeit, so dass der Stuhl nicht so schnell verrückt; Armlehnen ermöglichen das Abstützen / Abdrücken mit den Armen; eine leicht erhöhte, wenig gepolsterte Sitzfläche erleichtert das Aufstehen

Probleme / Ressourcen	Pflegeziele	Pflegemaßnahmen	Begründungen
		• Anleitung zum Aufstehen aus dem Stuhl / Sessel, z.B.: Arme auf den Seitenlehnen ablegen, Füße leicht auseinander gestellt halb unter der Sitzfläche auf den Boden stellen, auf das Schwungholen vorbereiten, Oberkörper weit nach vorne verlagern, Gesäß abheben, dabei mit den Händen abdrücken • Empfehlung, einen erhöhten Toilettensitz (Aufsatz für die Toilette) anzuschaffen • Empfehlung, statt auf einer weichen auf einer relativ harten Matratze zu schlafen	• Eine schräge Sitzfläche erleichtert das Aufstehen • Der Einsatz der Technik erleichtert den Bewegungsablauf beim Aufstehen und ermöglicht oft ein selbstständiges Aufstehen • Eine erhöhte Sitzfläche erleichtert das Aufstehen und kann dadurch in vielen Fällen die Inanspruchnahme von Hilfe vermeiden • In weichen Unterlagen bildet sich schnell eine „Liegegrube", die das Umdrehen und Aufstehen erschwert
Für Sicherheit sorgen Infolge der Bewegungsstörungen stürzt Frau K. häufig.	*siehe „Sich Bewegen"*	• Sturzprophylaxe, *siehe „Sich Bewegen"*	*siehe „Sich Bewegen"*
Die Krankheit erschwert ein selbstständiges Leben von Frau K., bei Fortschreiten der Krankheit wird zunehmend Hilfe von außen erforderlich. Frau K. möchte *„das Beste aus ihrer Situation machen"* und so lange wie möglich in ihrer Wohnung leben.	Frau K. – spricht über ihre Probleme und Gefühle – kennt und nutzt die zur Verfügung stehenden Ressourcen und Möglichkeiten der Unterstützung	• Zeigen von Offenheit für die Gefühle und Probleme von Frau K. • Zuhören, Signalisieren von Gesprächsbereitschaft, Eingehen auf Fragen und Gefühle • Information über weitere Möglichkeiten der ambulanten Betreuung – bei Bedarf Beantragung einer Einstufung in die höhere Pflegestufe – zusätzliche Betreuung in einer Tages- oder Nachtklinik	• Die Offenheit professioneller Helfer erleichtert das Sprechen über Gefühle und Probleme • Zuhören vermittelt Interesse an den persönlichen Problemen und kann ein Sicheranvertrauen fördern; Gespräche entlasten • Information über weitere Möglichkeiten kann Ressourcen im sozialen Umfeld bewusst machen, die Zuversicht fördern und zur Problembewältigung beitragen • Die Bewilligung von Pflegeleistungen der Stufe II und III beinhaltet umfangreichere Hilfe • Die Betreuung in einer Tages- oder Nachtklinik kann evtl. ein Leben in der häuslichen Umgebung ermöglichen und eine Heimeinweisung verhindern

Probleme / Ressourcen	Pflegeziele	Pflegemaßnahmen	Begründungen
Wahrscheinlich hat sie Angst vor der Zukunft.	– kann den Alltag solange und so weit wie möglich alleine bewältigen	– Inanspruchnahme der Hilfe von der Tochter – Überlegung anregen, ob Frau K. weitere Personen kennt, deren Hilfe sie annehmen könnte und die sie unterstützen könnten • Hinweis auf die Möglichkeiten, die alltäglichen Verrichtungen durch Maßnahmen und Hilfsmittel, die durch die ergotherapeutische Therapie vermittelt werden, zu erleichtern	• Durch die Ergotherapie kann Frau K. Hilfsmittel finden, die zumindest für eine gewisse Zeit die selbstständige Verrichtung alltäglicher Arbeiten ermöglichen / erleichtern
Frau K. nimmt Medikamente zur Behandlung der Parkinson - Krankheit ein; es können Nebenwirkungen auftreten, die Frau K. beeinträchtigen oder gefährden	Frühzeitiges Erkennen von Nebenwirkungen	• Informationssammlung bezüglich der Medikation, der erwünschten und der möglichen unerwünschten Wirkungen (Beipackzettel oder Rote Liste) • Anweisung (und Kontrolle), die Medikamente regelmäßig und genau nach Verordnung einzunehmen • Beobachtung hinsichtlich der erwünschten Wirkung (z.B. bessere Beweglichkeit, verringerter Tremor) und möglicher Wirkungsschwankungen (*Fluktuationen*; *On - Off - Phänomen*) • Beobachtung von – Bewegungsabläufen – subjektivem Befinden – Vitalzeichen – Bewusstsein und Verhalten	• Kenntnisse über die erwünschten und unerwünschten Wirkungen der Medikamente sind Voraussetzung für eine gezielte Beobachtung • Mit Fortschreiten der Erkrankung lässt die Wirkung von Levodopa und Decarboxylasehemmern nach; außerdem kann es zu Wirkungsschwankungen kommen, die sich evtl. durch eine sehr genaue Medikamentenverabreichung und die Gabe von häufigen kleinen Dosen vermeiden lassen • Die Pharmakotherapie bei Parkinson - Krankheit kann Nebenwirkungen hervorrufen, z.B. Dyskinesien (*unwillkürliche abnorme Bewegungen*), Übelkeit, Erbrechen, Mundtrockenheit, Schwindelgefühl, Blutdruckabfall, Tachykardie, Herzrhythmusstörungen, Miktionsbeschwerden, Verwirrtheitszustände, Alpträume • Verlaufs- / Erfolgskontrolle; bei der täglichen Pflege können Veränderungen gut beobachtet werden

Probleme / Ressourcen	Pflegeziele	Pflegemaßnahmen	Begründungen
		• Anweisung an die Patientin, das Auftreten von Nebenwirkungen dem Arzt und den Pflegenden mitzuteilen • Dokumentation der Beobachtungen, bei Bedarf Information des Arztes bzw. Veranlassung eines Arztbesuches	• Bei Auftreten einiger Nebenwirkungen ist eine Veränderung der Medikation durch den Arzt erforderlich, um Gefahren abzuwenden oder um das Befinden zu verbessern / die Lebensqualität zu steigern • Die tägliche Dokumentation sichert die Beobachtungen und macht sie für alle an der Pflege und Therapie beteiligten Personen nachvollziehbar; eine kontinuierliche Verlaufskontrolle wird möglich
Atmen Frau K. hat eine flache Atmung, es kann zu einer Minderbelüftung der Alveolen und zur Bildung von Atelektasen kommen	Frau K. – kennt die Nowendigkeit und Durchführung von Atemübungen – atmet mehrmals täglich tief durch	• Information über die Atemgefährdung und Möglichkeiten, die Atmung zu intensivieren • Anleitung zu Atemübungen, z.B. Zwerchfellatmung, schnüffelndes Einatmen, Kontaktatmung; Atmen mit einem Atemtrainer • Aufforderung, mehrmals täglich Atemübungen durchzuführen • Bei Bedarf in Absprache mit Frau K. Erinnerungshilfen anbringen, z.B. einen Zettel • Mobilisation und Lageveränderungen	• Information fördert die Einsicht und die Mitarbeit • Frau K. ist in der Lage, nach entsprechender Anleitung selbstständig Atemübungen durchzuführen • Atemübungen machen das Atmen bewusst und führen zu einer Intensivierung der Ein- und Ausatmung, so dass alle Lungenareale mehrmals täglich belüftet werden • Da die Atmung über lange Zeiten flach ist, müssen die Atemübungen mehrmals täglich wiederholt werden • Bewegung führt zu einer Intensivierung der Atmung • Durch Lageveränderungen werden andere Lungenareale belüftet

VIII. Pflegeplanungen

Probleme / Ressourcen	Pflegeziele	Pflegemaßnahmen	Begründungen
Essen und Trinken Frau K. ist durch die Auswirkungen der Krankheit bei der Nahrungsaufnahme beeinträchtigt; sie verschüttet Getränke, einige Speisen fallen von der Gabel	Frau K. – kennt Hilfsmittel, die die Nahrungsaufnahme erleichtern und setzt sie ein – kann solange wie möglich selbstständig essen und trinken	• Information / Beratung hinsichtlich angemessener Hilfsmittel, z.B. – Essbesteck mit verdicktem Griff oder aufsteckbare dickere Griffe für herkömmliches Besteck – große Tassen (nur halb füllen) mit großem Henkel oder Tassen mit zwei Henkeln oder Becherhalter • Anregung, diese im Sanitätshaus / bei der Ergotherapie auszuprobieren • Anschaffung eines Warmhaltegeschirrs anregen	• Information / Beratung eröffnet neue Möglichkeiten, die krankheitsbedingten Einschränkungen zu kompensieren • Verdickte Griffe erleichtern das Halten • In halb gefüllten / großen Trinkgefäßen schwappt die Flüssigkeit nicht so schnell über • Große Henkel / Becherhalter ermöglichen ein Einschieben der Hand u. erleichtern das Halten • Vor der Anschaffung sollte ein Betroffener ausprobieren, welche der zahlreichen Hilfsmittel für ihn geeignet sind • Die Speisen bleiben trotz längerer Esszeit warm
Frau K. ist bei der Zubereitung von Speisen z.T. beeinträchtigt, die Zubereitung einfacher Speisen gelingt jedoch	Frau K. – kennt und benutzt Hilfsmittel für die Nahrungszubereitung – bereitet solange wie möglich selbstständig ihre Mahlzeiten vor	• Anregung / Motivation, mit der Ergotherapeutin Hilfsmittel für die Nahrungsmittelzubereitung auszuprobieren, z.B. Spezialzange zum Öffnen von Gläsern, Kartoffel- / Gemüseschäler • Ermutigung / Bestätigung, weiterhin selbstständig die Nahrung zuzubereiten • Bei Bedarf (fortgeschrittenem Krankheitsstadium) Empfehlung, ggf. auch Organisation von „Essen auf Rädern"	• ErgotherapeutInnen vermitteln / entwickeln den individuellen Bedürfnissen angepasste Hilfsmittel und leiten zu deren Einsatz an • Der Einsatz von Hilfsmitteln kann zur Kompensation von Einschränkungen führen und dadurch (für einige Zeit) eine selbstständige Nahrungszubereitung ermöglichen • Die Inanspruchnahme von „Essen auf Rädern" kann neben anderen Maßnahmen trotz Krankheit ein Leben in der gewohnten Umgebung ermöglichen
Die Medikation begünstigt das entstehen einer Obstipation, der durch eine entsprechende Ernährung vorgebeugt werden sollte	Frau K. – nimmt regelmäßig faserstoffreiche Kost zu sich – trinkt täglich mindestens 2 Liter Flüssigkeit	• Gespräch über die Ernährungsgewohnheiten, ggf. Vorschlagen von Änderungen • Information über das Obstipationsrisiko und prophylaktische Maßnahmen • Anleitung hinsichtlich der Zusammenstellung einer faserstoffreichen Kost und einer ausreichenden Flüssigkeitsaufnahme von mindestens 2 Liter täglich	• Eine ausgewogene Ernährung fördert Gesundheit und Wohlbefinden • Information fördert Einsicht und Verhaltensänderung • Antiparkinsonmedikamente können eine Darmträgheit hervorrufen • Faserstoffreiche Kost vergrößert in Kombination mit einer reichlichen Flüssigkeitsaufnahme das Stuhlvolumen und fördert die Darmtätigkeit = Obstipationsprophylaxe

Probleme / Ressourcen	Pflegeziele	Pflegemaßnahmen	Begründungen
Mahlzeiten, die mit einer L-Dopa - Einnahme verbunden sind, sollten nicht besonders eiweißhaltig sein	– gestaltet Mahlzeiten, bei denen L - Dopa- Präparate eingenommen werden, eiweißarm	• Information hinsichtlich des Zusammenhangs zwischen Ernährung und Wirkung von L - Dopa • Empfehlung, bei Mahlzeiten, bei denen L -Dopa - Präparate eingenommen werden, nur wenig Eiweiß aufzunehmen • Beratung bei der entsprechenden Zusammenstellung von Mahlzeiten	• Große Eiweißmengen können die Resorption von L - Dopa verzögern / verringern • Beratung erleichtert die praktische Umsetzung der Empfehlung
Ausscheiden Obstipationsrisiko, siehe „Essen und trinken"	siehe „Essen und Trinken"	siehe „Essen und Trinken"	siehe „Essen und Trinken"
Sich Pflegen und Kleiden Aufgrund einer vermehrten Talgsekretion hat Frau K. fettige Haut und rasch fettende Haare	Frau K. – hat ein gepflegtes Aussehen – fühlt sich wohl	• Empfehlung, neben der üblichen Körperpflege Teilwaschungen durchzuführen • Hinweis, milde Körperpflegemittel anzuwenden • Empfehlung, die Haare bei Bedarf täglich zu waschen • Bei Bedarf Unterstützung leisten	• Durch Teilwaschungen kann die Haut an sichtbaren Körperstellen entfettet werden = gepflegtes Aussehen und Wohlbefinden • Bei häufigen Waschungen sind milde Substanzen anzuwenden, um Hautreizungen zu vermeiden • Tägliches Waschen entzieht den Haaren Fett und trägt zu einem gepflegten Äußeren bei
Frau K. kann sich aufgrund der Krankheitsauswirkungen (Zittern, Bewegungsarmut, Muskelsteifheit) nicht alleine waschen und kleiden	Frau K. – führt die Körperpflege soweit wie möglich selbstständig durch	• Motivierung, die Körperpflege und das Kleiden soweit wie möglich selbstständig durchzuführen • Platzierung eines Stuhls vor dem Waschbecken bzw. dem Duschhocker /-sitz anzuschaffen • Beobachtung hinsichtlich bisheriger Selbsthilfestrategien und nötiger Unterstützung, Bestätigung und Integration bisheriger Selbsthilfestrategien • Bedarfsorientierte Unterstützung bei der Körperpflege, z.B. Waschen des Rückens und der Beine	• Das tägliche Training trägt zur Erhaltung der Alltagsfähigkeiten bei und verzögert den Abbau von Fähigkeiten • Im Sitzen ist die Körperpflege leichter durchzuführen als im Stehen • Bestätigung und Anerkennung fördern Aktivität und Selbstständigkeit • Frau K. soll soweit wie möglich aktiv und selbstständig bleiben, aber auch die notwendige Unterstützung erfahren und sich nicht überfordern

Probleme / Ressourcen	Pflegeziele	Pflegemaßnahmen	Begründungen
	– kann sich mit Einsatz von Hilfsmitteln selbstständig an- und ausziehen	• Bei Bedarf Empfehlung von Hilfsmitteln, z.B. elektrische Zahnbürste, Tubendreher • Bei Bedarf Empfehlungen zur Erleichterung des An- und Auskleidens, z.B. weite Kleidung mit großen Knöpfen, Reiß- oder Klettverschlüssen wählen • Empfehlung, Slipper oder Schuhe mit Klettverschlüssen zu tragen • Bei Bedarf Anleitung zum Gebrauch von Hilfsmitteln, z.B. Strumpfanzieher mit langem Stiel, Knöpfhilfe, Hosenanziehhilfe bzw. Anregung, dieses mit der Ergotherapeutin einzuüben	• Der Einsatz von Hilfsmitteln kann die selbstständige Durchführung bestimmter Handlungen erleichtern / ermöglichen • Frau K. hat wahrscheinlich einen Informationsbedarf • Die Kleidungsstücke sind leichter an- und auszuziehen • Das Anziehen von Slippern und Schuhen mit Klettverschlüssen ist einfach, da es wenig feinmotorisches Geschick erfordert • Der Einsatz von Anziehhilfen kann ein selbstständiges An- und Auskleiden ermöglichen, Anleitung und Übung sollten dem Einsatz vorausgehen
Sich Beschäftigen Frau K. leidet krankheitsbedingt an einer relativen Antriebsarmut	Frau K. – zeigt Aktivitäten – gestaltet ihren Tag sinnvoll – nimmt am gesellschaftlichen Leben teil	• Ermutigung zu körperlichen und geistigen Aktivitäten, die Frau K. immer Freude bereitet haben • Aktivierende Pflege • Gemeinsames Erstellen eines Tagesplanes, der die persönlichen Neigungen und die Fähigkeiten von Frau K. berücksichtigt (siehe „Sich Beschäftigen") • Ermutigung, soziale Kontakte zu pflegen und an gesellschaftlichen Ereignissen teilzunehmen • Bei Bedarf Verdeutlichung der fördernden Aspekte einer aktivierenden und der hemmenden Wirkung einer überversorgenden Betreuung im Gespräch mit Frau K. und ihrer Tochter	• Aktivität wirkt dem Abbau von Fähigkeiten entgegen, das Erleben von Freude stärkt den Lebenswillen • Aktivierende Pflege trägt zum Erhalt / zur Förderung der Alltagsfähigkeiten und Ressourcen bei • Ein Tagesplan bietet Anreize und feste Zeiten für bestimmte Aktivitäten, ist Hilfe bei der Gestaltung des Alltags • In sozialen Kontakten kann Frau K. sich als Mitglied der Gesellschaft erleben und Anregungen sowie Freude erfahren • Frau K. und ihrer Tochter sollen die Auswirkungen von Aktivierung und Überversorgung bewusst sein

Probleme / Ressourcen	Pflegeziele	Pflegemaßnahmen	Begründungen
Frau K. hat Schwierigkeiten bei der Haushaltsführung, weil die Feinmotorik beeinträchtigt und die Belastbarkeit herabgesetzt ist	Frau K. – kennt Möglichkeiten, Hilfe in Anspruch zu nehmen – nimmt sich ausreichend Zeit für die Hausarbeit – kennt Hilfsmittel	• Beratung hinsichtlich der Möglichkeiten, Unterstützung zu beanspruchen, z.B. – Hilfe der Tochter – Haushaltshilfe (stundenweise) • Ermutigung, sich bei der Hausarbeit viel Zeit zu lassen und sich nicht zu überfordern • Information und Anregung, Hilfsmittel einzusetzen, z.B. Schlüsseldrehhilfe, Saugnäpfe; Motivierung, dies mit der Ergotherapeutin zu vertiefen	• Im Beratungsgespräch können verschiedene Lösungsmöglichkeiten erörtert werden; gemeinsam kann nach einer individuell angemessenen Lösung gesucht werden • Die krankheitsbedingte Bewegungshemmung erfordert mehr Zeit • Überforderung sollte vermieden werden, da sie sich negativ auf das körperliche und seelische Befinden auswirkt • Bestimmte Hilfsmittel können feinmotorische Schwierigkeiten überbrücken, weil sie mit gröberen Bewegungen zu bedienen sind
Sinn finden Frau K. hat Angst vor der Zukunft	Frau K. – äußert ihre Ängste – fühlt sich bestätigt, schöpft Selbstvertrauen und Zuversicht – tauscht sich mit anderen Betroffenen aus	• Zulassen und Ernstnehmen der Ängste • Anerkennung und Bestätigung hinsichtlich des bisherigen Umgangs mit der Krankheit • Aufzeigen der verschiedenen Möglichkeiten, Unterstützung zu finden • Anregung, eine Selbsthilfegruppe aufzusuchen • Ermutigung, Gespräche mit der Tochter zu führen	• Das Ausdrücken von Ängsten kann entlastend wirken • Die Anerkennung des bisherigen Umgangs mit der Krankheit fördert den weiteren positiven Umgang damit • Perspektiven bahnen den Weg für Hoffnung, machen Mut • Der Austausch mit anderen betroffenen Menschen kann helfen, die veränderte Lebenssituation / Probleme besser zu bewältigen • Die Tochter kann ihre Mutter vor allem emotional unterstützen / ermutigen

Phlebothrombose

Pflege eines Patienten mit Phlebothrombose des linken Ober- und Unterschenkels

Herr Hans W. kommt mit der Einweisungsdiagnose "Verdacht auf Phlebothrombose des linken Ober- und Unterschenkels" zur stationären Behandlung.
In der pflegerischen und in der ärztlichen Anamnese wurden die folgenden Informationen zusammengetragen.

Informationssammlung
Herr W. ist 59 Jahre alt, verheiratet und hat einen erwachsenen Sohn. Er gehört der römisch katholischen Kirche an.
Der Ingenieur für Maschinenbau arbeitet als Außendienstmitarbeiter bei einer großen Firma. Sein Aufgabengebiet umfasst die Kundenbetreuung; deshalb ist Herr W. täglich 3 - 5 Stunden mit dem PKW unterwegs.
Herr W. ist 182 cm groß und wiegt 80 Kg.
Er war bisher nicht ernsthaft krank. Seit ungefähr einer Woche verspürt Herr W. Schmerzen im linken Bein. Da zunächst jedoch äußerlich keine Veränderungen sichtbar gewesen seien, habe er die Beschwerden auf *"Verschleißerscheinungen im Knie"* und zu langes Sitzen im Auto zurückgeführt. Erst als die Schmerzen stärker wurden und das linke Bein in der Knöchelregion anschwoll, sei er beunruhigt gewesen. Trotzdem habe er die Hoffnung gehabt, sich am Wochenende *"selbst zu kurieren"*, indem er das Bein hochlagerte und kühlte. Zunächst sei auch Linderung eingetreten, aber sobald er sich bewegte, habe ein dumpfer ziehender Schmerz das ganze Bein erfasst. Außerdem habe er ein zunehmendes Spannungsgefühl im linken Bein. Die Schmerzen haben ihn veranlasst, den Hausarzt aufzusuchen. Dieser habe ihn sofort ins Krankenhaus eingewiesen.

Im Krankenhaus wird neben der klinischen Untersuchung eine Duplex - Sonographie durchgeführt und die Diagnose "Phlebothrombose linker Ober- und Unterschenkel" erhoben.

Der behandelnde Arzt legt einen periphervenösen Zugang am linken Unterarm (Vena cephalica) und erteilt folgende Anordnungen:
• Absolute Bettruhe über 7 Tage
• Hochlagern und Ruhigstellen des betroffenen Beines
• Kompressionsverband am linken Bein
• Lagerung mit erhöhtem Oberkörper
• Überwachung der medikamentösen Antikoagulation (1000 IE Heparin über eine Dauerinfusion mittels Perfusor; ab dem 5. Tag Marcumarisierung nach aktuellen Blutgerinnungswerten)
• Obstipationsprophylaxe: täglich 10 ml Laktulose (Bifiteral®).

Aufgaben

Planen Sie bitte die Pflege von Herrn W. während der Zeit der verordneten Bettruhe.

1) Beschreiben Sie je 1 Problem aus 4 verschiedenen Problembereichen (Aktivitäten des täglichen Lebens / Lebensaktivitäten).

2) Formulieren Sie dazu das jeweilige Pflegeziel.

3) Planen Sie zu jedem Pflegeziel 3 Pflegemaßnahmen und begründen Sie diese.

Die Lösungsmöglichkeiten zu diesem Fallbeispiel finden Sie auf den nächsten Seiten.

Lösungsschema zum Fallbeispiel „Pflege eines Patienten mit Phlebothrombose des linken Ober- und Unterschenkels"

Probleme / Ressourcen	Pflegeziele	Pflegemaßnahmen	Begründungen
Für Sicherheit sorgen Bei Lösung eines Thrombus kann es zur (evtl. tödlich verlaufenden) Lungenembolie kommen	Reduzierung des Embolierisikos Herr W. – kennt das Embolierisiko – kennt Faktoren, die die Lösung von Thromben begünstigen – vermeidet Verhaltensweisen, die die Lösung von Thromben begünstigen / provozieren	• Information von Herrn W. über das Embolierisiko und über Faktoren, die zur Mobilisierung eines Thrombus beitragen können • Anleitung und Motivation zu angemessenem Verhalten – Einhalten der verordneten Bettruhe – Vermeiden von Anstrengungen – Unterlassen ruckartiger Bewegungen – Unterlassen des Pressens bei der Defäkation – Obstipationsprophylaxe *(siehe nachfolgend)* • Vermeiden von Erschütterungen und ruckartigen Bewegungen – kein Abklopfen des Thorax – keine ruckartigen Bewegungen am Patienten / am Bett • Lagerung des linken Beines auf einer Schiene *(siehe „Sich Bewegen")*	• Herr W. hat ein Recht auf Information; sie ermöglicht ihm eine realistische Einschätzung seiner Situation und ist Voraussetzung für ein situationsgerechtes Verhalten • Zur Risikominderung ist ein angemessenes Verhalten des Patienten erforderlich • Faktoren wie heftige / ruckartige Bewegungen, Erschütterungen, Anstrengung, Betätigung der Bauchpresse müssen vermieden werden, weil sie zur Lösung von Thromben führen können • Harter Stuhl kann Verletzungen / Blutungen in der Analregion provozieren • Die Schienenlagerung dient der Ruhigstellung und der Förderung des venösen Abflusses
	Organisation des Thrombus an der Gefäßwand Vermeiden von Faktoren, die das Embolierisiko erhöhen	• Anlegen eines Kompressionsverbandes – Druck vom Fuß in Richtung Oberschenkel verringern – so wickeln, dass weder Einschnürungen noch Falten oder Fenster entstehen – 2-mal täglich Verband erneuern	• Durch die Kompression soll der Thrombus in der Vene festgehalten und so eine Embolie verhindert werden • Der Druck muss vom Fuß in Richtung Oberschenkel abnehmen, um zusätzliche Stauungen zu vermeiden

VIII. Pflegeplanungen

Probleme / Ressourcen	Pflegeziele	Pflegemaßnahmen	Begründungen
		• Beobachtung der Zehen mehrmals täglich und 30 Min. nach Anlegen des Verbandes (Einschnürung? Zyanose? Kälte? Schmerzen?), bei Bedarf Korrektur	• Einschnürungen führen zu Stauungserscheinungen, Falten üben zusätzlichen Druck aus; Fenster sind Folge eines zu geringen Drucks, wodurch der Verband den gewünschten Effekt nicht erzielt • Bei zu hohem Druck wird die Durchblutung der Extremität gedrosselt • Häufige Beobachtung ermöglicht bei Bedarf rasche Korrektur
Die Betätigung der Bauchpresse erhöht den Druck im Venensystem und kann die Lösung von Thromben provozieren	Herr W. – kennt die diätetische Obstipationsprophylaxe – führt regelmäßig weichen Stuhl ab	• Obstipationsprophylaxe – faserstoffreiche Kost – reichliches Flüssigkeitsangebot • ärztlich verordnetes Laxans (1-mal täglich 10 ml Bifteral®)	• Faserstoffreiche Kost und reichliche Flüssigkeitszufuhr erhöhen das Stuhlvolumen und fördern die Darmtätigkeit • Die vorübergehende Einnahme von Bifteral® führt zu einer Bindung von Wasser im Darm und zu einer weichen Stuhlkonsistenz
	Frühest mögliches Erkennen einer Lungenembolie	• Beobachtung von Puls, Blutdruck, Atmung (Atemfrequenz, -qualität), Hautdurchblutung, Befinden mehrmals täglich • Fragen nach (atemabhängigen) Thoraxschmerzen, Anweisung, sich bei deren Wahrnehmung und bei anderen Beschwerden sofort zu melden	• Veränderungen wie Tachykardie, Blutdruckabfall, Zyanose und Atemnot können Hinweis auf eine Lungenembolie sein • Mikroembolien können lediglich geringe Schmerzen im Thorax oder leichte Atemnot verursachen
Die Heparininfusion bedingt eine erhöhte Blutungsneigung	Herr W. – kennt die Wirkung von Heparin – beobachtet seine Haut / Schleimhäute hinsichtlich möglicher Blutungen – vermeidet Verhaltensweisen, die eine Blutung provozieren können	• Information von Herrn W. über die Wirkung von Heparin • Anleitung von Herrn W. zur Beobachtung seiner Haut / Schleimhäute und Ausscheidungsprodukte hinsichtlich Blutungen • Information hinsichtlich der Verhaltensweisen, die Blutungen provozieren können und deshalb vermieden werden sollen, z. B. Nassrasur, Benutzen einer harten Zahnbürste	• Information fördert Einsicht und Kooperation, ermöglicht die gezielte Beobachtung des eigenen Körpers • Herr W. verfügt über die erforderlichen Voraussetzungen, um sich nach Anleitung selbst beobachten zu können; das Einbeziehen der Ressourcen fördert die Krankheitsbewältigung • Haut und Schleimhäute sind gut durchblutet; im Rahmen einer Antikoagulanzientherapie können Verletzungen zu erheblichen Blutverlusten führen und müssen verhindert werden

Probleme / Ressourcen	Pflegeziele	Pflegemaßnahmen	Begründungen
Aufgrund der verordneten Bettruhe besteht ein relatives Dekubitusrisiko		• Tägliches Erkundigen nach den Beobachtungen von Herrn W., ggf. Ergänzen / Überprüfen der Beobachtungen	Herr W. ist Laie und vergisst evtl., sich zu beobachten oder übersieht evtl. Veränderungen
	Herr W. – führt stündlich druckentlastende Bewegungen durch – hat intakte Haut	• Information von Herrn W. hinsichtlich eines relativen Dekubitusrisikos bei mangelhafter Druckentlastung • Anleitung, mehrmals stündlich vorsichtig (ohne Kraftaufwand) eine Gesäßhälfte anzuheben und so vom Gewicht zu entlasten • Kontrolle der Durchführung • Beobachtung der Haut 2-mal täglich	• Information ist Voraussetzung für eine aktive Mitarbeit des Patienten • Da Herr W. an sich mobil ist, kann er vorsichtig druckentlastende Bewegungen durchführen; da keine weiteren Risikofaktoren vorliegen, müsste die Maßnahme ausreichen • Pflegende tragen die Verantwortunmg für die Dekubitusprophylaxe; der Patient kann die Durchführung von Maßnahmen vergessen • Die Effektivität der Dekubitusprophylaxe lässt sich an dem Zustand der Haut / Hautdurchblutung überprüfen
Aufgrund der Ruhigstellung / Schienenlagerung besteht das Risiko, dass sich ein Fersendekubitus entwickelt	Frühzeitiges Erkennen von Durchblutungsstörungen Regelrechte Durchblutung der Ferse (intakte Haut)	• Beobachtung der Ferse (Durchblutung, Hautzustand) bei jedem Verbandwechsel • Anlegen einer Schaumstoffschiene bzw. Weichpolsterung (Schaumstoff) der Schiene • Bei Bedarf Freilagerung der Ferse	• Beobachtung ermöglicht das rasche Erfassen von Durchblutungsstörungen durch permanenten Aufliegedruck • Das Verwenden weichen Materials ermöglicht eine gleichmäßige Druckverteilung • Freilagerung gewährleistet einen ungehinderten Blutfluss

VIII. Pflegeplanungen

Probleme / Ressourcen	Pflegeziele	Pflegemaßnahmen	Begründungen
Während einer Antikoagulanzientherapie mit Marcumar ist die Blutungsbereitschaft erhöht, bei Verletzungen besteht Verblutungsgefahr	Herr W. – kennt die Wirkung von Marcumar – kennt Faktoren, die eine Blutung provozieren und vermeidet diese – beobachtet sich hinsichtlich auftretender Blutungen – erleidet keine vermeidbaren Verletzungen – ernährt sich Vitamin K-arm	• Information über das Blutungsrisiko und über Möglichkeiten, Verletzungen zu vermeiden (weiche Zahnbürste, Trockenrasur, Vermeiden verletzungsfördernder Tätigkeiten / Sportarten) • Tägliche Beobachtung hinsichtlich Haut- und Schleimhautblutungen sowie Blutbeimengungen im Urin / Stuhl • Anleitung des Patienten zur selbstständigen Beobachtung • Vermeiden von Verletzungen und intramuskulären Injektionen • Verabreichung des verordneten Medikamentes nach vorgegebenem Zeitschema • Begrenzung der Vitamin - K - Zufuhr mit der Nahrung (grüne Gemüse, Salat, Hülsenfrüchte, Leber), entsprechende Information an Herrn W.	• Haut und Schleimhäute sind gut durchblutet; im Rahmen einer Antikoagulanzientherapie können Verletzungen zu erheblichen Blutverlusten führen und müssen verhindert werden • Blutungen sollen so früh wie möglich erkannt und bei Bedarf gestillt werden • Herr W. besitzt die Fähigkeit, sich selbst zu beobachten • Verletzungen und intramuskuläre Injektionen können Blutungen in Haut und Muskelgewebe hervorrufen • Das Einhalten des Zeitschemas ist erforderlich, damit die Wirkstoffkonzentration im Blut konstant bleibt • Weil Vitamin K zu Cumarinpräparaten antagonistische Wirkung hat, darf nach Einstellung der zur ausreichenden Gerinnungshemmung individuell erforderlichen Dosis die Cumarinkonzentration nicht mehr verändert werden (z.B. durch erhöhte Vitamin K - Zufuhr oder Medikamente, die die Resorption / Ausscheidung von Kumarinen beeinflussen, z. B. Thrombozytenaggregationshemmer)
	– kennt die durch die Antikoagulanzientherapie erforderlichen Verhaltensweisen und befolgt sie	• Aushändigung des Antikoagulanzien - Ausweises und Anweisung zu folgendem Verhalten – den Ausweis ständig mitführen – das Medikament nach Arztanweisung / Zeitschema einnehmen – weitere Medikamente nur nach Absprache mit dem behandelnden Arzt einnehmen	• Der Antikoagulanzienausweis muss ständig mitgeführt werden, damit Helfer im Verletzungsfall / bei großem Blutverlust sofort die erforderlichen Maßnahmen (Infundieren von Frischblut / -plasma / Gerinnungsfaktorenkonzentrat / Vitamin K) veranlassen / einleiten können • Der Quick - Wert / INR muss regelmäßig kontrolliert werden, um eine ausreichende Hemmung der Blutgerinnung zu gewährleisten

Probleme / Ressourcen	Pflegeziele	Pflegemaßnahmen	Begründungen
		– Arzt regelmäßig aufsuchen (Quick - Wert / INR - Kontrolle) – bei Auftreten von Blutungen / Beschwerden den Arzt aufsuchen – ggf. andere Ärzte / Pflegende über die Blutungsneigung informieren	• Gesundheitliche Störungen müssen ärztlich abgeklärt / therapiert werden, eine Selbstmedikation / -therapie kann während der Marcumarisierung mit gravierenden Neben- / Wechselwirkungen einhergehen • Therapeuten und Pflegende sind über die Blutungsneigung zu informieren, damit sie das Verletzungsrisiko minimieren und im Notfall angemessen reagieren können
Herr W. hat wahrscheinlich Angst vor einer Lungenembolie	Herr W. – fühlt sich ernstgenommen – kennt Möglichkeiten, das Embolierisiko durch sein persönliches Verhalten und durch medizinische Maßnahmen zu minimieren – ist zuversichtlich	• Einfühlsame Information über Faktoren, die eine Lösung von Thromben fördern und über die Möglichkeiten, das Risiko durch angemessenes Verhalten zu minimieren • Hinweis auf die Risikominderung durch die Antikoagulanzientherapie, das persönliche Verhalten und die Bettruhe • Angebot, ein Gespräch mit dem Arzt zu vermitteln • Versicherung, Herrn W. gut zu beobachten und ggf. rasch zu handeln • Bei Bedarf wiederholtes Gesprächsangebot, Eingehen auf die Ängste • Angebot, seelsorgerische Betreuung zu vermitteln	• Sachlich und einfühlsam vermittelte Informationen ermöglichen ein realistisches Einschätzen der Situation und verringern im allgemeinen Ängste • Die Möglichkeit, selbst zur Risikoverringerung beitragen zu können, erleichtert die Situation für viele Menschen • Ein Gespräch mit dem Arzt kann die Zuversicht in die Therapie erhöhen • Das Wissen, fachlich gut betreut zu werden, kann Zuversicht und Vertrauen fördern • Ängste können durch Aussprechen reduziert werden • Existentielle Ängste rufen häufig spirituelle / religiöse Bedürfnisse hervor

VIII. Pflegeplanungen

Probleme / Ressourcen	Pflegeziele	Pflegemaßnahmen	Begründungen
Atmen Aufgrund der Immobilisierung kommt es zu einer flachen Atmung, die ein relatives Pneumonierisiko bedingt	Herr W. – kennt das Pneumonierisiko und vorbeugende Maßnahmen – führt stündlich Atemübungen durch	• Information von Herrn W. hinsichtlich der flachen Atmung / des Pneumonierisikos • Anleitung zu Atemübungen (z.B. schnüffelndes Einatmen, Atmen mit einem Atemtrainer) und Aufforderung, diese stündlich 10 mal durchzuführen • Beobachtung / Kontrolle der Durchführung der Atemübungen	• Information ermöglicht ein Erfassen der Risikolage und fördert die Kooperation • Atemübungen führen zu einer Intensivierung der Ein- und Ausatmung und zur Belüftung aller Lungenbezirke; um Atelektasen zu verhindern, müssen sie stündlich durchgeführt werden • Erfolgskontrolle
Risiko einer Lungenembolie (siehe „Für Sicherheit sorgen")	siehe „Für Sicherheit sorgen"	siehe „Für Sicherheit sorgen"	siehe „Für Sicherheit sorgen"
Sich Bewegen Wegen des Embolierisikos muss Herr W. in den nächsten Tagen Bettruhe einhalten; seine Compliance ist außerordentlich wichtig; wahrscheinlich besteht diesbezüglich ein Informationsbedürfnis	Herr W. – weiß um die Notwendigkeit der Einhaltung der Bettruhe / kennt die möglichen Gefahren bei Nichteinhaltung	• Information über die Notwendigkeit der Bettruhe (Arzt; bei Bedarf Wiederholung durch Pflegepersonen) • Kontrolle und Unterstützung bei der Einhaltung der Bettruhe, bei Bedarf erneute Motivation • Lagerung mit erhöhtem Oberkörper (halbsitzende Position)	• Information fördert Einsicht und Kooperation • Es ist möglich, dass Herr W. die Bettruhe kurzzeitig aufheben möchte (z.B. um zur Toilette zu gehen), sich aber durch ein einfühlsames verständnisvolles Gespräch davon abhalten lässt • Die Lagerung mit erhöhtem Oberkörper dient der Prophylaxe einer Lungenembolie
Die Bettruhe und der bisherige Krankheitsprozess stellen Risikofaktoren für die Entstehung einer Thrombose am rechten Bein dar	– weiß um das Thromboserisiko – führt mehrmals täglich Bewegungsübungen mit dem rechten Bein durch	• Aufklärung über das Thromboserisiko und prophylaktische Möglichkeiten • Aufforderung und Ermutigung, im Bett ohne Anstrengung Bewegungsübungen mit dem rechten Bein durchzuführen	• Information fördert Einsicht und Kooperation • Bewegungsübungen gehen mit Betätigung der Muskel-Venen-Pumpe einher und fördern so den venösen Rückfluss

Probleme / Ressourcen	Pflegeziele	Pflegemaßnahmen	Begründungen
In der Folgezeit können sich Rezidive und / oder eine chronisch venöse Insuffizienz entwickeln (Spätkomplikation)	Herr W. – kennt mögliche Spätfolgen und Möglichkeiten, diesen so weit wie möglich entgegen zu wirken	• Ausmessen und Anziehen eines Antithrombosestrumpfes • Aufforderung, den ATS während der Zeit der Bettruhe zu tragen • Vor Beginn der Mobilisation Anpassen von Kompressionsstrümpfen (Sanitätshaus / Orthopädiemechaniker beauftragen) • Information, dass das Tragen der Kompressionsstrümpfen noch über mehrere Monate, evtl. auch länger, erforderlich ist, um Rezidiven und einer chronisch venösen Insuffizienz entgegenzuwirken • Anleitung zu risikominderndem / den venösen Rückfluss förderndem Verhalten – Vermeiden von langem Sitzen und Stehen – möglichst viel Bewegung – häufiges Hochlagern der Beine, vor allem nach dem Sitzen / Stehen – Vermeiden von Wärmeeinwirkungen (keine längeren Sonnen- oder Wannenbäder) – tagsüber Tragen von Kompressionsstrümpfen	• Korrekt angepasste ATS führen über eine Kompression der oberflächlichen Hautvenen zu einer erhöhten Strömungsgeschwindigkeit in den tiefer liegenden Venen • Beim Gehen und Stehen ist der Druck in den Venen erhöht, so dass ATS unzureichenden Druck ausüben und Kompressionsstrümpfe mit wesentlich höherem Druck erforderlich werden • Information, Aufklärung und Anleitung sind Voraussetzung für ein gesundheitsförderndes Verhalten • Langes Sitzen und Stehen, Bewegungslosigkeit sowie längere Wärmeeinwirkungen begünstigen die Entwicklung venöser Stauungen • Bewegung geht mit Betätigung der Muskel- Venen - Pumpe einher und fördert so den venösen Rückfluss • Hochlagern der Beine steigert den venösen Blutrückfluss um mehr als das Doppelte, beugt der Ödembildung vor und erleichtert ggf. die Rückresorption bestehender Beinödeme • Wärmeeinwirkung ist zu vermeiden, da sie zu einer Gefäßweitstellung führt und Stauungen fördert • Kompressionsstrümpfe fördern den venösen Rückfluss

VIII. Pflegeplanungen

Probleme / Ressourcen	Pflegeziele	Pflegemaßnahmen	Begründungen
Aufgrund der Thrombose ist das linke Bein geschwollen und verursacht Schmerzen	Erleichterung des venösen Abflusses Abschwellen des rechten Beines Schmerzlinderung Reduzierung des Embolierisikos Erkennen von Veränderungen des Krankheitsprozesses	• Hochlagerung des linken Beines auf einer Schaumstoffschiene / gepolsterten Schiene • Beobachtung von Hautfarbe (Zyanose?), Fußpulsen (tastbar?) und Sensibilität (intakte Wahrnehmung?) des linken Beines • Tägliches Messen des Ober- und Unterschenkelumfanges am rechten und linken Bein (an markierten Stellen)	• Schienenlagerung dient der Ruhigstellung; Hochlagerung begünstigt ein Abschwellen des Beines und reduziert dadurch die Schmerzen • Die Beobachtung des betroffenen Beines erleichtert die Einschätzung des Krankheitsverlaufs und gibt Hinweis auf plötzliche Verschlechterung • Das wiederholte Messen des Beinumfanges an den selben Stellen ermöglicht die Beobachtung der Stauungserscheinungen
Aufgrund der Ruhigstellung des linken Beines ist die Entwicklung eines Fersendekubitus möglich	Frühzeitiges Erkennen eines Fersendekubitus	• Beobachtung der Fersendurchblutung (anhaltende Hautrötung - Dekubitus?) mehrmals täglich • Weichlagerung / Abpolsterung der Ferse • Bei beginnendem Dekubitus Freilagerung der linken Ferse	• Beobachtung ermöglicht das frühzeitige Erkennen einer Durchblutungsstörung • Weichlagerung / Abpolsterung sorgen für eine gleichmäßige Druckverteilung • Die Frei- / Hohllagerung ermöglicht eine ungestörte Durchblutung
Ausscheiden Durch Pressen bei der Defäkation können Thromben mobilisiert und eine Lungenembolie hervorrufen werden Harter Stuhl kann Schleimhautläsionen /-blutungen hervorrufen	Herr W. – kennt die möglichen negativen Auswirkungen einer Obstipation – ist über obstipationsprophylaktische Maßnahmen informiert und befolgt diese	• Information über die Risikosituation (siehe „Für Sicherheit sorgen") • Information / Anleitung von Herrn W. bezüglich der erforderlichen Obstipationsprophylaxe • Obstipationsprophylaxe – Verabreichen von faserstoffreicher Kost, viel Obst und Gemüse (aber wenig grünes Gemüse, Salat) – reichliches Flüssigkeitsangebot	• Information ist Voraussetzung für die Einsicht des Patienten • Anleitung ist erforderlich, da Herr W. sich auch nach dem Krankenhausaufenthalt faserstoffreich ernähren soll • Faserstoffreiche Kost, in Kombination mit einer hohen Flüssigkeitszufuhr, erhöht das Stuhlvolumen und regt die Darmtätigkeit an

Probleme / Ressourcen	Pflegeziele	Pflegemaßnahmen	Begründungen
	Herr W. – führt täglich weichen Stuhl ab	• einmal täglich Verabreichung von einem Messlöffel Bifiteral®	• Bifiteral® bindet Wasser im Darm und sorgt so für eine weiche Stuhlkonsistenz; die Defäkation erfolgt mühelos (kein Pressen)
Die Ausscheidungen können wegen der erhöhten Blutungsbereitschaft Blutbeimengungen aufweisen	Frühzeitiges Erkennen von Blutungen	• Beobachtung des Stuhls auf Blutbeimengungen; evtl. Test zum Nachweis occulten Blutes im Stuhl durchführen (Arztanordnung) • Beobachtung des Urins auf Blutbeimengungen • Anleitung von Herrn W. zur Selbstbeobachtung (nach der Phase der absoluten Bettruhe)	• Blutungen der Darmschleimhaut / der Analregion können erkannt werden • Bestimmte Tests ermöglichen den Nachweis von makroskopisch nicht nachweisbaren Blutbeimengungen • Blutungen aus den ableitenden Harnwegen können erkannt werden • Herr W. verfügt über die Fähigkeiten zur Selbstbeobachtung; unangenehme Situationen können vermieden werden
Herr W. muß seine Ausscheidungen vorübergehend im Bett verrichten, dadurch können Schamgefühle sowie Harn- und Stuhlverhalt ausgelöst werden	Herr W. – erfährt Akzeptanz seines Schamgefühls – kann seine Ausscheidungen in einer möglichst ungestörten Umgebung verrichten	• Wahrung der Intimsphäre, Schutz vor den Blicken anderer (möglichst Zimmerkollegen hinaus bitten, sonst Sichtschutz aufbauen) • Lagerung in halbsitzender Position • Bei Harnverhalt Hilfen anbieten, z.B. Wasser laufen lassen, Hand in warmes Wasser tauchen • Herrn W. allein lassen	• In ungestörter Umgebung werden Hemmungen abgebaut • Die halbsitzende Position kommt der natürlichen Position bei den Ausscheidungsvorgängen am nahesten • Der Miktionsbeginn kann durch Assoziationen / Reflexe gefördert werden • Die Anwesenheit anderer Personen sollte möglichst verhindert werden, da sie Schamgefühle hervorrufen und zu Harn- / Stuhlverhalt führen kann

VIII. Pflegeplanungen

Probleme / Ressourcen	Pflegeziele	Pflegemaßnahmen	Begründungen
Essen und Trinken Herr W. muss die Mahlzeiten während der Zeit der verordneten Bettruhe im Bett einnehmen und benötigt deshalb Unterstützung	Herr W. – kann vom Bett aus alle auf dem Nachttisch befindlichen Gegenstände/ Speisen erreichen – kann selbstständig im Bett essen und trinken – kann die gewohnten hygienischen Maßnahmen im Zusammenhang mit der Nahrungsaufnahme beibehalten	• Platzieren des Nachttisches so, dass Herr W. stets Trinkgefäße / Speisen greifen kann • Hochstellen des Kopfendes vor den Mahlzeiten • Servieren der Mahlzeiten auf dem ausgeklappten Nachttisch • Angebot, Hände vor dem Essen zu waschen • Ermöglichung einer Mundpflege und der Reinigung von Gesicht und Händen nach dem Essen	• Die Nahrungsaufnahme soll trotz der Bettruhe ohne große Einschränkungen gewährleistet sein • Die Oberkörperhochlage entspricht der natürlichen Haltung bei der Nahrungsaufnahme, verringert das Aspirationsrisiko und ermöglicht die Wahrnehmung eines natürlichen Völlegefühls • Die Einhaltung hygienischer Maßnahmen ist für viele Menschen Voraussetzung für eine genussvolle Nahrungsaufnahme • Mund-, Gesichts- und Händehygiene nach dem Essen fördern das Wohlbefinden und die Gesundheit
Sich Pflegen und Kleiden Die selbstständige Körperpflege und das An- / Auskleiden sind wegen der Immobilisation und der Infusion eingeschränkt. Außerdem darf Herr W. sich wegen der Emboliegefahr nicht anstrengen	Herr W. – kann Teile der Körperpflege selbstständig durchführen – vermeidet Anstrengung – nimmt die erforderliche Unterstützung in Anspruch – fühlt sich erfrischt und wohl	• Vorbereitung der Utensilien für eine Körperpflege im Bett • Lagerung des Patienten mit erhöhtem Oberkörper • Anweisung, daß Herr W. sich nicht anstrengen soll • Waschen der Beine, des rechten Armes und des Rückens, weitere Unterstützung nach Bedarf • Unterstützung beim An- und Ausziehen • Bei Bedarf Anbieten einer Haarwäsche	• Die Vorbereitung ermöglicht dem Patienten, einen Teil der Körperpflege selbstständig durchzuführen • Die Oberkörperhochlage erleichtert die Durchführung der Körperpflege • Wegen des Embolierisikos muss Anstrengung vermieden werden • Genannte Körperteile kann Herr W. nicht erreichen • Die Infusion behindert das selbstständige An- und Auskleiden und birgt ein Verletzungsrisiko • Regelmäßiges Haarewaschen fördert das Wohlbefinden

Probleme / Ressourcen	Pflegeziele	Pflegemaßnahmen	Begründungen
Wegen der erhöhten Blutungsbereitschaft können durch die Mundpflege leicht Blutungen der Mundschleimhaut provoziert werden	Intakte Mundschleimhaut und Lippen Herr W. – kennt das Verletzungs- und Blutungsrisiko bei der Mundpflege – führt eine situationsgerechte Mundpflege durch Frühzeitiges Erkennen von Schleimhautveränderungen	• Information über das Verletzungs- / Blutungsrisiko • Anweisung, eine weiche Zahnbürste zu benutzen • Information, dass auf den Einsatz von Zahnseide verzichtet werden muss • Empfehlung, die Lippen geschmeidig zu halten • Tägliche Beobachtung der Mundschleimhaut	• Information ermöglicht Herrn W. ein realistisches Einschätzen der Situation und ein entsprechendes Verhalten • Weiche Borsten minimieren das Verletzungsrisiko • Die Benutzung von Zahnseide muss unterbleiben, da sie Verletzungen / Blutungen provozieren kann • Spröde Lippen reißen schnell ein und bluten dann leicht • Bei Blutungen sind weitere Vorsichtsmaßnahmen erforderlich
Sich Beschäftigen Durch die medizinisch erforderliche Bettruhe sind die Beschäftigungsmöglichkeiten von Herrn W. eingeschränkt, möglicherweise entwickelt er Langeweile	Herr W. findet Beschäftigung, die seinen Interessen entspricht	• Erkunden der Beschäftigungswünsche von Herrn W. • Anbieten von Beschäftigung, z.B. Literatur • Anregung, Beschäftigungsmaterial mitbringen zu lassen • Anbieten von Unterhaltung, z.B. durch Telefon, Radio, TV • Kontaktangebot durch gesprächige Mitpatienten	• Beschäftigung sollte den individuellen Bedürfnissen / Neigungen entsprechen • Beschäftigung ermöglicht Kurzweile und Freude • Beschäftigung wirkt Langeweile entgegen und erhöht evtl. die Bereitschaft, Bettruhe einzuhalten
Wegen der Antikoagulanzientherapie mit Marcumar ist Herr W. gefährdet, während der Arbeit oder Freizeitbeschäftigung lebensgefährliche Blutungen zu erleiden	Herr W. – kennt risikoarme Verhaltensweisen – weiß, wie er sich im Verletzungsfall verhalten soll	• Aufklärung über risikoreiches Freizeitverhalten • Anweisung, den Antikoagulanzien-Ausweis stets mit sich zu führen • Anweisung, im Verletzungsfall sofort einen Arzt / ein Krankenhaus aufzusuchen	• Aufklärung ermöglicht das Vermeiden risikoreicher Verhaltensweisen • Der Ausweis muss stets mitgeführt werden, damit im Notfall sofort erforderliche Maßnahmen eingeleitet werden können • Wegen der Verblutungsgefahr muss im Verletzungsfall schnellst möglich medizinische Hilfe in Anspruch genommen werden

Probleme / Ressourcen	Pflegeziele	Pflegemaßnahmen	Begründungen
Es ist ungewiss, ob Herr W. in Zukunft seiner bisherigen beruflichen Tätigkeit nachkommen kann / täglich lange Autofahrten auf sich nehmen kann. Wahrscheinlich befürchtet er, in seinem Alter keine neue Arbeitsstelle zu finden	Herr W. – erfährt Interesse / Verständnis für sein Problem – erhält die zur Verfügung stehenden Informationen – erhält professionelle Unterstützung	• Verdeutlichen von Interesse und Verständnis für die Problematik, Aufgeschlossenheit • Auf Wunsch Vermittlung eines Gesprächs mit dem behandelnden Arzt • Auf Wunsch Vermittlung eines Gesprächs mit einem Mitarbeiter des Sozialen Dienstes des Hauses	• Aufgeschlossenheit und Verständnis fördern das Mitteilen von Problemen • Der behandelnde Arzt kann die gesundheitliche Prognose und die Krankheitsauswirkungen auf die berufliche Tätigkeit am ehesten einschätzen • Mitarbeiter des sozialen Dienstes können beraten und z.B. bei der Beantragung einer Frühberentung Unterstützung leisten
Sinn finden Herr W. hat wahrscheinlich Angst vor einer Lungenembolie / sieht sein Leben bedroht	siehe „Für Sicherheit sorgen"	siehe „Für Sicherheit sorgen"	siehe „Für Sicherheit sorgen"
Herr W. sieht vielleicht seine berufliche Zukunft / finanzielle Existenz bedroht	siehe „Sich beschäftigen"	siehe „Sich beschäftigen"	siehe „Sich beschäftigen"

VIII.4 Pflegestandards

- standardisierte Pflegemaßnahme
- beinhaltet einen definierten Pflegeablauf für einen speziellen Pflegebedarf und ein formuliertes Pflegeziel
- Pflegestandards vereinfachen und verkürzen die Pflegeplanung und Dokumentation in Situationen, in welchen es nicht erforderlich ist, eine individuelle Planung für Pflegebedürftige immer wieder neu zu erstellen
- Standards beinhalten Pflegeprobleme, deren Auftreten unter bestimmten Bedingungen wahrscheinlich ist und welchen i.d.R. mit denselben Maßnahmen begegnet werden kann, z.b. postoperative Thrombose- und Pneumonieprophylaxe im chirurgischen Pflegebereich
- bei Vorliegen gleicher Bedingungen (z.B. Thrombose- und Pneumoniegefahr in der postoperativen Phase) kann die erforderliche Pflegemaßnahme immer wieder nach Standard (auf die selbe Weise) durchgeführt und dokumentiert werden
- Pflegestandards können stationsintern oder stationsübergreifend (klinikintern) erstellt werden

Aufgaben

Entwickeln Sie je einen Pflegestandard zu den nachfolgenden Themen.

1) Feststellung des Körpergewichtes eines Patienten

2) Feststellung des systolischen und diastolischen Blutdrucks nach der auskultatorischen Methode des italienischen Kinderarztes Riva-Rocci (RR)

3) Entfernen, Reinigen und Einbringen eines künstlichen Auges

4) Anlegen eines feuchtwarmen Brustwickels

Lösungsbeispiele finden sie nachfolgend.

Pflegestandard - Feststellen des Körpergewichts

Material
- Stehwaage

Durchführung
- Information des Patienten
- Patient immer zum gleichen Zeitpunkt wiegen
- Patient auf derselben Waage wiegen
- Patient mit derselben Kleidung auf die Waage stellen
- Gewicht ablesen

Dokumentation
- Datum, Handzeichen, Uhrzeit in den Pflegebericht eintragen
- gemessene Werte dokumentieren
- bei großen Abweichungen Informationsweitergabe an den Arzt

Pflegestandard - Feststellen des systolischen und diastolischen Blutdrucks

Material
- Blutdruckmanschette
- Stethoskop
- Blutdruckmessgerät

Durchführung
- Information des Patienten
- beengte Kleidung vom Oberarm entfernen
- leere Manschette straff um den Oberarm anlegen
- Ventil des Blutdruckapparats schließen
- Ohr-Oliven des Stethoskops ins Ohr stecken
- Membrantrichter des Stethoskops auf die A. cubitalis in der Ellenbeuge auflegen
- mit Zeigefinger und Mittelfinger den Radialispuls fühlen
- Manschette mit Aufblasballon füllen, bis der Manschettendruck etwa 30 mm Hg über dem zu erwartenden arteriellen Blutdruck liegt (der Radialispuls ist nicht mehr tastbar und über das Stethoskop sind keine Geräusche mehr hörbar)
- langsam (5 mm Hg/sec) die Luft aus der Manschette durch Öffnen des Ventils am Blutdruckmessgerät entweichen lassen
- beim ersten hörbaren Ton Druckwerte am Manometer ablesen = systolischer Blutdruck
- beim letzten hörbaren Ton Druckwerte am Manometer ablesen = diastolischer Blutdruck
- Manschette entleeren und vom Oberarm entfernen

Dokumentation
- Datum, Uhrzeit, Handzeichen in den Pflegebericht eintragen
- Blutdruckwerte in die Dokumentation eintragen
- bei häufigen RR-Kontrollen RR-Dokumentationsblatt verwenden
- bei größeren Abweichungen Informationsweitergabe an den Arzt

Pflegestandard - Entfernen, Reinigen und Einbringen eines künstlichen Auges

Material
- Händedesinfektionsmittel
- sterile Tupfer
- 0,9 % Kochsalzlösung
- Zellstoff
- Watteträger / Glasstäbchen
- Zellstofftuch
- Handschuhe
- Abwurf

Durchführung
- Händedesinfektion
- Patient möglichst sitzend lagern / Oberkörperhochlagerung
- Patient bitten, den Blick nach oben zu richten
- unteres Augenlid nach unten ziehen
- Watteträger / Glasstäbchen hinter die Prothese führen
- Augenprothese nach vorne bewegen, bis sie greifbar ist
- Entfernen der Prothese
- Zellstofftuch unterhalb der Augenhöhle platzieren
- Reinigen der Augenhöhle mit sterilen Tupfern und 0,9 % Kochsalzlösung
- Augenprothese mit fließendem lauwarmem Wasser reinigen und mit weichem Tuch abtrocknen
- Augenprothese unter Anhebung des oberen Augenlids in die obere Falte einführen
- unteres Augenlid nach unten ziehen und die Augenprothese in die untere Falte einführen
- Patienten bitten, die Augen kurz zu schließen

Dokumentation:
- Datum, Uhrzeit, Handzeichen in den Pflegebericht eintragen
- Beobachtungen, Zustandsbeschreibungen der Augenhöhle sowie der Prothese in den Pflegebericht eintragen
- bei auftretenden Veränderungen - Information an den Arzt

Pflegestandard - Anlegen eines feuchtwarmen Brustwickels

Material
- ein saugfähiges, anschmiegsames Tuch aus Baumwolle oder Leinen (Innentuch)
- ein Baumwolltuch (Zwischentuch)
- ein dickeres Tuch aus Flanell oder Wolle
- 3-4 Sicherheitsnadeln
- eine Schüssel mit warmem Wasser (36 - 40°C)
- ggf. angezeigte / angeordnete Zusätze wie Alkohol, essigsaure Tonerde oder Kamillenextrakt

Durchführung
- Patient möglichst sitzend lagern / Oberkörperhochlagerung
- zuerst legt man das dickere Tuch unter den Oberkörper
- darüber wird das Baumwolltuch ausgebreitet
- die oberste Lage bildet das saugfähige, flüssigkeitsgetränkte, aber nicht tropfende Tuch
- der Oberkörper wird auf dieses Tuch gelegt und dann nacheinander mit allen Tüchern umwickelt
- die Tücher müssen dicht abschließen, damit keine Verdunstungskälte entstehen kann
- für die Dauer des Wickels (ca. 60 Minuten) und einige Zeit danach ist Bettruhe einzuhalten
- Kreislaufüberwachung während der Anwendung

Dokumentation:
- Datum, Uhrzeit, Handzeichen in den Pflegebericht eintragen
- bei auftretenden Kreislaufstörungen Wickel entfernen und Information an den Arzt und Dokumentation

Repetitorium IX
Krankheitslehre

IX.1 Herz- Kreislauf

Allgemeine Diagnostik und Beobachtungen bei Herzerkrankungen

Perkussion
- Beklopfen des Thorax zur Feststellung der Herzgröße und Herzfigur

Palpation
- Feststellung der Herzspitze (Spitzenstoß bei Hypertrophie) durch Betasten der Thoraxwand

Auskultation
- Abhören der normalen Herztöne
- Abhören der pathologischen Herzgeräusche

Pulsfühlen
- Pulsfrequenz (Anzahl der Pulsschläge pro Minute)
  - normale Pulsfrequenz in Ruhe:
    Erwachsene   60 - 80/min.
    Jugendliche 80 - 100/min.
    Kinder   100 - 120/min.
    Neugeborene 130 - 140/min.
  - Tachykardie = Pulsfrequenz über 100/min.
  - Bradykardie = Pulsfrequenz unter 60/min.
- Pulsrhythmus
  - regelmäßiger oder unregelmäßiger Puls
  - Arrhythmien, Extrasystolen
- Pulsqualität
  - Spannungszustand der Gefäße
  - Pulsus durus (harter Puls)
  - Pulsus mollis (weicher, fadenförmiger Puls)

Blutdruckmessung
- systolische und diastolische Blutdruckmessung nach Riva-Rocci (unblutige Messung)
- normale Blutdruckwerte nach Riva-Rocci gemessen an der Arteria brachialis beim liegenden Patienten:
  10 - 30 Jahre 21,3/14,6 kPa (120/80 mm Hg)
  30 - 40 Jahre 21,9/15,3 kPa (125/85 mm Hg)
  40 - 60 Jahre 23,9/16,6 kPa (135/95 mm Hg)
- blutdruckbestimmende Faktoren:
  - Herzzeitvolumen (Frequenz x Schlagvolumen)
  - Blutmenge (Füllungszustand des Gefäßsystems)
  - Strömungswiderstand (Gefäßwiderstand)

Venendruckmessung
- Druck im klappenlosen oberen Hohlvenensystem
- Flüssigkeitsmanometrie über Venenkatheter in der Vena cava superior
- Normbereich: 0,5 - 1,5 kPa (5 - 15 cm Wassersäule)
- Beeinflussung durch: Kapillardruck, zirkulierende Blutmenge, Tonus der Gefäßwände, Druckverhältnisse der Umgebung, Leistungsfähigkeit des rechten Herzens

Beobachtung der Atmung
- normale Atemfrequenz
  Erwachsene: 16 - 20 /Min.
  Säuglinge: 40 - 44 /Min.
- Eupnoe (Normalatmung)
- Dyspnoe (subjektive Atemnot)
- Arbeitsdyspnoe (Atemnot verschwindet in Ruhe)
- Ruhedyspnoe (Atemnot ist auch im Ruhezustand vorhanden)
- Orthopnoe (höchste Atemnot)

Hautbeobachtung
- Hautfarbe
  Hyperämie, Hypoämie, Zyanose (Lippenzyanose, Akrenzyanose, Gesichtszyanose, Körperzyanose)
- Hautturgor
  Exsikkose, Ödeme (lagebedingt - bevorzugt untere Extremitäten)

Urinausscheidung
- Nykturie (vermehrte Urinausscheidung nachts)
- Oligurie (verminderte Urinausscheidung)

Phonokardiographie (Herzschalluntersuchung)
- Aufzeichnung von Herztönen und Herzgeräuschen mittels Mikrofon und Verstärker
- registrierte Herztöne (normal):
  1. Herzton = Muskelton der Ventrikelwand
  2. Herzton = Aorten- und Pulmonalklappenschluss
  3. Herzton = frühdiastolischer Bluteinstrom
  4. Herzton = Vorhofton

Elektrokardiogramm (EKG)
- Aufzeichnung der Herzaktionsströme
- ermöglicht die Beurteilung der Reizbildung, Reizleitung und Funktion des Myokards
- normaler EKG Ablauf

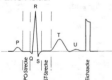

P - Welle   = Erregung der beiden Vorhöfe
QRST - Komplex = Erregungsausbreitung in den beiden Ventrikeln

Echokardiographie (Sonographie)
- Ultraschalluntersuchung zur Erkennung abnormer Bewegungen der Herzmuskelwand, Erkrankungen der Herzklappen und des Herzbeutels

Röntgenuntersuchungen
- Feststellung von Form, Lage und Größe des Herzens

Angiokardiographie
- Darstellung der Herzinnenräume, der herznahen Gefäße und der Herzkranzgefäße

Koronararteriographie
- Kontrastdarstellung der Herzkranzgefäße

Lävokardiographie
- Kontrastdarstellung der linken Herzhälfte

Computertomographie
- Herstellung von Schichtaufnahmen des Herzens

Herzszintigraphie
- nuklearmedizinisches Diagnoseverfahren

Myokardszintigraphie
- Darstellung der Myokarddurchblutung
- ermöglicht die Beurteilung der koronaren Durchblutung

Radiokardiographie
- graphische Aufzeichnung des Durchflusses radioaktiv markierten Blutes durch die Herzkammern
- ermöglicht die Bestimmung des Herzschlagvolumens und des Herzminutenvolumens

Herzkatheterismus
- Sondierung aller zentralen Herz- und Gefäßabschnitte zum Zwecke der:
- Druckmessung in allen Herzabschnitten
- Darstellung der Herzhöhlen durch Kontrastmittel
- Darstellung der Koronargefäße durch Kontrastmittel
- Darstellung der herznahen Gefäße durch Kontrastmittel
- Messung des Herzminutenvolumens
- Messung von Shuntvolumina
- Blutgasanalysen
- Berechnung verschiedener hämodynamischer Größen (Schlagarbeit, Schlagleistung, Kreislaufwiderstände)

Rechtskatheter
- venöse Katheterisierung
- Armvene → obere Hohlvene → rechter Vorhof → rechte Kammer → Lungenarterie
- Oberschenkelvene → untere Hohlvene → rechter Vorhof → rechte Kammer → Lungenarterie

Linkskatheter
- arterielle Katheterisierung
- Oberschenkelarterie → Aorta → linke Kammer

transseptaler Katheter
- Oberschenkelvene → untere Hohlvene → rechter Vorhof (nach Perforation der Vorhofscheidewand) → linker Vorhof → linke Kammer

Transaminasenbestimmung
- Kontrolle des Zellenzymanstiegs im Blut

Entzündliche Erkrankungen des Herzens

rheumatische Endokarditis
- einfache Herzinnenhautentzündung
- Autoimmunkrankheit

Ursachen
- akutes rheumatisches Fieber
- Streptokokken-Toxine (Scharlach, Angina)

Verlauf
- 1-3 Wochen nach Streptokokkeninfekt, plötzlich auftretendes Fieber
- Rötung und Schwellung der großen Gelenke (Polyarthritis)
- Bildung warzenartiger Verdickungen an der Herzinnenhaut und an den Herzklappen (Mitralklappe 5o%, Aortenklappe 20%, beide Klappen 25%)
- Schrumpfung der Herzklappen (Klappenstenose / Herzklappeninsuffizienz)
- starke Rezidivneigung

Symptome
- Fieber, Gelenkschmerzen, erhöhte Blutsenkung, Leukozytose, Tachykardie, evtl. Herzklopfen und Druckgefühl in der Herzgegend, Unwohlsein, rasche Ermüdung

Komplikationen
- Embolien im großen Kreislauf, Herzinsuffizienz

therapeutische Maßnahmen
medikamentöse Therapie
- Antibiotika - Penizillin (Rezidivneigung)
- Corticosteroide (Verhinderung von Klappenfehlern)
- Salizylate (beim rheumatischen Entzündungsprozess)
- Analgetika (schmerzhafte Schwellung der großen Gelenke)
- Digitalisierung (bei bestehender Herzinsuffizienz)

operative Maßnahmen
- Korrektur der Herzklappen
- Herdsanierung (Zähne, Tonsillen) im Intervall unter Antibiotikaschutz

bakterielle Endokarditis
- destruierende Herzinnenhautentzündung
- bakterielle Herzinnenhautentzündung

Ursachen
- Sepsis (Streptokokken, Pneumokokken, Enterokokken, Staphylokokken)

prädisponierende Faktoren
- allgemeine Resistenzschwäche des Patienten (nach operativen Eingriffen, nach Einnahme resistenzmindernder Medikamente - Kortikoide, Zytostatika)
- vorgeschädigte Herzklappen durch rheumatische Entzündungen

Eintrittspforten und Erkrankungsherde
- Tonsillen, Zahnerkrankungen, Abszesse, Osteomyelitis, Nasennebenhöhlen, Gallengänge

Verlauf
- Ansiedlung von Bakterien am Endokard und an den Herzklappen
- Verlauf kann je nach Virulenz des Erregers akut oder subakut sein
- unbehandelt verläuft die Erkrankung meist tödlich
- unter antibiotischer Therapie kann sich häufig eine Herzinsuffizienz infolge einer Klappenvernarbung entwickeln

Symptome
- hohes Fieber, Schüttelfrost, Tachykardie, weicher unterdrückbarer Puls, Bewusstseinstrübung, Glieder- und Gelenkschmerzen, dekompensierte Herzinsuffizienz mit Leberstauung, Milzvergrößerung, Petechien (Mundschleimhaut und Konjunktiven), Trommelschlegelfinger und Uhrglasnägel (treten erst nach einigen Wochen auf)

Komplikationen
- Herzklappeninsuffizienz
- Herzinsuffizienz
- Myokarditis
- Perikarditis mit Ergussbildung
- Nieren-, Milz- und Gehirnembolien (bei Linksherzendokarditis)
- Lungenembolie (bei Rechtsherzendokarditis)
- Nierenbeteiligung mit Hämaturie, Bakteriurie, (Glomerulonephritis, Urämie)
- neurologische Ausfälle mit akuten Lähmungen

therapeutische Maßnahmen
medikamentöse Therapie
- Antibiotika (hohe Dosen Penizillin oder entsprechend der Erregerresistenz)
- Analgetika, Sedativa

operative Maßnahmen
- evtl. Herzklappenersatz
- Herdsanierung (Zähne, Tonsillen) im Intervall unter Antibiotikaschutz

Myokarditis
- Entzündung des Herzmuskels

Ursachen
- Rheumatismus
- Viruserkrankungen (Influenza, Poliomyelitis, Mumps, Masern, infektiöse Hepatitis)
- bakterielle Erkrankungen (Diphtherie, Tuberkulose, Sepsis)
- toxische Ursachen (Urämie, Alkohol, Medikamente)
- idiopathisch = ohne erkennbare Ursache

Verlauf
- Schweregrad und Verlauf ist unterschiedlich (abhängig von Ursache, Alter und Abwehrlage des Patienten)
- Ausheilung ohne Folgen
- narbige Ausheilung

Symptome
- Müdigkeit, Atemnot (flache Atmung), ängstliche Erregtheit und Unruhe, Gesichtsblässe (evtl. leichte Zyanose), anhaltende Temperaturerhöhung, Tachykardie, Rhythmusstörungen, gestaute Halsvenen, präkordiale Beschwerden (Engegefühl in der Herzgegend), Druckgefühl im Oberbauch, Übelkeit (evtl. Erbrechen)

Komplikationen
- Übergang in ein chronisches Stadium

therapeutische Maßnahmen
- spezifische Maßnahmen richten sich nach der ursächlichen Erkrankung)

medikamentöse Therapie
- Antibiotika, Antirheumatika, Tuberkulostatika, Herzglykoside (bei Herzinsuffizienz), Antiarrhythmika (bei Arrhythmien), Antimykotika, Antitoxinbehandlung (bei Diphtherie), Sedativa, Glukosteroide

operative Maßnahme
- Herzschrittmacher (bei AV-Blockierung)

Perikarditis
- Entzündung des Herzbeutels

Pericarditis sicca (fibrinosa)
- trockene Herzbeutelentzündung

Pericarditis exsudativa
- feuchte Herzbeutelentzündung (mit Ergussbildung im Herzbeutel)

Pericarditis adhaesiva (productiva)
- Verwachsungen des Herzbeutels mit der Herzwand z.T. mit Kalkeinlagerungen (Panzerherz)

Ursachen
- idiopathische Perikarditis (Ursache ungeklärt)
- infektiöse Perikarditis (Bakterien, Viren, Pilze)
- Kollagenkrankheiten (Sklerodermie, rheumatoide Arthritis)
- Erkrankungen benachbarter Organe (Myokardinfarkt, Lungeninfarkt, Myokarditis)

- Stoffwechselerkrankungen (Urämie, Myxödem)
- Tumoren (primär, sekundär)

Verlauf
- führt im Akutstadium zum Perikarderguss (Abnahme des Herzschlagvolumens, Herzbeuteltamponade)
- jede über 3 Monate andauernde Perikarditis wird als chronisch bezeichnet
- kann komplikationslos ausheilen oder in eine chronische Verlaufsform (Verkalkung, Verschwielung, Schrumpfung, Ergussbildung) übergehen

Symptome
- Schmerzen (retrosternal), Fieber, Perikardreiben (verschwindet mit zunehmendem Erguss), Schweißneigung, Hypotonie, Tachykardie (kleiner, weicher Puls), Venenstauung (Einflussstauungen), Leistungsschwäche

Komplikationen
- Verwachsungen zwischen Herz und Herzbeutel

therapeutische Maßnahmen
- spezifische Maßnahmen richten sich nach der ursächlichen Erkrankung)

medikamentöse Therapie
- Antibiotika
- Antirheumatika
- Tuberkulostatika
- Glukosteroide
- Analgetika (bei Pericarditis sicca)
- Digitalisierung (bei Stauungsinsuffizienz)

therapeutische Eingriffe
- Perikardpunktion (bei größeren Ergüssen)
- sofortige Perikardpunktion (bei Herzbeuteltamponade)
- Akutdialyse (bei urämischer Perikarditis)

operative Maßnahmen
- Perikardfensterung (Ergussableitung bei chronischen Perikardergüssen)
- Perikardektomie (bei Panzerherz)

Pankarditis
- Entzündung aller Schichten der Herzwand

Koronare Herzerkrankungen

Koronarsklerose
- Arteriosklerose der Koronararterien (abnorme Ablagerungen von Lipiden, Bindegewebe und Kalk in der Gefäßwand)

Koronarinsuffizienz
- Mangeldurchblutung des Herzmuskels (Missverhältnis zwischen Sauerstoffangebot und Sauerstoffbedarf des Myokards)

Angina pectoris Anfall
- plötzlich einsetzende heftigste Schmerzen hinter dem Sternum (Sekunden bis Minuten anhaltend)

Ursachen
- Arteriosklerose der Koronararterien

Risikofaktoren
- arterielle Hypertonie
- starkes Rauchen
- Hypercholesterinämie
- Diabetes mellitus
- Adipositas

auslösende Faktoren
- erhöhter Sauerstoffbedarf des Myokards
- psychische Belastung
- körperliche Belastung
- Kälte
- reichliche Nahrungsaufnahme

Verlauf
- Anfallshäufigkeit variiert von mehrmals täglich bis zu gelegentlichen Anfällen, die durch symptomfreie Intervalle von Wochen, Monaten oder Jahren getrennt sind
- Zunahme der Anfälle, verminderte Auslöseschwelle, längere Dauer oder Auftreten in Ruhe sind Vorboten eines akuten Herzinfarktes
- Abnahme der Anfälle weisen auf die Bildung eines koronaren Kollateral-Kreislaufes hin
- verläuft bei leichter kurzer Form ohne Schädigung des Myokards
- schwerer langanhaltender Verlauf = Herzinfarkt

Symptome
- Schmerzen hinter dem Brustbein (Schmerzausstrahlung in die linke Schulter-Arm-Hand-Region), Gefühl der Brustenge (Angina = Enge), Vernichtungsgefühl, Todesangst, Atemnot, Schweißausbruch, blasse Haut, Tachykardie, Blutdruckanstieg, Harndrang, Übelkeit, Erbrechen

Komplikationen
- rezidivierende Myokardinfarkte
- plötzlicher Tod

therapeutische Maßnahmen
medikamentöse Therapie
- Nitroglyzerin (Kaukapseln, Spray sublingual als Anfallstherapie)
- Calcium - Antagonisten (bei Koronarspasmen)
- Beta-Rezeptorenblocker (bei Herzrhythmusstörungen)

operative Maßnahme
- Aorto - koronarer Bypass

Herzinfarkt (Myokardinfarkt)
- Nekrose eines umschriebenen Herzmuskelbezirkes (Vorderwandinfarkt, Hinterwandinfarkt) infolge unzureichender oder fehlender Blutversorgung

Ursachen
- plötzlicher Verschluss eines Koronararterienastes durch eine Koronararterienthrombose oder eine akute ödematöse Verquellung eines arteriosklerotisch vorgeschädigten Herzkranzgefäßes
- Unterbrechung der Koronararteriendurchblutung von mehr als 20 Minuten

Risikofaktoren
- Hypertonie, Übergewicht, Bewegungsmangel, Nikotinabusus, Diabetes mellitus, Gicht, hoher Cholesterin- und Fettgehalt des Blutes, Stress

Verlauf
Vorboten
- Angina-pectoris Anfälle
- häufig keine Vorboten

Lokalisation des Herzinfarktes
- Vorderwandinfarkt (Verschluss der linken Koronararterie)
- Hinterwandinfarkt (Verschluss der rechten Koronararterie)
- Seitenwandinfarkt
- Septuminfarkt

Frühkomplikationen
- kardiogener Schock
- Herzruptur
- akute Linksherzinsuffizienz (Lungenödem)
- Herzrhythmusstörungen
- Kammerflimmern
- Asystolie
- AV-Block
- Lungenembolie
- Perikarditis

Spätkomplikationen
- Herzinsuffizienz
- Herzwandaneurysma
- Reinfarkt

Prognose
- bis 30% Letalität beim Erstinfarkt
- über 40% Letalität beim Reinfarkt
- über 80% Letalität beim Zweitinfarkt (Zweitinfarkt = Infarkt in der akuten Phase des Erstinfarktes)

Symptome
- Stunden bis Tage anhaltender akut einsetzender Präkordialschmerz mit Ausstrahlungen in den linken Arm, Hals, Oberbauch oder Rücken (bessert sich nicht durch Bettruhe, spricht nicht auf Nitroglyzerin an)
- Todesangst
- akut auftretende Linksherzinsuffizienz mit Lungenödem und Atemnot
- kardiogener Schock mit Kaltschweißigkeit, fadenförmigem Puls, niedrigem Blutdruck, blass-livider Haut, allgemeinen Schwächesymptomen
- ab 2. bis 9. Tag Temperaturen bis 39 Grad Celsius
- ca. 15% der Herzinfarkte verlaufen als "stumme Myokardinfarkte" ohne Symptomatik

Komplikationen
Sofortkomplikationen
- kardiogener Schock, Herzruptur, Kammerflimmern

Spätkomplikationen
- Herzinsuffizienz, Herzwandaneurysma, Septumperforation

therapeutische Maßnahmen
medikamentöse Therapie
- Analgetika - Opiate
- Sedativa
- Fibrinolytika
- Antikoagulanzien (Embolieprophylaxe)
- Glykoside (bei akuter Herzinsuffizienz)
- Antiarrhythmika (bei Herzrhythmusstörungen)
- Katecholamine (bei kardiogenem Schock)
- Volumensubstitution (bei kardiogenem Schock)
- Natrium bicarbonat (bei metabolischer Azidose)

therapeutische Eingriffe
- Legen eines zentral-venösen Zugangs (Jugularis-Katheter)
- Überdruckbeatmung (bei akuter Herzinsuffizienz)
- Legen einer Schrittmachersonde zur Elektrostimulation (bei AV-Blockierung)
- Defibrillation (bei Kammerflattern, Kammerflimmern)
- Reanimation (bei Kreislaufstillstand)
- aortale Gegenpulsation (bei kardiogenem Schock)
- Perikardpunktion (bei Herzbeuteltamponade durch Herzwandruptur)

operative Maßnahmen
- Aorto-koronarer Bypass
- Aneurysmaektomie

Angeborene Herzfehler mit venös-arteriellem Shunt (Rechts-Links-Shunt)

allgemeine Symptome
- Zyanose
- Trommelschlegelfinger und -zehen
- Uhrglasnägel
- allg. Unterentwicklung (Infantilismus)
- Polyglobulie
- erhöhte Infektanfälligkeit

Fallot-Tetralogie
- Pulmonalstenose

- Dextroposition der Aorta (Aorta reitet über dem VSD)
- hoher Ventrikelseptumdefekt (VSD)
- Hypertrophie des rechten Ventrikels

Fallot-Pentalogie
- Pulmonalstenose
- Dextroposition der Aorta (Aorta reitet über dem VSD)
- hoher Ventrikelseptumdefekt
- Vorhofseptumdefekt
- Hypertrophie der rechten Kammer

Fallot-Trilogie
- Pulmonalstenose
- Vorhofseptumdefekt
- Rechtsherzhypertrophie

Transposition der großen Gefäße (TGA)
- Abgang der Aorta aus dem rechten Ventrikel
- Abgang der Arteria pulmonalis aus dem linken Ventrikel

Trikuspidalatresie
- fehlende Öffnung zwischen rechtem Vorhof und rechter Herzkammer
- Unterentwicklung der rechten Kammer
- Vorhofseptumdefekt
- meist zusätzlich ein Ventrikelseptumdefekt

Angeborene Herzfehler mit arteriell-venösem Shunt (Links-Rechts-Shunt)

allgemeine Symptome
- Druckerhöhung in der Lungenstrombahn
- tanzende Hili
- prominenter Pulmonalisbogen
- Zyanose bei Shunt-Umkehr (Druck in der rechten Kammer höher als in der linken Kammer)

Ventrikelseptumdefekt (VSD)
- kleine bis große Defekte der Kammerscheidewand
- Blut fließt aus der linken Kammer in die rechte Kammer

offener Ductus Botalli (DB)
- Offenbleiben der fetalen Verbindung zwischen Aortenbogen und Pulmonalarterie von unterschiedlicher Länge und Weite

- Blut fließt aus der Aorta in die Lungenarterie

Vorhofseptumdefekt (ASD)
- offenes Foramen ovale
- Septum-secundum-Defekt (hochsitzender Defekt unabhängig vom Foramen ovale)
- Septum-primum-Defekt (tiefsitzender Defekt, reicht bis an AV-Klappen-Ebene)

Angeborene Herzfehler ohne Shunt

Pulmonalstenose (PS)
- Einengung der Pulmonalklappe mit poststenotischer Aussackung der Pulmonalarterie und Hypertrophie der rechten Kammer

Aortenstenose (AS)
- Einengung der Aortenklappe (valvulär)
- umschriebene Einengung oberhalb der Aortenklappe

Dextrokardie
- Lageanomalie des Herzens (alle Teile des Herzens und die Herzachse liegen spiegelbildlich rechts)

Aortenisthmusstenose (CoA)
- infantile Form = Stenose oberhalb des Ductus Botalli
- Erwachsenenform = Stenose unterhalb des Ductus Botalli

Ursachen
- angeborene Gefäß-Missbildung

Verlauf
- bei Männern viermal häufiger als bei Frauen
- Beschwerden treten meist erst ab dem 20. Lebensjahr auf
- Lebenserwartung ohne Operation ca. 40 Lebensjahre

Symptome
- Leistungsschwäche, Nasenbluten, Schwindel, Hitzegefühl, Kopfschmerzen, warme Hände, kalte Füße, schwacher oder fehlender Femoralispuls, Claudicatio intermittens, hoher Blutdruck an den oberen Extremitäten, niedriger Blutdruck an den unteren Extremitäten (Differenz 50-100 mm Hg)

Komplikationen
- Aortenruptur, Endokarditis, Herzinsuffizienz, Apoplexie

therapeutische Maßnahmen
medikamentöse Therapie
- Antibiotika (bakterielle Endokarditis-Prophylaxe)

operative Maßnahme
- Beseitigung der Stenose

therapeutischer Eingriff
- Nasentamponade (bei Nasenbluten)

Erworbene Herzfehler

Mitralinsuffizienz
- Schlussunfähigkeit der Mitralklappe
- während der Systole strömt Blut in den linken Vorhof zurück

Ursachen
- rheumatische Erkrankungen (häufig)
- bakterielle Endokarditis (selten)
- Herzinfarkt (ischämische Beteiligung der Papillarmuskeln)

Verlauf
- kommt meist kombiniert mit einer Mitralstenose vor
- nach rheumatischen Erkrankungen häufig beschwerdefreies Intervall von 10-20 Jahren
- Pendelblut führt zur Hypertrophie des linken Ventrikels und Dilatation des linken Vorhofes
- erste Beschwerden treten erst im fortgeschrittenen Stadium auf
- linksventrikuläre Dekompensation führt zur Lungenstauung

Symptome
- Atemnot, Husten, Zyanose, Stauungsbronchitis, Nykturie, Ödeme, Extrasystolie

Komplikationen
- absolute Arrhythmie (Vorhofflimmern)
- arterielle Embolien (vom linken Vorhof ausgehend)

therapeutische Maßnahmen
medikamentöse Therapie
- Antibiotika (Rezidivprophylaxe bei bakterieller Endokarditis und rheumatischer Endokarditis)
- Digitalis (bei Herzinsuffizienz)
- Diuretika
- Antikoagulanzien (bei absoluter Arrhythmie besteht Embolierisiko)
- Nitrate (bei Angina pectoris)
- Vasodilatatoren
- Bronchosekretolytika (Stauungsbronchopneumonie)

therapeutischer Eingriff
- Kardioversion (bei Vorhofflimmern)

operative Maßnahme
- Klappenersatz

Mitralstenose
- Verengung der Mitralklappenöffnung
- erschwerter Einstrom des Blutes aus dem linken Vorhof in den linken Ventrikel
- häufigster erworbener Herzfehler

Ursachen
- rheumatische Entzündungen der Mitralklappe im Rahmen eines akuten rheumatischen Fiebers

Verlauf
- häufigster erworbener Herzklappenfehler
- Frauen erkranken viermal häufiger als Männer
- rheumatische Entzündungen an der Mitralklappe führen zu narbigen, schrumpfenden und teilweise verkalkenden Verwachsungen
- bis zum Auftreten der ersten klinischen Symptome vergehen mehrere Jahre
- phasischer Wechsel zwischen Besserung und Verschlechterung
- reduzierte Mitralöffnungsfläche führt zum Druckanstieg im linken Vorhof und Blutrückstau über den Lungenkreislauf (Lungenstauung), in die rechte Herzkammer
- hochgradige Verengung der Mitralklappe "Knopflochstenose"

Schweregrad I
- keine Leistungsminderung

Schweregrad II
- Leistungseinschränkung bei starker Belastung

Schweregrad III
- Leistungsminderung bei geringer Belastung

Schweregrad IV
- Leistungsminderung im Ruhezustand (Patient ist bettlägerig)

Symptome
- Dyspnoe, Orthopnoe, Stauungsbronchitis, Reizhusten, kleiner Puls, Rhythmusstörungen, Mitralgesicht (bläulich-rote Wangen und bläuliche Lippen), periphere Zyanose

Komplikationen
- absolute Arrhythmie bei Vorhofflimmern
- arterielle Embolien (Thromben aus dem gestauten linken Vorhof)
- Lungenödem, Bluthusten, pulmonale Infekte, bakterielle Endokarditis, Trikuspidalinsuffizienz, Stauungsikterus

therapeutische Maßnahmen
medikamentöse Therapie
- Antibiotika (Rezidivprophylaxe bei rheumatischem Fieber und bakterieller Endokarditis)
- Digitalis (bei Herzinsuffizienz)
- Diuretika
- Antikoagulanzien (bei absoluter Arrhythmie besteht Embolierisiko)
- Nitrate (bei Angina pectoris)
- Fibrinolytika (bei arteriellen Embolien)
- Antiarrhythmika (bei absoluter Arrhythmie)

- Bronchosekretolytika
  (Stauungsbronchopneumonie)
  therapeutischer Eingriff
- Kardioversion (bei Vorhofflimmern)
  operative Maßnahmen
- Kommissurotomie
- Klappenersatz

Aortenklappeninsuffizienz
- Schlussunfähigkeit der Aortenklappe
- während der Diastole kommt es zum Rückstrom des Blutes aus der Aorta in den linken Ventrikel

Ursachen
- rheumatische Endokarditis
- bakterielle Endokarditis
- degenerative Veränderungen (Aortensklerose)

Verlauf
- zweithäufigster erworbener Herzfehler
- bei Männern häufiger als bei Frauen
- erste Zeichen der Herzinsuffizienz treten relativ spät auf (lange körperliche Leistungsfähigkeit)
- nach Auftreten der ersten Insuffizienzsymptome nimmt die Leistungsfähigkeit rasch und ständig ab (kurze Lebenserwartung nach der ersten Dekompensation)

Symptome
- Herzklopfen, Druckgefühl im Hals, Druckgefühl in der Brust, Herzschmerzen, Dyspnoe (Stauungslunge), Schwindelgefühle, Ohrgeräusche, Ohnmachtsanfälle, Gesichtsblässe

Komplikationen
- "relative" Mitralinsuffizienz

therapeutische Maßnahmen
medikamentöse Therapie
- Antibiotika (Rezidivprophylaxe bei rheumatischem Fieber und bakterieller Endokarditis)
- Digitalis (bei Anstrengungsdyspnoe)
- Diuretika
- Nitrate (bei Angina pectoris)

operative Maßnahmen
- Klappenersatz

Aortenklappenstenose
- Verengung der Aortenklappenöffnung
- wegen der engen Klappenöffnung kommt zu wenig Blut in den großen Kreislauf

Ursachen
- rheumatische Endokarditis
- sklerotische Veränderungen im höheren Lebensalter

Verlauf
- lange Beschwerdefreiheit
- erste Symptome treten erst auf, wenn die hypertrophierte linke Kammer nicht mehr ausreichend Blut in den Körper pumpt
- schlechte Prognose bei Auftreten von Symptomen der Herzinsuffizienz

Symptome
- Erschöpfungszustände, Synkopen (Ohnmacht, Schwindelanfälle, Schwarzwerden vor den Augen durch mangelnde Hirndurchblutung), blasse Hautfarbe (Gesichtsblässe), Belastungsdyspnoe, Herzrhythmusstörungen, pektanginöse Beschwerden

Komplikationen
- Lungenstauung, Mitralinsuffizienz, Rechtsherzinsuffizienz, akuter Herztod (Kammerflimmern)

therapeutische Maßnahmen
medikamentöse Therapie
- Antibiotika (Rezidivprophylaxe bei rheumatischer Endokarditis und bakterieller Endokarditis)
- Digitalis (bei Herzinsuffizienz)
- Diuretika
- Nitrate (bei Angina pectoris)

operative Maßnahmen
- Klappenkommissurotomie
- Klappenersatz

kombiniertes Mitralvitium
- Kombination von Einengung und Schlussunfähigkeit der Mitralklappe

Trikuspidalinsuffizienz
- Schlussunfähigkeit der Trikuspidalklappe
- während der Systole strömt Blut in den rechten Vorhof zurück

Trikuspidalstenose
- Einengung der Trikuspidalklappenöffnung
- Rückstau des Blutes mit Druckerhöhung im rechten Vorhof

Mehrklappenfehler
- Kombination von Mitral- und Aortenfehlern
- Kombination eines Mitral-Trikuspidal-Vitiums
- hämodynamische Veränderungen werden immer von dem im Kreislauf zuerst gelegenen Herzfehler geprägt

Pulmonalklappeninsuffizienz
- Schlussunfähigkeit der Pulmonalklappe
- während der Diastole kommt es zum Rückstrom des Blutes aus der Pulmonalarterie in den rechten Ventrikel
- äußerst seltener Herzfehler

Pulmonalklappenstenose
- nur angeboren

Herzinsuffizienz

doppelseitige Herzinsuffizienz
- Insuffizienz des gesamten Herzmuskels mit geringer Leistungsfähigkeit, Dilatation beider Ventrikel sowie Stauungen vor dem rechten und linken Herzen

Rechtsherzinsuffizienz
chronische Rechtsherzinsuffizienz
- Überbelastung des rechten Herzens mit erhöhtem Füllungsdruck im rechten Ventrikel, Dilatation der rechten Kammer und gesteigertem Venendruck

akutes Rechtsherzversagen (akutes Cor pulmonale)
- plötzliche Überlastung des rechten Herzens mit Einflussstauungen vor dem rechten Herzen

Ursachen
akutes Rechtsherzversagen
- Lungenembolie
- Spontanpneumothorax

chronisches Rechtsherzversagen
- chronisches Lungenemphysem
- chronische Bronchitis
- Asthma bronchiale
- Pulmonalsklerose
- Klappenfehler
- Herzfehler mit Links-Rechts-Shunt
- Folgen einer Linksherzinsuffizienz
- hochgradige Thoraxdeformitäten

Verlauf
- mit nachlassender myokardialer Leistung setzen die nachfolgenden Kompensationsmechanismen ein:
  1. Hypertrophie der Herzmuskelfasern
  2. Dilatation der Herzhöhlen
  3. Tachykardie
- mit zunehmender Insuffizienz entwickelt sich meist über Jahre die subjektive Symptomatik
- im Akutstadium entwickeln sich die Symptome schnell und zumeist dramatisch
- Einteilung (Klassifizierung) der Herzinsuffizienz in Schweregrade nach den Richtlinien der New York Heart Association:

Schweregrad I	Patienten, die in Ruhe und unter Belastung ohne Beschwerden sind
Schweregrad II	Patienten, deren Leistungsfähigkeit ab einer mittelschweren körperlichen Belastung eingeschränkt ist
Schweregrad III	Patienten, welche schon bei geringen Belastungen deutlich eingeschränkt sind, in Ruhe jedoch keine Beschwerden haben
Schweregrad IV	Patienten, die schon unter Ruhebedingungen Beschwerden haben

Symptome
chronische Rechtsherzinsuffizienz
- Müdigkeit, Abgeschlagenheit, Leistungsminderung
- Blutstau vor dem rechten Herzen (erhöhter Venendruck), gestaute Hals-, Arm- und Handvenen, Leberstauung mit Rückstauung in das Pfortadergebiet
- gastrointestinale Symptome: Meteorismus, Obstipation, Appetitlosigkeit, Unverträglichkeit bestimmter Speisen (Stauungsgastritis)
- Stauungsniere (Eiweißausscheidung im Urin), verminderte Urinproduktion (Nykturie), Flüssigkeitsaustritt in das Unterhautzellgewebe (Knöchelödeme, Beinödeme, Anasarka), Aszites, Pleuraergüsse (Transsudat), Stauungsmilz (Druckschmerz im linken Oberbauch)
- Zyanose (Gesicht, Akren), Uhrglasnägel, Trommelschlegelfinger

akute Rechtsherzinsuffizienz
- Kreislaufschock durch akuten Abfall des Herzzeitvolumens, periphere Zyanose, feucht-kalte Extremitäten, Tachykardie, Atemnot

therapeutische Maßnahmen
(bestehen auch in der Beseitigung auslösender Ursachen)
medikamentöse Therapie
- Herzglykoside, Diuretika, Kaliumsubstitution, Sedativa, Antikoagulanzien, Katecholamine (Dopamin), Vasodilatatoren, evtl. Antibiotika (Abschirmung)

therapeutische Eingriffe
- Legen eines zentral-venösen Katheters (Jugularis Katheter)
- Pleurapunktionen (Entlastungspunktionen)
- Aszitespunktionen (Entlastungspunktionen)
- Perikardpunktion (bei Perikarderguss)
- blutiger Aderlass (bei Polyglobulie)
- Überdruckbeatmung

Linksherzinsuffizienz
akutes Linksherzversagen
- plötzliches Versagen des linken Herzens mit akutem Druckanstieg im Lungenkreislauf

chronische Linksherzinsuffizienz
- Leistungsschwäche des linken Herzens mit erhöhtem Füllungsdruck im linken Ventrikel, Dilatation der linken Kammer und Lungenstauung

Ursachen
- koronare Durchblutungsstörungen (Hypoxämie, Anämie), Myokardinfarkt, Herzwandaneurysma, Rhythmusstörungen, Klappenfehler (Mitralfehler, Aortenfehler), Arteriosklerose, Hypertonie

Verlauf
- mit nachlassender myokardialer Leistung setzen die nachfolgenden Kompensationsmechanismen ein:
  1. Hypertrophie der Herzmuskelfasern
  2. Dilatation der Herzhöhlen
  3. Tachykardie
- mit zunehmender Insuffizienz entwickelt sich meist über Jahre die subjektive Symptomatik
- im Akutstadium entwickeln sich die Symptome schnell und zumeist dramatisch
- Einteilung (Klassifizierung) der Herzinsuffizienz in Schweregrade nach den Richtlinien der New York Heart Association:

  Schweregrad I — Patienten, die in Ruhe und unter Belastung ohne Beschwerden sind

  Schweregrad II — Patienten, deren Leistungsfähigkeit ab einer mittelschweren körperlichen Belastung eingeschränkt ist

  Schweregrad III — Patienten, welche schon bei geringen Belastungen deutlich eingeschränkt sind, in Ruhe jedoch keine Beschwerden haben

  Schweregrad IV — Patienten, die schon unter Ruhebedingungen Beschwerden haben

Symptome
- eingeschränkte körperliche Belastbarkeit, Schlaflosigkeit, Zyanose, Stauungsbronchitis, Dyspnoe, Tachypnoe, Husten (Expektoration von schaumig, häufig blutigem Sputum), Orthopnoe bei Flachlagerung, diffuse, grobblasige Rasselgeräusche

Komplikationen
- Asthma-cardiale-Anfälle (Herzklopfen, Angstgefühl und starke Atemnot im Schlaf) durch Stauungen im Lungenkreislauf
- Rechtsherzinsuffizienz (durch gestaute Linksinsuffizienz)
- stark ausgeprägtes Lungenödem mit akuter Lebensgefahr (Cheyne-Stokes-Atmung)

therapeutische Maßnahmen
(bestehen auch in der Beseitigung der auslösenden Ursachen)

medikamentöse Therapie
- Herzglykoside, Diuretika, Sedativa, Antikoagulanzien, evtl. Antibiotika, Vasodilatatoren, Bronchosekretolytika

therapeutische Eingriffe
- blutiger Aderlass
- unblutiger Aderlass
- evtl. Pleurapunktion
- Kardioversion (bei Vorhofflimmern)
- Überdruckbeatmung

operative Maßnahmen
- Klappenersatz
- Kommissurotomie

Herzrhythmusstörungen

- Störungen des Herzrhythmus gehen vom Sinusknoten oder aber von ektopischen Reizbildungszentren (Vorhof, AV-Bereich, His-Bündel, Kammer) aus
- Einteilung der Rhythmusstörungen in Reizbildungsstörungen (Tachykardie, Bradykardie, Sinusarrhytmie, Extrasystolen, absolute Arrhythmie) und Erregungsleitungsstörungen (AV-Block)

therapeutische Maßnahmen bei bradykarden Herzrhythmusstörungen
(Therapie richtet sich zuerst nach den auslösenden Ursachen oder nach der Grundkrankheit)

medikamentöse Therapie
- Elektrolytausgleich (bei extremen Elektrolytverlusten)
- Unterbrechung der Digitalistherapie (bei Digitalisintoxikation)
- Atropin
- Oxyfedrin

operative Maßnahme
- Schrittmacher - Implantation

therapeutische Eingriffe
- Legen eines zentral-venösen Zugangs
- Defibrillation (bei Kammerflimmern)
- Reanimation: Herzmassage und Beatmung (bei Asystolie)

therapeutische Maßnahmen bei tachykarden Herzrhythmusstörungen
(Therapie richtet sich zuerst nach der auslösenden Ursache oder nach der Grundkrankheit)

medikamentöse Therapie
- Digitalis (bei Herzinsuffizienz)
- Korrektur des Säure-Basenhaushaltes
- Elektrolytausgleich (bei extremen Elektrolytverlusten)
- Beta-Rezeptorenblocker
- evtl. Sedativa

therapeutische Eingriffe
- Karotisdruck, Bulbusdruck (bei paroxysmaler Tachykardie)
- elektrische Kardioversion (bei Kammerflimmern)
- Defibrillation (bei Kammerflimmern)
- Reanimation (bei Asystolie)
- Legen eines zentral-venösen Katheters

Tachykardie
- Herzfrequenz über 100/min bei regelmäßiger Schlagfolge

Ursachen
- physiologisch (Aufregung, körperliche Belastung, erhöhter Sympathikotonus)
- kompensatorisch (Kreislaufschock, Herzinfarkt, Herzinsuffizienz, Aorteninsuffizienz, Perikarditis, Myokarditis, Cor pulmonale, Anämie, Hyperthyreose)

paroxysmale Tachykardie
- anfallsweises Herzjagen mit einer Herzfrequenz von 130 - 250/min
- Tachykardien dauern über Minuten, Stunden oder Tage
- Reizbildungszentren liegen in den Vorhöfen oder im AV-Bereich
- subjektive Beschwerden sind Schwindel, Absencen, Angina pectoris, Dyspnoe, Beklemmungsgefühl in der Herzgegend

Ursachen
- vegetative Fehlregulationen
- Nikotin- oder Kaffeeabusus
- organische Gründe (Myokarditis, Koronarinsuffizienz, Herzinfarkt, Hypertonie, Herzklappenfehler, Herzinsuffizienz)

Bradykardie
- Herzfrequenz unter 60/min

Ursachen
- extrakardial (Sportlerherz, Hirndruckerhöhung, Hypothyreose)
- kardial (Koronarsklerose, Digitalis-Behandlung, Myokarditis, Herzinfarkt, Ikterus)

Sinusarrhythmie
- unregelmäßige Herzschlagfolge bei Jugendlichen (atemabhängige Arrhythmie)

Ursachen
- Tonusveränderungen des Vagus (verliert sich im Alter)

Extrasystolen
- außerhalb des normalen Rhythmus einfallende Extraschläge des Herzens
- supraventrikuläre Extrasystolen entstammen dem Vorhof oder dem AV-Knoten
- ventrikuläre Extrasystolen haben ihren Erregungsursprung im rechten bzw. linken Ventrikel oder im His-Bündel

Ursachen
- supraventrikuläre Extrasystolen (psychovegetative Einflüsse, Myokarditis, Herzinfarkt, Koronarsklerose, Cor pulmonale, Herzinsuffizienz, Herzfehler, Hypokaliämie)
- ventrikuläre Extrasystolen (Herzinsuffizienz, Koronarinsuffizienz, Herzinfarkt, Hypertonie, Fokaltoxikose, Elektrolytstörungen)

absolute Arrhythmie
- Vorhofflattern/Vorhofflimmern mit Frequenzen zwischen 220 und 600/min von denen nur wenige Erregungen übergeleitet werden und zur absoluten Tachy- oder Bradyarrhythmie der Kammern führen
- Kammerflattern/Kammerflimmern mit einer Auswurfleistung des Herzens von praktisch Null (Kreislaufstillstand)

Ursachen
- Myokardinfarkt, Myokarditis, Koronarsklerose

atrioventrikuläre Leitungsstörungen
- Überleitungsstörungen von den Vorhöfen zu den Kammern
- AV-Block I. Grades
  = Leitungsverzögerung
- AV-Block II. Grades
  = partieller Leitungsblock
- AV-Block III. Grades
  = vollständiger Leitungsblock (Vorhöfe und Kammern arbeiten unabhängig voneinander; Kammerfrequenz zwischen 40 und 60/min)
- Adam-Stokes-Anfall
  = vorübergehender Ausfall der Pumpleistung des Herzens bis zum Einsetzen des Ersatzrhythmus (zerebrale Minderdurchblutung mit Schwindel, Absencen oder Ohnmacht)

Ursachen
- AV-Block I. Grades
  = erhöhter Vagotonus, Myokarditis, Koronarsklerose Hinterwandinfarkt, Digitalismedikation
- AV-Block II. Grades
  = Überdosierung von Glykosiden (Wenckebach-Periodik)
- AV-Block III. Grades
  = Herzfehler, degenerative oder entzündliche Herzmuskelschädigungen, Koronarinsuffizienz

Kreislaufstörungen

Kreislaufkollaps (Schock)
Ursachen
- primär-vaskulär bedingte Kreislaufinsuffizienz (Ohnmacht) = plötzlicher Blutdruckabfall und mangelhafte Gefäßanpassung bei Lageveränderungen
  - orthostatische Regulationsstörungen

(vegetative Labilität, endokrine Störungen, Infektionskrankheiten)
- reflektorische Vasodilatation (psychische Einwirkungen, Vagusreizungen)
• sekundäre Kreislaufinsuffizienz (Schock)
= unzulängliche Durchblutung der Kreislaufperipherie mit Zentralisation des Kreislaufes auf Gehirn, Herz und Lunge
- Verminderung der zirkulierenden Blutmenge (Blutverlust, Plasmaverlust, Elektrolytverlust)
- verminderte Herzleistung (Herzinfarkt, Lungenembolie, Herztamponade)
- toxische Ursachen (Sepsis, Vergiftungen)
- anaphylaktischer Schock (allergische Reaktion)

Verlauf
• der zeitliche Verlauf ist abhängig von der Therapie und der zugrunde liegenden Ursache
• die meisten Schockarten erstrecken sich über Stunden bis Tage
• die Spätprognose, nach Beherrschen der Kreislaufinsuffizienz, wird bestimmt durch die Organschäden (Gehirn, Nieren)

Symptome
• Blässe (kalte, meist feuchte Haut), Schweißausbruch, subjektives Kältegefühl, Unruhe (später Bewusstseinstrübung bis Bewusstlosigkeit), Durstgefühl, Brechreiz, Erbrechen, Stuhldrang, Absinken des arteriellen und venösen Drucks (Verkleinerung der Blutdruckamplitude), flache, schnelle Atmung, Oligurie bis Anurie, träge, weite Pupillen

Komplikationen
• Schockniere, Aspiration, Atemstillstand, irreversible Hirnschädigungen, Herzstillstand

therapeutische Maßnahmen
medikamentöse Therapie
• Volumensubstitution (bei Hypovolämie)
• Bluttransfusionen (bei schweren Blutungen)
• Digitalis (bei kardiogenem Schock)
• evtl. Glukokortikoide
• Kreislaufmittel
therapeutische Eingriffe
• evtl. Legen eines zentral-venösen Zugangs
• evtl. künstliche Beatmung

pflegerische Maßnahmen
Krankenbeobachtung
• Hautbeobachtung (blasse, kalte Haut, klebriger Schweiß)
• leere Venen
• Pulsbeobachtung (Puls ist tachykard, fadenförmig)
• Blutdruckkontrolle (Blutdruckabfall)
• Beobachtung der Diurese (Stundenurin)
• Übelkeit-Erbrechen
• Beobachtung der Atmung (flach, beschleunigt)

• evtl. ZVD Messung
• Beobachtung der Infusion
• psychische Betreuung: Patient hat eine innere Unruhe, ein subjektives Kältegefühl, oft ist das Bewusstsein getrübt

Krankenpflege
• Trendelenburg-Lagerung (Kopf tief, Beine hoch)
• Autotransfusion
• Patienten gut zudecken (Wärmeverlust vermeiden)
• Freihalten der Atemwege
• Sauerstoffzufuhr (Nasensonde)
• Legen eines Blasenverweilkatheters
• sorgfältige Körperpflege
• Mundpflege
• Nasenpflege (Nasensonde)

Herz-Kreislauf-Stillstand

Grundformen des Herz-Kreislauf-Stillstandes
• Herzkammerflimmern (völlig unkoordinierte Erregungen)
• Asystolie (keine elektrische Erregung des Kammermyokards)
• Hyposystolie ("weak action" - zu geringe Auswurfleistung)

Symptome

• fehlende Karotispulse

• Atemstillstand oder agonale Schnappatmung

• weite, reaktionslose Pupillen

• Bewusstlosigkeit (fehlende Ansprechbarkeit, keine Reaktionen)
• grau-fahle Hautfarbe

Sofortmaßnahmen
• Notruf auslösen
• Herz-Lungen-Wiederbelebung

Herz - Lungen - Wiederbelebung
- kardiopulmonale Reanimation
- Maßnahmen zur Wiederherstellung der fehlenden Herz - Kreislauffunktion

Ziel
- Gewährleistung der Herz- und Hirndurchblutung
- Vermeidung *hypoxisch* bedingter Schäden des Herzens und des Gehirns
- Wiederaufnahme der Herztätigkeit

Vorgehensweise
(stets bei flacher Rückenlage der Person) nach folgendem Schema:
ABC- Regel im Rahmen der Ersten Hilfe:
A → "air" = Atemwege freimachen und freihalten
B → "breath" = Beatmung
C → "circulation" = Kreislaufzirkulation wiederherstellen

DEFG-Regel im Rahmen der weiterführenden Maßnahmen:
D → "drugs" = Medikamente verabreichen;
E → "EKG" = ableiten und auswerten, Defibrillation falls erforderlich
F → "Flüssigkeitssubstitution" = Infusionstherapie
G → "give up" = Einstellen der Maßnahmen nach erfolgreicher bzw. erfolgloser Herz-Lungen-Wiederbelebung

Ersthilfe

A = Atemwege freimachen

Mund-Rachen-Raum mittels Esmarch-Heiber-Handgriff öffnen und ausräumen

Kopf überstrecken und fixieren | Einführen des Guedel-Tubus | orotracheale Intubation

- Mund-/ Rachenraum ausräumen, ggf. absaugen (wenn Absauggerät zur Stelle)
- Kopf überstrecken; Atemwege freihalten: Kopf in überstreckter Haltung fixieren, ggf. *Oropharyngealtubus* (Mund - Rachen - Tubus), z.B. nach Guedel oder Safar einlegen, bei Kieferklemme *Nasopharyngealtubus* (Nasen - Rachen - Tubus), z.B. nach Wendl einlegen bzw. Person intubieren (Endotrachealtubus / Tracheotomie)

B = Beatmung
Beatmung ohne Hilfsmittel

Mund zu Mund | Mund zu Nase
- Mund zu Nase, Mund zu Mund, Mund zu Tubus
  → nie bei Vergiftungen mit Zyankali oder E 605 durchführen!, stets auf Selbstschutz achten (Infektionsgefahr)

Beatmung mit Hilfsmitteln

Maske zu Mund und Nase | Respirator zu Tracheltubus

- Beatmungsbeutel (Ambu-, Rubenbeutel), Beatmungsgerät (Pulmotor, Bird - Respirator)

C = Zirkulation
extrathorakale Herzmassage
- Patienten in flacher Rückenlage lagern (evtl. Kopftieflage oder Beine erhöht)
- wenn nur im Bett durchführbar, harte Unterlage unter den Rücken (Brett vom Kopf- oder Fußteil des Bettes, Reanimationsbrett)
- sonst Patienten auf den Fußboden legen bzw. ziehen
- Thorax von Kleidung befreien
- Halsschmuck (Ketten) entfernen
- Lokalisation des Druckpunktes: beim Erwachsenen im unteren Anteil des Brustbeines, ca. drei Querfinger oberhalb des Processus xiphoideus (Schwertfortsatz des Brustbeins)

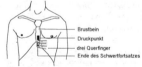

- Helfer kniet oder steht neben dem Thorax des Patienten

- Handballen kreuzweise übereinanderlegen und in Längsrichtung auf unteres Sternumdrittel aufsetzen (Arme und Finger sind gestreckt)

- das Sternum mit kräftigen rhythmischen Stößen ca. 4 cm in Richtung auf die Wirbelsäule pressen

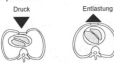

- rasche Entlastung (Handballen bleiben auf dem Sternum)
- Frequenz ca. 80 Kompressionen in der Minute (unter Berücksichtigung der Beatmungspausen)

Einhelfermethode
- 2 Beatmungen
- 15 Thoraxkompressionen

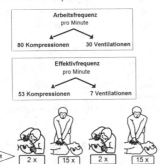

regelmäßige Beobachtung:
- Karotispuls
- Pupillenreaktion
- Bewusstseinszustand
- Atmung

Zweihelfermethode
- 1 Beatmung
- 5 Thoraxkompressionen

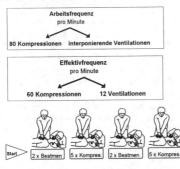

regelmäßige Beobachtung:
- Karotispuls
- Pupillenreaktion
- Bewusstseinszustand
- Atmung

D = Medikamente verabreichen
- intravenöse Injektion (falls erforderlich venösen Zugang legen)

E = EKG
- EKG anlegen und ableiten; ggf. Defibrillation

F = Flüssigkeit ersetzen
- Infusion (kolloidale Lösungen)

G = Einstellen der Maßnahme
- bei Einsetzen der Herztätigkeit (tastbarer Puls, messbarer Blutdruck, wiederkehrendes Bewusstsein, vorhandene Pupillenreaktion)
- bei Auftreten sicherer Todeszeichen (Totenflecke, Totenstarre, ...)
- Feststellen des Todes durch einen Arzt

Maßnahmen nach erfolgreicher Herzdruckmassage
- ständige Beobachtung der Person (Bewusstseinslage, Pupillenreaktion)
- engmaschige Vitalzeichenkontrolle (RR, Puls, Atmung)
- Person in flacher Rückenlage bzw. stabiler Seitenlage lagern, keinesfalls aufstehen lassen, umgehende intensivmedizinische Versorgung veranlassen (Überwachung, Klärung und Therapie der Grunderkrankung)
- Versorgung möglicher Verletzungen durch Herzdruckmassage

Maßnahmen nach erfolgloser Herzdruckmassage
- Leichenschau und Ausstellen der Todesbescheinigung durch den Arzt, Versorgung des Verstorbenen

Komplikationen
- treten meist infolge fehlerhafter Technik bzw. bereits bestehender Verletzungen, selten als Folge anatomischer Fehlstellungen oder aufgrund des fortgeschrittenen Alters der Person auf

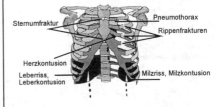

Blutdruckstörungen

Hypertonie (Bluthochdruck)
- dauerhafte Erhöhung des Blutdrucks über 140 mmHg (18,7 kPa) systolisch und 90 mmHg (12 kPa) diastolisch
- nach Definitionen der WHO liegt eine Hypertonie vor, wenn der arterielle Blutdruck systolisch 160 mm Hg und diastolisch 96 mm Hg (im Ruhezustand) überschreitet

Verlauf
- Einteilung nach klinischen Symptomen:
  - Stadium 1 = leichte, labile Hypertonie ohne Organbeteiligung RR 140/90 mm Hg (19/12 kPa)
  - Stadium 2 = mäßig schwere, noch nicht stabile Hypertonie ohne Organveränderungen aber mit starken subjektiven Beschwerden (Schwindel, Kopfschmerzen, Stenokardien)
  - Stadium 3 = schwere, überwiegend stabile Hypertonie mit manifesten Nierenschädigungen
  - Stadium 4 = schwere, maligne Hypertonie mit Arteriolosklerose der Nierengefäße, Niereninsuffizienz, Netzhautödemen
- prognostisch ungünstige Faktoren sind Übergewicht, Nikotinabusus, Fettstoffwechselstörungen, Herzhypertrophie, Diabetes mellitus

allgemeine Symptome
- Schwindel, Kopfschmerzen (morgens), Ohrensausen, Nasenbluten, Nervosität, roter Kopf (roter Hochdruck)

Komplikationen
- Linksherzhypertrophie
- Linksherzinsuffizienz (Asthma cardiale, akutes Lungenödem)
- Koronarsklerose (Herzinfarkt)
- Apoplexie
- Niereninsuffizienz
- Netzhautveränderungen

allgemeine therapeutische Maßnahmen
- richten sich nach der Grunderkrankung

medikamentöse Therapie
- Beta-Rezeptorenblocker
- Saluretika
- Vasodilatatoren
- evtl. Sedativa

psychosomatische Therapie
- evtl. Psychotherapie
- evtl. autogenes Training
- evtl. Entspannungstechniken (Meditation, Yoga)

essentielle Hypertonie
- primäre (idiopatische) Hypertonie
- Häufigkeit: ca. 80% aller Hypertonien

Ursachen
- über die Entstehung ist wenig Verbindliches bekannt (konstitutionell)
- es besteht eine Engstellung der Arteriolen, die zu einer Widerstandserhöhung im großen Kreislauf führt
- Manifestierung der Anlage durch äußere Einflüsse (Stress, Konfliktsituationen, Überernährung)

renale Hypertonie
- Hypertonie infolge einer Nierenerkrankung
- Häufigkeit: ca. 15% aller Hypertonien

Ursachen
- Pyelonephritis, Glomerulonephritis, Nierenmissbildungen, Schwangerschaftsniere

endokrine Hypertonie
- Hypertonie infolge einer übermäßigen Hormonbildung
- Häufigkeit: ca. 3% aller Hypertonien

Ursachen
- Hyperthyreose, Cushing - Syndrom, Akromegalie

kardiovaskuläre Hypertonie
- Hypertonie infolge einer Herz-Gefäßveränderung
- Häufigkeit: ca. 1,5% aller Hypertonien

Ursachen
- Aorteninsuffizienz, totaler AV - Block, Arteriosklerose, Viskositätserhöhung des Blutes

neurogene Hypertonie
- Hypertonie infolge einer peripheren oder zentralen Kreislaufregulationsstörung
- Häufigkeit: ca. 0,5% aller Hypertonien

Ursachen
- Enzephalitis, Poliomyelitis, intrakranielle Drucksteigerung (Tumor, Blutung, Ödem)

Hypotonie

arterielle Hypotonie
- Blutdrucksenkung unter die altersbedingte Norm (> 105/ 60 mmHg bzw. 14/8 kPa beim Erwachsenen)

orthostatische Hypotonie

Ursachen
- Lageveränderungen (liegen, sitzen, stehen)

Symptome
- Tachykardie, Schwindelgefühl

Therapie
- physikalische Maßnahmen wie Trockenbürsten, Wechselduschen, kalte Güsse, Luftbäder, Gymnastik

symptomatische Hypotonie
Ursachen
- Schock, Blutverlust, Rekonvaleszenz, Vasomotorenkollaps, dekompensierte Herzinsuffizienz, neurozirkuläre Dystonie

Symptome
- Tachykardie, kleine Blutdruckamplitude, kalter Schweiß, Blässe (evtl. Zyanose), kalte Haut, Schwindelgefühl, Müdigkeit

Therapie
- Behandlung der Grunderkrankung

IX.2 Gefäßsystem

Erkrankungen der Arterien

Arteriosklerose (Arterienverkalkung)
- chronisch - degenerative Erkrankung der Blutgefäße
- häufigste krankhafte Veränderung der Arterien mit Verhärtung, Verdickung, Elastizitätsverlust und Lichtungseinengung

Ursachen
- herdförmige Ablagerungen von Fett-Eiweißkörpern, Bindegewebsfasern und Cholesterin vorwiegend in der Intima
- Risikofaktoren: Fettleibigkeit, Hypertonie, Nikotin, Bewegungsmangel, Hyperlipidämie, Gicht, Diabetes, Fettstoffwechselstörungen, Hypothyreose, Nephrose

Verlauf
- Stadium I = Arterienpuls nicht mehr tastbar, es bestehen noch keine Beschwerden
- Stadium II = im Ruhezustand ausreichende Durchblutung über Umgehungskreisläufe (Kollateralen); unter Belastung entwickelt sich eine hochgradige Durchblutungsnot mit Schmerzen und Krämpfen in der Wade, die zum Stehenbleiben zwingen; nach wenigen Minuten Ruhe schwindet der Schmerz und der Kranke kann wieder eine bestimmte Wegstrecke zurücklegen (intermittierendes Hinken oder Claudicatio intermittens)
- Stadium III = Ruheschmerz im Bereich der Haut oder der Muskulatur vor allem in Horizontallage der Gliedmaßen; vorübergehendes Nachlassen der Beschwerden bei herabhängender Extremität
- Stadium IV = durch vollständigen Zusammenbruch der Sauerstoff- und Substratversorgung entwickeln sich Nekrosen oder Gangräne an den Zehen, an der lateralen Fußkante, über dem äußeren Knöchel, in der Fersenregion und am Unterschenkel

Symptome
- entsprechend der Durchblutungsminderung (Stadium I-IV)

Komplikationen
- Nekrosenbildung im betroffenen Organ bzw. Körperabschnitt:
  - Herz = Herzinfarkt
  - Gehirn = Schlaganfall
  - Niere = Schrumpfniere
  - Darm = Darminfarkte
  - Auge = Erblindung
  - Extremitäten = Unterschenkelgangrän

Diagnostik
- Palpation der Arterienpulse
- Auskultation der Arterien
- Lagerungsprobe (reaktive Hyperämie, Venenauffüllzeit nach Herabhängen der Beine)
- Oszillographie (mittels pneumatischer Manschetten werden die pulssynchronen Druck- und Volumenschwankungen von Extremitätenabschnitten abgeleitet und registriert)
- Rheographie (Aufzeichnung der pulssynchronen Schwankungen in einem bestimmten Gefäßgebiet)
- Lichtplethysmographie (Erfassung der pulssynchronen Schwankungen der Blutfülle in der Haut)
- Doppel-Ultraschalldetektoren (Wiedergabe pulsatorischer Strömungssignale von Arterien, die der Pulspalpation nicht zugänglich sind)
- Arteriographie (röntgenologische Gefäßdarstellung nach intraarterieller Kontrastmittelinjektion)

therapeutische Maßnahmen
- evtl. Ausschaltung der Risikofaktoren
- absolutes Nikotinverbot (Zigarettenrauchen)
- Einstellen des Diabetes mellitus
- Behandlung der Hypertonie
- Beeinflussung der Hyperlipoproteinämie

  medikamentöse Therapie
  - Vasodilatanzien (intraarterielle Injektion oder Infusion)
  - Analgetika
  - lokale Antibiotikabehandlung (bei Gangrän)

operative Therapie
- Thrombendarteriektomie (Ausschälplastik)
- Bypass - Operation mit Kunststoff- oder Venentransplantat
- evtl. lumbale Sympathektomie
- evtl. chirurgische Nekrosenentfernung
- evtl. Amputation (bei Gangrän)

therapeutische Eingriffe
- lokale Lyse (Streptokinase) in Kombination mit PTA = perkutane transluminale Angioplastie

Physiotherapie
- aktives Gefäßtraining - Gehübungen Zehenstand - oder Rollübungen (im Stadium II)

Endangiitis obliterans (Morbus Winiwarter-Buerger)
- fortschreitende organische Gefäßerkrankung besonders bei Männern im 3.-4. Dezennium (vorwiegend an Fuß- und Unterschenkelarterien)
- primär kommt es zu einer Entzündung der Intima mit Wucherungen und Strombahneinengungen
- sekundäre Thrombosen führen zum kompletten arteriellen Verschluss und zur nachfolgenden Obliteration der Gefäße

Periarteriitis nodosa
- schwere hyperergische Gefäßerkrankung mit Fieber, Leibschmerzen, Polyneuritis, Nephritis
- Entzündungsherde der Adventitia führen zur Erweichung der Gefäßwand und aneurysmatischen Ausbuchtungen

akute Arteriitis
- Entzündung der Arterien als Begleiterscheinung einiger Infektionskrankheiten (z.B. Typhus)

Raynaud Krankheit
- spastische Verengung an den Handarterien mit schmerzhaften, zunächst blau dann weißen Fingern (tritt fast nur bei Frauen auf)

Aneurysma
- umschriebene Ausbuchtung der Wand eines arteriellen Blutgefäßes (Aortenaneurysma, Arterienaneurysma)

akute Extremitätenembolie
- akuter Verschluss einer Arterie

Ursachen
- Thromben des Herzens (Vorhofflimmern, Herzinfarkt, Herzinsuffizienz, Endokarditis, Mitralstenose)
- Thromben der Aortenwand (Arteriosklerose, Aneurysma)
- arterielle Thrombosen (arteriosklerotische Gefäßwandveränderungen, Polycythaemia vera)

Verlauf
- Thromben lösen sich und werden ohne Vorzeichen in periphere Gefäße geschleudert
- akutes Krankheitsgeschehen mit Schocksymptomatik
- akute Gliedmaßenverschlüsse führen unbehandelt zur Nekrose

Symptome
- plötzlich peitschenschlagartiger Schmerz
- kalte, pulslose Extremität
- anfänglich blasse, später zyanotische Haut
- Parästhesien oder Hypästhesien
- Lähmung der Extremität
- Schocksymptomatik

Komplikationen
- Amputation nach nekrotischer Ulzeration
- Schock

Diagnostik
- Anamnese (Herz- Gefäßerkrankungen)
- Lokalbefund (Schmerz, Blässe, Pulslosigkeit, gestörte Empfindung, Lähmung)
- Oszillographie und Arteriographie

therapeutische Maßnahmen
operative Therapie
- Embolektomie mit Fogarty-Katheter
- evtl. Amputation
- evtl. Beseitigung des Emboliestreuherdes

medikamentöse Therapie
- Analgetika
- Fibrinolytika (Streptokinase, Urokinase)
- Antikoagulanzien - Heparin, Marcumar (Rezidivprophylaxe)

therapeutische Eingriffe
- lokale Lyse mittels Kathetertechnik
- Legen eines zentral-venösen Katheters

pflegerische Sofortmaßnahmen
- Lagerung im Angiologiebett (Oberkörperhochlagerung, Beintieflagerung)
- Tieflagerung der Extremität
- Anlegen eines lockeren Watteverbandes
- keine Kälte- oder Wärmeanwendung

Lungenembolie
- Verschluss einer Lungenarterie

Ursachen
- Verschleppung eines Thrombus in das Lungenarteriensystem mit nachfolgender hämorrhagischer Infarzierung
- Grundkrankheiten sind: Herzinsuffizienz, Herzinfarkt, Venenthrombosen, Thrombophlebitiden, (Operationen)

Verlauf
- abhängig von der Größe des verschleppten Gerinnsels

- kleine Lungenembolien können ohne Symptome verlaufen
- schwere Embolien führen zum Schock oder zum sofortigen Tode
- bei Verschluss einer Lungenendarterie kommt es zur Lungennekrose
- bei Verschluss einer großen Lungenarterie kommt es zum Druckanstieg im kleinen Kreislauf mit Überlastung des rechten Herzens (akutes Cor pulmonale)

Symptome
Akutphase
- schlagartige Schmerzen in der Brust, plötzliche Atemnot, Zyanose und Blässe, Übelkeit, Brechreiz, Schweißausbruch, Schocksymptome (Tachykardie, Hypotonie), Halsvenenstauung

nach Überleben der Akutphase (nach 12-24 Stunden)
- Husten, Hämoptoe, Schmerzen beim Atmen mit Pleurareiben, Fieber

Komplikationen
- Tod durch akutes Rechtsherzversagen oder reflektorisch ausgelösten Spasmus sämtlicher Lungenarterien
- Infarktpneumonie, Pleuraerguss, Lungenabszess

Diagnostik
- klinische Symptomatik
- röntgenologischer Nachweis nach ca. 12-24 Stunden

therapeutische Maßnahmen
medikamentöse Therapie
- Analgetika
- evtl. Sedativa
- Fibrinolytika (Streptokinase, Urokinase)
- Antikoagulanzien zur Rezidivprophylaxe (Heparin, Marcumar)
- Digitalis (bei Herzinsuffizienz)
- evtl. Vasodilatatoren

operative Maßnahmen
- Embolektomie
- Einlegen eines Cava-Schirmfilters (Rezidivprophylaxe)
- chirurgische Einengung der Vena cava inferior (Rezidivprophylaxe)

therapeutische Eingriffe
- Legen eines zentral-venösen Zugangs
- evtl. Intubation und künstliche Beatmung
- evtl. Pleurapunktion (bei hämorrhagischem Pleuraerguss)

pflegerische Sofortmaßnahmen
- sofortige Verlegung des Patienten auf die Intensivstation
- Anschluss an Monitor-Überwachung (Puls, Blutdruck, EKG)
- Oberkörperhochlagerung
- Kopftieflagerung (bei Schock)
- Sauerstoffzufuhr (Nasensonde, Maske)
- Flüssigkeitsbilanzierung
- Überwachung der Infusion (Perfusor, Infusomat)
- ZVD Messung
- Kontrolle von TZ = Thrombinzeit und PTT = Partielle-Thromboplastinzeit (bei Heparin- und Fibrinolysetherapie)
- Quick-Test-Kontrollen (bei oraler Antikoagulanzientherapie - Marcumar)
- Beobachtung des Patienten auf Nebenwirkungen der Marcumar-Therapie (Nasenblutungen, Zahnfleischblutungen, Hämaturie)
- Beobachtung des Patienten auf allergische Frühreaktionen bei Streptokinasebehandlung (Gelenk- und Rückenschmerzen, Flush, Unruhe, Übelkeit, Schweißausbruch)

Erkrankungen der Venen

Thrombose
- Entstehung eines Blutgerinnsels (Thrombus) im Blutgefäßsystem

Ursachen
- Verlangsamung der Blutströmung (Immobilisation, Varizen, Adipositas, Lähmungen, Frakturen, örtliche Abflussbehinderungen, Gravidität, höheres Lebensalter, Rechtsherzinsuffizienz)
- höhere Gerinnungsneigung des Blutes (Vermehrung der Thrombozyten, Polyzythämie, Polyglobulie, Störungen im Gleichgewicht des Gerinnungssystems mit einer Hyperkoagulabilität)
- Schädigungen der Gefäßwand (entzündlich, degenerativ, traumatisch, allergisch)

Formen
- Thrombophlebitis
- Phlebothrombose

Thrombophlebitis
- akute Thrombenbildung in entzündlichen Venen
- tritt überwiegend an oberflächlichen Venen mit den Symptomen Wärme, Rötung, Verdickung und Schmerzhaftigkeit auf
- Symptomatik klingt nach einigen Wochen ab
- führt selten zu Komplikationen

Pflege
- Kompressionsstrümpfe tragen
- viel gehen und wenig sitzen
- während des Sitzens und Liegens die Beine hochlagern
- kühlende Umschläge
- lokale Applikation von heparinhaltiger Salbe

akute Phlebothrombose der tiefen Beinvenen

Ursachen
- Verlangsamung der Blutströmung (Immobilisation, Varizen, Adipositas, Lähmungen, Frakturen, örtliche Abflussbehinderungen, Gravidität, höheres Lebensalter, Rechtsherzinsuffizienz)
- höhere Gerinnungsneigung des Blutes (Vermehrung der Thrombozyten, Polyzythämie, Polyglobulie, Störungen im Gleichgewicht des Gerinnungssystems mit einer Hyperkoagulabilität)
- Schädigungen der Gefäßwand (entzündlich, degenerativ, traumatisch, allergisch)

Verlauf
- Thrombenbildung in nicht entzündlichen Venen
- tritt auf in tiefen Beinvenen und kann zu Komplikationen und Spätfolgen führen
- Symptomatik verschwindet nach mehreren Wochen durch Ausbildung eines ausreichenden Kollateralkreislaufes
- pathologisch-anatomisch verwächst der Thrombus mit der Gefäßwand und führt bis zu einer teilweisen Rekanalisation zu einem venösen Abflusshindernis

Symptome
- bei bettlägerigen Patienten oft klinisch stumm
- nächtliche Wadenkrämpfe, die bei Hochlagerung verschwinden
- Schweregefühl und Spannungen im erkrankten Bein
- dumpfe Schmerzen im Verlauf der tiefen Venen der Wadenmuskulatur
- Wadenschmerzen beim Stehen, die sich während des Gehens bessern
- Zyanose des betreffenden Beines
- Ödeme, zuerst in Gelenknähe, später bis zur Leistengegend
- lokale Schmerzhaftigkeit der Fußsohle
- verstärkte Hautvenen-Zeichnung
- subfebrile Temperaturen

Komplikationen
- Lungenembolie
- Postthrombotisches-Syndrom (chronisch-venöse Insuffizienz durch Verlegung oder Kompression der Venen oder Schlussunfähigkeit der Venenklappen nach Erweiterung der Venen

Diagnostik
Inspektion
- dumpfer Schmerz, Hautvenen-Zeichnung, Ödeme, Zyanose

Palpation
- Spannung der Wade verstärkt, verhärtete Venenstränge tastbar, Payr-Zeichen (Druckschmerz durch Handkantenschlag auf die Fußsohle), Homans-Zeichen (Wadenschmerz bei schneller Dorsalflexion des Fußes), Lowenberg-Zeichen (Schmerzen im befallenen Bein, wenn Blutdruckmanschette über der Wade auf 50-70 mm Hg (6,5-9 kPa) aufgeblasen wird)

Radiofibrinogentest
- Einbau von radioaktiv markiertem Fibrinogen in den entstehenden Thrombus (Messung nach 6 Std.)

Ultraschall-Doppler-Sonde
- Aufzeichnung der Strömungsgeschwindigkeit bei Beckenvenenthrombosen

Röntgen
- Phlebographie (Darstellung der Venen durch Kontrastmittelinjektion)

therapeutische Maßnahmen
medikamentöse Therapie
- Fibrinolytika (Streptokinase, Urokinase)
- Antikoagulanzien - Heparin - Marcumar (Rezidivprophylaxe)
- Antiphlogistika

operative Maßnahmen
- Thrombektomie mit Fogarty-Katheter

pflegerische Maßnahmen
- absolute Bettruhe
- Oberkörperflachlagerung
- Fußende des Bettes hochstellen
- Ruhigstellung und Hochlagerung der betroffenen Extremität (Schiene)
- kühle Alkoholumschläge
- evtl. leichtes Auftragen von heparinisierenden Salben
- Anpassen und Anziehen von Kompressionsstrümpfen (nach Abschwellung des Beines)
- langsame Mobilisation

Testfragen

1. **Von einem Pulsdefizit spricht man, wenn:**
   A ❑ die über dem Herzen gezählte Pulsfrequenz geringer ist als die in der Peripherie
   B ❑ die über dem Herzen gezählte Pulsfrequenz höher ist als die in der Peripherie
   C ❑ eine vollständige Regellosigkeit des Pulses auftritt
   D ❑ die Pulsfrequenz unter 50 liegt

2. **Die Therapie mit Cumarinderivaten (Marcumar):**
   A ❑ kann durch Vitamin-K-Gaben unterbrochen werden
   B ❑ bewirkt eine bessere Blutgerinnung
   C ❑ wird kontrolliert durch den Quickwert
   D ❑ wird kontrolliert durch die Phosphatasenbestimmung
   E ❑ dient der Thromboseprophylaxe

3. **Symptome der akuten Extremitätenembolie:**
   A ❑ kalte pulslose Extremität
   B ❑ Schocksymptomatik
   C ❑ plötzlicher peitschenschlagartiger Schmerz
   D ❑ Schweregefühl und Spannung im erkrankten Bein
   E ❑ lokale Schmerzhaftigkeit der Fußsohle

4. **Begünstigende Faktoren für das Fortschreiten der Arteriosklerose:**
   A ❑ Zigarettenrauchen
   B ❑ Hypocholesterinämie
   C ❑ Diabetes mellitus
   D ❑ Unterernährung
   E ❑ Gicht
   F ❑ Hypertonie
   G ❑ Hypotonie

5. **Schocksymptome sind:**
   A ❑ Hypoämie der Haut
   B ❑ Bradykardie
   C ❑ Hypotonie
   D ❑ Tachykardie
   E ❑ Hyperämie der Haut
   F ❑ Hypertonie

6. **Ordnen Sie die Symptome den angeborenen Herzfehlern mit Verbindungen zwischen großem und kleinem Kreislauf zu:**
   1) Überfüllung des Lungenkreislaufs
   2) Zyanose (Frühzyanose)
   3) Trommelschlegelfinger
   4) tanzende Hili
   5) Shunt-Umkehr mit Zyanose (Spätzyanose)
   6) Uhrglasnägel
   7) allgemeine Unterentwicklung (Infantilismus)
   A) Fehler mit "Links-Rechts-Shunt"
   B) Fehler mit "Rechts-Links-Shunt"
   A..................B...............

7. **Die Lungenembolie ist eine gefürchtete Komplikation bei:**
   A ❑ der Therapie mit Cumarinderivaten
   B ❑ einer tiefen Beinvenenthrombose
   C ❑ einer Digitalistherapie
   D ❑ einer Thrombopenie

8. **Zur Fallot-Trilogie gehören:**
   A ❑ Pulmonalstenose
   B ❑ Kammerseptumdefekt
   C ❑ Vorhofseptumdefekt
   D ❑ reitende Aorta
   E ❑ Hypertrophie des rechten Ventrikels

9. **Pflegerische Maßnahmen bei Patienten mit einer Rechtsherzinsuffizienz:**
   A ❑ Dekubitusprophylaxe
   B ❑ Trendelenburg-Lagerung
   C ❑ Beobachtung des Patienten auf Digitalisunverträglichkeitsreaktionen
   D ❑ Oberkörperhochlagerung
   E ❑ reichliche Flüssigkeitszufuhr
   F ❑ Ein- und Ausfuhrkontrollen
   G ❑ psychische Betreuung ist nicht notwendig
   H ❑ Aufregung vom Patienten fernhalten
   J ❑ uneingeschränkte Natriumzufuhr
   K ❑ Legen eines Dauerkatheters

10. **Angina-pectoris-Anfälle gehen einher mit:**
    A ❑ Fieber (über 38,5°C)
    B ❑ Hypotonie
    C ❑ Hypertonie
    D ❑ Vernichtungsgefühl

11. **Die Frequenz der Herzmassage/Beatmung (Erwachsener) beträgt bei "zwei" Helfern:**
    A ❑ 5 : 1
    B ❑ 10 : 2
    C ❑ 8 : 2
    D ❑ 15 : 3

12. **Angina pectoris ist Ausdruck einer:**
    A ❑ Stenose der Aortenklappe
    B ❑ relativen oder absoluten Minderdurchblutung des Herzmuskels
    C ❑ verminderten Blutrückströmung zum Herzen
    D ❑ Entzündung am Herzen

13. **Erreger der akuten rheumatischen Endokarditis:**
    A ❑ Streptococcus viridans
    B ❑ Staphylococcus aureus
    C ❑ Streptokokken (hämolytische)

14. **Symptome beim Herzinfarkt (akutes Geschehen):**
    A ❑ Schock
    B ❑ Schmerzen unter dem Brustbein
    C ❑ Inkontinenz
    D ❑ Lähmungserscheinungen im Bereich der unteren Extremitäten

---

1 B
2 A, C, E
3 A, B, C
4 A, C, E, F
5 A, C, D
6 A = 1, 4, 5; B = 2, 3, 6, 7
7 B
8 A, C, E
9 A, C, D, F, H
10 C, D
11 A
12 B
13 C
14 A, B

15. **Welche Untersuchungsmethoden gehören zur Herzdiagnostik:**
    A ☐ Tiffeneau-Test
    B ☐ Phonokardiogramm
    C ☐ Elektroenzephalogramm
    D ☐ Herzkatheterismus
    E ☐ Mediastinoskopie

16. **Welches Medikament ist bei einem Patienten mit einem Angina-pectoris-Anfall angezeigt:**
    A ☐ Dolantin
    B ☐ Digimed
    C ☐ Nitrolingual
    D ☐ Lasix

17. **Ursachen der Herzinsuffizienz:**
    A ☐ Mitralstenose
    B ☐ mechanische Behinderungen
    C ☐ Herzmuskelschädigung
    D ☐ Herzbeuteltamponade
    E ☐ Aortenstenose
    F ☐ respiratorische Arrhythmie

18. **Ursachen der akuten Extremitätenembolie:**
    A ☐ Rechtsherzinsuffizienz
    B ☐ Varizen
    C ☐ Thromben der Aortenwand (Arteriosklerose)
    D ☐ Thromben des Herzens (Endokarditis)

19. **Symptome einer Digitalisüberdosierung sind:**
    A ☐ Übelkeit und Erbrechen
    B ☐ Dysurie
    C ☐ Exophthalmus
    D ☐ Gelbsehen
    E ☐ Bigeminie
    F ☐ Tachykardie

20. **Die postnatale Verbindung zwischen Arteria pulmonalis und Aortenbogen heißt:**
    A ☐ Foramen ovale
    B ☐ Ductus Botalli persistens
    C ☐ Fallot-Pentalogie
    D ☐ Ductus Arantii
    E ☐ Aortenisthmusstenose

21. **Therapie bei der Asystolie:**
    A ☐ Defibrillation
    B ☐ Schrittmacher-Stimulation
    C ☐ äußere Herzmassage
    D ☐ Alupent
    E ☐ Antiarrhythmica

22. **Zeichen einer akuten Myokarditis:**
    A ☐ plötzlicher Bewusstseinsverlust
    B ☐ Ruhetachykardie
    C ☐ Rhythmusstörungen
    D ☐ Hypertrophie des Herzens
    E ☐ isolierte Hypertrophie des rechten Herzvorhofes

23. **Leitsymptome der arteriellen Extremitätenembolie sind: (bezogen auf die Extremität)**
    A ☐ Venenpuls
    B ☐ Pulslosigkeit
    C ☐ Rötung
    D ☐ Schmerz
    E ☐ Bewegungsstörung
    F ☐ Blässe
    G ☐ erhöhter Muskelstoffwechsel

24. **Quellgebiete der Lungenembolie:**
    A ☐ Beinvenenthrombose
    B ☐ Pfortaderthrombose
    C ☐ Oberschenkelarterienthrombose
    D ☐ Thromben im linken Vorhof
    E ☐ Thromben im rechten Vorhof
    F ☐ Thromben der Leberarterie

25. **Extrasystolen können ausgelöst werden durch:**
    A ☐ Koronarinsuffizienz
    B ☐ neurovegetative Störungen
    C ☐ Digitalisüberdosierung
    D ☐ Querschnittlähmung
    E ☐ oberflächliche Beinvenenthrombosen

26. **Für die Hypertonie gilt:**
    A ☐ dass nicht erst subjektive Beschwerden den Gang zum Arzt nahelegen sollten
    B ☐ dass es für viele Menschen sinnvoll ist, Blutdruckselbstkontrollen durchzuführen
    C ☐ dass mit 120 mm Hg die kritische Obergrenze des normalen diastolischen Blutdruckwertes erreicht wird
    D ☐ dass die Erhöhung des systolischen Wertes ein größeres Gefahrensignal darstellt als die Erhöhung des diastolischen Wertes
    E ☐ die eigentliche Ursache für die Hypertonie ist in den meisten Fällen zwar unbekannt, viele begünstigende Lebensumstände sind jedoch durchaus bekannt

27. **Bei der Aortenstenose wird besonders belastet:**
    A ☐ die linke Herzkammer
    B ☐ die rechte Herzkammer
    C ☐ der linke Herzvorhof
    D ☐ der rechte Herzvorhof

28. **Ein positiver Venenpuls ist zu beobachten bei:**
    A ☐ Mitralstenose
    B ☐ Trikuspidalinsuffizienz
    C ☐ Aorteninsuffizienz
    D ☐ Mitralinsuffizienz

29. **Was soll ein Schrittmacher-Träger täglich zu Hause kontrollieren:**
    A ☐ seinen Blutdruck
    B ☐ seine Temperatur
    C ☐ seinen Venendruck
    D ☐ seinen Puls

---

15 B, D
16 C
17 A, B, C, E
18 C, D
19 A, D, E
20 B
21 B, C, D
22 B, C, D

23 B, D, E, F
24 A, E
25 A, B, C
26 A, B, E
27 A
28 B
29 D

30. **Die Frequenz der Herzmassage/Beatmung (Erwachsener) beträgt bei "einem" Helfer:**
    A ☐ 15 : 2
    B ☐ 12 : 4
    C ☐ 20 : 10
    D ☐ 5 : 1

31. **Die "Zentralisation" beim Schock bedeutet:**
    A ☐ eine durch Eigenregulation erfolgte Umverteilung der Blutmenge
    B ☐ eine Konzentration der aktuellen Blutmenge auf Gehirn, Lunge und Herz
    C ☐ eine Konzentration der gesamten restlichen Blutmenge auf das Gehirn
    D ☐ eine Blutansammlung im Magen-Darm-Trakt
    E ☐ das Auftreten von Pyramidenzeichen
    F ☐ eine Bradypnoe durch Bluteintritt in die Alveolen
    G ☐ eine Zunahme der Stundenurinmenge

32. **Die beim AV-Block auftretende kurzfristige Bewusstlosigkeit nennt man:**
    A ☐ Petit mal
    B ☐ Cheyne-Stokes-Anfall
    C ☐ Jackson-Anfall
    D ☐ Angina-pectoris-Anfall
    E ☐ Absence
    F ☐ Adam-Stokes-Anfall

33. **Ursachen der Endokarditis:**
    A ☐ Hypertonie
    B ☐ Rheumatismus
    C ☐ Alkoholismus
    D ☐ Rechtsherzinsuffizienz
    E ☐ Streuung von Fokalherden (Tonsillen, Zähne)

34. **Hauptursachen für eine Herzmuskelinsuffizienz:**
    A ☐ unmittelbare Schädigung der biochemischen Struktur des Herzmuskels (infektiös-toxische Schädigung)
    B ☐ Arthrosis deformans
    C ☐ Überbelastung des Herzens (Bluthochdruck, Lungenembolie, Herzklappenfehler)
    D ☐ Osteoporose
    E ☐ Herzrhythmusstörungen
    F ☐ mechanische Behinderung (Perikarditis, Panzerherz)
    G ☐ Leberparenchymschaden (Hepatitis, Leberzirrhose)

35. **Patienten mit einer Rechtsherzinsuffizienz:**
    A ☐ werden mit erhöhtem Oberkörper gelagert
    B ☐ werden in Kopftieflage gelagert
    C ☐ erhalten flüssigkeitsarme und natriumarme Kost
    D ☐ erhalten natriumfreie und eiweißarme Kost
    E ☐ werden mit Herzglykosiden und Diuretika behandelt
    F ☐ sind besonders dekubitusgefährdet

36. **Ordnen Sie die aufgezählten Symptome der zutreffenden Gefäßerkrankung zu:**
    1) dumpfer Schmerz
    2) plötzlicher, starker Schmerz
    3) Blässe und Kälte der betroffenen Extremität
    4) betroffene Extremität: livide, warm, geschwollen
    5) Ödeme, beginnend in Gelenknähe
    6) verstärkte Hautvenenzeichnung
    7) Pulslosigkeit der betreffenden Extremität
    A) tiefe Beinvenenthrombose
    B) arterielle Embolie
    A..................B....................

37. **Lagerung des Patienten zur Reanimation:**
    A ☐ Rückenlage
    B ☐ Kopf zur Seite gedreht
    C ☐ Kopf nackenwärts rekliniert
    D ☐ Seitenlage des Patienten
    E ☐ auf weicher, nachgiebiger Unterlage
    F ☐ unter dem Rücken eine harte Unterlage
    G ☐ Beckenhoch-Lage

38. **Erfolgszeichen einer durchgeführten Reanimation:**
    A ☐ das Feststellen von Herzaktionen
    B ☐ der Beginn der Gegenatmung
    C ☐ die Pupillen weiten sich
    D ☐ die Wiederkehr des Bewusstseins
    E ☐ die Hautfarbe wechselt von Zyanose nach Blässe

39. **Warum tritt bei der Linksherzinsuffizienz Luftnot auf:**
    A ☐ es entsteht ein Lungenemphysem
    B ☐ die Lunge wird nicht ausreichend durchblutet
    C ☐ es kommt zur Lungenstauung
    D ☐ die Sauerstoffbindungskapazität des Hämoglobins ist herabgesetzt

40. **Eine Extrasystole ist ein:**
    A ☐ schneller Herzschlag
    B ☐ verlangsamter Herzschlag
    C ☐ Blutdruckabfall
    D ☐ erhöhter Blutdruck
    E ☐ vorzeitig einfallender Sonderschlag

41. **Wenn Sinusknoten und AV-Knoten ausgefallen sind, handelt es sich um einen:**
    A ☐ Sinusrhythmus
    B ☐ Kammereigenrhythmus
    C ☐ AV-Rhythmus
    D ☐ Aorten-Rhythmus

42. **Kollateralen sind:**
    A ☐ krankhaft verengte Kapillaren
    B ☐ Arterien des Herzens
    C ☐ Umgehungskreisläufe
    D ☐ sogenannte Desobliterationen

---

30 A
31 A, B
32 F
33 B, E
34 A, C, E, F
35 A, C, E, F
36 A = 1, 5, 6; B = 2, 3, 4, 7
37 A, C, F
38 A, B, D
39 C
40 E
41 B
42 C

43. Ordnen Sie die Symptome zu:
1) schlagartiger Schmerz in der Brust
2) heftigste Schmerzen hinter dem Brustbein, Gefühl des Eingepresstseins, Vernichtungsgefühl
3) plötzliche Atemnot, Hustenreiz, blutiger Auswurf

A) Herzinfarkt
B) Lungeninfarkt
A................................B................................

44. Bei einer Kardioversion:
A ❏ erfolgt die Einwirkung des Stromes in zeitlicher Abstimmung zur Herzaktion des Patienten
B ❏ wird der Stromimpuls von der R-Zacke ausgelöst
C ❏ erfolgt die Stromabgabe zu einem beliebigen Zeitpunkt
D ❏ wird der Stromimpuls vor der T-Welle gesteuert

45. Definition des Herzinfarktes:
A ❏ plötzliche Herzmuskelschädigung durch Gifte
B ❏ akuter Schmerz unter dem Sternum
C ❏ irreversible Unterbrechung der Blutversorgung eines Gewebebezirkes mit umschriebener Nekrose
D ❏ Thrombusbildung in oberflächlichen Venen
E ❏ plötzliche Minderdurchblutung der Lunge (Schock)

46. Was versteht man unter der sogenannten "Autotransfusion":
A ❏ Blutzufuhr aus den unteren Extremitäten über den Weg der Beinhochlagerung
B ❏ Zentralisation von Blut aus anderen Körperregionen durch Eigenregulation
C ❏ Eröffnung der AV-Anastomosen
D ❏ schnellste Stillung einer Blutung durch Verband oder Medikamente und Verhütung von weiteren Blutverlusten
E ❏ reflexhaft verlaufender Handgriff des Verletzten zum richtigen Abdrückpunkt

47. Definieren Sie den Begriff "AV-Block":
A ❏ eine Störung in der Erregungsleitung im Bereich der Tawaraschenkel
B ❏ eine Hemmung in der Erregerüberleitung zwischen Vorhof und Kammer
C ❏ Vorhof und Kammer schlagen unabhängig und unkoordiniert

48. Unter Herzinsuffizienz versteht man:
A ❏ ein Missverhältnis zwischen systolischer Förderleistung und Koronardurchblutung
B ❏ ein Missverhältnis zwischen diastolischem Blutangebot und systolischer Förderleistung
C ❏ ein Missverhältnis zwischen diastolischem Angebot und koronarer Durchblutung

49. Eine Bradykardie kann folgende Ursachen haben:
A ❏ einen totalen AV-Block
B ❏ eine Herzinsuffizienz
C ❏ eine Myokarditis
D ❏ eine Digitalisüberdosierung
E ❏ eine Schädelinnendruckerhöhung

50. Pflegerische Maßnahmen bei Patienten mit akuter Extremitätenembolie:
A ❏ Hochlagerung der betroffenen Extremität
B ❏ Tieflagerung der betroffenen Extremität
C ❏ Patienten auffordern, die Extremität(en) aktiv zu bewegen
D ❏ Anlegen eines lockeren Watteverbandes
E ❏ Beobachtung des Patienten auf Schocksymptome
F ❏ Anlegen feuchtwarmer Wadenwickel
G ❏ unblutigen Aderlass durchführen
H ❏ betroffene Extremität sofort abbinden

51. Klinisches Bild der Linksherzinsuffizienz:
A ❏ Atemnot
B ❏ gestaute Halsvenen
C ❏ Stauungsbronchitis
D ❏ Stauungsgastroenteritis
E ❏ Aszites
F ❏ Zyanose

52. Die sichersten Zeichen für einen Herzkreislaufstillstand sind:
A ❏ Atemstillstand
B ❏ weite Pupillen
C ❏ Pulslosigkeit
D ❏ enge Pupillen
E ❏ Pulsdefizit
F ❏ systolischer Blutdruckwert unter 100 mm Hg

53. Therapeutische und pflegerische Maßnahmen bei einem Patienten mit frischem Herzinfarkt:
A ❏ Kopftieflagerung, wenn sich der Patient in einem Schockzustand befindet
B ❏ Verabreichung von Fibrinolytika
C ❏ Überwachung der Vitalzeichen des Patienten
D ❏ Patient wird mit erhöhtem Oberkörper gelagert, wenn Schocksymptome auftreten
E ❏ Patient darf sich nicht anstrengen, die Körperpflege muss von der Pflegeperson durchgeführt werden
F ❏ sofortige Aktivierung des Patienten

54. Häufigste Komplikation der stenosierenden Koronarsklerose:
A ❏ Mitralstenose
B ❏ Veränderungen am Augenhintergrund
C ❏ Aortenstenose
D ❏ Myokardinfarkt
E ❏ Trikuspidalstenose

---

43 A = 2; B = 1, 3
44 A, B
45 C
46 A
47 B
48 B

49 A, D, E
50 B, D, E
51 A, C, F
52 A, B, C
53 A, B, C, E
54 D

55. **Welche therapeutischen Maßnahmen sind beim Schockzustand unbedingt zu treffen:**
A ❏ Volumensubstitution
B ❏ Eröffnung der Peripherie mit Hydergin und Solu-Decortin
C ❏ Antihypotonika (Effortil, Novadral, Akrinor)
D ❏ Azidosebekämpfung mit Natriumbikarbonat
E ❏ Digitalis
F ❏ sedierende Substanzen
G ❏ Diuretika

56. **Eine Transaminasenerhöhung im Blut findet man bei:**
A ❏ Nephritis
B ❏ Rechtsherzinsuffizienz
C ❏ Hepatitis
D ❏ Herzinfarkt

57. **Anzeichen einer akuten Myokarditis:**
A ❏ Bradykardie
B ❏ Atemnot
C ❏ Rhytmusstörungen

58. **Häufigste Ursache einer peripheren arteriellen Embolie:**
A ❏ Ablösung von Thromben aus dem linken Herzen
B ❏ Ablösung von Thromben aus dem rechten Herzen
C ❏ Ablösung von Thromben aus dem Pfortaderkreislauf
D ❏ Ablösung von Thromben aus den großen Beckenvenen

59. **Komplikationen des Herzinfarktes:**
A ❏ Apoplexie
B ❏ Kammerflimmern
C ❏ Hypertonie
D ❏ Asystolie
E ❏ kardiogener Schock

60. **Allgemeintherapeutische Maßnahmen bei Hypertonie sind:**
A ❏ Nikotinverbot
B ❏ ausreichende Nachtruhe
C ❏ Erhöhung der Kochsalzzufuhr
D ❏ vermehrte Flüssigkeitszufuhr

61. **Erworbene Klappenfehler des Herzens:**
A ❏ Aortenklappenstenose
B ❏ Mitralstenose
C ❏ Ventrikelseptumdefekt
D ❏ Fallot-Trilogie

62. **Angina pectoris entsteht durch:**
A ❏ Stenose der Valva tricuspidalis
B ❏ plötzliche, geringe bis absolute Minderdurchblutung des Herzmuskels
C ❏ Stauungen im Lungenkreislauf

63. **Folgen des Schockzustandes sind:**
A ❏ Gewebehypoxie
B ❏ metabolische Azidose
C ❏ Stase
D ❏ Ödemeinlagerung
E ❏ Zusammenballung von roten Blutkörperchen und Thrombozyten
F ❏ Verbrauchskoagulopathie
G ❏ apoplektischer Insult
H ❏ Gewebenekrosen
J ❏ Schock-Lunge, Schock-Niere

64. **Ordnen Sie die Symptome der entsprechenden Herzinsuffizienz zu:**
1) Nykturie
2) Atemnot (Belastungsdyspnoe, Ruhedyspnoe, Orthopnoe) - Asthma kardiale -
3) Stauungsbronchitis
4) Lungenödem
5) Stauungsgastritis
6) lageabhängige Ödeme
7) Aszites
A) Linksherzinsuffizienz
B) Rechtsherzinsuffizienz
A....................B....................

65. **Vom klinischen Tod spricht man, wenn:**
A ❏ der Patient im Krankenhaus stirbt
B ❏ eine Reanimation aussichtslos erscheint
C ❏ die Herzaktionen aussetzen
D ❏ die Spontanatmung aussetzt
E ❏ das Elektroenzephalogramm eine Null-Linie zeigt

66. **Vom biologischen Tod spricht man, wenn:**
A ❏ der Herzschlag aussetzt
B ❏ die Spontanatmung aussetzt
C ❏ im Elektroenzephalogramm Hirnaktionen nachgewiesen werden können
D ❏ das Elektroenzephalogramm eine kontinuierliche Null-Linie zeigt

---

55 A, B, D, E
56 C, D
57 B, C
58 A
59 B, D, E
60 A, B
61 A, B

62 B
63 A, B, C, E, F, H, J
64 A = 2, 3, 4; B = 1, 5, 6, 7
65 C, D
66 D

IX.3 Blut

Anämie

Anämien durch Hämoglobinsynthesestörungen

Eisenmangelanämie
- chronische Anämie mit kleinen, hämoglobinarmen Erythrozyten infolge Störung des Hämoglobinaufbaus bei erniedrigtem Serumeisenspiegel (z.B. durch erhöhten Eisenverlust, erhöhten Eisenbedarf, verminderte Eisenzufuhr, verminderte Eisenresorption)

sideroachrestische Anämie
- chronisch verlaufende, hereditäre oder erworbene Anämie mit einer Eisenverwertungsstörung im Knochenmark

Thalassämie
- der Mittelmeeranämie liegt eine hereditäre Hämoglobinsynthesestörung mit einer mikrozytären hypochromen Anämie zugrunde

megaloblastäre Anämien

perniziöse Anämie
- megaloblastäre Anämie infolge Reifungsstörung der Erythrozyten durch Mangel an:
- INTRINSIC FACTOR = aus der Magen- und Duodenalschleimhaut
- EXTRINSIC FACTOR = Vitamin-B_{12}

symptomatische Vitamin-B_{12} Mangel-Anämie
- Anämie durch unzureichende Vitamin-B_{12}-Resorption bei lokalen Prozessen im Ileum (Strikturen, Fisteln, Entzündungen, bakterielle Überwucherungen, Fischbandwurm)

megaloblastäre Anämie durch Folsäuremangel
- Anämie durch erniedrigten Folsäurespiegel im Serum (Alkoholismus, unzureichende Ernährung)

Anämien durch Regenerationshemmung

aplastische Anämie
- Anämie durch verminderte Produktion von Erythrozyten; am häufigsten verursacht durch exogene Schädigungen (Chemikalien, Strahlen, Medikamente)

Begleitanämien bei chronischen Erkrankungen
- Anämien bei Nierenerkrankungen
- Anämien bei Lebererkrankungen
- Anämien bei Infektionen
- Tumoranämien

hämolytische Anämien

korpuskuläre hämolytische Anämien
- durch Membrandefekte (hereditäre Sphärozytose, Elliptozytose, paroxysmale nächtliche Hämoglobinurie)
- durch Enzymdefekte (Glukose-6-Phosphat-Dehydrogenase-Mangel)
- durch Hämoglobinopathien (Sichelzellenanämie)

extrakorpuskuläre hämolytische Anämien
- isoimmunhämolytische Anämien (Transfusionszwischenfall, Morbus haemolyticus neonatorum)
- autoimmunhämolytische Anämien (durch Wärmeantikörper, Kälteagglutinine)
- medikamenteninduzierte Anämien (Antibiotika, Antiphlogistika, Analgetika)
- toxische hämolytische Anämien (Blei, Arsen, Anilin, Schlangengifte, Nitrobenzol)
- mechanische hämolytische Anämien (Herzklappenersatz, Gefäßendothelveränderungen)

Einteilung nach dem Färbeindex

hypochrome Anämien
- Hämoglobingehalt der Erythrozyten ist herabgesetzt
- z.B. Eisenmangelanämie

hyperchrome Anämien
- Hämoglobingehalt der Erythrozyten ist erhöht
- z.B. perniziöse Anämie

normochrome Anämien
- Hämoglobingehalt und Erythrozytenzahl sind in gleichem Ausmaß vermindert
- z.B. akute Blutungsanämie, hämolytische Anämien

Blutungsanämien

chronische Blutungsanämie
- Anämie infolge chronischen Blutverlustes (z.B. Hämorrhoiden, chronische Magengeschwüre, Kolonkarzinom)

akute Blutungsanämie
- Anämie durch sehr schnellen Verlust großer Blutmengen

Ursachen
massive Blutungen durch:
- Rupturen großer Gefäße
- Spontanrupturen von Ösophagusvarizen
- Tubengravidität
- hämorrhagische Diathesen

Verlauf
- hängt von der Schnelligkeit und der Menge des Blutverlustes ab
- klinische Erscheinungen sind nach einem akuten Blutverlust von über einem Liter nachweisbar
- akute Lebensgefahr besteht bei einem Blutverlust von über 2 Litern
- gute Prognose, wenn die Blutungsquelle gestillt werden kann und sofortiger Ersatz des verloren gegangenen Blutes erfolgt

Symptome
- Schwäche, Unruhe, Müdigkeit, Durst, Ohrensausen, Schwindel, schneller, weicher Puls, Tachypnoe, Blutdruckabfall unter 100 mm Hg systolisch, Sehstörungen, Krampfanfälle, Bewusstlosigkeit

Komplikationen
- hämorrhagischer Schock, Exitus

Diagnostik
- sichtbarer Blutverlust
- Schocksymptomatik
- nach wenigen Stunden Nachweis einer Leukozytose und Thrombozytose
- Erythrozytenzahl, Hämoglobin und Hämatokrit sind zunächst unauffällig
- normochrome Anämie nach 1-2 Tagen (durch Einströmen der Gewebeflüssigkeit in die Strohmbahn)

therapeutische Maßnahmen
medikamentöse Therapie
- Volumenauffüllung - Schocktherapie

operative Maßnahmen
- evtl. Beseitigung der Blutungsquelle

therapeutische Eingriffe
- evtl. Blutstillung
- Transfusion von Frischblut
- Transfusion von Erythrozytenkonzentrat
- evtl. Substitution fehlender Gerinnungsfaktoren
- Legen eines zentral-venösen Zugangs

perniziöse Anämie (Morbus Biermer)

- Anämie durch Beeinträchtigung der Erythrozytenneubildung

Ursachen
- gestörte Vitamin-B_{12} (Extrinsic factor) Resorption infolge eines "Intrinsic factor" Mangels
- mangelhafte Bildung des "Intrinsic factors" infolge einer chronisch atrophischen Korpusgastritis mit Achlorhydrie oder einer Gastrektomie
- Mangel an Vitamin-B_{12} führt zu einem fehlerhaften Aufbau der Erythrozyten (Kernreifungsstörungen)

Verlauf
- schleichender Beginn
- schon Jahre vor einer Blutbildveränderung kann es zu neurologischen Ausfallserscheinungen kommen
- normale Lebenserwartungen bei konsequenter Substitutionsbehandlung (parenterale Vitamin-B_{12} Gabe)
- unbehandelt führt die perniziöse Anämie zum Tode

Symptome
- wachsgelbe Haut und Schleimhäute, gelbe Skleren, Abgeschlagenheit, Dyspnoe, Inappetenz, Schwindel, Ohrensausen, Herzsensationen, Ohnmachtsneigungen, Zungenbrennen, Hunter-Glossitis = Lackzunge, Durchfälle, Stenokardien und Zeichen der Herzinsuffizienz

psychische Störungen
- Konzentrationsschwäche, Euphorie, Benommenheit

neurologische Erscheinungen
- den neurologischen Störungen liegt eine degenerative Veränderung der Leitungsbahnen im Rückenmark zugrunde (funikuläre Myelose)
- pelziges Gefühl, Kribbeln (Ameisenlaufen), Gangunsicherheiten, Rückenschmerzen, Gliederschmerzen, gestörte Tiefensensibilität

Komplikationen
- Magenkarzinom (die perniziöse Anämie gilt als Präkanzerose)

therapeutische Maßnahmen
medikamentöse Therapie
- parenterale Vitamin-B_{12} Zufuhr
- evtl. parenterale Eisensubstitution
- evtl. Salzsäure- und Pepsinsubstitution

therapeutische Eingriffe
- evtl. Bluttransfusionen (bei schwerer Anämie)

Polycythaemia vera

- idiopathische Knochenmarkhyperplasie mit pathologischer Steigerung der Erythrozytenbildung, Leukozytenbildung, Thrombozytenbildung und der Gesamtblutmenge

Ursachen
- unbekannt

Verlauf
- idiopathische Knochenmarkhyperplasie mit pathologischer Steigerung der Erythrozytenbildung, Leukozytenbildung, Thrombozytenbildung und Gesamtblutmenge
- durch die erhöhte Viskosität des Blutes kommt es zur Bildung von arteriellen und venösen Thrombosen

- Beginn nach dem 4. Lebensjahrzehnt

Symptome
- Kopfschmerzen, Schwindelgefühl, Ohrensausen, Hitzegefühl, rotes Gesicht, dunkelrote, bis blaue Schleimhäute, gestaute und gerötete Konjunktiven, Nasenbluten, hoher Blutdruck, Milz- und Lebervergrößerung

Komplikationen
- Magen-, Darm- und Urogenitalblutungen
- Thrombosen, Apoplexie, Osteomyelofibrose, Leukämie, aplastische Anämie

therapeutische Maßnahmen
medikamentöse Therapie
- Radiophosphor
- Zytostatika (Myleran®)
- Allopurinol (bei Hyperurikämie)
- Eisensubstitution (bei häufigem Aderlass)

therapeutische Eingriffe
- blutiger Aderlass

Akute Leukämie

- Reifungsstörungen der weißen Blutkörperchen

Ursachen
- als auslösende Ursachen werden Strahlen, Umweltnoxen und Viren angenommen

akute Myeloblastenleukämie
- myeloische Leukämien entwickeln sich aus einer Granulozytenstammzelle; je unreifer diese Zelle ist (Promyelobast, Myeloblast, Myelozyt), um so bösartiger verläuft die Leukämie

akute Lymphoblastenleukämie
- lymphatische Leukämien entwickeln sich aus den Vorstufen der Lymphozyten
- tritt vorwiegend bei Kindern auf

Verlauf
- akuter, schlagartiger Krankheitsbeginn
- unbehandelt führt die akute Leukämie innerhalb weniger Wochen bis Monate zum Tode
- 70% der behandelten kindlichen akuten Lymphoblastenleukämien werden definitiv geheilt
- 2-3 Jahre beträgt die durchschnittliche Lebenserwartung für behandelte Patienten mit Myeloblastenleukämie

Symptome
- plötzlicher, fieberhafter Infekt, Schüttelfrost, Abgeschlagenheit, schweres Krankheitsgefühl, Gelenkschmerzen, nekrotische Entzündungen der Gaumenmandeln und des Zahnfleisches, Soorbefall, Schleimhautblutungen, Lymphknotenschwellung, Anämie

Komplikationen
- thrombozytopenische Blutungen in das ZNS
- Infektionen des Respirationstraktes
- akute Ulzerationen des Magen-Darm-Kanals
- schwere Mykosen, Sepsis, Anurie, Lymphsarkom

Diagnostik
Blutbild
- Leukozyten vermehrt
- Linksverschiebung (unreife Vorstufen)
- verminderte Thrombozytenzahl
- normochrome Anämie

Sternalpunktion
- Zeichen der malignen Entartung (Kernatypien) und Markumwandlungen

therapeutische Maßnahmen
medikamentöse Therapie
- Chemotherapie (kombinierte Anwendung mehrerer Zytostatika)
- Kortikoide (Prednison)
- Antibiotika (zur Infektprophylaxe)
- Antimykotika (bei Pilzinfektionen)
- evtl. Methotrexat (intrathekal)

operative Maßnahmen
- Splenektomie (bei Lymphoblastenleukämie)

therapeutische Eingriffe
- Erythrozytenkonzentrat (bei Hämoglobinabfall)
- Leukozytenersatz (bei Agranulozytose)
- Thrombozytenersatz (bei Thrombozytopenie)
- evtl. Röntgen-Bestrahlung des Schädels (bei Lymphoblastenleukämie)
- evtl. Knochenmarktransplantation (in der Remission)

Morbus Hodgkin (Lymphogranulomatose)

- maligne verlaufende Systemerkrankung des lymphatischen Gewebes

Ursachen
- Ursachen sind noch unbekannt

Verlauf
- jüngeres und mittleres Lebensalter bevorzugt
- Beginn meist schleichend, selten akut ohne Therapie besteht eine Lebenserwartung von 2-5 Jahren
- mit Therapie im Stadium I sind rückfallfreie Zeiten von 5 Jahren zu erzielen

Stadieneinteilung
- Stadium I = Krankheit auf eine oder zwei benachbarte Lymphknotengruppen derselben Seite des Zwerchfells beschränkt (Abdomen oder Thorax)
- Stadium II = Befall von mehr als zwei Lymphknotengruppen oder zwei nicht benachbarten Lymphknotengruppen derselben Seite des Zwerchfells (Abdomen oder Thorax)

Stadium III = Ausbreitung der Krankheit auf beiden Seiten des Zwerchfells, aber nicht über Lymphknoten und Milz hinausgehend
Stadium IV = Befall von Knochenmark, Lungenparenchym, Pleura, Leber, Nieren, Haut, Knochen, Gastrointestinaltrakt und anderer Organe zusätzlich zu den erkrankten Lymphknotengruppen
- ferner wird mit dem Zusatz "A" das Fehlen und mit dem Zusatz "B" das Vorhandensein klinischer Allgemeinsymptome bezeichnet (Fieber, Nachtschweiß, Gewichtsverlust, Juckreiz)

Symptome
- Müdigkeit, Abgeschlagenheit, Gewichtsverlust von mehr als 10% in den letzten 6 Monaten, vermehrtes Schwitzen, Hautjucken, bronzefarbene bis schwärzliche Verfärbung der Haut in der Terminalphase, leichter Ikterus, Anämie, Milzvergrößerung
- Fieber (subfebrile Temperaturen, uncharakteristische remittierende Temperaturen oder seltener das typische Pel-Ebstein-Fieber = undulierendes Fieber)
- schmerzhafte oder schmerzlose Lymphknotenschwellungen (Hals, Achselhöhlen, Leistenbeugen, Mediastinum)

Komplikationen
- abhängig von den befallenen Organen, Gelbsucht, Pleuraergüsse, Knochenbrüche, Querschnittlähmungen, Aszites, Kompression großer Venenstämme

Diagnostik
Blutbild
- hypochrome Anämie
- absolute Lymphozytopenie

Röntgen
- Lymphangioadenographie
- Lymphszintigraphie
- Milzszintigraphie

Histologie
- Probeexzision, Probepunktion und Laparotomie zum Nachweis von mehrkernigen sog. Sternberg-Reed-Riesenzellen und einkernigen Hodgkin-Zellen

therapeutische Maßnahmen
medikamentöse Therapie
- Chemotherapie (kombinierte Anwendung mehrerer Zytostatika)
- Kortikoide (Prednison)
- evtl. Antiemetika (gegen Röntgenkater)

therapeutische Eingriffe
- Radiotherapie (Bestrahlung befallener Lymphknoten und benachbarter Regionen)

operative Maßnahmen
- Splenektomie

Plasmozytom (Morbus Kahler)

- tumoröse Wucherung der eiweißbildenden Plasmazellen des Knochenmarks

Ursachen
- unbekannt

Verlauf
- tumoröse Wucherung der eiweißbildenden Plasmazellen des Knochenmarks, die überwiegend im höheren Lebensalter auftritt (7. Dezennium)
- bis zum Auftreten erster klinischer Symptome häufig bis zu 20 Jahren Beschwerdefreiheit
- die Plasmazellwucherungen zerstören herdförmig das ganze Skelettsystem (Frakturen) und bilden Paraproteine (Bence-Jones-Eiweißkörper), die über die Nieren ausgeschieden werden und diese schädigen
- Prognose: infaust

Symptome
- rheumatische Beschwerden, Leistungsabfall, Schwäche, Müdigkeit, Anämie, Gewichtsverlust
- druck- und klopfempfindliches Skelett
- Deformierung und Auftreibungen einzelner Knochen
- erhöhte Infektanfälligkeit, Hämorrhagien, Zungenverdickungen, dyspeptische Beschwerden

Komplikationen
. Spontanfrakturen, Niereninsuffizienz, (Plasmozytomniere), Polyneuritis, Thrombosen (Blutgerinnungsstörungen), bakterielle Infekte, Herzinsuffizienz

Diagnostik
Röntgen
- multiple Knochenherde
- Schrotschussschädel
- Spontanfrakturen

Labor
- Nachweis der Paraproteide mit der Immunelektrophorese
- Hyperproteinämie
- Nachweis von Bence-Jones-Eiweißkörpern im Urin
- auffallend hohe Blutsenkung (bis über 100)
- Nachweis unreifer, maligne entarteter Plasmazellen (Myelomzellen) im Knochenmarkpunktat

therapeutische Maßnahmen
medikamentöse Therapie
- Zytostatika (Endoxan®)
- Prednison (Kortikoide)
- Allopurinol (bei Hyperurikämie)
- anabole Hormone (Verhinderung weiteren Knochenabbaues)
- Analgetika
- Immunglobulin-Substitution (bei Antikörpermangelsyndrom)

therapeutische Eingriffe
- palliative Bestrahlung (Röntgen-Bestrahlung)
- Stützkorsett (zur Prophylaxe frakturgefährdeter Knochen)
- forcierte Diurese (bei Hyperkalzämie)

Physiotherapie
- tägliche Massagen
- aktive vorsichtige Bewegungsübungen

operative Maßnahmen
- Entfernung extramedullär wachsender Tumore
- Nagelung und Fixierung frakturgefährdeter Knochenanteile

Testfragen

1. **Unter einem Differentialblutbild versteht man die Bestimmung:**
   A ☐ der Erythrozyten
   B ☐ der Thrombozyten
   C ☐ der Retikulozyten
   D ☐ des Prozentanteiles der einzelnen Erythrozytenarten
   E ☐ des Prozentanteiles der einzelnen Leukozytenarten

2. **Eine Knochenmarkpunktion wird vorgenommen:**
   A ☐ am Brustbein
   B ☐ an der Tibia
   C ☐ am Femur
   D ☐ am Beckenkamm

3. **Die Sternalpunktion:**
   A ☐ ist eine Entlastungspunktion
   B ☐ wird immer in Vollnarkose durchgeführt
   C ☐ wird in Lokalanästhesie durchgeführt
   D ☐ wird zur Diagnostik bei Bluterkrankungen durchgeführt
   E ☐ ist eine therapeutische Maßnahme bei der Leukämie

4. **Bei einer Sternalpunktion:**
   A ☐ liegt der Patient in flacher Rückenlage
   B ☐ liegt der Patient mit erhöhtem Oberkörper
   C ☐ wird die Rotanda Spritze benutzt
   D ☐ wird Knochenmark aus dem Brustbein zu Untersuchungszwecken aspiriert
   E ☐ wird eine Punktionskanüle mit Mandrin und verstellbarer Schutzplatte benutzt

5. **Knochentransplantation:**
   A ☐ Übertragung von Knochenmark zu therapeutischen Zwecken, z.B. bei akuter Leukämie
   B ☐ bei der allogenen Transplantation wird Knochenmark von einem Menschen zum anderen übertragen
   C ☐ die Knochenmarkzellen werden dem Spender durch eine Venenpunktion entnommen
   D ☐ die Auswahlmöglichkeiten zwischen Spender und Empfänger sind sehr begrenzt
   E ☐ die Knochenmarkzellen des Spenders werden in physiologischer Lösung aufgeschwemmt und dem Empfänger i.v. verabreicht
   F ☐ bei der autologen Transplantation werden im Anschluss an eine hochdosierte Chemotherapie dem Kranken sein eigenes Knochenmark wieder zugeführt
   G ☐ nach einer autologen Transplantation kann eine sogenannte GVH Reaktion auftreten (Graft versus host = Transplantat gegen Wirt)

6. **Thrombozytopenien:**
   A ☐ gehören zu den hämorrhagischen Diathesen
   B ☐ werden nur durch Knochenmarkerkrankungen hervorgerufen
   C ☐ treten nur als Nebenwirkung bei zytostatischer Behandlung auf
   D ☐ bei unstillbaren Blutungen werden Thrombozytenkonzentrate verabreicht
   E ☐ es treten petechiale Hautblutungen und Schleimhautblutungen auf

7. **Megaloblastische Anämien können auftreten:**
   A ☐ bei Fischbandwurmträgern
   B ☐ nach partieller Gastrektomie
   C ☐ bei einer Pneumonie
   D ☐ nach Dickdarmresektionen

8. **Allgemeine Hämolysezeichen:**
   A ☐ erhöhte Retikulozytenzahl
   B ☐ verlängerte Erythrozytenlebenszeit
   C ☐ erhöhtes Serumeisen
   D ☐ erhöhtes indirektes Bilirubin im Serum
   E ☐ erhöhte Bilirubinausscheidung im Urin
   F ☐ der direkte Coombs-Test ist positiv

9. **Nebenwirkungen der zytostatischen Therapie bei Leukosen:**
   A ☐ Milztumor
   B ☐ Bildung von Nieren- und Harnleitersteinen
   C ☐ Haarausfall
   D ☐ Thrombopenie
   E ☐ Polyglobulie

---

1 E
2 A, D
3 C, D
4 A, D, E
5 A, B, D, E, F
6 A, D, E
7 A, B
8 A, C, D, F
9 B, C, D

IX. Krankheitslehre

10. **Unter einer Leukose versteht man:**
    A ❑ eine Verminderung der Leukozyten
    B ❑ einen Zerfall der weißen Blutkörperchen
    C ❑ eine Störung der Leukopoese

11. **Die chronische Myelose:**
    A ❑ tritt bevorzugt bei Jugendlichen auf
    B ❑ befällt Männer häufiger als Frauen
    C ❑ geht mit einer extremen Milzvergrößerung einher
    D ❑ wird mit Zytostatika behandelt
    E ❑ tritt akut auf und verläuft stürmisch mit hohem Fieber

12. **Bei der Übertragung von Blut einer falschen Blutgruppe im ABO-System kommt es zu einer:**
    A ❑ Blutgerinnung
    B ❑ Hämolyse
    C ❑ Agglutination
    D ❑ Agranulozytose
    E ❑ Leukämie

13. **Mögliche Ursachen einer aplastischen Anämie:**
    A ❑ Zytostatika-Behandlung
    B ❑ Vitaminmangel
    C ❑ Fehlen des Extrinsic faktors
    D ❑ Radium- und Röntgenbestrahlungen
    E ❑ Behandlung mit Sulfonamiden
    F ❑ septische Infekte

14. **Ursachen der Eisenmangelanämien:**
    A ❑ Gravidität
    B ❑ maligne Tumoren
    C ❑ Amenorrhö
    D ❑ Tetanie
    E ❑ Infektionskrankheiten

15. **Symptome der chronischen Myelose:**
    A ❑ extrem vergrößerte Milz
    B ❑ Priapismus
    C ❑ Schüttelfrost und Fieber
    D ❑ Blutungsneigung
    E ❑ geschwollene, harte Nackenlymphdrüsen

16. **Ursachen einer erhöhten Blutungsneigung:**
    A ❑ Eisenmangel
    B ❑ Thrombozytopathie
    C ❑ Verbrauchskoagulopathie
    D ❑ Vitamin B_1-Mangel

17. **Maßnahmen bei Bluttransfusionszwischenfällen:**
    A ❑ Transfusion etwa eine Stunde abklemmen und anschließend weiter transfundieren
    B ❑ Transfusion sofort abbrechen
    C ❑ reichliche, orale Flüssigkeitszufuhr
    D ❑ Austauschtransfusion
    E ❑ Verabreichung von Antibiotika
    F ❑ Schockbekämpfung

18. **Eine intravasale Hämolyse kann verursacht sein durch:**
    A ❑ eine verminderte Eisenzufuhr
    B ❑ toxische Chemikalien (Arsen, Blei usw.)
    C ❑ Bluttransfusionszwischenfälle durch Blutgruppenunverträglichkeit
    D ❑ eine Milzexstirpation

19. **Symptome der akuten Leukose:**
    A ❑ Pel-Ebstein-Fieber
    B ❑ hohes Fieber
    C ❑ Milzschrumpfung
    D ❑ Anämie
    E ❑ Blutungsneigung
    F ❑ Mundschleimhautnekrosen
    G ❑ derbe, druckschmerzhafte Lymphknotenschwellung besonders am Hals und in der Leistenbeuge

20. **Beim Plasmozytom:**
    A ❑ besteht eine extreme Vermehrung von Retikulozyten im Knochenmark
    B ❑ kommt es zu einer tumorösen Wucherung der eiweißbildenden Plasmazellen im Knochenmark
    C ❑ besteht eine Splenomegalie
    D ❑ ist die Blutsenkungsreaktion normal
    E ❑ kann es zu einer Nephrose kommen
    F ❑ können Spontanfrakturen auftreten

21. **Bei Bluttransfusionszwischenfällen können als hämolytische Reaktionen auftreten:**
    A ❑ Lendenschmerzen
    B ❑ Unruhe, Angst
    C ❑ Druckpuls
    D ❑ Blutdruckanstieg
    E ❑ Blutdruckabfall
    F ❑ Gesichtsröte
    G ❑ Anurie
    H ❑ Übelkeit, Erbrechen

22. **Bei der hämolytischen Anämie ist der Ikterus bedingt durch:**
    A ❑ eine Knochenmarkschädigung
    B ❑ eine Gallenabflussstörung
    C ❑ einen vermehrten Erythrozytenzerfall
    D ❑ eine Leberzirrhose

23. **Eine Agranulozytose:**
    A ❑ ist das Fehlen oder eine starke Verminderung der Granulozyten im peripheren Blut
    B ❑ kann entstehen durch toxische Schädigung des Knochenmarkes
    C ❑ geht immer mit einer Verminderung der Erythrozyten und der Thrombozyten einher
    D ❑ wird mit Kortikoiden und Antibiotika behandelt
    E ❑ geht einher mit einer Erhöhung des indirekten Bilirubins

---

10 C
11 B, C, D
12 B, C
13 A, D, E, F
14 A, B, E
15 A, B, D
16 B, C
17 B, D, F
18 B, C
19 B, D, E, F
20 B, C, E, F
21 A, B, E, G, H
22 C
23 A, B, D

24. **Hämorrhagische Diathesen können bedingt sein durch:**
    A ☐ Eisenmangel
    B ☐ starken Blutverlust
    C ☐ Störungen der Blutgerinnung
    D ☐ Thrombozytopathien
    E ☐ Gefäßschädigungen

25. **Unter einer Linksverschiebung versteht man:**
    A ☐ eine Vermehrung der Thrombozyten im peripheren Blut
    B ☐ ein reichliches Auftreten von jugendlichen und stabkernigen Granulozyten im weißen Blutbild
    C ☐ eine Vermehrung der eosinophilen Granulozyten im weißen Blutbild

26. **Der Urinexkretionstest (Schilling-Test) dient zur Diagnostik:**
    A ☐ der Leukämie
    B ☐ der Hämophilie A
    C ☐ des Morbus Biermer
    D ☐ der Eisenmangelanämie

27. **Bei der chronischen Lymphadenose:**
    A ☐ handelt es sich um eine Wucherung des gesamten lymphatischen Gewebes
    B ☐ findet man im weißen Blutbild vermehrt Lymphozyten
    C ☐ handelt es sich um eine Erkrankung, die hauptsächlich Kinder und Jugendliche befällt
    D ☐ treten derbe, sehr schmerzhafte Lymphdrüsenschwellungen auf
    E ☐ kann es durch Verminderung der Gamma-Globuline zu einem Antikörpermangelsyndrom kommen
    F ☐ wird bei Zytostatikabehandlung durchgeführt

28. **Der Serumeisenspiegel ist vermindert bei:**
    A ☐ der hämolytischen Anämie
    B ☐ der akuten Blutungsanämie
    C ☐ chronischen Infekten
    D ☐ der perniziösen Anämie

29. **Bei der Hämophilie A:**
    A ☐ besteht ein Mangel des Blutgerinnungsfaktors IX, des sog. Christmas-Faktors
    B ☐ besteht ein Mangel des Blutgerinnungsfaktors VIII
    C ☐ handelt es sich um eine rezessiv geschlechtsgebundene, vererbte Erkrankung
    D ☐ besteht bei geringfügigen Verletzungen die Gefahr einer lebensbedrohlichen Blutung
    E ☐ handelt es sich um eine Erkrankung, die nur das weibliche Geschlecht befällt
    F ☐ wird bei Blutungen antihämophiles Globulin (AHG) verabreicht

30. **Unter einer Verbrauchskoagulopathie versteht man:**
    A ☐ eine Bildung multipler Mikrothromben durch akute intravasale Gerinnung (ausgelöst z.B. durch innere Blutungen), diese können zu einem Verbrauch fast aller gerinnungsaktiver Substanzen führen und Blutungsneigungen hervorrufen
    B ☐ die Auflösung intravasaler Thrombenbildungen durch Fibrinolytika
    C ☐ den Verbrauch großer Mengen körpereigener Antikoagulanzien zur Verhinderung einer Thrombenbildung

31. **Petechiale Haut- und Schleimhautblutungen sind typisch:**
    A ☐ bei Eisenmangelanämien
    B ☐ bei hämorrhagischen Diathesen
    C ☐ beim Plasmozytom
    D ☐ beim Morbus Werlhof

32. **Typische Symptome der perniziösen Anämie:**
    A ☐ funikuläre Myelose
    B ☐ Hunter-Glossitis
    C ☐ histaminrefraktäre Anazidität
    D ☐ leichenblasses Aussehen
    E ☐ Gelenkblutungen
    F ☐ Parästhesien

33. **Die hyperchrome Anämie ist bedingt durch:**
    A ☐ einen starken Blutverlust
    B ☐ einen Eisenmangel
    C ☐ das Fehlen von Vitamin B_{12}

34. **Klinische Zeichen einer akuten Blutungsanämie sind:**
    A ☐ Atemnot
    B ☐ Tachykardie
    C ☐ Hautblässe
    D ☐ Bradykardie
    E ☐ Hypertonie
    F ☐ Schweißausbruch

35. **Hämorrhagische Diathesen:**
    A ☐ sie können vaskulär, thrombozytär und plasmatisch bedingt sein
    B ☐ die Hämophilie B gehört zu den thrombozytär bedingten Blutungen
    C ☐ es können spontan schwer stillbare Blutungen auftreten

36. **Eine Leukopenie tritt auf:**
    A ☐ beim Herzinfarkt
    B ☐ beim Typhus abdominalis
    C ☐ bei Schädigungen des Knochenmarkes
    D ☐ bei der Appendizitis
    E ☐ bei Behandlung mit Zytostatika

---

24 C, D, E
25 B
26 C
27 A, B, E, F
28 B, C
29 B, C, D, F
30 A
31 B, D
32 A, B, C, F
33 C
34 A, B, C, F
35 A, C
36 B, C, E

IX.4 Atmungsorgane

Allgemeine Diagnostik

Inspektion
- Thoraxform, seitendifferente Atembewegungen
- Atemfrequenz, Atemrhythmus, Atemtyp
- Zyanose
- Interkostalräume, Schlüsselbeingruben

Palpation
- Erfassung des Stimmfremitus (Leitfähigkeit des Gewebes im Thorax)

Perkussion
- Beklopfen des Thorax zur Feststellung von Dämpfungen (Infiltration, Erguss, Schwarten)

Auskultation
- Abhören der normalen und pathologischen Atemgeräusche (Vesikuläratmen, Rasselgeräusche, Giemen, Knarren, Brummen, keine Atemgeräusche)

Sputumuntersuchungen
makroskopische Untersuchung
- Menge
- Beschaffenheit (wässrig, schleimig, eitrig, blutig, schaumig)
- Farbe (weiß, glasig, gelb, grün, rostig, himbeerähnlich)
- Geruch (penetrant faulig stinkend)

mikroskopische Untersuchung
- Granulozyten, Eosinophilenvermehrung (allergisches Asthma)
- elastische Fasern (Gewebszerfall bei Abszess)
- Curschmann - Spiralen (Asthma bronchiale, Bronchiolitis)
- Herzfehlerzellen (Mitralfehler)
- Krankheitserreger (Pilze, Kokken, Bakterien)
- Zytodiagnostik (Tumorzellen)

Röntgen
- Durchleuchtung
- Lungenaufnahmen in 2 Ebenen
- Schichtaufnahmen = Tomogramm
- CT= Computertomographie
- Bronchographie mit Kontrastmitteln
- Angiographie

Szinthigraphie
- Perfusionsszinthigraphie (nach i.v. Injektion radioaktiv markierter Substanzen)
- Ventilationsszinthigraphie (nach Einatmen radioaktiv markierter Gase)

Bronchoskopie
- direkte Betrachtung der größeren Äste des Bronchialsystems mittels optischer Instrumente

Biopsie
- Materialentnahme mittels Nadelbiopsie, Bronchoskop, Mikrothorakotomie

Lungenfunktionsprüfungen
- Spirometrie (Vitalkapazität, Residualvolumen, Atemgrenzwert, Sekundenkapazität)
- atemmechanische Untersuchungen mittels Ösophagussonde oder Körperplethysmographen (Messung der Dehnbarkeit von Lunge und Thorax = Compliance; Messung des Atemwiderstandes = Resistance)

Blutgasanalyse
- arterieller O_2-Druck
- arterieller CO_2-Druck
- arterieller pH-Wert

Alveolarluftanalyse
- alveolärer O_2-Druck
- alveolärer CO_2-Druck

Erkrankungen der oberen Atemwege

akuter Schnupfen (Rhinitis acuta)
- akute Schwellung der Nasenschleimhaut mit vermehrtem Sekretfluss und Behinderung der Atmung

chronischer Schnupfen
- chronische Nasenschleimhautentzündung durch Scheidewandverkrümmungen oder exogene Noxen (Heuschnupfen)

fieberhafte Infekte der oberen Luftwege
- akute virusbedingte Entzündungen der Nasenschleimhaut, Kehlkopfschleimhaut, Trachealschleimhaut mit den Symptomen: Husten, Schnupfen, Schluckbeschwerden Heiserkeit, schleimiger Auswurf, Fieber und allgemeiner Abgeschlagenheit

Erkrankungen der Bronchien

chronische Bronchitis
- Husten, Auswurf, Atemnot seit mindestens 2 Jahren (pro Jahr wenigstens 3 Monate) verursacht durch exogene Faktoren (Rauchen, Luftverschmutzung, Klimaveränderungen, Staub, Pollen, Dämpfe, Gase, Virusinfekte) und endogene Faktoren (Mukoviszidose, IgA-Mangel)

einfache chronische Bronchitis
- chronischer Husten mit schleimigem Auswurf (Raucherhusten)

eitrige chronische Bronchitis
- chronischer Husten mit dauernd oder intermittierend eitrigem Auswurf

obstruktive chronische Bronchitis
- chronische Bronchitis mit einer generalisierten Verengung der intrapulmonalen Atemwege

Bronchiektasen
- angeborene oder erworbene Ausweitungen der Bronchien mit den Symptomen chronischer Husten, morgendliche "maulvolle Expektoration", Fieber

Asthma bronchiale
- anfallsweise auftretende Atemnot durch Verengung der bronchialen Atemwege

Ursachen
Allergene
- Pollen von Bäumen, Gräsern, Kräutern
- Sporen von Pilzen
- Hausstaub (Milben), Tierhaare
- Nahrungsmittel (Farbstoffe, Erdbeeren, Milch)
- Waschmittel, Medikamente, Quecksilber, Chrom, Nickel

sonstige Ursachen
- Neurosen, Virusinfekte, Bakterieninfekte, Pilzinfekte, Anstrengung

Verlauf
- überempfindliche Reaktion des Bronchialsystems mit Obstruktionen durch:
  a) Bronchospasmus
  b) Ödembildung und Schwellung
  c) Bildung eines zähen, glasigen Schleims
  d) Kollaps der Bronchiolen (bei älteren Patienten)
- zwischen den Anfällen besteht in der Regel Beschwerdefreiheit
- Status asthmaticus = schwerer Anfall, der über Stunden bis Tage anhält (akute Lebensgefahr)

Symptome
- plötzlich einsetzende Atemnot (anfallsartig)
- schwere Atemnot (exspiratorische Dyspnoe) trotz Betätigung der Auxiliarmuskulatur
- pfeifende Atemgeräusche (exspiratorischer Stridor)
- Erstickungsgefühl, Angst (Patient sitzt oder steht)
- Zyanose, Tachykardie
- Abhusten eines glasigen fadenziehenden Schleims zum Ende des Anfalls

Komplikationen
- Status asthmaticus
- Lungenemphysem
- Cor pulmonale (Rechtsherzversagen)
- Spontanpneumothorax

Diagnostik
- klinische Symptomatik
- Sputum: eosinophile Leukozyten, Curschmann-Spiralen
- Hauttestung: Nachweis der Allergene
- Inhalationstestung: Provokation eines Anfalls durch Einatmung des verdächtigten Allergens

therapeutische Maßnahmen
medikamentöse Therapie
- Sedativa, Kortikoide, Bronchospasmolytika
- Antibiotika (bei Sekundärinfektionen)
- Expektoranzien, Antihistaminika

Physiotherapie
- Aerosoltherapie, evtl. Klimabehandlung, Atemübungen, evtl. Psychotherapie

therapeutische Eingriffe
- evtl. spezifische Desensibilisierung (beim Status asthmaticus)
- kontrollierte Sauerstoffbehandlung

pflegerische Maßnahmen
- Oberkörperhochlagerung
- Kissen unter die Arme legen (Erleichterung der Atmung)
- ausreichende Flüssigkeitszufuhr
- Zufuhr von frischer Luft
- evtl. Anfeuchten der Zimmerluft (Luftbefeuchter)
- Patienten inhalieren lassen

Lungenerkrankungen

Pneumonie
- Lungenentzündung
- akut oder chronisch verlaufende Entzündungen der Lunge mit vorwiegendem Befall des Alveolarraumes oder des Interstitiums

Ursachen
Ursachen primärer Pneumonien
- Bakterien (Streptokokken, Staphylokokken, Enterokokken, Anaerobier, Pneumokokken, Klebsiella pneumoniae, Haemophilus influenzae, Koli-Gruppe)
- Viren (Grippeviren, Adenoviren)

- Pilze (Soor)
- Allergene
- Brucellen, Spirochäten

Ursachen sekundärer Pneumonien
- Kreislaufstörungen (Lungenstauung, Lungenödem, Lungeninfarkt)
- Bronchusveränderungen (Bronchiektasen, Bronchialkarzinom)
- Aspiration (Fremdkörper, Mageninhalt, Blut, Sondenkost)
- toxische Ursachen (Giftgase, Urämie)

Verlauf
- primäre Pneumonien = durch Erreger hervorgerufene Lungenentzündungen ohne Vorschädigungen der Lunge
- sekundäre Pneumonien = Lungenentzündung entwickelt sich auf dem Boden einer vorgeschädigten Lunge
- Lobärpneumonie = Entzündung eines Lungenlappens
- Bronchopneumonie = Entzündung im Verbreitungsgebiet eines oder mehrerer großer Bronchialäste

Symptome
- mäßiges bis hohes Fieber, Schüttelfrost, starkes Schwitzen, Husten, Auswurf, (rostbraun, blutig), Tachypnoe, Atemnot, Zyanose, Thoraxschmerzen, Tachykardie, Kopfschmerzen, schweres Krankheitsgefühl, Auftreten eines Herpes labialis

Komplikationen
- Lungenabszess, Lungengangrän, Pleuraempyem, Bronchiektasen, Myokarditis, Herz-Kreislauf-Versagen

therapeutische Maßnahmen
medikamentöse Therapie
- Antibiotika (gezielte Therapie nach Erregerfeststellung)
- Antipyretika, Antitussiva, Bronchospasmolytika, Antimykotika (bei Soorpneumonie), Digitalis (bei Herzinsuffizienz), Diuretika (bei Herzinsuffizienz), Expektoranzien, Sekretolytika, evtl. Analgetika

Physiotherapie
- Atemgymnastik, Inhalationstherapie, Anfeuchten der Atemluft (Ultraschallvernebler), evtl. Wadenwickel (bei hohem Fieber)

therapeutische Eingriffe
- Sekretabsaugung (nasotrachealer Katheter), evtl. Intubation, evtl. künstliche Beatmung, Legen eines zentral-venösen Zugangs

Pleuritis
- Entzündung des Rippenfells

Ursachen
- Pneumonie, Lungeninfarkt, Pleurakarzinose, Pleuraempyem, Tuberkulose, Pankreatitis, subphrenischer oder paranephritischer Abszess

Verlauf
Pleuritis sicca
- Entzündung des Rippenfells ohne Erguss (trockene Rippenfellentzündung)
- häufig Vorstadium der Pleuritis exsudativa
- Fibrinauflagerungen an den Pleurablättern führen zum Pleurareiben

Pleuritis exsudativa
- Entzündung des Rippenfells mit Ergussbildung zwischen den Pleurablättern
- entsteht häufig aus der Pleuritis sicca
- Ergüsse können resorbiert werden oder in Verschwartungen übergehen, die zur Atembehinderung führen
- Transsudat = Stauungsergüsse durch Leberzirrhose, Nierenerkrankungen, Eiweißmangel, Herzinsuffizienz
- Exsudat = entzündlich oder tumorös bedingte Ergüsse durch Tbc, Tumoren, Erreger, Blutungen

Symptome
Pleuritis sicca
- Schmerzen beim Atmen
- erkrankte Seite bleibt bei tiefer Einatmung zurück
- Patient liegt meist auf der kranken Seite
- flache Atmung, Fieber, Reizhusten

Pleuritis exsudativa
- keine atemabhängigen Schmerzen
- drückende Brustschmerzen
- Atemnot, Beklemmungserscheinungen, Fieber

Komplikationen
- Pleuraempyem (eitrige Rippenfellentzündung)
- kardiovaskuläre Störungen
- pulmonale Insuffizienz

therapeutische Maßnahmen
(richten sich nach der Grundkrankheit)

medikamentöse Therapie
- Antibiotika, Antiphlogistika, Analgetika (bei atemabhängigen Pleuraschmerzen), Kortikosteroide, Tuberkulostatika (bei tuberkulöser Pleuritis), Zytostatika (bei karzinomatöser Pleuritis)

therapeutische Eingriffe
- Pleurapunktion, intrapleurale Instillation (von Zytostatika), Röntgenbestrahlung (bei karzinomatöser Pleuritis)

Physiotherapie
- evtl. feucht-warme Brustwickel, Atemgymnastik, Inhalationstherapie (bei gleichzeitiger Bronchitis), evtl. Wadenwickel (bei hohem Fieber)

Lungenödem

- Stauungslunge

Ursachen
- plötzliche Vermehrung der serösen Flüssigkeiten in den Alveolen oder im interstitiellen Lungengewebe durch:
  1. Anstieg des Lungenkapillardruckes über den kolloidosmotischen Druck (Linksherzversagen durch z.B. Myokardinfarkt, Mitralvitien, Aortenvitien)
  2. Absinken des kolloidosmotischen Druckes unter den Lungenkappilardruck (Hungerzustände, nephrotisches Syndrom, übermäßige Flüssigkeitszufuhr)
  3. erhöhte Durchlässigkeit der alveo-kapillaren Membran (toxisch-infektiöse Einflüsse durch z.B. Nitrogase, Ammoniakdämpfe, Bakterientoxine, Viruserkrankungen, endogene Toxine)

Verlauf
- abhängig von der Ausgangslage und der Ätiologie
- akutes Lungenödem = dramatisch und höchst bedrohliches Geschehen mit ausgeprägter Symptomatik
- subakutes Lungenödem = langsame Entwicklung der klinischen Symptome
- Asthma cardiale = beginnendes Lungenödem
- chronisches Lungenödem = ohne ausgeprägte Symptomatik meist bei älteren Patienten mit Linksherzinsuffizienz

Symptome
- Dyspnoe, Zyanose, Tachypnoe, rasselnde und röchelnde Atmung, schweißbedecktes Gesicht, Todesangst, Erstickungsgefühl
- starke Unruhe (Patient sitzt im Bett)
- Puls und Blutdruck sind abhängig von der Grunderkrankung

Komplikationen
- sekundäre bakterielle Besiedlung der Lunge (pulmonale Sepsis)

therapeutische Maßnahmen
(bestehen aus Sofortmaßnahmen und Behandlung der Grundkrankheit)

medikamentöse Therapie
- Diuretika, Sedativa, Vasodilatatoren
- Humanalbumin (bei Eiweißmangel)
- Antihistaminika (bei Allergien)
- evtl. Kortikoide, evtl. Antibiotika

therapeutische Eingriffe
- evtl. blutiger Aderlass
- evtl. Überdruckbeatmung (PEEP)
- evtl. Ultrafiltration (bei Überwässerung)

Krankenpflege
- Oberkörperhochlagerung
- Beintieflagerung
- Sauerstoffzufuhr (Nasensonde)

Testfragen

1. **Die diagnostische Pleurapunktion wird durchgeführt:**
   - A ☐ zur Entnahme von Lungengewebe
   - B ☐ zur Druckentlastung von Herz und Lunge
   - C ☐ zur Feststellung der Art des Ergusses
   - D ☐ zur Isolierung eventueller Erreger

2. **Welche Symptome werden bei einer massiven Lungenembolie beobachtet:**
   - A ☐ Zyanose
   - B ☐ Schock
   - C ☐ Bradykardie
   - D ☐ Tachykardie
   - E ☐ Kussmaul-Atmung
   - F ☐ Dyspnoe

3. **Symptome beim Lungenödem:**
   - A ☐ hochgradig rasselnde Atmung
   - B ☐ Bluterbrechen
   - C ☐ Dyspnoe
   - D ☐ schaumiges Sputum

4. **Bronchiektasen verursachen folgende Symptome:**
   - A ☐ morgendliche maulvolle Expektoration
   - B ☐ schlagartig Schmerzen in der Brust
   - C ☐ Trommelschlegelfinger
   - D ☐ dreischichtiges Sputum
   - E ☐ Stimmbandlähmung
   - F ☐ akute Atemnot
   - G ☐ himbeergeleeartiges Sputum

5. **Zeichen der Pleuritis sicca:**
   - A ☐ Pleurareiben
   - B ☐ kein Pleurareiben
   - C ☐ keine Schmerzen beim Atmen
   - D ☐ Schmerzen beim Atmen
   - E ☐ Patient liegt meist auf der kranken Seite
   - F ☐ perkutorisch: Dämpfung

6. **Koniotomie ist:**
   - A ☐ eine Fremdkörperaspiration
   - B ☐ eine operative Eröffnung von Kavernen
   - C ☐ eine Notoperation bei Verlegung des Kehlkopfes
   - D ☐ eine operative Entfernung von aspirierten Fremdkörpern

7. **Ursachen sekundärer Pneumonien:**
   - A ☐ Streptokokken (Pneumokokken)
   - B ☐ Bronchialkarzinom
   - C ☐ Bronchiektasen
   - D ☐ Pilze (Lungenmykosen)
   - E ☐ Lungenstauung
   - F ☐ Lungenödem
   - G ☐ Aspiration (Mageninhalt, Fremdkörper)

---

1 C, D
2 A, B, D, F
3 A, C, D
4 A, C, D
5 A, D, E
6 C
7 B, C, E, F, G

IX. Krankheitslehre

8. Zeichen der Pleuritis exsudativa:
A ☐ Peurareiben
B ☐ kein Pleurareiben
C ☐ keine Schmerzen beim Atmen
D ☐ Schmerzen beim Atmen
E ☐ Patient liegt auf der kranken Seite
F ☐ perkutorisch: Dämpfung

9. Symptome der klassischen Lobärpneumonie:
A ☐ Pflaumenbrühsputum (mit Fibrin und Blut)
B ☐ Bradykardie
C ☐ plötzlicher Schüttelfrost
D ☐ Atemnot, Husten, Seitenstechen
E ☐ relative Bradykardie

10. Im Sputum Asthmakranker können nachgewiesen werden:
A ☐ Herzfehlerzellen
B ☐ Curschmann-Spiralen
C ☐ Charcot-Leyden-Kristalle
D ☐ eosinophile Leukozyten
E ☐ elastische Fasern

11. Eine Bronchoskopie wird durchgeführt bei Verdacht auf:
A ☐ Bronchitis
B ☐ Fremdkörperaspiration
C ☐ Kavernenbildung
D ☐ Bronchialtumor

12. Luftleere Lungenabschnitte werden bezeichnet als:
A ☐ Residualvolumen
B ☐ Komplementärluft
C ☐ Atelektasen
D ☐ Totraumatmung

13. In welchen Jahreszeiten treten die Symptome der chronischen Bronchitis verstärkt auf:
A ☐ Frühjahr
B ☐ Sommer
C ☐ Herbst
D ☐ Winter

14. Nennen Sie die typischen klinischen Symptome des Asthma-Anfalles:
A ☐ Fieber
B ☐ Lufthunger mit verlängertem Exspirium
C ☐ Erstickungsangst
D ☐ gelblicher Auswurf
E ☐ Beanspruchung der Atemhilfsmuskulatur

15. Rostbraunes Sputum wird am häufigsten beobachtet bei:
A ☐ Pneumonie
B ☐ Bronchitis
C ☐ Asthma
D ☐ Raucherhusten
E ☐ Rechtsherzinsuffizienz

16. Charakteristische Symptome für das Asthmatikersputum:
A ☐ grau-glasig
B ☐ blutig
C ☐ grün
D ☐ fadenziehend
E ☐ rostig
F ☐ zwetschgenbrühartig

17. Das chronische Lungenemphysem führt:
A ☐ zur Belastung des rechten Herzens
B ☐ zur Belastung des linken Herzens
C ☐ zum Fassthorax
D ☐ zur vergrößerten Vitalkapazität

18. Die Quincke-Lagerung:
A ☐ bewirkt eine Streckung der Wirbelsäule
B ☐ ist eine krankengymnastische Übung
C ☐ ist eine Oberkörpertieflagerung
D ☐ wird verordnet bei Bronchiektasie, damit das angesammelte Sekret aus den Bronchialerweiterungen besser ausgehustet werden kann

19. Quellgebiete für die Lungenembolie:
A ☐ Beinvenenthrombose
B ☐ Pfortaderthrombose
C ☐ Beckenvenenthrombose
D ☐ Thromben im linken Vorhof
E ☐ Thromben im rechten Vorhof

20. Primär pulmonale Erkrankungen mit Lungenblutungen:
A ☐ Bronchialkarzinom
B ☐ Bronchiektasen
C ☐ Mitralstenose
D ☐ Lungeninfarkt
E ☐ Mediastinaltumor
F ☐ Tuberkulose (Lunge)
G ☐ Lungenabszess

21. Bronchialkarzinom:
A ☐ Leitsymptome der frühen Phase sind Husten und blutiger Auswurf
B ☐ ist der häufigste Organkrebs beim Mann
C ☐ die Metastasierung erfolgt häufig in den Magen-Darmbereich
D ☐ erstes Symptom sind gestaute Halsvenen
E ☐ vorwiegend ist es ein Plattenepithelkarzinom
F ☐ Ursachen sind sogenannte Inhalationskarzinogene (Tabakrauch, Asbest, Arsen)

22. Bis zum Eintreffen des Arztes werden bei einem Patienten mit schwerer Atemnot folgende Maßnahmen ergriffen:
A ☐ Zuführen von Sauerstoff
B ☐ Verabreichung von Kortikoiden
C ☐ Gabe von Beruhigungsmitteln
D ☐ Oberkörperhochlagerung
E ☐ Oberkörperflachlagerung

---

8 B, C, F
9 A, C, D
10 B, C, D
11 B, D
12 C
13 A, C
14 B, C, E
15 A

16 A, D
17 A, C
18 C, D
19 A, C, E
20 A, B, F, G
21 B, E, F
22 A, D

23. **Bei welchen Symptomen besteht Verdacht auf ein Bronchialkarzinom:**
    A ❏ Gewichtsverlust - Raucheranamnese
    B ❏ Pleurareiben
    C ❏ trockenem Reizhusten
    D ❏ Hämoptoe
    E ❏ akuter Atemnot

24. **Beim Status-asthmaticus:**
    A ❏ werden Kortikosteroide verabreicht
    B ❏ besteht eine inspiratorische Dyspnoe
    C ❏ besteht eine exspiratorische Dyspnoe
    D ❏ besteht eine Zyanose
    E ❏ werden Antipyretika verabreicht
    F ❏ bestehen stärkste Schmerzen beim Einatmen

25. **Bronchiektasen sind:**
    A ❏ Aussackungen der Bronchienwand
    B ❏ Entzündungen der Bronchialschleimhaut
    C ❏ Verschlüsse der Bronchien
    D ❏ Verkrampfungen der kleinen Bronchien

26. **Ursachen primärer Pneumonien:**
    A ❏ Streptokokken (Pneumokokken)
    B ❏ Bronchialkarzinom
    C ❏ Bronchiektasen
    D ❏ Pilze (Lungenmykosen)
    E ❏ Lungenstauung
    F ❏ Lungenödem
    G ❏ Aspiration (Mageninhalt, Fremdkörper)

27. **Ursachen des akuten Lungenödems:**
    A ❏ Myokardinfarkt
    B ❏ Rechtsherzinsuffizienz
    C ❏ Trikuspidalstenose
    D ❏ Mitralstenose
    E ❏ Inhalationsvergiftungen (Chlor)

28. **Welche typischen Ventilationsstörungen treten beim Asthma bronchiale auf:**
    A ❏ verlängerte Exspirationsphase
    B ❏ verlängerte Inspirationsphase
    C ❏ erhöhte Vitalkapazität
    D ❏ verminderte Vitalkapazität

29. **Als Hypoxämie wird bezeichnet:**
    A ❏ eine Überladung des Blutes mit Kohlensäure
    B ❏ eine Verminderung des Sauerstoffgehaltes im Blut
    C ❏ eine Verminderung des Kohlensäuregehaltes im Blut
    D ❏ eine Überladung des Blutes mit Sauerstoff

30. **Welche Maßnahmen gehören zur Therapie des akuten Asthma-Anfalles:**
    A ❏ Gabe von Kortikoiden
    B ❏ Gabe von Antikoagulanzien
    C ❏ Aderlass
    D ❏ Gabe von Bronchospasmolytika
    E ❏ Gabe von Sauerstoff

31. **Die exspiratorische Dyspnoe wird verursacht durch:**
    A ❏ einen Laryngospasmus
    B ❏ ein Glottisödem
    C ❏ ein Lungenemphysem
    D ❏ das Asthma bronchiale
    E ❏ Schleimhautschwellungen in der Nase

32. **Welche Beschwerden verursacht ein Lungenemphysem:**
    A ❏ heftige, stechende Schmerzen bei jedem Atemzug
    B ❏ Kurzatmigkeit
    C ❏ Husten bei Raumtemperaturwechsel
    D ❏ hohes remittierendes Fieber

33. **Bei welchem Krankheitsbild kann die Kussmaul-Atmung auftreten:**
    A ❏ beim hyperglykämischen Koma
    B ❏ beim hypoglykämischen Koma
    C ❏ bei der Tuberkulose

34. **Als Eupnoe wird bezeichnet:**
    A ❏ die beschleunigte Atmung
    B ❏ der atemlose Zustand
    C ❏ die normale, ungestörte Atmung
    D ❏ die gestörte, erschwerte Atmung

35. **Die häufigste Ursache der Pleuritis ist:**
    A ❏ der Lungeninfarkt
    B ❏ das Cor pulmonale
    C ❏ die ulzerierende Tracheitis
    D ❏ die Tuberkulose

36. **Blutiger Auswurf wird am häufigsten beobachtet:**
    A ❏ beim Lungeninfarkt
    B ❏ beim Asthma bronchiale
    C ❏ bei Bronchiektasen
    D ❏ bei tuberkulösen Kavernen
    E ❏ bei Bronchitis

37. **Das Pleuraexsudat:**
    A ❏ ist hell
    B ❏ ist trüb
    C ❏ hat ein spezifisches Gewicht über 1015
    D ❏ hat ein spezifisches Gewicht unter 1015

38. **Sofortmaßnahmen der Pflegeperson bei einem Patienten mit Lungenödem:**
    A ❏ den Patienten aufsetzen und beruhigen
    B ❏ den Patienten flach lagern in stabiler Seitenlage
    C ❏ Überprüfung der Urinausscheidung
    D ❏ Fenster öffnen
    E ❏ Aderlass (blutig)
    F ❏ sofortige Volumenauffüllung (Autotransfusion)
    G ❏ Sauerstoffzufuhr
    H ❏ den Arzt benachrichtigen

---

23 A, C, D
24 A, C, D
25 A
26 A, D
27 A, D, E
28 A, D
29 B
30 A, D, E

31 C, D
32 B, C
33 A
34 C
35 D
36 A, C, D
37 B, C
38 A, D, G, H

IX.5 Verdauungsorgane

Diagnostische Maßnahmen

Säuresekretionsanalyse
- Pentagastrintest zur Beurteilung der sezernierten Säuremenge
- BAO = basal acid output (Basalsekretion), Säuremenge, die in 60 Minuten gebildet wird
- PAO = peak acid output (Gipfelsekretion), Säuremenge, die in den beiden höchsten 15-Minuten-Sekretionsraten in der Stunde nach der Stimulation ausgeschieden wird

Röntgen
Magendarstellung
- Darstellung des Magenschleimhautreliefs nach Schlucken von Bariumkontrastbrei
- Doppelkontrastdarstellung nach Schlucken von Bariumbrei mit Brausepulver

Magen-Darm-Passage
- röntgenologische Beurteilung der Dünndarmpassage nach oraler Verabreichung von Bariumkontrastbrei

Kolondarstellung
- röntgenologische Beurteilung des Dickdarms nach Kontrasteinlauf
- Doppelkontrastdarstellung mit Lufteinblasung nach Ablassen des Kontrastbreies

Abdomenübersicht
- Leeraufnahme des Abdomens im Stehen zum Nachweis von Spiegelbildungen (bei Ileus) oder Luftsichelbildung unter dem Zwerchfell (bei Magen- oder Darmperforation)

Haemoccult-Test
- Nachweis von okkultem (verborgenem) Blut im Stuhl

Stuhluntersuchungen
makroskopische Untersuchung
- Form (knorrig, bröckelig, knotig, bleistiftförmig, salbenförmig)
- Konsistenz (dünnflüssig, breiig, wässrig, schaumig, fest, hart)
- Farbe (grau, lehmfarben, gelb, hellbraun, rotbraun, rot, schwarz)
- Geruch (faulig, jauchig, sauer)
- Beimengungen (Schleim, Eiter, Blut, unverdaute Speisen, Eingeweidewürmer)

mikroskopische Untersuchung
- Nahrungsreste (Muskelfasern, Stärke, Fetttröpfchen)
- Parasiten (Madenwürmer, Spulwürmer, Wurmeier, Bandwurmglieder)

chemische Untersuchung
- okkultes Blut, Fettgehalt, Stickstoff-Gehalt

bakteriologische Untersuchung
- Salmonellen, Shigellen, Staphylokokken, Viren

Resorptionstests
Xylosetest
- dient zum Nachweis der Resorption des Monosaccharids Xylose
- es wird die Ausscheidung oral verabreichter Xylose im Harn gemessen

Laktosetoleranztest
- dient zum Nachweis der Glukose-Galaktose-Intoleranz oder einer generalisierten Malabsorption
- es wird der Blutzuckeranstieg nach oraler Gabe von 50 g Laktose festgestellt

Schilling-Test
- dient zum Nachweis der Absorption von Vitamin B_{12}, welches nach Bindung an den Intrinsic factor im Ileum resorbiert wird
- es wird die Ausscheidung von oral verabreichtem radioaktivem Cobalamin im Harn gemessen

Saugbiopsie
- Schleimhautentnahme (Dünndarm, Dickdarm) zur histologischen Untersuchung

Endoskopie
Ösophagoskopie
- Besichtigung der Speiseröhrenschleimhaut, Kardiafunktionskontrolle nach Einführung eines Ösophagoskops
- Probeexzision unter Sicht (Probebiopsie)
- Sekretgewinnung, Fremdkörperentfernung

Ösophagogastroduodenoskopie
- Spiegelung des oberen Verdauungstraktes mittels optischem Gerät und Kaltlicht

Gastroskopie
- direkte Betrachtung der Schleimhaut mittels flexibler Gastroskope mit der Möglichkeit einer gezielten Gewebeentnahme (*Biopsie*)

Gastrophotographie
- fotografische Dokumentation mittels Gastrokamera

Duodenoskopie
- Untersuchung des Zwölffingerdarms mit Inspektion der Vater-Papille
- retrograde Gallengangs- und Pankreasdarstellung

Koloskopie
- Untersuchung des gesamten Dickdarms
- gezielte Biopsien
- Entfernung gutartiger Tumoren

Sigmoidoskopie
- Spiegelung der S-förmigen Schlinge
- gezielte Gewebsentnahme

Rektoskopie
- Mastdarmspiegelung (bis 30 cm)
- gezielte Gewebeentnahme

Speiseröhrenerkrankungen

Achalasie
- organische, neuromuskuläre Erkrankung im Bereich der glatten Muskulatur der Speiseröhre mit Störungen der normalen Ösophagusperistaltik und fehlender Erschlaffung des Schließmuskels am Mageneingang

Symptome
- Dysphagie, Druckgefühl, retrosternale Schmerzen und Regurgitation

Ösophagusdivertikel
- sackartige Ausbuchtung der Speiseröhrenwand

Symptome
- Dysphagie, Fremdkörpergefühl und Regurgitation

Ösophagitis
- Entzündung der Speiseröhrenschleimhaut durch Säuren, Laugen oder als Begleitsymptom bei Gastritis und Hiatushernie

Symptom
- Schmerzen beim Schlucken und retrosternales Brennen

Ösophagusvarizen
- Erweiterung der Speiseröhrenvenen bei Pfortaderstauungen

Symptome
- akut einsetzendes Bluterbrechen (Schock) und Teerstühle

Ösophagusvarizenblutung

Ursachen
- akute Blutung der erweiterten Speiseröhrenvenen

Symptome
- akut einsetzendes (dunkelrotes) Bluterbrechen
- Kreislaufschock
- Blutgerinnungsstörungen
- Ammoniakvergiftung
- Teerstühle

therapeutische Maßnahmen
sofortige therapeutische Eingriffe
- Legen einer Sengstaken-Blakemore-Sonde (bei Blutungsquelle im Ösophagus)
- Legen einer Linton-Nachlas-Sonde (bei Fundusvarizen)
- endoskopische Ösophagusvarizensklerosierung
- Legen eines zentral-venösen Zugangs, Frischbluttransfusion

medikamentöse Maßnahmen
- Vasopressin, Sedativa, Elektrolyte, Histamin-Rezeptorenblocker (Tagamet®), Plasmaexpander, Humanalbumin, Bifiteral® (Ansäuern des Darminhaltes), Neomycin (Sterilisation des Darmes), salinische Abführmittel.

operative Maßnahmen
- Umstechung (die Blutungsquelle wird übernäht)
- Sperroperation (die Venenverbindungen zwischen Pfortader und den Speiseröhrenkrampfadern werden durch Nähte unterbrochen)
- portokavaler Shunt zur Druckentlastung (operativ angelegter Kurzschluss zwischen der Pfortader und der unteren Hohlvene)

pflegerische Maßnahmen
(Überwachung und Pflege des Patienten auf der Intensivstation)
- Kopfende des Bettes hochstellen (zur Refluxvermeidung)
- Absaugen von Blut aus dem Magen durch die liegende Sonde
- Absaugen des Rachensekretes
- Ausscheidungskontrolle (evtl. Legen eines Blasenverweilkatheters)

Magenatonie

- Magenlähmung, Gastroparese
- Erschlaffung der Magenmuskulatur
- Entleerungsstörung mit Sekretstau

Ursachen
- medikamentös durch z.B. Opioide, Sympathomimetika, Dopaminagonisten
- akute Infektionen
- neurogene Ursachen
- postoperative Komplikation durch z.B. lange Operationszeiten, Elektrolytstörungen, Schwellungen an Anastomosestellen, Störungen der nervösen Innervation

Symptome
- Übelkeit, Schmerzen, Völlegefühl, Erbrechen, haloniertes Aussehen (tiefliegende Augen), trockene, borkige Zunge, Unruhe, Angst, Durstgefühl, Singultus (durch nicht beeinflussbaren, intermittierenden Zwerchfellkrampf)

therapeutische Maßnahmen
- Behandlung der Grunderkrankung

- Nahrungskarenz
- Legen einer Magensonde (nasal, zur Vermeidung eines Brechreizes) und regelmäßiges Absaugen
- Infusionstherapie (z.B. Flüssigkeitsverlust und Elektrolytausgleich)
- peristaltikanregende Mittel (z.B. NaCl 20%ig als i.v. Injektion, Paspertin®)
- Begutachtung, Messung, und Dokumentation von Magensekretfarbe, Magensekretmenge, Magensekretbeimengungen
- Beobachtung des Erbrochenen (Menge, Farbe, Beimengungen)

Gastritis

- akut oder chronisch verlaufende Entzündung der Magenschleimhaut

Ursachen
Ursachen der akuten Gastritis
- Diätfehler, übermäßiger Alkohol- und Nikotingenuss, zu kalte oder zu heiße Speisen, starker Kaffee, Nahrungsmittelvergiftung (Aufnahme kontaminierter oder infizierter, giftiger oder zersetzter Nahrung), Aufregung (Reizmagen), Einnahme schleimhautschädigender Medikamente (z.B. Schmerzmittel, Antirheumatika), diagnostische oder therapeutische Bestrahlung.

Ursachen der chronischen Gastritis
- in ca. 85% aller Fälle wird sie durch das Bakterium Helicobacter pylori verursacht
- weitere Ursachen sind eine Gallereflux (Rückfluss von Galle aus dem Zwölffingerdarm in den Magen).

Ursachen einer sekundären Gastritis
- Herzinsuffizienz (Stauungsgastritis), Pfortaderhochdruck infolge einer/s Leberzirrhose, chronischen Nierenversagens (Harnstoffvergiftung), Nahrungsmittelallergie

Symptome
Symptome der chronischen Gastritis
- häufig fehlende Symptome, in einigen Fällen Völlegefühl, Schmerzen im Oberbauch, Blähungen, belegte Zunge, Übelkeit, Appetitlosigkeit

Symptome der akuten Gastritis
- gleiche Symptome wie eine chronische Gastritis und je nach Schweregrad zusätzlich Brechreiz, Sodbrennen, unangenehmer Geschmack im Mund, Erbrechen und Diarrhö, Krankheitsgefühl

Komplikationen
- Übergang der chronischen Gastritis in die Ulkuskrankheit

therapeutische Maßnahmen
Therapie der akuten Gastritis
- Nahrungskarenz, strenge Diät (Tee, Zwieback, Haferschleim), lokale Wärmeanwendung, Lokalbehandlung mit Azulon®, Kamillosan®, Antazida

Therapie der chronischen Gastritis
- Ausschaltung der schleimhautschädigenden Faktoren (Alkohol, Kaffee, Medikamente, belastende Ess- und Ernährungsgewohnheiten, Primärerkrankung), Gabe von Betablockern
- Hemmung der Säuresekretion durch Protonenpumpenhemmer, H_2 - Blocker (Histamin - H_2 - Antagonisten)
- Gabe von Antibiotika

Ulkuskrankheit

- Magengeschwür, Magenulkus, Ulcus ventriculi
- ein Magengeschwür ist ein Defekt (minus an Substanz) in der Magenschleimhaut
- durch ein Ungleichgewicht von schützenden Faktoren (Schleim, intakte Durchblutung, alkalisches Pankreassekret) und angreifenden Faktoren (Salzsäure, Pepsin, Gallensäuren) kommt es zur Selbstverdauung der Schleimhaut; meist spielt die chronische Infektion mit Helicobacter pylori eine Rolle

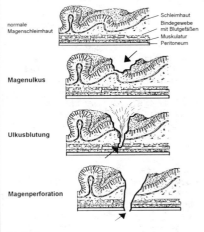

Verlauf
- abhängig von Sitz, Häufigkeit, Tiefe und Komplikationen

Sitz des Ulkus
- Magengeschwür (Ulcus ventriculi)
- Zwölffingerdarmgeschwür (Ulcus duodeni)

- Leerdarmgeschwür (Ulcus pepticum jejuni) entsteht nach Magenresektionen (im Anastomosenbereich)

Tiefe des Ulkus
- Erosionen = oberflächliche Schleimhautdefekte
- Ulcus = Gewebsdefekt bis in die Muskelschicht
- Ulcus penetrans = Gewebsdefekt, der bis zur Serosa durchbrochen ist
- Ulcus perforans = Gewebsdefekt, der bis in die freie Bauchhöhle durchbrochen ist

Ursachen
- Gefäßtheorie = Resistenzverminderung von Schleimhautbezirken infolge gestörter lokaler Durchblutung
- peptische Theorie = peptische Erosionen infolge einer vermehrten Magensaftsekretion mit hohem HCL- und Pepsingehalt und einem niedrigen Schleimgehalt
- Entzündungstheorie = Entstehung von Erosionen und Ulzera auf dem Boden einer Gastritis

begünstigende Faktoren
- Erbanlagen
- Medikamente (Antirheumatika, Schmerzmittel, Cortison)
- schwere körperliche Erkrankungen (Verbrennung, Herzinfarkt)
- Genussgifte wie Rauchen, Kaffee, Alkohol
- vermehrte Gastrinfreisetzung (Zollinger-Ellison-Syndrom)

Symptome
. Magenschmerzen (krampfartig, drückend, kneifend) abhängig von der Nahrungsaufnahme
. Frühschmerz = unmittelbar nach der Nahrungsaufnahme (Ulcus ventriculi)
. Nüchternschmerz (Nachtschmerz) = bessert sich nach der Nahrungsaufnahme (Ulcus duodeni)
. uncharakteristische dyspeptische Beschwerden
. Sodbrennen
. periodische Häufung der Ulkusbeschwerden im Frühling und Herbst

Komplikationen
Ulkusblutung
- durch Arrosion eines Blutgefäßes
- Symptome: Teerstühle, Bluterbrechen, kaffeesatzartiges Erbrechen, Blutungsschock

offene Perforation
- Ulkusdurchbruch in die freie Bauchhöhle
- Symptome: plötzlich vernichtende Oberbauchschmerzen, Kreislaufkollaps, brettharter Bauch (Peritonitis), Luftsichel unter dem Zwerchfell

gedeckte Perforation (Penetration)
- Ulkusdurchbruch in die Nachbarorgane (Pankreas, Milz, Leber, Colon)

- Symptome: lokaler Dauerschmerz mit Ausstrahlungen in den Rücken, Gewichtsabnahme

Pylorusstenose
- Einengung des Magenausgangs durch narbige Schrumpfungen oder Schwellungen der Schleimhaut
- Symptome: Völlegefühl, schwallartiges Erbrechen größerer Mengen älterer Speisen, Gewichtsabnahme, Exsikkose

maligne Entartung
- Übergang des Magengeschwürs in ein Magenkarzinom (keine maligne Entartung der Duodenalgeschwüre)
- Symptome: Gewichtsverlust, chronische Magenblutungen, zunehmende Anämie

therapeutische Maßnahmen
- Ausschalten der Ursachen
- Umgebungswechsel, Ruhe
- Schonkost, kleine Mahlzeiten
- Verzicht auf Rauchen
- bei häufigeren Ulcera Psychotherapie, Entspannungsmethoden

medikamentöse Behandlung
- Hemmung der Säuresekretion durch Protonenpumpenhemmer, Blocker (Histamin - H_2 - Antagonisten)
- Neutralisation der vorhandenen Magensäure durch die Einnahme von Antazida
- Schutzfilmbildner schützen die Magenschleimhaut vor dem Einwirken der Magensäure

operative Maßnahmen
(wenn die konservative Therapie keinen Erfolg bringt)
- selektive Vagotomie (Durchtrennung der Magennerven)
- Gastrojejunostomie (Billroth II)
- Gastroduodenostomie (Billroth I)
- Pyloroplastik
- Ulkusumstechung (bei Ulkusblutung)

pflegerische Maßnahmen
- Verlegung des Patienten auf die Intensivstation
- Flachlagerung oder Seitenlagerung (bei Schock)
- Hochlagerung oder Lagerung in Sitzstellung (bei bewusstseinsklaren Patienten)
- Legen einer Magenverweilsonde
- Leerspülung des Magens mit Eiswasser
- absolute Nahrungskarenz
- langsamer Kostaufbau nach Besserung des Zustandes

Magenoperation

spezielle präoperative Untersuchungen und Maßnahmen
- Röntgen: Magen-Darm-Passage
- Magensaftanalyse (Pentagastrintest)
- Gastroduodenoskopie - Probeexzision
- Computer-Tomographie (Abdomen)
- Sonographie des Abdomens
- i.v. Cholezystographie; i.v. Pyelogramm
- Rasur des Operationsgebietes (von den Brustwarzen bis einschließlich der Schambehaarung)
- Darmreinigung (Klysma)
- evtl. Legen eines Blasenverweilkatheters

Ernährung
- 2 Tage vor der Operation nur flüssige Kost
- einen Tag vor der Operation darf der Patient nur noch trinken, evtl. präoperativ nur parenterale Ernährung
- Nüchternsein (8 Std. vor der Operation keine Flüssigkeitsaufnahme, Rauchverbot)

Magenresektion nach Billroth I

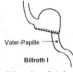

Vater-Papille
Billroth I

- Zweidrittelresektion des distalen Magens
- Anastomose zwischen Magen und Duodenalstumpf

Magenresektion nach Billroth II

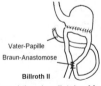

Vater-Papille
Braun-Anastomose
Billroth II

- Zweidrittelresektion des distalen Magens
- blinder Verschluss des Duodenalstumpfes
- Anastomose zwischen Magen und Jejunum
- Anastomose ("Braun-Anastomose") zwischen zuführender und abführender Jejunumschlinge

Magenresektion nach Roux

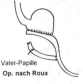

Vater-Papille
Op. nach Roux

- Zweidrittelresektion des distalen Magens
- Gastrojejunostomie mit End-zu-Seit-Anastomosierung der stillgelegten Jejunumschlinge

Gastrektomie
- völlige Entfernung des Magens
- blinder Verschluss des Duodenalstumpfes
- Schaffung eines Ersatzmagens zwischen Ösophagus und distalem Duodenum aus einer Jejunumschlinge

Gastroenterostomie
- Umgehungsanastomose (Magen/Jejunum) bei tumorösen Stenosen im distalen Magenanteil
- Palliativeingriff bei inoperablem Magenkarzinom

Gastrostomie (z.B. Witzelfistel)
- operatives Einlegen eines Katheters in den distalen Magen oder in das Duodenum zur Aufrechterhaltung der Ernährung (bei proximalen tumorösen Stenosen)
- Palliativeingriff bei inoperablem Magenkarzinom

Komplikationen des operierten Magens

postoperative Komplikationen
- Nahtdehiszenz an der Anastomose
- Insuffizienz des Duodenalverschlusses
- Magenatonie mit Überblähung des Magens und Erbrechen

Dumping - Syndrom
- Sturzentleerung des Magens in den Dünndarm mit gesteigerter Sekretion (bis zu 2 Liter Flüssigkeitsentzug aus dem Kreislauf) und Peristaltik des Darmes

Syndrom der afferenten Schlinge
- Schmerzen 1-2 Stunden nach Nahrungsaufnahme
- galliges Erbrechen
- Megaloblastenanämie

postalimentäres Spätsyndrom
- Hypoglykämie mit Schwäche
- Zittern
- Heißhunger ca. 1-3 Stunden nach kohlenhydratreicher Mahlzeit

Mangelstörungen
- Eisenmangelanämie, perniziöse Anämie, Gewichtsverlust, Osteoporose

spezielle postoperative Maßnahmen

Lagerung
- Rückenlage mit leicht erhöhtem Oberkörper und vorübergehender Entlastung der Bauchdecke durch Unterlegen einer Knierolle

Magen- / Duodenalsonde
- fachgerechte Fixierung der Sonde zur Sicherung der Anastomosennähte. Zum sicheren Sekretabfluss den Auffangbeutel unterhalb des Magenniveaus aufhängen.
- Beobachtung des abgeleiteten Sekrets auf Menge, Farbe, Geruch und Beimengungen

Ernährung
- parenterale Ernährung zur Entlastung der Anastomosennähte bis zur Prüfung der Dichtigkeit der Anastomosen am 5. bis 8. postoperativen Tag (Breischluck-Röntgenuntersuchung)
- nach zufriedenstellendem Befund Entfernung der Magensonde und langsamer Kostaufbau
- Kostaufbau (die Kost darf erst weiter aufgebaut werden, wenn die vorherige Stufe gut vertragen wurde)
  1. Tag schluckweise Tee und Heilwasser,
  2. Tag bis ca. 500ml Tee,
  3. Tag Tee, Schleimsuppen, Zwieback,
  4. Tag passierte Kost, Weißbrot ohne Rinde
  5. Tag leichte Kost, verteilt auf 6 - 8 Mahlzeiten am Tag.

Enteritis regionalis (Morbus Crohn)

- chronisch (schubweise) auftretende Entzündung des Dünndarms, die aber auch den gesamten Magen - Darm - Trakt befallen kann

Ursachen
- unbekannt (Immunreaktionen?)

Verlauf
- chronisch entzündliche Erkrankung, die im gesamten Verdauungstrakt auftreten kann
- es kommt zu entzündlichen, granulomatösen Wucherungen, meist des unteren Ileums und der regionalen Lymphknoten, mit der Neigung zur Stenosen- und Fistelbildung
- in den Akutphasen kommt es zu Lymphabflussstörungen und Darmwandödemen
- phasenartiger Verlauf mit Zunahme der Stenosenbildung und Gefahr der Komplikationen
- Beginn der Erkrankung gehäuft zwischen dem 20. und 40. Lebensjahr

Symptome
- Schmerzen
- Diarrhö (z.T. blutig, eitrig)
- Fieber
- z.T. typische Appendizitissymptomatik
- Malabsorptionserscheinungen (Stearrhö, Hypoproteinämie, Avitaminosen, Anämie, Hypokalzämie, Elektrolytstörungen, Gewichtsverlust)

Komplikationen
- Fistelbildung zu Nachbarorganen (Dickdarm, Dünndarm, Blase, Vagina)
- Fistelgänge durch die Bauchwand
- Abszessbildung
- systematische Manifestation (Polyarthritis, Erythema nodosum, Morbus Bechterew)
- erhöhtes Karzinomrisiko

therapeutische Maßnahmen
medikamentöse Therapie
- Antidiarrhoika (Imodium®), Kortikoide, Azulfidine®, Antibiotika, Clont®, Vitamin B_{12} (bei Anämie)

operative Maßnahmen
- Resektion des erkrankten Darmabschnittes (bei Komplikationen)
- evtl. Ileostomie
- evtl. Kolostomie

Psychotherapie
- im akuten Stadium und zur Rezidivprophylaxe
- evtl. autogenes Training

Physiotherapie
- Atemübungen
- Massage

Pflege
Ernährung
- anfangs hyperkalorisch parenteral
- später Astronautenkost oral oder durch eine Sonde
- allmählicher Übergang zu einer kalorienreichen, eiweißreichen Mischkost

psychische Betreuung
- Hektik und Ärger fernhalten, da Krankheit zu Rezidiven neigt

Colitis ulcerosa

- geschwürige Dickdarmentzündung.

Ursachen
- ungeklärt (Autoimmunkrankheit)
- familiäre Häufung
- bevorzugt bei sensiblen, ehrgeizigen Menschen
- nach seelischen Konfliktsituationen

Verlauf
- unspezifische, häufig chronisch rezidivierende, entzündliche Erkrankung von Kolon und Rektum
- es entwickeln sich diffuse Veränderungen in der Mukosa und Submukosa in Form von Ödemen, Ulzerationen, Narbenbildungen und Pseudopolypen
- man unterscheidet eine leichte, eine mittelschwere und eine fulminant-toxische Form

Symptome
- zahlreiche, dünnflüssige, helle Stühle

- zeitweilig reinblutige, eitrige, übelriechende Stühle
- schmerzhafte (kolikartige) Darmentleerungen
- krampfartige Bauchschmerzen
- druckschmerzhafter Kolonverlauf
- Fieber (über Wochen)
- schwere Abmagerung
- Unverträglichkeit gegen bestimmte Nahrungsmittel (Milch, Eier)
- Eisenmangelanämie, Dehydration, Hypokaliämie, Vitaminmangelerscheinungen

Komplikationen
- massive Darmblutungen
- Darmperforationen
- toxisches Megakolon (Dilatation des Colon transversum mit hoher Perforationsgefahr)
- Übergang in ein Dickdarmkarzinom
- Ileus, Polyarthritis, Fettleber, Thrombophlebitis, Erythema nodosum, Augenentzündungen

therapeutische Maßnahmen
medikamentöse Therapie
- Antidiarrhoika, Azulfidine, Kortikosteroide, Antibiotika, Psychopharmaka, Humanalbumin, Flüssigkeits- und Elektrolytersatz

operative Maßnahmen
- Proktokolektomie, Ileostomie

Psychotherapie
(im akuten Stadium und zur Rezidivprophylaxe)
- evtl. Hypnose, autogenes Training

Pflege
Ernährung
- anfangs hochkalorisch parenteral
- später Astronautenkost oral oder durch eine Sonde
- allmählicher Übergang zu einer kalorienreichen, eiweißreichen, schlackenarmen Kost unter Ausschaltung unverträglicher Nahrungsmittel

psychische Betreuung
- intensive Zuwendung
- Geduld und Einfühlungsvermögen

Diarrhö

- Entleerung von reichlich dünnflüssigem Stuhl

Ursachen
akute Diarrhö
- virale Infektionen (Echo-Viren, Coxsackie-Viren, Poliomyelitisviren)
- bakterielle Infektionen (Salmonellen, Shigellen, Tuberkelbakterien, Staphylokokken)
- mykotische Infektionen (Candida albicans nach Antibiotikatherapie)
- parasitäre Infektionen (Amöben, Lamblien, Hakenwürmer, Askariden, Bandwürmer)

- Intoxikationen (Schwermetalle, Alkohol, Herzglykoside, Zytostatika, Antibiotika)

chronische Diarrhö
- Reizkolon
- organische Darmerkrankungen (Colitis ulcerosa, Kolondivertikulitis)
- Malabsorptionssyndrome
- Laxanzienabusus
- Pankreaserkrankungen
- Nahrungsmittelallergien

Symptome
- flüssig-breiige Stuhlentleerungen
- übelriechende, weißlich-gelbliche oder grünliche Stühle
- Blut-, Schleim- und Eiterbeimengungen
- Erbrechen
- krampfartige abdominelle Schmerzen
- Brechdurchfall
- Druckempfindlichkeit des Abdomens
- febrile Temperaturen
- Anorexie, Schwäche, Hypotonie, Dehydratation, Hypokaliämie, Azidose, Oligurie, belegte Zunge

Therapie
kausale Therapie
- Behandlung der Grunderkrankung (z.B. Antibiotikatherapie)

symptomatische Therapie
- Substitution der Flüssigkeitsverluste (Tee, parenterale Zufuhr von Elektrolytlösungen)
- Diät: Tee, Zwieback für 24 Stunden, dann leicht verdauliche Kohlenhydrate
- Gabe von Absorbtionsmitteln (Kohle) und Antiperistaltika
- Verbot von Alkohol, Nikotin, Kaffee und Fruchtsäften

Obstipation

- seltene Stuhlentleerung (weniger als 3 mal pro Woche)
- erschwerte Defäkation, verhärteter, trockener Stuhl

Ursachen
verzögerte Darmpassage
- mangelhafter Dehnungsreiz (ballastarme Nahrung)
- organische Wanderkrankungen (Tumoren, chronisch entzündliche Erkrankungen)
- funktionelle und organische Nervenstörungen
- Medikamentenwirkung (Opiate, Ganglienblocker, Antidepressiva)
- Fieber, Bettruhe, Ortswechsel

gestörter Defäkationsmechanismus
- Schwäche der Bauchpresse (Emphysem, Aszites, Adipositas)

- Erkrankungen des Analkanals (Hämorrhoiden, Analfissuren, Entzündungen, Tumoren)
- Unterdrückung des Defäkationsreflexes

Symptome
- seltene Darmentleerungen
- Druckgefühl im Unterbauch
- Blähungen im rechten Unterbauch
- Schmerzen bei der Stuhlentleerung
- harter knorriger Stuhl

Therapie
- Behandlung der ursächlichen Erkrankung
- diätetische Maßnahmen (ballastreiche Kost, ausreichende Flüssigkeitszufuhr)
- körperliches Training (Gymnastik zur Kräftigung der Bauchmuskulatur)
- Erziehung des Darmes zur regelmäßigen Stuhlentleerung
- medikamentöse Maßnahmen (Quellmittel, salinische Mittel, Gleitmittel, Suppositorien)

Ileus

mechanischer Ileus
Okklusionsileus
- kompletter Stopp der Darmpassage infolge mechanischer Verlegung des Darmlumens
- keine Durchblutungsstörungen der Darmwand oder des Mesenteriums

Ursachen
- Strikturen
- Entzündungen (Ileitis, Tbc)
- Missbildungen
- tumoröse oder zystische Kompression
- Abknickung durch Adhäsion
- Abknickung durch Stenosen

Obstruktionsileus / Obturationsileus
- kompletter Stopp der Darmpassage infolge einer Verlegung des Darmlumens von innen her
- keine Durchblutungsstörungen der Darmwand oder des Mesenteriums

Ursachen
- Tumoren, Kotsteine, Fremdkörper, Gallensteine, Würmer

Strangulationsileus
- kompletter Stopp der Darmpassage infolge einer Darmabschnürung von außen her
- mit Durchblutungsstörungen (Zirkulationsstörungen) der Darmwand oder des Mesenteriums

Ursachen
- Verwachsungsstränge (Briden)
- Einklemmen von Darm und Mesenterium in Bruchpforten (Inkarzeration)
- Stiel- oder Achsendrehung des Darms (Volvulus)
- Einstülpen eines Darmabschnittes in einen anderen (Invagination)

paralytischer Ileus
- lähmungsbedingter Darmverschluss

Ursachen
- peritoneale Reizungen (Peritonitis)
- Gefäßverschluss (Thrombose und Embolie der Mesenterialgefäße)
- extraabdominale Ursachen (Nierenversagen, Kaliumverluste, Coma diabeticum)

Symptome
mechanischer Ileus
- heftige, wehenartige Leibschmerzen
- Erbrechen (z.T. Koterbrechen)
- Stuhl- und Windverhaltung
- Meteorismus
- Schocksymptomatik
- mit zunehmender peritonealer Reizung = Abwehrspannung des Abdomens
- röntgenologisch zeigt die Abdomenübersichtsaufnahme (im Stehen) zahlreiche Flüssigkeitsspiegel
- auskultatorisch = verstärkte Darmgeräusche

paralytischer Ileus
- Bauchschmerzen
- Abwehrspannung der Bauchdecke
- berührungsempfindliche Bauchdecke
- Erbrechen
- Stuhl- und Windverhaltung
- zunehmender Meteorismus
- verfallenes Aussehen
- tiefliegende Augen
- spitze, kalte Nase
- Blässe
- Schocksymptomatik
- auskultatorisch = fehlende Darmgeräusche ("Totenstille" im Bauchraum)
- röntgenologisch zeigt die Abdomenübersichtsaufnahme (im Stehen) zahlreiche Flüssigkeitsspiegel

Therapie
mechanischer Ileus
- operative Beseitigung der auslösenden Ursachen

paralytischer Ileus
- vollständige Nahrungskarenz
- kontinuierliches Absaugen von Magen- und Darmsaft mittels einer Miller-Abbott-Sonde
- Normalisierung des Wasser- und Elektrolythaushaltes durch entsprechende Infusionstherapie

- Anregung der Darmperistaltik (Prostigmin, Schwenkeinlauf)
- Darmrohr
- Beseitigung der auslösenden Ursache
- Schockprophylaxe

Akute Appendizitis

- Entzündung des Wurmfortsatzes

Ursachen
- Sekretstauung mit Wandschädigung
- Kotsteine
- Fremdkörper
- alte Narben und Knickungen mit Verklebungen
- enterogene Infektionen
- hämatogene Infektionen (Tonsillitis, Grippe, Masern, Scharlach)

Symptome
- Leitsymptom: allmählich oder plötzlich ziehende, später mehr krampfartige Schmerzen, die im Oberbauch (Magen- oder Nabelgegend) einsetzen und sich dann in den rechten Unterbauch verlagern
- Inappetenz, belegte Zunge, Singultus, Übelkeit, Brechreiz, Erbrechen, Tachykardie, subfebrile Temperatur, Stuhl- und Windabgang können sistieren

Diagnostik
- Fieber mit axillarer/rektaler Temperaturdifferenz von 0,8 bis 1,5 Grad C.
- Tachykardie, Leukozytose, BSG erhöht
- belegte Zunge, Mundgeruch
- Nachlassen der Bauchschmerzen bei Rumpfbeugung,
- Nachlassen der Bauchschmerzen bei Anziehen der Beine
- Psoasschmerz = Schmerzen bei der Überstreckung des rechten Beines nach hinten (nur bei retrozökaler Lage des Appendix)
- Druck- und Klopfschmerzhaftigkeit im rechten Unterbauch

Druckpunkte
- McBurney - Punkt = in der Mitte zwischen Nabel und Spina iliaca rechts
- Lanz - Punkt = zwischen äußerem und mittlerem Drittel rechts auf der Linie zwischen beiden Spinae
- Blumberg - Loslassschmerz = bei Druck und schnellem Loslassen der kontralateralen Seite entstehen im Appendixbereich Schmerzen
- Rovsing - Verschiebeschmerz = Schmerzen im Appendixbereich bei retrogradem Ausstreichen des Dickdarms

- Douglas-Schmerz = Druckschmerzhaftigkeit im Douglas-Raum bei rektaler bzw. vaginaler Untersuchung

Komplikationen
- freie Perforation mit nachfolgender Peritonitis
- gedeckte Perforation ohne Abgrenzung mit nachfolgender Peritonitis
- gedeckte Perforation mit Abgrenzung durch Verklebung und nachfolgender Entstehung eines perityphlitischen Infiltrates
- gedeckte Perforation mit Abszessbildung (z.B. perityphlitischer Abszess, Douglasabszess, subphrenischer Abszess)

Therapie
- Appendektomie bei jeder diagnostizierten Appendizitis im Frühstadium
- Appendektomie bei beginnender Peritonitis
- Bettruhe, Eisblase, Nulldiät, parenterale Ernährung bei perityphlitschem Infiltrat (Intervallappendektomie nach 2-3 Monaten)
- operative Eröffnung und Drainage bei Abszessbildung und Intervallappendektomie nach 2-3 Monaten

Akuter Bauch

- plötzliche akute Bauchschmerzen mit Schocksymptomatik

Ursachen
- mechanischer Ileus
- akute Appendizitis
- Perforation und Verletzung (Magen, Darm, Gallenblase)
- Mesenterialinfarkt
- Tubarruptur
- abdominelle Blutungen
- Pankreatitis
- Peritonitis

Symptome
- Bauchschmerzen
- Kreszendoschmerz oder peristaltiksynchrone Kolik
- Abwehrspannung der Bauchdecke (Entlastungs- oder Loslassschmerz)
- Kreislaufverfall (Schockzustand)
- Tachykardie
- starker Meteorismus (Trommelbauch)
- gestörte Magen-Darm-Motorik
- Übelkeit, Erbrechen (reflektorisches Überlauferbrechen)

Erstmaßnahmen
- Bettruhe
- Schocklagerung
- absolute Nahrungskarenz
- vollständige Flüssigkeitskarenz
- keine Schmerzmittelgabe vor Befunderhebung

- transnasale Magensonde zur Entlastung des Magen-Darm-Traktes
- Blasenkatheterismus zum Ausschluss einer Überlaufblase bzw. einer Harnverhaltung
- Anlegen eines i.v.-Zuganges
- Schockbekämpfung
- psychische Betreuung
- präoperative Pflege

Therapie
- operative oder konservative Beseitigung der auslösenden Ursache
- Bekämpfung des Schockzustandes

Akute Peritonitis

- akute oder chronische Entzündung des Bauchfells,

Ursachen
- lokale oder diffuse Entzündung des Bauchfells durch Erreger sowie toxische und enzymatische Noxen
- Appendizitis (fortschreitende Infektion)
- Perforation (Magen, Appendix, Gallenblase, Duodenum, Kolondivertikel, Harnwege)
- Strangulation (Darmwandnekrose, Keimdurchwanderung)
- Bakteriämie (hämatogene Keiminvasion)
- Pankreatitis (lokal toxische Reaktion)
- Bauchhöhlenblutungen
- postoperative Ursachen (Nahtbruch, sekundäre Entzündungen)
- mesenterialer Gefäßverschluss

Symptome
- dramatischer Beginn und Verlauf bei Perforation, Pankreasnekrose und Mesenterialinfarkt
- langsame Zunahme der Beschwerden bei Appendizitis, Cholezystitis, Pankreatitis und Divertikulitis
- Schmerzen, Abwehrspannung (Bauchdeckenspannung)
- Schonatmung, Schonhaltung
- Pulsanstieg, Blutdruckabfall
- Bauchauftreibung, Singultus, Brechreiz, Erbrechen, Meteorismus
- Darmparalyse ("Totenstille über dem Bauch")
- rascher Kräfteverfall, Fieber, Exsikkose, Oligurie
- Röntgenabdomenübersicht im Stehen zeigt:
  - diffus verteilte Dünn- und Dickdarmspiegel
  - Pneumoperitoneum (Luftsichel unter dem Zwerchfell) bei Perforationen im Magen-Darm-Trakt

Komplikationen
- Endotoxinschock, Sepsis, Schock, Kreislaufversagen, hämorrhagische Nekrosen, Adhäsionsileus

- Abszessbildungen zwischen den Darmschlingen, im Duoglas-Raum, im Subphrenium und am Beckenrand

Therapie
- Nahrungskarenz
- Schockbekämpfung
- Korrektur des Säure-Basen-Haushaltes
- Antibiotika
- Magensonde
- operativer Verschluss der Infektionsquelle
- operative Beseitigung des infektiösen oder toxischen Bauchinhaltes durch Absaugen (intraoperative Spülung der Bauchhöhle)
- postoperative Peritoneallavage
- Drainage intraperitonealer Entzündungsherde
- Legen einer Miller-Abbott-Sonde zur Verhinderung eines Adhäsionsileus und zum Absaugen von Darminhalt
- medikamentöse Anregung der Darmtätigkeit

Kolon- und Rektumkarzinom

Lokalisation der Dickdarmtumoren

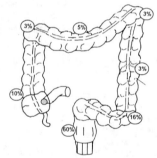

Stadieneinteilung (nach Dukes)
- Stadium A = Tumor auf Kolon bzw. Rektumwand begrenzt
- Stadium B = Tumor infiltrierend ins umgebende Gewebe eingebrochen
- Stadium C1 = tumornahe Lymphknotenmetastasen im Verzweigungsgebiet der versorgenden Blutgefäße
- Stadium C2 = Lymphknotenmetastasen am Stamm der versorgenden Blutgefäße
- Stadium D = Fernmetastasen

TNM-Stadieneinteilung
- T1 = Tumor beschränkt auf Mukosa und Submukosa
- T2 = Tumor mit Ausdehnung auf Muskulatur und Serosa

- T3 = Tumor mit Ausdehnung auf unmittelbar angrenzende Strukturen
- T4 = Tumor mit Ausdehnung über unmittelbar angrenzende Organe hinaus
- N1 = Befall regionärer Lymphknoten
- M1 = Fernmetastasen

Symptome
- intermittierendes Druckgefühl im Tumorbereich
- vermehrte Blähungen
- aufgetriebener Leib
- Leistungsknick
- Änderungen der Stuhlgewohnheiten
- Obstipation im Wechsel mit Durchfall
- Schleimstühle
- okkultes Blut im Stuhl
- Ileussymptomatik
- Anämie
- tastbarer Tumor
- allgemeines Krankheitsgefühl

Vorsorgeuntersuchungen
- Haemoccult-Test
- digitale Untersuchung
- Palpation

operative Therapie
- operative Entfernung der tumortragenden Darmabschnitte unter Mitnahme der Lymphabflusswege
  Hemikolektomie rechts
  - bei Tumoren des Zäkums, der Appendix, des Colon ascendens und der rechten Flexur
  Transversumresektion
  - bei Tumoren des Colon transversum
  Hemikolektomie links
  - bei Tumoren der linken Flexur und des Colon descendens
  Sigmaresektion
  - bei Tumoren der Sigmaschlinge
  Rektumresektion (kontinenzerhaltend)
  - bei proximalen Tumoren des Rektums
  Rektumextirpation
  (mit einläufig endständigem Anus praeternaturalis)
  - bei distalen Tumoren des Rektums
  Palliativoperation
  - Entlastungsoperationen bei inoperabler Tumorausbreitung
  - Seit-zu-Seit-Kurzschlüsse (Tumorumgehung)
  - Kolostomie

postoperative Therapie
- Chemotherapie
- Radiotherapie
  Nachsorge
  - regelmäßige klinische Untersuchungen
  - Röntgenthorax, Lebersonogramm, Computertomographie, Rektoskopie, Koloskopie, Stomasprechstunde, Selbsthilfegruppen

Ileostomie

- operativ angelegter Dünndarmausgang

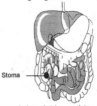

Stoma

- Stoma wird meist im rechten Unterbauch zwischen Bauchnabel und Darmbeinstachel angelegt
- Stoma wird einige Zentimeter über dem Hautniveau angelegt
  - Schutz der Haut vor aggresiven Enzymen
- Stuhl ist dünnflüssig bis breiig und entleert sich schubweise alle 30 bis 60 Minuten

Kolostomie

- operativ angelegter Dickdarmausgang

Stoma

- Stoma wird meist im linken Unterbauch angelegt
- Stoma wird im Hautniveau oder leicht darüber angelegt
- je weiter das Stoma vom normalen Darmausgang liegt, um so dünnflüssiger ist der Stuhl

Leistenhernie

- Vorfall von Eingeweideanteilen mit parietalem Peritoneum durch eine Bauchwandlücke
  Bruchpforte = Bauchwandlücke, durch die der Bruch austreten kann
  Bruchsack = Vorbuchtung des parietalen Bauchfells
  Bruchinhalt = Darm (meist Dünndarm), Netz

Hernienformen
Hernie congenita
- angeborene Hernie
Hernie acquisita
- erworbene Hernie

reponible Hernie
- zurückdrückbare Hernie

irreponible Hernie
- nicht zurückdrückbare Hernie

inkarzerierte Hernie
- eingeklemmte Hernie

Ursachen
- angeboren (indirekte Hernien)
- erworben (indirekte und direkte Hernien) durch eine Atrophie des Stützgewebes und Erhöhung des intraabdominellen Drucks (Pressen, Heben, Schwangerschaft, Aszites, usw.)

Arten

indirekte Hernie
- tritt am inneren Leistenring in den Leistenkanal ein
- Bruchpforte befindet sich oberhalb des Leistenbandes und verläuft seitlich der Gefäße und des Samenstranges bzw. des runden Mutterbandes durch den Leistenkanal
- Bruchkanal verläuft schräg durch die Bauchwand
- Bruchsack ist verklebt oder reicht bis zum Hoden bzw. zu den großen Schamlippen

direkte Hernie
- tritt unter Umgehung des inneren Leistenrings in den Leistenkanal ein
- Bruchpforte befindet sich oberhalb des Leistenbandes an einer schwachen Stelle (nicht am Durchtritt des Samenstranges bzw. runden Mutterbandes)
- Bruchkanal verläuft senkrecht durch die Bauchwand
- Bruchsack tritt am äußeren Leistenkanal aus

Schenkelhernie
- Bruchpforte befindet sich unterhalb des Leistenbandes
- Bruchsack tritt in der Leistenbeuge aus
- Schenkelhernien treten überwiegend bei Frauen auf

Symptome
- leichte ziehende Schmerzen
- uncharakteristische Bauchbeschwerden
- evtl. Verdauungsstörungen
- verstärkte Beschwerden beim Husten, Nießen, Heben
- tastbarer Bruchsack
- Dysurie bei Schenkelhernie

Komplikationen
- Inkarzeration (Einklemmung) von Darm oder Netz führen zu Ileus, Perforation und Infektion
- Kotstauung und Koteinklemmung
- Darmwandnekrose
- Schmerzen

Therapie
- operativer Verschluss der Bruchpforte
- konservative Behandlung mit Bruchband nur bei Patienten, die nicht operiert werden können

Hämorrhoiden

innere Hämorrhoiden

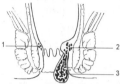

1 innerer Hämorrhoidalplexus
2 innere Hämorrhoiden, Stadium 1
3 innere Hämorrhoiden, Stadium 2-3

- knotenförmige Erweiterungen der arteriellen und venösen Gefäße des Corpus cavernosum recti (Plexus haemorrhoidales)

äußere Hämorrhoiden (perianales Hämatom)

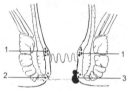

1 innerer Hämorrhoidalplexus
2 äußerer Hämorrhoidalplexus
3 perianales Hämatom

- thrombosierte Venen unter der Perianalhaut, die bei Anstrengung der Bauchpresse zerreißen können

Ursachen
- lokale Infektionen (Kryptitis, Proktitis)
- jahrelange Obstipation
- einseitige ballastarme Ernährung
- Mastdarmtumoren
- Gravidität

Symptome

Stadium I
- hellrote Blutung ohne Schmerz
- Stuhldranggefühl

Stadium II
- beim Pressen Vorwölbung von Knoten
- nach Darmentleerung stark schmerzhafter Prolaps
- prolabierte Knoten reponieren spontan
- keine oder nur geringe Blutungen

Stadium III
- Größenzunahme der Hämorrhoiden
- Vortäuschung von äußeren Hämorrhoiden
- Vorfall beim Stehen und Gehen
- Knoten können manuell wieder reponiert werden
- Gefahr der starken Blutung
- Gefahr der Inkarzeration

Stadium IV
- Analprolaps (nicht mehr reponible Hämorrhoiden)

Komplikationen
- massive Blutung im Stadium I
- schmerzhafte Inkarzeration eines prolabierten Knotens im Stadium II und III
- akute Hämorrhoidalthrombose

Therapie
konservativ
- Gewichtsreduktion
- Vermeiden von blähenden Speisen
- Vermeiden von Alkoholexzessen
- Stuhlregulierung
- Analhygiene (häufige Waschungen, Sitzbäder nach dem Stuhlgang, kalte Analduschen)
- Umschläge mit Borwasser oder Kamille
- lokale Salbenanwendung oder Suppositorien (mit Lokalanästhetika, Adstringenzien, Kortisonzusatz)

operativ
- Verödung (Sklerosierungstherapie) durch Injektion von Chininlösung oder Infrarotkoagulation
- Hämorrhoidenexstirpation

Testfragen

1. **Magenspülungen werden bei Säuren- und Laugenvergiftungen nicht durchgeführt, weil:**
   - A ☐ Säuren und Laugen nicht lange im Magen verweilen
   - B ☐ die Gefahr einer Ösophagusperforation besteht
   - C ☐ Säuren und Laugen schnell vom Gewebe resorbiert werden

2. **Vor einer Gastroskopie:**
   - A ☐ ist eine Magenspülung erforderlich
   - B ☐ muss ein Reinigungseinlauf durchgeführt werden
   - C ☐ wird eine Prämedikation verabreicht
   - D ☐ wird eine Anästhesie des Mund- und Rachenraumes durchgeführt
   - E ☐ muss der Patient nüchtern bleiben
   - F ☐ muss der Patient 3 Tage fleischfrei ernährt werden

3. **Ein Patient mit einer akuten Magenblutung:**
   - A ☐ wird flach gelagert
   - B ☐ wird sitzend gelagert
   - C ☐ hat absolute Nahrungskarenz
   - D ☐ wird parenteral ernährt
   - E ☐ darf Speiseeis essen

4. **Die Linton-Nachlas-Sonde:**
   - A ☐ ist eine dreiläufige Sonde
   - B ☐ wird gelegt bei Blutungen im Fundusbereich des Magens
   - C ☐ ist eine Ernährungssonde
   - D ☐ dient zum Absaugen des gestauten Darminhaltes

5. **Bei der Magenoperation nach Billroth unterscheidet man:**
   1) distale 2/3 Resektion des Magens mit Entfernung des Magenantrums, teilweiser Verschluss des Magenrestes und direkte Einpflanzung des Dünndarmstumpfes (Gastro-Duodenostomie)
   2) distale 2/3 Resektion des Magens mit Entfernung des Magenantrums, blinder Verschluss des Dünndarmstumpfes und des Magenrestes, neue Verbindung zwischen Magen und Darm durch Anastomose zwischen Magen und erster Jejunalschlinge (Gastro-Jejunostomie)
   - A) Billroth 1
   - B) Billroth 2
   A.................B..................

6. **Pflegerische und therapeutische Maßnahmen bei Ösophagusvarizenblutung:**
   - A ☐ Legen einer Sengstaken-Blakemore-Sonde
   - B ☐ Verabreichung von hochwertigem Eiweiß durch die Magensonde
   - C ☐ regelmäßige Kontrollen und Aufrechterhaltung des Druckes in der Sonde
   - D ☐ regelmäßige Vitalzeichenkontrollen
   - E ☐ flache Lagerung des Patienten
   - F ☐ gute Mundpflege und Nasenpflege
   - G ☐ Verabreichung von Absorbenzien (z.B. Kohle)
   - H ☐ die Entfernung der Sengstaken-Blakemore-Sonde muss nach spätestens 2-stündiger Liegedauer erfolgen
   - J ☐ Patienten mit liegender Sengstaken-Blakemore-Sonde müssen oral ernährt werden

7. **Die Sengstaken-Blakemore-Sonde:**
   - A ☐ ist eine zweiläufige Sonde
   - B ☐ ist eine dreiläufige Sonde
   - C ☐ sollte immer durch den Mund eingeführt werden
   - D ☐ sollte immer durch die Nase eingeführt werden, um ein späteres Abbeißen oder Hochwürgen des Ballons zu verhindern
   - E ☐ bleibt höchstens 72 Stunden im Ösophagus liegen
   - F ☐ bleibt höchstens 5 Stunden im Ösophagus liegen
   - G ☐ wird nach fraktionierter Druckentlastung entfernt
   - H ☐ muss wegen eventueller Rezidivblutungen ohne vorherige Druckentlastung entfernt werden

---

1 B
2 C, D, E
3 A, C, D
4 A, B
5 A = 1; B = 2
6 A, C, D, F
7 B, D, E, G

8. **Vor einer Stuhluntersuchung auf occultes Blut:**
   A ☐ sollte der Patient keine Vitamin C Tabletten einnehmen
   B ☐ müssen Tatar und Blutwurst gemieden werden
   C ☐ dürfen keine eisenhaltigen Medikamente parenteral verabreicht werden

9. **Das Ulcus pepticum jejuni:**
   A ☐ entsteht durch die Gärungsdyspepsie
   B ☐ entsteht durch die Fäulnisdyspepsie
   C ☐ entsteht durch die Achylie des Magens
   D ☐ tritt nur nach Magenoperationen auf

10. **Pflegerische Maßnahmen bei einem Patienten mit mechanischem Ileus:**
    A ☐ reichlich Mineralwasser ohne Kohlensäure anbieten
    B ☐ strikte Nahrungskarenz einhalten
    C ☐ innerhalb der ersten Stunde nach Diagnosestellung 1 - 2 Einläufe
    D ☐ Magen- bzw. Dünndarmsonde einlegen
    E ☐ die präoperativen Maßnahmen beginnen
    F ☐ eine orthograde Darmspülung zur Anregung der Peristaltik durchführen

11. **Richtige Aussagen zu einer orthograden Darmspülung:**
    A ☐ die Spüllösung ist eine genau vorgeschriebene Elektrolytlösung
    B ☐ die erforderliche Temperatur der Lösung beträgt 37C
    C ☐ der Patient befindet sich in einer leichten Kopf-Tief-Lage
    D ☐ zur Spülung verwendet man sterilisiertes Aqua dest.
    E ☐ die Spülung wird beim ersten Stuhlgang sofort abgebrochen
    F ☐ Beendigung der Spülung, sobald die Flüssigkeit klar ist
    G ☐ der Patient sitzt bequem auf einem Nachtstuhl

12. **Gastrostomie ist:**
    A ☐ eine Magenresektion nach Billroth I
    B ☐ eine Magenresektion nach Billroth II
    C ☐ eine Eröffnung des Magens, wobei der Schnitt als Magenfistel zur Ernährung erhalten bleibt
    D ☐ eine Erweiterung des Pylorus
    E ☐ eine Verbindung zwischen Magen und einer oberen Dünndarmschlinge ohne Magenresektion

13. **Ein Ileostomiedrain:**
    A ☐ ist ein in den Magen eingelegter Drain
    B ☐ ist ein Drain, der nach Gallengangrevision eingelegt wird
    C ☐ ist ein in den Darm eingelegter Drain
    D ☐ kommt bei der Entlastungsoperation des paralytischen Ileus zum Einsatz
    E ☐ wird nach Beckenosteotomien oberhalb der Hüftpfanne eingelegt

14. **Der Anus praeternaturalis:**
    A ☐ ist der natürliche After
    B ☐ ist ein widernatürlicher After
    C ☐ ist ein krankhaft erweiterter After
    D ☐ ist eine Ausstülpung des Dickdarms an der Flexura hepatica
    E ☐ ist ein blindverschlossenes Dickdarmteil des absteigenden Kolon

15. **Symptome der Colitis ulcerosa:**
    A ☐ Fieber
    B ☐ Bradykardie
    C ☐ Obstipation
    D ☐ schleimig-blutige Durchfälle
    E ☐ Leukozytose
    F ☐ Gärungsstühle wechselnd mit Fäulnisstühlen

16. **Tenesmus ani tritt auf bei:**
    A ☐ Blasenkatarrh
    B ☐ Meteorismus
    C ☐ Proktitis
    D ☐ Diarrhö
    E ☐ Gärungsdyspepsie
    F ☐ Luftschlucken
    G ☐ fehlendem Gallensaft
    H ☐ Hämatemesis
    J ☐ akuter Cholezystitis

17. **Der "Nüchternschmerz" ist typisch für:**
    A ☐ ein Ulcus ventriculi
    B ☐ ein Ulcus duodeni
    C ☐ eine Nierenkolik
    D ☐ eine Pankreasentzündung
    E ☐ eine akute Appendizitis
    F ☐ eine Colitis ulcerosa
    G ☐ eine Divertikulitis

18. **Die Darmtätigkeit bei Patienten mit einem Anus praeter:**
    A ☐ kann von außen nicht angeregt werden
    B ☐ kann nur durch eine mechanische Reizung erfolgen
    C ☐ kann durch vorsichtiges Anspülen mit Glyzerin und Wasser durch ein dünnes, kurzes Darmrohr erfolgen
    D ☐ kann nur durch orale Abführmittel angeregt werden

19. **Typisch für das Ulcus duodeni sind Schmerzen:**
    A ☐ im rechten Oberbauch mit Ausstrahlung in die linke Schulter
    B ☐ die sich ein bis vier Stunden nach Nahrungsaufnahme einstellen (Nüchternschmerz)
    C ☐ die sich nach erneuter Aufnahme neutralisierender Substanzen bessern
    D ☐ die sich in einem dumpfen Druckgefühl im gesamten Abdomen äußern

---

8 A, B
9 D
10 B, D, E
11 A, B, F, G
12 C
13 C, D

14 B
15 A, D, E
16 A, C
17 A, B, D
18 C
19 B, C

20. **Wie überprüfen Sie die korrekte Lage einer postoperativ gelegten Magensonde:**
  A ☐ Sie machen die Luftprobe mit dem geschlossenen Augenlid. (So können Sie jeden Luftaustritt wahrnehmen)
  B ☐ Sie aspirieren mit einer 20 ml Spritze Magensaft
  C ☐ Sie spritzen 5 ml einer physiologischen Kochsalzlösung in die Sonde und warten eine eventuelle Hustenreaktion ab
  D ☐ Sie können bei einwandfreier Lage unterhalb des Kehlkopfes die Sonde als strangartige Verdickung tasten
  E ☐ Wenn sie der Ernährung des Patienten dient, wird eine röntgenologische Kontrolle durchgeführt

21. **Kaffeesatzartiges Erbrechen ist das klassische Symptom bei:**
  A ☐ einem Magenulkus
  B ☐ einer Ösophagusvarizenblutung
  C ☐ einer Morbus-Crohn-Erkrankung
  D ☐ einem Dickdarm-Karzinom

22. **Richtige Aussagen zur Stomapflege:**
  A ☐ die Haut wird mit Wasser und Seife gereinigt
  B ☐ die Haut darf nur mit einer rückfettenden Lotion gereinigt werden
  C ☐ die Wischrichtung führt vom Stoma weg nach außen
  D ☐ es wird vom Außenbereich zum Stoma hin gereinigt

23. **Ein frischoperierter Patient mit einer Magenresektion zeigt in der Nacht kalten, klebrigen Schweiß, eine starke Unruhe und einen tachykarden Puls. Sie vermuten:**
  A ☐ einen zu schnellen Fieberabfall
  B ☐ einen beginnenden Schock durch eine Nachblutung
  C ☐ eine zu hohe Luftfeuchtigkeit im Krankenzimmer
  D ☐ eine zu starke Wirkung von Analgetika und/oder Sedativa
  E ☐ einen zu starken Anstieg des Blutdrucks (hypertonische Krise)

24. **Richtige Aussagen zur postoperativen Versorgung nach einer Ileostomie:**
  A ☐ Flüssigkeitsverluste über die Magen- bzw. Dünndarmsonde müssen ersetzt werden
  B ☐ regelmäßige Gabe von Schmerzmitteln in den ersten Tagen
  C ☐ Schmerzmittelgabe nur in äußersten Notfällen
  D ☐ der Anus praeter wird am ersten postoperativen Tag angespült
  E ☐ zur Entlastung des Darms und der Darmnähte erfolgt die parenterale Ernährung über 5 - 6 Tage
  F ☐ zur Darmanregung verabreicht man am dritten postoperativen Tag einen hohen Einlauf

25. **Wird ein paralytischer Ileus konservativ behandelt, leitet man das gestaute Sekret ab mit:**
  A ☐ einer Miller-Abbott-Sonde
  B ☐ einer Redon-Drainage
  C ☐ einer zweiläufigen Duodenalsonde
  D ☐ einer Sengstaken-Blakemore-Sonde
  E ☐ Linton-Nachlas-Sonde

26. **Ösophagusvarizenblutungen kann man konservativ stillen mit:**
  A ☐ einem Safar-Tubus
  B ☐ einem Withe-Tubus
  C ☐ einem Fogarty-Katheter
  D ☐ einer Sengstaken-Blakemore-Sonde
  E ☐ einer Miller-Abbott-Sonde
  F ☐ einer Linton-Nachlas-Sonde

27. **Das Bakterium Helicobacter pylori:**
  A ☐ kann nachgewiesen werden histologisch im Biopsiematerial
  B ☐ ist ein Risikofaktor für die Entstehung chronischer Formen der Gastritis
  C ☐ kann mit Antibiotika und Säurehemmern behandelt werden
  D ☐ ist ein apathogener Keim im Magensaft
  E ☐ kann ein peptisches Ulcus duodeni hervorrufen
  F ☐ ist verantwortlich für die Entstehung einer Cholecystitis

28. **Ulkuskrankheit:**
  A ☐ ein Ulkus ist ein Defekt der Schleimhaut im Magen oder Duodenum
  B ☐ für die Entstehung von Ulcera können Medikamente (Antirheumatika, Kortikoide) die Ursache sein
  C ☐ Symptome sind vor allem Druckschmerzen im rechten Unterbauch
  D ☐ als Komplikationen treten Bluterbrechen und Teerstühle auf

29. **Subazidität bedeutet:**
  A ☐ verminderter Gehalt an freier Salzsäure im Magensaft
  B ☐ Fehlen von freier Salzsäure im Magensaft
  C ☐ fehlende Magensaftbildung
  D ☐ normale Säureproduktion der Magenschleimhaut
  E ☐ Erhöhung der Gesamtazidität des Magensaftes bei vorhandener freier Salzsäure

30. **Welche Erkrankungen werden als Präkanzerosen des Kolonkarzinoms bezeichnet:**
  A ☐ Hämorrhoiden
  B ☐ Polypen
  C ☐ Colitis ulcerosa
  D ☐ Kolondivertikel
  E ☐ Sprue

---

20 B, E
21 A
22 A, D
23 B
24 A, B, E

25 A, C,
26 D, F
27 A, B, C, E
28 A, B, D
29 A
30 B, C

31. **Zum klinischen Bild des mechanischen Ileus gehören:**
    A ❏ Meteorismus
    B ❏ Totenstille im Bauchraum
    C ❏ wehenartige Leibschmerzen
    D ❏ Erbrechen (z.T. Koterbrechen)
    E ❏ gespannte bis harte Bauchdecke
    F ❏ Stuhl- und Windverhaltung

32. **Die Gärungsdyspepsie entsteht durch:**
    A ❏ ungenügende Kohlenhydratverdauung
    B ❏ ungenügende Eiweißverdauung
    C ❏ ungenügende Fettverdauung

33. **Zum mechanischen Ileus gehören der:**
    A ❏ paralytische Ileus
    B ❏ Okklusionsileus
    C ❏ spastische Ileus
    D ❏ Strangulationsileus

34. **Welche Symptome weisen auf ein Ulcus ventriculi hin:**
    A ❏ Nüchternschmerz
    B ❏ Sofort- oder Spätschmerz
    C ❏ Anazidität des Magensaftes
    D ❏ Hyperazidität des Magensaftes

35. **Hauptursachen einer Melaena:**
    A ❏ Ösophagusvarizen
    B ❏ Hämorrhoiden
    C ❏ peptische Ulzera
    D ❏ Magenkarzinom
    E ❏ Rektumkarzinom
    F ❏ Sigmafissuren

36. **Bei der direkten Leistenhernie befindet sich die Bruchpforte:**
    A ❏ oberhalb des Leistenbandes, lateral der epigastrischen Gefäße
    B ❏ oberhalb des Leistenbandes, medial der epigastrischen Gefäße
    C ❏ unterhalb des Leistenbandes
    D ❏ auf der Linea alba zwischen Xiphoid und Nabel

37. **Häufigste Ursache der Ösophagusvarizen-Bildung:**
    A ❏ Ösophagustumoren
    B ❏ Ösophagusdivertikel
    C ❏ Leberzirrhose
    D ❏ Ösophagitis
    E ❏ Pulsionsdivertikel der Speiseröhre
    F ❏ Cholelithiasis

38. **50% aller Darmkarzinome befallen:**
    A ❏ das Zökum
    B ❏ den Dünndarm
    C ❏ das Colon ascendens
    D ❏ das Colon transversum
    E ❏ das Colon descendens
    F ❏ das Colon sigmoides
    G ❏ das Rektum

39. **Sicherstes klinisches Zeichen für eine freie Magenperforation:**
    A ❏ heftiger Schmerz
    B ❏ Abwehrspannung
    C ❏ subphrenische Luftsichel
    D ❏ Hämatemesis
    E ❏ Melaena

40. **Welche akuten Komplikationen treten beim Ulcus ventriculi auf:**
    A ❏ narbige Stenosen
    B ❏ Pylorusstenose
    C ❏ Blutung
    D ❏ Penetration
    E ❏ Perforation
    F ❏ karzinomatöse Entartung

41. **Erstes Symptom beim Ösophaguskarzinom:**
    A ❏ Hämatemesis
    B ❏ Megaösophagus
    C ❏ Tachykardie
    D ❏ Bradykardie
    E ❏ Dysphagie
    F ❏ Dyspnoe

42. **Symptome bei Achalasie:**
    A ❏ Schluckbeschwerden
    B ❏ lehmfarbener Stuhl
    C ❏ Regurgitieren unverdauter Speisen
    D ❏ Nüchternschmerz
    E ❏ retrosternale Schmerzen
    F ❏ Erbrechen großer Mengen angedauter Speisereste vom Vortage

43. **Anazidität bedeutet:**
    A ❏ Erhöhung der Gesamtazidität des Magensaftes bei vorhandener freier Salzsäure
    B ❏ verminderter Gehalt an freier Salzsäure im Magensaft
    C ❏ Fehlen von freier Salzsäure im Magensaft
    D ❏ Fehlende Magensaftbildung
    E ❏ normale Säureproduktion der Magenschleimhaut

44. **Komplikationen nach einer $^2/_3$-Resektion des Magens:**
    A ❏ Stumpfgastritis
    B ❏ Ulcus pepticum jejuni
    C ❏ Cholelithiasis
    D ❏ Dumping-Syndrom

45. **Ursachen für ein akutes Abdomen:**
    A ❏ mechanischer Ileus
    B ❏ Colitis ulcerosa
    C ❏ akute Appendizitis
    D ❏ Perforation der Gallenblase
    E ❏ akute Hepatitis
    F ❏ Hydronephrose
    G ❏ Mesenterialinfarkt
    H ❏ Leberzirrhose
    J ❏ Tubarruptur

---

31 A, C, D, F
32 A
33 B, D
34 B, D
35 A, C, D
36 B
37 C
38 G

39 C
40 C, E
41 E
42 A, C, E
43 C
44 A, B, D
45 A, C, D, G, J

IX. Krankheitslehre

46. **Meteorismus bedeutet:**
    A ❏ vermehrter Abgang von Darmgasen
    B ❏ vermehrter Gasgehalt im Magen-Darmtrakt
    C ❏ Plätschergeräusch im Darm

47. **Der "Sofortschmerz" und der "Spätschmerz" sind typisch für:**
    A ❏ Ulcus ventriculi
    B ❏ Ulcus duodeni
    C ❏ eine Nierenkolik
    D ❏ eine Pankreasentzündung

48. **Komplikationen beim chronischen Magengeschwür:**
    A ❏ Perforation
    B ❏ Blutung
    C ❏ perniziöse Anämie
    D ❏ maligne Entartung

49. **Diarrhö entsteht durch eine:**
    A ❏ verstärkte Darmperistaltik
    B ❏ verminderte Darmperistaltik
    C ❏ beschleunigte Magen-Darm-Passage
    D ❏ verlangsamte Magen-Darm-Passage
    E ❏ erhöhte Resorptionsleistung
    F ❏ mangelhafte Resorptionsleistung
    G ❏ verminderte Darmsekretion
    H ❏ gesteigerte Darmsekretion

50. **Komplikationen eines Ulcus ventriculi:**
    A ❏ Blutung
    B ❏ Kolitis
    C ❏ Penetration
    D ❏ Perforation
    E ❏ Ösophagusvarizen
    F ❏ maligne Entartung
    G ❏ Divertikulitis

51. **Ein mechanischer Ileus wird verursacht durch:**
    A ❏ eine Peritonitis
    B ❏ eine Strangulation
    C ❏ eine Invagination
    D ❏ einen Volvulus
    E ❏ einen Mesenterialinfarkt
    F ❏ eine Pankreatitis

52. **Der Körper wird bei schweren Durchfällen am stärksten geschädigt durch:**
    A ❏ Eiweißmangel
    B ❏ verminderte Nährstoffresorption
    C ❏ Wasser- und Elektrolytverlust
    D ❏ Fermentverlust

53. **Ursachen der Obstipation:**
    A ❏ schlackenarme Kost
    B ❏ Typhus, Ruhr
    C ❏ Intoxikationen (Alkohol, Blei)
    D ❏ Hämorrhoiden
    E ❏ Hyperthyreose
    F ❏ Fieber und Bettruhe
    G ❏ Reizung durch Radiumstrahlen

54. **Für den Morbus Crohn trifft zu:**
    A ❏ es handelt sich um eine Überempfindlichkeitsreaktion der Dünndarmschleimhaut auf Gluten
    B ❏ es handelt sich um eine granulomatöse Erkrankung, die alle Abschnitte des Speiseröhren-Magen-Darm-Kanals befallen kann
    C ❏ diätische Behandlung mit schlackenarmer Kost, in schweren Fällen parenterale Ernährung
    D ❏ diätische Behandlung mit glutenfreier Kost

55. **Bei der Fäulnisdyspepsie:**
    A ❏ liegt ein Trypsinmangel vor
    B ❏ können im Stuhl Muskelfasern nachgewiesen werden
    C ❏ können im Stuhl Stärkekörner nachgewiesen werden
    D ❏ liegt ein Amylasemangel vor
    E ❏ sollten dem Patienten leicht verdauliche Kohlenhydrate zugeführt werden
    F ❏ werden voluminöse, hellgelbe Stühle mit stechend-säuerlichem Geruch ausgeschieden

56. **Sicheres Zeichen für einen paralytischen Ileus:**
    A ❏ heftige Peristaltik und klingende Darmgeräusche
    B ❏ krampfartige Leibschmerzen
    C ❏ "Totenstille" über dem Abdomen
    D ❏ tastbare eingeklemmte Schenkelhernie
    E ❏ bretthartcr Bauch
    F ❏ Abwehrspannung

57. **Kardinalsymptome des Rektumkarzinoms:**
    A ❏ veränderter Defäkationsmodus
    B ❏ Singultus
    C ❏ Leistungsknick
    D ❏ Schmerzen und Tenesmen
    E ❏ paradoxe Diarrhö
    F ❏ Horner-Syndrom
    G ❏ paralytischer Ileus
    H ❏ tastbarer Befund ($2/3$ der Fälle)
    J ❏ Caput medusae
    K ❏ Blutbeimengungen bei der Defäkation
    L ❏ Schmerzen in der rechten Leiste nach Anstrengungen

58. **Die Kolonkarzinome:**
    A ❏ sitzen zu 80% im Colon ascendens
    B ❏ sind besonders häufig im Sigma-Bereich
    C ❏ führen schon frühzeitig zum mechanischen Ileus
    D ❏ werden meist erst spät durch Blutbeimengungen im Stuhl auffällig
    E ❏ neigen nicht zu einer frühzeitigen lymphogenen Metastasierung
    F ❏ sitzen zu 75% im Colon transversum
    G ❏ befallen am häufigsten Jugendliche

---

46 B
47 A
48 A, B, D
49 A, C, F, H
50 A, C, D, F
51 B, C, D
52 C
53 A, D, F

54 B, C
55 A, B, E
56 C
57 A, C, D, E, H, K
58 B, D

IX.6 Leber / Galle

Leberdiagnostik

Inspektion
- Hautkolorit
- Lebersternchen
- Palmarerythem
- glatte rote Zunge
- Aszites

Palpation
- Vergrößerung der Leber
- Verhärtung der Leber
- Milzvergrößerung

Laboruntersuchungen
Serum - Bilirubin
- normal bis 1 mg% Gesamtbilirubin
- konjungiertes Bilirubin vermehrt bei hepatischem oder posthepatischem Ikterus
- nicht konjungiertes Bilirubin erhöht bei prähepatischem Ikterus

Enzymdiagnostik
- Anstieg der Zellenzyme bei Schädigung der Leberzellen
- Abfall der Sekretionsenzyme bei Schädigung der Leberzellen
- Erhöhung der Exkretionsenzyme

Serumlabilitätsproben
- zum Nachweis von Verschiebungen im Spektrum der Eiweißkörper
- Elektrophoresediagramm (zunehmende Vermehrung der Gammaglobulinfraktion mit Verminderung der Albuminfraktion bei chronischer Leberentzündung und Leberzirrhose)
- Immunelektrophorese dient als differentialdiagnostisches Mittel zum Nachweis der unterschiedlichen Verteilungsmuster der Immunglobuline (IgA, IgG, IgM)

Serum-Eisen
- vermehrt bei akuter Hepatitis

Serum-Kalium
- vermindert bei chronischer Hepatitis und Leberzirrhose (sekundärer Hyperaldosteronismus)

Lipoprotein X
- abnormes an Eiweiß gebundenes Fett, welches bei allen Formen der Cholestase (Gallenstau) im Serum auftritt

Antigen-Nachweis im Serum
- HBs-Antigen (= Hepatitis-B-Surface-Antigen = Oberflächen-Antigen = Australia-Antigen; befindet sich auf der Oberfläche der Viren) beweist die Infektion mit dem Hepatitis-B-Virus und ist während der Inkubationsphase bis zum Höhepunkt der Erkrankung mit ansteigender Tendenz nachweisbar und verschwindet dann im Regelfall innerhalb von 12 Wochen
- HBe-Antigen (= E-Antigen = Kernantigen; befindet sich im Inneren der Viren) tritt während der Akutphase der Hepatitis-B auf und verschwindet nach Ausheilung wieder
- HBc-Antigen (= Cor-antigen = Kernantigen; befindet sich im Kern der Viren) zeigen sich bei der akuten Hepatitis-B-Infektion und verschwinden nach Ausheilung wieder
- HA-Viren sind bei der akuten Hepatitis-A 3 Wochen vor und 2-3 Wochen nach Ausbruch der klinischen Erscheinungen im Stuhl nachweisbar

Antikörpernachweis im Serum
- Anti-HBs-Ag zeigen an, dass der Organismus mit dem HBs-Antigen in Berührung gekommen ist und Antikörper gegen diese gebildet hat (= Schutzfunktion gegen Hepatitis-B-Infektion)
- Anti-HBe = diese Antikörper entwickeln sich sehr frühzeitig gegen das HBe-Antigen (fehlende Antikörperbildung bedeutet häufig den Übergang in eine chronische Hepatitis)
- Anti-HBc = Antikörper gegen das HBc-Antigen sind auch nach überstandener Infektion noch jahrelang nachweisbar (keine Schutzwirkung gegen Hepatitis-B-Infektion)
- Anti-HAV = Antikörper gegen das HA-Virus (Immunität gegenüber einer Zweitinfektion mit dem Virus A)

Leberfunktionstests
Bromsulfaleintest
- Nachweis der Funktionstüchtigkeit des Leberparenchyms
- 60 Minuten nach i.v. Injektion, von 5 mg pro kg Körpergewicht, des Farbstoffs Bromsulfalein (wird nur über die Leber ausgeschieden) darf der Bromsulfalein-Spiegel im Serum nicht mehr als 0,1 - 0,2 mg% betragen

Galaktosebelastung
- Überprüfung des Leber-KH-Stoffwechsels (Galaktose wird überwiegend in der Leber abgebaut)
- werden nach oraler Gabe von 40 g Galaktose im Urin in den ersten zwei Stunden Portionen von mehr als 2,5 g nachgewiesen, kann auf eine verminderte Stoffwechselaktivität der Leber geschlossen werden

Desferaltest
- Funktionstest zur Überprüfung der Eisenspeicherung in der Leber
- nach Gabe von 500 mg Desferal® i.m. wird physiologisch nach 6 Stunden weniger als 1 mg Eisen im Urin ausgeschieden (höhere Werte sprechen für eine pathologisch vermehrte Eisenspeicherung in der Leber)

Laparoskopie
- Besichtigung der Bauchhöhle mit einem Endoskop nach Anlegen eines Pneumoperitoneums mit CO_2
- Beurteilung der Leber (Oberfläche, Farbe, Größe, Gefäßstauungen, Tumoren)
- Besichtigung der Gallenblase, der Milz, des Bauchfells, des Magens)
- gezielte Gewebeentnahme
- Anfertigung von Farbfotos (Dokumentation)

Kontraindikationen
- schwere Herz- Kreislaufstörungen (Herzinfarkt, Herzinsuffizienz, Hypertonie, Herzrhythmusstörungen)
- Zwerchfellhernien
- ausgeprägtes Lungenemphysem
- postoperative Zustände (z.B. Magenoperationen)
- Peritonitis
- Blutungs- und Gerinnungsstörungen

Leberblindpunktion
- transkutane Leberbiopsie mittels einer Menghini-Nadel
- Gewinnung eines Leberzylinders zur histologischen Untersuchung

Kontraindikationen
- Stauungsikterus
- Metastasenleber
- hämorrhagische Diathese
- kardiale Stauungsleber

Röntgen
Computer - Tomographie
- zur Erkennung von Tumoren, Zysten und intrahepatischen Abszessen

Splenoportographie
- röntgenologische Darstellung der Milzvene und Pfortader nach Injektion von Kontrastmitteln in die, von außen durch die Haut, anpunktierte Milz

endoskopische retrograde Cholangio- und Pankreatographie (ERCP)
- rückläufige Kontrastmittelfüllung des Gallen- und Pankreassystems durch einen Duodenoskopie - Katheter über die Vater-Papille
- dient dem röntgenologischen Nachweis eines Verschlussikterus

perkutane transhepatische Cholangiographie (PTC)
- Kontrastmittelinjektion in einen anpunktierten Hepatikus-Ast unter Röntgenkontrolle (Leberpunktion)
- dient dem röntgenologischen Nachweis eines Verschlussikterus

Isotopendiagnostik
- Leberszintigramm zum Nachweis von Lebertumoren, Strukturveränderungen der Leber, Leberzirrhose

Ultraschalldiagnostik
- Nachweis von Lebertumoren, Leberzysten, Fettleber, Zirrhose, Aszites

Ikterus

prähepatischer Ikterus
- hämolytischer Ikterus

Ursachen
- Ursachen liegen vor der Leber im Blut (vermehrtes Bilirubinangebot an die Leberzellen)
- gesteigerte Hämolyse (hämolytische Anämie, Transfusionszwischenfall, Hämolyse-Gifte)

Symptome
- leichter Ikterus (Gelbfärbung von Haut und Skleren)
- Erhöhung des indirekten Bilirubins
- Bilirubinwerte in der Regel unter 5 mg%
- keine Bilirubinurie
- Harnurobilinogen vorhanden
- keine Koliken

hepatischer Ikterus
- parenchymatöser Ikterus

Ursachen
- Ursachen liegen in der Leber (Störung des Bilirubintransportes von den Lebersinusoiden zu den Mikrosomen, Störung der Bilirubinkonjugation, Störung der Ausscheidung des konjugierten Bilirubins in die Canaliculi)
- Hepatitis, Leberzirrhose, Lebertumor

Symptome
- rötlicher Ikterus (Rubinikterus)
- Bilirubinwerte erhöht
- es besteht eine Bilirubinurie (dunkelbrauner Urin)
- acholischer Stuhl
- Harnurobilinogen vorhanden
- keine Koliken
- Zellenzyme sind deutlich erhöht
- Anstieg des Serum-Eisenspiegels

posthepatischer Ikterus
- mechanischer Ikterus

Ursachen
- Ursachen liegen hinter der Leber
- es besteht eine Abflussbehinderung im Leber-Gallengang (Gallestaucholestase)
- Gallengangsteine, Entzündungen, Stenosen, Tumoren

Symptome
- gelbgrüner Ikterus (Verdinikterus) bis dunkelgrün-schwärzlicher Ikterus (Melasikterus)
- Bilirubinwerte erhöht
- es besteht eine Bilirubinurie
- Harnurobilinogen beim kompletten Verschluss nicht vorhanden
- Koliken
- Juckreiz
- acholischer Stuhl
- Erhöhung der alkalischen Phosphatasen
- Nachweis des Lipoprotein X

Hepatitis

- herdförmige Leberentzündung mit meist sekundärer Leberzellschädigung

Ursachen
- Viren, Bakterien, Protozoen, Parasiten, toxische Substanzen, Alkohol, Arzneimittel

allgemeine Symptome
- reduzierter Allgemeinzustand, Appetitverlust, Lebervergrößerung, Fieber, Gelbsucht (Ikterus)
- alle Leberentzündungen können anikterisch, ikterisch, cholestatisch und nekrotisierend verlaufen

Komplikationen
- chronische Hepatitis, Leberzirrhose, Leberfibrose.

Formen
- akute Hepatitis (Hepatitis A, B, C, D, E, F)
- chronische Hepatitis (Vorstufe der Leberzirrhose)
- anikterische Hepatits (Hepatits ohne Gelbsucht)
- persistierende Hepatitis (über mehrere Monate bestehende Lebervergrößerung ohne Anzeichen eines Übergangs in eine chronische Hepatitis)
- hämatogene Hepatitis (Serumhepatitis)
- infektiöse Hepatitis (Virushepatitis A)
- alkoholische Hepatitis (chronische Hepatitis des Alkoholikers)
- cholestatische Hepatitis (durch Gallestauung verursachte Hepatitis)
- toxische Hepatitis (durch Gifte verursachte akute Leberzellschädigung)

Hepatitis A
- akute Leberentzündung, die durch Ansteckung mit Hepatitis - Virus A (HAV) hervorgerufen wird

Infektionsweg
- fäkal - oral: durch Ausscheidungen über orale Aufnahme, z.B. infiziertes Wasser, Lebensmittel, Stuhl (mangelnde Hygiene)

Inkubationszeit
- 15 Tage bis 6 Wochen, im Durchschnitt etwa 32 Tage

Infektiosität
- bei Nachweisbarkeit der Erreger im Stuhl → etwa 3 Wochen vor und 2 - 3 Wochen während des Auftretens von Krankheitssymptomen

Nachweismethoden
- Nachweisbarkeit der Erreger im Stuhl, während der ikterischen Phase Nachweis von Antikörpern (Anti - HAV vom Typ IgM) im Serum
- in der Heilungsphase und danach (lebenslänglich) IgG

Krankheitsverlauf
- häufig ohne Krankheitszeichen
- selten langer Krankheitsverlauf (bis zu einem Jahr)
- hohe Durchseuchungsrate

Immunität / Schutzimpfung
- Immunität nach durchgemachter Infektion (IgG - Nachweis im Blut)
- passive Immunisierung (Schutzimpfung) mit Anti-HAV-haltigem Standardimmunglobulin
- Gammaglobulin in der Schwangerschaft

Hepatitis B (Serumhepatitis)
- akute Leberentzündung, die durch Ansteckung mit dem sehr hitzebeständigen Hepatitis - Virus B (HBV) hervorgerufen wird

Infektionsweg
- parenteral durch Transfusionen, Spritzen, Hämodialyse, Impfungen, Akupunktur, Sperma und Vaginalsekret

Inkubationszeit
- 1 - 6 Monate

Infektiosität
- bis HB_s-Ag, HB_e-Ag, ABV-DNA und Anti-HB_c-IgM negativ sind

Symptome
präikterisches Stadium
- Übelkeit, Appetitlosigkeit, Erbrechen, Abneigung gegen Fett, Gelenkbeschwerden, Kopfschmerzen, Oberbauchsymptome

ikterisches Stadium
- bierbrauner Urin mit gelbem Schüttelschaum
- Ikterus (Gelbfärbung der Haut und der Skleren),
- heller (acholischer) Stuhl
- Juckreiz
- druckschmerzhafte, vergrößerte Leber

IX. Krankheitslehre

- tastbare Milz
- belegte Zunge
- vermehrte Blutungsbereitschaft durch mangelhafte Prothrombinbildung in der Leber

Komplikationen
- Übergang in nekrotisierende Hepatitis
- Übergang in chronische Hepatitis
- Leberzirrhose
- Erkrankungen der Gallenwege

Diagnostik
- Nachweis von HB-Antigenen im Serum
- klinische Symptomatik
- Serum-Bilirubin erhöht
- Anstieg der Transaminasen (AST, SGPT, Gamma GT)
- Verminderung der Gerinnungsfaktoren
- laparoskopisch: Leber rot, gespannt
- Leberpunktion: histologisch = hepatozelluläre Entzündung

Meldepflicht
- Erkrankungsfall, Todesfall

Impfung
- aktiv, z.B. mit Gen H-B-VAX® oder Engerix®-B
- passiv mit Hepatitis-B Hyperimmunglobulin in den ersten Stunden nach Kontakt mit virushaltigem Material

Therapie
- bei Inappetenz und Erbrechen → Lävuloseinfusionen, Glukoseinfusionen
- evtl. Karlsbader Salz: zur Darmentleerung
- Glukokortikoide (nur in schwersten Fällen)

Hepatitis C
(veraltete Bezeichnung: Non-A-Non-B-Hepatitis)
- akute oder chronische Leberentzündung, die durch Ansteckung mit Hepatitis - C - Viren (HCV) hervorgerufen wird

Infektionsweg
- parenteral (z.B. durch Verletzung mit verunreinigten Kanülen, nach Transfusionen
- enteral (orale Aufnahme infizierter Lebensmittel)

Inkubationszeit
- etwa 2 bis 9 Wochen

Infektiosität
- unklar

Nachweismethoden
- Ausschluss einer Hepatitis - A - und - B - Infektion
- Nachweis von Antikörpern (Anti - HCV) im Serum

Krankheitsverlauf
- die Hepatitis C geht zu über 50% in eine chronische Hepatitis über, außerdem besteht ein hohes Risiko zum Übergang in ein Leberzellkarzinom

Schutzimpfung
- z.Zt. noch nicht möglich

Hepatitis D
- akute oder chronische Leberentzündung nach Infektion mit dem Hepatitis-Delta-Virus (HDV)

Infektionsweg
- parenteral, sexuell

Inkubationszeit
- 4-7 Wochen

Nachweismethode
- Nachweis von Anti-HDV-IgM im Serum

Krankheitsverlauf
- Hepatitis D geht zu über 70% in eine chronische Hepatitis über

Schutzimpfung
- durch Impfung gegen Hepatitis B

Therapie
- wie Hepatitis B und C

Hepatitis E
- akute oder chronische Leberentzündung nach Infektion mit dem Hepatitis E Virus (HEV)

Infektionsweg
- fäkal-oral

Auftreten
- in Afrika, Mittel- und Südamerika

Verlauf, Therapie, Schutzimpfungen
- wie Hepatitis C

Hepatitis F
- akute oder chronische Leberentzündung nach Infektion mit dem Hepatitis F Virus (HFV)

Infektionsweg
- fäkal-oral

Auftreten
- v.a. in Indien

Verlauf, Therapie, Schutzimpfungen
- wie Hepatitis C

Hepatitis G
- akute oder chronische Leberentzündung, die durch das in mehreren Varianten auftretende Hepatitis G Virus hervorgerufen wird und überwiegend bei Drogenabhängigen zu finden ist

Leberzirrhose

- diffuse chronische Leberkrankung mit narbigbindegeweiger Umwandlung des Leberparenchyms

Ursachen
- Hepatitis
- chronischer Alkoholismus mit langanhaltender Cholestase
- Herzinsuffizienz mit Leberstauung

Verlauf
- diffuse, chronisch fortschreitende Lebererkrankung, die bei geeigneter Behandlung lange kompensiert gehalten werden kann
- nach Leberparenchymuntergang kommt es zu bindegewebiger Narbenbildung, Umgestaltung des Gefäßapparates und regeneratorischem Parenchymumbau
- nach erfolgtem Umbau ist die Wiederherstellung der normalen Leberarchitektur nicht mehr möglich
- Dekompensationserscheinungen können durch seelische und körperliche Belastungen ausgelöst werden (Alkoholexzess, Infekte, Magen-Darm-Blutungen, Traumen, Operationen)
- prognostisch ungünstig sind ikterische Schübe, Aszites, schwere Hyponatriämie, anhaltende Bilirubinerhöhung, ständige Erhöhung der Transaminasen im Serum, Absinken der Serumcholesterinester und des Serumalbumins

funktionelle Einteilung
- kompensierte und inaktive Form (mäßige Leberzellinsuffizienz mit nur leicht erhöhten Transaminasen, fehlendem Ikterus, geringen Blutgerinnungsstörungen, geringen Bluteiweißveränderungen)
- aktive Form (akut dystrophischer Schub mit Transaminasenanstieg, Leberhautzeichen, Bilirubinämie, Verminderung der Gerinnungsfaktoren; Leberzellinsuffizienz mit Koma oder Präkoma)
- dekompensierte Form (Aszites, Pfortaderhochdruck mit Ösophagusvarizen)

Symptome
- Müdigkeit
- Leistungsverminderung
- Inappetenz, Übelkeit, Meteorismus
- Fett- und Alkoholintoleranz
- unbestimmte Magenbeschwerden
- Stuhlverstopfung oder Durchfälle
- verminderte sexuelle Potenz
- vermehrter Melaningehalt der Haut (schmutzige Gesichtsfarbe)
- Gefäßerweiterungen (besonders im Gesicht)
- Gefäßsternchen (Spinnennävi) im Bereich der oberen Körperhälfte
- Weißfleckung an Armen und Gesäß (nach Abkühlung)
- Palmarerythem (rotfleckige Handflächen und Fußsohlen)
- Lackzunge und Lacklippen
- weiße Finger- und Fußnägel
- Behaarungsanomalien (Ausfall der Achselhaare, bei Männern Ausfall der Bauchhaare = Bauchglatze)
- doppelseitige Brustdrüsenschwellungen bei Männern
- Hodenatrophie, Menstruationsstörungen
- Lebervergrößerung
- Ikterus
- Aszites, Hämorrhoiden, Ösophagusvarizen
- Caput medusae (Krampfadergeflecht im Bereich der Nabelvenen)
- hämorrhagische Diathesen (Hautblutungen)

Komplikationen
- Ösophagusvarizenblutungen
- Leberkoma
- Nierenversagen
- Leberkarzinom
- Infektionen (Mangel an Eiweiß und Antikörpern)

therapeutische Maßnahmen
medikamentöse Therapie
- evtl. Glukokortikoide
- Spironolacton (bei Aszites)
- evtl. Glukose - Lävuloseinfusionen
- Vitamine
- evtl. Azathioprin (Immunsupressivum)
- Lactulose (bei hepatischer Enzephalopathie)
- Neomycin (bei hepatischer Enzephalopathie)
- Antibiotika (bei Infekten)
- evtl. Humanalbumin

operative Maßnahmen
- evtl. Beseitigung von Abflusshindernissen im Gallengangssystem

therapeutische Eingriffe
- evtl. Aszitespunktion
- Legen eines venösen Zugangs
- Aszitesdrainage (peritonealvenöser Shunt)

Leberkoma

- Überschwemmung des Blutkreislaufes (Gehirn) mit toxischen Substanzen aus dem Eiweißstoffwechsel (Ammoniak, Phenol-Derivate, Indol-Derivate, Abbauprodukte der organischen Aminosäuren) oder aus einer erhöhten Stickstoffresorption (Ammoniumchlorid) im Verlauf einer Leberzirrhose

Verlauf
- je nach Tiefe der Bewusstseinstrübung werden 5 verschiedene Stadien unterschieden
- im Stadium 1-4 besteht die Möglichkeit einer Wiederherstellung
- schwerste Verlaufsform, wenn das Koma durch eine Ösophagusvarizenblutung ausgelöst wird (zusätzliche Leberschädigung durch Schock und Anämie)
- 30 - 40% aller Leberzirrhosepatienten sterben im Leberkoma

Symptome
Stadium 1
- launenhafte Verstimmung
- Unruhe
- starke Erschöpfungszustände

- Depressionen
- normales Ansprechen auf Schmerzreize
- normale Sprache
- grobschlägiges Muskelzittern bei gespreizten Händen
- Hyperreflexie

Stadium 2
- gesteigerte Unruhe
- leichte Verwirrtheit
- Antriebslosigkeit
- grobschlägiger Tremor
- verwaschene Sprache
- Hyperreflexie

Stadium 3
- Desorientiertheit
- delirante Zustände
- Apathie
- Schlafneigung
- verminderte Reaktion auf Schmerzreize und Ansprache
- ausgeprägter grobschlägiger Tremor
- pathologische Reflexe
- unkoordinierte Bewegungen
- Tachykardie
- Blutdruckabfall

Stadium 4
- Bewusstlosigkeit
- nicht mehr ansprechbar
- schwache Reaktionen auf Schmerzreize
- ausgeprägte pathologische Reflexe
- Tachykardie
- Rhythmusstörungen
- Blutdruckabfall
- gestörte Atmung (Atemstillstand)

Stadium 5
- tiefe Bewusstlosigkeit
- keine Reaktion auf Schmerzreize
- Reflexverlust

Komplikationen
- hämorrhagische Diathese
- Blutdruckabfall
- Nierenversagen
- Herzstillstand

therapeutische Maßnahmen
medikamentöse Therapie
- Neomycin (Sterilisation des Darmes)
- Bifiteral® (Ansäuern des Darminhaltes)
- Glukose - Lävuloseinfusionen
- Vitaminzufuhr
- Elektrolytsubstitution (Kalium, Natrium)
- Kortikoide
- Sedativa
- salinische Abführmittel
- Antibiotika (Infektprophylaxe)

Diagnostische Maßnahmen bei Erkrankungen der Gallenwege

Sonographie
- zur Beurteilung der Gallenblase und Gallenwege (Steine, Hydrops, Cholestase) ohne Belastung durch Strahlen und Kontrastmittel

Röntgen
Cholezystographie
- Darstellung der Gallenblase nach oraler oder intravenöser Applikation iodhaltiger Kontrastmittel
- Kontraindiziert bei Leberfunktionsstörungen

Cholangiographie
- Darstellung der Gallengänge nach oraler oder intravenöser Applikation iodhaltiger Kontrastmittel
- kontraindiziert bei Leberfunktionsstörungen

perkutane transhepatische Cholangiographie (PTC)
- Darstellung der Gallengänge nach Kontrastmittelinjektion in den Gallengang

endoskopische retrograde Cholangio - Pankreatographie (ERCP)
- Darstellung der Gallenwege nach retrograder Kontrastfüllung mit einem Duodenoskop

Duodenalsondierung
- Gewinnung von Gallensaft

Cholezystitis

- Entzündung der Gallenblase

Ursachen
- Gallenblasensteine
- steinbedingter Zystikusverschluss
- bakterielle Infektionen (aufsteigend, hämatogen, lymphogen)

Verlauf
akute Cholezystitis
- plötzlich auftretende Entzündung der Gallenblase mit zahlreichen Komplikationen
- Formen: serös, eitrig, gangränös

chronische Cholezystitis
- entwickelt sich meist als Folge einer rezidivierenden Entzündung
- wird in der Regel durch einen Gallenstein unterhalten und verläuft schubweise
- breitet sich häufig auf die abführenden Gallenwege aus

Symptome
akute Cholezystitis
- Schmerzen in der Gallenblasengegend (langsam steigernd oder schlagartig auftretend)
- Fieber (unregelmäßig, periodisch)
- Schüttelfrost
- Übelkeit
- galliges Erbrechen
- leichter Ikterus
- Verdauungsbeschwerden

chronische Cholezystitis
- geringere Beschwerden als bei der akuten Cholezystitis

Komplikationen
- Gallenblasenempyem
- Perforation in die freie Bauchhöhle (Peritonitis)
- gedeckte Perforation
- Gallenblasenhydrops
- Sepsis
- Fistelbildung
- Pankreatitis

therapeutische Maßnahmen
medikamentöse Therapie
- Analgetika, Spasmolytika, Breitspektrum - Antibiotika, evtl. salinische Abführmittel

operative Maßnahmen
- Cholezystektomie (nach etwa 2-3 Wochen bei Steinnachweis oder Zystikusverschluss)
- sofortige Operation (bei Verdacht auf Gallenblasenperforation)

Physiotherapie
- evtl. Eisblase (Oberbauch)
- Wadenwickel (bei hohem Fieber)

Cholelithiasis

- Gallensteinleiden

Ursachen
- Abflussbehinderungen der Gallenflüssigkeit
- Entzündungen der Gallenblase

fördernde Faktoren
- Fettsucht, Diabetes mellitus, Hyperlipidämie, Schwangerschaft

Gallensteinarten
- Cholesterinsteine = stellen sich röntgenologisch nicht dar (entstehen bei Stauungen und bei Vermehrung des Cholesteringehaltes im Blut)
- Bilirubinsteine (entstehen bei der Gallenblasenentzündung)
- Cholesterinpigmentkalkstein (entsteht bei Infektion und Stauung)
- Steingrößen = Gries bis Gallenblasengröße

Verlauf
- 70% der Gallensteinträger zeigen keine Symptome
- 30% der Gallensteinträger haben einmalig oder rezidivierend Gallenkoliken oder Cholezystitissymptome
- häufig unterhalten die Gallensteine eine chronische Cholezystitis
- Gallensteinkolik = Austreibung von kleinen Gallensteinen in die ableitenden Gallengänge durch heftige Entleerungskontraktionen der Gallenblase
- Auslöser von Gallenkoliken = Diätfehler (Fettzufuhr, überreichliche Mahlzeiten), psychische Erregungen

Symptome
- Druckgefühl im rechten Oberbauch
- Fettunverträglichkeit
- Meteorismus
- Einengungsgefühl durch Kleidungsstücke

Gallensteinkoliken
- plötzlicher, heftiger Schmerz unter dem rechten Rippenbogen
- Schmerzausstrahlung in die rechte Schulter
- wellenförmig andauernder Schmerz (Minuten bis Stunden)
- Übelkeit, Erbrechen
- meist völliges Wohlbefinden zwischen den Anfällen

Folgen der Gallensteinkolik
- Abgang des Steines = keine Folgen
- Verbleib des Steines in der Gallenblase = evtl. Cholezystitis, erneute Koliken
- Verklemmen des Steines im Ductus cysticus = Gallenblasenhydrops, Gallenblasenempyem, Gallenblasenperforation
- Verklemmen des Steines im Ductus choledochus = mechanischer Ikterus
- Verklemmen des Steines vor dem Oddi-Sphinkter = mechanischer Ikterus, akute Pankreatitis

Komplikationen
- Gallenblasenhydrops, Verschlussikterus, Gallenblasenentzündung, Gallengangsentzündung, Gallenblasenempyem, freie Perforation, gedeckte Perforation, Gallenblasenkarzinom, akute Pankreatitis, Leberkoma

Diagnostik
- klinische Symptomatik
- Anamnese

Röntgen
- Leeraufnahme (Steine in 10% der Fälle sichtbar = Kalksteine)
- Cholezystographie bei nicht Schatten gebenden Steinen

Sonographie
- Konkrementnachweis bei röntgen-negativem Cholezystogramm

therapeutische Maßnahmen
medikamentöse Therapie
- Spasmolytika (Buscopan®, Baralgin®)

IX. Krankheitslehre

- Analgetika (Dolantin®, Fortral®)
- evtl. Cholagoga, Choleretika
- evtl. Steinauflösung mit Chenodesoxycholsäure oder Ursodeoxycholsäure (monatelange Behandlung)
- operative Maßnahmen
- Cholezystektomie
- Cholelithotripsie = Zertrümmerung von Gallensteinen in der Gallenblase
- endoskopische Steinextraktion

Testfragen

1. **Welches Symptom gehört nicht zum klassischen Bild der Hepatitis:**
   A ☐ Durchfall
   B ☐ Hautjucken
   C ☐ dunkelbrauner Urin
   D ☐ acholischer Stuhl

2. **Ein prähepatischer Ikterus entsteht durch:**
   A ☐ Hepatitis
   B ☐ Leberzirrhose
   C ☐ Hämolyse
   D ☐ Tumoren der Gallengänge
   E ☐ Gallensteine

3. **Bei der fortgeschrittenen Leberzirrhose kommt es durch portale Hypertension:**
   A ☐ zur Aszitesbildung
   B ☐ zu Ösophagusvarizen
   C ☐ zum Ulcus pepticum
   D ☐ zu erweiterten Paraumbilikalvenen (Caput medusae)
   E ☐ zu Beinödemen

4. **Welche Gallensteinarten gibt es:**
   A ☐ Cholesterin-Steine
   B ☐ Urat-Steine
   C ☐ Cholesterin-Kalk-Steine
   D ☐ Bilirubin-Steine
   E ☐ Oxalat-Steine
   F ☐ Phosphat-Steine

5. **Durch welche Krankheit können Gallensteine hervorgerufen werden:**
   A ☐ Leberzirrhose
   B ☐ hämolytische Anämie
   C ☐ Herzinsuffizienz
   D ☐ Colitis ulcerosa

6. **Welche Gallensteine sind röntgenologisch ohne Kontrastmittel nachweisbar:**
   A ☐ sehr kleine, maulbeerförmige Bilirubin-Kalk-Steine
   B ☐ kleine fazettierte Cholesterin-Kalk-Steine
   C ☐ große Solitärsteine aus Cholesterin

7. **Indirektes Bilirubin ist:**
   A ☐ erhöht bei der Hämolyse
   B ☐ vermindert bei der Hämolyse
   C ☐ erhöht bei Verschluss der Gallenwege
   D ☐ wasserlöslich
   E ☐ nicht wasserlöslich
   F ☐ harngängig
   G ☐ nicht harngängig

8. **Richtige Aussagen zur portalen Hypertension:**
   A ☐ in ca. 90% durch eine Leberzirrhose verursacht
   B ☐ bedeutendste Folge sind Varizen des Magenfundus
   C ☐ die bedeutendste und schwerwiegendste Folge sind Ösophagusvarizen
   D ☐ eine Milzvergrößerung ist nie nachweisbar
   E ☐ eine Pfortaderthrombose im Rahmen des prähepatischen Blocks ist eine der Hauptursachen
   F ☐ sie ist als Folgeerkrankung bzw. als Symptom zu sehen

9. **Unter Cholangitis versteht man:**
   A ☐ Gallengangentzündung
   B ☐ Gallenwegkarzinom
   C ☐ Gallensteinleiden
   D ☐ Gallenblasenentzündung

10. **Methode der Wahl bei der Therapie symptomatischer Gallensteine ist:**
    A ☐ die laparoskopische Cholezystektomie
    B ☐ die offene Cholezystektomie
    C ☐ die medikamentöse Litholyse
    D ☐ die extrakorporale Stoßwellenlithotripsie

11. **Gallensteine entstehen am häufigsten:**
    A ☐ in der Gallenblase
    B ☐ im Ductus hepaticus
    C ☐ im Ductus cysticus
    D ☐ im Ductus choledochus
    E ☐ an der Vater-Papille

12. **Ein Leberabszess kann zuverlässig nachgewiesen werden durch:**
    A ☐ ERCP
    B ☐ Sonographie
    C ☐ Intracutantest
    D ☐ ELISA-Test
    E ☐ CT
    F ☐ Anstieg des Bilirubins
    G ☐ Leberblindpunktion

13. **Welche typischen Beschwerden werden durch Gallensteinkoliken verursacht:**
    A ☐ Übelkeit
    B ☐ Erbrechen
    C ☐ Rückenschmerzen, die zur Genitalgegend oder zum Oberschenkel ausstrahlen
    D ☐ Oberbauchschmerzen, die zum Rücken oder in die rechte Schulter ausstrahlen
    E ☐ Schüttelfrost
    F ☐ Hämaturie

---

1 A
2 C
3 A, B, D
4 A, C, D
5 B
6 A, B

7 A, E, G
8 A, C, F
9 A
10 A
11 A
12 B, E
13 A, B, D

14. Direktes Bilirubin ist:
    A ❏ erhöht bei der Hämolyse
    B ❏ erhöht bei mechanischem Ikterus
    C ❏ erhöht bei Verschluss der Gallenwege
    D ❏ wasserlöslich
    E ❏ nicht wasserlöslich
    F ❏ harngängig
    G ❏ nicht harngängig

15. Welche Folgen hat die Verklemmung eines Gallensteines im Ductus choledochus:
    A ❏ Ikterus
    B ❏ Urobilinogen im Harn erhöht
    C ❏ Urobilinogen im Harn nicht vorhanden
    D ❏ direktes Bilirubin im Serum vermindert
    E ❏ direktes Bilirubin im Serum erhöht
    F ❏ alkalische Phosphatase erhöht
    G ❏ direktes Bilirubin im Stuhl vermehrt

16. Komplikationen einer Gallensteinkolik:
    A ❏ Diabetes mellitus
    B ❏ Colitis ulcerosa
    C ❏ Anurie
    D ❏ Perforation
    E ❏ Ikterus
    F ❏ Cholangitis

17. Unter Cholelithiasis versteht man:
    A ❏ Gallengangentzündung
    B ❏ Gallengangkarzinom
    C ❏ Gallensteinleiden
    D ❏ Gallenblasenentzündung
    E ❏ verminderte Ausscheidung von Gallensaft
    F ❏ vermehrte Ausscheidung von Gallensaft

18. Welche Komplikationen treten bei der Leberzirrhose auf:
    A ❏ Ösophagusvarizen
    B ❏ Blutungsneigung
    C ❏ Juckreiz
    D ❏ Aszites
    E ❏ Lähmungen
    F ❏ brauner Stuhl
    G ❏ Ulcus duodeni
    H ❏ akute Appendizitis

19. Ein posthepatischer Ikterus entsteht durch:
    A ❏ Hepatitis
    B ❏ Leberzirrhose
    C ❏ Hämolyse
    D ❏ Gallensteine
    E ❏ Tumoren der Gallengänge

20. Welche Faktoren können zur Fettleber führen:
    A ❏ chronischer Alkoholabusus
    B ❏ Cholelithiasis
    C ❏ Fettsucht
    D ❏ akute Virushepatitis
    E ❏ hämolytischer Ikterus
    F ❏ Diabetes mellitus
    G ❏ Perforation der Gallenblase
    H ❏ Mesenterialinfarkt
    J ❏ Colitis mucosa

21. Nach einer Choledochotomie liegt der sogenannte "T-Drain" mit dem kleinen Querteil:
    A ❏ im Duodenum
    B ❏ im Ductus cysticus
    C ❏ im Ductus choledochus
    D ❏ in der Gallenblase
    E ❏ im Ductus pankreaticus

22. Einteilung der Ikterusformen:
    1) hämolytische Anämie
    2) Hepatitis
    3) Verschluss des Ductus choledochus
    4) Leberzirrhose
    A) prähepatischer Ikterus
    B) intrahepatischer Ikterus
    C) posthepatischer Ikterus
    A...............B...............C...............

23. Die Kolik bei einem Gallensteinleiden wird ausgelöst durch:
    A ❏ Diätfehler
    B ❏ Ösophagusvarizen
    C ❏ starke psychische Erregung
    D ❏ Gastritiden
    E ❏ körperliche Anstrengung

24. Richtige Aussagen zum mechanischen Ikterus:
    A ❏ es kommt zur Grünfärbung des Urins
    B ❏ Ursachen: z.B. Stein, Striktur, Papillenstenose
    C ❏ Juckreiz, Fieber, Schüttelfrost, Koliken
    D ❏ normale Stuhlfarbe
    E ❏ der Stuhl ist acholisch
    F ❏ Bilirubin im Serum erniedrigt
    G ❏ Bilirubin im Urin erhöht
    H ❏ die ERCP zeigt Durchgängigkeit
    J ❏ alkalische Phosphatase erhöht
    K ❏ die Anamnese ist unauffällig
    L ❏ Ursachen: z.B. Pylorusstenose, Stenose des Ductus cysticus
    M ❏ Nachtschweiß, nächtliches Wasserlassen, Widerwillen gegen Fleisch

25. Die Litholyse bei einer Cholelithiasis wird nur durchgeführt:
    A ❏ bei funktionstüchtiger Blase
    B ❏ bei starken Koliken
    C ❏ bei Cholesterinsteinen
    D ❏ in der Schwangerschaft
    E ❏ bei einem Ikterus
    F ❏ bei geringen Beschwerden

26. Mit Cholezystektomie bezeichnet man:
    A ❏ eine primäre Atonie der Gallenblase
    B ❏ eine Entfernung der Gallenblase
    C ❏ eine Anastomose zwischen Gallenblase und Duodenum
    D ❏ die Entfernung des Ductus cysticus
    E ❏ eine Anastomose zwischen Ductus choledochus und Ductus pancreaticus hinter der Papilla duodeni major
    F ❏ die Eröffnung des Ductus choledochus

---

14 B, C, D, F
15 A, C, E, F
16 D, E, F
17 C
18 A, B, D
19 D, E
20 A, C, F

21 C
22 A = 1; B = 2, 4; C = 3
23 A, C, E
24 B, C, E, G, J
25 A, C, F
26 B

IX.7 Bauchspeicheldrüse

Diagnostische Maßnahmen

Enzymdiagnostik
Enzymbestimmungen im Blut
- Lipase-Aktivitätsveränderungen im Serum
- Amylase-Aktivitätsveränderungen im Serum
- Trypsin-Aktivitätsveränderungen im Serum

Enzymbestimmungen im Urin
- Amylase-Aktivitätsbestimmungen im Urin
- Trypsin-Aktivitätsveränderungen im Urin

Pankreozymin-Sekretin-Test
- nach Legen einer doppelläufigen Duodenalsonde und Stimulation des Pankreas durch i.v. Gabe von Pankreozymin und Sekretin wird das Pankreassekret gesammelt und analysiert
- bestimmt werden Volumen, Natriumbikarbonat, Bilirubin und die Pankreasfermente (Amylase, Lipase, Trypsin, Chymotrypsin)

Lundh-Test
- nach Legen einer Duodenalsonde und Verabreichung einer standardisierten flüssigen Probemahlzeit (Glukose, Fett, Eiweiß) wird im Abstand von 30 Minuten viermal Duodenalsaft gewonnen und analysiert
- bestimmt werden die Pankreasenzyme (Amylase, Lipase, Trypsin, Chymotrypsin)

Stuhluntersuchungen auf Ausnutzung
Stuhlmenge
- über 300 g täglich bei Malassimilationssyndrom

makroskopische Untersuchung
- Fettstühle (salbenartig, fettig, glänzend)

mikroskopische Untersuchung
- Nachweis von Fetttropfen
- Nachweis von Stärkekörnern
- Nachweis von Muskelfasern

Röntgen
Leeraufnahme des Oberbauches
- Nachweis von Pankreasverkalkungen

Magen-Darm-Kontrastbreipassage
- Nachweis von Tonusstörungen am Duodenum
- Verdrängungszeichen bei Pankreaskopferkrankungen

Kontrastmitteldarstellung von Pankreas- und Gallenwegen
- orale Cholegraphie, intravenöse Cholegraphie, perkutane transhepatische Cholangiographie, endoskopische retrograde Cholangiopankreatikographie zur Feststellung von Stenosen und Konkrementen im Gallenwegsbereich

Computer-Tomographie
- Nachweis von Form und Größe der Bauchspeicheldrüse sowie Darstellung von Zysten, Tumoren, entzündlichen Prozessen und degenerativen Veränderungen

Angiographie
- selektive Angiographie der A. coeliaca und der A. mesenterica superior zum Nachweis von Tumoren und Zysten

Sonographie
Ultraschallecholotung
- zur Diagnostik von Zysten, Tumoren, degenerativen Veränderungen und entzündlichen Prozessen

Pankreaspunktion
Feinnadelpunktion unter sonographischer Kontrolle
- Materialgewinnung zur zytologischen Untersuchung
- Gewinnung von Zysteninhalt für die Enzymdiagnostik

Akute Pankreatitis

- akute Entzündung der Bauchspeicheldrüse

Ursachen
- schwere Diätfehler = extreme Stimulation des Bauchspeichelflusses (Schlemmermahlzeit, Alkohol)
- bakterielle Infektion (entzündliche Mitreaktion bei Allgemeininfektionen oder bei Erkrankungen der Nachbarschaft)
- Mumpsvirus (Parotitis/Pankreatitis)
- traumatische Ursachen
- Abflussbehinderungen (Gallensteine, Pankreassteine, Stenosen)

Verlauf
- akute Entzündung der Bauchspeicheldrüse mit einer Autolyse (Selbstverdauung der Bauchspeicheldrüse durch die aktivierten Pankreasfermente Trypsin und Lipase)
- je nach Schweregrad kommt es zu ödematösen Veränderungen bis zu hämorrhagischen Nekrosen der gesamten Bauchspeicheldrüse
- die akute Pankreatitis kann nach dem akuten Krankheitsschub funktionell ausheilen
- die ödematöse Pankreatitis hat eine Letalität bis zu 6%
- die hämorrhagisch nekrotisierende Pankreatitis hat eine Letalität von 40-80%

Symptome
- plötzliche, heftigste Schmerzen im linken Oberbauch mit Ausstrahlungen in den Rücken
- gespannter Bauch
- Übelkeit, Brechreiz, Meteorismus, Obstipation
- Fieber, starke Rötung des Gesichtes
- leichter Ikterus, trockene Zunge

zusätzliche Symptome bei akuter Pankreasnekrose
- innerhalb von Stunden einsetzende Schocksymptomatik mit Tachykardie und Blutdruckabfall
- akutes Nierenversagen
- Verbrauchskoagulopathie
- Schocklunge
- zerebrale Verwirrtheitszustände
- diabetisches Koma (Ausfall der Insulinproduktion)
- Aszites
- hämorrhagische Peritonitis
- paralytischer Ileus
- wässrige Durchfälle

Komplikationen
- Pseudozysten
- retroperitoneale Abszesse
- Übergang in eine chronische Pankreatitis

therapeutische Maßnahmen
- Überwachung und Pflege des Patienten auf der Intensivstation

medikamentöse Therapie
- Spasmolytika, Analgetika, Calcitonin, Antibiotika
- Füssigkeits- und Elektrolytzufuhr, Volumensubstitution (Schocktherapie)
- Humanalbumin, Calcium (bei Hypokalzämie)
- Kalium (Korrektur des Säure-Basen-Haushaltes)
- Insulin (bei Hyperglykämie)

therapeutische Eingriffe
- Legen eines zentral-venösen Zugangs
- Bluttransfusion (bei Schock)
- Intubation
- assistierte Beatmung (bei respiratorischer Insuffizienz)
- Hämodialyse (bei Oligurie und Anurie)

operative Maßnahmen
- Duodenopankreatektomie
- Nekrosektomie
- Drainage

Pankreasinsuffizienz

- dauerhafte Einschränkung der exokrinen Bauchspeicheldrüsenfunktion

Ursachen
- Folge der chronischen Pankreatitis
- Folge des Pankreaskarzinoms
- bei Pankreasfibrose, Mukoviszidose

Krankheitsentstehung und -verlauf
- die reduzierte Ausschüttung von Verdauungssekreten hat zur Folge, dass fett- und eiweißverdauende Bauchspeicheldrüsenenzyme nicht ausreichend im Dünndarmlumen vorhanden sind
- dies führt zu unzureichender Fett- und Eiweißverdauung (Maldigestion), deren Ausmaß vom Zerstörungsgrad des exkretorischen Pankreasdrüsengewebes abhängig ist

Symptome
- bei ausgeprägter Gewebeschädigung tritt *Steatorrhö* (Ausscheidung voluminöser Fettstühle) auf
- im Stuhl sind große Mengen an Fettsäuren, Neutralfetten, fettlöslichen Vitaminen, Calcium und unvollständig abgebauten Kohlehydraten nachweisbar
- Infolge der Verdauungsstörung und Mangelresorption treten Gewichtsverlust, Muskelschwund, allgemeine Schwäche, Vitaminmangelzustände, Ödeme auf
- in fortgeschrittenem Stadium kommt es zur Anämie und zur Osteoporose

Therapie- und Pflegemaßnahmen
- Ernährungsumstellung
  - mehrere kleine Mahlzeiten über den Tag verteilen
  - vorwiegend kohlehydrat- und eiweißreiche Kost
  - Fette in Form leicht spaltbarer, mittelkettiger Triglyzeride zuführen, z.B. Ceres-Margarine oder -Öl, Portagen-Öl oder -Pulver
- orale Substitution der fehlenden Bauchspeicheldrüsenenzyme
- Enzympräparate (bis zu max. 20.000 Einheiten Lipase pro kg Körpergewicht täglich) werden zu den Mahlzeiten eingenommen

Pankreaskarzinom

- bösartiger Tumor im Bereich der Bauchspeicheldrüse (im Bereich des Pankreaskopfes, des Korpus, des Schwanzes oder der Papille)
- Patienten mit Pankreaskarzinom haben auch im Frühstadium eine schlechte Heilungsprognose

Symptome
- selten treten im Frühsstadium Krankheitssymptome auf
- im fortgeschrittenen Stadium sind die Symptome meist unspezifisch
- Appetitlosigkeit, Übelkeit, Erbrechen, Gewichtsverlust
- allgemeine Schwäche

- Oberbauchschmerzen unterschiedlicher Art und Ausprägung
- Verdauungsstörungen (Blähungen, Obstipation im Wechsel mit Diarrhö)
- im weiteren Verlauf können *Anämie* (Mangel an rotem Blutfarbstoff) und *Diabetes mellitus* (auf Störung der erkrankten Pankreasdrüsenfunktion zurückzuführende Zuckerkrankheit) auftreten

Therapie- und Pflegemaßnahmen
- frühestmöglicher *kurativer* operativer Eingriff zur Teil-/ Entfernung der Bauchspeicheldrüse (= partielle oder totale Pankreatektomie)

palliative Eingriffe
- Gastroenterostomie (operative Verbindung zwischen Magen und Dünndarm) bei Verengung des Magenausganges
- biliodigestive Anastomose (Verbindung zwischen Gallenblase und Verdauungskanal) zur Umgehung des erkrankten Bereiches
- Einlegen einer Ernährungsfistel bei Verengung im Bereich des Verdauungskanales zur Sicherstellung der Nährstoffzufuhr

palliative, konservative Therapie
- Schmerzbekämpfung
- künstliche Ernährung u.Ä

Pflegeschwerpunkte
- liegen in der psychischen Betreuung und körperlichen Pflege der schwerkranken Person
- Unterstützung bei den täglichen Verrichtungen (Körperpflege, Kleiden, Essen u.a.)
- Durchführung der erforderlichen Prophylaxen
- schmerzlindernde Maßnahmen
- Sterbebegleitung im Endstadium der Erkrankung

Testfragen

1. **Hauptsymptom der akuten Pankreatitis:**
   A ☐ Ikterus
   B ☐ Schock
   C ☐ Anurie
   D ☐ vernichtender Schmerz im rechten Oberbauch
   E ☐ vernichtender Schmerz im linken Oberbauch

2. **Eine akute Pankreatitis kann ausgelöst werden durch:**
   A ☐ Meteorismus
   B ☐ Mumps-Viren
   C ☐ latenten Diabetes mellitus
   D ☐ schwere Diätfehler (Alkohol)
   E ☐ Gallengangentzündungen
   F ☐ Colitis ulcerosa

3. **Im Vordergrund der Symptomatik einer akuten Pankreatitis steht:**
   A ☐ der Durchfall
   B ☐ der epigastrische Vernichtungsschmerz mit Ausstrahlung unter den Rippenbogen und in den linken kostovertebralen Winkel
   C ☐ die Leukopenie
   D ☐ die Psychose
   E ☐ der pankreatitische Schock

4. **Bei der chronischen Pankreatitis können im Stuhl nachgewiesen werden:**
   A ☐ Blut
   B ☐ Fett-Tröpfchen
   C ☐ Würmer
   D ☐ Wurmeier
   E ☐ Stärkekörner

5. **Hauptursachen der Autodigestion der Bauchspeicheldrüse:**
   A ☐ Diabetes mellitus
   B ☐ chronische Pankreatitis
   C ☐ gesteigerte Sekretion von Pankreassaft
   D ☐ Hepatitis
   E ☐ Abflussbehinderung des Pankreassaftes

6. **Welcher Parameter ist bei der akuten Pankreatitis im Serum und im Urin gleichzeitig erhöht:**
   A ☐ Alpha-Amylase
   B ☐ die saure Phosphatase
   C ☐ die alkalische Phosphatase
   D ☐ die Transaminasen

7. **Chirurgische Maßnahmen während einer akuten Pankreatitis:**
   A ☐ sind nur bei Vorliegen einer Peritonitis indiziert
   B ☐ werden immer einer konservativen Behandlung vorgezogen, da sie schneller zum Ziel der Genesung führen
   C ☐ sind nur bei einem inkarzerierten Papillenstein indiziert
   D ☐ werden vom jeweiligen Amylase-Wert abhängig gemacht

8. **Richtige Aussagen zur akuten Pankreatitis:**
   A ☐ sie ist die wichtigste chirurgische Erkrankung des Pankreas
   B ☐ wichtigstes Symptom sind gürtelförmige Schmerzen im Oberbauch
   C ☐ es kommt zu stark erhöhten Amylasewerten im Blut und Urin
   D ☐ rund 10% der Pankreatitiden gehen mit Gallensteinleiden einher
   E ☐ erste Maßnahmen sind parenterale Ernährung, Magensonde, H$_2$-Blocker, Volumensubstitution und Analgetika
   F ☐ es muss innerhalb der ersten 2 - 3 Stunden laparotomiert werden, um die Ausführungsgänge von Leber und Pankreas zu entlasten
   G ☐ zur Schmerzstillung dürfen Morphin- und -derivate nicht eingesetzt werden

---

1 E
2 B, D, E
3 B
4 B, E
5 C, E
6 A
7 A, C
8 A, C, E, G

9. In den ersten Tagen der Behandlung einer akuten Pankreatitis:
A ❏ darf der Patient auch fettreiche Speisen zu sich nehmen
B ❏ unterliegt der Patient einer absoluten Nahrungskarenz
C ❏ darf der Patient nur mit kohlenhydratreicher Nahrung ernährt werden
D ❏ muss der Patient eiweißreich ernährt werden
E ❏ müssen die Mahlzeiten in kleinen Portionen gereicht werden, um eine Überlastung des Pankreas zu vermeiden
F ❏ darf der Patient Normalkost zu sich nehmen, er muss nur blähende Speisen meiden

10. Therapeutische Maßnahmen bei akuter Pankreatitis:
A ❏ Frühmobilisation
B ❏ strenge Bettruhe
C ❏ völlige Nahrungskarenz
D ❏ eiweißreiche Diät
E ❏ geringe Gaben von Alkohol zur Anregung der Magensaftsekretion
F ❏ parenterale Ernährung

11. Pflegerische Maßnahmen bei akuter Pankreatitis:
A ❏ Legen einer Magenverweilsonde zur enteralen Ernährung
B ❏ kontinuierliches Absaugen von Magensaft
C ❏ Parotitisprophylaxe
D ❏ schnelle Mobilisation des Patienten
E ❏ Beobachtung des Patienten auf Schocksymptome
F ❏ regelmäßige Durchführung von Schwenkeinläufen
G ❏ Lagerung des Patienten auf der linken Seite
H ❏ Lagerung des Patienten in Kopftieflage
J ❏ Legen eines Dauerkatheters zur Kontrolle der Ein- und Ausfuhr

12. Die akute Pankreatitis zeigt folgende Symptome:
A ❏ Erhöhung der Urinamylase
B ❏ Erhöhung der Blutamylase
C ❏ Verminderung der Urinamylase
D ❏ Verminderung der Blutamylase
E ❏ Übelkeit und Erbrechen nach Nahrungsaufnahme
F ❏ Oberbauchschmerzen-stärkerer Nüchternschmerz
G ❏ verstärkte Oberbauchschmerzen nach Nahrungsaufnahme

13. Als Spätkomplikationen einer akuten Pankreatitis gelten:
A ❏ der Schock
B ❏ die Steinbildung
C ❏ die Anurie
D ❏ die Sepsis
E ❏ die Ösophagusvarizen

9 B
10 B, C, F
11 B, C, E
12 A, B, E, G
13 B, D

IX.8 Stoffwechsel / endokrine Drüsen

Vitamin - Mangelschäden

Vitamin A-Mangelschäden
- Nachtblindheit
- gelbbraune Pigmentierung der Skleren
- lichtscheu, Zerfall der Hornhaut, Erblindung
- trockene, atrophische Schleimhäute
- Verhornung der Haut, Haarausfall
- Verminderung der Schweiß-, Talg- und Tränendrüsensekretion
- Bildung von Nieren- und Gallensteinen
- gestörte Zahnschmelz- und Dentinbildung

Vitamin B_1-Mangelschäden *(Beriberi)*
- Störungen des Kohlenhydratstoffwechsels und Wasserhaushaltes
- Kopfschmerzen, Müdigkeit, Appetitlosigkeit
- Depressionen
- Parästhesien
- Magen-Darm-Störungen
- Herzinsuffizienz, Ödeme
- Polyneuritis mit Muskelschwäche

Vitamin B_2-Mangelschäden
- glatte, rissige, lackrote Lippen
- Rhagaden der Mundwinkel
- Wachstumsstillstand

Nikotinsäuremangelsyndrom *(Pellagra)*
- Müdigkeit, Schwindel
- Appetitlosigkeit, Zungenbrennen
- Rhagaden an den Lippen und Mundwinkeln
- Dermatitis mit Schuppung und Blasenbildung (besonders an den Hautstellen, die dem Sonnenlicht ausgesetzt sind)
- Bewusstseinstrübungen

Vitamin B_6-Mangelschäden
- Krämpfe, Ataxie, Anämie
- arteriosklerotische Gefäßveränderungen

Pantothensäure-Mangelschäden
- entzündliche und degenerative Veränderungen der Schleimhäute
- Grauwerden der Haare
- Magen-Darm-Ulkus
- Störungen der Nebennierenrinde
- Parästhesien der Hände und Füße
- Anämie, Leukopenie

Biotin-Mangelschäden
- feinschuppige Dermatitis, Haarausfall
- Müdigkeit, Appetitlosigkeit
- Hämoglobinabfall
- Atrophie der Zungenpapillen

Folsäure-Mangelschäden
- Blockierung der Erythropoese
- hyperchrome Anämie
- Leukopenie, Thrombopenie
- Haut- und Schleimhautschädigungen

Vitamin B_{12}-Mangelschäden
(perniziöse Anämie)
- hyperchrome Anämie
- wachsgelbe Haut und Schleimhäute
- Schwindel, Ohrensausen, Parästhesien
- Zungenbrennen, glatte Zunge (Hunter-Glossitis)
- Hämolysezeichen (gelbe Skleren)

Vitamin C-Mangelschäden
- Frühjahrsmüdigkeit, Kopfschmerzen
- Anfälligkeit für Infektionen

Skorbut
- Schleimhautblutungen, Zahnfleischblutungen, Gelenkblutungen, Periostblutungen, schmerzhafte Blutungen in die Muskulatur, Lockerung der Zähne

Möller-Barlow Krankheit
- Vitamin C-Mangelerscheinungen bei Kleinkindern und Säuglingen
- zusätzliche Symptome: Wachstumsstörungen, Knochenbrüchigkeit, schmerzhafte Anschwellungen an den Epiphysen

Vitamin D-Mangelschäden
Rachitis (bei Säuglingen und Kleinkindern)
- Offenbleiben der Fontanellen, Wachstumsstörungen, weiche Schädelknochen, quadratischer Kopf, verzögerter Durchbruch der Zähne, Verdickung der Knorpel-Epiphysen-Grenze (Rosenkranz-Thorax), Deformierung der Extremitäten, Buckelbildung

Osteomalazie (beim Erwachsenen)
- Knochenerweichung, Knochenschmerzen, Bewegungseinschränkungen

Vitamin E-Mangelschäden
- nicht nachgewiesen

Vitamin K-Mangelschäden
- Senkung des Prothrombinspiegels mit Blutungsneigungen

Gicht
- chronische Störung des Harnsäurestoffwechsel (Purinstoffwechsels)

Ursachen
- Anstieg des Harnsäurespiegels im Blut (Harnsäure = Endprodukt des Zellkernstoffwechsels)

primäre Gicht
- angeborene Ausscheidungsschwäche der Nieren für Harnsäure
- übermäßiges Essen und Alkoholkonsum fördern die Manifestation der Hyperurikämie

sekundäre Gicht
- entsteht bei Krankheiten mit vermehrtem Auf- und Abbau von Nukleoproteinen (Polyzythämie, chronische myeloische Leukämie, maligne Tumoren)

Verlauf
- die primäre Gicht ist gekennzeichnet durch eine Überflutung des Körpers mit Harnsäure und Ablagerungen im Gewebe (Knorpel, Sehnen, Schleimbeutel, Nieren)
- Verlauf in 4 Stadien

1. Stadium
- Gichtanlage ohne Symptome

2. Stadium
- akute Gichtanfälle (Ausfall von Harnsäurekristallen führt zu einer akuten Gelenkentzündung = Arthritis urica)
- Dauer des Gichtanfalls = 3-5 Tage

3. Stadium
- symptomfreies Intervall (kann sich über Wochen und Jahre ausdehnen)

4. Stadium
- chronische Gichtphase mit Ausbildung von Gichtknoten in den Gelenkknorpeln, Sehnen, Muskeln, Ohrmuscheln und in der Haut
- die Intensität der Anfälle nimmt ab
- zunehmende Bewegungseinschränkungen durch Deformierung und Versteifung der Gelenke

Symptome
akuter Gichtanfall
- plötzlich auftretende, heftige Schmerzen (häufig nachts) in den kleinen Gelenken (überwiegend das Großzehengrundgelenk; seltener Finger- und Handgelenke)
- das schmerzhafte Gelenk ist teigig geschwollen, gerötet und heiß
- Fieber, Tachykardie, Kopfschmerzen, Erbrechen

Komplikationen
- Gichtniere (Ablagerung von Harnsäurekristallen im Nierenmark)
- Nephrolithiasis (Bildung von Uratsteinen)
- Urämie

- maligne Hypertonie durch vaskuläre Veränderungen (Arteriosklerose)
- Myokardinfarkt und zerebrovaskulärer Insult (häufigste Todesursache)

Diagnostik
- klinische Symptomatik
- erhöhter Harnsäurespiegel im Blut
- verminderte Harnsäureausscheidung im Urin
- Harnsäurenachweis im Aspirat der punktierten Gichtknoten

therapeutische Maßnahmen
medikamentöse Therapie
- Colchicin (beim akuten Gichtanfall)
- Allopurinol (zur Dauertherapie)
- Analgetika, Antiphlogistika, Antirheumatika
- Urikosurika (zur Harnsäureausscheidung)
- Uralyt-U (zur Alkalisierung des Harns)

Physiotherapie
- feucht-kalte Alkoholumschläge
- evtl. Eispackungen (bei überwärmten Gelenken)
- Wärmebehandlung
- Anwendung hochfrequenter Ströme (Kurzwelle bei chronischer Gicht)
- Krankengymnastik

operative Maßnahmen
- Entfernung großer Gichtknoten in Schleimbeuteln (Ferse, Patella)
- Korrektur der Finger- und Fußdeformitäten

Ernährung
- purinreiche Nahrungsmittel sind verboten z.B. Innereien; Fleisch, Fisch, Wurst und Hülsenfrüchte sollen eingeschränkt werden; bei Übergewicht Reduktionskost; Alkoholkonsum drastisch einschränken
- reichliche Flüssigkeitszufuhr

Hyperthyreose

- Überproduktion an Schilddrüsenhormonen

Ursachen
- vermehrte Schilddrüsenhormonwirkung infolge erhöhter T_4 und/oder T_3 Serumkonzentrationen

Formen
Morbus Basedow
- Vollbild der Hyperthyreose mit Struma, Tachykardie und Exophthalmus (= Merseburger Trias)
- Autoimmunkrankheit
- macht ca. 60% aller Hyperthyreosen aus

hyperthyreotes autonomes Adenom
- autonomes Schilddrüsengewebe, welches unabhängig von der TSH-Steuerung Schilddrüsenhormone sezerniert (= toxisches Adenom oder heißer Knoten)
- macht ca. 20-40% aller Hyperthyreosen aus

Hyperthyreosis factitia
- Hyperthyreose infolge einer Überdosierung mit Schilddrüsenhormonen

Hyperthyreose im Frühstadium einer Thyreoiditis
- Hyperthyreose infolge des Gewebszerfalls zu Beginn der Entzündung

Iod-Basedow
- massive Iodzufuhr (bei bestehender Struma) führt häufig zur Hyperthyreose

Symptome
- Vergrößerung der Schilddrüse (abgrenzbare, evtl. schwirrende Struma)
- Tachykardie (120-200/min)
- anfallsweises Herzjagen
- Herzinsuffizienz
- Schwitzen bei Aufregung
- ständig feuchte Hände
- Hitzegefühl bis Fieber
- gesteigerter Appetit
- gesteigerte Darmperistaltik (Durchfälle)
- Gewichtsabnahme
- gesteigerte vegetative Erregbarkeit
- Angstgefühle
- rasche Ermüdbarkeit
- Schlafstörungen
- feinschlägiger Tremor (zittrige Hände)
- Exophthalmus (Glotzauge)
- Glanzauge (starke Tränensekretion)
- weite Lidspalten

thyreotoxische Krise
- absolute Arrhythmie mit Vorhofflimmern
- neurotische bis schizophrene Symptome
- sehr starke Gewichtsabnahme
- Muskelatrophie bis Kachexie

Diagnostik
PBI (protein-bound iodine)
- Nachweis von eiweißgebundenem Hormoniod in 10ml Vollblut

T_3- und T_4-Test
- indirekte Bestimmung der Schilddrüsenhormone
- 10 ml Venenblut werden mit radioaktivem T_3 und/oder T_4 versetzt, danach erfolgt die nuklearmedizinische Bestimmung der aufgenommenen Menge

TRH - TSH - Test
- zur Erkennung von T_3-Hyperthyreosen
- radioimmunologische Bestimmung des Plasmaspiegels von TSH vor und 30 Minuten nach intravenöser Injektion von TRH

Radioiodtest (Szintigraphie)
- zur Beurteilung des Iodstoffwechsels der Schilddrüse
- nach oraler Applikation von radioaktivem Iod (Iod[131]) erfolgt mehrmalige nuklearmedizinische Messung der thyreoidalen Radioaktivität

über der Schilddrüse (= Iodspeicherungsphase)
* zusätzlich kann im Blut der Gehalt an eiweißgebundenem Iod^{131} nachgewiesen werden = Hormoniodphase

Schilddrüsen-Sonographie
* Darstellung der Schilddrüsen - Gesamtgröße
* Nachweis von Knoten und Zysten
* ultraschallgeführte Punktion

Röntgenuntersuchung
* zur Feststellung einer Trachea- oder Ösophaguseinengung

Schilddrüsen - Szintigraphie
* liefert nach Verabreichung von radioaktivem Technetium Informationen über Lage, Größe und Form der Schilddrüse und über Bezirke mit starker Speicherung (heißer Knoten) oder fehlende Speicherung (kalter Knoten)

Feinnadel-Punktion
* zytologische Abklärung eines kalten Knotens (Malignom)

therapeutische Maßnahmen
medikamentöse Therapie
* Thyreostatika (Carbimazol, Favistan, Irenat)
* evtl. Tranquilizer
* Beta-Rezeptorenblocker (präoperativ bei leichter Hyperthyreose)

therapeutische Eingriffe
* Radioiodtherapie
* Psychotherapie (im akuten Stadium, nach thyreostatischer Einstellung und zur Rezidivprophylaxe)

operative Maßnahmen
* subtotale Resektion der Struma

Hypothyreose

* Schilddrüsenunterfunktion

Ursachen
* idiopathisch (Autoaggression?)
* operative Entfernung der Schilddrüse
* Schilddrüsenschaden durch Thyreoiditis
* Überdosierung von Radio-Iod oder Thyreostatika
* Abnahme der TSH-Produktion (Hypophysenvorderlappeninsuffizienz)

Formen
primäre Hypothyreose
* durch Schilddrüsenschäden

sekundäre Hypothyreose
* durch Hypophysenschaden bei gesunder Schilddrüse

kongenitale Hypothyreosen
* kongenitale Athyreose = durch Fehlen oder Unterentwicklung der Schilddrüse entwickelt sich das Bild des Kretinismus (Schwachsinn, Taubheit, Schäden des ZNS, Minderwuchs, übergroße Zunge)
* endemischer Kretinismus in Iodmangelgebieten (Kropf, Zwergwuchs, offene Epiphysenfugen, plumpe Hände, Koxarthrose, Oligophrenie)

Symptome (entwickeln sich langsam)
* psychische Abstumpfung
* Schlafsucht, Antriebslosigkeit
* trockene Anschwellung der Mundschleimhaut und Zunge
* Zahnverlust, Haarausfall
* rissige Fingernägel
* Obstipation
* Hypothermie, Kälteintoleranz
* langsamer Puls
* Zunahme des Gewichts bei schlechtem Appetit (durch Wasserretention)
* verkleinerte Schilddrüse bei idiopathischer Hypothyreose
* Struma bei primärer Hypothyreose

Myxödem
* ödematöse Aufquellung des Unterhautgewebes
* bevorzugt im Gesicht, an Unterarmen und Beinen
* keine Dellenbildung im Gegensatz zu den übrigen Ödemen

Diagnostik
T_3- und T_4-Test
* indirekte Bestimmung der Schilddrüsenhormone

PBJ
* Nachweis von eiweißgebundenem Iod

TRH - TSH - Test
* radioimmunologische Bestimmung des Plasmaspiegels von TSH vor und nach Injektion von TRH

Schilddrüsen - Szintigraphie
* Radio-Iod-Test zum Nachweis von Lage-, Form- und Strukturveränderungen

therapeutische Maßnahmen
medikamentöse Therapie
(oft lebenslange Schilddrüsenhormon-Substitution)
* Thyroxin - T_4
* Triiodthyronin - T_3
* Cortison (bei schwerer Hypothyreose)

Hyperparathyreoidismus

* Nebenschilddrüsenüberfunktion

Ursachen
* Überfunktion der Nebenschilddrüsen durch Tumoren (meist Adenome)

- plötzlich auftretende, lebensbedrohliche Verlaufsform des primären Hyperparathyreoidismus

Symptome
- Polyurie, Erbrechen, extreme Müdigkeit
- Bewusstseinsstörungen, Exsikkose
- Muskelatonie, Lähmungen, Herzstillstand
- Kreislaufkollaps, Fieber, Oligurie

Therapie
- reichliche Flüssigkeitszufuhr (über 500 ml/Std.)
- sofortige Operation (Parathyreoidektomie)
- Hämodialyse

Hypoparathyreoidismus

- Nebenschilddrüsenunterfunktion

Ursachen
- Verlust der Epithelkörperchen bei Schilddrüsenoperationen mit nachfolgendem Absinken des Blutcalciumspiegels

Symptome
Frühsymptome
- Parästhesien (Kribbeln und Missempfindungen in Händen, Füßen und Mundgegend)
- allgemeine Reizbarkeit, Müdigkeit
- Depressionen, Kopfschmerzen
- Darmspasmen, Herzsensationen

tetanischer Anfall
- schmerzhafte, tonische Muskelkontraktionen
- Pfötchenstellung der Hände
- Pedalspasmus der Füße
- Karpfenmaul (Spasmus der Oberlippe, Herabziehen der Mundwinkel)
- Laryngospasmus mit Asphyxie- und Erstickungsgefahr
- viszerale Tetanie (= Kardiospasmus, Bronchialspasmus, Blasenkrämpfe, Gallenkoliken, Analkrämpfe)
- vaskuläre Tetanie (= Migräne, Stenokardien, Wadenkrämpfe, Kollaps)

tetanisches Syndrom
- trockene Haut, Haarausfall
- brüchige, quergerillte Nägel
- verzögerte Zahnentwicklung
- Schmelzdefekte an den Zähnen
- Linsentrübung (Tetanie - Linsenkatarakt = grauer Star)

Therapie
tetanischer Anfall
- Calcium i.v.

Dauertherapie
- Vitamin D_3
- AT_{10} (= Dihydrotachysterin mit Vitamin-D-Wirkung)
- Parathormonsubstitution

Diabetes mellitus

- Zuckerkrankheit

Ursachen
Diabetes Typ I
- Zerstörung der B-Zellen durch Virusinfektionen (Röteln, Mumps, Influenza usw.) und dadurch ausgelöste Autoimmunreaktionen (jugendlicher Diabetes)

Diabetes Typ II
- genetische Disposition, Übergewicht, mangelnde körperliche Bewegung, Schwangerschaft, Infekte, Lebererkrankungen

Wirkungen des Insulinmangels
- Herabsetzung der Glukoseaufnahme in die Körperzellen
- Minderung der Glukoseoxidation
- Drosselung der Glykogenbildung in Leber und extrahepatischen Organen
- Steigerung der Zuckerabgabe aus der Leber
- Verminderung der Lipogenese
- Steigerung der Cholesterinproduktion
- Verminderung der Proteinsynthese
- herabgesetzte Brenztraubensäureverwertung

Folgen des Insulinmangels
- Hyperglykämie, Hyperlipämie
- vermehrtes Auftreten von Ketonkörpern im Blut (Acetessigsäure, Beta-Hydroxybuttersäure) = Ketoazidose
- Acetonausscheidung im Urin (Acetonurie)
- vermehrte Kalium-, Natrium- und Wasserausscheidung über die Nieren

Formen
Diabetes Typ I (IDDM = insulin-dependent diabetes mellitus)
- insulinabhängiger Diabetes
- Insulinmangeldiabetes
- verminderte Insulinproduktion
- meist Jugendliche

Diabetes Typ II (NIDDM = non-insulin-dependent diabetes mellitus)
- nicht insulinabhängiger Diabetes
- Gegenregulationsdiabetes
- relativer Insulinmangel
- es besteht eine periphere Insulinresistenz durch eine gesteigerte Funktion der Insulinantagonisten im Hypophysenvorderlappen, in den Nebennieren und in den Alpha-Zellen des Pankreas
- meist Erwachsene

Formenkreis des Diabetes mellitus (WHO)
- Kindlicher-Diabetes = Manifestation vor dem 14. Lebensjahr (schwere Initialsymptome

und schnell einsetzende Insulinabhängigkeit)
- Jugendlicher-Diabetes = Manifestation zwischen dem 15. und 24. Lebensjahr (akute Manifestation, bei den meisten Patienten Insulinabhängigkeit)
- Erwachsenen-Diabetes = Manifestation zwischen dem 25. und 64. Lebensjahr (beginnt mit wechselnden Symptomen und muss nicht insulinabhängig werden)
- Altersdiabetes = Manifestation nach dem 65. Lebensjahr (Einstellung oft ohne Insulin möglich)
- Schwangerschaftsdiabetes = Hyperglykämie in der Schwangerschaft
- Pankreasdiabetes = sekundärer Diabetes mellitus durch Pankreaserkrankungen (Pankreatektomie, chronische Pankreatitis)
- Endokriner-Diabetes = sekundärer Diabetes mellitus durch Endokrinopathien (Akromegalie, Cushing-Syndrom, Phäochromozytom)
- iatrogener Diabetes = sekundärer Diabetes durch Medikamente ausgelöst (Steroide, Katecholamine, Kortisontherapie)

Verlauf
Prädiabetes (potentieller Diabetes)
- normale Glukosetoleranz, Risiko einer späteren Diabetesmanifestation durch familiäre Belastung (eineiiger Zwilling eines Diabetikers, beide Eltern Diabetiker, ein Elternteil Diabetiker und der andere familiär belastet, Mutter eines totgeborenen großen Kindes mit Inselzellhyperplasie);

latenter Diabetes
- Glukosetoleranz normal, pathologische Glukosewerte unter Belastung (Schwangerschaft, Infektion, Stress, Fettleibigkeit und Provokationstests)

subklinischer Diabetes
- asymptomatischer Diabetes, Glukosebelastungsproben fallen pathologisch aus

klinisch-manifester Diabetes
- typische Diabetessymptome (pathologische Blutzuckerwerte, Harnzuckerausscheidung)

Symptome
beginnender Diabetes
- Juckreiz (Haut und Schleimhaut), Furunkulose, Eichel- und Vorhautentzündungen, schlecht heilende Wunden, Durst, große Harnmenge mit hohem spezifischen Gewicht, Gewichtsabnahme trotz gesteigerter Nahrungsaufnahme, Zuckerausscheidung im Harn, Blutzuckererhöhung, Potenz- und Menstruationsstörungen, chronische Harnweginfekte

fortgeschrittener Diabetes
- Atemluft riecht nach Aceton, Acetonurie, Azidose, Appetitmangel, rapider Gewichtsverlust, Exsikkose, Sehstörungen

diabetisches Koma
- schwerste Form der diabetischen Stoffwechselentgleisung; auslösende Ursachen sind Infekte und zu geringe Insulinzufuhr
- Müdigkeit, Übelkeit, Erbrechen, Durchfälle, Bauchschmerzen, Apathie, Areflexie, weiche Augenbulbi, Kussmaul-Atmung, Acetongeruch, Exsikkose (trockene Haut, trockene Zunge und Mundschleimhaut), Blutdruckabfall, Oligurie/Anurie, Hyperglykämie (bis 1000 mg%), Glukosurie, Acetonurie, Azidose, Herz-Kreislaufversagen

Komplikationen
- Retinopathie (kapilläre Aneurysmen, Blutungen, Glaukom, Erblindung)
- Neuropathie (Parästhesien, Wadenkrämpfe, Neuritis, Muskelatrophien, Impotenz, Blasenstörungen)
- Nephropathie (Glomerulosklerose, Proteinurie, nephrotische Ödeme, Hypertonie)
- Arteriosklerose (Hypertonie, Zerebralsklerose, Koronarsklerose)
- diabetisches Gangrän (diabetische Geschwüre an den unteren Extremitäten)

Diagnostik
Blutzuckerbestimmung
- Teststreifen für die Notfalldiagnostik
- enzymatische Methode (nüchtern normal = 60-95 mg%)
- Tagesprofil = mehrfache Blutzuckerkontrolle unter freier Lebensweise oder Diät zur Ermittlung von BZ-Schwankungen (einfache Belastung = BZ-Kontrolle 1 Std. nach dem Frühstück)

Urinuntersuchungen
- qualitativer Glukosenachweis mit Teststreifen
- Glukosenachweis mit Polarimeter im Sammelurin zur quantitativen Bestimmung
- Acetonnachweis mit Teststreifen oder Testtabletten

Glukosetoleranztest (GTT)
- Feststellung der Eliminationsgeschwindigkeit der oral verabreichten Glukose aus dem Kreislauf
- Nahrungs- und Flüssigkeitskarenz sowie keine körperliche Belastung vor und während der Untersuchung
- nach Blasenentleerung und Blutzuckerbestimmung orale Verabreichung von 50-100 g Glukose innerhalb von 5 Minuten
- erneute Blutzucker-Kontrollen nach 60 Minuten (BZ max. 180 mg%)

120 Minuten (BZ max. 140 mg%)
180 Minuten (BZ max. 110 mg%)
- zusätzlich stündliche Urinzuckerbestimmung zur Feststellung der gesamten Urinzuckerausscheidung

Tolbutamid-Test
- zur Feststellung eines latenten Diabetes mellitus
- Nahrungs- und Flüssigkeitskarenz sowie keine körperliche Belastung vor und während der Untersuchung
- nach Blutzuckerbestimmung i.v. Injektion von 1-2g Tolbutamid (Rastinon)
- erneute BZ-Bestimmung nach 20, 30, 40 und 60 Minuten
- normal mindestens 25% BZ-Abfall, bei Diabetikern geringer
- sofortige KH-Gabe nach Beendigung der Untersuchung (hypoglykämischer Schock)

Bestimmung des Glykohämoglobins (HbA$_1$)
- Kontrolle des durchschnittlichen BZ-Spiegels der letzten Wochen
- normaler Glukosegehalt des Hämoglobins (HbA$_1$) = 8-9% (bei Diabetikern 10-20%)

Therapeutische Maßnahmen
medikamentöse Therapie
- Alt-Insulin = schnell wirkend
- Depot-Insulin = mittellang wirkend
- Kombinations-Insulin = mittellang wirkend
- Long-Insulin = lang wirkend
- orale Antidiabetika = Sulfonylharnstoffderivate (bei Typ II)
- Glukoselösung 50%ig i.v. (im Coma hypoglycaemicum)
- 1 mg Glukagon i.m. (im hypoglykämischen Koma)

medikamentöse Therapie beim diabetischen Koma
- Altinsulin
- Flüssigkeitszufuhr (isotonische NaCl-Lösung)
- Elektrolytzufuhr (Kalium)
- Bikarbonat (nur bei schwerer Azidose)
- Heparin (Thromboseprophylaxe)

therapeutische Eingriffe
- Insulinpumpenbehandlung

Physiotherapie
- Muskeltraining

Krankenpflege
- sorgfältige Hautpflege, es besteht erhöhte Gefahr von Hautinfektionen (bakterielle und Pilzinfektionen) und Druckstellenbildung bei arterieller Minderdurchblutung
- regelmäßige, vorsichtige Fußpflege (Gefahr diabetischer Gangränbildung, besonders bei Haut- und Nagelverletzungen im Bereich der Zehen)

- Ausstellen eines Diabetiker - Ausweises

Patientenschulung
- Zusammenstellung der Diät
- Selbstkontrolle von Blut- und Urinzucker
- Handhabung der Insulininjektion
- sorgfältiges Training im Umgang mit der Insulinpumpe

Diät
- eiweißreich, kohlenhydratreduziert, fettreduziert
- sechs Mahlzeiten auf den Tag verteilt
- Kalorienbedarf richtet sich nach dem Sollgewicht und der körperlichen Arbeit
- Reduktionskost für übergewichtige Diabetiker
- Berechnungsgrundlage für die Kohlenhydrate ist die Broteinheit (1 BE = 12 g KH)
- verboten sind schnell resorbierbare Kohlenhydrate z.B. Zucker
- Hafertage bei Ketoazidose
- jeder Diabetiker braucht einen schriftlich ausgearbeiteten individuellen Diätplan mit Austauschtabelle für alle Kohlenhydrate
- reichliche Flüssigkeitszufuhr (Patient hat viel Durst)

Prophylaxen
- Dekubitusprophylaxe, Soorprophylaxe, Stomatitisprophylaxe, Bronchitisprophylaxe, Pneumonieprophylaxe, Harnweginfektionsprophylaxe, Thromboseprophylaxe, Infektionsprophylaxe

Nebennierenüberfunktion

Überproduktion des Cortisols (Cushing - Syndrom)

Ursachen
- Karzinom der Nebennierenrinde (NNR)
- Adenom der Nebennierenrinde (NNR)
- basophiles Adenom des Hypophysenvorderlappens (HVL)
- Hyperplasie der Nebennierenrinde (NNR)
- überdosierte Kortisontherapie

Symptome
- Muskelschwäche, Osteoporose, Steroiddiabetes, Stammfettsucht, Vollmondgesicht, Bluthochdruck, vermehrte Diurese, vermehrter Haarwuchs (Hirsutismus), Muskellähmungen, erhöhte Infektionsneigung, Psychosyndrom, Kortikoidulkus

Therapie
- totale Adrenalektomie (operative Entfernung beider Nebennieren) mit anschließender Substitutionstherapie der Hormone

Überproduktion von Mineralkortikoiden (Conn-Syndrom)
Ursachen
- fast immer ein gutartiger Nebennierenrindentumor (Aldosteronom)
- Hyperplasie der NNR

Symptome
- Hypertonie durch Hypernatriämie
- Muskelschmerzen, Körperschwäche, periodische Lähmungen, EKG-Veränderungen und Darmträgheit (durch Hypokaliämie)
- Kopfschmerzen, Polyurie (meist nachts)

Therapie
- Exstirpation des Tumors
- Adrenalektomie bei NNR-Hyperplasie

Überproduktion der Androgene (adrenogenitales Syndrom = AGS)
Ursachen
- Enzymdefekte (autosomal rezessiv)
- Adenome der Nebennierenrinde

Symptome
- Virilisierung (Vermännlichung)

Therapie
- Exstirpation des Tumors
- Kortisonsubstitution

Überproduktion der Nebennierenmarkhormone (Phäochromozytom)
Ursachen
- Adenome des Nebennierenmarks

Symptome
- Blutdruckkrisen mit Schwindelanfällen, Kopfschmerzen, Stenokardien, Schweißausbruch, Erbrechen, Tränensekretion, Speichelfluss (durch anfallsweises Ausschwemmen von Katecholaminen)
- akute Linksherzinsuffizienz, Apoplexie und Herzinfarkt als Komplikation

Therapie
- operative Tumorentfernung

Chronische Nebenniereninsuffizienz

- Morbus Addison

Ursachen
- Untergang der Nebennierenrinde durch vaskuläre, entzündliche, autoimmune, tuberkulöse und metastatische Prozesse
- plötzliches Absetzen einer hochdosierten Kortikoidtherapie

Verlauf
- seltene Erkrankung, die bevorzugt im mittleren Lebensalter auftritt
- die totale Zerstörung der NNR wirkt ohne Substitutionstherapie tödlich
- chronischer Verlauf über Monate bis Jahre
- bei außergewöhnlichen Belastungen Auftreten von Addison-Krisen

Symptome
- starke Hautpigmentierung (belichtete Hautstellen, Mundschleimhaut, Gaumen, Lippen, Mamillen, Anal- und Genitalregion)
- Muskelschwäche (Adynamie), die im Laufe eines Tages bis zur völligen Erschöpfung führen kann
- Bauch- und Muskelschmerzen
- Übelkeit, Erbrechen, Durchfall
- Gewichtsabnahme, Dehydration
- Hypotonie (Schwindel, Ohnmacht bei Lagewechsel)
- Hypoglykämie mit Zittern und Heißhunger

Komplikationen
- Addison-Krise mit schweren Schockzuständen, Absinken der Körpertemperatur, Bewusstseinstrübung und Koma durch Hyponatriämie, Hypochlorämie, Hyperkaliämie, Hypoglykämie und Rest-N-Erhöhung

Diagnostik
- 17-Ketosteroide und 17-Hydroxykortikoide im Urin erniedrigt
- Verminderung des Natrium- und Chloridgehaltes im Serum
- erhöhter Kaliumgehalt im Serum
- nach ACTH-Belastung keine Ausschüttung von Eosinophilen

therapeutische Maßnahmen
medikamentöse Therapie
- Dauersubstitution mit NNR Hormonen (Hydrocortison, Prednisolon, Cortison)

medikamentöse Therapie bei Addison-Krise
- Hydrocortison (hohe Dosen i.v. und als Infusion)
- Glukose 5%ig (Infusion)
- NaCl-Lösung 0,9%ig (Infusion)
- Haemaccel (bei Schocksymptomen)

Ernährung
- leicht verdauliche, kohlenhydratreiche, eiweißreiche, vitaminreiche, kaliumarme Kost; zur Verhütung einer Hypoglykämie mehrere kleine Mahlzeiten mit leicht aufschließbaren Kohlenhydraten; ausreichende Kochsalzzufuhr

Säure-Basen-Haushalt

metabolische Azidose
- stoffwechselbedingte pH-Wert Verschiebung unter 7,37

Ursachen
- Diabetes mellitus (Überproduktion von Ketonkörpern durch mangelhafte Glukoseoxidation)
- Schock (Mangeldurchblutung der Peripherie)
- Durchfälle (Verlust von basischen Darmsäften)
- akute Niereninsuffizienz (verminderte H-Ionen-Ausscheidung)

metabolische Alkalose
- stoffwechselbedingte pH-Wert Verschiebung über 7,41

Ursachen
- Hyperemesis gravidarum (Verlust von Chlor und Kalium durch langanhaltendes Erbrechen)
- Magendrainagen (ständiger Verlust von Chlor und Kalium)
- erhöhte Alkalizufuhr

respiratorische Azidose
- atmungsbedingte pH-Wert Verschiebung unter 7,37
- mangelhaftes Abatmen von Kohlendioxid

Ursachen
- zentrale Atmungsstörungen (Schlafmittelvergiftungen, Schädelhirntraumen)
- Obstruktionen der Atemwege (Emphysem, Asthma bronchiale, Aspiration)
- Restriktionen der Atemwege (Empyem, Hämatothorax, Pneumothorax)

respiratorische Alkalose
- atmungsbedingte pH-Wert Verschiebung über 7,41
- vermehrtes Abatmen von Kohlendioxid

Ursache
- Hyperventilation bei verstärkter Erregbarkeit des ZNS

Puffersysteme zur Aufrechterhaltung des Säure-Basen-Gleichgewichtes

Puffersystem des Blutes
- Kohlensäure-Bikarbonat-Puffer
- Protein-Puffer
- Hämoglobin-Puffer
- Phosphat-Puffer

Puffersystem der Lunge
- Ausscheidung von Kohlendioxid

Puffersystem der Nieren
- Ausscheidung von aktiven H-Ionen
- Ausscheidung von Basen
- Ausscheidung von Natrium und Calcium
- Umwandlung von alkalischen Phosphaten in saure Phosphate

Testfragen

1. **Der Radio-Iod-Test ist eine Funktionsprüfung:**
   - A ☐ des Pankreas
   - B ☐ der Schilddrüse
   - C ☐ der Nebennieren
   - D ☐ der Parathyreoidea

2. **Bei einem Coma hyperglycaemicum:**
   - A ☐ wird dem Patienten Alt-Insulin verabreicht
   - B ☐ wird dem Patienten Glukose-Lösung intravenös verabreicht
   - C ☐ besteht eine Anurie
   - D ☐ kommt es zu einem Wasser- und Elektrolytverlust
   - E ☐ ist der Blutzucker stark erhöht
   - F ☐ besteht eine Ketonurie
   - G ☐ liegt der Blutzuckerspiegel weit unter der Norm

3. **Bei einem Coma hypoglycaemicum:**
   - A ☐ wird dem Patienten Depot-Insulin verabreicht
   - B ☐ wird dem Patienten Glukose-Lösung intravenös verabreicht
   - C ☐ besteht eine Anurie
   - D ☐ hat der Patient eine Kussmaul-Atmung
   - E ☐ ist der Blutzucker stark erhöht
   - F ☐ liegt der Blutzuckerspiegel weiter unter der Norm

4. **Therapie bei Gicht:**
   - A ☐ purinreiche Diät
   - B ☐ Abbau von Übergewicht
   - C ☐ harnsäuresenkende Medikamente (Allopurinol, Zyloric®)
   - D ☐ kein Alkohol
   - E ☐ Gabe von Colchicin im akuten Gichtanfall
   - F ☐ eingeschränkte Flüssigkeitszufuhr

5. **Vitamin B_{12} Mangelerscheinungen:**
   - A ☐ Hunter-Glossitis
   - B ☐ perniziöse Anämie
   - C ☐ funikuläre Myelose
   - D ☐ hämorrhagische Diathesen
   - E ☐ gestörte Thrombopoese

6. **Osteoporose:**
   - A ☐ ist eine Erkrankung des Skelettsystems mit Verlust bzw. Verminderung der Knochensubstanz
   - B ☐ kann bei festgeschrittener Erkrankung zu Spontanfrakturen führen
   - C ☐ Männer im Alter zwischen 50 und 60 Jahren sind vorwiegend betroffen
   - D ☐ bei Frauen in der Postmenopause werden prophylaktisch Östrogene verabreicht
   - E ☐ eine Therapie mit Glukokortikoiden ist angezeigt
   - F ☐ eine ausreichende Calcium- und Vitamin-D-Zufuhr ist als vorbeugende Maßnahme wichtig

---

1 B
2 A, D, E, F
3 B, F
4 B, C, D, E
5 A, B, C
6 A, B, D, F

7. **Vitamin D-Mangel im Erwachsenenalter:**
   A ☐ Patienten klagen über Skelettschmerzen und Muskelschwäche
   B ☐ führt zu einer gesteigerten Calcium- und Phosphatabsorption aus dem Dünndarm
   C ☐ zeigt sich am Knochen als Osteomalazie

8. **Aufschluss über die Stoffwechselsituation der vergangenen 4 - 8 Wochen eines Diabetikers gibt die nachfolgende Untersuchung:**
   A ☐ Durchführung des Koller-Tests
   B ☐ Feststellung des Grundumsatzes
   C ☐ Feststellung des Leistungsumsatzes
   D ☐ Kontrolle des HbA_1-Wertes
   E ☐ Anfertigung eines Blutzuckertagesprofils
   F ☐ Nachweis der noch vorhandenen Insulin-Reserven im Pankreas
   G ☐ regelmäßige Kontrolle des Säure-Basen-Haushaltes

9. **Bei einem Vitamin-B_1-Mangel können auftreten:**
   A ☐ Rachitis
   B ☐ perniziöse Anämie
   C ☐ Störungen der Nervenerregung
   D ☐ Blutungsneigungen

10. **Die Rachitis:**
    A ☐ geht mit einer Störung des Calcium-Phosphor-Haushaltes einher
    B ☐ tritt meistens in Sommermonaten auf
    C ☐ wird mit Calcium behandelt
    D ☐ beruht auf einem Vitamin-D_3-Mangel

11. **Vitamin-K-Mangelsymptome:**
    A ☐ Hypoprothrombinämien
    B ☐ hämorrhagische Diathesen
    C ☐ Infektanfälligkeit
    D ☐ depressive Reizbarkeit

12. **Welche Gefäßkomplikationen kommen beim Diabetes vor:**
    A ☐ Aortenisthmusstenose
    B ☐ Pulmonalstenose
    C ☐ Koronarsklerose
    D ☐ Retinopathie
    E ☐ Morbus Raynaud
    F ☐ Kimmelstiel-Wilson-Syndrom

13. **Krampfanfälle mit Pfötchenstellung der Hände sind charakteristisch für:**
    A ☐ Epilepsie
    B ☐ Coma hepaticum
    C ☐ Coma diabeticum
    D ☐ Tetanie
    E ☐ Eklampsie

14. **Ein Calciummangel besteht:**
    A ☐ beim Morbus Recklinghausen
    B ☐ bei der Tetanie
    C ☐ bei der Osteomalazie
    D ☐ bei der Rachitis
    E ☐ bei der Nephrolithiasis

15. **Auslösungsursachen eines Gichtanfalles können sein:**
    A ☐ Unterernährung
    B ☐ eine üppige, eiweißreiche Mahlzeit
    C ☐ erhöhter Alkoholkonsum
    D ☐ längere Ruhigstellung eines Gelenkes
    E ☐ Genuss von Speise-Eis

16. **Symptome eines tetanischen Anfalls:**
    A ☐ Geburtshelferstellung der Hände (Pfötchenstellung)
    B ☐ Bewusstlosigkeit
    C ☐ tonisch-klonische Zuckungen
    D ☐ Karpopedalspasmen
    E ☐ Parästhesien
    F ☐ Flapping-Tremor

17. **Bei der metabolischen Azidose:**
    A ☐ kommt es zu einer Abnahme des Standardbikarbonates im Blut
    B ☐ kommt es zu einer Abnahme der Kohlensäurekonzentration des Blutes
    C ☐ kommt es zu einer Verschiebung des Blut-pH-Wertes zur sauren Seite
    D ☐ liegt eine mechanische Atemstörung vor
    E ☐ handelt es sich um eine stoffwechselbedingte Störung

18. **Bei der Gicht:**
    A ☐ besteht eine Vermehrung der Harnsäure im Blut
    B ☐ handelt es sich um eine Purinstoffwechselstörung
    C ☐ kommt es zu starken Schmerzen in beiden Unterschenkeln
    D ☐ ist eine kalorien- und purinarme Kost angezeigt
    E ☐ kann die Ursache eine Mangelernährung sein

19. **Komplikationen der Gicht:**
    A ☐ aszendierende Pyelonephritis
    B ☐ deformierende Gelenkveränderungen
    C ☐ Nephrolithiasis
    D ☐ hämorrhagische Diathesen
    E ☐ Cholelithiasis

20. **Durch einen Mangel an Parathormon kommt es zu Störungen des:**
    A ☐ Kalium-Haushaltes
    B ☐ Calcium-Haushaltes
    C ☐ Phosphat-Haushaltes
    D ☐ Natriumchlorid-Haushaltes
    E ☐ Magnesium-Haushaltes

21. **Bei einem Kaliummangel können auftreten:**
    A ☐ Herzrhythmusstörungen
    B ☐ eine verstärkte Magen-Darm-Peristaltik
    C ☐ paralytischer Ileus
    D ☐ Bewusstlosigkeit
    E ☐ gesteigerte Reflexe
    F ☐ Isosthenurie

---

7 A, C
8 D
9 C
10 A, D
11 A, B
12 C, D, F
13 D
14 B, C, D

15 B, C
16 A, D, E
17 A, C, E
18 A, B, D
19 A, B, C
20 B, C
21 A, C, D, F

22. **Ursachen einer Hypokaliämie:**
    A ☐ Hämolyse
    B ☐ Crush-Niere
    C ☐ Morbus Addison
    D ☐ chronische Niereninsuffizienz mit Polyurie
    E ☐ gastrointestinaler Flüssigkeitsverlust
    F ☐ Laxanzienabusus
    G ☐ Kaliumausschwemmung aus der Zelle

23. **Ein starker Flüssigkeits- und Kaliumverlust kann entstehen:**
    A ☐ bei der Leberzirrhose
    B ☐ durch Laxanzienabusus
    C ☐ bei Verabreichung von Aldactone®
    D ☐ durch starkes Erbrechen
    E ☐ beim Morbus Cushing

24. **Kardiovaskuläre und nervale Symptome der Hyperkaliämie:**
    A ☐ Tachykardie
    B ☐ Bradykardie
    C ☐ Paraesthesien
    D ☐ Herzrhythmusstörungen
    E ☐ schlaffe Lähmungen
    F ☐ spastische Lähmungen

25. **Symptome eines ketoazidotischen Komas:**
    A ☐ starke Exsikkose
    B ☐ Hyperreflexie
    C ☐ Kussmaul-Atmung
    D ☐ schwer unterdrückbarer, bradykarder Puls
    E ☐ leicht unterdrückbarer, tachykarder Puls
    F ☐ weite, träge reagierende Pupillen
    G ☐ erhöhter Hautturgor
    H ☐ hypotoner Blutdruck mit kleiner Amplitude
    J ☐ hypertoner Blutdruck mit großer Amplitude
    K ☐ Ausatmungsluft riecht nach Aceton

26. **Ein absoluter Insulinmangel bewirkt:**
    A ☐ eine mangelhafte Glykogeneinlagerung in der Leber
    B ☐ eine Steigerung der Lipolyse und somit eine Erhöhung der freien Fettsäuren im Blut
    C ☐ ein Absinken des Blutzuckerspiegels
    D ☐ eine vermehrte Glukoseeinlagerung in die Zellen
    E ☐ eine metabolische Azidose

27. **Ursachen einer Hyperkalzämie:**
    A ☐ Steigerung der Calciumfreisetzung aus den Knochen
    B ☐ Verminderung der intestinalen Calciumabsorption
    C ☐ Steigerung der intestinalen Calciumabsorption
    D ☐ Verminderung der Calciumfreisetzung aus den Knochen
    E ☐ Verminderung der renalen Calciumsekretion
    F ☐ Steigerung der renalen Calciumsekretion

28. **Risikofaktoren der Adipositas:**
    A ☐ Hyperurikämie
    B ☐ Diabetes mellitus Typ I
    C ☐ Hypertonie
    D ☐ Ulcus ventriculi

29. **Diabetes mellitus: Typ I:**
    A ☐ ist ein insulinunabhängiger Diabetes mellitus
    B ☐ es besteht ein absoluter Insulinmangel
    C ☐ wird auch als juveniler Diabetes bezeichnet
    D ☐ wird auch als Altersdiabetes bezeichnet
    E ☐ es liegt ein relativer Insulinmangel vor

30. **Insulinom:**
    A ☐ von den B-Zellen der Langerhans-Inseln ausgehendes endokrin aktives Adenom, das zu einer Hyperinsulinämie führt
    B ☐ von den A-Zellen der Langerhans-Inseln ausgehendes endokrin aktives Adenom
    C ☐ Therapie ist die chirurgische Entfernung des Insulinoms
    D ☐ infolge der Insulinüberproduktion kommt es zu einer Hypoglykämie
    E ☐ infolge einer Insulinmangelproduktion kommt es zu einer Hyperglykämie
    F ☐ therapeutisch werden Antidiabetika (Sulfonylharnstoffe) verabreicht

31. **Diabetes mellitus: Typ I:**
    A ☐ ist ein insulinunabhängiger Diabetes mellitus
    B ☐ es besteht ein absoluter Insulinmangel
    C ☐ wird auch als juveniler Diabetes bezeichnet
    D ☐ wird auch als Altersdiabetes bezeichnet
    E ☐ es liegt ein relativer Insulinmangel vor

32. **Typ II-Diabetiker:**
    A ☐ sind meist älter als 40 Jahre
    B ☐ erkranken meist in der Jugend
    C ☐ haben labile Blutzuckerwerte
    D ☐ neigen zur Ketoazidose
    E ☐ sind fast immer übergewichtig

33. **Das Szintigramm der Schilddrüse gibt Auskunft über:**
    A ☐ Lage und Gestalt des funktionell aktiven Drüsengewebes
    B ☐ die Höhe des Grundumsatzes
    C ☐ die Stoffwechselfunktion der Schilddrüse
    D ☐ die Verteilung von radioaktivem Iod im Schilddrüsengewebe

34. **Eine Unterfunktion der Nebennierenrinde führt zum:**
    A ☐ Morbus Cushing
    B ☐ Waterhouse-Friderichsen-Syndrom
    C ☐ Morbus Addison
    D ☐ adrenogenitalen Syndrom
    E ☐ Diabetes insipidus

---

22 D, E, F
23 B, D
24 B, C, D, E
25 A, C, E, F, H, K
26 A, B, E
27 A, C, E

28 A, C
29 B, C
30 A, C, D
31 B, C
32 A, E
33 A, B
34 C

35. **Aldosteron:**
    A ☐ ist ein Mineralokortikoid
    B ☐ wird im Nebennierenmark gebildet
    C ☐ bewirkt eine Retention von Natrium und eine Ausscheidung von Kalium
    D ☐ bewirkt eine vermehrte Ausscheidung von Natrium und eine Retention von Kalium

36. **Acetongeruch in der Ausatmungsluft des Patienten ist hinweisend auf:**
    A ☐ ein beginnendes Coma diabeticum
    B ☐ eine Fäulnisdyspepsie
    C ☐ eine Insulinüberdosierung
    D ☐ einen Hungerzustand

37. **Bei der Entfernung von Epithelkörperchen kommt es zu:**
    A ☐ einer Erhöhung des Grundumsatzes
    B ☐ einem Morbus Basedow
    C ☐ einer Hypokalzämie
    D ☐ einer Hyperkalzämie
    E ☐ einer Tetanie

38. **Zu den Ketonkörpern, die beim Coma diabeticum mit dem Harn ausgeschieden werden, gehören:**
    A ☐ 17-Ketosteroide
    B ☐ Aceton
    C ☐ Acetessigsäure
    D ☐ Kreatinin
    E ☐ Harnsäure
    F ☐ Beta-Hydroxybuttersäure

39. **Mögliche Ursachen eines Coma diabeticum:**
    A ☐ Auslassen von Mahlzeiten bei gleichbleibender Insulindosis
    B ☐ Diätfehler mit erheblicher Überschreitung der verordneten Kohlenhydratmenge
    C ☐ schwere psychische Belastungen eines vorher gut eingestellten Diabetikers
    D ☐ eigenmächtige Erhöhung der Insulindosis oder der oral wirksamen Antidiabetika
    E ☐ absoluter Insulinmangel

40. **Symptome der Gicht:**
    A ☐ Schmerzen im Schultergelenk mit Druckschmerzhaftigkeit der Kapsel
    B ☐ ziehende Schmerzen in beiden Hüftgelenken
    C ☐ betroffene Gelenke sind im Anfall hochrot, teigig geschwollen und durckschmerzhaft
    D ☐ heftige Schmerzen im Großzehen-Grundgelenk
    E ☐ die Gelenke sind während des Anfalles sehr druckschmerzhaft, weisen aber sonst keine äußerlichen Veränderungen auf

41. **Erkrankung bei Hypoparathyreoidismus:**
    A ☐ Morbus Recklinghausen
    B ☐ Morbus Cushing
    C ☐ Tetanie
    D ☐ Morbus Basedow
    E ☐ Myxödem

42. **Bei der euthyreoten Struma:**
    A ☐ besteht eine Struma und eine Hyperthyreose
    B ☐ wird mit Thyreostatika behandelt
    C ☐ kann es zu inspiratorischer Dyspnö mit Stridor kommen
    D ☐ besteht eine normale Schilddrüsenfunktion
    E ☐ handelt es sich um einen exogenen Nahrungsiodmangel

43. **Die Glukokortikoide:**
    A ☐ regulieren den Kohlenhydratstoffwechsel
    B ☐ bewirken eine Zuckerneubildung aus Eiweiß
    C ☐ regulieren den Mineralstoffwechsel
    D ☐ bewirken eine Retention von Natrium und eine Ausscheidung von Kalium
    E ☐ bewirken einen Anstieg des Leberglykogens

44. **Symptome eines Myxödems:**
    A ☐ Tachykardie
    B ☐ teigige gedunsene, trockene und kühle Haut
    C ☐ Lidödeme
    D ☐ Gewichtsabnahme
    E ☐ Durchfall
    F ☐ niedriger Blutdruck, kleine Amplitude
    G ☐ verlangsamter Iodstoffwechsel
    H ☐ lebhafte Reflexe

45. **Symptome des Morbus Cushing:**
    A ☐ Akromegalie
    B ☐ Stammfettsucht
    C ☐ Hirsutismus
    D ☐ blau-rote Striae
    E ☐ Hypermenorrhö
    F ☐ Exsikkose
    G ☐ Vollmondgesicht

46. **Symptome der Hyperthyreose:**
    A ☐ Bradykardie
    B ☐ Exophthalmus
    C ☐ Erhöhung des systolischen Blutdrucks und Vergrößerung der Blutdruckamplitude
    D ☐ Glanzauge
    E ☐ Lidödeme
    F ☐ Obstipation
    G ☐ feinschlägiger Tremor
    H ☐ Hypohidrosis

47. **Symptome der Hypoglykämie:**
    A ☐ Bradykardie
    B ☐ Tachykardie
    C ☐ Schweißausbruch
    D ☐ Exsikkose
    E ☐ Hautblässe
    F ☐ hochroter Kopf
    G ☐ Areflexie
    H ☐ Kopfschmerzen

---

35 A, C
36 A, D
37 C, E
38 B, C, F
39 B, C, E
40 C, D
41 C

42 C, D, E
43 A, B, E
44 B, C, D, G
45 B, C, D, G
46 B, C, D, G
47 B, C, E, H

IX.9 Niere / Harnwege

Nierendiagnostik

Urinuntersuchungen
Harnmenge
- normal = 1200 - 1500 ml/24 Std.
- Oligurie = unter 500 ml/24 Std.
- Anurie = unter 200 ml/24 Std.
- Polyurie = über 2000 ml/24 Std.

Harnfarbe
- normal = hellgelb bis dunkelgelb, durchsichtig, klar
- bei reichlicher Flüssigkeitszufuhr = wasserhell
- bei reduzierter Flüssigkeitszufuhr oder körperlicher Anstrengung mit Schwitzen = dunkelgelb bis bräunlich
- Phosphaturie = milchig homogene Trübung bei längerem Stehenlassen des Urins durch Ausfall von Calcium- oder Magnesiumphosphaten (bakterielle Zersetzung)
- Uraturie = gelbrötlicher, schnell sedimentierender Sand durch Ausfall von harnsaurem Natron (ohne pathologische Bedeutung)
- Pyurie = schnell sedimentierende, schlierig flockige Trübung durch Eiterbeimengungen (entzündliche Erkrankungen des Urogenitalsystems)
- Hämaturie = rötlich bis fleischfarbener, getrübter Urin durch Beimengung unzerstörter Erythrozyten (starke Blutungen im Bereich der Nieren und ableitenden Harnwege)
- Bilirubinurie = bierbrauner Urin mit gelbem Schüttelschaum durch Bilirubinbeimengung (Hepatitis, Leberzirrhose, Gallensteine)

Harnreaktion
- normal = schwach sauer (pH 6)
- bei eiweißreicher Kost = sauer (pH bis 4,8)
- bei vegetarischer Kost = alkalisch (pH bis 7,2)
- pH unter 4,5 bei Fieber, Diarrhö, diabetischer Azidose, malignen Prozessen mit gesteigertem Eiweißzerfall
- pH über 7,2 bei respiratorischer oder metabolischer Alkalose, Infektionen der Nieren und ableitenden Harnwege

Harnkonzentration
- normal = zwischen 1012 und 1024
- Isosthenurie = gleichbleibende Harnkonzentration zwischen 1010 und 1012 unabhängig von der Flüssigkeitszufuhr
- Hyposthenurie = ständig schwach konzentrierter Harn auch bei reduzierter Flüssigkeitszufuhr

Harngeruch
- faulig-übelriechend bei malignen Prozessen der ableitenden Harnwege
- stechender Uringeruch durch Ammoniak-Zersetzung (bei länger stehendem Urin, Bettnässern, inkontinenten Patienten, Stauungszuständen in der Blase)
- obstartiger Geruch (Ketonurie) durch Aceton im Urin (bei Diabetes mellitus, langanhaltendem Erbrechen, Fieber, Hunger)

Eiweißnachweis
- qualitative Eiweißbestimmung durch Sulfosalicylsäure, Kochprobe oder Teststäbchen
- quantitative Eiweißbestimmung durch die Esbach-Probe oder Biuret-Reaktion
- Nachweis pathologischer Eiweißkörper (Bence-Jones)

Zuckernachweis
- qualitative Zuckerbestimmung durch Teststäbchen
- quantitative Zuckerbestimmung mit Polarimeter

Harnsediment
- Nierenepithelien, Blasenepithelien, Erythrozyten, Leukozyten, Bakterien, Zylinder

Bakteriennachweis
- Teststreifen zur Schnelldiagnostik
- quantitative Bestimmung durch Uricult-Verfahren
- Harnkultur zum Erregernachweis und zur Resistenzbestimmung

Blutuntersuchungen
- Bestimmung der harnpflichtigen Stoffe (Harnstoff, Harnsäure, Kreatinin)
- Bestimmung der Serumelektrolyte (Natrium, Chlorid, Calcium, Kalium, Phosphate)
- Elektrophorese

Nierenfunktionsprüfungen
Konzentrationsversuch nach Volhard
- Prüfung der Nierenkonzentrationsfähigkeit
- nach 12-24 stündigem Dursten konzentriert die gesunde Niere den Urin auf mindestens 1030

Clearance - Untersuchungen
- Clearance = Einheit der Blutplasmamenge, die beim Durchfluss durch die Nieren in einer Minute vollständig von der harnpflichtigen Testsubstanz befreit wird
- Clearance - Untersuchungen ermöglichen eine getrennte Beurteilung der Leistungsfähigkeit von Glomeruli und Tubuli (Inulin-, Kreatinin-, Harnstoff-, Harnsäure-, Kalium-, Calcium- und PAH-Clearance)

Phenolrotprobe
- Prüfung der exkretorischen Funktion des proximalen Tubulus
- Feststellung, der im Harn ausgeschiedenen Testsubstanz (z.B. nach 15, 30, 60 Minuten) nach i.v. Injektion von 6 mg Phenolphthalein

Röntgen
Abdomenleeraufnahme
- Aussagen über Größe, Form und Lage der Nieren
- Nachweis von schattengebenden Steinen in den ableitenden Harnwegen

Ausscheidungsurographie
- Darstellung des Nierenbeckens und der ableitenden Harnwege nach i.v. injizierten Röntgenkontrastmitteln

retrograde Urographie
- Darstellung der ableitenden Harnwege und des Nierenbeckens nach Kontrastmittelapplikation durch einen Ureterkatheter

Renovasographie
- Darstellung der Nierengefäße zur Diagnosesicherung bei nierenbedingten Bluthochdruckformen

Sonographie
- Ultraschalluntersuchung zur Beurteilung von Lage und Größe der Nieren und zum Nachweis von Nierensteinen, Zysten und Tumoren

Isotopenuntersuchung
Nierenszintigraphie
- Darstellung von Lage, Form und Größe der Nieren

Isotopennephrographie
- Prüfung der Nierenfunktion (Durchblutung, tubuläre Sekretion, Konzentration, Entleerung)

Nierenbiopsie
- Gewinnung von Nierengewebe zur histologischen Untersuchung (unter sonographischer Kontrolle oder nach operativer Nierenfreilegung)

Augenhintergrunduntersuchung
- Gefäßveränderungen bei renaler Hypertonie

Akute diffuse Glomerulonephritis

- Nierenentzündung, die vorwiegend das arterielle Kapillarnetz (Wunderknäul) der Niere betrifft

Ursachen
- allergisch-entzündliche Reaktion (Antigen-Antikörperreaktion) der Nierenkapillaren nach Infektionen mit hämolysierenden, nephrotropen Streptokokken (Tonsillitis, Angina, Scharlach, Otitis media, Sinusitis, Zahnabszess, Nasennebenhöhlenerkrankungen, Pneumonie, Furunkulose, Harnweginfekte)

Verlauf
- betrifft überwiegend Kinder und junge Menschen unter 30 Jahren
- 5-20 Tage nach Infektion mit hämolysierenden Streptokokken kommt es zu allergischen Entzündungen der Glomeruluskapillaren
- das akute, allergisch entzündliche Stadium dauert ca. 6-8 Wochen und führt häufig innerhalb weniger Wochen zur Frühheilung oder im Verlauf von 2 Jahren zur Spätheilung

Symptome
- Appetitlosigkeit, Müdigkeit
- Kopfschmerzen (Hochdruck, Hirnödem)
- Gliederschmerzen (Kapillarentzündung)
- Kreuzschmerzen (Nierenschwellung)
- Blässe der Haut, Fieber
- Erbrechen, starkes Durstgefühl
- Gewichtszunahme, Gesichtsödeme
- Ödeme im lockeren Bindegewebe
- Oligurie bis Anurie
- Hämaturie, Proteinurie
- Zylinder, Erythrozyten und Leukozyten im Harnsediment
- Blutdruckerhöhung, Bradykardie
- Sehstörungen (Netzhautödeme)
- Atemnot, Bewusstseinstrübung

Komplikationen
- Übergang in eine chronische Glomerulonephritis mit Schrumpfnieren
- akutes Nierenversagen (Urämie)
- akutes Lungenödem
- akutes Linksherzversagen durch extreme Blutdrucksteigerung
- ausgeprägte Hirnödeme mit generalisierten Krämpfen (Pseudoeklampsie), Bewusstlosigkeit und vorübergehender Erblindung

therapeutische Maßnahmen
medikamentöse Therapie
- Penicillin (hohe Dosen zur Infektbekämpfung)
- Diuretika
- Glukokortikoide (bei nephrotischem Syndrom)

operative Maßnahmen
- Herdsanierung unter Penicillinschutz nach klinischer Ausheilung der Erkrankung (Tonsillitis, Zahngranulome)

therapeutische Eingriffe
- Hämodialyse (bei Nierenversagen)

Ernährung
- Einschränkung der Eiweißzufuhr, natriumarm bei Ödemen und Hypertonie
- reduzierte Flüssigkeitszufuhr (Urinmenge des Vortages plus 500 ml)

Pyelonephritis

- akut oder chronisch verlaufende Entzündung der Nierenbecken mit Nierenparenchymbeteiligung

Ursachen
- bakterielle Entzündung des Nierenbeckens und Nierenparenchyms (ein- oder beidseitig) durch aufsteigende oder hämatogene Infektionen
- Erreger = E. coli, Enterokokken, Proteus, Aerobacter, Pyozyaneus
- Ursachen für aufsteigende Infektionen = Steine, Tumoren, Missbildungen, Strikturen, Dauerkatheter, Katheterismus, Blasenspülungen (Gravidität, "Säuglingsalter")
- Ursachen für hämatogene Infektionen = Zahngranulome, Nasennebenhöhlenvereiterungen, Tonsillitis, Entzündungen im Bauchraum

Verlauf
akute Pyelonephritis
- bei rechtzeitiger Diagnose und Therapie besteht eine gute Prognose
- neigt zu Rezidiven

chronische Pyelonephritis
- entwickelt sich in der Regel aus einer nicht ausgeheilten akuten Pyelonephritis
- wird wegen ihres symptomarmen- bzw. symptomlosen Verlaufs häufig erst spät erkannt
- hat eine wesentlich schlechtere Prognose als die akute Pyelonephritis und neigt zum Übergang in die kompensierte und dekompensierte Niereninsuffizienz

Symptome
akute Pyelonephritis
- Zystitis (Pollakisurie, Harnbrennen)
- kolikartige Rückenschmerzen, die in die Schamgegend ausstrahlen
- klopfschmerzhaftes Nierenlager
- plötzlich einsetzendes, septisches Fieber mit Schüttelfrost
- Erbrechen, Durstgefühl, Mattigkeit

chronische Pyelonephritis
- häufig symptomarm bis symptomlos
- allg. Krankheitsgefühl, Appetitlosigkeit
- Abnahme der Leistungsfähigkeit
- evtl. geringe Temperaturerhöhung
- Blässe, Polyurie

Komplikationen
akute Pyelonephritis
- Übergang in eine chronische Pyelonephritis

chronische Pyelonephritis
- zunehmende Niereninsuffizienz
- zunehmende Hypertonie mit Linksherzinsuffizienz
- pyelonephritische Schrumpfniere mit Übergang zur Urämie

therapeutische Maßnahmen
medikamentöse Therapie
- Antibiotika (gezielte Therapie nach Resistenzbestimmung)
- Sulfonamide (zur Rezidivprophylaxe und Langzeittherapie)

operative Maßnahmen
- evtl. Beseitigung der Harnwegsobstruktion

Ernährung
- reichliche Flüssigkeitszufuhr (etwa 2 l pro Tag)
- Blasentee trinken lassen

Akutes Nierenversagen

Ursachen
- Schock
- Vergiftung
- akute Glomerulonephritis
- Harnverhaltung durch Verlegung der ableitenden Harnwege

Symptome
- Oligurie (unter 500 ml/Tag) oder Anurie (unter 100 ml/Tag)
- Ödeme
- Anstieg der harnpflichtigen Substanzen im Blut
- Störungen des Elektrolythaushaltes

Therapie
- Behandlung der Grundkrankheit
- hochdosierte Gabe entwässernder Medikamente (z.B. Lasix)
- bilanzierte Zufuhr von Wasser und Elektrolyten
- vorübergehende Dialyse (Blutwäsche)

Urämie

- Harnvergiftung

Ursachen
akute Urämie
- Crush-Nieren (nach Quetschungen kommt es zu Verstopfungen der Tubuli durch abgebautes Myoglobin)
- Schock-Nieren (Minderdurchblutung der Nieren)
- Toxinwirkung (Arsen, Quecksilber, Sublimat, Tetrachlorkohlenstoff)
- Hämolyse (Fehltransfusion, Seifenabort)

chronische Urämie
- chronische Glomerulonephritis
- chronische Pyelonephritis
- Zystennieren
- diabetische Nephropathie
- Schrumpfnieren
- Phenacetin-Nieren

- maligne Hypertonie
- Gicht
- Nierentuberkulose
- Hydronephrose bei chronischer Verlegung der ableitenden Harnwege

Symptome
Allgemeinsymptome
- Müdigkeit, Appetitlosigkeit, Kopfschmerzen, Muskelschwäche, Durst, trockene, belegte Zunge, Juckreiz, Foetor uraemicus (urinöser Mundgeruch)

Atmung
- Lungenödem
- Kußmaul-Atmung (später in die Cheyne-Stokes-Atmung übergehend)

Herz-Kreislauf
- Hypertonie, EKG-Veränderungen
- Linksherzinsuffizienz, Lungenödem
- Perikarditis mit Perikarderguss

Harnausscheidung
- Oligurie, Anurie

Serum
- Erhöhung von Harnstoff, Harnsäure und Kreatinin
- metabolische Azidose
- Anämie
- Thrombozytopenie mit Blutungsneigung
- Hypoproteinämie

Magen-Darm-Trakt
- Gastroenterokolitis mit Erbrechen, blutigen Durchfällen und Kachexie

ZNS
- Konzentrationsschwäche, Krampfneigung, Wesensveränderungen, Verwirrtheitszustände
- Somnolenz, Bewusstlosigkeit, Koma

therapeutische Maßnahmen
medikamentöse Therapie
- Natrium-Bikarbonat (bei metabolischer Azidose)
- Antihypertensiva (bei Hypertonie)
- Digitalis (bei Herzinsuffizienz)
- Antibiotika (Infektionsprophylaxe)
- Diuretika
- Calcitriol (Vitamin D)
- Beta-Rezeptorenblocker
- evtl. Analgetika
- Paspertin (gegen Übelkeit)
- Allopurinol (bei Hyperurikämie)

therapeutische Eingriffe
- Legen eines zentral-venösen Zugangs
- evtl. Transfusion von Erythrozytenkonzentrat (bei Anämie)
- Anlegen eines Cimino-Shunts
- Hämodialyse

operative Maßnahmen
- Nierentransplantation

Ernährung
- kaliumarm bei Hyperkaliämie
- natriumarm bei Hypertonie und Ödemen
- Einschränkung der Eiweißzufuhr, etwa 40 g täglich (sog. Schwedendiät: 16-20 g frei ausgewähltes Eiweiß und Substitution von 20 g essentiellen Aminosäuren - EAS oral)
- ausreichende Kalorienzufuhr, vorwiegend Kohlenhydrate
- Flüssigkeitszufuhr etwa 3 l täglich

Harnweginfektion

- Entzündungen von Harnröhre, Harnblase, Harnleiter und Nierenbecken
- meistens handelt es sich um aufsteigende Infektionen, d.h. die Erreger dringen über die Harnröhre in den Körper ein und breiten sich aus

Erreger
- Bakterien, überwiegend aus dem Darm

Risikofaktoren
- Verengungen der Harnröhre, Restharnbildung
- mangelnde Hygiene
- Kälte und Nässe
- Harnsteine
- Diabetes mellitus
- Blasenkatheter
- Schwangerschaft

Symptome
- Brennen und Jucken beim Wasserlassen (Dysurie)
- häufiger Harndrang (Pollakisurie)
- Urin dunkel, flockig und stark riechend
- Schmerzen im Unterbauch und/oder am Rücken (Nierenlager)
- Fieber (bei Beteiligung des Nierenbeckens)

Therapie
- ausreichende Flüssigkeitszufuhr (mindestens 2 Liter pro Tag)
- Wärme, Ruhe
- Blasentee
- Antibiotika (nach Testung der Bakterien im Urin)
- wichtig: Urinkontrolle nach Abschluss der Antibiotikagabe

Komplikationen
- rezidivierende Harnweginfektionen
- chronische Nierenbeckenentzündung
- Schrumpfnieren mit Niereninsuffizienz

Harnsteine

- zu Steinen kristallisierte Bestandteile des Harns
- Größe eines Grießkorns bis zum vollständigen Ausfüllen des Nierenbeckens

- bestehen aus Calcium, Phosphat, Oxalsäure und Harnsäure
- entstehen im Bereich des Nierenbeckens und können durch Harnleiter, Harnblase und Harnröhre nach außen wandern

Risikofaktoren
- mangelnde Flüssigkeitszufuhr
- Harnweginfektionen
- Gicht

Symptome (bei Steinen, die durch die Harnleiter wandern)
- starke, kolikartige Schmerzen im Rücken, die in Bauch und Leisten ausstrahlen
- blutiger Urin

Therapie
bei Koliken:
- krampflösende Mittel (z.B. Buscopan)
- Schmerzmittel
- große Mengen Flüssigkeit
- Bewegung (Hüpfen, Laufen)
- Auffangen des Steins zur Analyse (Urin sieben)

zur Entfernung der Steine:
- Zertrümmerung durch Stoßwellenbehandlung (ESWL)
- endoskopische oder operative Entfernung
- selten ist medikamentöse Auflösung möglich

Prophylaxe
- ausreichende Flüssigkeitszufuhr (mindestens 2 Liter pro Tag)
- spezielle Diät (je nach Steinzusammensetzung)
- Medikamente zur Einstellung eines optimalen Urin-pH-Wertes (z.B. Uralyt)

Prostataadenom

Synonym: (benigne) Prostatahyperplasie, Prostatahypertrophie
- gutartige, vom Drüsengewebe der Vorsteherdrüse ausgehende Geschwulst, die bedingt durch die Gewebezunahme zur Vergrößerung des Organes führt
- Folge ist eine Einengung der Harnröhre, die eine Abflussbehinderung des Harns verursacht und - bei fehlender Behandlung - eine Schädigung der Nieren zur Folge hat
- das Prostataadenom betrifft vorwiegend Männer in fortgeschrittenem Lebensalter

Diagnosestellung
- Anamnese
- manuelle Untersuchung (transrektale Palpation), tastbar ist die vergrößerte, in fortgeschrittenem Stadium prall gespannte, gleichmäßig verhärtete Prostata
- die *Sonographie* (Ultraschalluntersuchung) gibt Auskunft über die Restharnmenge und die Größe der Prostata
- Restharnbestimmung
- *Zystoskopie* (Blasenspiegelung) zur Beurteilung der Größe und Ausdehnung des Adenoms
- bei der *Uroflowmetrie* (Harnstrahlmessung) ist eine deutliche Abschwächung des Harnstrahles zu beobachten
- Röntgen - Übersichtsaufnahme und Ausscheidungsurogramm geben Auskunft über die Nierenfunktion und evtl. vorhandene Prostatasteine
- mittels Urographie und Ureterozystoskopie lässt sich das exakte Ausmaß der Prostatavergrößerung bestimmen
- Prostatapunktion mit Biopsie bei vorliegendem Verdacht auf Prostatakarzinom

labormedizinische Untersuchungen
- Urinuntersuchung (Urinstix, Urinstatus und Urinkultur) zur Diagnose eines vorliegenden Harnweginfektes
- Blutuntersuchungen: Kreatinin und Harnstoff im Serum (1 ml - Probe) zur Prüfung der Nierenfunktion, Tumormarker (PSA, saure Phosphatase) zum Ausschluss eines Prostatakarzinoms

Symptome, Komplikationen, Therapie
Krankheitsstadien

Stadium I
- geringgradige Vergrößerung
- die Harnblasenmuskulatur muss einen gesteigerten Druck in der Blase erzeugen, um das Abflusshindernis (Harnröhrenverengung) zu überwinden → Verstärkung der Blasenmuskelwand

Krankheitszeichen
- tastbare Vergrößerung der Prostata
- Reizblase: durch vorhandenen Widerstand verzögertes und erschwertes Wasserlassen
- *Pollakisurie* (häufiger Harndrang mit Entleerung kleiner Urinmengen): der Betroffene muss längere Zeit warten, bis der Harnfluss in Gang kommt, die Blase kann nur durch Einsatz der Bauchpresse entleert werden, der Urinstrahl wird schwächer, kleine Harnmengen tropfen nach; meist finden sich Urinspuren in der Wäsche
- *Nykturie* (nächtliches Wasserlassen)
- eine vollständige Blasenentleerung ohne Restharnbildung ist noch möglich

mögliche Folgen
- akuter Harnverhalt

therapeutische Maßnahmen
- Verhindern einer Überfüllung der Harnblase
- keine Zufuhr kalter Getränke

- Vermeiden von Feuchtigkeit und Kälte im Bereich der Prostata (begünstigt Entzündungen)
- pflanzliche Präparate können zur Linderung der Beschwerden führen, tragen jedoch nicht zur Heilung oder Verzögerung des Fortschreitens der Erkrankung bei
- ß-Rezeptorenblockern bewirkt eine Entspannung der glatten Muskulatur und somit eine Linderung der Beschwerden

Stadium II
- zunehmende Vergrößerung
- die Blasenmuskulatur ist bei zunehmendem Widerstand nicht mehr in der Lage, ausreichenden Druck zur vollständigen Blasenentleerung aufzubauen

Krankheitszeichen
- Identisch mit Stadium I
- durch unvollständige Blasenentleerung jedoch Rückstau des Urins mit nachweisbarem Restharn (klinisch relevant sind Restharnmengen ab 30 ml)

mögliche Folgen
- akuter Harnverhalt
- Bildung von Harnblasensteinen
- Harnweginfektion durch Keimvermehrung im Restharn (tritt v.a. bei chronischer Restharnbildung auf) → *Pyelonephritis* (Nierenbeckenentzündung)
- Schädigung der Nieren durch Harnrückstau: tubuläre Insuffizienz (Nierenfunktionsstörung) mit *Polyurie* (häufiges Wasserlassen), gesteigertes Durstgefühl, Harnstoff- und Kreatininanstieg im Blut
- Nierenversagen und *Urämie* (Harnvergiftung des Organismus)

therapeutische Maßnahmen
- operativer Eingriff zur Verkleinerung / Teilentfernung der Prostata
  - transurethrale Resektion ("Abhobelung / -schälung des Gewebes und Entfernung über die Harnröhre)
  - suprapubische Prostatektomie (Eingriff über die Bauchhaut, bei dem der Drüsenkörper ausgehöhlt wird)
- konservative Nieren- und Blasenentlastung
  - suprapubische Drainage
  - Anlage einer Harnblasenfistel
  - Dauerkatheter

Stadium III
- erhebliche Vergrößerung
- die Vergrößerung der Prostata führt zur nahezu völligen Harnröhrenverlegung, der Widerstand nimmt zu → die Harnblasenmuskulatur kann ihre Funktion nicht mehr erfüllen → Schrumpfung und Tonusverlust der Muskulatur

Krankheitszeichen
- vergrößerte, prall gespannte, gleichmäßig verhärtete Prostata
- vollständiger, chronischer Harnverhalt mit *Überlaufblase* (maximaler Füllungszustand der Harnblase mit ständigem, unwillkürlichem Harnabgang)

mögliche Folgen
- wie im Stadium II

therapeutische Maßnahmen
- schrittweise Entlastung durch Katheterismus
- im weiteren Verlauf suprapubische Harnableitung
- Elektroresektion (sobald dies unter Berücksichtigung des Allgemeinzustandes des Patienten und der Nierenfunktion möglich ist)

Phimose

- angeborene oder durch chronisch entzündliche Erkrankungen (Geschlechtskrankheiten, Balanitis o.ä.) erworbene Verengung der Penisvorhaut
- die Vorhautöffnung ist von geringerem Durchmesser als der Eichelumfang
- die Vorhaut lässt sich nicht mehr über die Eichel zurückstreifen
- Bei unvollständiger oder relativer Phimose kann die Vorhaut nur bei der Erektion nicht mehr über die Eichel zurückgestreift werden
- beim Kleinkind bis zum 2. Lebensjahr ist die Phimose physiologisch

Komplikationen
- Schleimhauterosionen und Entzündungen durch zurückbleibenden Harn
- Balanitis (Entzündung der Eichel)
- Posthitis (Vorhautentzündung)
- Peniskarzinom bei chronischer Entzündung
- Paraphimose (Strangulation der Eichel durch die zurückgestreifte, nicht reponierbare Vorhaut)

Therapie
- beim Kleinkind Versuch der stumpfen Dehnung
- *Zirkumzision* (ringförmige Entfernung der verengten Vorhaut)
- Erweiterungsplastik

Zirkumzision   Erweiterungsplastik

Paraphimose
- Strangulation der Eichel durch die zurückgestreifte, nicht reponierbare Vorhaut
- tritt bevorzugt bei bereits bestehender *Phimose* (Vorhautverengung) auf

- die hinter die Eichel zurückgezogene, enge Vorhaut kann durch ein sekundäres Ödem (Lymphstauung) nicht mehr nach vorn über die Eichel gestreift werden
- es entsteht ein Schnürring hinter dem Eichelkranz

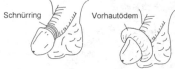

Ursachen
- gewaltsames Zurückziehen der verengten Vorhaut
- Pflegefehler nach erfolgter Intimpflege oder nach transurethralem Harnblasenkatheterismus: die Vorhaut wird nach der Pflegemaßnahme nicht wieder über die Eichel gestreift

Komplikationen
- Störungen der Blutzirkulation im Bereich der Eichel
- Nekrosenbildung

Therapie- und Pflegemaßnahmen
- sofortiger manueller Repositionsversuch (Zurückschieben der Vorhaut mit der Hand)
- bei Erfolglosigkeit Repositionsversuch in Lokalanästhesie (Peniswurzelblock)
- ist die Reposition nicht möglich, wird eine dorsale Inzision (Einschnitt) des Schnürringes in Narkose vorgenommen
- Zirkumzision (Beschneidung der verengten Vorhaut) nach Abschwellung der Vorhaut

Harninkontinenz

- Incontinentia urinae
- Unvermögen, Harn willkürlich zurückzuhalten

Stressinkontinenz
- Belastungsinkontinenz
- unwillkürlicher Harnverlust bei Druckerhöhung im Bauchraum (Husten, Niesen, Pressen, schweres Heben)

Ursache
- Schwächung des Schließmuskelsystems am Blasenausgang durch Traumen (Operationen, Geburten, Verletzungen) oder Degeneration (Bindegewebsschwäche im Alter)

Therapie
- Beckenbodengymnastik
- operative Korrektur der Blasenposition bzw. der Beckenbodenmuskulatur

Dranginkontinenz
- Urgeinkontinenz
- Harndrang mit unwillkürlichem Harnverlust infolge einer Überaktivität des Blasenmuskels trotz intakten Harnröhrenverschlusses

motorische Dranginkontinenz
- durch den Füllungsreiz oder durch äußere Reize (Berührung, psychische Einflüsse, Angst) werden Blasenkontraktionen ausgelöst, die zum Harndrang führen; dieser kann nur für sehr kurze Zeit unterdrückt werden; danach erfolgt ein unwillkürlicher Harnabgang

sensorische Dranginkontinenz
- eine reflektorische Öffnung des Schließmuskels löst den unfreiwilligen Harnabgang aus

Ursachen
- chronische Entzündungen
- Prostatavergrößerung, Harnröhrenstenose
- Tumoren, Bestrahlungen
- psychovegetative Ursachen
- Schlaganfall, Demenz, Hirntumor
- Parkinson-Krankheit
- Blasen-Urethra-Atrophie durch Östrogenmangel bei Frauen

Therapie
- bei Harndrang muss die sofortige Möglichkeit zur Miktion bestehen (Toilette oder ein Steckbecken und Klingel immer in Reichweite)
- Toilettentraining
- medikamentöse Dämpfung der Entleerungsreflexe (Parasympatholytika, Anticholinergika)
- Beseitigung der Ursache (z.B. Infektbehandlung)

Reflexinkontinenz
- pathologische Reflexsteuerung der Harnblase und des Schließmuskels stören das willkürlich kontrollierte Entleeren der Blase (= autonome Blase)
- unkontrollierte (reflektorische) Blasenentleerung durch unterschiedlichste Reize
- Harndrang und Harnabgang werden nicht wahrgenommen

Ursachen
- Unterbrechung der Nervenbahnen oberhalb des sakralen Miktionszentrums (z.B. bei Querschnittlähmung oder bei Multipler Sklerose)

Therapie
- intermittierender Katheterismus (3- bis 5-mal täglich)
- Blasenklopftraining zur Auslösung einer reflektorischen Harnblasenentleerung

Überlaufinkontinenz
- unwillkürlicher Abgang geringer Urinmengen bei prall gefüllter Blase

Ursachen
- Entleerungsbehinderung durch Prostatavergrößerung, Harnröhrenstriktur oder eine autonome Blase

Therapie
- operative Beseitigung der Abflussbehinderung

extraurethrale Harninkontinenz
- Urinabgang über pathologische Fistelgänge (z.B. zwischen Harnblase / -röhre und Scheide bzw. Rektum)

Ursachen
- angeborene Missbildungen
- traumatische oder entzündliche Veränderungen

Therapie
- korrigierende operative Maßnahmen.

Testfragen

1. **Bei welchen Erkrankungen der Niere besteht eine Hämaturie:**
   A ☐ Glomerulonephritis
   B ☐ Herdnephritis
   C ☐ Glomerulo-Sklerose
   D ☐ Glomerulo-Nephrose

2. **Symptome des akuten Nierenversagens:**
   A ☐ Hyperkaliämie
   B ☐ Hypokaliämie
   C ☐ Harnstoffanstieg
   D ☐ Polyurie
   E ☐ Oligo-Anurie
   F ☐ flache Atmung
   G ☐ vertiefte Atmung
   H ☐ septisches Fieber

3. **Welche Komplikationen können bei einer chronischen Pyelonephritis auftreten:**
   A ☐ nekrotisierende Papillitis
   B ☐ Pyonephrose
   C ☐ Ren mobile
   D ☐ Nephrosklerose

4. **Ursachen der Urämie:**
   1) Crush-Niere
   2) entzündliche Schrumpfniere
   3) Vergiftungen
   4) intravasale Hämolyse
   5) nephrotische Schrumpfniere
   6) pyelonephritische Schrumpfniere
   7) Kimmelstiel-Wilson-Syndrom
   8) reflektorische Anurie
   A) akute Ursachen
   B) chronische Ursachen

   A.................B.................

5. **Indikationen für eine Dialysebehandlung:**
   A ☐ Nephrolithiasis
   B ☐ akutes Nierenversagen
   C ☐ Nephroblastom
   D ☐ Nephroptose
   E ☐ chronische Niereninsuffizienz (Urämie)

6. **Als Folgewirkungen eines Nierenversagens kommt es durch Ausscheidungsstörungen und bei abnehmender innersekretorischer Funktion der Niere:**
   A ☐ zum Anstieg der harnpflichtigen Substanzen im Blut
   B ☐ zu niedrigen Kaliumwerten im Blut
   C ☐ zu Störungen des Calcium-Phosphathaushaltes
   D ☐ zur Anämie
   E ☐ zum Blutdruckanstieg
   F ☐ zum Blutdruckabfall

7. **Symptome der akuten Zystitis:**
   A ☐ Hämaturie
   B ☐ Pollakisurie
   C ☐ Dysurie
   D ☐ Erbrechen
   E ☐ Pyurie
   F ☐ Harnstrahlunterbrechungen

8. **Bei welchen Erkrankungen der Nieren bestehen Ödeme:**
   A ☐ Glomerulonephritis
   B ☐ Herdnephritis
   C ☐ Glomerulo-Sklerose
   D ☐ Glomerulo-Nephrose

9. **Ursachen des akuten, postrenalen Nierenversagens:**
   A ☐ Mangel an intravaskulärem Volumen
   B ☐ akute, diffuse Glomerulonephritis
   C ☐ Nierennekrosen
   D ☐ Prostatahypertrophie
   E ☐ Kompression der Ureteren
   F ☐ Ureterenfibrose
   G ☐ Thrombosen der Nierengefäße

10. **Welche therapeutischen Maßnahmen sind bei der akuten Glomerulonephritis notwendig:**
    A ☐ absolute Bettruhe
    B ☐ Penicillingaben
    C ☐ natriumarme Diät
    D ☐ natriumreiche Diät
    E ☐ eiweißreiche Diät
    F ☐ eiweißarme Diät

11. **Eine tägliche Urinmenge über 2000 ml wird bezeichnet als:**
    A ☐ Isosthenurie
    B ☐ Anurie
    C ☐ Nykturie
    D ☐ Oligurie
    E ☐ Polyurie

---

1 A, B
2 A, C, E, G
3 A, B
4 A = 1, 3, 4, 8; B = 2, 5, 6, 7

5 B, E
6 A, C, D, E
7 B, C, E
8 A, D
9 D, E, F
10 A, B, C, F
11 E

12. Zu welcher abakteriellen Nierenerkrankung kann es ein bis drei Wochen nach einer hämolysierenden Streptokokkeninfektion (Angina, Scharlach, Sinusitis) kommen:
A ❑ akuten, diffusen Glomerulonephritis
B ❑ akuten Pyelonephritis
C ❑ Herdnephritis

13. Bei einem Patienten mit einem Cimino-Shunt am Arm (subkutane Fistel) darf:
A ❑ an dem Arm kein Blutdruck gemessen werden
B ❑ an dem Arm keine venöse Stauung angelegt werden
C ❑ an dem Arm kein fester Verband angelegt werden
D ❑ an dem Arm keine Infusion angelegt werden

14. Nierenzysten:
A ❑ treten nur einseitig auf
B ❑ werden als solitäre Nierenzysten bezeichnet
C ❑ können einseitig oder doppelseitig auftreten
D ❑ können erworben oder angeboren sein
E ❑ sind immer angeboren
F ❑ sitzen oft am oberen oder unteren Nierenpol
G ❑ bilden sich immer in der Mitte des Nierenbeckens in Höhe der Uretereinmündung
H ❑ können maligne entarten
J ❑ sollten immer total entfernt werden
K ❑ sind harmlos und werden nicht behandelt

15. Die Pyelonephritis entsteht:
A ❑ über aszendierende Infektionswege
B ❑ über deszendierende Infektionswege
C ❑ als hämatogene Infektion
D ❑ durch Intoxikation
E ❑ auf der Grundlage einer Allergie

16. Wo treten die Ödeme der akuten Glomerulonephritis bevorzugt auf:
A ❑ in den abhängenden Körperpartien
B ❑ im Nierenlager
C ❑ im lockeren Bindegewebe um die Augen

17. Unter Dialyse versteht man:
A ❑ die Diffusion von NaCl in das Gewebe
B ❑ das Unvermögen, in den Tubuli harnpflichtige Stoffe auszuscheiden
C ❑ die Retention von Mineralien im Gewebe
D ❑ die Möglichkeit, harnpflichtige Stoffe über semipermeable Membranen abzugeben

18. Eine Peritonealdialyse darf nicht durchgeführt werden:
A ❑ bei chronischer Niereninsuffizienz
B ❑ bei diffuser Peritonitis
C ❑ beim Lungenödem
D ❑ bei frischen Bauchtraumen

19. Welche Aussagen sind richtig:
A ❑ das Prostata-Adenom geht von den periurethralen Drüsen aus
B ❑ das Prostata-Adenom geht von der Innendrüse aus
C ❑ die Hormonbehandlung des Prostatakarzinoms führt zur Größenzunahme der Brüste
D ❑ die Hormonbehandlung des Prostatakarzinoms führt zur Größenzunahme der Prostata
E ❑ die Hormonbehandlung des Prostatakarzinoms führt zum Rückgang von Primärgeschwulst und Metastasen
F ❑ das Prostata-Adenom wird irreführenderweise als Prostatahypertrophie bezeichnet
G ❑ das Prostata-Adenom ist ein bösartiger Tumor der Prostata
H ❑ das Prostata-Adenom tritt gehäuft jenseits des fünfzigsten Lebensjahres auf

20. Bei der akuten Glomerulonephritis handelt es sich pathogenetisch um:
A ❑ eine direkte Streptokokkenschädigung am Glomerulus
B ❑ eine direkte Staphylokokkenschädigung am Glomerulus
C ❑ eine abakterielle, postinfektiöse Nephritis
D ❑ die Auswirkungen einer Antigen-Antikörperreaktion

21. Symptome der akuten Pyelonephritis:
A ❑ Pollakisurie
B ❑ Harnsediment: reichlich Leukozyten
C ❑ Harn: Urobilinogen negativ
D ❑ Isosthenurie
E ❑ Erbrechen
F ❑ Fieber - septischer Typ
G ❑ Harnstoff im Serum extrem erhöht

22. Welche Aussagen zum Megaureter sind nicht richtig:
A ❑ es handelt sich um die schwerste Form der angeborenen kindlichen Harnwegsmissbildungen
B ❑ es handelt sich um eine leichte Form eines Korkenzieherureters
C ❑ es kann zu monströsen Erweiterungen des Harnleiters kommen mit kontinuierlichem Verlust der funktionellen Nierenleistung
D ❑ die Krankheit kann jahrelang symptomlos verlaufen
E ❑ der Megaureter verursacht von Anfang an typische Zeichen wie Fieberschübe und renalen Zwergwuchs
F ❑ im jugendlichen Alter neigen leichte Formen ohne Infektion zur spontanen Rückbildung
G ❑ alle fortgeschrittenen Fälle bedürfen einer operativen Therapie
H ❑ ein Megaureter im jugendlichen Alter sollte sofort, einschließlich der zugehörigen Niere, exstirpiert werden

---

12 A
13 A, B, D
14 B, C, D, F, H, J
15 A, C
16 C
17 D
18 B, D

19 A, C, E, F, H
20 C, D
21 A, B, E, F
22 B, E, H

23. **Worauf sind die Ödeme bei der akuten Glomerulonephritis hauptsächlich zurückzuführen:**
    A ☐ Harnstoffanstieg
    B ☐ Proteinmangel
    C ☐ Hyperproteinämie
    D ☐ Kapillarschädigung

24. **Die Hodentorsion:**
    A ☐ hat immer eine traumatische Ursache
    B ☐ kann nach Belastungen (Springen oder Rad fahren) auftreten
    C ☐ ist eine Drehung des abnorm beweglichen Hodens um die Achse des Samenstranges
    D ☐ ist eine spontane Verlagerung des Hodens in den Leistenkanal
    E ☐ verlangt sofortige chirurgische Intervention
    F ☐ führt bei Nichterkennung zur aseptischen Nekrose des Hodens
    G ☐ löst man mit krampflösenden Mitteln
    H ☐ hat immer eine entzündliche Ursache

25. **Das Prostataadenom:**
    A ☐ ist der bösartige Tumor der Prostata
    B ☐ geht von den periurethralen Drüsen aus
    C ☐ wird irreführenderweise als Prostatahypertrophie bezeichnet
    D ☐ ist eine gutartige Geschwulst
    E ☐ tritt gehäuft jenseits des fünfzigsten Lebensjahres auf
    F ☐ zeigt einen in drei Stadien einteilbaren Verlauf
    G ☐ ist frühzeitig als Schwellung an der Peniswurzel tastbar
    H ☐ bildet die sogenannten echten Prostatasteine
    J ☐ wird als Hemmungsmissbildung angesehen
    K ☐ wird mittels Prostatektomie entfernt
    L ☐ wird nicht operativ entfernt, da es zu Hormonentgleisungen kommen kann

26. **Therapie der akuten Pyelonephritis:**
    A ☐ Bettruhe
    B ☐ Einschränkung der Eiweißzufuhr
    C ☐ verminderte Flüssigkeitszufuhr
    D ☐ reichliche Flüssigkeitszufuhr
    E ☐ gezielte antibiotische Behandlung
    F ☐ Kortikoide

27. **Die Pflege eines Patienten mit dekompensierter Niereninsuffizienz erfordert:**
    A ☐ eine streng zeitlich festgelegte Blutdruck-Kontrolle
    B ☐ eine reichliche Vitaminzufuhr in Form von Obst und frischen Säften
    C ☐ eine sorgfältige Überwachung von Herzfrequenz und Herzrhythmus
    D ☐ eine regelmäßige Blutdruckkontrolle mit zusätzlicher Messung, wenn der Patient über Kopfschmerzen klagt
    E ☐ eine ständige Überwachung von Pulsqualität und Atmung

28. **Das Blasenulkus:**
    A ☐ stellt einen umschriebenen Schleimhautdefekt mit Penetration in die Muskularis dar
    B ☐ sitzt immer an der Blasenaußenseite und penetriert nach innen
    C ☐ ist eine angeborene Schleimhautläsion der Blase
    D ☐ verursacht im fortgeschrittenen Stadium eine Schrumpfung der Blase
    E ☐ führt auf Dauer zu einer Überdehnung der Blase
    F ☐ wird durch spezifische und unspezifische, bakterielle Infekte hervorgerufen
    G ☐ kann traumatisch bedingt sein

29. **Die Hämodialyse ist angebracht:**
    A ☐ beim akuten Nierenversagen
    B ☐ zur Therapie schwerer exogener Vergiftungen
    C ☐ zur Therapie des hypoglykämischen Komas
    D ☐ bei der chronischen Niereninsuffizienz
    E ☐ zur Therapie des Volumenmangelschocks

30. **Kardinalsymptome des nephrotischen Syndroms:**
    A ☐ Hyperproteinämie
    B ☐ Hypoproteinämie
    C ☐ Ödeme
    D ☐ Exsikkose
    E ☐ Proteinurie
    F ☐ Isosthenurie
    G ☐ Hypolipidämie
    H ☐ Hyperlipidämie

31. **Diät beim "Nephrotischen Syndrom":**
    A ☐ eiweißreiche Kost
    B ☐ eiweißarme Kost
    C ☐ natriumreiche Kost
    D ☐ natriumarme Kost

32. **Bei welchen Erkrankungen der Nieren besteht eine Hypertonie:**
    A ☐ Glomerulonephritis
    B ☐ Herdnephritis
    C ☐ Glomerulo-Sklerose
    D ☐ Glomerulo-Nephrose

33. **Welche Erkrankungen der Nieren können ein nephrotisches Syndrom auslösen:**
    A ☐ Glomerulonephritis
    B ☐ Nierenarterienstenose
    C ☐ Nierenvenenthrombose

34. **Das alarmierendste Symptom eines Tumors im Bereich der Nieren und der ableitenden Harnwege:**
    A ☐ ist die Kolik
    B ☐ ist eine schmerzlose Makrohämaturie
    C ☐ sind Beschwerden beim Wasserlassen (Dysurie)
    D ☐ ist Eiweiß im Urin

---

23 D
24 B, C, E, F
25 B, C, D, E, F, K
26 A, D, E
27 C, D
28 A, D, F, G
29 A, B, D
30 B, C, E, H
31 A, D
32 A, C
33 A, C
34 B

35. Welche Aussagen zur Nierentransplantation sind richtig:
    A ❏ die Spenderniere wird oberhalb der kranken Niere eingepflanzt
    B ❏ die kranke Niere wird nur in Ausnahmefällen entfernt
    C ❏ die Einpflanzung erfolgt in der Fossa iliaca
    D ❏ zur Transplantation werden nur tierische Nieren benutzt
    E ❏ Nieren von weiblichen Spendern zeigen eine bessere Einheilungstendenz
    F ❏ die Empfänger müssen aus immunbiologischen Gründen älter als 40 Jahre sein
    G ❏ die größten Probleme bestehen in der Durchbrechung der Immunbarriere
    H ❏ zur Einpflanzung gelangen Nieren von lebenden Spendern oder Leichennieren

36. Symptome einer akuten Steineinklemmung:
    A ❏ starke Kopfschmerzen
    B ❏ dumpfe Schmerzen (Druckgefühl)
    C ❏ krampfartige oder stechende Schmerzen in der befallenen Lendengegend
    D ❏ urämischer Zustand
    E ❏ Hämaturie
    F ❏ Nachweis von Bakterien im Urin
    G ❏ hypertonische Krisen

37. Unter Uroflowmetrie versteht man:
    A ❏ die Messung des maximalen Harnvolumens
    B ❏ die glomeruläre Filtration
    C ❏ den Nierenplasmastrom
    D ❏ die Restharnbestimmung

38. Unter der Nephropexie versteht man:
    A ❏ eine abnorme Beweglichkeit der Niere
    B ❏ die Eröffnung eines Harnleiters
    C ❏ die operative Fixation der Niere in einer richtigen Position (bei Senkniere)
    D ❏ die Eröffnung des Nierenbeckens
    E ❏ eine chronische Intoxikation der Nieren durch Barbiturate

39. Ursache einer Balkenblase:
    A ❏ Nierenbeckensteine
    B ❏ Harnleiterstrikturen
    C ❏ Blasenentleerungsstörungen (Abflussbehinderungen)
    D ❏ renale Hypertonie
    E ❏ Hydrozelenbildung

40. Symptome des Blasenulkus:
    A ❏ Urinabgang durch das Rektum
    B ❏ Tenesmen
    C ❏ Anurie
    D ❏ Pollakisurie
    E ❏ Hämaturie
    F ❏ Dauererektion
    G ❏ Miktionsschmerz mit Ausstrahlungen in Rektumregion oder Kreuzregion
    H ❏ starke Gewichtsabnahme

41. Unter einer Hydrozele versteht man:
    A ❏ eine Flüssigkeitsansammlung innerhalb der Hodenhüllen
    B ❏ die Erweiterung des Plexus pampiniformis (Insuffizienz der venösen Klappen)
    C ❏ die traumatische oder entzündlich bedingte Ausbildung einer intra- oder extravaginalen Samenretentionszyste (meist am oberen Hodenpol)

42. Mit Epispadie bezeichnet man:
    A ❏ eine starke Krümmung der Harnröhre
    B ❏ eine untere Harnröhrenspalte
    C ❏ eine Hemmungsmissbildung der Harnröhre
    D ❏ eine obere Harnröhrenspalte
    E ❏ den Scheiden-Damm-Schnitt zur Vermeidung von Dammrissen
    F ❏ die Ausbildung und Entwicklung von nur einem Hoden

43. Unter Hypospadie versteht man:
    A ❏ eine obere Harnröhrenspalte
    B ❏ eine untere Harnröhrenspalte
    C ❏ eine mangelhafte Erektionsfähigkeit durch eine Bindegewebeschwäche
    D ❏ eine verminderte Harnproduktion
    E ❏ eine verminderte Spermaproduktion
    F ❏ eine angeborene Missbildung der Harnröhre

44. Unter der sogenannten "Dysurie" versteht man:
    A ❏ ein erschwertes Wasserlassen gegen einen stärkeren Widerstand
    B ❏ einen präurämischen Zustand
    C ❏ eine Aplasie der Harnröhre
    D ❏ ein erschwertes Erektionsvermögen
    E ❏ einen Druckverlust beim Wasserlassen
    F ❏ eine Blaseninkontinenz
    G ❏ eine pathologische Verfärbung des Urins
    H ❏ eine Pyurie

45. Die Paraphimose:
    A ❏ ist eine angeborene Missbildung
    B ❏ entsteht durch Einklemmen der zu engen phimotischen Vorhaut des Penis hinter dem Eichelkranz
    C ❏ ist eine Komplikation der Gonorrhö
    D ❏ entsteht durch eine Einklemmung der Harnröhre in den Blasenhals

46. Eine Urethraruptur kann entstehen durch:
    A ❏ einen Beckenringbruch
    B ❏ eine Paraphimose
    C ❏ eine Hydrozele
    D ❏ transurethral eingeführte Instrumente
    E ❏ Pfählungsverletzungen
    F ❏ eine Hodentorsion
    G ❏ eine Hodenluxation

47. Leitsymptom des akuten Nierenversagens:
    A ❏ Hämaturie
    B ❏ Oligurie/Anurie
    C ❏ Proteinurie

35 C, G, H
36 C, E
37 A
38 C
39 C
40 B, D, E, G

41 A
42 C, D
43 B, F
44 A, E
45 B
46 A, D, E
47 B

IX.10 Bewegungsapparat

Entzündlicher Rheumatismus

- entzündliche Erkrankung des mesenchymalen Gewebes

Rheumatisches-Fieber
(akute Polyarthritis)
- immunologische Allgemeinerkrankung, die bei disponierten Personen als Zweiterkrankung nach einem Streptokokkeninfekt auftritt

Symptome
- schmerzhafte Schwellung und Rötung verschiedener Gelenke mit hohem Fieber und rheumatischen Endo-, Myo- oder Perikarditiden

primär-chronische Polyarthritis
(rheumatoide Arthritis)
- fortschreitende abakterielle Entzündung zahlreicher Gelenke

Symptome
- Morgensteifigkeit
- Schmerzen in kleinen Gelenken bei Druck oder Bewegung
- spindelförmige Auftreibung der Zehen- und Fingermittelgelenke
- teigige Schwellung der Zehen- und Fingergrundgelenke
- subkutane Knoten über Knochenvorsprüngen
- intermittierende Muskelschmerzen, Muskelatrophien
- Verödung der Gelenkspalten mit Versteifung und Subluxation

Spondylarthritis ankylopoetica
(Morbus Bechterew)
- chronisch-entzündliche rheumatische Erkrankung der Wirbelsäule und der Ileosakralgelenke, die zu einer Verknöcherung und Versteifung der Ileosakralfugen, Bandscheiben und der kleinen Wirbelgelenke führt

Symptome
- lumbagoartige Kreuz- und Lendenschmerzen
- Thoraxstarre mit Bauchatmung
- Versteifung und starke Verkrümmung der Wirbelsäule

Degenerativer Rheumatismus

- primär, regressive Veränderungen des mesenchymalen Gewebes ohne echte Entzündungserscheinungen

Arthrosis deformans
- degenerative, primär den Gelenkknorpel betreffende Gelenkerkrankung (Knie-, Hüft-, Fußgelenke)

Symptome
- Start- oder Anlaufschmerzen
- Gelenkknirschen bei Bewegung
- Steifigkeit nach Ruheperioden
- Verspannung oder Atrophie der benachbarten Muskulatur
- Deformierung der Gelenke im fortgeschrittenen Stadium

Spondylose und Osteochondrose
- degenerative Veränderungen der Wirbelkörper = Osteochondrose
- degenerative Veränderungen der Bandscheiben = Spondylose

Symptome
- chronische oder rezidivierende Rückenschmerzen
- akuter Hexenschuss (Lumbago)
- akuter Bandscheibenvorfall
- HWS-Syndrom (Nacken-, Kopf-, Schulter-, Armschmerzen)

Weichteilrheumatismus

- Sammelbezeichnung für entzündliche oder degenerative Prozesse im extraartikulären Bereich (Muskelgewebe, subkutanes Fettgewebe, Nervengewebe)

Arthrose

- degenerative Erkrankung der Gelenke
- der Knorpel wird dünner und weniger elastisch
- der Knochen verformt sich und bildet an den Gelenkrändern Anlagerungen
- am häufigsten sind die Kniegelenke, Hüftgelenke und Wirbelgelenke betroffen, die das Körpergewicht tragen müssen

Ursachen
- Alter
- Gelenkfehlstellungen (z.B. X- oder O-Beine, Skoliose)
- Verletzungen des Gelenks und in Gelenknähe
- Übergewicht

Symptome
- Schmerzen bei Belastung
- Anlaufschmerzen nach längerer Ruhe (die ersten Schritte sind besonders schmerzhaft)
- Bewegungseinschränkung

- Knacken und Knirschen bei Bewegungen
- Verplumpung des Gelenks
- bei "aktivierter" Arthrose Entzündungszeichen (Anschwellen, Überwärmung, Schmerzzunahme)

Therapie
bei nicht aktivierter Arthrose
- Wärme (Packungen, Bäder, Bestrahlung)
- Bewegungsübungen ohne Belastung (z.B. im Wasser)
- Massagen der umgebenden Muskulatur
- Abbau von Übergewicht
- Schmerzmittel und antirheumatische Medikamente (z.B. Paracetamol, Voltaren, Imbun)
- evtl. Salben (z.B. Enelbin, Ichtholan, Arthrosenex)

bei aktivierter Arthrose
- Kälte (z.B. Eisbeutel, Quarkumschläge)
- Ruhe
- antirheumatische Medikamente

operative Maßnahmen
- Knorpelglättung
- künstliche Gelenke (Hüfte und Knie)
- evtl. Gelenkversteifung (nimmt den Schmerz)

Osteoporose

- Substanzverlust der Knochen
- der Knochenabbau erfolgt schneller und stärker als der Knochenaufbau
- 25% der Menschen über 65 Jahre sind betroffen
- Frauen erkranken häufiger als Männer

Ursachen
- Alter
- mangelnde Bewegung
- protein- und calciumarme Ernährung (zu wenig Milchprodukte)
- Abnahme der Knochendurchblutung
- Abnahme der weiblichen Geschlechtshormone (nach der Menopause)
- Cortison

Symptome
- Schmerzen im Rücken (dumpf, diffus), Besserung bei Ruhe
- Verbiegungen der Wirbelsäule (Rundrücken, Buckel, Größenabnahme)
- Neigung zu Knochenbrüchen (Wirbelkörper, Oberschenkelhals, Handgelenk), auch ohne Sturz

Prophylaxe
- protein- und calciumreiche Ernährung (Milchprodukte)
- körperliche Bewegung
- Östrogene (bei Frauen)

Therapie
- Bewegung jeder Art

- Medikamente zur Begrenzung des Abbaus der Knochensubstanz (Calcium, Vitamin D, Östrogene)
- Knochenbruchbehandlung (langwierig)
- bei Stützapparaten (Korsetten) besteht wegen Bewegungsmangel die Gefahr weiterer Entkalkung

Knochenmarkentzündung

Synonym: Osteomyelitis
- akute oder chronische Entzündung des Knochenmarks (meist mit Knochenentzündung und Periostentzündung)

Symptome
- Beeinträchtigung des Allgemeinbefindens
- lokale Schmerzen, Fieber, Schüttelfrost
- Fistelbildung mit Weichteilschwellung
- Sepsis

Ursachen
- direkte traumatische Keimeinschleppung
- hämatogene Streuung (Tonsillitis)
- lymphogene Streuung

Komplikationen
- Knochennekrose, Markphlegmone
- Spontanfraktur, Arthritis

Therapie
- Ruhigstellung der betroffenen Extremität
- Abszessausräumung
- Einlegen einer Saug-Spül-Drainage
- Antibiotikatherapie

Knochenschwund

Synonym: Osteoporose, Knochenatrophie
- Schwund der Gesamtknochenmasse (Spongiosa und Kompakta)

Ursachen
- Postmenopause (Östrogenmangel)
- hohes Alter (senile Osteoporose)
- Nichtgebrauch gelähmter oder versteifter Glieder
- Knochentuberkulose, Knochenmarkentzündung
- inkretorische Drüsenstörungen

Symptome
- Knochenverformung
- Verminderung der Belastbarkeit und erhöhte Frakturanfälligkeit (z.B. pathologische Oberschenkelhalsfraktur)

Therapie
- krankengymnastische Stabilisierungsübungen
- Bewegungstherapie (ggf. nach Wiederherstellung der Bewegungsfähigkeit)

- medikamentöse Therapie, z.B. durch Gabe von Calcitonin, Natriumfluorid und Östrogen bei Frauen
- Therapiemaßnahmen zur Beseitigung einer Stoffwechselstörung, einer Niereninsuffizienz, Tumorerkrankung o.Ä.

Knochentuberkulose

- Tuberkulose des Knochengewebes besonders bei Jugendlichen
- bevorzugt wird das Knochenmark befallen
- es bildet sich Granulationsgewebe mit mehreren Tuberkeln
- es kommt zur Einschmelzung von Knochengewebe mit Bildung verkäsender Nekrosen und eitrigen Erweichungen (kalte Abszesse); diese können Fisteln bilden oder in die umliegenden Weichteile (häufig in benachbarte Gelenke) perforieren
- besonders häufig sind Knochen mit reichhaltigem Spongiosa befallen (z.B. Wirbel, Epiphysen der Röhrenknochen und die Fuß- und Handwurzelknochen)

Ursachen
- entsteht meist im Anschluss an eine Lungentuberkulose
- durch hämatogene Aussaat von Mycobacterium tuberculosis entstehen Sekundär-Herde im Knochengewebe

Symptome
- Appetitlosigkeit, Gewichtsabnahme, Müdigkeit
- leichtes Fieber, das insbesondere nachmittags auftritt, Nachtschweiß
- Funktionseinschränkung
- Schwellungen
- bei Gelenktuberkulose: Schonhaltung, Kontrakturen

Diagnose
- Röntgenaufnahmen
- Probeexzision und Erregernachweis

Therapie
- Tuberkulostatika
- operative Ausräumung der tuberkulösen Knochenherde
- Sonnenbestrahlung und Reizklima als Nachbehandlung

Infektionsprophylaxe
- bei offener Knochen-Tuberkulose (Fistelbildung, etc.) müssen bei einem Verbandwechsel Schutzhandschuhe, Schutzkittel und Mundschutz getragen und anschließend alle benutzten Instrumente und die Hände desinfiziert werden

---

Testfragen

1. **Ordnen Sie die Aussagen zu:**
   1) Beginn schleichend, Leistungsabfall, Gewichtsverlust, Morgensteifigkeit, Schmerzen in kleinen Gelenken, spindelförmige Auftreibungen der Fingermittelgelenke, Schwellung der Fingergrundgelenke
   2) betrifft fast nur Männer, zunächst monartikulär (Großzehe), später alle Gelenke, zystisch-ausgestanzte Knochendefekte, Nierensteine, Gefäßschäden, Schmerzanfälle mit symptomfreien Intervallen
   3) vorwiegend Männer zwischen dem 20.-40. Lebensjahr, wiederkehrende Fersen- und Retrosternalschmerzen, Periostitis, Spalt des Ileosakralgelenks aufgehoben
   A) rheumatische Arthritis
   C) Arthritis urica (Gicht)
   B) Spondylitis ankylosans
   A.............. B.................C...............

2. **Unter Endoprothese versteht man:**
   A ❏ den Ersatz eines fehlenden Gliedmaßenteiles
   B ❏ den Ersatz eines erkrankten oder zerstörten Gewebeteiles bzw. Organteiles durch nachgebildete Ersatzstücke aus Fremdmaterial
   C ❏ den Ersatz eines fehlenden Knochenteiles durch einen Knochenteil eines tierischen Spenders

3. **Die progressiv chronische Polyarthritis (pcP):**
   A ❏ ist das Folgestadium des akuten rheumatischen Fiebers
   B ❏ wird als rheumatoide Arthritis eingestuft
   C ❏ ist eine konstitutionell bedingte familiärerbliche Allgemeinerkrankung
   D ❏ verläuft immer akut
   E ❏ verläuft schleichend oder in Schüben
   F ❏ beruht auf einer Staphylokokkenerkrankung mit nachfolgender Änderung des Immunsystems
   G ❏ befällt Frauen etwa 3-mal häufiger als Männer
   H ❏ befällt zu 80% Männer im dritten bis fünften Lebensjahrzehnt
   J ❏ ist eine typische Erkrankung der Kinder zwischen einem und zehn Jahren
   K ❏ zeigt häufig einen positiven Ausfall der Rheumareaktionen
   L ❏ zeigt keinen positiven Ausfall der Rheumareaktionen

4. **Eine entzündliche Gelenkerkrankung nennt man:**
   A ❏ Arthrose
   B ❏ Arthritis
   C ❏ Bursitis
   D ❏ Arthrogryposis

---

1 A = 1; B = 3; C = 2
2 B
3 B, C, E, G, K
4 B

5. **Was versteht man unter einer Spondylose:**
   A ❑ eine degenerative Erkrankung der Wirbelkörper
   B ❑ das Abgleiten eines Wirbels über den anderen infolge Spaltbildung im Zwischengelenkstück des Wirbelbogens
   C ❑ eine hypertrophe Verdichtung der Knochenspongiosa
   D ❑ eine unspezifische Wirbelkörperentzündung infolge hämatogener Absiedlung von Eitererregern
   E ❑ eine aseptische Knorpelnekrose an den Gelenkflächen der großen Gelenke (Knie, Hüfte)

6. **Welche Aussagen zur Spondylarthritis ankylopoetica (Strümpell-Bechterew-Marie-Krankheit) sind richtig:**
   A ❑ Schmerzen an Fersen, Knien, Hüften, Kreuzschmerzen (morgendlich)
   B ❑ sie ist die schwerste Komplikation der Wirbelsäulentuberkulose
   C ❑ es kommt zu langsam fortschreitenden Verknöcherungen der Iliosakralfugen, der kleinen Wirbelgelenke, des Kapselbandapparates, der Rippengelenke und der Schulter- und Hüftgelenke
   D ❑ der Verknöcherungsprozess findet mit Ausbildung der sogenannten "Bambusstabform" der Wirbelsäule seinen Abschluss
   E ❑ der Versteifungsprozess wandert von kranial nach kaudal
   F ❑ es werden vorwiegend Männer zwischen 20 und 40 Jahren befallen
   G ❑ eine Frühdiagnose ist durch die Röntgendarstellung der Iliosakralgelenke möglich

7. **Unter Osteoporose versteht man:**
   A ❑ eine Degeneration der Zwischenwirbelscheiben
   B ❑ eine lokalisierte oder generalisierte Atrophie des knöchernen Skeletts (unzureichende Bildung von Knochengrundsubstanz)
   C ❑ eine Form der aseptischen Knochennekrose mit Bildung von freien Gelenkkörpern

8. **Eine übermäßige Vorwärtsausbiegung der Wirbelsäule bezeichnet man als:**
   A ❑ Kyphose
   B ❑ Skoliose
   C ❑ Lordose
   D ❑ Gibbus
   E ❑ Rippenbuckel

9. **Die seitliche Verbiegung der Wirbelsäule bezeichnet man mit:**
   A ❑ Lordose
   B ❑ Kyphose
   C ❑ Skoliose
   D ❑ Gibbus
   E ❑ Rippenbuckel

10. **Richtige Aussagen zur Arthrosis deformans:**
    A ❑ eine entzündliche Gelenkerkrankung durch Ansiedlung von Erregern auf lymphatischem Wege
    B ❑ man unterscheidet primäre und sekundäre Arthrosen
    C ❑ die Reaktion auf ein Missverhältnis zwischen Leistungsfähigkeit und Beanspruchung des Gelenkknorpels
    D ❑ schleichender Beginn und wechselnder Verlauf
    E ❑ ein Gelenkleiden mit extrem schnellem Verlauf; mit Erreichung schwerster Gelenkzerstörungen 6 - 18 Wochen nach dem ersten Auftreten von Steifigkeiten

11. **Die Kardinalsymptome des rheumatischen Fiebers sind:**
    A ❑ Fieber
    B ❑ Schmerzen und Steifigkeiten bevorzugt primär an den kleinen Gelenken
    C ❑ Polyarthritis der großen Gelenke
    D ❑ Rötung und Schwellung der Gelenke
    E ❑ typische spindelförmige Auftreibung der kleinen Gelenke
    F ❑ Schmerzhaftigkeit der Gelenke nur im Ruhezustand
    G ❑ typischer Morgenschmerz
    H ❑ sprunghaftes Nacheinander der einzelnen Gelenkaffektionen
    J ❑ ein Gelenk wird grundsätzlich nur einmal befallen
    K ❑ Karditis mit anfangs diskreten Symptomen
    L ❑ schwerste Herzrhythmusstörungen vom ersten Gelenkbefall an

12. **Aussagen zur akuten Osteomyelitis:**
    A ❑ entsteht durch Absiedlung von Eitererregern, vorwiegend auf dem Blutweg (zahlreiche Streuherde)
    B ❑ sie befällt vorwiegend die großen Gelenke
    C ❑ entsteht immer durch direkte Traumen des Knochen mit Ansiedlung von ubiquitären Keimen
    D ❑ befällt vorwiegend die langen Röhrenknochen
    E ❑ der Knochen ist druckempfindlich
    F ❑ sie verläuft absolut symptomlos (Zufallsbefund)
    G ❑ Symptome: Herdumgebung gerötet und geschwollen, Belastungsschmerz, Fieber, BKS-Erhöhung
    H ❑ es kann zur Sequesterbildung kommen
    J ❑ die Therapie ist grundsätzlich operativ

---

5 A
6 A, C, D, F, G
7 B
8 C
9 C

10 B, C, D
11 A, C, D, H, K
12 A, D, E, G, H

IX.11 Augen

Untersuchungsmethoden

- Bestimmung der Sehschärfe (Ferne und Nähe; mit und ohne korrigierende Gläser)
- Gesichtsfeldmessung
- Spiegelung der Netzhaut
- Druckmessung

Netzhautschäden

- Schäden der Netzhaut führen zu Sehminderung
- bei Zerstörung der Netzhaut kommt es zur Erblindung
- Gefahr für das Sehvermögen besteht vor allem bei folgenden Krankheiten
  - Glaukom
  - Diabetes mellitus
  - Hypertonie
  - Arteriosklerose

Alterssichtigkeit

- Elastizitätsverlust der Linse
- die Linse kann nicht mehr auf Nahsehen eingestellt werden (Presbyopie)
- physiologischer Alterungsvorgang, der ca. mit dem 50. Lebensjahr beginnt

Symptome
- unscharfes Sehen im Nahbereich (Lesen) "Die Arme werden zu kurz"
- keine Einschränkung des Sehvermögens für die Ferne

Therapie
- Lesebrille
- Zweistärkengläser für Nähe und Ferne bei vorbestehenden anderen Sehfehlern

Katarakt

- Eintrübung der Linse (grauer Star)

Symptome
- unscharfes Sehen (wie durch eine Milchglasscheibe) bis zur Blindheit
- die Pupille erscheint nicht schwarz, sondern grau

Therapie
- operative Entfernung der Linse
- Einsetzen einer Kunstlinse oder Ausgleich durch Kontaktlinse oder stark vergrößernde Brille (Starbrille)

Glaukom

- Abflussstörung der Flüssigkeit im Auge
- durch Erhöhung des Augendrucks (normal 15-22 mm Hg) kommt es zur Schädigung der Netzhaut (grüner Star)
- die Abflussstörung kann durch Medikamente verstärkt oder hervorgerufen werden

Symptome
bei chronischem Glaukom
- zunächst keine Beschwerden
- später zunehmende Gesichtsfeldausfälle bis zum "Tunnelsehen"

bei akutem Glaukomanfall
- Kopfschmerzen
- Übelkeit
- Rötung eines Auges
- erweiterte Pupille
- sehr harter Augapfel
- stark herabgesetztes Sehvermögen (einseitig)

Therapie
- drucksenkende Augentropfen (z.B. Pilocarpin) (genaue Dosierung nach Anweisung des Augenarztes; erste Dosis morgens vor 7 Uhr)
- evtl. operative Abflussverbesserung
- im akuten Glaukomanfall → Einweisung in die Augenklinik

Prophylaxe
- zur Verhinderung von Sehverlusten ist die Früherkennung des (oft beschwerdefreien) Glaukoms notwendig
- bei jedem älteren Menschen sollte mindestens einmal jährlich der Augendruck gemessen werden

Brillengläser

- zur Korrektur der *Myopie* (Kurzsichtigkeit = Sehschwäche auf weite Distanzen) dienen Zerstreuungslinsen (Minus - Linsen, - 0 bis - 5 Dioptrien = dpt)
- zur Korrektur der *Hypermetropie* (Übersichtigkeit = Sehminderung auf kurze Distanzen) und der *Aphakie* (Linsenlosigkeit des Auges) Sammellinsen (Plus - Linsen, + 0 bis + 5 dpt.
- Zylindergläser dienen der Korrektur des *Astigmatismus* (Unfähigkeit, gleichzeitig in der Waagerechten und in der Senkrechten scharf zu sehen)

- bei Alterssichtigkeit können *Bifokalgläser* (Kombination aus zwei Teilgläsern unterschiedlicher Brennweite) zur Korrektur des Nah- und Fernsehens eingesetzt werden
- Prismengläser werden zur Verbesserung von Stellungsfehlern der Augen angewendet

Testfragen

1. Ordnen Sie der Kurzsichtigkeit und Weitsichtigkeit des menschlichen Auges die entsprechenden Aussagen zu:
   1) das scharfe Sehen ferner Gegenstände wird durch konkave Linsen als Brillengläser erreicht
   2) das scharfe Sehen ferner Gegenstände wird durch konvexe Linsen als Brillengläser erreicht
   3) der Dioptrienzahl, die Aussagen über die Brechkraft einer Linse macht, wird ein Minuszeichen vorangestellt
   4) der Dioptrienzahl wird ein Pluszeichen vorangestellt
   A) Kurzsichtigkeit
   B) Weitsichtigkeit
   A..............B..............

2. Ordnen Sie die Aussagen zu:
   1) darf im akuten Glaukom-Anfall nicht verabreicht werden
   2) verursacht bei lokaler Anwendung eine Pupillenverengung
   3) wird zur lokalen medikamentösen Behandlung des Glaukoms eingesetzt
   A) Miotika
   B) Atropin
   C) Pilocarpin
   A..............B..............C..............

3. Beim Erwachsenen besteht die medikamentöse Behandlung des Glaukoms in der lokalen Anwendung von:
   A ☐ Mydriatika
   B ☐ Diuretika
   C ☐ Miotika
   D ☐ Antibiotika
   E ☐ Atropin

4. Altersichtige können ihre Augen nicht einstellen auf:
   A ☐ nahe Gegenstände
   B ☐ entfernte Gegenstände
   C ☐ helle Gegenstände
   D ☐ dunkle Gegenstände

5. Eine akute Konjunktivitis ist gekennzeichnet durch:
   A ☐ Rötung der Augenbindehaut
   B ☐ Schwellung der Augenbindehaut
   C ☐ Verengung der Pupille
   D ☐ Trübung der Hornhaut
   E ☐ starke Absonderung

6. Bei einer Augenverletzung spült man das Auge von:
   A ☐ lateral nach nasal
   B ☐ nasal nach lateral
   C ☐ oben nach unten
   D ☐ unten nach oben

7. Welches Medikament darf im akuten Glaukom-Anfall nicht verabreicht werden:
   A ☐ Atropin
   B ☐ Mydriatika
   C ☐ Miotika

8. Zu den Brechungsfehlern gehören:
   A ☐ Astigmatismus
   B ☐ Myopie
   C ☐ Keratomalazie
   D ☐ Ametropie
   E ☐ Konjunktivitis
   F ☐ Chalazion
   G ☐ Dakryostenose

9. Eine Augenhintergrunduntersuchung sollte durchgeführt werden bei Verdacht auf:
   A ☐ Diabetes mellitus
   B ☐ renale Hypertonie
   C ☐ Anämie
   D ☐ essentielle Hypertonie
   E ☐ Bronchiektasen
   F ☐ Hypovolämie

10. Mit welchem Instrument wird der Augenhintergrund untersucht:
    A ☐ Refraktometer
    B ☐ Ophthalmoskop
    C ☐ Perimeter
    D ☐ Spaltlampe
    E ☐ Nystagmusbrille

11. Kurzsichtigkeit wird korrigiert durch:
    A ☐ Sammellinsen
    B ☐ Zerstreuungslinsen
    C ☐ Konkavgläser
    D ☐ Konvexgläser

12. Wie lautet der Fachausdruck für Alterssichtigkeit:
    A ☐ Myopie
    B ☐ Presbyopie
    C ☐ Hyperopie
    D ☐ Hypometrie
    E ☐ Ametropie
    F ☐ Emmetropie

13. Welches Medikament verursacht bei lokaler Anwendung eine Pupillenverengung:
    A ☐ Hydroxyamphetamin-Lösung
    B ☐ Phenylephrin-Lösung
    C ☐ Cyklopentolat
    D ☐ Homatropin
    E ☐ Pilocarpin

---

1 A = 1, 3; B = 2, 4
2 A = 3; B = 1; C = 2
3 C
4 A
5 A, B, E
6 B
7 A
8 A, B, D
9 A, B, D
10 B
11 B, C
12 B
13 E

IX.12 Haut

Juckreiz

- tritt meistens anfallsweise auf und kann ausgesprochen quälend sein

Ursachen
- *Hautkrankheiten*
  - Allergie
  - Neurodermitis
  - Pilzerkrankung
  - Läuse, Krätze
- *Austrocknung der Haut*
  - durch zu häufiges Baden oder Waschen mit stark entfettenden Seifen
  - im Alter ist die Haut generell trockener (am stärksten am Unterschenkel)
- *innere Erkrankungen*
  - Diabetes mellitus
  - chronische Niereninsuffizienz
  - Leber- und Galleerkrankungen mit Ikterus
- *psychische Ursachen*

Therapie
- bei Hautkrankheiten ursächliche Behandlung
- Hautpflege, die das Austrocknen verhindert
- äußerlich abreiben mit Essigwasser oder Thesitspiritus
- innerlich Antihistaminika (z.B. Fenistil) oder beruhigende Medikamente

Arzneiexantheme

- bei der Einnahme von Medikamenten kann es durch Nebenwirkungen, Überempfindlichkeit oder Allergie zu Hauterscheinungen kommen
- Hauterscheinungen können sofort, aber auch erst nach Monaten auftreten
- häufigste Auslöser sind
  - Antibiotika (Penicillin, Sulfonamide)
  - schmerz- und entzündungshemmende Mittel
  - Antiepileptika, Psychopharmaka

Formen
- Juckreiz (oft als erstes Zeichen)
- Bildung von roten Flecken am ganzen Körper, teilweise mit Schwellungen
- Gefäßschädigung mit Auftreten kleiner spontaner Blutungen, vor allem an den Beinen
- Blasenbildung
- Ablösen großer Teile der Haut mit hohem Fieber (Lyell-Syndrom)
- generelle allergische Reaktion
- allergischer Schock

Therapie
- verdächtige Medikamente müssen sofort abgesetzt werden
- äußerliche Behandlung ist nicht sinnvoll
- Cortison oder Antihistaminika (z.B. Fenistil, bei Juckreiz)
- nach einigen Wochen sollte getestet werden, ob eine Allergie oder Unverträglichkeit besteht
- entsprechende Medikamente nicht mehr einnehmen

Pilzerkrankungen

Intertrigo

- Pilzerkrankung in Hautfalten (Achsel, Brüste, Bauch) und im Windelbereich

Erreger
- Hefepilze

Symptome
- nässende Rötung der Haut
- Bläschen- und Pustelbildung
- schmierig-weißliche Beläge
- im Randbereich Schuppung der Haut
- Juckreiz

Prophylaxe
- Trockenhalten der Hautfalten (gutes Abtrocknen, Einlage von Mull)

Therapie
- antimykotische Lösungen (z.B. Canesten)
- Farbstofflösungen
- Cremes und Salben sind im feuchten Milieu ungünstig

Soor

- Pilzerkrankung der Schleimhäute im Mund- und Genitalbereich
- im Mund wird die Entstehung durch mangelnden Speichelfluss (z.B. bei Sondenernährung) und durch mangelnde Gebisshygiene gefördert
- Ausbreitung in die Speicheldrüsen und in den Magen-Darm-Trakt ist möglich

Erreger
- Sprosspilze (hauptsächlich Candida albicans)

Symptome
- Rötung der Schleimhaut
- fleckige, weißliche Beläge der Schleimhaut, die schwer abzustreifen sind (im Mund z.B. am Gaumen)

Therapie
- antimykotische Tropfen (z.B. Nystatin)

Fußpilz

- Pilzerkrankung der Füße, die durch Barfußlaufen in öffentlichen Anlagen (Schwimmbäder, Duschräume) übertragen wird

- die Erscheinungen finden sich zunächst in den Zehenzwischenräumen

Erreger
- Fadenpilze

Symptome
- Schuppung und Risse der Haut
- bei Feuchtigkeit Aufquellen und Ablösen der Haut, evtl. Rötung und Bläschenbildung
- Juckreiz

Therapie
- Trockenhalten der Füße
- antimykotische Lösungen (z.B. Canesten)

Bösartige Hauttumoren

Präkanzerosen
- Hautveränderungen, die eine Vorstufe des Tumors bilden
- wegen der Gefahr der Umwandlung in bösartige Tumoren sollten alle Präkanzerosen entfernt werden

aktinische Keratose
- scharf begrenzte Flecken mit bräunlicher oder grauer Schuppung, die zum Teil erhaben sind oder einen rötlichen Rand haben
- bilden sich vor allem an Hautpartien, die der Sonne ausgesetzt sind (Gesicht und Hände)

Lentigo maligna
- unregelmäßig begrenzter bräunlich-schwarzer Fleck mit Farbunregelmäßigkeiten, der größer wird

Leukoplakie
- weiße, flache Flecken der Schleimhäute, die später dicker werden und eine warzenartige Oberfäche aufweisen können
- entstehen vor allem an Stellen im Mund, die durch Prothesendruck oder Pfeifenrauch belastet sind

Basaliom
- wächst von der Haut ausgehend in tiefere Schichten ein und zerstört das Gewebe
- keine Metastasenbildung in anderen Körperregionen
- häufigster bösartiger Hauttumor

Lokalisation
- vor allem im Gesicht oder in anderen Regionen, die der Sonne ausgesetzt sind

Symptome
- am Tumorrand schmerzlose kleine harte Knoten, die oft wie Perlen aufgereiht wirken
- in der Mitte Ulkusbildung mit zum Teil ausgeprägter Gewebszerstörung

Therapie
- frühzeitige operative Entfernung oder Röntgenbestrahlung

spinozelluläres Karzinom
- Entsteht oft aus einer aktinischen Keratose oder einer Leukoplakie

Lokalisation
- sonnenbelastete Hautpartien (vor allem Gesicht und Handrücken)
- Übergänge von Haut und Schleimhaut (Lippen, Penis, Vulva)
- auf anderen vorgeschädigten Hautpartien
  - bei chronischer Entzündung
  - auf Narben
  - bei Einwirkung chemischer Reizstoffe (z.B. Teer, Ruß, Tabak)

Symptome
- Beginn meist mit einem derben, schmerzlosen Knoten, der zunehmend in die Tiefe wächst
- die Oberfläche ist zunächst rauh (verhornt), später offen (blutig)
- rasches Wachstum
- Ulkusbildung

Metastasen
- in Lymphknoten, später auch in innere Organe

Therapie
- operative Entfernung
- Röntgenbestrahlung, evtl. Chemotherapie

Prognose
- bei frühzeitiger Erkennung (Tumor bis ca. 3 cm) beträgt die 5-Jahres-Überlebensrate ca. 80%

malignes Melanom
- bösartigster Tumor der Haut
- Vorstufe kann eine Lentigo maligna sein

Lokalisation
- Kopf, vor allem Gesicht
- untere Extremitäten
- Rumpf (meist Oberkörper)

Symptome
- typisch ist die braun-schwarze, vor allem ungleichmäßige Färbung eines Fleckes
- relativ rasche Größenzunahme des Fleckes
- tastbare Verhärtung und Verdickung
- später auch Juckreiz, Nässen oder Bluten

Metastasen
- entstehen frühzeitig entlang der Lymphbahnen in die umgebende Haut (Satelliten)
- in Lymphknoten
- später auch in innere Organe (Lunge, Leber, Herz, Gehirn)

Therapie
- operative Entfernung mit großem Sicherheitsabstand
- evtl. Amputation
- bei Metastasen Zytostatikabehandlung oder Röntgenbestrahlung

Prognose
- vor allem bei dickeren Melanomen schlecht, da sich frühzeitig Metastasen bilden

Testfragen

1. **Ordnen Sie zu:**
   1) Entzündungen im Bereich der Finger
   2) Entzündungen eines Haarfollikels und des perifollikulären Gewebes
   3) peripherwärts wandernde rot-violette Erytheme (Wundrose)
   4) phlegmonöse Verlaufsform eines Furunkels (mehrere nebeneinanderstehende Furunkel)
   A) Furunkel
   B) Karbunkel
   C) Panaritium
   D) Erysipel
   A............B............C............D............

2. **Ulcus cruris ist:**
   A ☐ ein Stadium der Lues
   B ☐ ein Unterschenkelgeschwür
   C ☐ eine Furunkulose
   D ☐ der syphilitische Primäraffekt

3. **Das endogene Ekzem (Neurodermitis):**
   A ☐ kommt oft schon im Säuglingsalter als sogenannter Milchschorf vor
   B ☐ steht im Zusammenhang mit der Aufnahme von Milchprodukten
   C ☐ zeigt eine Vielgestaltigkeit (Polymorphie) der Effloreszenzen
   D ☐ ist eine Staphylokokkeninfektion

4. **Gutartige epitheliale Geschwülste der Haut:**
   A ☐ Spinaliom
   B ☐ Basaliom
   C ☐ Hämangiom
   D ☐ Lipom
   E ☐ Fibrom

5. **Zu den Sekundäreffloreszenzen gehören:**
   A ☐ Schuppe (Squama)
   B ☐ Atrophie
   C ☐ Ulkus
   D ☐ Kruste
   E ☐ Fleck (Macula)
   F ☐ Knötchen (Papula)
   G ☐ Zyste

6. **Zu den Primäreffloreszenzen gehören:**
   A ☐ Schuppe (Squama)
   B ☐ Fleck (Macula)
   C ☐ Geschwür (Ulkus)
   D ☐ Narbe (Cicatrix)
   E ☐ Quaddel (Urtica)
   F ☐ Knötchen (Papula)
   G ☐ Bläschen (Vesicula)

7. **Erythema nodosum ist eine:**
   A ☐ Pilzerkrankung
   B ☐ Virusinfektion
   C ☐ Soormykose
   D ☐ besondere Hautreaktionsform bei verschiedenen Erkrankungen (Rheumatismus, Tbc)
   E ☐ ansteckende Hautkrankheit

8. **Hämangiome:**
   A ☐ müssen immer operativ entfernt werden
   B ☐ werden durch mehrere Punktionen entfernt
   C ☐ heilen nur durch Bestrahlung vollständig aus
   D ☐ heilen meist spontan aus

9. **Impetigo contagiosa ist:**
   A ☐ eine allergische Hauterkrankung
   B ☐ eine durch Staphylokokken verursachte, infektiöse Hauterkrankung
   C ☐ der Hautausschlag bei angeborener Syphilis

10. **Tumoren an der Haut können:**
    A ☐ gutartig sein und multipel auftreten, wie Fibrome und Lipome
    B ☐ bösartiger Natur sein, wie Melanome oder Spinaliome
    C ☐ nicht auf dem Boden eines Lupus vulgaris entstehen
    D ☐ nicht Ausdruck einer Geschlechtskrankheit sein

11. **Bösartige epitheliale Geschwülste der Haut:**
    A ☐ Hämangiom
    B ☐ Basaliom
    C ☐ Spinaliom
    D ☐ Lipom
    E ☐ Fibrom
    F ☐ Xanthom

12. **Wo tritt die Schuppenflechte bevorzugt auf:**
    A ☐ am Stamm
    B ☐ an den Fußsohlen
    C ☐ in den Handinnenflächen
    D ☐ an der Streckseite der Extremitäten

---

1 A = 2; B = 4; C = 1; D = 3
2 B
3 A, C
4 C, D, E
5 A, B, C, D
6 B, E, F, G
7 D
8 D
9 B
10 A, B
11 B, C
12 A

IX.13 Nervensystem

Diagnostische Methoden

- neurologische Anamnese und Untersuchung
- EEG (Elektroenzephalographie, Hirnstrombild) misst elektrische Aktivitäten der Hirnrinde; EP sind evozierte Potentiale, d.h. EEG-Veränderungen nach Sinnesreizung
- Röntgen Schädel und Wirbelsäule
- Dopplersonographie Ultraschalluntersuchung, um Strömungshindernisse in hirnversorgenden Arterien festzustellen
- Angiographie (Gefäßdarstellung) mit Nachblutungsgefahr
- Lumbalpunktion (Liquor-Untersuchung) → und Myelographie (Darstellung des Spinalkanals)
- ENG (Elektroneurographie) bestimmt Nervenleitgeschwindigkeit peripherer Nerven
- Biopsie (feingewebliche Untersuchung) von Nerven oder Muskeln
- CT oder CCT (Craniale Computertomographie) sind mit Computer ausgewertete Röntgenschichtbilder des Kopfes
- Kernspintomographie (NMR = nuclear magnetic resonance) misst die Energie, die unter dem Einfluss eines Magnetfeldes aus dem Körper austritt
- Emissionscomputertomographie ist rechnergestütztes Schichtaufnahmeverfahren mit radioaktiven Stoffen wie SPECT (Single-Photon-Emissionscomputertomographie) und PET (Positronenemissionstomographie)

Nichteitrige Meningitis

Ursachen
- Erreger aus der Gruppe der Viren
- Übertragung der Viren durch Tiere (z.B. Zecken, Mäuse und Hamster)
- virale Kinderkrankheiten (Mumpsmeningitis)
- diagnostische Eingriffe im Liquorraum (z.B. Lumbalpunktion)
- eitrige Nachbarschaftsprozesse im Bereich der Nebenhöhlen, der Ohren oder des Kiefers ohne Erregernachweis an den Meningen (sympathische Meningitis = Vorläufer der bakteriellen Meningitis)

Symptome
(nicht so stark ausgeprägt wie bei der eitrigen Meningitis)
- Kopfschmerzen, Nackensteifigkeit
- Fieber, Erbrechen
- Konjunktivitis mit Lichtempfindlichkeit

Komplikationen
- Meningoenzephalitis mit ausgeprägter Symptomatik (erhebliche Bewusstseinstrübung, Auftreten von epileptischen Anfällen, zentrale Lähmungen)

Prophylaxe
- häufig Impfung möglich (z.b. gegen Kinderkrankheiten, Zeckenbiss)

Therapie
- symptomatisch
- ggf. Gabe von Analgetika
- ggf. Gabe von Sedativa
- Antipyretika
- evtl. gezielter, frühzeitiger Einsatz von Tetracyclinen
- ggf. operative Ausräumung der benachbarten Eiterherde

Krankenpflege
- strenge Bettruhe
- Vermeidung direkter Sonneneinstrahlung
- Lagerung je nach Zustand und Bewusstsein des Patienten
- sorgfältige Körperpflege, Mundpflege, Lippenpflege
- häufiger Wäschewechsel

Ernährung
- angepasste Ernährung (evtl. parenteral oder flüssig)
- vitaminreich, eiweißreich, kaloriengerecht
- flüssigkeitsreich

Prophylaxen
- Dekubitusprophylaxe, Infektionsprophylaxe, Soorprophylaxe, Parotitisprophylaxe, Thromboseprophylaxe, Pneumonieprophylaxe, Kontrakturenprophylaxe

Eitrige Meningitis

Ursachen
- bakterielle Infektion (Pneumokokken 50%, Meningokokken, Enterobakterien, Staphylokokken, Streptokokken, Pseudomonas aeruginosa

Infektionsweg
- hämatogen-metastatisch
- fortgeleitet aus z.B. Mittelohr
- durch offene Schädelhirntraumen

Verlauf
- Inkubationszeit 1-5 Tage
- nach einem kurzen Prodromalstadium mit allgemeinem Krankheitsgefühl tritt oft schon nach wenigen Stunden das Vollbild der Meningitis auf

Symptome
- heftigste Kopfschmerzen
- Nackensteifigkeit (oft mit Opisthotonus)
- Erbrechen

- Temperaturerhöhung bis auf 40 Grad C
- rasch zunehmende Bewusstseinstrübung bis zum Koma

Komplikationen
- Hirnabszesse
- Sepsis
- hirnorganisches Krampfleiden
- geistige Retardierung
- Paresenbildung

Therapie
medikamentöse Therapie
- Gabe von Sulfonamiden
- Gabe eines Breitbandantibiotikums (z.B. Penicillin-G, Ampicillin oder Gentamicin) je nach Ergebnis der Resistenzbestimmung

symptomatische Therapie
- Gabe von Analgetika
- Gabe von Sedativa
- Gabe von Antipyretika

Physiotherapie
- Atemgymnastik
- Inhalationstherapie (Gefahr einer Pneumonie)
- evtl. Wadenwickel (bei hohem Fieber)

therapeutische Eingriffe
- evtl. Intubation, künstliche Beatmung, Legen eines zentral-venösen Zugangs, Lumbalpunktion zur Entlastung

operativer Eingriff
- evtl. Ausräumen der ursächlichen Eiterherde

Krankenpflege
- strenge Bettruhe
- Patienten vor direkter Sonneneinstrahlung schützen
- nackenunterstützende Lagerung bei Opisthotonus
- gute Körperpflege (Mundpflege, Lippenpflege, Nasenpflege)
- häufiger Wäschewechsel

Ernährung
- angepasste Ernährung (evtl. parenteral oder Sondenkost)
- vitaminreich, eiweißreich, kaloriengerecht, flüssigkeitsreich, mineralhaltig

Prophylaxen
- Dekubitusprophylaxe, Soorprophylaxe, Parotitisprophylaxe, Stomatitisprophylaxe, Thromboseprophylaxe, Harnweginfektionsprophylaxe, Kontrakturenprophylaxe, Obstipationsprophylaxe, Pneumonieprophylaxe

Enzephalitis

- Hirnentzündung

Ursachen
- meist Virusinfekte

Symptome
- Kopfschmerzen, zunehmende Bewusstseinstrübung, epileptische Anfälle, Sprachstörungen, Lähmungen, Verwirrtheit
- Aggressivität oder Spannungsirresein (Katatonie)

therapeutische Maßnahmen
medikamentöse Therapie
- Virushemmende Mittel (Virostatika) wie Aciclovir, Immunglobuline

pflegerische Maßnahmen (Akutpflege)
- Isolierung: Infektionsabteilung
- laufende Desinfektion
- Überwachung der Vitalfunktionen: Atmung, Bewusstsein und Kreislauf
- Bettruhe
- sorgfältige Mund- und Hautpflege
- Dekubitusprophylaxe, Thromboseprophylaxe, Pneumonieprophylaxe

Hirnabszesse

- Eiteransammlungen im Gehirn

Ursachen
- fortgeleitete Infektionen von den Nasennebenhöhlen, aus dem Ohr, bei Pneumonie und Herzinnenhautentzündung
- offenes Schädel-Hirntrauma

Symptome
- Kopf- und Nackenschmerzen
- Nüchternerbrechen
- Pulsverlangsamung und Bewusstseinstrübung infolge Hirndrucksteigerung mit der Gefahr der Atemstörung

therapeutische Maßnahmen
medikamentöse Therapie
- hochdosiert Antibiotika

operative Maßnahmen
- evtl. operative Drainage

pflegerische Maßnahmen (Akutpflege)
- Überwachung der Vitalfunktionen: Atmung, Bewusstsein und Kreislauf
- Bettruhe
- sorgfältige Mund- und Hautpflege
- Dekubitusprophylaxe, Thromboseprophylaxe, Pneumonieprophylaxe

Toxische Hirnschädigung

- toxische Hirnschädigungen durch Vergiftung des Gehirns

Ursachen
äußere Gifte
- Alkohol, Medikamente, Insektizide

innere Vergiftung
- chronische Leberschädigung
- chronische Nierenschädigung
- Hypoglykämie

Symptome
- Verwirrtheit
- Bewusstseinsstörungen
- Bewusstseinstrübungen bis zum Koma

Therapie
- Behandlung der Grunderkrankung

Multiple Sklerose

- Abbauerkrankung der Nervenbahnen in Gehirn und Rückenmark (Enzephalomyelitis disseminata, MS, EMD)
- die Krankheit verläuft in Schüben mit zwischenzeitlichen Besserungen, jedoch mit insgesamt fortschreitender Verschlechterung bis zur Pflegebedürftigkeit

Ursachen
- bisher ungeklärt, diskutiert werden
  - langsame Virusinfektionen
  - Erbanlagen bei familiärer Häufung
- auslösend wirken: Infekte, Verletzungen, Stress

Verlauf
- Manifestationsalter: häufig zwischen 20. bis 40. Lebensjahr
- 80% schubförmig mit Rückbildung nach Wochen,
- 20% schleichend fortschreitend im Alter

Diagnose
- EEG, Lumbalpunktion, Kernspintomographie

Symptome
- Kribbeln, Kältegefühl, Schmerzen an Händen und Füßen,
- fortschreitende Schwäche bis Lähmung einzelner Nerven
- zentrale Lähmungen mit Neigung zu spastischer Streckung oder Beugung mit Kontrakturgefahr,
- Kleinhirnzeichen wie breitbeiniger Gang (Ataxie), abgehackte (skandierende) Sprache, Zittern bei Zielbewegungen (Intentionstremor)
- Sehverschlechterung, Verschwommensehen bei Sehnerventzündung und Doppeltsehen bei Schielen infolge Augenmuskellähmung
- Inkontinenz (oft Reflex- oder Drang-Inkontinenz) und Impotenz
- Depression, Aggressionen, selten übertriebene Heiterkeit (Euphorie), Demenz bei $1/3$ der Pat.

Therapie
- keine wirksame Kausalbehandlung bekannt
  medikamentöse Therapie
  - Gabe von Kortikosteroiden
  - Gabe von Pyramidon
  - Gabe von ACTH
- Gabe von Azathioprin
- evtl. Gabe von Spasmolytika
- evtl. Gabe von Antidepressiva

Physiotherapie
- intensive krankengymnastische Behandlung
- Atemtherapie
- Sprachtherapie
- Bewegungsbäder

Krankenpflege im akuten Schub
- spastizitätshemmende Lagerung
- frühestmögliche Mobilisation
- aktivierende Körperpflege
- gute Mund- und Nasenpflege (Nasensonde)
- häufige Kontrollen bei Inkontinenz

Rehabilitation
- Hinweis auf Selbsthilfegruppen
- Hinweis auf Heilgymnastikgruppen

Transitorisch ischämische Attacken (TIA)

- vorübergehende, anfallsartige Durchblutungsstörung
- kreislaufbedingte Erkrankungen

Symptome
- die Symptome sind Warnzeichen: bei 10% folgt Apoplex im ersten Jahr
- kurzfristiger Sehverlust
- flüchtige halbseitige Empfindungsstörung und Schwäche bis Lähmung
- vorübergehende Sprachstörung (Aphasie)
- Verwirrtheitszustände sind häufiger als Lähmungen

Ursachen
- Gefäßverengung infolge Hirnarteriosklerose

Therapie
- Acetylsalicylsäure

Schlaganfall (Apoplex)

- akute Schädigung von Hirngewebe infolge einer Störung der arteriellen Hirndurchblutung

Symptome
- sind vom Schweregrad *(Stadium)* der akuten Hirndurchblutungsstörung abhängig

Stadium I
- Gefäßverengung ohne Symptome

Stadium II a
- transitorisch-ischämische Attacke (TIA)
- Symptome bilden sich in 24 h vollständig zurück

Stadium II b
- prolongiertes ischämisches neurologisches Defizit (PRIND)

- Symptome halten über 24 h an, bilden sich aber vollständig zurück
Stadium III (Schlaganfall)
- progressiver Schlaganfall (PS)
- Symptome nehmen zu, sind teilweise reversibel
Stadium IV (Schlaganfall)
- completed stroke (CS)
- chronisches neurologisches Defizit
- je nach betroffenem Gefäßgebiet werden Großhirn-, Kleinhirn- und Hirnstamm-Schlaganfälle unterschieden

Großhirn-Schlaganfälle
- Halbseitenschädigung (Hemiplegiesyndrom)

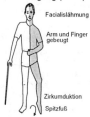

Facialislähmung
Arm und Finger gebeugt
Zirkumduktion
Spitzfuß

Symptome
- halbseitige Schwäche bis Lähmung mit Fallneigung zur Lähmungsseite
- Haltetonus anfangs schlaff, später erhöht (spastisch) mit gleichzeitiger Muskelhemmung oder -Kontraktion (Arme, Finger gebeugt, Beine gestreckt)
- „Tabakblasen" (Vorwölbung der Wange beim Ausatmen infolge Gesichtsnervlähmung)
- überschießende Bewegungen
- im Sitzen Körperneigung zur Lähmungsseite
- Störung des Sprechens, Kauens, Schluckens und des Atmens
- halbseitige Störung der Temperatur- und Berührungsempfindlichkeit
- Gesichtsfeldausfälle
- Störungen von Riechen, Schmecken, Gleichgewicht und seltener des Hörens mit Ohrgeräuschen
- Hirnwerkzeugstörungen
  - Störungen des Erkennens (Agnosie)
  - Erinnerungsverlust (Amnesie)
  - bei Schädigung der dominanten Hirnhälfte (der linken bei Rechtshändern) kommen dazu Sprachstörung (Aphasie) und Handlungsstörung (Apraxie)
  - bei Schädigung der nicht-dominanten Hirnhälfte (Rechtshirnsyndrom) kommt es zu räumlicher Orientierungsstörung, zu Handlungsunfähigkeit, zum Erinnerungsverlust für nicht-sprachliche Kommunikation und zur Vernachlässigung (Hemineglect) der Seh-, Hör- und Tastwahrnehmung
- der Pat. beachtet die Lähmungsseite nicht, erkennt die Ausfälle nicht als eigene Erkrankung (Anosognosie) und stößt sich an und fällt zur Lähmungsseite (Pusher-Symptomatik)
- da der Intellekt stärker eingeengt ist als bei Schädigung der dominanten Hirnhälfte, dauert die Rehabilitation länger
- vegetative Störungen
  - Schwitzen
  - Herzrhythmusstörungen
  - Anstieg von Blutdruck und Blutzucker
  - Inkontinenz
- psychische Störungen
  - Verwirrung infolge von Wahrnehmungs-, Aufmerksamkeits-, Konzentrations-, Gedächtnis- und Anpassungsstörungen
  - starke Gefühlsschwankungen (Affektlabilität)
  - Depression
- soziale und Beziehungs-Störungen
- durch Sprachstörungen schwinden Kontakte
- Pat. leidet unter dem Gefühl, nicht mehr gebraucht zu werden, zur Last zu fallen

Verlauf
1. schlaffes Stadium
2. spastisches Stadium mit erhöhtem Tonus
3. relative Wiederherstellung

Kleinhirnschlaganfälle
- gehen mit Kopfschmerzen, Bewegungs- und Gangstörungen (breitbeiniger Gang, Ataxie) einher

Stammhirn-Schlaganfälle
- verursachen starken Drehschwindel, Schluckstörung, Heiserkeit, Hirnnervenausfälle und Gangstörungen (Ataxie)

Schlaganfallursachen

verminderte Blutversorgung des Gehirns
- bei 73% der Schlaganfallpatienten
- durch Verschluss eines Hirngefäßes kommt es zum Sauerstoffmangel und Absterben von Hirngewebe (Hirninfarkt)

auslösende Ursachen
- Thrombose (42%)
- Embolie (31%)

Risikofaktoren
- Hypertonie, Rauchen, Herzkrankungen, Diabetes, Übergewicht

Blutung im Gehirn
- bei 24% der Schlaganfallpatienten
- Gefäßzerreißung (Gefäßruptur) aufgrund chronischer Hypertonie

- Blutung unter die mittlere Hirnhaut (Subarachnoidalblutung) bei umschriebener Ausbuchtung eines Gefäßes (Aneurysma)
- meist akute Bewusstseinsstörung
- ausgeprägte Herdsymptome
- schlechte Prognose

andere Ursachen (3%)
- Schädelhirntrauma
- Tumoren
- Gefäßentzündung (Arteriitis)

Therapie
Stadium I
- Carotis-TEA (Thrombendarteriektomie, umstritten)
- bei Carotis-Verschluss keine Op, sondern 300 mg Acetylsalicylsäure tägl., um Verklumpung der Blutplättchen zu verhindern

Stadium II
- Atmung überwachen
- bei Bewusstlosen stabile Seitenlage
- bei Komatösen Beatmung
- Vollheparinisierung, um weiterer Thrombosierung vorzubeugen

Stadium III + IV
- Atmung überwachen
- bei Komatösen Beatmung
- je nach Art des Schlaganfalls entweder Vollheparinisierung über mindestens 2 Wochen oder Blutverdünnung mit HAES (Hydroxyäthylstärke) für 10 Tage und niedrig dosiert Heparin
- bei RR-Anstieg über 190/100 Blutdruck auf ca. 170/90 mmHg senken
- bei Herzinsuffizienz digitalisieren
- bei Bewusstseinsstörung und bei Hirnödem Kopf bei 30 Grad hochlagern
- Infusion nur bei Flüssigkeitsmangel
- bei Bewusstseinstrübung Magensonde (PEG)

pflegerische Maßnahmen
- Zimmergestaltung so, dass jede Pflegehandlung, jedes Ansprechen von der gelähmten zur gesunden Seite ausgeführt wird und die gelähmte Seite einbezogen wird
- Nachtschrank, Besucherstuhl usw. auf die gelähmte Seite

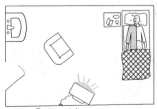
Raumgestaltung

- Lagerung nach dem Bobath-Konzept
  - reguliert den Muskeltonus entgegen der Muskelspannung (Spastik)
  - häufiges Umlagern (Wechsel zwischen Seitenlagerung und Rückenlagerung)

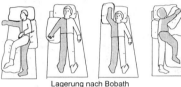
Lagerung nach Bobath

- sorgfältige Körperpflege (Patient schwitzt stark und ist oft inkontinent)
- gute Mundpflege
- Nasenpflege (Nasensonde)
- Augenpflege
- Ernährung: anfangs parenteral oder Sondenkost, später leichte, fettarme, eiweißreiche und vitaminreiche Kost, evtl. breiig
- evtl. Legen einer Ernährungssonde
- evtl. Verabreichung von Sauerstoff
- Freihalten der Atemwege (Absaugen)
- psychische Betreuung: intensive Zuwendung und Ermutigung, dem Patienten Hilfe zur Selbsthilfe geben und sein Selbstvertrauen stärken, denn er ist gefühlslabil, antriebslos und depressiv

Physiotherapie
- passive und aktive Bewegungsübungen
- Atemgymnastik
- Massage
- Sprachübungen
- Gehübungen
- Beschäftigungstherapie

Prophylaxen
- Dekubitusprophylaxe
- Kontrakturenprophylaxe
- Bronchitis- und Pneumonieprophylaxe
- Harnweginfektionsprophylaxe
- Soor-, Stomatitis- und Parotitisprophylaxe
- Thromboseprophylaxe
- Obstipationsprophylaxe
- Sturzprophylaxe

Alzheimer Demenz

- vorzeitiger Abbau der Hirnsubstanz mit Verlust aller Hirnleistungen

vermutete Ursachen
- genetische Veränderungen
- metabolische Störungen
- erhöhte Aluminiumkonzentration
- Autoimmunprozesse

Verlauf
- Beginnt in 95% der Fälle jenseits des 50. Lebensjahres
- die Häufigkeit steigt deutlich mit zunehmendem Alter
- Krankheitsverlauf ist kontinuierlich und langsamschleichend; er dauert im Durchschnitt 6 - 8 Jahre
- in den ersten 2 - 3 Krankheitsjahren treten leichte geistige Störungen auf, bei denen ein normales, sozial integriertes Leben möglich ist
- mit zunehmend geistigem Abbau folgen Antriebsstörungen und letztendlich der körperliche Abbau

Pflegeziel
- Eigenständigkeit und Würde des Dementen erhalten

Pflege
- vitale Funktionen aufrechterhalten
- Atmung, Kreislauf überwachen
- abends mit Bewegung oder Beschäftigung ermüden
- Einschlafrituale einhalten
- Kontinenz erhalten
  - Weg zum WC verkürzen
  - Nachtstuhl
  - Kleidung mit Klettverschluss,
  - individuelles Toilettentraining
  - für regelmäßigen Stuhlgang sorgen
- Ernährung überwachen
  - täglich mindestens 2 Liter trinken lassen
  - mehrere kleine Mahlzeiten
  - selbstständig essen lassen
  - Prothese überwachen
  - vertraute Esskultur und Essgewohnheiten einhalten
- Zahn-, Haar-, Haut-, Nagel-, Fuß-, vor allem Intimpflege solange wie möglich selbstständig mit viel Geduld durchführen lassen
- Bewegung fördert die Hirndurchblutung, Verdauung, Stabilität, Kraft, Geschicklichkeit
- feinmotorische Übungen (2-mal täglich 10-20 Min.), Gymnastik nach Musik, Seniorentanz, Spaziergang
- basale Stimulation = verschiedene Sinne gleichzeitig anregen und Beziehung verbessern

psychische Pflege
- den Pat. aus seiner Biographie durch Einfühlen verstehen
- den Dementen wertschätzen und akzeptieren ohne Vorbehalt (Validation)
- seine vertrauten Gewohnheiten, Routinen, Orte, Tagesrhythmus, verlässliche Bezugspersonen konstant halten

orientierungserleichternde Umgebung
- zur persönlichen Orientierung Namensschild an Tür, große Spiegel, Familienfotos über dem Bett
- Orientierungstafel mit Wochentag, Kalender, Uhr, Wochenterminblatt mit Speiseplan
- Wegmarkierung zur räumlichen Orientierung anbringen

Chorea Huntington

- Veitstanz
- Erkrankung des Schweifkerns mit überschießender Bewegung (Hyperkinese) und herabgesetztem Muskeltonus (Hypotonie)

Ursache
- Dominant erblich ist die Chorea Huntington, die zwischen 30 bis 50 beginnt
- senile Form infolge Durchblutungsstörungen der Basalkerne

Symptome
- Verlangsamung, Muskelschmerzen, Gedächtnisschwund
- Arme, Beine und Gesichtsmuskeln bewegen sich unwillkürlich, regellos, ruckartig, grotesk, asymmetrisch und arrhythmisch
- Bewegungen hören im Schlaf auf
- schwankender Gang
- fortschreitende Demenz
- verwaschene Sprache
- Tod tritt nach 5 - 10 Jahren ein

Therapie
- symptomatische Behandlung
- Gabe von Neuroleptika

Pflege
- wie bei Demenz
- zusätzlich
- Entspannungsübungen
- Gymnastik
- Unterwassermassagen

Pick Krankheit

- Stirnhirnatrophie mit anteiliger Atrophie des vorderen Schläfenlappens und Schweifkerns

Symptome:
- Veränderungen der Persönlichkeit
- leicht reizbar, getrieben, enthemmt
- nach Jahren dement und sprachgestört
- verläuft nach etwa 7 Jahren tödlich

Ursachen
- nicht bekannt

Therapie:
- nicht bekannt

Pflege
- wie bei Alzheimer

Parkinsonsyndrom

- Schüttellähmung
- Erkrankung der außerhalb der Pyramidenbahn gelegenen tieferen Hirnanteile, die die Bewegungssteuerung der Pyramidenbahn ergänzen
- Erkrankung mit extrapyramidal-motorischer Störung
- Bewegungen sind durch die Schüttellähmung herabgesetzt (hypokinetisch)
- die Spannung der Muskeln ist erhöht (hyperton)

Ursachen
- vorzeitige Degeneration von Zellen in der Substantia nigra des Gehirns
- idiopathisch
- erbliche Disposition
- Spätfolge von Enzephalitiden (postenzephalitisch)
- selten auch als Spätfolge von Hirndurchblutungsstörungen oder Vergiftungen (Kohlenmonoxid, Mangan)
- Medikamente (bestimmte Neuroleptika)
- Dopaminmangel

Symptome

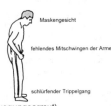

gebückte Haltung, Maskengesicht, fehlendes Mitschwingen der Arme, schlürfender Trippelgang

- Akinese (Bewegungsarmut)
  - erschwert sind Aufrichten und Start zum Gehen
  - kleinschrittig, trippelnd, schlürfender Gang
  - Arme bewegen sich nicht mit
  - Knie sind leicht gebeugt
  - nach vorn gebeugte Körperhaltung
  - Gesicht ohne Mimik
  - seltener Lidschlag (Maskengesicht)
  - tonlose, monotone Sprache
  - die Schrift wird kleiner und weicht nach oben ab
- Rigor
  - Steigerung des Muskeltonus mit wachsendem Widerstand der Arme und Beine gegen passive Bewegung (Zahnradphänomen)
- Tremor
  - Zittern in Ruhe, vorwiegend der Hände („Pillendrehen, Münzzählen"), verschwindet im Schlaf, verstärkt sich bei Aufregung, kann fehlen
- vermehrter Speichelfluss
- verstärkte Talgsekretion ("Salbengesicht")
- verstärktes Schwitzen
- Blickkrämpfe (Minuten bis Stunden)
- depressive Verstimmung
- verlangsamte Denkabläufe (Patienten müssen zum Denken "gezwungen" werden)
- ungeduldig, gereiztes und empfindsames Verhalten

Komplikationen
- akinetische Krise (vollständige Bewegungslosigkeit)

Therapie
medikamentös
- Gabe von Kombinationspräparaten aus L-Dopa und Benserazid
- Gabe von Anticholinergika
- Gabe von Amantadin
- Gabe von Dopaminagonisten

Physiotherapie
- intensive krankengymnastische Behandlung
- Atemgymnastik
- Bewegungsbäder
- Massagen

psychologische Therapie
- Beschäftigungstherapie
- Psychotherapie

operativer Eingriff
- stereotaktische Operation (über eine Sonde wird Einfluss auf einen oder mehrere Regelkreisläufe des Gehirns genommen)

Krankenpflege
- passive Bewegungsübungen
- aktive Bewegungsübungen
- Gehübungen
- aktivierende Körperpflege
- gute Mundpflege (vermehrter Speichelfluss)
- ausgeglichene Ernährung
- häufiges Anhalten zum Trinken (vermehrter Flüssigkeitsbedarf durch vermehrte Drüsensekretion)

Epilepsie

- Anfallsleiden
- chronisch zerebrale Funktionsstörung, die durch rezidivierende hirnorganische Anfälle charakterisiert ist
- bei vollständiger Gesundheit kommt es zu abnormen, elektrischen Entladungen der Hirnzellen

Ursachen
- zur Hälfte ungeklärt
- erblich nur in 7% bei milder Epilepsie
- Hirnschädigung (Residual- oder Defektepilepsie) bei Narben nach Schädelhirntrauma, nach Hirntumor-Op, nach Hirnentzündung, nach Schlaganfall

- symptomatisch bei Hypoglykämie, Alzheimer-Demenz, bei Hirn-Durchblutungsstörungen und bei Medikamenten- oder Alkoholentzug

anfallauslösende Ursachen
- Nikotin, Sauerstoffmangel
- Medikamente wie Überdosis von Insulin oder Antidiabetika, von Acetylsalicylsäure, von Neuroleptika, Anticholinergika, von Analgetika und von Kaffee.
- Entzug von Alkohol, Tranquilizern und Antiepileptika
- Föhn und Wetterfrontenwechsel
- Hunger, Überanstrengung und Schlafentzug
- Angst, Schreck und Fernseh-Flimmern.

Formen und Symptome
generalisierte Anfälle (große Anfälle)
- verlaufen in Stadien

Aura (Vorboten)
- Lichtblitze, Gerüche, Melodien oder Geräusche, Glücksgefühl Sekunden vor dem Anfall

tonisches Stadium
- Schrei, Stöhnen, Hinstürzen, Atempause mit Zyanose (blaue Lippen), Bewusstlosigkeit mit Streckkrampf für etwa 30 Sekunden

klonisches Stadium
- Arme und Beine zucken symmetrisch und rhythmisch
- Zungenbiss, schaumiger Speichel vor dem Mund
- Einnässen

tiefer Nach- oder Erschöpfungsschlaf
- schnorchelnde Atmung
- Dämmerzustand
- Schwitzen

Status epilepticus (Grand-mal Status)
- Wiederholung von mehreren (mind. 3), kurz aufeinanderfolgenden großen generalisierten Anfällen, ohne dass der Patient sein Bewusstsein während der freien Intervalle wiedererlangt
- der Status epilepticus ist immer lebensbedrohlich; gelingt es nicht ihn zu durchbrechen, versterben die Patienten am zentralen Herz- und Kreislaufversagen

fokale Anfälle (Herdanfälle)
- hängen vom Schädigungsort (Krampfherd) im Gehirn ab

Symptome
- Zuckungen oder Missempfindungen z.B. eines Armes oder einer Gesichtshälfte ohne Bewusstseinsverlust

- Zuckungen oder Missempfindungen können sich auf eine ganze Körperhälfte ausbreiten (Jackson-Anfälle)

Komplex-fokale oder psychomotorische Anfälle
- Dämmerattacken mit Verwirrtheit

Symptome
- Automatismen wie Kauen, Schmatzen, Schlucken, Wischen
- ziellosem Herumlaufen oder Ausziehen
- gesteigerte Aggressivität
- Verwirrtheit kann Stunden dauern

Petit-mal (kleiner Anfall)
Absencen

Symptome
- Bewusstseinslücke für einige Sekunden
- evtl. Reklination des Kopfes
- evtl. rhythmische Myoklonien

BNS-Krämpfe

Symptome
- Blitzkrämpfe
- plötzliches Zusammenzucken der Extremitäten für Sekundenbruchteile
- Nickkrämpfe
- kurzdauernde Nickbewegungen des Kopfes
- Salaamkrämpfe
- längerdauernde Vorwärtsbewegung des Rumpfes und der oberen Extremitäten mit anhaltender Nickbewegung

myoklonisch astatische Anfälle (Sturzanfälle)

Symptome
- plötzlicher Sturz infolge eines Tonusverlustes einhergehend mit einer kurzdauernden Bewusstseinsstörung
- evtl. Myoklonien der Gesichts- und Extremitätenmuskulatur

Impulsiv-Petit mal

Symptome
- keine Bewusstseinstrübung
- stoßende, symmetrische Bewegungen des Kopfes und der oberen Extremitäten
- ggf. Einknicken der Kniegelenke, so dass die Patienten zum Stürzen neigen

Therapie
- Vermeidung von anfallauslösenden Faktoren

medikamentöse Therapie
- Gabe von Antiepileptika
- Gabe von Neuroleptika (bei Unruhezuständen oder psychotischen Erscheinungen)
- Gabe von Antibiotika (bei Entzündungen des Gehirns und seiner Häute)
- Gabe von Hämostyptika (bei Hirnblutung)

operative Therapie
- radikale Entfernung des ursächlichen Herdes (z.B. Tumor, Gefäßmissbildung)
- stereotaktische Operation (über eine Sonde wird Einfluss auf einen oder mehrere Regelkreisläufe des Gehirns genommen)

Erste Hilfe beim Anfall
- vor Verletzungen durch Gegenstände schützen, aus gefährdender Umgebung z.B Heizkörper entfernen
- beengende Kleidung lösen
- nicht allein lassen, Ruhe bewahren
- nach dem Anfall stabile Seitenlage (im Tiefschlaf kann Zunge Atem behindern)
- Anfallsform (z.B. fokale) beobachten und dokumentieren
- keinen Gummikeil, Finger oder sonstigen Gegenstand zwischen die Zähne schieben

Krankenpflege

Krankenbeobachtung
- Anfall genau beobachten und dokumentieren: Uhrzeit, Dauer, Art und Ablauf des Anfalles, Pupillenreaktion, Bewusstseinslage, Verhalten des Patienten
- Pat. nach Vorboten fragen
- Nebenwirkungen der Antiepileptika (z.B. Zahnfleischwucherungen) beachten und dokumentieren
- Intensivüberwachung - Monitoring beim Status epilepticus
- Verletzungsgefahr so gering wie möglich halten
  - kantige Gegenstände entfernen
  - Öffnen beengender Kleidungsstücke
  - wenn möglich Patienten vor Sturz bewahren und sanft zu Boden gleiten lassen
  - Kopf durch Kissen oder Rolle weich lagern
  - für freie Atemwege sorgen (Mundkeil!)
- bei Erbrechen Mund ausräumen und stabile Seitenlage
- nach dem Anfall sofortige Versorgung und Abklärung von evtl. Verletzungen
- nach dem Anfall umziehen wegen des Einnässens und dann schlafen lassen
- nach dem Nachschlaf waschen, weil Pat. stark schwitzt
- Pat. zum Führen eines Anfallkalenders anhalten
- regelmäßige Einnahme der Antiepileptika überwachen; plötzliches Absetzen löst Anfälle aus.
- für regelmäßigen und ausreichenden Schlaf sorgen
- Fernsehen, Alkohol und Rauchen einschränken
- Pat. ausführlich über anfallsauslösende Faktoren aufklären

Myelomalazie

- Rückenmarkerweichung

Ursachen
- Minderdurchblutung des Rückenmarks
  - häufig bedingt durch eine Arteriosklerose der Aorta
  - seltener durch Traumen, Embolien oder Thrombosen

Symptome
- spastische Paresen
- dissoziierte Empfindungsstörungen

Myelitis

- Entzündung des Rückenmarks

Ursachen
- bakterielle Erkrankung (infolge hämatogener Streuung)
- bei Virusinfektionen auftretende Entzündung des Rückenmarks
- Komplikation nach Pocken-, Tollwut- oder Typhusschutzimpfungen

Symptome
- Paresen
- Missempfindungen
- Sensibilitätsstörungen
- Querschnittlähmung

Epi- und Subduralabszess

- raumfordernde spinale Abszessbildung

Ursachen
- Entzündungsherde z.B. Furunkel

Symptome
- allgemeine Entzündungszeichen (Fieber, Leukozytose, erhöhte BSG)
- schlechter Allgemeinzustand
- Klopf- und Druckempfindlichkeit im Bereich des Abszesses
- Sensibilitätsstörungen
- Paresen

Poliomyelitis

- meldepflichtige, virusbedingte Entzündung des Rückenmarks
- vorwiegend lokalisiert in den motorischen Vorderhörnern

Ursachen
- Schmierinfektion (Stuhl, Nahrungsmittel, Wasser)

- Inkubationszeit = 3-14 Tage
  Erreger:
  - Virustyp I = Brunhilde
  - Virustyp II = Lansing
  - Virustyp III = Leon

  Symptome
- Initialstadium
  - Fieber, Kopfschmerzen, Appetitlosigkeit, Schluckbeschwerden, Abgeschlagenheit, Gliederschmerzen, evtl. Erbrechen, Bauchschmerzen, Durchfall, Verstopfung
- symptomfreies Intervall
  - Dauer 1-9 Tage
- präparalytisches Stadium
  - Dauer 2-7 Tage
  - meningitische Phase mit erneutem Fieberanstieg (biphasischer Fieberverlauf = Dromedartyp), Kopfschmerzen, Nackenschmerzen, Rückenschmerzen, Gliederschmerzen, Halsschmerzen, Bauchschmerzen, (Aufsetzen erfolgt mit Unterstützung der Arme), meningitische Zeichen, paralytische Zeichen
  - adynamische Phase mit allgemeiner Muskelschwäche, Innervationsstörungen, Areflexie, Tremor
- paralytisches Stadium
  - Dauer: Stunden, bis zu 3 Tagen
  - schlagartige, schlaffe Lähmung proximaler Muskelgruppen (meist morgens)
  - Ausprägung weiterer schlaffer Lähmungen (untere Extremitäten, Blase, Darm, obere Extremitäten, Atemmuskulatur, Atemzentrum, Kreislaufzentrum)
  - keine Sensibilitätsausfälle, da nur die grauen Vorderhörner des Rückenmarks und der motorische Kern der Medulla oblongata entzündlich verändert sind
- Reparationsstadium
  - Dauer ca. 18 Monate
  - Teilrückbildung der Lähmungen

Querschnittlähmung

- Rückenmark wird so geschädigt, dass es wie quer durchgeschnitten ist
- alle auf- und absteigenden Bahnen sind unterbrochen
- unterhalb der Schädigung sind die Lähmungen spastisch
- in Höhe der Schädigung der Vorderhornzellen sind die Lähmungen schlaff
- betroffen sind die Willkürmotorik, Sensibilität und Blasen-, Darm- und Sexualfunktion

Ursachen
  gedeckte Traumata
  - Frakturen
  - Luxation

  ungedeckte Traumata
  - Schussverletzungen, Stichverletzungen
  krankheitsbedingte Ursachen
  - Fehlbildungen des Rückenmarks (z.B. Meningozele)
  - Entzündungen des Rückenmarks (Myelitis, Meningitis, Spondylitis)
  - gutartige und bösartige Neubildungen (z.B. Meningiome, Myelome, Gliome)
  - degenerative Erkrankungen des Rückenmarks
  - idiopathische Erkrankungen (z.B. Multiple Sklerose)
  - iatrogene Schäden (z.B. Operationen, Bestrahlungen)

Symptome
- abhängig von der betroffenen Rückenmark-Region
- anfangs schlaffe Lähmung, später in Höhe der Schädigung schlaffe, unterhalb spastische Lähmung und Sensibilitätsstörung
- Hyperästhesie der Randzone der geschädigten Segmente
- Steigerung der Eigenreflexe
- Entstehung spastischer Reflexe
- Beeinträchtigung der Schweißsekretion
- Herabsetzung von Herz- und Kreislauffunktion
- Störung der Blasen-, Darm- und Sexualfunktion
- bei unvollständigem Querschnitt bleiben einzelne Funktionen erhalten

Komplikationen
- Atemlähmung → Exitus
- Infektion durch Fremdkörper (offene Verletzung)
- Dekubitus
- aufsteigende Harnweginfektionen
- spinaler Schock

  Symptome des spinalen Schocks
  - schlaffe (atonische) Lähmung der Muskulatur
  - Magen-Darm-Atonie (klinisches Zeichen: Ileus oder Subileus)
  - schlaffe Lähmung der Blase (Blasenatonie = Schockblase)
  - Ausfall der Fremdreflexe
  - Ausfall der Eigenreflexe
  - Vasokonstriktorenlähmung (Fehlen der Gefäßkontrolle)
  - Wärmeregulationsstörungen
  - reduzierte Flüssigkeitsausscheidung
  - Anstieg der harnpflichtigen Substanzen
  - herabgesetzter Gewebswiderstand
  - Eiweißverlust
  - Azidose oder Alkalose
  - Elektrolytverschiebung

Therapie
- Überwachung der Vitalfunktionen
- sofortige Versorgung in Spezialklinik mit Krankengymnastik, evtl. Operation

Dauerpflege
- Kontrolle der Vitalfunktionen und Lagerung in Spezialbett
- Prophylaxen von Dekubitus, Kontrakturen, Thrombosen, Pneumonie durch Krankengymnastik mit Stehbrett, isometrischen Übungen und Training im Reha-Zentrum
- intermittierendes Selbstkatheterisieren lernen lassen, Verstopfung verhindern
- intensive Zuwendung mit Gesprächen gegen Resignation und Depression

Polyneuropathie

- Erkrankungen mehrerer Nerven

Ursachen
- idiopathisch
- Stoffwechselstörungen (z.B. Diabetes mellitus, Urämie)
- Infektionserkrankungen (z.B. Diphtherie, Botulismus)
- Gefäßleiden (z.B. Arteriosklerose, Periarteriitis nodosa)
- Tumoren (z.B. Karzinom, Sarkom)
- Intoxikationen (z.B. Alkohol, Schwermetalle)
- genetisch (z.B. Porphyrie, primäre Amyloidose)
- Vitaminmangel

Verlauf
- häufig chronischer Verlauf über Wochen und Monate
- auch akuter und subakuter Verlauf möglich

Symptome
- handschuh- oder strumpfförmige brennende Schmerzen
- Kribbeln, Wadenkrämpfe, Schwinden von Temperatur- und Berührungsempfindlichkeit
- Lähmungen von Hand oder Fuß mit Muskelschwund
- Neigung zu Schwitzen, Nagelpilz und Unterschenkelgeschwüren (Ulcus cruris)
- Inkontinenz

Komplikationen
- Ateminsuffizienz (auf Grund der Atrophie der Atemmuskulatur)
- Pneumonie
- Dekubitus

Therapie
- Schmerzmittel und Vitamin B
- TENS (transkutane Nervenstimulation) mit elektrischem Strom
- Einstellung des Diabetes
- Entzug von Alkohol und Medikamenten

Pflege
- bequeme, schmerzlindernde Lagerung
- regelmäßiger Lagewechsel (Rücken-, 30-Grad-, 90-Grad- und Bauchlage)
- intensive passive und aktive Mobilisation
- aktivierende Körperpflege
- Wickel, Wärme-Anwendungen, Wechselbäder
- Krankengymnastik und Massagen vermitteln
- Vitamin-B-reiche Kost
- für ausreichend Bewegung sorgen
- Dekubitus, Thrombosen, Inkontinenz und bei längerer Bettruhe Kontrakturen verhindern
- Selbsthilfegruppen vermitteln

Bandscheibenvorfall

- eindringen einer Bandscheibe in den Spinalkanal und Druckwirkung auf Nervenwurzeln

Ursachen
- lebenslängliche Fehlbelastung der Wirbelsäule
- plötzliche Körperbewegung, z.B. schweres Heben, Bücken, Drehen
- psychische Belastungen wie Verlust von Bezugspersonen, der Wohnung, der Rolle und des Ansehens

Diagnostik
- neurologische Untersuchung
- Röntgen, CT, Kernspintomographie

Symptome
Bandscheibenvorfall im Halswirbelbereich
- Schmerzen in Schulter und Arm werden durch Kopfdrehen verstärkt,
- Empfindungsstörungen
- Muskelschwäche in Schulter und Arm

akute Lumbago oder Lumbo-Ischialgie
- plötzlicher Schmerz im Lendenbereich, „Hexenschuss"
- starke Bewegungseinschränkung, Husten und Niesen werden vermieden, im Liegen werden die Beine angezogen
- Zwangshaltung durch harte Verspannung der Lendenmuskeln
- Schmerzausstrahlung meist in ein Bein (Wurzelsyndrom am Bein)
- unter Umständen Blasen- und Mastdarmstörung → erfordert sofortige Op.

Therapie
- Bettruhe im Stufenbett
- physikalisch: Wärme, Krankengymnastik, Rückenschule
- Schmerzmittel und Muskelrelaxanzien Operation bei Empfindungs- und Blasenstörungen

Pflege
- flach lagern, nach Anordnung im Stufenbett
- Mobilisieren (auf ärztliche Anweisung), zum Gehen anhalten, Sitzen oder Stehen vermeiden
- entlastende Krankengymnastik über längere Zeit
- feuchte und trockene Wärme anwenden
- Kontrakturen, Dekubitus, Thrombosen verhindern

IX. Krankheitslehre

- Teilnahme an der Rückenschule anregen, um falsche Bewegungsmuster zu verlernen
- Selbsthilfegruppe vermitteln

Testfragen

1. **Ordnen Sie die Symptome den Stadien der akuten Hirndurchblutungsstörung zu:**
   1) completed stroke (CS), chronisches neurologisches Defizit
   2) transitorisch-ischämische Attacke (TIA), Symptome bilden sich in 24 h vollständig zurück
   3) progressiver Schlaganfall (PS), Symptome nehmen zu, sind teilweise reversibel
   4) prolongiertes ischämisches neurologisches Defizit (PRIND), Symptome halten über 24 h an, bilden sich aber vollständig zurück
   5) Gefäßverengung ohne Symptome

   A) Stadium I
   B) Stadium II a
   C) Stadium II b
   D) Stadium III (Schlaganfall)
   E) Stadium IV (Schlaganfall)
   A.........B.........C.........D.........E........

2. **Welche Aussagen über die zentralen Lähmungen sind richtig:**
   A ❑ Muskeltonus ist herabgesetzt bis aufgehoben
   B ❑ spastische Tonuserhöhung
   C ❑ Eigenreflexe sind abgeschwächt oder erloschen
   D ❑ Eigenreflexe sind meistens gesteigert
   E ❑ Babinski-Reflex nicht vorhanden

3. **Gutartige Tumoren des Nervengewebes:**
   A ❑ Melanom
   B ❑ Chondrom
   C ❑ Neurinom
   D ❑ Meningeom
   E ❑ Glioblastom

4. **Der Muskeltonus ist bei einseitiger Kleinhirnerkrankung:**
   A ❑ auf der Gegenseite vermindert
   B ❑ auf der gleichen Seite vermindert
   C ❑ auf der Gegenseite erhöht
   D ❑ auf der gleichen Seite erhöht

5. **Symptome der Polyneuritis:**
   A ❑ Parästhesien (Ameisenlaufen)
   B ❑ Paresen mit Muskelatrophie
   C ❑ Sehnenreflexe gesteigert
   D ❑ Koordinationsstörungen
   E ❑ Sehnenreflexe herabgesetzt
   F ❑ Stauungspapille
   G ❑ klonische Krämpfe

6. **Welcher Tumor verursacht am häufigsten Hirnmetastasen:**
   A ❑ Dickdarmkarzinom
   B ❑ Leberkarzinom
   C ❑ Bronchialkarzinom
   D ❑ Prostatakarzinom

7. **Symptome beim apoplektischen Insult (Schlaganfall):**
   A ❑ Halbseitenlähmung (Hemiplegie)
   B ❑ Tetraplegie (Lähmung beider Arme und Beine)
   C ❑ Erbrechen und Bradykardie bei erhöhtem Hirndruck
   D ❑ Augendeviation (Patient blickt zum Herd)
   E ❑ die Lähmungen sind erst spastisch und werden später schlaff
   F ❑ Trigeminuslähmung
   G ❑ die Lähmungen sind erst schlaff und werden später spastisch

8. **Tonische Krämpfe:**
   A ❑ sind kurzdauernde, schnell aufeinanderfolgende Muskelkontraktionen
   B ❑ unwillkürliche Muskelkontraktionen
   C ❑ willkürliche Muskelkontraktionen
   D ❑ haben eine Dauer von Minuten bis zu Tagen
   E ❑ grob- oder feinschlägige rhythmische Zuckungen, die schnell aufeinander folgen
   F ❑ Zuckungen einzelner Muskelbündel ohne Bewegungseffekt

9. **Miosis bedeutet:**
   A ❑ Ungleichheit der Pupillen
   B ❑ abnorme Enge der Pupillen
   C ❑ abnorme Weite der Pupillen
   D ❑ absolute Pupillenstarre

10. **Periphere Sensibilitätsstörungen beruhen auf einer Schädigung:**
    A ❑ des Zentralnervensystems
    B ❑ außerhalb des Zentralnervensystems

11. **Welchen Ausfall zeigt ein Patient, bei dem es zur Ruptur eines Hirngefäßaneurysmas und somit zu einer Schädigung des rechten hinteren Stirnlappenanteils gekommen ist:**
    A ❑ Querschnittlähmung
    B ❑ Halbseitenlähmung rechts
    C ❑ Halbseitenlähmung links
    D ❑ sensorische Aphasie

12. **Anisokorie bedeutet:**
    A ❑ absolute Pupillenstarre
    B ❑ abnorme Enge der Pupillen
    C ❑ abnorme Weite der Pupillen
    D ❑ halbseitige Gesichtsfeldeinschränkung
    E ❑ Ungleichheit der Pupillen

---

1 A = 5; B = 2; C = 4; D = 3; E = 1
2 B, D
3 C, D
4 B
5 A, B, D, E
6 C
7 A, C, D, G
8 B, D
9 B
10 B
11 C
12 E

13. **Wie verständigen Sie sich mit einem Patienten, der mit einer Aphasie auf Ihrer Station liegt:**
　A ❏ Sie sprechen langsam in kurzen, einfachen Sätzen und unterstreichen Ihre Sätze mit Gesten
　B ❏ Sie sprechen sehr laut, damit der Patient Sie versteht
　C ❏ Sie sprechen häufig mit dem Patienten, auch wenn er nicht begreift oder sich nicht verständlich machen kann
　D ❏ Sie benutzen ausschließlich Schriftkarten
　E ❏ Sie vermeiden Überanstrengungen, denn bei Erschöpfung und emotionaler Belastung verschlimmert sich die Aphasie

14. **Trismus ist ein Krampf:**
　A ❏ der gesamten Körpermuskulatur
　B ❏ der Kaumuskulatur
　C ❏ der Streckmuskulatur des Nackens und des Rückens
　D ❏ einzelner Muskelfasern

15. **Unter Ataxie versteht man:**
　A ❏ eine Störung der Bewegungs-Koordination
　B ❏ eine Störung des optischen oder akustischen Erkennens
　C ❏ die Unfähigkeit zu lesen
　D ❏ die Unfähigkeit zu rechnen

16. **Opisthotonus ist ein Krampf:**
　A ❏ einzelner Muskelfasern
　B ❏ der gesamten Körpermuskulatur
　C ❏ der Kaumuskulatur
　D ❏ der Streckmuskulatur des Nackens und des Rückens

17. **Welche Aussagen über die peripheren Lähmungen sind richtig:**
　A ❏ Atrophie des gelähmten Muskels setzt nach 3 - 4 Wochen ein
　B ❏ Muskeltonus ist herabgesetzt bis aufgehoben
　C ❏ Babinski-Reflex meistens vorhanden
　D ❏ Eigenreflexe sind abgeschwächt oder erloschen
　E ❏ Eigenreflexe sind meistens gesteigert
　F ❏ spastische Tonuserhöhung
　G ❏ immer eine Para- oder Tetraparese

18. **Eine Polyneuritis kann auftreten als Folge von:**
　A ❏ Missbildungen
　B ❏ EEG-Untersuchungen
　C ❏ Herdinfekten
　D ❏ Alkoholintoxikation
　E ❏ Diphtherie
　F ❏ Koordinationsstörungen

19. **Welche Aussagen über die Poliomyelitis sind richtig:**
　A ❏ spastische Parese
　B ❏ schlaffe Parese
　C ❏ Hinterhörner werden zerstört
　D ❏ Vorderhornzellen gehen zugrunde

20. **Welche Maßnahmen ergreifen Sie, wenn ein Patient in Ihrer Gegenwart einen Krampfanfall erleidet:**
　A ❏ Sie bleiben bei dem Patienten, bis der Anfall beendet ist
　B ❏ Sie holen sofort einen Arzt
　C ❏ Sie geben dem Patienten etwas Kühles zu trinken
　D ❏ Sie stecken dem Patienten einen Keil oder ein Tuch zwischen die Zähne
　E ❏ Sie lassen den Patienten liegen und entfernen Gegenstände, an denen er sich verletzen könnte
　F ❏ Sie fixieren den Patienten

21. **Kardinalsymptome des Parkinson-Syndroms:**
　A ❏ Trismus
　B ❏ Tremor
　C ❏ Beugestellung des Körpers
　D ❏ Salbengesicht
　E ❏ Gesichtszyanose
　F ❏ tonische Krämpfe

22. **Symptome der Neuralgien:**
　A ❏ Schmerzen nur im Bereich des betroffenen Nerven
　B ❏ Lähmungen
　C ❏ Druckempfindlichkeit des Nerven
　D ❏ Schmerzen treten anfallsweise und sehr heftig auf
　E ❏ Sensibilitätsausfälle
　F ❏ Reflexstörungen

23. **Welcher Reflex gehört zu den pathologischen Reflexen:**
　A ❏ Bizepsreflex
　B ❏ Babinski-Reflex
　C ❏ Bauchhautreflex
　D ❏ Achillessehnenreflex

24. **Kranke mit einer Querschnittlähmung werden sehr häufig auf einem sogenannten "Pack-Bett" gelagert, da:**
　A ❏ hier die Wirbelsäule wesentlich fester auf der Unterlage aufliegt
　B ❏ gefährdete Hautstellen und Knochenvorsprünge frei zugänglich gelagert werden können und diese Körperbezirke so einfacher zu versorgen sind
　C ❏ diese Pack-Blöcke eine ideale Höhe bieten, und so der Patient in einer sehr guten Arbeitshöhe versorgt werden kann
　D ❏ auf diesem Bett keine Kontrakturen entstehen können, denn alle Gelenke sind frei zugänglich und somit bewegbar

25. **Symptome der Apoplexie cerebri:**
　A ❏ Paraplegie
　B ❏ Hemiplegie
　C ❏ Muskeltonus der gelähmten Extremitäten ist in der ersten Zeit herabgesetzt (schlaff)
　D ❏ Muskeltonus der gelähmten Extremitäten ist in der ersten Zeit gesteigert (spastisch)

13　A, C, E
14　B
15　A
16　D
17　A, B, D
18　C, D, E
19　B, D

20　A, E
21　B, C, D
22　A, C, D
23　B
24　B
25　B, C

IX. Krankheitslehre

26. Symptome bei Meningitis:
- A ☐ Kopfschmerzen
- B ☐ Lähmung des weichen Gaumens
- C ☐ Erbrechen
- D ☐ Krampfanfälle
- E ☐ Nackensteifigkeit
- F ☐ schlaffe Lähmung
- G ☐ Kernig-Zeichen positiv
- H ☐ Lähmung der Atemmuskulatur

27. Der Patient wird im Anschluss an eine Myelographie besonders gelagert:
- A ☐ sitzend, damit der Nucleus pulposus nicht abgleitet
- B ☐ halbsitzend, damit kein Wirbelgleiten einsetzt
- C ☐ halbsitzend, damit das Kontrastmittel nicht kopfwärts steigt und dort irreversible Schäden hervorruft
- D ☐ flach liegend, damit eine Entlastung des Nervus ischiadicus eintritt
- E ☐ sitzend, damit das Pflegepersonal den Zustand des Patienten im Hinblick auf den Kreislauf besser beurteilen kann

28. Bei welchen Erkrankungen kann eine abnorme Weite der Pupillen beobachtet werden:
- A ☐ Glaukom
- B ☐ Koma
- C ☐ epileptischer Anfall
- D ☐ Sympathikuslähmung
- E ☐ Tabes
- F ☐ progressive Paralyse
- G ☐ Meningitis

29. Als Meningozele bezeichnet man:
- A ☐ eine Verschmelzung zweier oder mehrerer Halswirbel
- B ☐ eine Viruserkrankung, die besonders die Stammganglien befällt
- C ☐ ein Austreten von Hirnhäuten durch einen Knochendefekt der Wirbelsäule (von Haut überdeckt)
- D ☐ eine intrazerebrale Blutung

30. Das Elektroenzephalogramm:
- A ☐ ist eine Aufzeichnung der Spannungsschwankungen des Gehirns
- B ☐ ist eine Aufzeichnung des Intelligenz-Quotienten
- C ☐ erlaubt in erster Linie Rückschlüsse auf die Intelligenz
- D ☐ ist die Darstellung des intrakraniellen Liquorraumes

31. Bei welchen Erkrankungen kann eine abnorme Enge der Pupillen beobachtet werden:
- A ☐ epileptischer Anfall
- B ☐ progressive Paralyse
- C ☐ Meningitis
- D ☐ Sympathikuslähmung
- E ☐ Glaukom
- F ☐ Okulomotoriuslähmung

32. Welche Aussagen über die "schlaffe Lähmung" sind richtig:
- A ☐ Muskelatrophie
- B ☐ Muskeltonus erhöht
- C ☐ Sehnenreflexe vorhanden
- D ☐ tritt auf bei Erkrankungen des zentralen motorischen Neurons (Rinde, Pyramidenbahn)
- E ☐ tritt auf bei Erkrankungen im peripheren motorischen Neuron (Vorderhorn des Rückenmarks oder peripherer Nerv)

33. Das "Blasentraining" des Querschnittgelähmten:
- A ☐ besteht aus einer täglichen Atemgymnastik mit dem Giebelrohr zur Kräftigung der Atemmuskulatur
- B ☐ besteht aus dem Beklopfen der Bauchwand oder dem Streicheln der Oberschenkelinnenseiten zur Anregung der Blasenmuskulatur und einer damit verbundenen Kontraktion
- C ☐ wird in der ersten Phase des spinalen Schocks durchgeführt. Der Patient muss bei der künstlichen Beatmung gegen einen endexspiratorischen Druck atmen
- D ☐ besteht aus dem Erlernen einer speziellen Technik, die es dem Kranken ermöglicht, manuell durch Händedruck seine Blase zu entleeren
- E ☐ besteht aus dem Erlernen von Handgriffen, die es dem Kranken ermöglichen, später ein Kondom-Urinal zu tragen

34. Welche Aussagen über die Paresen sind richtig:
- A ☐ Hemiparese: beide Beine sind gelähmt
- B ☐ Paraparese: eine Körperseite ist gelähmt
- C ☐ Tetraparese: alle Extremitäten sind gelähmt
- D ☐ Monoparese: je ein Arm und ein Bein sind gelähmt
- E ☐ Hemiparese: eine Körperseite ist gelähmt
- F ☐ Paraparese: je ein Arm und ein Bein sind gelähmt

35. Welche Aussagen über die "spastische Lähmung" sind zutreffend:
- A ☐ der Muskeltonus ist vermindert
- B ☐ der Sehnenreflex ist vorhanden
- C ☐ tritt auf bei Erkrankungen des zentralen motorischen Neurons (Rinde, Pyramidenbahn)
- D ☐ tritt auf bei Erkrankungen im peripheren motorischen Neuron (Vorderhorn des Rückenmarks oder peripherer Nerv)

36. Myelitis ist eine Entzündung:
- A ☐ der Hirnhäute
- B ☐ des Rückenmarks
- C ☐ des Gehirns
- D ☐ der Hirnventrikel

---

26 A, C, D, E, G
27 C
28 A, B, C
29 C
30 A
31 B, C, D

32 A, E
33 B
34 C, E
35 B, C
36 B

IX.14 Psychiatrie

endogene Psychose
- eine von innen kommende - ursächlich ungeklärte Störung der psychischen Funktionen

Ursachen
- erbliche Faktoren
- biochemische Prozesse
- psychische Faktoren
- soziale Faktoren

Erkrankungen
- Schizophrenie (Spaltungsirresein)
- Zyklothymie (manisch-depressive Krankheit)

exogene Psychose
- von außen einwirkende - somatisch begründbare Störung der psychischen Funktionen
- der körperliche Befund muss in eindeutigem zeitlichen Zusammenhang zu dem psychischen Defekt stehen

Erkrankungen
- Durchgangssyndrom
- Bewusstseinseintrübung
- pseudo neurasthenisches Syndrom (Hirnleistungsschwäche)
- organische Persönlichkeitsänderung
- Alterspsychosen

Schizophrenie

- Spaltungsirresein ist eine endogene (nicht erklärbare) oder funktionelle Psychose
- unterscheidet sich durch eine spezielle psychische Symptomatik von anderen Krankheiten (Ausschluss anderer endogener Psychosen)
- hat einen typischen Verlauf

Epidemiologie
- ca. 1% der Bevölkerung haben einen schizophrenen Schub
- ca. 0,3% sind in Behandlung
- betroffen sind zu $2/3$ Frauen und zu $1/3$ Männer
- Erkrankungsbeginn: 50% vor dem 30. Lebensjahr

Ursachen
- ätiologisch ungeklärt
- vorwiegend erbliche Disposition
- häufiges Auftreten in biologischen Umstellphasen (z.B. Pubertät, Klimakterium)

Symptome
akustische Halluzinationen
- kommentierende Stimmen
- imperative Stimmen
- dialogisierende Stimmen
- Gedankenlautwerden

Leibhalluzinationen
- Coenaesthesien 1.-3. Grades
  - z.B. Patienten haben das Gefühl, dass ihnen Würmer durch den Leib krabbeln
  - z.B. Patienten haben das Gefühl, dass ihre Organe verfaulen

Icherlebnisstörungen
- z.B. die Persönlichkeitsspaltung
- Patient hat zwei Identitäten, die problemlos nebeneinander existieren (z.B. Kaiser von China und Bäcker Karl Schneider)
- Patient hat das Gefühl seine Gedanken seien von anderen gemacht

Wahnwahrnehmungen
- Verfolgungswahn
- Vergiftungswahn
- Größenwahn

abnorme Ausdrucksweisen
- Ausdrucksstörungen im engeren Sinne
- Psychomotorik kann z.B. hölzern, eckig oder steif sein
- Mimik kann z.B. unbewegt und steif sein, häufiges Phänomen ist das "Grimassieren" (Fratzen ziehen)
- sprachlicher Ausdruck kann z.B. durch Neuwortbildung (Neologismen) geprägt sein
- ganzheitliche Ausdrucksverzerrung wie z.B. ungeniert, distanzlos, enthemmt, albern usw.
- Affekt- und Kontaktstörungen z.B. Verstimmung (Suizidgefahr), Gemütsverödung, im schlimmsten Fall Autismus
- katatone Störungen / Störung der Psychomotorik z.B. Befehlsautonom, Stuporie, Sperrung
- formale Denkstörungen z.B. Gedankenabreißen, Zerfahrenheit, Inkohärenz ("zu schnelles Denken, nur sprachliche Bruchstücke")

Diagnostik
- ausschließlich symptomatisch unter Abgrenzung anderer Psychosen und Persönlichkeitsänderungen

Schizophrenieformen
Hebephrenie
- Beginn häufig zwischen der Pubertät und dem 20. Lebensjahr

Symptome
- Verhaltensstörungen, Affektivitätsstörungen, Aktivitätsverlust

Schizophrenia simplex
- leichteste Form der Schizophrenie
- schwer zu diagnostizieren auf Grund der unauffälligen psychischen Symptome

Symptome
- kognitive Störungen
- formale Denkstörungen

paranoid-halluzinatorische Schizophrenie
- Beginn häufig um das 35. Lebensjahr

Symptome
- Halluzinationen
- Wahnvorstellungen

katatone Schizophrenie
- Beginn häufig um das 25. Lebensjahr

Symptome
- Störung der Motorik
- Bewusstseinsstörung (Stupor)

zönästhetische Schizophrenie
Symptome
- atypische Körperbeschwerden mit unterschiedlichen Schweregraden
  - Druck- und Zuggefühl im Körper
  - Wandergefühle im Körper

Therapie
medikamentöse Therapie
- Gabe von Neuroleptika
- Gabe von Sedativa (bei Schlafstörungen)

Psychotherapie
- Einzeltherapie
- Gruppentherapie

Heilkrampftherapie
- Elektrokonvulsivbehandlung bei Katatonie

Krankenbeobachtung
- Beobachtung einer Persönlichkeitsänderung
- frühestmögliche Erkennung eines erneuten schizophrenen Schubs
- Beobachtung der Stimmungslage (Achtung: depressive Verstimmung → Suizidgefahr)
- Beobachtung des Schlaf-Wachrhythmus (Schlafstörungen)
- Beobachtung der Nahrungs- und Flüssigkeitsaufnahme (Vergiftungswahn → Ablehnung der Nahrung)
- Beobachtung der Psychomotorik (z.B. eckig oder hölzern)
- Beobachtung der mnestischen Funktionen (Schizophrenie geht häufig mit einer Intelligenzverminderung einher)
- Beobachtung des Verhaltens in der Gruppe
- Beobachtung der Medikamentenaufnahme (-einnahme)
- Beobachtung der Darmfunktion
- Beobachtung der Blasenfunktion
- Beobachtung der Nebenwirkungen bei Neuroleptikagabe

Krankenpflege
- Aufrechterhaltung der Körperhygiene (Patienten neigen zur Antriebslosigkeit)
- Einbeziehung der Patienten am normalen Stationsablauf
- z.B. Patienten motivieren sein Bett zu machen
- z.B. Patienten motivieren in der Küche zu helfen
- Sorge tragen für die regelmäßige, ausreichende Nahrungs- und Flüssigkeitsaufnahme (besonders wichtig bei Patienten mit Vergiftungswahn)
- regelmäßige Gewichtskontrollen
- ggf. parenterale Ernährung oder Ernährung über eine Magensonde
- ggf. Unterstützung der Darmfunktion (bei Magen- und Darmstörungen auf Grund der Neuroleptikagabe)
- Patienten die Möglichkeit geben mit anderen Patienten in Kontakt zu treten (z.B. durch Spiele und gemeinsame Interessen)
- persönliche Atmosphäre schaffen (möglichst den Patienten das Zimmer selbst gestalten lassen)
- wichtig ist das pflegerische Gespräch mit dem Patienten
- die Gespräche sollten möglichst vom Krankheitsgeschehen ablenken (Patienten neigen dazu häufig über ihre Erkrankung zu sprechen)
- Patient in seiner Wirklichkeit nicht ablehnen, ihm aber erklären, daß "unsere" Wirklichkeit anders ist
- bei suizidgefährdeten Patienten alle Gegenstände (Messer, Gürtel usw.), die zum Suizid verwendet werden könnten, entfernen
- bei gefährlichen, aggressiven Patienten
  - Isolierung, Fixierung und Sedierung (diese Maßnahmen sollten, wenn überhaupt notwendig, so kurz wie möglich angewendet werden, da sie die Symptomatik verstärken können)
- zu isolierten Patienten grundsätzlich nie alleine gehen
- Medikamentenausgabe grundsätzlich durch examiniertes Personal
- Einnahme der Medikamente unter Aufsicht

Rehabilitationsmaßnahmen
- Arbeitstherapie
- Beschäftigungstherapie

- Sozialtherapie (spezielle offene Einrichtungen, später eigener Wohnsitz unter intensiver Betreuung)

Zyklothymie

- manisch, depressive Psychose

Ursachen
- ungeklärt
- erbl. Disposition?
- seelisch, reaktive Faktoren?

Epidemiologie
- betroffen sind ca. 0,5%-0,8% der Gesamtbevölkerung
- davon 70% weiblich und 30% männlich

Verlauf
- phasenhafter Verlauf
- zu $2/3$ monopolar (d.h. Wechsel zwischen depressiven Phasen und freien Intervallen)
- zu $1/3$ bipolar (d.h. Wechsel zwischen depressiven Phasen, manischen Phasen und freien Intervallen)
- Phasen treten häufig mehrfach im Leben auf
- Phasen heilen defektfrei aus, jedoch ca. 10% der Erkrankten begehen Suizid

Symptome
depressive Phase
- unmotivierte, depressive Verstimmung (schwermütige Stimmung, Gleichgültigkeit, Apathie)
- Denkhemmung (Denkvorgänge verlangsamt, Schwerpunkt des Denkens richtet sich auf das eigene Versagen)
- psychomotorische Hemmung (Bewegung verlangsamt, maskenhafter Gesichtsausdruck, Handlungsfähigkeit extrem eingeschränkt
- Störungen der Vitalempfindungen (leibliche Missempfindungen, projizierte Schmerzen, Druckgefühle, Schweregefühle)
- vegetative Symptome (Atembeschwerden, Herzrhythmusstörungen, Schlafstörungen, Obstipation, Menstruationsstörungen)
- depressiver Wahn (Verarmungsideen, Schuldgefühle, Minderwertigkeitskomplexe)

manische Phase
- gehobene, euphorische Grundstimmung
- Antriebssteigerung (Beschäftigungsdrang, Rededrang)
- Kritiklosigkeit gegenüber dem eigenen Handeln
- gesteigerte Sexualität

Diagnostik
- ausschließlich symptomatisch unter Abgrenzung anderer Psychosen und Persönlichkeitsänderungen

Therapie
medikamentöse Therapie
- Gabe von Antidepressiva / Thymoleptika
- stimmungsaufhellende Präparate
- vorwiegend hemmungslösende Präparate
- unruhedämpfende Präparate
- Gabe von Lithium oder Carbamazepin (Langzeittherapie bei manisch, depressiver Psychose)
- Gabe von Neuroleptika
- Gabe von Hypnotika (bei Schlaflosigkeit)
- Gabe von Laxanzien (bei Obstipation)

Psychotherapie
- Einzeltherapie
- Gruppentherapie

Sozialtherapie
- Beschäftigungstherapie
- Arbeitstherapie

Heilkrampftherapie

Krankenbeobachtung
- Beobachtung einer Persönlichkeitsänderung (depressive oder manische Phase)
- Beobachtung der Stimmungslage (Achtung: in der depressiven Phase besteht erhöhte Selbstmordgefahr besonders im Anfangsstadium und bei Beginn der medikamentösen Therapie)
- Beobachtung der Psychomotorik (je nach Phase erhöht oder verlangsamt)
- Beobachtung des Schlaf-Wachrhythmus (Schlafstörungen)
- Beobachtung der Nahrungs- und Flüssigkeitsaufnahme (in der depressiven Phase häufig Nahrungsverweigerung)
- Beobachtung der Medikamentenaufnahme
- Beobachtung der vegetativen Symptomatik (Magen- und Darmtätigkeit, Menstruationszyklus)
- Beobachtung der Nebenwirkungen bei Neuroleptikagabe
- Beobachtung der Nebenwirkungen bei Antidepressiva
- Beobachtung der Vitalempfindungen (z.B. Druckgefühle)
- Beobachtung des Verhaltens in der Gruppe

Krankenpflege
- Aufrechterhaltung der Körperhygiene
depressive Phase
- Patienten neigen zur Antriebslosigkeit
manische Phase
- auf Grund der Hyperaktivität haben die Patienten keine Zeit für ausgiebige Körperhygiene
- Einbeziehung der Patienten in den normalen Stationsablauf
depressive Phase
- Patienten zu kleinen Aufgaben motivieren, jedoch nicht überfordern

manische Phase
- gestaltet sich schwierig, da die Patienten in der Regel viele Aufgaben beginnen, aber selten beenden
- Sorge tragen für die regelmäßige und ausreichende Nahrungs- und Flüssigkeitsaufnahme

depressive Phase
- Patienten lehnen häufig die Nahrungsaufnahme ab

manische Phase
- erhöhter Kalorienbedarf auf Grund erhöhter Aktivitäten
- regelmäßige Gewichtskontrollen
- ggf. parenterale Ernährung oder Ernährung über eine Magensonde
- ggf. Unterstützung der Darmfunktion (bei Magen- und Darmstörungen)
- Patienten die Möglichkeit geben mit anderen Patienten in Kontakt zu treten

depressive Phase
- durch Spiele und gemeinsame Interessen mit anderen Patienten die Kommunikation fördern

manische Phase
- in kritischen Situationen durch Ruhe und Voraussicht den Patienten so "lenken", dass Streit mit anderen Patienten vermieden wird
- persönliche Atmosphäre schaffen
- im Gespräch mit dem Patienten ist es im allgemeinen wichtiger zuhören zu können, als eigene Äußerungen von sich zu geben
- bei suizidgefährdeten Patienten alle Gegenstände (Messer, Gürtel usw.), die zum Suizid verwendet werden könnten, entfernen
- Medikamentenvergabe grundsätzlich durch examiniertes Personal
- Einnahme der Medikation unter Aufsicht
- sollte es in der manischen Phase zum Umschwung in schwere rücksichtslose Aggressivität kommen, kann es in äußersten Notfällen notwendig werden, den Patienten zu sedieren und ggf. zu isolieren

Exogene Psychosen (organische Psychosen)

Ursachen
- Durchblutungsstörungen des Gehirns
- degenerative Erkrankungen des Gehirns
- raumfordernde Prozesse
- Entzündungen des Gehirns
- Entzündungen der Hirnhäute
- traumatische Schädigungen des Gehirns
- Stoffwechselerkrankungen
- Intoxikationen

akut reversible organische Psychosen
Durchgangssyndrom
- exogene Psychose ohne Bewusstseinsstörung

leichtes Durchgangssyndrom
Symptome
- Konzentrationsmangel
- Vergesslichkeit
- verminderte Reaktionsfähigkeit
- Antriebsmangel
- depressive bis reizbare Stimmungslage
- vegetative Symptomatik (Kopfschmerzen, Schwindel, Schlafstörungen)

mittelschweres Durchgangssyndrom
Symptome
- eingeschränktes Denkvermögen
- Gedächtnisausfall (zeitlich begrenzt)
- Affektivitätsstörungen (ängstliche oder euphorische Stimmungslage, aber auch Erregungszustände)
- Halluzinationen, Illusionen, Wahnideen

schweres Durchgangssyndrom
Symptome
- schwere Denkstörungen
- Unterhaltung mit dem Patienten nicht mehr möglich
- amnestisches Syndrom (Gedächtnisstörungen)
- völlige Desorientierung
- Antriebslosigkeit

Bewusstseinseintrübung
Benommenheit
Symptome
- verlangsamtes Denken
- verlangsamtes Handeln
- erschwerte Orientierung

Somnolenz
Symptome
- krankhafte Schläfrigkeit
- Patient ist aufweckbar

Sopor
Symptome
- tiefer Schlaf
- Patient ist nicht mehr weckbar

Koma
Symptome
- Bewusstlosigkeit
- Zustand tiefster, durch äußere Reize nicht zu unterbrechende, Bewusstseinsstörung

chronisch irreversible organische Psychosen
Hirnleistungsschwäche (pseudoneurasthenisches Syndrom)
Symptome
- niedriger Intelligenzquotient

- Störung der affektiven Reaktivität
- Störung des gesamten seelischen Energieniveaus

organische Persönlichkeitsänderung
Symptome
- z.B. Patienten mit Parkinson (apathisch, antriebsarm, langsam, schwerfällig)
- z.B. Patienten mit Encephalomyelitis (euphorisch, umständlich, distanzlos, geschwätzig)
- z.B. Patienten mit einer progressiven Paralyse (reizbar, unbeherrscht, enthemmt)

Alterspsychosen (z.B. senile Demenz)
Symptome
- Gedächtnisschwäche
- Interessenverlust
- Verlangsamung des Denkens
- Antriebsverarmung
- Patienten leben mit ihren Gedanken vorwiegend in der Vergangenheit
- Stimmung ist häufig reizbar, misstrauisch und ängstlich
- Intelligenzabbau
- Verwirrtheitszustände (treten insbesondere bei Umgebungswechsel auf)

Therapie
medikamentöse Therapie
- Neuroleptikagabe
- Thymoleptikagabe (Antidepressiva)
- Hirndurchblutungsfördernde Medikamente (bei Alterspsychosen)
- evtl. Gabe von Sedativa
- Gabe von Antibiotika (bei Encephalitiden)

operative Therapie
- Herdsanierung (bei raumfordernden Prozessen)

Psychotherapie
- Einzeltherapie
- Gruppentherapie

Sozialtherapie
- Beschäftigungstherapie
- Arbeitstherapie

Krankenbeobachtung
- Beobachtung der Bewusstseinslage (somnolent bis komatös)
- Beobachtung der mnestischen Funktionen (Gedächtnisstörungen)
- Beobachtung der Psychomotorik (häufig antriebslos und allgemein verlangsamt)
- Beobachtung der Stimmungslage (reizbar, aggressiv)
- Beobachtung der Nahrungs- und Flüssigkeitsaufnahme (besonders bei vergesslichen und verwirrten Patienten)
- Beobachtung der Medikamenteneinnahme
- Beobachtung der Nebenwirkungen von Neuroleptika und Antidepressiva
- Beobachtung des Schlaf-Wach-Rhythmus (Patienten mit einer Alterspsychose leiden häufig unter Schlafstörungen)
- Beobachtung einer Persönlichkeitsänderung (Halluzinationen, Wahnideen)
- Beobachtung neurologischer Ausfallserscheinungen (z.B. Paresen, Krampfanfälle)
- Beobachtung des Verhaltens in der Gruppe

Krankenpflege
- Aufrechterhaltung der Körperhygiene (Patienten sind häufig antriebslos)
- Einbeziehung der Patienten in den normalen Stationsablauf (durch kleine Aufgaben das Selbstwertgefühl des Patienten stärken)
- möglichst selbständige Zimmergestaltung (dient dem Patienten als Orientierungshilfe und schafft eigene Freiräume)
- Zimmertür mit einem von früher bekannten Lieblingsbild oder Gegenstand versehen (dient dem Patienten als Orientierungshilfe)
- Sorge tragen für die regelmäßige und ausreichende Nahrungs- und Flüssigkeitsaufnahme (senile Patienten)
- regelmäßige Gewichtskontrollen
- parenterale Ernährung oder Ernährung über eine Magensonde (z.B. bei Vergiftungswahn)
- Unterstützung der Darmfunktion (Laxanziengabe bei Obstipation)
- Patienten die Möglichkeit geben mit anderen Patienten in Kontakt zu treten (über Spiele und gleiche Interessen den Patienten in die Gruppe integrieren)
- Medikamentenvergabe grundsätzlich durch examiniertes Pflegepersonal
- Einnahme der Medikamente unter Aufsicht
- bei Patienten, die Suizidgedanken äußern
  - Gegenstände, die zum Suizid verwendet werden könnten, entfernen
  - im Gespräch, den Patienten auf seine Qualitäten und Werte hinweisen
  - Patienten in seinem Verhalten beobachten

Geistige Behinderung

- angeborener oder frühzeitig erworbener Intelligenzdefekt (Schwachsinn)

Formen
Debilität
- IQ = 60 - 79
- leichter Schwachsinnsgrad

  Leistungsfähigkeit
- begrenzt bildungsfähig
- Ausbildung in Sonderschulen

- praktische Fähigkeiten häufig ausgeprägter als theoretische Fähigkeiten
- Berufsausbildung gelingt meist nicht
- Eignung für Hilfstätigkeiten / Hilfsarbeiten

Imbezillität
- mittlerer Schwachsinnsgrad
- IQ 30-59

Leistungsfähigkeit
- Ausbildung in speziellen Sonderschulen für geistig Behinderte
- erlernbar sind bestenfalls praktische Kenntnisse
- Erwerbsunfähigkeit

Idiotie
- schwerer Schwachsinnsgrad
- IQ < 30

Leistungsfähigkeit
- völlig bildungsunfähig
- Erlernen von gehen, sprechen und selbständigem essen nur teilweise möglich

Ursachen
- erblich bedingt
- prä- und perinatale Schäden wie
  - Stoffwechselstörungen (z.B. Phenylketonurie)
  - endokrine Erkrankungen (z.B. Kretinismus)
  - Infektionen während der Schwangerschaft (z.B. Rötelnembryopathie)
  - Infektionen nach der Geburt (z.B. Meningitis)
  - Traumen während und nach der Geburt (z.B. Zangengeburt)
  - Rhesusunverträglichkeit
  - Alkoholabusus der Mutter (Alkoholembryopathie)
  - chromosomale Anomalien (z.B. Mongolismus)

Symptome
- verzögerte Allgemeinentwicklung (wie z.B. verlängertes Einnässen und verlangsamte Sprachentwicklung)
- Störungen der psychischen Funktionen
  - Verlangsamung der Wahrnehmung
  - eingeschränkte Denkfunktion
  - Konzentrationsschwäche
  - eingeschränkte Merkfähigkeit
  - beeinträchtigte Phantasiefähigkeit
- veränderte Persönlichkeitsstruktur
- extrem starke Gefühlsregungen
- Affektivitätsstörungen
- Infantilität
- Neigung zu stereotypen Reaktionen ("Kopfnicken")

Therapie
- Arbeitstherapie
- Beschäftigungstherapie

Krankenbeobachtung
- Beobachtung der mnestischen Funktionen (z.B. verlangsamtes Denken)
- Beobachtung der Sprachentwicklung
- Beobachtung der körperlichen Bewegungsabläufe
- Beobachtung der Stimmungslage
- Beobachtung von Erfolg bzw. Misserfolg der gesetzten Lernziele
- Beobachtung des Verhaltens in der Gruppe
- Beobachtung der Nahrungs- und Flüssigkeitsaufnahme

Krankenpflege
- aktivierende Körperpflege
- Anleiten zur selbstständigen Durchführung von waschen, frisieren, ankleiden usw.
- Erziehung zur selbstständigen Entleerung von Urin und Stuhl
- anleiten und hinführen zum selbstständigen Essen und Trinken
- Sorge tragen, für ausreichende Nahrungs- und Flüssigkeitsaufnahme
- auf Kleidung und äußeres Erscheinungsbild des Patienten achten
- eigene Entwicklung des Patienten durch angemessene Raumgestaltung fördern ("normale Wohnkultur")
- Förderung von praktischer Begabung (malen, spielen, basteln) durch gezielte Anleitung und lobende Anerkennung
- Freizeitgestaltung z.B. Spaziergänge, Ausflüge, Sport, sonstige Veranstaltungen
- aktive Beteiligung am Stationsablauf z.B. Hilfe in der Küche, selbstständiges Bettenmachen, Blumen gießen
- Kontakte innerhalb und außerhalb der Klinik fördern
- Bedürfnis nach Liebe und Sexualität des Patienten offen und natürlich gegenüberstehen und nicht unterdrücken wollen (Patienten neigen zur häufigen Masturbation ohne Rücksicht auf Mitbewohner und Besucher)
- nicht den Fehler begehen geistig behinderte Patienten in ihrer Sensibilität zu unterschätzen
- bei Patienten, die nicht oder nur teilweise in der Lage sind, sich durch Sprache auszudrücken, versuchen ihre Mimik und Gestik zu verstehen

Abhängigkeitskrankheiten

Begriffsdefinitionen
Gewohnheitsbildung
- Wunsch, jedoch nicht Zwang zur fortgesetzten Einnahme
- keine oder nur geringe Neigung zur Dosissteigerung

- weitgehendes Fehlen von Entzugserscheinungen
- Schäden nur für das Individuum

Abhängigkeit
- das Angewiesensein auf ein Suchtmittel mit unbezwingbarem Verlangen nach wiederholter Einnahme mit der Neigung, die Dosis zu steigern
- Entzugserscheinungen nach Abstinenz

pharmakologische Abhängigkeit
- Zustand mit psychischer oder physischer und psychischer Abhängigkeit von einem Pharmakon mit vorwiegend zentralnervöser Wirkung
- das Pharmakon kann zeitweise oder fortgesetzt konsumiert werden

Sucht
- Bezeichnung für einen Zustand periodischer und chronischer Vergiftung, der durch den wiederholten Genuss eines natürlichen oder synthetischen Arzneimittels hervorgerufen wird
- schädlich für den Einzelnen und/oder die Gesellschaft

begünstigende Faktoren für die Entstehung einer Abhängigkeit

Pharmakon
- pharmakologische Wirkung eines Präparates
- Suchtpotential der Substanz
- Dosis und Dauer der Einnahme

Umwelt
- Stressfaktoren
- gesellschaftliche Trinksitten
- erlernter Umgang mit Drogen innerhalb der Familie
- aufdringliche Rauchmittelwerbung
- soziales Umfeld
- ungenügende Kontrolle über Verschreibung und Einnahme abhängigmachender Medikamente

Persönlichkeit
- Labilität
- Hemmungen
- mangelnde Fähigkeit Konflikte zu lösen
- Wunsch nach außergewöhnlichem Erleben

Hinweise auf eine Abhängigkeit (Sucht)

körperlich
- Steigerung der Dosis wegen vermindertem Ansprechen (Toleranzsteigerung) Entzugssymptome beim Absetzen

psychisch
- unwiderstehliches Verlangen, Kontrollverlust, Wiederholungszwang

Phasen der Abhängigkeitsentwicklung

Einleitung
- nach Missbrauch von Alkohol, Tabletten

kritische Phase
- aus Missbrauch wird Gewohnheit mit ausweichendem Verhalten

chronische Phase
- stoffgebundene Abhängigkeit von Alkohol/Medikamenten
- stoffungebundene Sucht: z.B. Fernseh-, Spiel-, Geltungs-, Macht-, Kauf-, Habsucht

Chronischer Missbrauch von Morphinpräparaten

Symptome
körperliche Symptome
- Miosis, Appetitlosigkeit, Obstipation, Pruritus, Potenzverminderung, Verschlechterung des Allgemeinzustandes

psychische Symptome
- zunächst Euphorie
- später Persönlichkeitsverfall einhergehend mit Willenlosigkeit, Haltlosigkeit, Abbau aller ethischen Grenzen

Entzugssymptome
- ausgeprägte Angstgefühle, Verlangen nach der Droge, Schweißausbrüche, Appetitlosigkeit, Übelkeit, Erbrechen, Muskel- und Gliederschmerzen, Schlaflosigkeit, motorische Erregungszustände

Komplikationen
- Pneumonie, Hepatitis, HIV-Infektion, Gelenkaffektionen, neurologische Störungen wie z.B. Polyneuropathien

therapeutische Maßnahmen
- sofortiger oder schrittweiser Entzug von Morphinpräparaten

medikamentöse Therapie
- Gabe von Methadon (Morphinabkömmling) bei schrittweisem Entzug
- Gabe von Herz- und Kreislaufmedikamenten (Unterstützung der Kreislauffunktionen)
- Gabe von Antiemetika (bei Übelkeit und Erbrechen)
- Flüssigkeitssubstitution
- Gabe von Barbituraten (bei Schlaflosigkeit)
- Gabe von Neuroleptika (bei Angst- und Unruhezuständen)
- Gabe von Antidiarrhoika (bei Diarrhö)
- Gabe von Antibiotika (bei Pneumonie)

Psychotherapie
- Beschäftigungstherapie
- Gruppentherapie, Arbeitstherapie

Akute Morphinintoxikation

Symptome
- Euphorie, Rötung des Gesichtes, Hautjucken, Miosis, Benommenheit, Bradypnoe, Bradykardie, Hypotonie, Hypothermie

Komplikationen
- Lungenödem, Koma, Atemlähmung

medikamentöse Therapie
- Gabe von Opiatantagonisten
- Gabe von Herz- und Kreislaufmedikamenten (Unterstützung der Kreislauffunktionen)
- Gabe von Diuretika, Sedativa und Vasodilatatoren (bei Auftreten eines Lungenödems)
- intermittierende Sauerstoffgabe

therapeutische Eingriffe
- ggf. Intubation
- ggf. künstliche Beatmung
- Legen eines zentral-venösen Zugangs

Chronischer Schlaf- und Schmerzmittelmissbrauch

Symptome
körperliche Symptome
- Gleichgewichtsstörungen, Tremor der Hände, Reflexdifferenzen, Nystagmus, Polyneuropathien

psychische Symptome
- Euphorie
- Verminderung von Konzentration und Gedächtnis
- Herabsetzung der psychischen Funktionen
- Antriebsverarmung, Bewusstseinstrübung, Dämmerzustände, Persönlichkeitsänderungen

Entzugssymptome
- Schlafstörungen, Unruhezustände, Alpträume, allgemeine Schwäche, Tremor, Verwirrtheit, Halluzinationen (akustisch und optisch), hohes Fieber, zerebrale Krampfanfälle

Komplikationen
- Status epilepticus (lebensbedrohlicher Zustand von mehreren aufeinander folgenden Krampfanfällen, ohne dass das Bewusstsein zwischen den Anfällen wiedererlangt wird)
- Knochenmarkschädigungen, Leberschäden, Nierenschäden

therapeutische Maßnahmen
- langsamer Entzug des Präparates (zur Vermeidung epileptischer Anfälle)

medikamentöse Therapie
- Patienten zunächst auf ein Barbiturat einstellen, dann Dosis langsam reduzieren

- Entzugserscheinungen beachten
- Gabe von Herz- und Kreislaufmedikamenten (zur Unterstützung der Kreislauffunktionen)
- Gabe von Neuroleptika (bei Angst- und Unruhezuständen)
- Flüssigkeitssubstitution

Psychotherapie
- Einzeltherapie
- Gruppentherapie

Beschäftigungstherapie

Akute Schlafmittelvergiftung

Symptome
- Bewusstseinsstörungen bis hin zum Koma
- Cheyne-Stokes-Atmung oder Kussmaul-Atmung
- Reflexausfälle
- Fehlen der Pupillenreaktion
- Kreislaufzusammenbruch

Komplikationen
- Atemlähmung, Kreislaufstillstand

Therapie
medikamentöse Therapie
- ggf. Gabe eines entsprechenden Antidots (zu erfragen an den Informationszentren für Vergiftungsfälle)
- Gabe von Herz- und Kreislaufmedikamenten (zur Unterstützung der Kreislauffunktionen)
- intermittierende Sauerstoffgabe (Atemdepression)
- Gabe von Kohlekompretten zur Giftabsorption (am Ende einer Magenspülung)
- Gabe von Laxanzien (am Ende einer Magenspülung)
- Gabe von Diuretika (forcierte Diurese bei nierengängigen Barbituraten)

therapeutische Eingriffe
- Magenspülung (bewusstlose Patienten erst intubieren)
- ggf. Hämodialyse, Hämoperfusion, Intubation (bei Atemdepression), künstliche Beatmung (bei Atemlähmung)
- Legen eines zentral-venösen Zugangs

Alkoholabhängigkeit

Einteilung der Alkoholiker
alpha-Alkoholiker
- Problem-, Erleichterungstrinker
- kein Kontrollverlust

beta-Alkoholiker
- Gelegenheitstrinker
- passen sich an, evtl. körperliche Folgen

gamma-Alkoholiker
- süchtige Trinker
- Kontrollverlust, unfähig aufzuhören

delta-Alkoholiker
- Gewohnheitstrinker
- unfähig zur Abstinenz

epsilon-Alkoholiker
- periodische Quartalssäufer
- trinken in Abständen exzessiv

psychische Störungen
einfacher Rausch
Symptome
- Koordinationsstörungen, Sprachstörungen, Verminderung der Reaktionsfähigkeit, euphorische Grundstimmung, Antriebssteigerung, Enthemmung, Kritiklosigkeit, verlangsamte Denkvorgänge

pathologischer Rausch
- Alkoholintoleranz
- geringe Dosis Alkohol führt schon zur ausgeprägten Symptomatik

Symptome
- Dämmerzustände, Halluzinationen, Desorientierung, unkontrolliertes irrationales Verhalten, Neigung zur Gewalt, Amnesie für die Zeitspanne des Rausches

Prädelir
- Symptomatik tritt einige Stunden nach Absetzen des Alkohols ein

Symptome
- Tachykardie, Hypotonie, Thoraxbeben, Temperaturerhöhung, Tremor, Angst, Schwitzen, Erbrechen

Delirium tremens
- akut reversible organische Psychose
- tritt häufig durch pötzlichen Alkoholentzug auf

Symptome
- Bewusstseinstrübung, Unruhe, Zittern, Schwitzen, starke Blutdruckschwankungen (Blutdruckabfall), Angst, Temperaturerhöhung, optische oder akustische Halluzinationen, Desorientierung, nestelnde Bewegungen, inhaltliche Denkstörungen (Wahnideen), epileptische Anfälle

Alkoholhalluzinose
- akut reversible organische Psychose
- Patienten sind bewusstseinsklar
- Patienten zeigen keine vegetativen Störungen

Symptome
- akustische Halluzinationen
- optische Halluzinationen
- Patienten leiden unter Verfolgungswahn
- Patienten haben Angstzustände

Korsakow-Psychose
- psychischer Defektzustand

- schließt sich häufig an eine Alkoholhalluzinose oder an ein Delirium tremens an

charakteristische Symptome
- örtliche und zeitliche Desorientierung
- extreme Merkfähigkeitsstörungen
- Konfabulationen

weitere Symptome
- euphorische Grundstimmung
- rasche Ermüdbarkeit
- Initiativlosigkeit

Eifersuchtswahn
- paranoide Alkoholpsychose

Symptome
- kennzeichnend ist die unumstößliche Überzeugung des chronischen Alkoholikers vom Ehebruch seiner Frau
- häufig kommt es zu Gewalttaten um Geständnisse zu erpressen

organische Schäden
neurologische Schäden
- Polyneuropathien
- hirnorganische Anfälle (Alkoholepilepsie)
- Enzephalopathien - z.B. Wernicke-Enzephalopathie mit folgender Symptomatik: Augenmuskellähmung, Areflexie, vegetative Störungen, endet häufig tödlich
- Myopathien

internistische Schäden
- Lebererkrankungen (z.B. Leberzirrhose)
- Pankreaserkrankungen (z.B. Pankreatitis)
- Magenerkrankungen (z.B. Gastritis)
- Herzerkrankungen (z.B. Kardiomyopathie)

Standardtherapie bei Patienten mit chronischem Alkoholabusus
Kontaktphase
- Erstgespräch mit dem Betroffenen
- Aufklärung über die Krankheit und Besprechung der therapeutischen Möglichkeiten
- Therapieeinsicht des Betroffenen muss vorhanden sein
- jede weitere Therapiephase hat nur dann Erfolgsaussichten, wenn der Leidensdruck des Betroffenen so groß ist, dass er selber eine Therapie anstrebt

Entgiftungsphase
- Intensivüberwachung (auf Grund der absoluten Alkoholabstinenz, Gefahr des Delirium tremens → Mortalität ca. 15%)
- medikamentöse Unterstützung durch: Gabe von
  - Neuroleptika (Mittel der Wahl = Distraneurin)
  - Flüssigkeits- und Elektrolytsubstitution
  - Gabe von Herz- und Kreislaufmedikamenten (zur Unterstützung der Kreislauffunktionen)

- Gabe von Diazepam (bei Krampfanfällen)
- Gabe von Vitamin B1 (zur Prophylaxe einer Korsakow-Psychose)
- frühzeitige Beschaffung eines Therapieplatzes in einer Spezialklinik für Suchtkranke, um eine übergangslose Langzeittherapie zu gewährleisten

Entwöhnungsphase
- 6-monatige psychische Entwöhnung in einer Spezialklinik für Suchtkranke (Entwöhnung in 25% der Fälle erfolgreich)
- entscheidend in dieser Phase ist die Sozio- und Psychotherapie
- Ziel dieser Phase ist die geistig-seelische Neuorientierung und die soziale Anpassung

Nachsorge und Rehabilitation
- Kontaktaufnahme zu Selbsthilfegruppen (z.B. anonyme Alkoholiker)
- soziale Wiedereingliederung durch Arbeitsplatzbeschaffung und Milieuänderung

akute Alkoholintoxikation
Symptome
- Stimmungslabilität, Koordinationsstörungen, Gesichtsröte, Übelkeit, Erbrechen, Bewusstseinseintrübung bis zum Koma, Atemdepression

Komplikationen
- Schock, Atemstillstand, Herz- und Kreislaufversagen

medikamentöse Therapie
- Gabe von Herz- und Kreislaufmedikamenten (zur Unterstützung der Kreislauffunktionen)
- Flüssigkeitssubstitution
- intermittierende Sauerstoffgabe
- Gabe von Kohlekompretten zur Giftabsorption (am Ende einer Magenspülung)
- Gabe von Glukoseinfusionen (Gefahr der Hypoglykämie)

therapeutische Eingriffe
- Magenspülung (bewusstlose Patienten erst intubieren)
- Intubation (bei Atemdepression)
- künstliche Beatmung (bei Atemlähmung)
- Hämodialyse (bei hohem Serumspiegel)
- Legen eines zentral-venösen Zugangs

pflegerische Maßnahmen während der Entgiftungsphase
- Ganzkörperpflege (bei bewusstlosen Patienten und Patienten in der Akutphase)
- Lagerung je nach Zustand und Bewusstsein des Patienten
- sorgfältige Mundpflege und Lippenpflege (Intubation)
- sorgfältige Nasenpflege (Intubation)
- Augenpflege (bei fehlendem Lidschlag > Beatmung)
- gute Bronchialtoilette (Intubation und Beatmung)
- Legen eines Blasenverweilkatheters (zur Flüssigkeitsbilanzierung)

pflegerische Maßnahmen während der Entwöhnungsphase
- Aufrechterhaltung der Körperhygiene (der Suchtkranke ist häufig antriebslos)
- Einbeziehung der Patienten am normalen Stationsablauf (Aufgabenverteilung entsprechend der Möglichkeiten des jeweiligen Patienten)
- wichtig ist die Kontrolle über die Einhaltung bestimmter Regeln und Aufgaben innerhalb der Gruppe (Patienten neigen häufig auf Grund ihrer Persönlichkeitsänderung zu Versprechungen, die sie nicht einhalten können und umgehen so Regeln und Aufgaben innerhalb des Stationsablaufes)
- möglichst selbstständige Zimmergestaltung (Schaffung eigener Freiräume)
- Patienten die Möglichkeit geben im Rahmen der Freizeitgestaltung mit anderen Patienten in Kontakt zu treten (über Spiele und gleiche Interessen)
- Medikamentenvergabe grundsätzlich durch examiniertes Personal
- Einnahme der Medikamente unter Aufsicht

Suizid

- auf 100.000 Einwohner Deutschlands kommen ca. 10-20 Selbsttötungen pro Jahr
- die Zahl der Suizidversuche wird auf wenigstens 100.000 Menschen pro Jahr in Deutschland geschätzt
- Frauen unternehmen mindestens doppelt so häufig einen Suizidversuch als Männer
- Männer begehen ca. doppelt so häufig Suizide als Frauen

Definitionen
Suizid
- ist die Selbsttötung (Selbstmord)

Suizidversuch
- ist die versuchte bzw. misslungene Selbsttötung

erweiterter Suizid
- ist die Mitnahme von Angehörigen in den Tod

gemeinsamer Suizid
- ist die Selbsttötung von mindestens zwei Personen, die den Entschluss unabhängig voneinander gefasst haben

Tötungsmethoden
Medikamenteneinnahme
- am häufigsten angewandte Methode
- insbesondere angewandt von Frauen und Nichtpsychotikern

Gewaltmethoden
- seltener angewandte Methode
- wird insbesondere angewandt von Männern und psychotisch Erkrankten
- z.B. Erhängen, Erschießen oder Springen aus großer Höhe

begünstigende Faktoren
- psychische Störungen
  - endogene Depressionen
  - Neurosen
- Sucht
  - insbesondere die Alkoholabhängigkeit
- chronische Krankheiten
  - Patienten mit bösartigen Tumoren
  - Rheumakranke
- individuelle Faktoren
  - Tod des Ehepartners
  - Arbeitslosigkeit
- biologische Umstellphasen
  - Pubertät
  - Klimakterium

präsuizidales Syndrom
- einem Suizid vorausgehende Konstellation bestimmter Parameter

gekennzeichnet durch
- emotionale Einengung
- Gefühl der Einsamkeit (Gefühl der Ausweglosigkeit)
- Autoaggression, Hass gegen sich selbst (kann auch gegen andere gerichtet sein)
- Suizidphantasien (ca. 60% aller suizidalen Patienten sprechen vorher über den geplanten Suizid)

Prävention
- Äußerungen und auffälliges Verhalten, die auf einen Suizid hinweisen, beachten
- Suizidäußerungen ernst nehmen (ca. 60% aller Suizidenten kündigen ihr Vorhaben an)
- Aufbau einer Beziehung des gegenseitigen Vertrauens, um dem Patienten die Möglichkeit zu geben aus seiner gegenwärtigen Isolierung herauszufinden
- therapeutische Einzel- und Gruppengespräche
- ursächliche Behandlung von psychischen Störungen, Süchten sowie chronischen Krankheiten
- Hilfen außerhalb psychiatrischer Kliniken bieten, z.B. Telefonseelsorge und Beratungsstellen für Lebensmüde

Neurose

- Neurosen sind im Gegensatz zu Psychosen leichtere psychische Erkrankunge ohne Realitätsverlust
- eine Neurose ist eine abnorme Erlebsnisreaktion auf Grund eines misslungenen Verarbeitungs- und Lösungsversuchs von Konflikten, die der Genese nach infantil sind und die durch eine auslösende Situation reaktiviert werden
- kein Nachweis einer organischen Erkrankung
- Persönlichkeit ist erhalten
- beträchtliche Einsicht der Patienten und eine ungestörte Realitätswahrnehmung ist vorhanden
- Verhalten und der Lebensspielraum sind verändert

Neuroseformen

Angstneurose
- gekennzeichnet durch chronische, wirklichkeitsfremde Angst, oft unterbrochen durch akute Anfälle von Angst oder Panik
- Angstzustände beziehen sich nicht auf bestimmte Gegenstände oder Situationen

Phobie
- gekennzeichnet durch irrationale oder übertriebene Furcht vor Gegenständen, Situationen oder Körperfunktionen, die als solche in der Regel nicht gefährlich sind oder eine einfühlbare Ursache des Angstzustandes darstellen

bekannte Phobien sind z.B.
- Agoraphobie = Angst vor großen Plätzen
- Klaustrophobie = Angst vor engen Räumen
- Tierphobie = Angst vor Mäusen, Spinnen
- Nyktophobie = Angst vor Dunkelheit

depressive Neurose
- gekennzeichnet durch eine stark ausgeprägte Depression, die sich wie folgt äußert: Antriebshemmung, Schuldgefühle, traurige Verstimmung, Minderwertigkeitsgefühl, Selbstmordgedanken

Zwangsneurose
- gekennzeichnet durch bestimmte immer wiederkehrende Gedanken und Vorstellungen ("fixe Idee") sowie wiederholte Impulse oder Handlungen (Zwänge), die der Betroffene als lästig und quälend erlebt

hysterische Neurose
- ist dadurch gekennzeichnet, dass unbewusste Vorstellungen und Impulse in einem

Körpersymptom symbolisch ausgedrückt werden
Symptome
• Lähmungen, Blindheit, Taubheit, Anfälle

Hypochondrieneurose
• gekennzeichnet durch eine anhaltende Beschäftigung mit Körperfunktionen und einer krankhaften Furcht, an einer schweren Krankheit zu leiden

Charakterneurose
• nimmt in gewisser Weise eine Sonderstellung ein, da im Gegensatz zu allen anderen Neurosen nicht die neurotischen Symptome im Vordergrund stehen, sondern die Änderung der Gesamtpersönlichkeit
Persönlichkeitsänderungen sind z.B.
• paranoie Persönlichkeit = Patienten sind sehr stark selbstbezogen
• zyklothyme Persönlichkeit = Patienten sind sehr stimmungslabil
• schizoide Persönlichkeit = Patienten wirken gefühlskalt
• asthenische Persönlichkeit = Patienten sind antriebsarm und affektiv matt
• antisoziale, dissoziale Persönlichkeit = Patienten sind der Gesellschaft gegenüber verantwortungsarm

Therapiemöglichkeiten
Psychotherapie
suggestive Verfahren
• Hypnose
• autogenes Training
• progressive Muskelrelaxation
Verhaltenstherapie
• systematische Desensibilisierung
tiefenpsychologisch fundierte analytische Psychotherapie
• Lebensbiographie
• Traumanalyse
• Kindheitserinnerungen
Gesprächspsychotherapie
• nach Rogers
Gruppentherapie
• hier insbesondere die Familientherapie

Testfragen

1. **Was sind Halluzinationen:**
   A ❏ Bewusstseinsstörungen
   B ❏ Denkstörungen
   C ❏ Gefühlsstörungen
   D ❏ Wahrnehmungen ohne Objekt in allen Sinnesbereichen
   E ❏ Orientierungsstörungen
   F ❏ Ideenflucht

2. **Bei schizophrenen Patienten:**
   A ❏ sind gehäuft Krampfanfälle zu erwarten
   B ❏ sind Gefühlsausbrüche ohne erkennbaren Grund zu erwarten
   C ❏ ist nur der Arzt Ansprechpartner für den Patienten
   D ❏ ist aufgrund von Geschmackshalluzinationen mit Essensverweigerungen zu rechnen
   E ❏ ist darauf zu achten, dass die Patienten grundsätzlich auf einer geschlossenen Station untergebracht werden

3. **Was bedeutet Regression:**
   A ❏ Entwicklungsstillstand
   B ❏ Störung im Sprachrhythmus
   C ❏ Zurückgehen bereits entwickelter Verhaltensweisen auf meist infantile Stufen
   D ❏ aggressive Reaktionen gegenüber der Umwelt

4. **Welches Symptom wird nicht beim epileptischen Anfall (Grand mal) beobachtet:**
   A ❏ unwillkürliche Urinentleerung
   B ❏ Pupillenverengung bei Lichteinfall
   C ❏ Zungenbiss
   D ❏ klonische Krämpfe

5. **Zu den Okkasionskrämpfen gehören:**
   A ❏ Pyknolepsie
   B ❏ Fieberkrämpfe
   C ❏ Affektkrämpfe
   D ❏ BNS-Krämpfe

6. **Unter Legasthenie versteht man:**
   A ❏ eine Lese-/Rechenschwäche
   B ❏ eine Lese-/Rechtschreibschwäche
   C ❏ eine angeborene Hörschwäche
   D ❏ eine Seh-/Hörschwäche
   E ❏ eine krankhafte Nervenschwäche

7. **Das Down-Syndrom:**
   A ❏ entsteht durch eine Chromosomenanomalie
   B ❏ ist gut therapierbar
   C ❏ entsteht durch eine Stoffwechselstörung
   D ❏ wird auch Fölling-Krankheit genannt

---

1 D
2 B, D
3 C
4 B
5 B, C
6 B
7 A

8. **Was bedeutet Agnosie:**
   A ☐ Abbau des Visus und des Gehörs
   B ☐ artikulatorische Sprachstörung
   C ☐ Störung des Erkennens bei ungestörter Funktion der entsprechenden Sinnesorgane
   D ☐ periodische Trunksucht
   E ☐ psychische Übererregbarkeit

9. **Welche Symptome sind charakteristisch für Absencen:**
   A ☐ 3-Sekunden-Spike-wave-Rhythmus im EEG
   B ☐ Zungenbiss
   C ☐ langfristiger Bewusstseinsverlust
   D ☐ symmetrische Klonismen der Augen- und Gesichtsmuskulatur

10. **Bei welchen Krankheiten (Störungen) besteht ein erhöhtes Suizidrisiko:**
    A ☐ Homosexualität
    B ☐ Suchtleiden (Alkohol, Betäubungsmittel, etc.)
    C ☐ Epilepsie
    D ☐ depressiver Verstimmung

11. **Im Alkoholdelirium treten auf:**
    A ☐ Zittern
    B ☐ Halluzinationen
    C ☐ hypersoziales Verhalten
    D ☐ Verwirrtheit
    E ☐ logische Kontinuität
    F ☐ Zungen- und Schlundkrämpfe

12. **Was versteht man unter Paranoia:**
    A ☐ Wahnentwicklung bei erhaltener Klarheit des übrigen Denkens, Wollens und Handelns
    B ☐ herabgesetzte Konzentrationsfähigkeit
    C ☐ symptomatische Depressionen
    D ☐ Wahnentwicklung bei gestörter psychischer Funktion

13. **Das Korsakow-Syndrom:**
    A ☐ tritt oft als Symptom der Schizophrenie auf
    B ☐ ist ein psychischer Defektzustand nach langem, chronischem Alkoholabusus
    C ☐ ist eine Reizleitungsstörung aufgrund von Tablettenabusus
    D ☐ tritt bei Frauen so gut wie nie auf

14. **Welche Angaben sind für die Manie zutreffend:**
    A ☐ Heiterkeit ohne entsprechenden Anlass
    B ☐ traurige Verstimmung
    C ☐ während der manischen Phase sind die Patienten suizidgefährdet
    D ☐ Antriebs-, Denk- und Willenshemmung
    E ☐ Psychomotorische-Antriebssteigerung
    F ☐ prophylaktische Behandlung erfolgt mit Lithium-Salz

15. **Ordnen Sie das Trinkverhalten der entsprechenden Einteilung der Alkoholiker zu:**
    1) süchtige Trinker, Kontrollverlust, unfähig aufzuhören
    2) Gewohnheitstrinker, unfähig zur Abstinenz
    3) Gelegenheitstrinker, passen sich an, evtl. körperliche Folgen
    4) Problem-, Erleichterungstrinker, kein Kontrollverlust
    5) periodische Quartalssäufer, trinken in Abständen exzessiv
    A) alpha-Alkoholiker
    B) beta-Alkoholiker
    C) gamma-Alkoholiker
    E) epsilon-Alkoholiker
    D) delta-Alkoholiker
    A........B............C.........D...........E..........

16. **Welche Störungen zählen zu den endogenen Psychosen:**
    A ☐ Schizophrenie
    B ☐ Epilepsie
    C ☐ Delirium tremens
    D ☐ Zyklophrenie
    E ☐ Mongolismus

17. **Was versteht man unter einem Status epilepticus:**
    A ☐ einen bis drei Minuten dauernden epileptischen Anfall
    B ☐ mehrere Anfälle ohne Wiedereintreten des Bewusstseins
    C ☐ die genaue Beschreibung eines epileptischen Anfalls
    D ☐ den Aufnahmebefund eines Epileptikers

18. **Welche Fehlleistungen sind bei Süchtigen häufig zu beobachten:**
    A ☐ mangelnde Gemeinschaftsfähigkeit
    B ☐ Haltlosigkeit
    C ☐ Willensschwäche
    D ☐ Homosexualität
    E ☐ neurotische Fehlentwicklungen
    F ☐ übertriebener Ordnungssinn

19. **Welche Aussagen zur Schizophrenie treffen zu:**
    A ☐ sie verläuft in Schüben
    B ☐ sie verläuft in Phasen
    C ☐ als Symptom treten Denkstörungen auf
    D ☐ sie wird auch als exogene Psychose bezeichnet
    E ☐ sie tritt erst nach dem 50. Lebensjahr auf

20. **Welche Aussagen zur Imbezillität treffen zu:**
    A ☐ sie ist ein Schweregrad des Schwachsinns
    B ☐ die Menschen kennzeichnet eine völlige Bildungsunfähigkeit
    C ☐ die Menschen sind noch in der Lage, praktisch etwas zu leisten
    D ☐ die Vorstufe der Imbezillität ist die Idiotie

---

8 C
9 A, D
10 B, D
11 A, B, D
12 A
13 B
14 A, E, F

15 A = 4; B = 3; C = 1; D = 2; E = 5
16 A, D
17 B
18 A, B, C
19 A, C
20 A, C

IX. Krankheitslehre

21. **Ordnen Sie zu:**
    1) Form der abnormen Erlebnisreaktion im Sinne einer abnormen Entwicklung mit einer Verselbstständigung einer affektgeladenen Vorstellung (z.B. Minderwertigkeitskomplex), es liegt ein innerer Konflikt vor, das innerlich widersprüchliche Reagieren führt zu einem Leidenszustand der Persönlichkeit
    2) Anlagegemäß begründete Neigung, im Bereich des Nervensystems krankhaft zu reagieren, im Vordergrund stehen vegetative und endokrine Störungen, geringfügige Anlässe führen zum Versagen bei körperlichen oder seelischen Tätigkeiten
    A) Neurose
    B) Neuropathie
    A................B................

22. **Welche Erkrankungen, die mit Schwachsinn einhergehen, haben ihre Ursache in Chromosomenanomalien:**
    A ❏ Galaktosämie
    B ❏ Niemann-Pick-Krankheit
    C ❏ Mongolismus
    D ❏ Kretinismus
    E ❏ Klinefelter-Syndrom

23. **Was sind Halluzinationen:**
    A ❏ vollkommene Enthemmungen
    B ❏ Sinnestäuschungen
    C ❏ Ideenflucht
    D ❏ Versündigungsideen
    E ❏ Wahrnehmungen ohne Objekt in allen Sinnesbereichen
    F ❏ Bewusstseinsverlust

24. **Ordnen Sie die Kurzbeschreibungen den genannten Störungen zu:**
    1) organische - körperlich begründbare Störungen z.B. bei Typhus, CO-Intoxikation, Perniziosa, als Generationspsychose
    2) Variationen der menschlichen Charaktere mit Besonderheiten wie z.B. Haltlosigkeit, Geltungssucht, Gemütskälte
    3) Erkrankungen bei Vorliegen eines unbewussten seelischen Konfliktes, äußern sich in Fehlverhalten, Ängsten, abnormen Erlebnisreaktionen
    4) Störung, die ohne bisher nachweisbare, aber vermutete, körperliche Ursache verläuft, z.B. Schizophrenie und Zyklophrenie
    A) abnorme Persönlichkeit
    B) Neurose
    C) endogene Psychose
    D) exogene Psychose
    A................B................C................D................

25. **Eine Neurose ist:**
    A ❏ eine Geisteskrankheit mit primär organischen Ursachen
    B ❏ eine Verwirrtheit, bei der sich die Realität mit Traumbildern im Denken des Patienten abwechselt
    C ❏ eine endogene Psychose
    D ❏ eine schlechte Angewohnheit
    E ❏ eine Nervenerkrankung
    F ❏ ein Zeichen von Unsicherheit bei psychisch labilen Menschen
    G ❏ eine seelische Erkrankung, der unbewusste seelische Konflikte zugrunde liegen

26. **Ordnen Sie zu:**
    1) krankhafter Trieb, ohne Bereicherungsabsicht oder wirtschaftliche Notwendigkeit wahllos oder bestimmte Dinge zu stehlen, zu horten und oft zu verschenken
    2) krankhafter Trieb zum sinnlosen Davonlaufen oder ziellosen Herumreisen
    3) krankhafter, unwiderstehlicher Drang zur/m Brandstiftung oder Entzünden von Feuer
    A) Pyromanie
    B) Kleptomanie
    C) Poriomanie
    A................B................C................

27. **Was versteht man unter einer Amnesie:**
    A ❏ eine zeitlich begrenzte Denkstörung
    B ❏ einen zeitlich begrenzten Erinnerungsverlust
    C ❏ eine zeitlich begrenzte motorische Unruhe
    D ❏ eine zeitlich begrenzte Orientierungsstörung
    E ❏ eine zeitlich begrenzte Gefühlsstörung

28. **Welches Symptom tritt bei Patienten mit manisch depressiven Psychosen auf:**
    A ❏ optische Halluzinationen
    B ❏ Geruchs-Halluzinationen
    C ❏ Zerfahrenheit
    D ❏ akustische Halluzinationen

29. **Ordnen Sie die genannten Aussagen den Störungen im Bereich der Intelligenzleistung zu:**
    1) IQ 70 - 55
    2) IQ unter 55
    3) IQ unter 20
    4) begrenzt bildungsfähig (Sonderschule)
    5) Kenntnisse nur bis Niveau der 3. Klasse Grundschule (Sonderschule)
    6) Wortschatz von einigen Wörtern
    A) Debilität
    B) Imbezillität
    C) Idiotie
    A................B................C................

---

21 A = 1; B = 2
22 C, E
23 B, E
24 A = 2; B = 3; C = 4; D = 1
25 G
26 A = 3; B = 1; C = 2
27 B
28 C
29 A = 1, 4; B = 2, 5; C = 3, 6

30. Welche Angaben sind für die Depression zutreffend:
A ☐ Heiterkeit ohne entsprechenden Anlass
B ☐ Psychomotorische-Antriebssteigerung
C ☐ prophylaktische Behandlung mit Lithium-Salz
D ☐ die Therapie besteht in strenger Bettruhe und Isolierung
E ☐ traurige Verstimmung
F ☐ Depressive sind während des Umschwungs (Beginn und Ende der Phase) suizidgefährdet
G ☐ Antriebs-, Denk- und Willenshemmung
H ☐ depressive Reaktionen treten häufig nach einer Belastung auf (Todesfall, Trennung etc.)

31. Welche Halluzinationen treten häufig bei Delirien auf:
A ☐ Geschmack-Halluzinationen
B ☐ Geruch-Halluzinationen
C ☐ Optische-Halluzinationen
D ☐ Taktile-Halluzinationen
E ☐ Kinästhetische-Halluzinationen

32. Zeichen der senilen Demenz:
A ☐ anhaltende Kopfschmerzen
B ☐ Verlust der Spontansprache
C ☐ Schwerhörigkeit
D ☐ Sehstörungen
E ☐ ausgeprägte Gedächtnis- und Merkfähigkeitsstörungen

33. Unter einem Durchgangssyndrom versteht man:
A ☐ eine reversible psychische Funktionsminderung
B ☐ eine Phase trauriger Verstimmung
C ☐ eine psychomotorische Antriebssteigerung
D ☐ Heiterkeit ohne entsprechenden Anlass

34. Ordnen Sie die Wahrnehmungsveränderungen zu:
1) Sinneseindrücke von vorhandenen Gegenständen oder Geräuschen werden falsch gedeutet, beeinflusst von Ängsten oder/und Wünschen, z.B. - Schatten für Personen -
2) vermeintliche Wahrnehmungen ohne reale Fakten, können z.B. als akustische, optische oder taktile Sensationen vorkommen, für den Patienten real vorkommen, Ausredeversuche zwecklos
A) Halluzinationen
B) illusionäre Verkennungen
A.....................B.....................

35. Tonisch-klonische Sprachrhythmusstörungen bezeichnet man als:
A ☐ Stottern
B ☐ Stammeln
C ☐ Mutismus
D ☐ Poltern
E ☐ Lispeln

36. Ordnen Sie die Aussagen den genannten Bewusstseinsänderungen zu:
1) Patienten zeigen Verwirrung, illusionäre Verkennung und Desorientiertheit, sind beunruhigt und ratlos, Reste von Kritikfähigkeit und Einsichtsvermögen (eigene Krankheit) noch vorhanden
2) Patienten zeigen motorische Unruhe, Verwirrtheit, Desorientiertheit, illusionäre Verkennung und Halluzinationen, kurzzeitig durch Zuspruch beeinflussbar
3) Patienten zeigen eine Einengung des Bewusstseins, ihr Handeln wird bestimmt von bestimmten Gedanken, Stimmungen oder Trieben, moralische Maßstäbe können nicht angelegt werden, Fähigkeit zur Selbstkritik fehlt, Auftreten von Erinnerungslücken (Amnesie)
A) amentielles Syndrom
C) Dämmerzustand
B) Delirium

A.................B.................C.....................

---

30 C, E, F, G, H
31 C, D, E
32 E
33 A
34 A = 2; B = 1

35 A
36 A = 1; B = 2; C = 3

IX.15 Gynäkologische Erkrankungen

Zyklusstörungen

Amenorrhö
- Fehlen oder Ausbleiben der menstruellen Regelblutung

physiologische Amenorrhö
- vor der Menarche
- während der Schwangerschaft
- während der Stillperiode
- nach der Menopause

primäre Amenorrhö
- Ausbleiben der Regelblutung um mehr als 2 Jahre nach Überschreiten des mittleren Menarchealters (13 Jahre)

Ursachen
- organische Störungen

sekundäre Amenorrhö
- blutungsfreies Intervall von mehr als 3 Monaten

Ursachen
- zentrale Störungen (entzündliche, raumfordernde, traumatische oder degenerative Vorgänge im Zwischenhirn und in der Hypophyse), Stress, Unterfunktion der Nebennierenrinde, Unterfunktion der Schilddrüse, Ovarialtumoren

Rhythmusstörungen
- verkürzte oder verlängerte Menstruationsintervalle

Polymenorrhö
- normale Blutungen im Abstand von weniger als 25 Tagen

Ursachen
- verkürzte Follikelphase oder verkürzte Corpus-luteum-Phase

Oligomenorrhö
- normale Blutungen im Abstand von mehr als 35 Tagen

Ursachen
- verlängerte Follikelphase

Typusstörungen
- verstärkte oder schwache Regelblutungen
- Zwischenblutungen
- azyklische Blutungen

Hypermenorrhö
- zu starke Regelblutung

Ursachen
- Myome, Polypen, Corpus-luteum-Insuffizienz

Menorrhagie
- verstärkte und verlängerte Regelblutung

Ursachen
- Myome, Polypen, Corpus-luteum-Insuffizienz

Hypomenorrhö
- zu schwache Regelblutung

Ursachen
- Ovarialinsuffizienz

prämenstruelle Blutungen
- wenige Tage andauernde Schmierblutungen vor der Regelblutung (Vorbluten)

Ursachen
- vorzeitiger Hormonabfall

postmenstruelle Blutungen
- einige Tage andauernde Schmierblutungen nach der Regelblutung (Nachbluten)

Ursachen
- ungenügende Regeneration des Endometriums

Ovulationsblutungen
- in der Mitte des Zyklus auftretende Zwischenblutungen

Ursachen
- Ovulation mit Absinken des Östrogenspiegels

juvenile Blutungen
- unregelmäßige, oft sehr starke und lang andauernde Blutungen zu Beginn der Geschlechtsreife

Ursachen
- ovarielle Dysfunktion

klimakterische Blutungen
- unregelmäßige Blutungen oder Dauerblutungen

Ursachen
- Follikelpersistenz (andauernde Überproduktion an Östrogenen)

Metrorrhagie
- azyklische Uterusblutungen, die in keinem zeitlichen Zusammenhang mit der Regelblutung stehen

Ursachen
- Entzündungen der Uterusschleimhaut, Portioerosionen, submuköse Myome, Korpusschleimhautpolypen, Zervixpolypen, Uteruskarzinome

Dysmenorrhö
- übermäßig schmerzhafte Menstruation (kolikartige Schmerzen im Unterbauch, Kreuzschmerzen, Übelkeit)

primäre Ursachen
- Lageanomalien des Uterus, Missbildungen, Uterushyperplasie, gestörte Hormonbildung, psychische Faktoren

sekundäre Ursachen
- Uterus myomatosus, entzündliche Erkrankungen des Genitale, Endometriosen, Schleimhautpolypen, Stenosierung des Zervikalkanals

Prämenstruelles Syndrom

- zyklusabhängige, psychische und körperliche Störungen, die über die üblichen prämenstruellen Beschwerden hinausgehen

psychische Symptome
- Antriebslosigkeit, Schlaflosigkeit, Stimmungslabilität, Depressionen, Reizbarkeit, Aggressivität

körperliche Symptome
- Migräne, Übelkeit, Völlegefühl im Abdomen, kurzfristige Gewichtszunahme, Spannungsgefühl in den Brüsten, Ödembildung in den Beinen, Herzjagen

Ursachen
- noch nicht ausreichend bekannt (evtl. hormonale Dysbalance)

Kolpitis

- Scheidenentzündung

bakterielle Kolpitis
Erreger
- Haemophilus vaginalis, Escherichia coli, Enterobakterien, Staphylokokken, Streptokokken

Symptome
- gerötete und geschwollene Scheidenwände
- reichlich wässriger Fluor bei Haemophilus-Infektion
- missfarbener, fötider Fluor bei Coli-Infektionen
- eitriger, fötider Fluor bei Staphylokokken- und Streptokokken-Infektionen

Therapie
- lokale Antibiotikaanwendung (Vaginalzäpfchen) und anschließende östrogenhaltige Vaginalzäpfchen zur Erneuerung des Scheidenepithels

Trichomonadenkolpitis
Erreger
- Trichomonas vaginalis

Symptome
- diffus oder fleckförmig gerötete Scheidenhaut
- Wundgefühl, Juckreiz
- gelblich schaumiger Fluor mit fauligem evtl. fischähnlichem Geruch
- häufig mit ausgedehnter urogenitaler Beteiligung (Harnröhrenentzündung, Blasenentzündung)

Therapie
- Tinidazol (Einmaldosis)
- Partnerbehandlung zur Vermeidung einer Reinfektion

Herpeskolpitis
Erreger
- Herpes simplex

Symptome
- starker Juckreiz
- Schmerzen am Scheideneingang
- bläschenartige Entzündung der Schleimhaut

Therapie
- symptomatische Behandlung

Soorkolpitis
Erreger
- Candida albicans (Soorpilz)

prädisponierende Faktoren
- Schwangerschaft, Diabetes mellitus, Leukämie, Tumoren; Behandlung mit Kortikoiden, Zytostatika und Ovulationshemmern

Symptome
- stark gerötete Scheidenwände mit weißen bis gelblichen Pilzbelägen
- starker Juckreiz
- geruchloser, weißlicher oder salbenartiger Fluor
- übergreifen der Infektion auf die Vulva und die Perianalregion sind möglich

Therapie
- Breitspektrum-Antimykotika als Vaginalzäpfchen oder Vaginal-Cremes
- Partnerbehandlung zur Vermeidung einer Reinfektion

Kolpitis senilis
Ursache
- Östrogenmangel nach der Menopause
- Reduzierung der Döderlein-Flora
- Erregerausbreitung durch mangelnde Milchsäurebildung

Symptome
- gerötete Schleimhaut
- leicht blutende Scheide
- dünnflüssig eitriger Flour

Therapie
- östriolhaltige Vaginalpasten

Akute Adnexitis

- Entzündung der Eierstöcke u. Eileiter

Ursachen
- aszendierende Infektionen (Staphylokokken, Streptokokken, Kolibakterien, Proteusbakterien)

führen primär zu einer Eileiterentzündung (Salpingitis) und erst sekundär kommt es zur Entzündung der Eierstöcke (Oophoritis)
Symptome
- starke Schmerzen im Unterbauch
- Verschlechterung des Allgemeinzustandes
- Fieber, Meteorismus, Obstipation, Übelkeit, Schmierblutungen, Fluor, Reizerscheinungen des Peritoneums

Komplikationen
- peritonealer Schock, narbige Adhäsion mit Tubenverschluss, Sterilität

Therapie
- Bettruhe, Antibiotika, Antiphlogistika, Kortikosteroide

Ovariale Retentionszysten

- Retentionszysten entstehen durch Sekretverhaltung in präformierten Räumen
- Retentionszysten treten überwiegend im geschlechtsreifen Alter auf

Follikelzysten
- Auftreibung eines (nicht geplatzten) Eifollikels im Ovar durch Vermehrung der Flüssigkeit zu einer Zyste von 3-6 cm Durchmesser

Ursachen
- gonadotrope Überstimulation, lokale Störungen der Flüssigkeitsbilanz

Corpus-luteum-Zysten
- Auftreibung eines nicht zurückgebildeten Gelbkörpers zu hühnereigroßen Zysten

Endometroide-Zysten
- Teer- oder Schokoladenzysten
- zyklisch mitblutende Endometrioseherde im Ovarialparenchym führen zu allmählich größerwerdenden Blutzysten

Lageveränderungen der weiblichen Genitalorgane

Retroversio und Retroflexio uteri
- Neigung der Gebärmutter nach hinten (Portio zeigt nach vorn auf die Blase)
- das Corpus uteri ist nach rückwärts abgeknickt (kann im Douglas-Raum getastet werden)

Symptom
- bei vielen Frauen symptomlos, Kreuzschmerzen, diffuse Unterleibsschmerzen, Schmerzen bei der Defäkation, Dysmenorrhön, Kohabitationsbeschwerden

Senkung und Vorfall der Vagina und des Uterus
- Herabsinken der Scheidenwände mit und ohne Gebärmutter bis zum Scheideneingang (Deszensus)
- Hervortreten der Scheidenwände mit und ohne Gebärmutter aus dem Scheideneingang (Partialprolaps)
- beim Totalprolaps ist die ganze Gebärmutter innerhalb der ausgestülpten Scheide vorgefallen

Symptome
- Druck- und Senkungsgefühl
- Kreuzschmerzen nach körperlicher Belastung
- häufiger Harndrang
- unwillkürlicher Harnabgang beim Husten, Niesen, Lachen
- häufige Blasenentzündungen
- Schmerzen oder Schwierigkeiten bei der Stuhlentleerung

Krebsvorsorgeuntersuchungen

äußere Inspektion
- allgemeiner Habitus
- sichtbare kutane Veränderungen im Bereich des äußeren Genitale und der Mammae

Kolposkopie
- Lupenbetrachtung der Portiooberfläche und Entnahme von Zellabstrichen
- Inspektion der Vagina

Zytodiagnostik
- zytologische Untersuchung von abgeschilften Epithelzellen der Portio und des Zervikalkanals (Papanicolaou-Färbung)

rektale Untersuchung
- Austastung des Enddarmes

Palpation der Mammae
- Abtastung der Brust einschließlich der regionären Lymphabflussgebiete

Blutdruckmessung
- Ausschluss einer Hypertonie

Urinuntersuchung
- Eiweiß, Zucker, Sediment, Blut

Stuhluntersuchung
- Haemoccult-Test

Warnsymptome maligner Tumoren

Brustdrüsen
- Verhärtungen
- Knoten
- Einziehungen der Brustwarzen

- Hauteinziehungen
- Ulzera
- Sekretabsonderungen aus der Mamille (bräunlich-blutig)
- ekzemartige Veränderungen der Brustwarzen
- Schwellung der regionalen Lymphknoten (axillär und supraklavikulär)

Vulva
- warzenartige Wucherungen
- Verhärtungen
- nichtheilende Ulzera
- Juckreiz
- Leukoplakien (weißliche Auflagerungen)

Uterus und Vagina
- Fluor (fötid, bräunlich-blutig)
- ständige Kontaktblutungen
- Zwischenblutungen
- Blutungen nach der Menopause
- Metrorrhagien
- Gewichtsabnahme
- Blutabgänge aus dem Darm und der Blase

Gebärmutterkrebs

Zervixkarzinom
- Gebärmutterhalskrebs

Symptome

Frühstadium
- symptomfrei

bei geschwürigem Zerfall
- Kohabitationsblutungen, Zwischenblutungen, Metrorrhagien, blutiger Fluor

bei Überschreiten der Organgrenze
- Schmerzen, Defäkationsbeschwerden, Miktionsbeschwerden

bei Tumorinfiltration in das kleine Becken
- Ödeme an den unteren Extremitäten

Komplikationen
- Ureterstenosen, Hydronephrose, Urämie, Blasen- bzw. Rektumscheidenfistel, Blutungen durch arrosierte Gefäße, lymphogene Ausbreitung

Diagnostik
- Kolposkopie (Abstrich), Probeexzision (Knipsbiopsie), Konisation der Portio, Abrasio der Zervix, Zytodiagnostik

Korpuskarzinom
- Gebärmutterkrebs

Symptome
- Blutungen in der Postmenopause
- Meno-Metrorrhagien
- blutiger Fluor
- Schmerzen im Genitalbereich
- Miktionsbeschwerden
- Defäkationsbeschwerden
- Aszites

Komplikationen
- Durchbruch des Karzinoms im Bereich des Perimetriums mit peritonealer Aussaat
- Tumoreinbruch in die Nachbarorgane (Rektum, Harnblase, Eileiter)
- lymphogene Ausbreitung (inguinale Lymphknoten)
- hämatogene Ausbreitung (Fernmetastasen = Leber, Lunge, Skelettsystem, Gehirn)
- Metastasierung in die Ovarien

Diagnostik
- diagnostische Abrasio und mikroskopische Untersuchung des Materials

therapeutische Maßnahmen

operative Maßnahmen
- Konisation (bei Carcinoma in situ der Zervix)
- abdominale oder vaginale Hysterektomie
- abdominale oder vaginale Exstirpation des Uterus und der Adnexen
- erweiterte Radikaloperation nach Wertheim-Meigs (Exstirpation des Uterus mit Adnexen, der Parametrie der iliacalen Lymphknoten und des oberen Drittels der Vagina)
- evtl. Legen einer suprapubischen Blasendrainage

konservative Maßnahme
- kombinierte Strahlentherapie (lokal und perkutan)
- intrauterine Kontaktbestrahlung (Radium, Kobalt 60)
- perkutane Telekobalt-Gamma-Bestrahlung
- evtl. Beckenbodengymnastik

medikamentöse Maßnahmen
- Chemotherapie (kombinierte Anwendung mehrerer Zytostatika)
- additive Hormonbehandlung
- evtl. unterstützende Gestagentherapie (bei Korpuskarzinom)

Geschwülste des Eierstocks

Retentionszysten
- zystische Vergrößerungen von Eierstocksfollikeln, die durch Sekretstauungen entstehen (ohne selbstständiges Geschwulst-Wachstum)

multiple Retentionszysten der Eifollikel
- kleinzystische Umwandlungen der Eierstöcke durch vergrößerte Eibläschen

Symptome
- Regelstörungen, Sterilität

Follikelzyste
- nicht geplatzter Graaf-Follikel, der bis hühnereigroß werden kann

Folgen
- Abnahme der Östrogenproduktion, Hyperplasie des Endometriums

Luteinzysten
- entwickeln sich bei der Blasenmole und beim Chorionepitheliom aus den Follikeln (bis Zitronengröße)

Corpus-luteum-Zyste
- zystisch aufgetriebene Gelbkörper (bis Hühnereigröße)

Teer- oder Schokoladenzysten
- endometriotische Wucherungen, die zyklisch bluten und zu faustgroßen blutgefüllten Zysten führen

Ursache
- Endometriose des Eierstocks

Komplikationen
- Ruptur der Zystenwand, Stieldrehung, Vereiterung, Einklemmung, maligne Entartung

gutartige Geschwülste
- echte Geschwülste mit selbstständigem Wachstum

vom Epithelgewebe ausgehende Geschwülste
- Cystoma serosum simplex (einfache, seröse Zyste mit wässerigem Inhalt, die den ganzen Bauch ausfüllen kann)
- Pseudomuzinzystom (Zyste enthält gallertartiges Pseudomuzin; durch Platzen kann ein Gallertbauch entstehen)
- papilläres Zystom (Adenozystom bis zur Kopfgröße; entartet häufig krebsartig)

vom Bindegewebe ausgehende Geschwülste
- Fibrome (gutartige Bindegewebsgeschwulst)
- Myom (gutartige Muskelgeschwulst) embryonale Geschwülste
- Dermoidzyste (enthalten Knochen, Zähne, Haare, Talg, Haut, Drüsengewebe)

hormonbildende Geschwülste
- Granulosazelltumor (pathologische Follikelhormonbildung führt bei Kindern zur sexuellen Frühreife und bei Frauen zu Blutungen in der Postmenopause)
- Arrhenoblastome (entstehen aus männlich angelegtem Keimepithel und führen durch Androgenbildung zur Vermännlichung)

Komplikationen
- Ruptur der Zystenwand, Stieldrehung, Vereiterung, Einklemmung, maligne Entartung

bösartige Geschwülste

vom Epithelgewebe ausgehende Geschwülste
- Ovarialkarzinom (primäre Ovarialkarzinome entstehen aus dem Epithelgewebe des Eierstocks; sekundäre Ovarialkarzinome entstehen durch krebsige Entartung der primär gutartigen Zystadenome; metastatische Ovarialkarzinome entstammen meist einem Primärtumor im Magendarmtrakt)

vom Bindegewebe ausgehende Geschwülste
- Sarkome, Endotheliome

embryonale Geschwülste
- bösartiges Teratom (enthält Derivate der drei Keimblätter, wächst und metastasiert sehr schnell)

Mammakarzinom

- Brustkrebs

Untersuchungsmethoden

Anamnese
- familiäre Brustkrebsbelastung
- eigene Brustkrebserkrankung
- Mastitis
- Östrogenbehandlung
- kurze oder keine Stillzeit
- hormonbedingte knotige oder zystische Bindegewebsveränderungen (Mastopathie)

Inspektion
- Form der Brust (Asymmetrie, Vorwölbungen)
- Mamille und Warzenhof (Einziehungen, Sekretabsonderungen)
- Haut (Einziehungen, Apfelsinenhaut, Entzündungen)

Palpation
- Drüsenkörper
- Achselhöhlen
- Schlüsselbeingruben

Mammographie
- Röntgenuntersuchung der Brust
- Indikation: pathologischer Tastbefund, blutende oder sezernierende Mamille
- Suchmethode bei Frauen mit hohem Risiko (Frauen mit geheiltem Brustkrebs, Frauen mit Brustkrebs in der Familie, Frauen mit Mastopathie)

Sonographie
- Ultraschalluntersuchung der Brust (zur Unterscheidung von Tumoren und Zysten)

Thermographie
- Wärmebild der Brust

Galaktographie
- röntgenologische Darstellung der Milchgänge mit wässrigem Kontrastmittel

Zytologie
- Sekretzytologie (Sekretabstrich - Mamillen)
- Punktionszytologie (Zysten)
- Probeexzision (Schnellschnittuntersuchung)

Symptome
- Unverschieblichkeit über einer Verhärtung
- derbe, schmerzlose Knoten
- Einziehungen der Haut (über dem Tumor)
- Apfelsinenhaut (durch subkutane Lymphstauung)
- Brust- bzw. Mamillenhochstand
- Warzenveränderungen (Warzeneinziehung, Warzennässen)
- rot bis violett verfärbte Haut
- metastatisch veränderte Lymphknoten (Achselhöhle, Supraklavikulargruben)
- Armödem
- offene Ulzeration

Lokalisation des Mammakarzinoms
- ca. 55% = oberer äußerer Quadrant
- ca. 15% = unterer äußerer Quadrant
- ca. 20% = oberer innerer Quadrant
- ca. 10% = unterer innerer Quadrant
- linke Brust wird häufiger als die rechte Brust befallen

Mammakarzinomformen

szirrhöses Karzinom (Faserkrebs)
- bindegewebsreicher Tumor
- infiltriert in die Haut und Muskulatur
- ca. 75% aller Mammakarzinome

Adenokarzinom
- vom Drüsenepithel ausgehender Tumor
- metastasiert relativ spät
- ca. 8% aller Mammakarzinome

Paget-Karzinom
- befällt die Mamille und die Milchgänge
- führt zu ekzematösen Veränderungen der Mamille
- metastasiert relativ spät

Mammasarkom
- hochmaligner Bindegewebstumor
- frühzeitige Metastasierung
- ca. 1% aller Mammatumoren

Metastasierung

lymphogene Streuung
- Achsellymphknoten
- Unterschlüsselbeinlymphknoten
- Lymphknoten des Mediastinums

hämatogene Streuung
- Skelett, Lunge, Pleura, Peritoneum, Leber, Pankreas, Milz, Magen, Schilddrüse

Therapie

Operationsverfahren
- radikale Mastektomie (vollständige Entfernung der Brust zusammen mit dem großen und kleinen Brustmuskel und aller erreichbaren Lymphknoten)
- einfache Mastektomie (Entfernung der Brust und der Lymphknoten in der Achselhöhle)
- segmentale oder partielle Mastektomie (lokale Exstirpation der Geschwulst unter Mitentfernung eines 2-3 cm breiten Saumes von gesundem Gewebe)
- subkutane Mastektomie (Entfernung des Brustdrüsenkörpers, Haut und Mamille wird nicht entfernt)

nichtoperative Therapie
- postoperative Radiotherapie (Kobalt 60- oder Betatron-Bestrahlung für 4-6 Wochen direkt nach Abschluss der Wundheilung)
- postoperative Chemotherapie (zur Behandlung nicht erfasster Mikrometastasen)
- postoperative Hormonbehandlung (Gabe von Antiöstrogenen und/oder Entfernung der Ovarien nach Hormonbestimmung)

Tumornachsorge
- Betreuung in Selbsthilfegruppen
- Kontrolluntersuchungen alle 3-6 Monate
  - Inspektion und Palpation von Operationsfeld, kontralateraler Mamma sowie der Lymphdrüsen
  - Röntgen von Wirbelsäule, Becken und Lunge
  - Blutuntersuchungen (BKS, Enzyme, Blutbild)

Sterilität der Frau

- Unfruchtbarkeit

Ursachen

funktionelle Ursachen
- Corpus-luteum-Insuffizienz
- anovulatorischer Zyklus
- Wechsel von ovulatorischem und anovulatorischem Zyklus
- Oligomenorrhö
- normo- und hypogonadotrope Amenorrhö

anatomisch-morphologische Ursachen
- tubare Ursachen (Tubenverschluss durch Tubenverwachsungen)
- uterine Ursachen (Missbildungen, Atresie des Kavums, submuköse Myome)
- zervikale Ursachen (klaffender Muttermund)
- vaginale Ursachen (Missbildungen, Kolpitis)
- extragenitale Ursachen (hypophysäre Störungen, Magersucht, Fettsucht, Diabetes mellitus, Störungen der Nebennieren- und Schilddrüsenfunktion Nikotin- und Alkoholabusus)
- psychische Ursachen (Vaginismus, Frigidität, Neurosen)

Diagnostik

- Messung der Basaltemperatur (Nachweis einer gestörten Follikelreifungsphase oder einer Insuffizienz der Corpus-luteum-Phase)
- Östrogentest (Nachweis einer uterinen Amenorrhö bei Ausbleiben einer Blutung)
- Kontrolle des Östrogeneffektes am Zervixsekret (Nachweis einer mangelhaften Östrogenwirkung bei ungenügender Spinnbarkeit oder fehlendem Farnkrautphänomen)
- Sims-Huhner-Test (Nachweis einer funktionellen Zervixsekretuntersuchung nach der Kohabitation)
- Pertubation (Gasinsufflation zur Beurteilung der Tubendurchlässigkeit)
- Hysterosalpingographie (röntgenologische Beurteilung des Uteruskavums und der Tubenlumina)
- Pelviskopie (optische Beurteilung der Tubenpassage mittels Laparoskopie und Farbstoffinstillation)
- Hysteroskopie (Uterusspiegelung zum Nachweis von Narben oder Deformitäten)

Testfragen

1. **Zu einer gynäkologischen Untersuchung gehören:**
   - A ☐ Inspektion der äußeren Geschlechtsteile
   - B ☐ Spekulumuntersuchung
   - C ☐ Douglasskopie
   - D ☐ vaginale Tastuntersuchung
   - E ☐ Blutdruckmessung
   - F ☐ Messung der rektalen Körpertemperatur

2. **Bei der Spekulumuntersuchung wird betrachtet:**
   - A ☐ die Portiooberfläche
   - B ☐ die Kontur des äußeren Muttermundes
   - C ☐ das Cavum uteri
   - D ☐ die Schleimhaut der Vagina
   - E ☐ die Kontur des inneren Muttermundes

3. **Warnsymptome maligner Tumoren der Brustdrüse:**
   - A ☐ bräunlich, blutige Sekretion aus der Mamille
   - B ☐ Schwellung der axillaren Lymphknoten
   - C ☐ praemensruelle Schmerzen in der Brust
   - D ☐ tastbare nicht verschiebliche Verhärtungen

4. **Erforderliche diagnostische Maßnahme bei Blutungen in der Postmenopause:**
   - A ☐ Abrasio
   - B ☐ Konisation
   - C ☐ Hysterosalpingographie

5. **Die Colpitis senilis:**
   - A ☐ beruht auf einem Östrogenmangel
   - B ☐ wird verursacht durch Gonokokken
   - C ☐ muss mit Antibiotika behandelt werden
   - D ☐ wird durch häufige Vaginalspülungen behoben
   - E ☐ wird lokal mit östrogenhaltigen Salben behandelt

6. **Eine Abrasio:**
   - A ☐ dient der Gewinnung von Uterus- und Zervixschleimhaut zur histologischen Untersuchung
   - B ☐ wird zur Entfernung von Korpuspolypen durchgeführt
   - C ☐ wird nach jeder Entbindung durchgeführt
   - D ☐ wird zur Entfernung von Uterusmyomen durchgeführt
   - E ☐ wird in Kurznarkose durchgeführt

7. **Bei der intrakavitären Strahlentherapie eines Uteruskarzinoms:**
   - A ☐ werden die Radionuklide oral oder intravenös verabreicht
   - B ☐ wird der Tumor mit Radiumnadeln gespickt
   - C ☐ werden umschlossene Radionuklide unter Einsatz des Afterloading-Gerätes in die Uterushöhle eingebracht
   - D ☐ dauert die Bestrahlungszeit etwa 10 - 20 Minuten
   - E ☐ dauert die Bestrahlungszeit etwa 22 Stunden
   - F ☐ wird die Patientin für die Zeit der Anwendung auf einer Spezialabteilung mit besonderen baulichen Vorrichtungen untergebracht
   - G ☐ kann die Patientin während der Anwendung im Krankenzimmer untergebracht werden, da das Radium sehr schnell zerfällt

8. **Ordnen Sie die Zyklusstörungen zu:**
   1) mit Schmerzen auftretende Regelblutung
   2) Blutungen zwischen zwei Regelblutungen
   3) zu starke Regelblutung
   4) zu selten auftretende Regelblutung
   5) Fehlen oder Ausbleiben der Regelblutung
   6) zu häufig auftretende Regelblutung
   A) Amenorrhö
   B) Oligomenorrhö
   C) Hypermenorrhö
   D) Polymenorrhö
   E) Ovulationsblutung
   F) Dysmenorrhö
   A........B........C........D........E........F..........

9. **Ursachen für Lageveränderungen des Uterus:**
   - A ☐ Dysmenorrhö
   - B ☐ Insuffizienz des Beckenbodens
   - C ☐ Erschlaffung des Haft- und Bandapparates
   - D ☐ Adnexitis

---

1 A, B, D
2 A, B, D
3 A, B, D
4 A
5 A, E
6 A, B, E
7 C, D, F
8 A = 5; B = 4; C = 3; D = 6; E = 2; F = 1
9 B, C

10. Bei der Soorkolpitis:
- A ☐ handelt es sich um eine durch Candida albicans hervorgerufene Mykose
- B ☐ ist der Erreger ein parasitärer Flagellat
- C ☐ ist der Fluor geruchlos und weißlich
- D ☐ ist der Fluor schaumig und übelriechend
- E ☐ wird zum Erregernachweis ein Abstrich vom hinteren Scheidengewölbe entnommen
- F ☐ tritt kein Pruritus auf
- G ☐ erfolgt die Therapie durch vaginale Moronal-Verabreichung
- H ☐ werden Antibiotika intravenös verabreicht

11. Descensus uteri:
- A ☐ die Ursache ist eine Beckenbodeninsuffizienz
- B ☐ ist eine Lageveränderung des Uterus
- C ☐ ist ein Gebärmuttervorfall
- D ☐ führt vermehrt zu Entzündungen der ableitenden Harnwege
- E ☐ ist eine Abknickung des Uterus nach vorn (Anteversio-anteflexio)
- F ☐ oft entwickelt sich eine Stressinkontinenz

12. Menopause ist:
- A ☐ das Ende der zyklischen Ovarialfunktion
- B ☐ die Zeit zwischen zwei Menstruationen
- C ☐ der Zeitpunkt der letzten Regel
- D ☐ das Klimakterium

13. Die Östrogene:
- A ☐ bewirken den Aufbau der Uterusschleimhaut in der Proliferationsphase
- B ☐ regulieren den Mineralstoffwechsel
- C ☐ fördern die Ausbildung der weiblichen Geschlechtsmerkmale
- D ☐ fördern die Funktion der Schilddrüse

14. Kontraindikationen für Ovulationshemmer sind:
- A ☐ Lebererkrankungen
- B ☐ Thrombosen
- C ☐ Nierensteine
- D ☐ Ovarialinsuffizienz
- E ☐ Endometriose

15. Eine diagnostische und therapeutische Maßnahme beim Carcinoma in situ der Zervix ist die:
- A ☐ Abrasio
- B ☐ Schiller-Iodprobe
- C ☐ Konisation
- D ☐ Kolposkopie

16. Dysmenorrhö ist eine:
- A ☐ zu oft auftretende Menstruationsblutung
- B ☐ zu starke Menstruationsblutung
- C ☐ mit Schmerzen auftretende Menstruationsblutung
- D ☐ zu selten auftretende Menstruationsblutung

17. Uterusmyome:
- A ☐ sind gutartige Geschwülste der glatten Muskulatur
- B ☐ entstehen und wachsen unter Einwirkung von Östrogen
- C ☐ treten erst in der Menopause auf
- D ☐ sind hormonunabhängige Tumoren

18. Unter einer Uterusexstirpation versteht man:
- A ☐ eine Lageveränderung des Uterus
- B ☐ ein Uterusmyom
- C ☐ eine operative Entfernung des Uterus
- D ☐ eine Uterus-Radiumeinlage

19. Eine Tubenligatur verhindert:
- A ☐ die Bildung von Progesteron
- B ☐ die Befruchtung der Eizelle
- C ☐ die Menstruation
- D ☐ die Ovulation
- E ☐ die Sekretionsphase des Uterus

20. Die Trichomonadenkolpitis ist:
- A ☐ eine Infektion der Scheide durch Parasiten
- B ☐ eine meldepflichtige Geschlechtskrankheit
- C ☐ ein beginnendes Vaginalkarzinom
- D ☐ eine Infektion der Scheide durch Bakterien

21. Als Klimakterium bezeichnet man:
- A ☐ die letzten Regelblutungen
- B ☐ die Übergangsphase von der vollen Geschlechtsreife bis zum Senium
- C ☐ eine Form der Depression

22. Menorrhagien sind:
- A ☐ verlängerte Regelblutungen
- B ☐ schmerzhafte Regelblutungen
- C ☐ schwache Regelblutungen

23. Bei der Endometriose handelt es sich um:
- A ☐ eine Entzündung der Uterusschleimhaut
- B ☐ eine funktionstüchtige Uterusschleimhaut außerhalb des normalen Bereiches
- C ☐ eine Verdickung des Beckenbindegewebes

24. Folge der Endometriose ist:
- A ☐ ein therapieresistenter Fluor vaginalis
- B ☐ eine zyklisch auftretende Blutung aus Blase und Rektum
- C ☐ eine Amenorrhö
- D ☐ eine Entzündung der Uterusschleimhaut

25. Bartholinitis:
- A ☐ ist eine entzündliche Zystenbildung im Bereich der Vulva
- B ☐ ist der Primäreffekt bei der Lues
- C ☐ tritt meistens einseitig auf
- D ☐ ist ein bösartiger Tumor der Bartholin-Drüsen

---

10 A, C, E, G
11 A, B, D, F
12 A, C
13 A, C
14 A, B
15 C
16 C
17 A, B
18 C
19 B
20 A
21 B
22 A
23 B
24 B
25 A, C

26. **Die häufigsten Folgen einer Adnexitis sind:**
    A ☐ Endometriose
    B ☐ Korpuspolyp
    C ☐ Sterilität
    D ☐ Ovarialkarzinom
    E ☐ Eileiterkarzinom
    F ☐ Extrauteringravidität
    G ☐ Fehlgeburten

27. **Die Soor-Kolpitis:**
    A ☐ wird hervorgerufen durch den Candida albicans-Pilz
    B ☐ kann mit Moronal behandelt werden
    C ☐ wird mit Penicillin behandelt
    D ☐ ist eine Streptokokken-Infektion

28. **Ein Prolapsus uteri:**
    A ☐ ist eine Anomalie des Uterus
    B ☐ ist ein Vorfall der Gebärmutter
    C ☐ führt zu häufigen Zystitiden
    D ☐ kann zu einer Amenorrhö führen

29. **Erstes Symptom eines Korpuskarzinoms:**
    A ☐ Blutungen in der Menopause
    B ☐ Dysmenorrhö
    C ☐ starke Leibschmerzen

30. **Unter einem Kollumkarzinom versteht man:**
    A ☐ ein Portio- und Zervixkarzinom
    B ☐ ein Karzinom des Cavum uteri
    C ☐ ein Vulvakarzinom

31. **Das Gewicht des Uterus einer nicht schwangeren gesunden Frau beträgt etwa:**
    A ☐ 20 - 40 g
    B ☐ 50 - 80 g
    C ☐ 100 - 200 g

32. **Vaginalatresie ist:**
    A ☐ eine zu enge Scheide
    B ☐ ein Erregerbefall der Scheide
    C ☐ ein angeborener Verschluss der Scheide

33. **Zervixkarzinom:**
    A ☐ ist der häufigste bösartige Genitaltumor der Frau
    B ☐ starke Schmerzen im Unterleib sind ein Frühsymptom
    C ☐ es entsteht überwiegend im Grenzbereich von Plattenepithel und Drüsenepithel der Cervix uteri

34. **Eine Mammographie ist eine:**
    A ☐ röntgenologische Darstellung der weiblichen Brust
    B ☐ Probeexzision
    C ☐ röntgenologische Darstellung der Milchgänge
    D ☐ nuklearmedizinische Untersuchung der weiblichen Brust

35. **Korpuskarzinom:**
    A ☐ ist ein Adenokarzinom
    B ☐ ist das Genitalkarzinom der jüngeren Frau
    C ☐ Leitsymptom ist die Blutung in der Postmenopause
    D ☐ ist prognostisch ungünstiger als das Zervixkarzinom

36. **Zu den Krebsvorsorgeuntersuchungen der Frau gehören folgende Maßnahmen:**
    A ☐ rektale Untersuchung
    B ☐ Phosphatasenbestimmung
    C ☐ Tomographie
    D ☐ gynäkologische Untersuchung und Zellabstrich von der Portio
    E ☐ Tastuntersuchung der Brust
    F ☐ Blutbild und BSG

37. **Carcinoma in situ ist die Bezeichnung für:**
    A ☐ ein Oberflächenkarzinom
    B ☐ ein sehr schnell wachsendes Karzinom
    C ☐ ein Kollumkarzinom im Stadium Null
    D ☐ ein Korpuskarzinom

38. **Wichtigstes Frühsymptom des Gebärmutterhalskrebses:**
    A ☐ Schmerz
    B ☐ Anämie
    C ☐ Hypermenorrhö
    D ☐ blutiger Ausfluss
    E ☐ Gewichtsabnahme

39. **Eine Blutung nach der Menopause ist in erster Linie verdächtig auf:**
    A ☐ ein Korpuskarzinom
    B ☐ ein Uterusmyom
    C ☐ einen Ovarialtumor
    D ☐ einen Zervixpolypen

40. **Unter Menarche versteht man:**
    A ☐ die erste Ovulation
    B ☐ die erste Menstruation
    C ☐ die Geschlechtsreife
    D ☐ die Pubertät

41. **Mammakarzinom:**
    A ☐ Hauptsitz ist der untere innere Quadrant der Brustdrüse
    B ☐ die Metastasierung erfolgt lymphogen in die regionären Lymphknoten
    C ☐ Fernmetastasen entstehen im Magen und im Dickdarm

42. **Symptome einer Adnexitis:**
    A ☐ hohes Fieber
    B ☐ Leukopenie
    C ☐ Bauchdeckenspannung
    D ☐ blutige Stühle

---

26 C, F
27 A, B
28 B, C
29 A
30 A
31 B
32 C
33 A, C
34 A

35 A, C
36 A, D, E
37 A, C
38 D
39 A
40 B
41 B
42 A, C

IX.16 Tumorleiden

- gut- oder bösartige Gewebsneubildung (Neoplasma)

Gutartige Tumoren

- langsames Wachstum
- expansive (verdrängende) Ausbreitung (meist mit Kapsel)
- keine Metastasenbildung
- keine Rezidivneigung
- reifes Gewebe
- bleiben am Ort ihrer Entstehung
- ohne Einfluss auf das Leben des Tumorträgers (Ausnahme: Hirn, Luftröhre, Druck auf lebenswichtige Arterien)

gutartige (benigne) Tumoren des Epithelgewebes
- Drüsenepithel = Adenom, Zystadenom
- Deckepithel = Polyp, Papillom

gutartige (benigne) Tumoren des Binde- und Stützgewebes
- Fettgewebe = Lipom
- Bindegewebe = Fibrom
- Muskelgewebe = Myom
- Knochengewebe = Osteom
- Schleimhaut = Myxom
- Knorpelgewebe = Chondrom

Bösartige Tumoren

- schnelles Wachstum
- wachsen invasiv (infiltrierend) zerstörend in das Nachbargewebe
- bilden Metastasen (über Lymph- und Blutgefäße)
- ausgeprägte Rezidivneigung
- unreifes Gewebe
- gehen mit schweren Allgemeinerscheinungen einher und führen in der Regel zum Tode

bösartige (maligne) Tumoren des Epithelgewebes
- Pflasterepithel = Pflasterzellkarzinom
- Zylinderepithel = Zylinderzellkarzinom
- Übergangsepithel = Übergangszellkarzinom

bösartige (maligne) Tumoren des Binde- und Stützgewebes
- Fettgewebe = Liposarkom
- Bindegewebe = Fibrosarkom
- Muskelgewebe = Myosarkom

- Knochengewebe = Osteosarkom
- Schleimhaut = Myxosarkom
- Knorpelgewebe = Chondrosarkom

TNM-Klassifikation zur Stadienbestimmung von malignen Tumore

T	=	**Primärtumor (Tastbefund)**
T0	=	Primärtumor nicht auffindbar oder entfernt
T1	=	kleiner Tumor (bis 2 cm), keine Umgebungsverwachsung
T2	=	mittelgroßer Tumor (2-5 cm), geringe Umgebungsverwachsung
T3	=	großer Tumor (mehr als 5 cm), starke Umgebungsverwachsung
T4	=	sehr großer Tumor, sehr ausgedehnte Umgebungsverwachsung
N	=	**regionale Lymphknoten (Knoten = Node)**
N0	=	keine Lymphknotenmetastasen tastbar
N1	=	regionale, nur ganz nahe, unverwachsene Lymphknotenmetastasen
N2	=	regionale, nur ganz nahe, verwachsene Lymphknotenmetastasen
N3	=	ausgedehnte, verwachsene Lymphknotenmetastasen
M	=	**Metastasen in anderen Organen**
M0	=	keine Fernmetastasen nachweisbar
M1	=	Organmetastasen vorhanden

Formen der Metastasierung

- Tumorausbreitung

infiltratives Wachstum
- direktes Wachstum in benachbartes Gewebe

lymphogene Metastasierung
- Ausbreitung über die Lymphbahnen
  1. Stadium = Befall der regionären Lymphknoten
  2. Stadium = Befall der entfernten Lymphknoten
     - Ductus thoracicus
     - hämatogene Aussaat

hämatogene Metastasierung
- Ausbreitung über die Blutgefäße
- Lungentumoren metastasieren in den Gesamtorganismus
- Tumoren im Bereich des Hohlvenensystems metastasieren in die Lungen
- Tumoren im Pfortadergebiet metastasieren in die Leber

Tumoreinbruch in seröse Höhlen
- Carcinosis pleurae = Tumoreinbruch in die Pleurahöhle
- Carcinosis peritonei = Tumoreinbruch in den Peritonealraum

kanalikuläre Ausbreitung
- Ausbreitung durch bestehende Gangsysteme z.B. intraduktale Ausbreitung des Mammakarzinoms

Therapeutische Maßnahmen bei Tumorerkrankungen

Chemotherapie
- medikamentöse Therapie (kombinierte Anwendung mehrerer Zytostatika)

operative Therapie
- Radikaloperation (Entfernung des gesamten Tumors durch Resektion oder Exstirpation)
- Palliativoperation (Behebung von Tumorfolgen bei inoperablen Tumoren) z.B.
  - Umgehungsanastomose
  - Fistelanlegung
  - Versorgung pathologischer Frakturen
  - schmerzausschaltende Operationen
- Metastasenchirurgie (Entfernung von Fernmetastasen)
- Rezidivoperationen (Second-look = planmäßige Nachschauoperation zur Erkennung und Beseitigung von Frührezidiven)

Strahlentherapie
- Röntgen- und Gammastrahlen
  - Röntgenstrahlen
  - Gammastrahlung aus radioaktiven Isotopen
  - Telekobaltbestrahlung (Gammatron)
  - Radiumeinlage (Kontaktbestrahlung)
- Korpuskularstrahlen
  - alpha-Strahlung aus radioaktiven Isotopen
  - beta-Strahlung aus radioaktiven Isotopen
  - Elektronen aus Elektronenschleuder (Betatron)

immunologische Therapie
- immunstimulierende Therapie zur Anregung der körpereigenen Immunabwehr

allgemeine therapeutische Maßnahmen
- Erythrozytenkonzentrat (bei Hämoglobinabfall)
- Leukozytenersatz (bei Agranulozytose)
- Thrombozytenersatz (bei Thrombopenie)
- evtl. Legen eines Periduralkatheters (zur Schmerzbekämpfung)
- Hormontherapie
- Kortikoide, evtl. Immuntherapie
- Analgetika, Antiemetika
- Paspertin (gegen Übelkeit)
- evtl. Psychopharmaka
- Antibiotika (Infektionsprophylaxe)
- Antimykotika (bei Pilzinfektionen)
- Allopurinol (bei Hyperurikämie)
- Multivitaminpräparate
- evtl. anabole Hormone

Krankenbeobachtung bei Tumorerkrankungen

- Vitalzeichenkontrollen (Puls, Blutdruck, Atmung)
- Beobachtung der Körpertemperatur
- Schmerzbeobachtung (Patient hat oft starke Schmerzen)
- Hautbeobachtung (Petechien, Hämatome, Schleimhautulzerationen)
- Haarausfall
- Übelkeit, Erbrechen
- Beobachtung des Patienten auf Nebenwirkungen der Zytostatika und der Radiotherapie
- Urinausscheidungskontrolle (Nierenversagen)
- Beobachtung der Darmentleerung (Obstipation, Diarrhö)
- häufige Gewichtskontrollen
- regelmäßige Blutuntersuchungen (Leukozyten, Thrombozyten, Hämoglobin, Harnstoff, Kreatinin, Harnsäure)
- Bestimmung von Blutgruppe, Rhesusfaktor und Durchführung des Kreuztestes
- Durchführung des Blutgruppen Bedside-Testes und der biologischen Vorprobe vor der Bluttransfusion
- Beobachtung des Patienten während der Bluttransfusion auf eventuelle Reaktionen
- Beobachtung der Infusion (Infusomat)

Krankenpflege bei Tumorerkrankungen

- evtl. Unterbringung des Patienten auf einer onkologischen Station
- evtl. keimfreie Isolation - Life island (Patient ist sehr infektgefährdet)
- Körperpflege mit desinfizierender Seife
- Pflege der bestrahlten Hautpartien: nicht waschen, bürsten, reiben, massieren; keine Wärme- oder Kälteanwendung; mehrmals täglich einpudern mit Azulon-Puder
- häufiger Wäschewechsel (Bettwäsche täglich)
- sorgfältige Mundpflege (Schleimhautulzerationen)
- Lippenpflege
- Nasenpflege (bei Ernährungssonde)
- evtl. Legen einer Ernährungssonde
- evtl. Legen eines Blasenverweilkatheters
- reichliche Flüssigkeitszufuhr
- Ernährung: richtet sich nach den subjektiven Wünschen des Kranken; häufig kleine Mahlzeiten, eiweißreich, vitaminreich; Genuss von Nikotin und Alkohol kann in gewohnter Dosierung

erfolgen, solange der unheilbar Kranke diese gut verträgt
- psychische Betreuung: der Patient wird oft unleidlich, verzweifelt, depressiv; er ist schwerkrank und fühlt sich sehr elend; die Therapie des unheilbar Kranken zielt auf die aktive Linderung des Leidens und das Unterlassen aller Maßnahmen, die das Leiden verlängern oder vermehren; jede Pflegemaßnahme sollte unter Berücksichtigung des Befindens des Patienten durchgeführt werden; schmerzfreie Intervalle nutzen für Körperpflege und Lagerung
- Selbstschutz des Pflegepersonals (beim Aufziehen der Zytostatika Mundschutz, Handschuhe, langärmelige Schutzkittel und Schutzbrille tragen)

Prophylaxen
- Dekubitusprophylaxe
- evtl. Obstipationsprophylaxe
- Bronchitisprophylaxe, Pneumonieprophylaxe
- Soor-, Stomatitis- und Parotitisprophylaxe
- Thromboseprophylaxe
- Harnweginfektionsprophylaxe
- Infektionsprophylaxe
- Osteoporoseprophylaxe
- evtl. Kontrakturenprophylaxen

Testfragen

1. Bei der Pflege von Tumorpatienten mit Bestrahlungstherapie:
   A ☐ können lokale Haut- und Schleimhautveränderungen auftreten
   B ☐ wird die bestrahlte Hautpartie täglich sorgfältig mit Wasser und Waschlotion gereinigt
   C ☐ wird die Haut nur mit spezieller Salbe oder besonderem Puder versorgt
   D ☐ sollten die Patienten möglichst viele Kontakte mit anderen Kindern haben, damit sie auf andere Gedanken kommen

2. Bösartiger Tumor des Epithelgewebes:
   A ☐ Sarkom
   B ☐ Adenom
   C ☐ Karzinom
   D ☐ Osteom
   E ☐ Hämatom

3. Die Infiltrationstiefe eines Tumors wird mit den arabischen Ziffern 1 - 4 gekennzeichnet. Welches Stadium trifft auf einen Tumor zu, welcher die Organgrenzen überschritten, aber noch nicht Nachbarorgane infiltriert hat:
   A ☐ T1
   B ☐ T2
   C ☐ T3
   D ☐ T4

4. Eine medikamentöse Tumorbehandlung wird durchgeführt mit:
   A ☐ Mitosehemmstoffen
   B ☐ Alkylanzien
   C ☐ Antimetaboliten
   D ☐ radioaktiven Isotopen
   E ☐ Aldosteron-Antagonisten
   F ☐ Kaliumsalzen

5. Bei der Klassifikation der Tumoren nach dem TNM-System steht das Symbol "N" für:
   A ☐ Fernmetastasen
   B ☐ nicht operabel
   C ☐ Lymphknoten
   D ☐ hämatogene Streuung
   E ☐ Tumor

6. Ordnen Sie das Klassifikationsschema TNM richtig zueinander:
   1) T_0-T_4
   2) TIS
   3) N_0-N_3
   4) M_0-M_1
   A) betrifft die Lymphknoten
   B) betrifft das Carcinoma in situ
   C) betrifft die Metastasen
   D) betrifft den Tumor
   A............B............C............D............

7. Bei der Pflege eines Bestrahlungspatienten ist zu beachten, dass:
   A ☐ die Ernährung eiweißreich und vitaminreich ist
   B ☐ eine energiearme Kost verabreicht wird
   C ☐ die bestrahlten Hautpartien während der Bestrahlung und bis sechs Wochen nach der letzten Behandlung nicht gewaschen, sondern nur gepudert werden
   D ☐ die bestrahlten Hautpartien täglich massiert werden

8. Gutartige Tumoren der Bindegewebsreihe sind:
   A ☐ Sarkome
   B ☐ Angiome
   C ☐ Osteome
   D ☐ Myome
   E ☐ Adenome

9. Bösartiger Tumor des Bindegewebes:
   A ☐ Myom
   B ☐ Karzinom
   C ☐ Sarkom
   D ☐ Papillom
   E ☐ Adenom

10. Gutartige Tumoren der Epithelreihe:
    A ☐ Karzinome
    B ☐ Papillome
    C ☐ Neurinome
    D ☐ Adenome
    E ☐ Fibrome

---

1 A, C
2 C
3 C
4 A, B, C, D
5 C
6 A = 3; B = 2; C = 4; D = 1
7 A, C
8 B, C, D
9 C
10 B, D

IX.17 Infektionen

Entzündung

- Entzündung ist eine allgemeine (unspezifische) Abwehrreaktion des Körpers, die immer dann abläuft, wenn Gewebe geschädigt wurde

Ursachen
- Mikroorganismen
- Gewalteinwirkung
- Hitze
- Kälte
- chemische Stoffe

Ablauf
- zuerst kommt es zu einer akuten Entzündung
- aus den zerstörten Zellen treten Botenstoffe ins Gewebe aus
- die Botenstoffe reizen die Nervenendigungen (→ Schmerz) und sorgen für entzündungstypische Veränderungen im Gewebe
- Erweiterung der Blutgefäße: die Durchblutung der Region steigt (→ Überwärmung, Rötung)
- erhöhte Durchlässigkeit der Gefäßwände, Übertritt von Wasser, Elektrolyten, Eiweiß, Gerinnungsfaktoren und weißen Blutzellen ins Gewebe (→ Schwellung)
- Anlocken weißer Blutzellen, (Granulozyten und Monozyten wandern zu den geschädigten Zellen). Phagozytose von Zelltrümmern und Mikroorganismen
- bei guter Funktion der Leukozyten und geringer Gewebsschädigung werden alle Zelltrümmer abtransportiert (Heilung)
- bei nicht ausreichender Infektabwehr, kommt es im Anschluss an eine akute Entzündung, zu einer chronischen Entzündung
- um das geschädigte Gewebe herum wird Bindegewebe (Granulationsgewebe mit guter Durchblutung und wenig Fasern) gebildet, das einen Wall zwischen geschädigtem Gewebe und dem Restorganismus bildet
- wenn die zerstörten Zellen und Mikroorganismen entfernt sind, wird das Granulationsgewebe in Narbengewebe umgewandelt (mehr Fasern, weniger Gefäße). Es kommt zur Abheilung mit Narbenbildung

Symptome der Entzündung

lokal
- Rötung
- Schwellung
- Schmerz
- Überwärmung
- eingeschränkte Funktion

allgemein
- Fieber
- Entzündungszeichen im Blut: Erhöhung der Leukozyten und der Blutsenkung

Infektabwehr

- gegen das Eindringen von Krankheitserregern schützt sich der Körper durch verschiedene Mechanismen:
Barrieren verhindern das Eindringen von Erregern in den Körper
  - Haut (dichter Abschluss, Säureschutzmantel)
  - Atemwege (Flimmerepithel)
  - Verdauungstrakt (Salzsäure, Enzyme)

unspezifische Infektabwehr
- Monozyten und Granulozyten können durch Phagozytose ins Blut oder Gewebe eingedrungene Krankheitserreger zerstören
- bei Gewebsschädigung läuft eine Entzündungsreaktion ab

spezifische Infektabwehr
- B-Lymphozyten, T-Lymphozyten, Bildung von Antikörpern und Gedächtniszellen
- die Lymphozyten sind in der Lage, beim Kontakt mit Fremdstoffen (Antigenen) spezifische Antikörper zu produzieren
- die Antikörper passen genau zu der Oberflächenstruktur des Antigens und können sich mit diesem fest verbinden
- Antikörper und die unspezifische Infektabwehr machen die Antigene durch Verklumpung oder Zerstörung unschädlich

Abwehrschwäche

- bei Störungen des Abwehrsystems besteht eine größere Gefahr, an Infektionen zu erkranken

Ursachen
- Alter
- Mangelernährung (Hunger, Vitamin- oder Mineralstoffmangel)
- chronische Krankheiten (z.B. Asthma, Diabetes, Karzinome)
- schwere akute Krankheiten (z.B. Unfall, Operation, Herzinfarkt)
- Suchtkrankheit
- psychische Belastungen
- Mangel an Leukozyten (z.B. bei Leukämie, Bestrahlung)
- Medikamente (z.B. Cortison, Chemotherapie)
- AIDS

Impfung / Immunisierung

- Impfungen dienen dem vorbeugenden Schutz vor Infektionskrankheiten

passive Immunisierung
- es werden Antikörper gespritzt, die im Infektionsfall schon zur Verfügung stehen und nicht erst vom Körper selbst gebildet werden müssen
- die Antikörper werden vom Körper wieder abgebaut
- die Wirkung einer passiven Impfung hält nur etwa 6 Wochen an

Impfbeispiele
- Hepatitis B
  - Indikation: in den ersten Stunden nach Kontakt mit virushaltigem Material
- Tetanus
  - Indikation: nach einer Verletzung

aktive Immunisierung
- es werden Antigene (abgeschwächte oder tote Erreger oder Produkte von Bakterien: Toxine) gespritzt oder geschluckt
- der Körper muss selbst Antikörper bilden
- durch die dabei entstehenden Gedächtniszellen können bei erneutem Kontakt mit dem Erreger die Abwehrfunktionen schneller und stärker ablaufen

Impfbeispiele
- Diphtherie
  - Indikation: Säuglinge und Kinder bis zum 10. Lebensjahr
- Keuchhusten
  - Indikation: Säuglinge und Kleinkinder bis zum 2. Lebensjahr
- Masern
  - Indikation: Kinder ab 15. Lebensmonat
- Poliomyelitis
  - Indikation: Kinder ab 3. Lebensmonat, Erwachsene bis zum 40. Lebensjahr vor Auslandsreisen
- Röteln
  - Indikation: alle Mädchen vor der Pubertät
- Tetanus
  - Indikation: alle Personen ab 3. Lebensmonat (Auffrischimpfung jeweils nach 10 Jahren)
- Hepatitis B
  - Indikation: alle infektgefährdeten Personen

Simultanimpfung
- gleichzeitige aktive und passive Immunisierung

Impfbeispiel
- Tetanus
  - Indikation: wenn Immunität nicht oder nicht mehr besteht

Krankheitserreger

Bakterien
- verursachen meist regional begrenzte Entzündungen, die sich jedoch im ganzen Körper ausbreiten können (Sepsis)
- bei der Bekämpfung der Bakterien durch unspezifische Abwehrzellen (Granulozyten, Monozyten, Phagozytose) entsteht Eiter

Bakterienarten
grampositive Kokken
- Streptokokken
- Staphylokokken
- Enterokokken

grampositive Stäbchen
- Gasbrandbazillen

gramnegative Stäbchen
- Enterobakterien (Koli, Klebsiella, Proteus)
- Pseudomonas
- Flavobakterien

Erkrankungen (Beispiele)
- Pneumonie, Harnweginfektion, eitrige Angina (Mandelentzündung), Wundinfektion, Salmonellose (Diarrhö), Syphilis, Tuberkulose

Therapie
- Antibiotika (z.B. Penicillin, Bactrim, Doxycyclin) hemmen das Wachstum der Bakterien oder töten sie ab

Immunität
- nach bakteriellen Infektionen bleibt meist keine ausreichende Immunität zurück, das heißt eine Neuinfektion mit den gleichen Erregern ist möglich

Viren
- können sich nur innerhalb eines lebenden Organismus vermehren
- Vermehrung der Viren erfolgt in den Zellen des Wirtes, die dabei zerstört werden
- Viruserkrankungen betreffen meist den ganzen Körper.

Virenarten
DNA-Viren
- Hepatitisviren
  - Hepatitis-B-Virus (HBV)
- Herpesviren
  - Herpes-simplex-Virus (HSV)
  - Varicella-Zoster-Virus
  - Zytomegalie-Virus (CMV)
  - Epstein-Barr-Virus (EBV)
- Pockenviren
  - Variola-Virus

RNA-Viren
- Hepatitis-Viren
  - Hepatitis-A-Virus (HAV)
  - Hepatitis-C-Virus (HCV)

- Hepatitis-D-Virus (HDV)
- Hepatitis-E-Virus (HBE)
- Hepatitis-G-Virus (HGV)
- HIV (engl. human immunodeficiency virus / Humanes Immunschwächevirus)
- Influenza-Viren
  - Influenza-Virus Typ A / Typ B / TYP C
- Masern-Virus, Mumps-Virus, Röteln-Virus, Poliomyelitis-Viren, Rhino-Viren, Rota-Viren, Tollwut-Virus, FSME-Virus

Erkrankungen (Beispiele)
- Masern, Mumps, Röteln, Windpocken, Hepatitis, Grippe, Schnupfen, AIDS

Therapie
- bei Viruserkrankungen ist nur eine symptomatische Therapie möglich (Fiebersenkung, Schonung, Juckreizlinderung u.a.)
- Viren müssen vom körpereigenen Immunsystem abgetötet werden
- nach Virusinfektionen bleibt meistens eine gute (oft lebenslange) Immunität zurück

Pilze
- verbreiten sich in der Regel nur auf Haut und Schleimhäuten
- bei starker Abwehrschwäche kann es auch zur Infektion innerer Organe kommen
- Pilze sind in unserer Umwelt überall vorhanden
- bei guten Wachstumsbedingungen breiten sie sich auf Haut und Schleimhäuten aus

wachstumsfördernd wirken
- Feuchtigkeit (z.B. in Gummistiefeln, in Hautfalten, im Windelbereich)
- Wärme
- Verlust des Säureschutzmantels der Haut (zu häufiges Waschen mit alkalischen Seifen)
- Hormonverschiebungen (z.B. Schwangerschaft, Antibabypille)
- Diabetes mellitus

Pilzarten
Dermatophyten
- Trichophyton
  - Trichophyton rubrum

Hefen (oder Sprosspilze)
- Candida
  - Candida albicans

Schimmelpilze
- Aspergillus
  - Aspergillus fumigatus

Erkrankungen (Beispiele)
- Fußpilz, Hautpilz, Soor, Candidiasis, Aspergillose

Therapie
- Vermeidung wachstumsfördernder Umstände
- pilzhemmende Medikamente (Antimykotika, z.B. Canesten, Moronal, Nystatin)

- Farbstofflösungen (z.B. Brillantgrün, Gentianaviolett)

Parasiten
- tierische oder pflanzliche Schmarotzer
- sie leben auf Kosten ihres Wirtsorganismus
- durch Parasiten hervorgerufene Erkrankungen sind die Parasitosen

Parasitenarten
Protozoen (tierische Einzeller)
- Plasmodien (z.B. Plasmodium vivax, Plasmodium ovale, Plasmodium malariae)
- Entamoeba histolytica
- Trichomonas vaginalis
- Toxoplasma gondii
- Pneumocystis carinii

Helminthen (Würmer)
- Saugwürmer (Trematoden)
  - großer Leberegel (Fasciola hepatica)
  - Pärchenegel (Schistosoma)
- Bandwürmer (Cestoden)
  - Fischbandwurm (Diphyllobothrium latum)
  - Rinderbandwurm (Taenia saginata)
  - Hundebandwurm (Echinococcus granulosus)
- Fadenwürmer (Nematoden)
  - Spulwürmer (Ascaris lumbricoides)
  - Madenwurm (Oxyuriasis)

Erkrankungen (Beispiele)
- Malaria, Trichomonaden, Pneumocystis-carinii-Pneumonie (PcP), Amöbenruhr, Bilharziose, Echinokokkose

Therapie
- spezielle Antibiotika, Entwurmungsmittel

Übertragung von Erregern

Tröpfcheninfektion
- durch Husten, Niesen und Sprechen werden Erreger, die in den oberen Luftwegen oder über die Tonsillen ausgeschieden werden, direkt übertragen

Erkrankungen
- z.B. Masern, Grippe, Pertussis, Angina, Tbc.

Schutzmaßnahme
- Tragen von Gesichtsmasken

Schmierinfektion
- fäkal-oraler Infektionsweg
- Übertragung durch kontaminierte Hände, Gebrauchsgegenstände, Lebensmittel, Medikamente usw.

Erkrankungen
- Enterovirusinfektonen wie Typhus, Ruhr, Hepatitis epidemica

Schutzmaßnahmen
- Desinfektion der Ausscheidungen, der Gebrauchsgegenstände und der Hände

Nosokomial-Infektion
- im Krankenhaus übertragene Infektionen durch verunreinigte Spritzen, kontaminierte Instrumente, verschmutzte Wäsche, infizierten Zimmerstaub usw.

Erkrankungen
- Staphylokokkeninfektionen, Streptokokkeninfektionen, Hepatitis-B, Infektionen durch Kolibakterien, Pilzerkrankungen

Schutzmaßnahmen
- Raumhygiene, Körperhygiene, sorgfältige Desinfektions- und Sterilisationsmaßnahmen

Lokale (chirurgische) Infektion

Abszess
- lokalisierte, von einer Membran abgeriegelte Eiteransammlung mit bakteriellem Gewebezerfall

Ursachen
- Staphylokokken

Symptome
- Schwellung, Schmerz (pulssynchron, klopfend), Fluktuation, Rötung, Fieber

Therapie
- Inzision
- Drainage (evtl. Spüldrainage)
- Ruhigstellung

Empyem
- Eiteransammlung in anatomisch vorgebildeten Höhlen (z.B. Gallenblase, Pleura, Gelenk, Sehnenscheide)

Ursachen
- lymphogene oder hämatogene Ausbreitung von Staphylokokken, Streptokokken oder putride Erreger (Coli, Proteus, Pyozyaneus)

Therapie
- operative Entlastung, Drainage oder Spülung und Antibiotikum nach Antibiogramm

Phlegmone
- diffuse eitrige Entzündung von Kutis und Subkutis ohne Membranbildung (ohne Abkapselung)

Ursachen
- Streptokokken
- Versagen der lokalen Abwehr

Symptome
- flächenhafte, diffuse Ausbreitung mit schweren allgemeinen Entzündungszeichen

Therapie
- absolute Ruhigstellung
- operative Entlastung und Drainage
- Antibiotika

Lymphangitis, Lymphadenitis
- von infizierten Wunden fortschreitende Infektionen der Lymphbahnen und regionären Lymphknoten

Ursachen
- Staphylokokken, Streptokokken

Symptome
- Lymphangitis = Rötung und Verhärtung der Lymphbahnen ("Blutvergiftung" = roter Streifen)
- Lymphadenitis = schmerzhafte Vergrößerung der regionären Lymphknoten
- Fieber, Leukozytose, Tachykardie, allgemeines Krankheitsgefühl

Therapie
- Eröffnung der ursprünglichen Wunde (Bagatellverletzung)
- Ruhigstellung (Gipsschiene)
- Hochlagerung des entzündeten Gebietes
- feuchte Umschläge (Alkohol, Rivanol)
- evtl. Antibiotika

Furunkel
- Infektion des Haarfollikels mit Nekrosebildung
- bevorzugte Regionen Hals, Kopf, Rücken
- Furunkulose = zahlreiche Furunkel an verschiedenen Körperstellen (generalisierte Form)

Ursachen
- Staphylococcus aureus
- Infektionsbegünstigung durch allgemeine Abwehrschwäche (Diabetes mellitus, Karzinom, Mangelernährung, mangelnde Körperpflege)

Symptome
- schmerzhafter, bohnen- bis walnussgroßer, entzündlich geröteter Knoten mit gelbem Zentrum und starkem Ödem in der Umgebung

Komplikationen
- regionäre Lymphangitis und Lymphadenitis
- Karbunkel
- bei Gesichtsfurunkel Sinusthrombose, Meningitis und Sepsis

Therapie
- primär konservativ (feuchte Umschläge, Rotlicht, Ruhigstellung)
- chirurgische Eröffnung und Nekroseentfernung bei Einschmelzung und Furunkelabszess
- bei Gesichtsödemen und Oberlippenfurunkeln immer konservative Behandlung
- Allgemeinbehandlung Diabeteseinstellung, gute Körperpflege, Antibiotika

Karbunkel
- nekrotisierende Verschmelzung mehrerer benachbarter Furunkel

Ursachen
- Ausdrücken von Furunkeln
- traumatisierte Furunkel
- perforierte Furunkel

Symptome
- mehrere flächenhaft verschwommene Furunkel
- starke Schmerzen

Komplikationen
- Fieber
- Schüttelfrost
- Sepsis
- Osteomyelitis
- Phlegmone

Therapie
- breite Eröffnung und Exzision aller Nekroseherde
- offene Wundbehandlung
- Antibiotika nach Testung
- Diabeteseinstellung
- vitamin- und eiweißreiche Ernährung

Erysipel (Rotlauf)
- zur lymphogenen Ausbreitung neigende flächenhafte Entzündung der Haut und des Unterhautzellgewebes

Ursachen
- hämolysierende Streptokokken
- banale Verletzungen (Mundwinkelrhagaden = Gesichtsrose, schlecht heilende Wunden = Wundrose)

Symptome
- scharf begrenzte flammende Rötung, Schwellung, Schmerzhaftigkeit, schweres Krankheitsgefühl, Fieber mit Schüttelfrost, Schwellung der regionalen Lymphknoten

Komplikationen
- phlegmonöse Prozesse, Endokarditis, Meningitis, Sepsis

Therapie
- Ruhigstellung
- feuchte Verbände (Rivanol)
- Penicillin G in hohen Dosen

Panaritium
- eitrige Entzündung an Fingern und Zehen

Formen
- kutanes Panaritium = Eiterungen in der Haut bzw. Eiterungen unter dem Nagel
- Paronychie = Nagelbettpanaritium
- subkutanes Panaritium = Eiterungen in der Unterhaut
- ossales Panaritium = Übergreifen der Eiterung auf den Knochen
- articulares Panaritium = Eindringen der Eiterung in ein Gelenk
- tendinöses Panaritium = Phlegmone der Handsehnenscheiden
- Phlegmone der Hohlhandfaszienräume

Ursachen
- Wundinfektionen mit Eitererregern (Staphylokokken, Streptokokken, Gonokokken) nach meist geringer Verletzung

Symptome
- Schwellung
- Rötung
- Überwärmung
- starke klopfende Schmerzen (Störung der Nachtruhe)
- lokaler Druckschmerz

Komplikationen
- bleibende Funktionsstörungen

Therapie
- Inzision in Anästhesie (Oberst-Leitungsanästhesie, Plexusanästhesie oder Vollnarkose) und Blutleere
- Schaffung eines ausreichenden Sekretabflusses
- Ruhigstellung der ganzen Hand (Gipsschiene)
- evtl. Antibiotika
- Tetanusprophylaxe

Gasödem (Gasbrand)
- unter Abwesenheit von Sauerstoff kommt es in nekrotisierten Wundbezirken zur toxischen Kapillarschädigung, Ödembildung und Gewebszerstörung

Ursachen
- anaerobe grampositive Sporenbildner (Clostridium perfringens, Clostridium oedematiens, Clostridium septicum)
- tiefe taschenreiche Wunden
- Wunden mit regionalen Durchblutungsstörungen

Symptome
- schmerzhafte, ödematöse Wunde
- übelriechendes, wässeriges Wundsekret
- bei Druck treten kleine Bläschen aus (Gas)
- Knistern bei Beklopfen (Gas)
- Fieber, Tachykardie, Hypotonie, rascher körperlicher Verfall, Schock

Komplikationen
- führt unbehandelt innerhalb weniger Tage zum Tode

Therapie
- ausgedehnte Längsspaltung von Haut, Muskel und Faszie
- Exzision von nekrotischem Gewebe
- Offenlassen der Wunde
- Antibiotikatherapie
- Tetanusprophylaxe
- evtl. Amputation

Tetanus
- Wundstarrkrampf, akute schwere Infektionskrankheit
- Inkubationszeit liegt zwischen 3 und 30 Tagen

Ursachen
- in schlecht versorgten Wunden mit erheblicher Gewebeverschmutzung kommt es unter Abwesenheit von Sauerstoff zur Vermehrung von anaeroben Tetanuserregern
- das Bakterium Clostridium tetani produziert unter Sauerstoffabschluss Exotoxine (Tetanospasmin und Tetanolysin)
- Exotoxin des Tetanusbacillus gelangt auf dem Blut- und Lymphweg zu den Vorderhornzellen des Rückenmarks und blockiert dort die hemmenden Impulse, so dass erhöhte Krampfbereitschaft und tonische Starre entsteht
- Krampfauslösung durch äußere Reize (Berührung, Geräusche, Licht, starke Temperaturschwankungen)

Symptome
- Prodromalstadium
  - allgemeines Krankheitsgefühl
  - Schweißausbruch
  - Kopfschmerzen, Halsschmerzen
  - Muskelschmerzen
  - Müdigkeit
  - Licht- und Lärmempfindlichkeit
- Trismus (Starre der Kaumuskulatur = Mund kann nicht mehr geöffnet werden)
- Risus sardonicus (maskenhaftes Grinsen)
- Opisthotonus (Überstreckung der Wirbelsäule und starke Rückbiegung des Kopfes)
- Kahnbauch (Krampf der Bauchmuskulatur)
- Atemlähmung (Lähmung der Atemmuskulatur = Zwerchfell und Zwischenrippenmuskulatur)

Komplikationen
- Pneumonie, Frakturen, Thrombose, Embolie, Hypoxie und Azidose, Arrhythmie, Herzstillstand, Atemstillstand

Therapie
- Wundrevision, Simultanimpfung,
- Sedierung, Intubation, Beatmung, Relaxation
- parenterale Ernährung
- Bekämpfung der metabolischen und respiratorischen Azidose
- Bilanzierung des Eiweiß-, Flüssigkeits- und Elektrolytverlustes
- Thromboseprophylaxe, Infektionsprophylaxe, Bronchitis- und Pneumonieprophylaxe
- Intensivüberwachung

Sepsis
- Allgemeininfektion des gesamten Körpers

Ursachen
- ausgehend von einem Entzündungsherd (Wunden, Venenkatheter, Gallenblasenentzündung, Harnweginfektion, Thromben) werden Bakterien ins Blut eingeschwemmt
- die in den gesamten Körper gelangten Erreger vermehren sich und bilden Giftstoffe (Toxine), die zu einem Schock führen können

Symptome
- Fieberschübe, Schüttelfrost, rascher Körperverfall, Inappetenz, Tachypnoe, Dyspnoe, Milzschwellung, Gerinnungsstörungen, Leukozytose

Komplikationen
- septischer Schock (Endotoxinschock)
- entzündliche Metastasenbildung in anderen Organen

Therapie
- Beseitigung der Eintrittspforten für Erreger (Sekretverhaltung im Wundgebiet, Dauerkatheter, zentralvenöser Katheter, Lymphangitis, Thrombophlebitis, tiefliegende Abszesse, Phlegmonen, infizierte Fremdkörper)
- Antibiotika, Gammaglobuline
- Intensivüberwachung

Infektionskrankheiten

AIDS
- erworbene Immunschwäche mit Störung der Funktion der T-Lymphozyten

Erreger
- HIV-Viren

Übertragung
- Blutkontakt (Spritzen, Blutkonserven)
  - Risikogruppen Bluter, Fixer, Kinder infizierter Mütter
- Geschlechtsverkehr
  - Risikogruppen Homosexuelle, Prostituierte, Menschen mit häufig wechselnden Geschlechtspartnern
- keine Ansteckungsgefahr bei normalem sozialen Kontakt

Verlauf und Symptomatik

Latenzphase
- meist mehrere Jahre (oft über 10 Jahre) ohne Symptome, jedoch mit Ansteckungsfähigkeit

unspezifische Symptome
- Lymphknotenschwellung, Fieber, Durchfall, Gewichtsverlust

voll entwickelte Immunschwäche
- häufige Infektionen (Pneumonien, Hautinfektionen, seltene Erreger)
- Tumoren
- Erkrankungen des Nervensystems
  - Wesensveränderungen
  - epileptische Anfälle
  - Gefühlsstörungen
  - Lähmungen

Prophylaxe
- Kondome, "safer Sex"
- Untersuchung von Blutkonserven
- sorgsamer Umgang mit Spritzen und Blut
- eine wirksame Impfung existiert noch nicht

Diagnose
- HIV-Antikörper im Blut (ca. 3 Monate nach Infektion)

Therapie
- verschiedene Medikamente, die den Krankheitsverlauf verzögern sollen, sind in Erprobung (z.B. Azidothymidin)
- bei Immunschwäche sorgsame Hygiene, Antibiotikabehandlung
- eine Heilung ist noch nicht möglich

Diphtherie

Erreger
- Toxine des Corynebacteriums diphtheriae

Übertragungsart
- Tröpfcheninfektion
- infizierte Gegenstände (selten)

Inkubationszeit
- 3-5 Tage

Symptome

benigne, lokale Rachen-Diphtherie
- Prodromalerscheinungen: Krankheitsgefühl, Kopfschmerzen, Abgeschlagenheit
- Schluckbeschwerden
- mäßiges Fieber
- starke Rötung des gesamten Rachens mit flächenhafter grau-weißlicher Pseudomembranbildung
- kloßige Sprache, Heiserkeit
- süßlicher Mundgeruch
- Atemnot

maligne, primär-toxische Diphtherie
- schweres Krankheitsbild
- Ausdehnung der grau-weißen Beläge auf die gesamte Mund-, Nasen- und Rachenschleimhaut
- ödematöse Schwellung des Rachenringes
- diffuse Lymphknotenschwellung im gesamten Halsbereich
- akute Erstickungsgefahr
- schlechte Kreislaufsituation (Toxinämie)
- Haut- und Schleimhautblutungen
- Erbrechen

Komplikationen
- akute, toxische Kreislaufschäden
- Myokardschäden
- Erregungsleitungsstörungen
- neuritische Lähmungen (Gaumensegellähmung)

Diagnostik
- klinische Symptomatik
- Abstrich von Tonsillen oder Nasenschleimhaut (Kultur)

Meldepflicht
- Erkrankungsfall
- Todesfall

Gehirnhautentzündung
(bakterielle Meningitis epidemica)

Erreger
- Meningokokken (Neisseria meningitidis)

Übertragungsart
- Tröpfcheninfektion

Inkubationszeit
- 2-4 Tage

Symptome
- plötzlich hohes Fieber mit Schüttelfrost, Erbrechen, Kopfschmerzen, Bewusstseinsstörungen, Nackensteifigkeit, Wadenschmerzen, Überempfindlichkeit gegen Licht, petechiale Effloreszenzen an Rumpf und Extremitäten, Konjunktivitis, Otitis media, Sinusitis, Opisthotonus (Hohlstreckung der Nacken- und Rückenmuskulatur), Kerning-Zeichen (gebeugte Unterschenkel lassen sich nicht strecken), Kahnbauch (kahnförmige Einziehung des Bauches), Fazialisparese, Augenmuskellähmungen (Doppelbilder), Extremitätenlähmungen, bei Säuglingen vorgewölbte, pralle Fontanelle

Komplikationen

Waterhouse-Friderichsen-Syndrom
- perakute Meningokokkensepsis mit Metastasen in den Nebennieren
- plötzlicher Beginn mit Übelkeit, Erbrechen, Fieber, Kopfschmerzen und schwerer Beeinträchtigung des Allgemeinzustandes
- nach wenigen Stunden getrübtes Bewußtsein, petechiale Hautblutungen, blutige Durchfälle, Kreislaufschock

Diagnostik
- Erregernachweis im Liquor und Blut sowie im Nasen- und Rachenabstrich
- klinische Symptomatik

Meldepflicht
- Erkrankungsfall
- Todesfall

Grippe (Influenza)

Erreger
- Grippeviren (verschiedene Gruppen, stetiger Wandel)

Übertragungart
- Tröpfcheninfektion (Husten)
- starke Ansteckungsfähigkeit,

Inkubationszeit
- ca. 2 Tage

Symptome
- starkes Krankheitsgefühl
- hohes Fieber
- Kopf- und Gliederschmerzen

- Schnupfen, Husten
- Tachykardie, Blutdruckschwankungen

Komplikationen
- zusätzliche bakterielle Infektionen, vor allem Pneumonie

Therapie
- Bettruhe
- fiebersenkende Maßnahmen (Wadenwickel, Medikamente)
- ausreichende Flüssigkeitszufuhr
- leichte, vitaminreiche Kost
- Herz-Kreislauf-Überwachung
- Pneumonieprophylaxe
- bei Komplikationen Antibiotika
- Schonung für ca. 3 Wochen

Hepatitis B

Erreger
- Hepatitisvirus "B"

Übertragungsart
- parenteral durch Transfusionen, Spritzen, Hämodialyse, Impfungen, Akupunktur
- oral durch Kot, Urin, Schweiß, Speichel, Samen, Vaginalsekret, Brustmilch

Inkubationszeit
- 40-180 Tage

Symptome
präikterisches Stadium
- Übelkeit, Appetitlosigkeit, Erbrechen, Abneigung gegen Fett, Gelenkbeschwerden, Kopfschmerzen, Oberbauchsymptome

ikterisches Stadium
- bierbrauner Urin mit gelbem Schüttelschaum
- Ikterus (Gelbfärbung der Haut und der Skleren)
- heller (acholischer) Stuhl
- Juckreiz
- druckschmerzhafte, vergrößerte Leber
- tastbare Milz
- belegte Zunge
- vermehrte Blutungsbereitschaft durch mangelhafte Prothrombinbildung in der Leber

Komplikationen
- Übergang in nekrotisierende Hepatitis
- Übergang in chronische Hepatitis
- Leberzirrhose
- Erkrankungen der Gallenwege

Diagnostik
- klinische Symptomatik
- Nachweis von HB-Antigenen im Serum
- Serum-Bilirubin erhöht
- Anstieg der Transaminasen (SGOT, SGPT, Gamma GT)
- Verminderung der Gerinnungsfaktoren
- laparoskopisch: Leber rot, gespannt
- Leberpunktion: histologisch = hepatozelluläre Entzündung

Meldepflicht
- Erkrankungsfall
- Todesfall

Keuchhusten (Pertussis)

Erreger
- Endotoxin der zugrunde gegangenen Haemophilus pertussis Keime (gramnegative Stäbchen)

Übertragungsart
- Tröpfcheninfektion

Inkubationszeit
- 7-14 Tage

Symptome
Stadium catarrhale
- 1-2 Wochen
- uncharakteristischer Husten (besonders nachts)
- Schnupfen
- Heiserkeit

Stadium convulsivum
- 2-6 Wochen
- typische Hustenanfälle, bis zu 40 in 24 Stunden (nach mehreren kurzen Hustenstößen ziehende Inspiration, Erstickungsgefühl, Zyanose, Apnoe)
- Expektoration von zähem Schleim
- Erbrechen
- Schleimhautblutungen (Nasenbluten)

Stadium decrementi
- Hustenanfälle nehmen an Zahl und Intensität langsam ab
- atypischer Husten

Komplikationen
- Bronchopneumonie (besonders bei Säuglingen)
- Otitis media
- dyspeptische Störungen
- Enzephalopathien

Diagnostik
- klinische Symptomatik
- Erreger im Sputum

Meldepflicht
- Todesfall
- gehäuftes Auftreten in Anstalten

Kinderlähmung (Poliomyelitis)

Erreger
- Virustyp I = Brunhilde
- Virustyp II = Lansing
- Virustyp III = Leon

Übertragungsart
- Schmierinfektion (Stuhl, Nahrungsmittel, Wasser)

Inkubationszeit
- 3-14 Tage

Symptome
Initialstadium
- Fieber, Kopfschmerzen, Appetitlosigkeit, Schluckbeschwerden, Abgeschlagenheit, Gliederschmerzen, evtl. Erbrechen, Bauchschmerzen, Durchfall, Verstopfung

symptomfreies Intervall
- Dauer 1-9 Tage

präparalytisches Stadium
- Dauer 2-7 Tage
- meningitische Phase mit erneutem Fieberanstieg (diphasischer Fieberverlauf = Dromedartyp), Kopfschmerzen, Nackenschmerzen, Rückenschmerzen, Gliederschmerzen, Halsschmerzen, Bauchschmerzen (Aufsetzen erfolgt mit Unterstützung der Arme), meningitische Zeichen, paralytische Zeichen
- adynamische Phase mit allgemeiner Muskelschwäche, Innervationsstörungen, Areflexie, Tremor

paralytisches Stadium
- Dauer: Stunden bis 3 Tage
- schlagartige, schlaffe Lähmungen proximaler Muskelgruppen (meist morgens)
- Ausprägung weiterer schlaffer Lähmungen (untere Extremitäten, Blase, Darm, obere Extremitäten, Atemmuskulatur, Atemzentrum, Kreislaufzentrum)
- keine Sensibilitätsausfälle, da nur die grauen Vorderhörner des Rückenmarks und der motorische Kern der Medulla oblongata entzündlich verändert sind

Reparationsstadium
- Dauer ca. 18 Monate
- Teilrückbildung der Lähmungen

Komplikationen
- Atemstillstand
- akutes Kreislaufversagen
- Aspirationspneumonie
- Kontrakturen

Diagnostik
- klinische Symptomatik
- Viruszüchtung aus Rachenspülwasser, Blut, Stuhl, Liquor
- Komplementbindungsreaktion (KBR)
- Neutralisationstest

Meldepflicht
- Verdachtsfall
- Erkrankungsfall
- Todesfall

Lungentuberkulose
Erreger
- Mycobacterium tuberculosis

Übertragungsart
- Tröpfcheninfektion
- Kontaktinfektion (sehr selten)
- orale Infektion durch Milch (sehr selten)

Inkubationszeit
- 4-6 Wochen

Symptome
- vom Infektionsmodus und der Abwehrreaktion abhängig

klassische Einteilung in 3 Stadien
- *Primärstadium* mit lokaler Entzündung am Infektionsort und den zugehörigen Hiluslymphknoten mit geringer Beeinträchtigung des Allgemeinbefindens
- *Sekundärstadium*: unter ungünstigen Abwehrbedingungen kann eine starke Streuung (= Generalisation) auftreten; z.B. die Miliartuberkulose
- *Tertiärstadium*: umfasst die verschiedenen Organtuberkulosen; es besteht in der Lunge die Neigung zur Bildung von Kavernen oder Durchbruch in die Bronchien (offene Tuberkulose)

Allgemeinsymptome
- *produktive Lungentuberkulose* = subfebrile Temperaturen, rasche Ermüdbarkeit, Appetitlosigkeit, Nachtschweiß
- *exsudative Form* = verläuft unter den Symptomen einer Pneumonie (Fieber, Husten, Atemnot, schweres Krankheitsgefühl)
- *kavernöse Form* = Gewichtsabnahme, Kräfteverfall, Aushusten eines verflüssigten Sekretes, evtl. Hämoptoe

Komplikationen
- Meningitis-Tbc
- Pleuritis-Tbc
- Peritonitis-Tbc
- Haut-Tbc
- Knochen-Tbc
- Gelenk-Tbc
- Urogenital-Tbc

Diagnostik
- Tuberkulinprobe
- Erregernachweis im Sputum (Kultur bzw. Tierversuch)
- Röntgenbild des Thorax

Meldepflicht
- Verdachtsfall
- Erkrankungsfall
- Todesfall

Masern (Morbilli)
Erreger
- Masernvirus

Übertragungsart
- Tröpfcheninfektion

Inkubationszeit
- 9-11 Tage bis zum Beginn der Prodromi

Symptome
katarrhalisches Vorstadium
- Konjunktivitis, lichtscheu, Rhinitis, Pharyngitis, Tracheobronchitis, Fieber

- Enanthem (linsengroße, rötlich-braune Flecken am weichen Gaumen)
- Koplik-Flecken (weiße, rot umrandete Flecken auf der Wangenschleimhaut gegenüber den oberen Backenzähnen)

Exanthemstadium
- nach kurzfristigem Wohlbefinden und Fieberabfall erneutes Krankheitsgefühl mit hohem Fieber (über 39 Grad C)
- anfangs kleinfleckiges, später grobfleckiges Exanthem hinter den Ohren, welches auf das Gesicht übergreift, dann den Rumpf und zuletzt die Extremitäten befällt

Komplikationen
- Masernpneumonie (Kleinkinder)
- Endokarditis
- hämorrhagische Nephritis
- Otitis media
- Meningitis
- Enzephalitis

Diagnostik
- klinische Symptomatik
- Komplementbindungsreaktion (KBR)
- Hämagglutinations-Hemmungstest (HHT)
- Viruszüchtung

Meldepflicht
- Todesfall
- gehäufte Erkrankungen in Anstalten

Röteln (Rubeolen)

Erreger
- Rötelvirus (Toga-Virus)

Übertragungsart
- Tröpfcheninfektion, Kontaktinfektion

Inkubationszeit
- 2-3 Wochen

Symptome
- leichtes, katarrhalisches Vorstadium
- Schwellung und Druckempfindlichkeit der Lymphknoten im Bereich des Nackens
- Beginn des Exanthems hinter dem Ohr; rasche Ausbreitung über Gesicht, Nacken und ganzen Körper
- Fieber um 38 Grad C
- Gelenkschmerzen
- Dauer des gleichmäßigen Exanthems 2-3 Tage

Komplikationen
- selten (Meningoenzephalitis, Polyneuritis)

Röteln-Embryopathien
- treten nach Infektionen der Mutter im 1.-3. Schwangerschaftsmonat bei der Frucht auf (bis zu 90%)
- Augenschäden (Retinopathien, Katarakt, Glaukom)
- Taubheit
- kongenitale Herzfehler (offener Ductus arteriosus Botalli, offenes Foramen ovale, Ventrikelseptumdefekt)
- Minderwuchs, Mikrozephalie, hypoplastische Zähne, Wolfsrachen, Hernien, Hypospadie, Kryptorchismus

Diagnostik
- klinische Symptomatik
- Viruszüchtung
- Nachweis spezifischer IgM-Antikörper

Meldepflicht
- gehäufte Erkrankungen in Anstalten
- Röteln-Embryopathien

Salmonellen-Gastroenteritis

Erreger
- über 1000 gramnegative Erreger (z.B. S. typhimurium, S. Panama, S. Heidelberg)

Übertragungsart
- durch Tiere (Eier, Eipulver, Milch)
- infiziertes Wasser
- infizierte Speisen
- infizierte Konserven (Toxinwirkung)
- selten von Ausscheidern

Inkubationszeit
- wenige Stunden bis 10 Tage

Symptome
- stürmischer Beginn der Erkrankung
- Brechdurchfall (wässrige Stühle)
- Leibschmerzen
- Tenesmen
- Fieber (39 Grad C)
- evtl. Herpes-Eruption
- Exsikkose (Elektrolyt- und Wasserverlust)
- gelegentlich Blut und Schleim im Stuhl

Komplikationen
- Kreislaufkollaps
- Nierenversagen
- Pyelonephritis
- Durchwanderungsperitonitis
- Endokarditis
- Meningitis
- Sepsis

Diagnostik
- Kulturen aus Stuhl, Blut evtl. Erbrochenem

Meldepflicht
- Verdachtsfall
- Erkrankungsfall
- Todesfall
- Dauerausscheider

Scharlach (Scarlatina)

Erreger
- Beta-hämolysierende Streptokokken der Gruppe A, die Erythrotoxine bilden

Übertragungsart
- Kontakt mit Scharlachkranken

- Tröpfcheninfektion
- durch infizierte Nahrungsmittel und Gegenstände

Inkubationszeit
- 3-4 Tage

Symptome
- Lokalinfektion des Rachens und der Tonsillen
- Kopfschmerzen, Fieber bis 39,5 Grad C, Schüttelfrost, Gliederschmerzen, Fieberröte der Wangen
- ab 2. Tag dichtstehende, stecknadelkopfgroße, hochrote Flecken, die am Hals beginnen und sich dann über den ganzen Körper ausbreiten (bei leichten Verlaufsformen nur in den Hautfalten der Achselhöhlen, Leistenbeugen und am Unterbauch sichtbar)
- periorale Blässe (blasses Kinn-Mund-Dreieck)
- Himbeerzunge
- in der 2. Krankheitswoche setzt eine groblamellöse Schuppung der Haut ein (Desquamationsphase)

Komplikationen
- septischer Scharlach mit nekrotisierender Angina
- Endokarditis - Myokarditis
- Scharlachnephritis
- Otitis media

Diagnostik
- klinische Symptomatik
- Beta-hämolysierende Streptokokken der Gruppe A im Rachenabstrich
- Antistreptolysintiteranstieg

Meldepflicht
- Todesfall
- gehäuftes Auftreten in Anstalten

Allergie

- Stoffe, die normalerweise vom Körper toleriert werden, lösen eine Immunreaktion aus
- die Immunreaktion ist so stark, dass sie den Körper selbst krank macht

Erscheinungen
- Heuschnupfen
- Bindehautentzündung
- Asthma
- Schwellungen von Haut und Schleimhäuten (Quincke-Ödem)
- allergischer Schock
- Kontaktekzem

auslösende Stoffe
- Medikamente (Penicillin, ASS, Kontrastmittel bei Röntgenuntersuchungen, Lokalanästhetika, Salbenbestandteile u.a.)
- Nahrungsmittel (Nüsse, Milch, Eier, Früchte u.a.)
- Pollen
- Hausstaubmilben
- Tierhaare
- Metalle

Diagnostik
- genaue Erkundung der Umstände beim Auftreten von Symptomen
- Hauttestungen
- Blutuntersuchung (Antikörper)
- Provokationstests mit vermuteten Auslösern

Therapie
- Vermeiden von auslösenden Stoffen!
- Medikamente, die die Immunreaktion unterdrücken (z.B. Tavegil, Hismanal, Cortison)
- Hyposensibilisierung (Spritzenbehandlung mit ansteigenden Konzentrationen des Allergieauslösers)
- bei allergischem Schock Adrenalin, auch als Inhalation

Autoimmunerkrankungen

- Abwehrreaktion des Körpers gegen seine eigenen Zellen
- in dem betroffenen Gewebe entsteht eine Entzündung, die mit der Zeit zur Zerstörung der Zellen führt

Beispiele
- primär chronische Polyarthritis (Rheuma)
- Schilddrüsenerkrankungen
- Diabetes mellitus
- chronische Magenschleimhautentzündung

Therapieprinzip
- Hemmung der Abwehrreaktion durch Cortison oder Medikamente, die das Immunsystem unterdrücken (z.B. Imurek)

Testfragen

1. Unter Virulenz versteht man:
   A ☐ das Vorhandensein von Viren im Blut
   B ☐ das Eindringen und das Toxinbildungsvermögen der Bakterien
   C ☐ die Widerstandskraft der Bakterien gegenüber Penicillin
   D ☐ die krankmachende Fähigkeit der Mikroorganismen

2. Welche Krankheit wird durch Treponemen verursacht:
   A ☐ Tuberkulose
   B ☐ Toxoplasmose
   C ☐ Syphilis
   D ☐ Tularämie

1 B, D
2 C

3. **Stille Feiung ist eine:**
   A ☐ durch passive Immunisierung erworbene Immunität
   B ☐ Immunisierung gegen einen Erreger durch abgeschwächten Krankheitsverlauf oder ohne Krankheitserscheinungen
   C ☐ von der Mutter auf das Kind übertragene Immunität gegen bestimmte Antigene (Nestschutz des Neugeborenen)

4. **Was versteht man unter der Virulenz eines Erregers:**
   A ☐ das Vorhandensein von Viren im Blut
   B ☐ die Widerstandsfähigkeit der Bakterien gegenüber Penicillin
   C ☐ das Invasions- und Toxinbildungsvermögen der Bakterien
   D ☐ die Widerstandsfähigkeit der Rickettsien gegenüber Hitze

5. **Welche charakteristischen Symptome treten bei Tetanus auf:**
   A ☐ Dysurie
   B ☐ Bewusstlosigkeit
   C ☐ schlaffe Muskellähmungen
   D ☐ Konjunktivitis
   E ☐ Risus sardonicus
   F ☐ Trismus
   G ☐ Opisthotonus
   H ☐ tonisch-klonische Krampfanfälle

6. **Oxyuris vermicularis werden übertragen durch:**
   A ☐ direkten Kontakt von Mensch zu Mensch
   B ☐ den Genuss von ungekochtem Fleisch
   C ☐ Selbstinfektion
   D ☐ Insekten

7. **Als Epidemie wird bezeichnet:**
   A ☐ das gehäufte Auftreten einer Infektionskrankheit oder örtliche Begrenzung (weltweite Seuche)
   B ☐ das gehäufte Auftreten einer Infektionskrankheit in örtlicher und zeitlicher Begrenzung
   C ☐ das dauernde Auftreten einer Infektionskrankheit in einem geographisch begrenzten Gebiet (Dauerversuchung)

8. **Beim Rinderbandwurmbefall (Taenia saginata):**
   A ☐ gelangen die Finnen durch Genuss von rohem Rindfleisch in den Darm des Menschen
   B ☐ ist der Mensch der Zwischenwirt
   C ☐ gehen die Bandwurmglieder mit dem Stuhl ab
   D ☐ nimmt der Mensch die Wurmeier mit der Nahrung auf, und im Darm entwickeln sich die Finnen
   E ☐ entwickelt sich im Darm des Menschen aus den Finnen der reife Bandwurm

9. **Bei der Lungentuberkulose:**
   A ☐ kann durch eine hämatogene Streuung eine Miliartuberkulose entstehen
   B ☐ kann der vernarbte Primärkomplex noch jahrelang Tuberkelbakterien enthalten
   C ☐ erfolgt die Streuung der Tuberkelbakterien nur bronchogen
   D ☐ spricht man von "offener Tuberkulose", wenn Erreger in die Blutbahn eingeschwemmt werden
   E ☐ kann es zu einer käsigen Pneumonie kommen
   F ☐ kommt es zur Kavernenbildung, wenn sich der Primärkomplex bindegewebig abkapselt

10. **Gürtelrose (Herpes zoster):**
    A ☐ ist eine sehr ansteckende Erkrankung, bei der strenge Isolierung angezeigt ist
    B ☐ Varizellen und Herpes zoster werden durch den gleichen Erreger verursacht
    C ☐ es treten neuralgieforme Schmerzen im Innervationsgebiet des betreffenden Nerven auf
    D ☐ das typische Exanthem ist scarlatiniform
    E ☐ in etwa der Hälfte der Fälle sind thorakale Segmente betroffen

11. **Welche Aussagen über die menschen-pathogenen Pilze treffen zu:**
    A ☐ grampositive, unbewegliche, aerob wachsende Stäbchen
    B ☐ fadenförmige Gebilde mit einfacher Zellstruktur, die auf parasitäres Dasein angewiesen sind
    C ☐ besitzen keine Fruktifikationsorgane und pflanzen sich asexuell durch Sporen fort
    D ☐ bilden einen Übergang zwischen Bakterien und Protozoen

12. **Tetanusverdächtige, nicht immunisierte Personen:**
    A ☐ erhalten nur Tetanusimmunglobulin
    B ☐ werden nur mit Tetanol aktiv immunisiert
    C ☐ erhalten eine Simultanimpfung
    D ☐ werden gleichzeitig aktiv und passiv immunisiert

13. **Staphylokokken sind:**
    A ☐ grampositive Haufenkugelbakterien
    B ☐ gramnegative Kettenkugelbakterien
    C ☐ beweglich durch Geißeln
    D ☐ unbeweglich

14. **Antigene sind:**
    A ☐ körpereigene Abwehrstoffe, die gegen körperfremdes Eiweiß gerichtet sind
    B ☐ körperfremde Stoffe, gegen die Abwehrstoffe gebildet werden
    C ☐ körpereigene Stoffe, die gegen spezifische Toxine gerichtet sind

15. **Salmonellen-Gastro-Enteritis:**
    A ☐ ist eine akute infektiöse Magen-Darmerkrankung
    B ☐ Symptome sind: plötzliches Auftreten von Erbrechen und wässrigen Durchfällen
    C ☐ in den Wintermonaten ist die Infektionsgefahr besonders groß
    D ☐ Infektionsquellen können sein: kontaminiertes Fleisch, Fisch, Geflügel, Hühnereier
    E ☐ es kann zu einer Exsikkose kommen durch Wasser- und Elektrolytverlust
    F ☐ eine strenge Isolierung des Erkrankten ist unbedingt erforderlich

16. **Protozoen sind:**
    A ☐ einzellige Mikroorganismen
    B ☐ mehrzellige Mikroorganismen
    C ☐ pflanzliche Mikroorganismen
    D ☐ tierische Mikroorganismen

17. **Welche Infektionskrankheit der Mutter während der Schwangerschaft kann bei der Frucht zu Herzfehlern, Augenfehlern und Innenohrschädigungen führen:**
    A ☐ Tuberkulose
    B ☐ Masern
    C ☐ Röteln
    D ☐ Meningitis

18. **Die aktive Immunisierung wird ausgelöst durch:**
    A ☐ die Impfung mit lebenden, abgeschwächten Erregern
    B ☐ die Impfung mit abgetöteten Erregern
    C ☐ die Impfung mit abgeschwächten Erregertoxinen
    D ☐ die Gabe von Penicillin
    E ☐ die Gabe von Antikörpern

19. **Streptokokken sind:**
    A ☐ gramnegative Haufenkugelbakterien
    B ☐ grampositive Kettenkugelbakterien
    C ☐ beweglich durch Geißeln
    D ☐ unbeweglich

20. **Welche Erreger benötigen zur Vermehrung einen lebenden Nährboden:**
    A ☐ Spirochäten
    B ☐ Bakterien
    C ☐ Rickettsien
    D ☐ Viren

21. **Die Malaria wird auf den Menschen übertragen durch:**
    A ☐ die Kleiderlaus
    B ☐ die Krätzenmilbe
    C ☐ den Madenwurm
    D ☐ die Anopheles-Mücke
    E ☐ die Tsetsefliege
    F ☐ den Rattenfloh

22. **Als Endemie wird bezeichnet:**
    A ☐ das gehäufte Auftreten einer Infektionskrankheit in örtlicher und zeitlicher Begrenzung
    B ☐ das dauernde Auftreten einer Infektionskrankheit in einem geographisch begrenzten Gebiet (Dauerverseuchung)
    C ☐ das gehäufte Auftreten einer Infektionskrankheit ohne örtliche Begrenzung (weltweite Seuche)

23. **HIV Infektion (human immunodeficiency virus Infektion):**
    A ☐ wird verursacht durch neuro- und lymphotrope Retroviren (HIV$_1$ und HIV$_2$)
    B ☐ das klinische Bild kann vom asymptomatischen Trägerstatus bis zur tödlichen Erkrankung reichen
    C ☐ bedingt durch die Infektion kommt es sekundär zum erworbenen Immundefekt (AIDS)
    D ☐ Folge des Immundefektes sind u.a. opportunistische Infektionen und Tumorbildungen (Kaposi Sarkom)
    E ☐ es kommt zu einer Vermehrung der Helferzellen und der Lymphozyten
    F ☐ ein angeborener Immundefekt kann zu einer HIV Infektion führen

24. **Hepatitis B:**
    A ☐ ist eine lebensbedrohliche Viruserkrankung
    B ☐ die Schutzimpfung gegen Hepatitis B ist sehr gut verträglich
    C ☐ diese infektiöse Leberentzündung wird durch Bakterien hervorgerufen
    D ☐ die Ansteckung erfolgt über Blut- und Sexualkontakt
    E ☐ kontaminierte Nahrungsmittel sind eine Infektionsquelle

25. **Antikörper sind:**
    A ☐ körperfremde Stoffe, gegen die Abwehrstoffe gebildet werden
    B ☐ Abwehrstoffe, die gegen spezifische Antigene gerichtet sind
    C ☐ fiebererregende Stoffe

26. **Die Serumhepatitis:**
    A ☐ wird hervorgerufen durch Bakterien
    B ☐ wird hervorgerufen durch das Hepatitis-B-Virus
    C ☐ hat eine Inkubationszeit von 50 - 180 Tagen
    D ☐ wird nur auf oralem Weg übertragen
    E ☐ unterscheidet sich klinisch nicht von der Hepatitis epidemica
    F ☐ wird auch als Inokulationshepatitis bezeichnet
    G ☐ kann differentialdiagnostisch durch den Nachweis des HBs-Antigens von der Hepatitis epidemica unterschieden werden
    H ☐ hat eine Inkubationszeit von 15 - 20 Tagen

---

15 A, B, D, E
16 A, D
17 C
18 A, B, C
19 B, D
20 C, D
21 D

22 B
23 A, B, C, D
24 A, B
25 B
26 B, C, E, F, G

IX.18 Traumatologie

Wunden

Entstehungsursachen
operativ gesetzte Wunden (iatrogene Wunden)
- Operationswunden

mechanische Einwirkungen
- Stich, Biss, Riss, Schnitt, Stoß, Schuss, Quetschung, Schürfung

thermische Einwirkungen
- Hitze, Kälte

chemische Einwirkungen
- Säuren, Laugen

Strahleneinwirkungen
- radioaktive Strahlung, Röntgenstrahlung

Wundarten
offene Wunden
- *oberflächliche Wunde* ohne Durchtrennung der Lederhaut (z.B.Schürfung, Erosion)
- *perforierende Wunde* mit Durchtrennung aller drei Hautschichten (z.B. Schnittwunde, Quetschwunde)
- *komplizierte Wunde* mit Durchtrennung der Haut und gleichzeitiger Verletzung anderer Organe (Blutgefäße, Nerven, Muskeln, Gelenke, Knochen, innere Organe)

geschlossene Wunden
- Verletzungen unter intakter Haut (Thoraxquetschung, geschlossene Fraktur, gedeckte Hirnverletzungen, Distorsion, Luxation)

Schnittwunde
- kann alle Gewebsschichten bis zum Knochen durchdringen
- Blutung sehr stark
- Wundränder glatt
- Wunde klafft häufig auseinander
- Infektionsgefahr klein
- Heilung rasch, wenn Wundränder glatt aneinanderliegen

Stichwunde
- oft nur kleine äußere Verletzung sichtbar
- Gefahr der tiefen Organverletzung (Organe, Körperhöhlen, Gelenke)
- Blutung: außen meist gering, in der Tiefe des Stichkanals manchmal erheblich (innere Blutungen)
- Infektionsgefahr groß

Risswunde
- betrifft meist nur die Haut
- Blutung fast immer gering
- Wundränder unregelmäßig
- Infektionsgefahr groß
- Heilung verzögert, wenn die Wunde nicht chirurgisch versorgt wird

Quetschwunde
- entsteht durch überstarkes Zusammenpressen von Gewebe
- starke Schädigung des die Wunde umgebenden Gewebes
- Drosselung der Blutzufuhr, Blutergüsse
- Blutung meist sehr gering
- Wundränder unregelmäßig
- Infektionsgefahr sehr groß
- Heilung oft wesentlich verzögert

Platzwunde
- entsteht durch stumpfe Gewalteinwirkung bevorzugt auf Hautstellen, die unmittelbar auf dem Knochen liegen (Augenbraue, Schädel, Schienbeinkante)
- Blutung oft stark
- Wundränder unregelmäßig
- Infektionsgefahr erhöht
- Heilung verzögert, wenn die Wunde nicht chirurgisch versorgt wird

Bisswunde
- Stich-Quetschwunde
- Infektionsgefahr durch bakterienhaltigen Speichel
- Inokulation von Toxinen (Schlangengift, Insektengift)

Schusswunde
- Streifschuss
  - oberflächliche Verletzung, bei der eine Schussrinne entsteht
- Durchschuss
  - Einschusswunde und Ausschusswunde stehen durch den Schusskanal miteinander in Verbindung
  - Ausschuss ist oft größer als der Einschuss
  - gerade Verbindungslinie zwischen Ein- und Ausschuss lässt vermuten, welche Organe mitbetroffen sind
- Steckschuss
  - Splitter oder Geschoss von geringer Durchschlagskraft bleibt im Körper stecken
  - Schusskanal endet blind am Geschoss

Pfählungsverletzung
- Eindringen von Pfählen (Eisenstangen, Holzlatten) in den Körper
- Verletzung innerer Organe
- Infektionsgefahr sehr groß

Schürfwunde
- betrifft vorwiegend die Oberhaut, die keine Blutgefäße hat
- Blutung fehlt oder ist gering
- nässt später stark
- Infektionsgefahr im allgemeinen gering
- heilt ohne Narbenbildung unter dem Schorf

Prellung
- keine Durchtrennung der Haut

- Schädigung des subkutanen Gewebes
- Blutergüsse und Ödeme
- **Lederung (Décollement)**
- Abscherung der Haut durch stumpfe tangentiale Gewalteinwirkung (skalpieren)
- ausgedehnte subkutane Hämatome
- Zirkulationsstörungen der Haut mit Nekrosenbildung

Abtrennungswunde
- traumatische Amputation von Körperteilen

Säureverätzungen
- Reizung der Haut bei schwacher Konzentration
- Koagulationsnekrosen bei starker Konzentration

Laugenverätzung
- Kolliquationsnekrosen (Auflockerung des Bindegewebes und größere Zerstörung in der Tiefe)

Erfrierungswunde
- 1. Grades = Zyanose der Haut
- 2. Grades = Ischämie mit Blasenbildung und Schmerz
- 3. Grades = tiefe Gewebsnekrosen ohne Schmerz

Verbrennungswunde
- 1. Grades = Rötung, keine Blasen
- 2. Grades = Rötung, Blasenbildung
- 3. Grades = weiße bis verkohlte Haut

Formen der Wundheilung

primäre Wundheilung
- ohne Infektion
- Wundränder liegen lückenlos nebeneinander
- Wundränder werden durch minimale Bindegewebsbrücken rasch miteinander verbunden

sekundäre Wundheilung
- häufig infizierte Wunde
- große Wunddefekte
- Wunddefekt wird langsam durch Granulationsgewebe verschlossen
- Umwandlung in Narbengewebe

Phasen der Wundheilung

Exsudationsphase vom 1.-4. Tag
- Wunde füllt sich mit Blut und Wundschorf
- Kininfreisetzung führt zur Kapillarerweiterung mit Ödemen und Austritt zellulärer Elemente
- Fibroblastenbildung aus Adventitiazellen
- Makrophagen reinigen die Wunde
- Bildung von Granulationsgewebe

Proliferationsphase vom 4.-7. Tag
- Kapillarsprossung
- Bildung von Retikulinfasern und Umformung in Kollagenfasern
- Schrumpfung der Wunde

Regenerationsphase ab 7. Tag
- weitere Schrumpfung der Narbe durch Vernetzung der Kollagenfasern
- Verfestigung der Narbe durch Bildung der Interzellularsubstanz

Störungen der Wundheilung

allgemeine Störungen
- reduzierter Ernährungszustand
- hohes Alter des Patienten
- Blutzuckerentgleisungen
- Stoffwechselstörungen (z.B. Urämie)
- gestörte Nervenversorgung
- Strahlenbelastung
- Sauerstoffmangel (z.B. Anämie, Hypovolämie)
- Vitaminmangel (Vitamin C und K)
- Chemotherapie
- Cortisontherapie

lokale Störungen
- Wundinfektion (kontaminierte Wunde)
- Beschaffenheit der Wunde (unregelmäßig begrenzte Rissquetschwunden, thermische Wunden)
- lokale arterielle oder venöse Zirkulationsstörungen
- Fremdkörper (Metall, Holz, Glas, Fäden, usw.)
- Ödeme und Hämatome im Wundbereich
- mangelnde Ruhigstellung

Folgen einer gestörten Wundheilung

- Wunddehiszenz (Klaffen der Wunde)
- Keloid (tumorartiges Einwachsen des Narbengewebes in die Umgebung)
- Narbenhypertrophie (überschießende Narbenbildung)
- Gewebsnekrose
- sekundäre Wundinfektionen

Gelenkverletzungen

Kontusion

- Prellung des Gelenkweichteilmantels durch direkte Gewalteinwirkung (Schlag, Aufprall)

Symptome
- Schwellung
- Bluterguss
- Schmerzen (Druck- und Bewegungsschmerz)
- Bewegungsbehinderung

Therapie
- Ruhigstellung
- Hochlagerung
- Stützverband (evtl. Gipsbehandlung)
- Analgetika und Antiphlogistika (Tabletten, Salben)
- Gelenkpunktion bei Erguss

Distorsion
- Verstauchung (Zerrung) eines Gelenkes durch Überdehnung, Überstreckung oder Überbeugung der Gelenkkapsel und des Bandapparates

Symptome
- schmerzhafte Funktionsbehinderung
- Kapsel-Band-Dehnungsschmerzen
- Druckschmerz an den Bandansätzen
- Weichteilschwellung
- Hämatome, Gelenkerguss

Therapie
- Ruhigstellung im Gipsverband (2-4 Wochen)
- Hochlagerung
- Punktion bei blutigem Gelenkerguss (Hämarthrose)

Ligamentruptur
- Bandriss
- Bandabriss mit Knochenansatz
- Bandabriss am Periost

Symptome
- Gelenkinstabilität (Aufklappbarkeit des Gelenkes)
- Druckschmerzen im Bandverlauf
- Funktions- und Dehnungsschmerzen sind geringer als bei der Distorsion
- Schwellung und Bluterguss

Therapie
- operative Bandnaht
- Ruhigstellung durch Gipsverband (3-6 Wochen)

Luxation
- Verrenkung eines Gelenkes
- Verschiebung zweier durch Gelenk verbundener Knochenenden
- häufig sind Anteile des Kapsel-Band-Apparates zerrissen

Formen
- angeborene Luxation (Grund = Dysplasien)
- erworbene Luxation
  - traumatische Luxation = durch Gewalteinwirkung
  - pathologische Luxation = durch krankhafte Veränderungen der Gelenke
  - habituelle Luxation = häufig wiederkommende Luxation

Symptome
- Schmerz, Schwellung
- Funktionseinschränkung
- Gelenkfehlstellung, federnde Fixation
- leere Gelenkpfanne
- abnorme Gelenkkopflage
- Nachweis durch Röntgenaufnahme

Therapie
- Reposition (Einrichtung unter Zug und Gegenzug) in Kurznarkose
- Ruhigstellung nach der Reposition für 3-5 Wochen
- evtl. operative Bandnaht bei Verletzungen des Kapselbandapparates

Frakturen
- Knochenbrüche

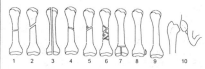

1 Querfraktur
2 Schrägfraktur
3 Längsfraktur
4 Spiralfraktur
5 Schrägfraktur mit Biegungskeil
6 Trümmerfraktur
7 T-Fraktur
8 Knochenabbruch
9 Fissur
10 Abrissfraktur

direkte Frakturen
- entstehen am Ort der Gewalteinwirkung mit entsprechenden Weichteilschäden
- entstehen durch Schlagverletzungen, Stoßverletzungen, Schussverletzungen
- entstehen als Quer- oder Trümmerfrakturen

indirekte Frakturen
- entstehen nicht am Ort der Gewalteinwirkung
- entstehen durch Biegung, Stauchung oder Drehung
- entstehen als Stauchungsbruch, Spiralbruch, Biegungsbruch, Berstungsbruch

Abrissfrakturen
- entstehen durch übermäßige Zugkräfte an Sehnen- oder Bandansätzen
- entstehen als Patellaquerfraktur, Abrissfraktur der Außen- und Innenknöchel, Abrissfraktur des Olekranons

pathologische Fraktur (Spontanfraktur)
- entsteht ohne entsprechende Gewalteinwirkung
- entsteht bei Osteomyelitis, Knochentumoren oder Osteoporose als Folge eines Stabilitätsverlustes

Ermüdungsfrakturen
- entstehen durch Mikroverletzungen an einem Knochen mit dauernden Wechselbeanspruchungen
- entstehen als Marschfraktur der Mittelfußknochen
- entstehen als Dornfortsatzabbrüche der unteren Hals- und oberen Brustwirbelsäule (Schipperkrankheit)

offene Fraktur
- es besteht eine Verbindung zwischen Außenwelt und Fraktur (Infektionsgefahr)

offene Fraktur 1. Grades
- kleine Durchspießung von innen nach außen
- ohne wesentliche Weichteilschädigung
- unbedeutende bakterielle Kontamination

offene Fraktur 2. Grades
- kleine Öffnung von außen
- ohne wesentliche Weichteilverletzung
- ohne Schädigung von Nerven und Blutgefäßen
- mittelschwere Kontamination

offene Fraktur 3. Grades
- große offenliegende Fraktur
- erhebliche Weichteilzerstörung
- Schädigung von Gefäßen, Nerven, Muskeln, Gelenken
- starke Wundkontamination

offene Fraktur 4. Grades
- totale oder subtotale Amputation einer Extremität

geschlossene Fraktur
- es besteht keine Verbindung zwischen Außenwelt und Fraktur

Fissur
- unvollständige Fraktur
- rissförmige Fraktur ohne Fragmentverschiebung

Grünholzfraktur
- Fraktur bei Kindern ohne Periostzertrennung

Frakturzeichen
sichere Frakturzeichen
- Achsenfehlstellung
- abnorme Beweglichkeit
- Knochenreiben (Krepitation)
- Sichtbarwerden von Frakturenden

unsichere Frakturzeichen
- Funktionsausfall
- Hämatom
- Schwellung
- Schmerzen

häufige Frakturen
Oberschenkelhalsbruch
- kann im Alter auch bei leichten Stürzen (auf die Hüfte oder das Bein) entstehen

Symptome
- Schmerzen der Hüfte bei Bewegung, Druck und Stauchung
- Bewegungseinschränkung im Hüftgelenk
- Außenrotationsstellung und Verkürzung des Beines
- nach einigen Tagen Hämatom im Hüftbereich

Diagnostik
- bei jedem Verdacht auf Oberschenkelhalsfraktur muss geröntgt werden.

Therapie
- konservativ (Schmerzbehandlung, Bettruhe, Gehtraining) bei unverschobenen, stabilen Frakturen
- operativ (Hüftschraube oder künstliches Hüftgelenk) bei instabilen Frakturen
- bei Verschraubung muss für einige Wochen Bettruhe eingehalten werden
- ein künstliches Hüftgelenk darf sofort belastet werden.

Gefahren
- Thrombose, Lungenembolie
- Pneumonie, Dekubitus

Wirbelkörperbruch
- kann bei Osteoporose auch ohne Trauma entstehen
- meist im Brust- oder Lendenwirbelbereich

Symptome
- punktförmige Schmerzen im Rücken
- Bewegungsschmerz
- bei Schädigung von Rückenmark oder Nerven Gefühlsstörungen, Lähmungen

Therapie
- Bettruhe
- Krankengymnastik zur Kräftigung der Rückenmuskulatur
- langsame Mobilisation (Sitzen ist zunächst verboten)
- evtl. Stützkorsett

Radiusfraktur
- Handgelenkbruch
- entsteht bei Stürzen auf die ausgestreckte Hand

Symptome
- Schmerz bei Druck und Bewegung
- Schwellung im Handgelenkbereich
- Deformierung des handgelenknahen Unterarmes

Therapie
- Gips für ca. 4 Wochen
- Hochlagerung
- Bewegungsübungen der Finger
- keine Armtrageschlinge wegen Gefahr der Schultersteife!
- bei instabilen Brüchen zusätzliche Fixierung durch Operation

Oberarmfraktur
- entsteht beim Sturz auf die Hand oder den Arm
- im Alter meistens in Schultergelenknähe

Symptome
- Schmerzen der Schulter
- Bewegungseinschränkung

- Hämatom an Oberarm und Brustkorb (nach Tagen)

Therapie
- Ruhigstellung nur für einige Tage (das Schultergelenk versteift sehr schnell)
- Schmerzbehandlung
- Pendelübungen
- langwierige Bewegungsübungen für das Schultergelenk

allgemeine Möglichkeiten der Frakturbehandlung

Reposition
- Einrichten der Bruchstücke in eine für die Fraktur günstige Stellung
- erfolgt in Allgemeinnarkose mit Muskelrelaxation
- erfolgt unter Verwendung eines Röntgenbildverstärkers (Bildwandler)

konservative Ruhigstellung
- Ruhigstellung der Fraktur, einschließlich des proximal und distal der Fraktur gelegenen Gelenkes, im Gipsverband oder Kunststoffverband
- Drahtextension und Schienung

operative Ruhigstellung
(Osteosynthese)
- Marknagelung
- Verschraubung
- Verplattung
- Drahtzuggurtung
- Fixateur externe (äußerer Spanner)

Rehabilitation
- Hochlagerung bis zur Abschwellung
- aktive und passive krankengymnastische Übungsbehandlung
- Übungsbehandlung im Bewegungsbad
- stufenweise Belastung (nach Röntgenkontrolle)

Schädel-Hirn-Verletzungen

Schädelbasisfraktur

Symptome
- Brillenhämatom (Umgebung beider Augen ist durch Blutungen blau verfärbt)
- Blutungen aus einem oder beiden Ohren
- Blutungen aus der Nase
- Blutfluss an der hinteren Rachenwand
- Liquorfluss aus einem oder beiden Ohren
- Liquorfluss aus der Nase
- neurologische Störungen (Doppelbilder, Gesichtsfeldausfälle, Fazialislähmung, Gleichgewichtsstörungen, Hörverlust, Schwindel)

Komplikationen
- aufsteigende Infektionen (Meningitis)
- Hirnabszess
- Sinusthrombosen

Commotio cerebri
- Gehirnerschütterung

Symptome
- sofortige Bewusstlosigkeit (bis zu max. 30 Minuten)
- Bewusstlosigkeit geht nach einem kurzen Dämmerzustand in klare Bewusstseinslage über
- Amnesie für das Unfallgeschehen (Unfallamnesie)
- Amnesie für eine kurze Zeit vor dem Unfall (retrograde Amnesie)
- Amnesie für eine etwas längere Zeit nach dem Unfall (anterograde Amnesie)
- Gesamtamnesiezeit max. eine Stunde
- Kopfschmerzen
- Übelkeit
- Erbrechen
- Schwindelerscheinungen

Contusio cerebri
- Hirnprellung

Symptome
- differieren von Fall zu Fall sehr stark

psychisches Syndrom
- sofortige Bewusstlosigkeit (Minuten bis Jahre)
- Patient durchläuft einen längeren Dämmerzustand, bevor er ganz wach wird
- Amnesie für das Unfallgeschehen
- Amnesie für eine unterschiedlich lange Zeit vor und nach dem Unfall
- Wesensveränderungen
- Konzentrationsschwäche
- Kopfschmerzen
- Gereiztheit

vegetatives Syndrom
- Temperaturregulationsstörungen (Hyperthermie)
- Pulsveränderungen
- Blutdruckveränderungen
- Blutbildveränderungen
- Störungen im Wasser- und Elektrolythaushalt
- Bildung eines Hirnödems mit Symptomen der Hirndrucksteigerung (Benommenheit, Übelkeit, Erbrechen, Kopfschmerzen, Druckpuls, Pupillenerweiterung)

neurologisches Syndrom
- neurologische Ausfallserscheinungen (Krämpfe, Lähmungen, Epilepsie)

- apallisches Syndrom (fehlende Umweltkommunikation bei erhaltenen Vitalfunktionen)

Compressio cerebri
- Hirnquetschung
- häufig Folge einer intrakraniellen Blutung

epidurales Hämatom
Ursachen
- traumatisch bedingte arterielle Blutung in die Schicht zwischen Schädelinnenfläche und harter Hirnhaut

Verlauf
- kurze Bewusstlosigkeit nach dem Trauma (Commotio cerebri)
- freies Intervall (Patient zeigt nach dem Erwachen keine besonderen Symptome)
- nach Ablauf des freien Intervalls kommt es innerhalb von Stunden zur Bewusstseinstrübung, Bewusstlosigkeit und zum Koma
- freies Intervall kann fehlen (Contusio cerebri)

subdurales Hämatom
Ursachen
- traumatisch bedingte venöse Blutung in die Schicht unter der harten Hirnhaut (Dura mater)

Verlauf
- kurze Bewusstlosigkeit (Commotio cerebri)
- freies Intervall (Patient zeigt nach dem Erwachen keine besonderen Symptome)
  - akutes subdurales Hämatom = Intervalldauer 3 Tage
  - subakutes subdurales Hämatom = Intervalldauer 3 Tage - 3 Wochen
  - chronisches subdurales Hämatom = Intervalldauer länger als 3 Wochen
- nach Ablauf des freien Intervalls kommt es zu langsam einsetzender Bewusstseinseintrübung, Bewusstlosigkeit und zum Koma

Symptome der Hirndrucksteigerung
- Kopfschmerzen
- Erbrechen
- Schwindel, Doppelbilder, Ohrensausen
- Bradykardie (Druckpuls)
- Blutdruckanstieg oder stark wechselnde Blutdruckwerte
- einseitige Pupillenerweiterung
- Schläfrigkeit
- Bewusstseinsverlust
- Koma mit Fieber, Tachypnoe, Azidose, Elektrolytentgleisungen
- Atemstillstand
- Kreislaufstillstand

therapeutische Maßnahmen bei Patienten mit Schädel-Hirn-Traumen
medikamentöse Therapie
- Steroidmedikation
- Osmotherapie (hyperosmolare Lösungen)
- Diuretika
- Antikonvulsiva
- Sedativa
- Antazida (Ulkusprophylaxe)
- Antibiotika (Infektionsprophylaxe)
- medikamentöse Beeinflussung der Körpertemperatur: künstliche Hypothermie bei Hyperthermie (lytischer Cocktail: Hydergin, Atosil, Dolantin)
- Stabilisierung der Herz-Kreislauf-Funktion

operative Maßnahmen
- chirurgische Wundversorgung (bei offener Schädelverletzung)
- Blutstillung (bei Blutungen)
- Druckentlastung durch Trepanation (bei gesteigertem Hirndruck durch intrakranielle Raumforderungen)
- evtl. Sequesterentfernung
- Tracheotomie
- evtl. Implantation einer Hirndruckmesssonde

therapeutische Eingriffe
- Legen eines zentral-venösen Katheters
- Intubation
- Beatmung

Physiotherapie
- Atemgymnastik
- physikalische Beeinflussung der Körpertemperatur: künstliche Hypothermie bei Hyperthermie mittels Hautoberflächenkühlung
- passive Bewegungsübungen
- Krankengymnastik
- *evtl. psychiatrische Behandlung*

pflegerische Maßnahmen bei Patienten mit Schädel-Hirn-Traumen
Krankenbeobachtung
- intensive Überwachung (Intensivstation)
- Anschluss an das Monitorüberwachungssystem (EKG, Blutdruck, Puls, Körpertemperatur)
- Pulskontrollen (Druckpuls)
- laufende Kontrolle der Körpertemperatur mittels rektaler Temperaturmesssonde
- Beobachtung auf Komplikationen der Hibernation
- Beobachtung der Atmung (Cheyne-Stokes-Atmung, Atemlähmung)

- Beobachtung der Beatmungsparameter (Atemvolumen, Atemminutenvolumen, Beatmungsdruck, Atemfrequenz)
- Kontrolle der Lage und Blockung des Tubus
- Kontrolle der Pupillen (lichtstarre, einseitige Pupillenerweiterung)
- Beobachtung des Bewusstseins (Komabeginn kann schrittweise oder plötzlich erfolgen)
- Beobachtung der Motorik (spastische Paresen)
- Blutungen aus Nase und/oder Ohren (bei Schädelbasisbruch)
- Brillenhämatom (bei Schädelbasisbruch)
- Liquoraustritt aus Nase und/oder Ohren
- Flüssigkeitsbilanzierung
- Urinausscheidungskontrolle
- ZVD - Messung
- Infusionskontrolle (Infusomat)
- Überwachung des Elektrolythaushaltes und des Säure-Basen-Gleichgewichts
- Bestimmung des Serumeiweißes
- Blutzucker-Kontrollen
- Blutuntersuchungen (Hämoglobin, Hämatokrit, Leukozyten)
- Verbandkontrolle
- Kontrolle der Drainagen
- Nackensteifigkeit (Meningitissymptom)
- Hirndruckmessung (bei implantierter Hirndruckmesssonde)

Krankenpflege
- Oberkörperhochlagerung (bei erhöhtem Hirndruck)
- Lagerung auf Kühlelementen, Hautoberflächenkühlung (bei Hyperthermie)
- Legen eines Blasenverweilkatheters
- sorgfältige Körperpflege
- sorgfältige Mund-Lippenpflege
- Nasenpflege (Nasensonde)
- evtl. steriles Abdecken der Liquorausflussstellen (Nase, Ohren)
- Augenpflege (Austrocknen der Hornhaut vermeiden)
- behutsames Vorgehen beim Betten und beim Wäschewechsel
- ausreichende Sauerstoffzufuhr (Nasensonde)
- regelmäßige Bronchialtoilette
- Ernährung: hochkalorisch, täglich 4000-5000 kcal, zuerst parenteral, nach Einsetzen der Darmtätigkeit enteral durch Magensonde
- regelmäßige Darmentleerung (Patient darf nicht pressen)

Prophylaxen
- Dekubitusprophylaxe, Thromboseprophylaxe, Kontrakturenprophylaxe, Bronchitis- und Pneumonieprophylaxe (der Rücken des Patienten darf nicht abgeklopft werden), Harnweginfektionsprophylaxe (Blasenverweilkatheter), Parotitis-Stomatitis-Soorprophylaxe, Obstipationsprophylaxe, Infektionsprophylaxe

psychische Betreuung
- dem schwerkranken, oft bewusstlosen Patienten in seiner Situation Aufmerksamkeit und Verständnis entgegenbringen
- die hohe Technisierung der Intensivstation flößt dem Patienten Angst ein und verdeutlicht ihm seine lebensbedrohliche Lage
- Erklärungen der pflegerischen Verrichtungen sollten beim nicht ansprechbar erscheinenden Patienten genauso selbstverständlich sein, wie beim ansprechbaren Patienten
- Verständnis für die derzeitigen Probleme der Angehörigen aufbringen
- Angehörige bitten mit dem nicht ansprechbaren Patienten zu reden, ihn zu streicheln (Patienten reagieren oft auf eine ihnen gewohnte Stimme)

Rehabilitation
- Rehabilitationsmaßnahmen erfordern oft eine langfristige Behandlung in speziellen Rehabilitationszentren

Stumpfes Bauchtrauma

Ursachen
- stumpfe Schlag- oder Stoßverletzungen (Lenkrad)
- Einklemmungen
- Sturz
- überfahren, überrollen

Unfallfolgen
- Perforation von Hohlorganen (Magen, Darm, Gallenblase, Gallengänge, Blase, Harnleiter)
- Zerreißen von Organen (Milz, Leber, Nieren, Eierstöcke, Zwerchfell)
- Verletzungen von Gefäßen

Folgen der Organverletzungen
- hämorrhagischer Schock, neurogener Schock, Ileus, Peritonitis, Dyspnoe, Schock, Kreislaufstillstand

Symptome einer intraperitonealen Blutung
- Durst, Unruhe, Blässe, kalter Schweiß, Tachypnoe, Zyanose, Tachykardie, Blutdruckabfall, Schockindex über 1, Oligurie, Bewusstseinstrübung, Hämoglobin- und Hämatokritabfall, zunehmender Bauchumfang, Douglas-Vorwölbung, Phrenikusschmerz

Symptome einer Organperforation mit Peritonitis
- starker Initialschmerz mit nachfolgendem freien Intervall (über Stunden), danach rasches Einsetzen der nachfolgenden Symptome
  - Übelkeit, Erbrechen, Meteorismus, Schonhaltung, Abwehrspannung (bretthartes Abdomen), Tachykardie, Fieber, Leukozytose, abnehmende Darmperistaltik, Douglas-Schmerz, Darmlähmung, Nachweis freier

Luft im Abdomen, Exsikkose, Somnolenz, Schock
Diagnostik
- Unfallanamnese
- Auskultation, Perkussion und Palpation des Abdomens
- regelmäßige Pulskontrollen
- regelmäßige Blutdruck- und ZVD-Messungen
- regelmäßige Hämoglobin- und Hämatokritbestimmungen
- Stundenurinkontrollen
- Urinsediment (Hämaturie)
- regelmäßige Bauchumfangmessungen
- Röntgen: Abdomenübersicht, i.v.-Pyelogramm
- Sonographie
- Peritoneallavage (Peritonealspülung zur Feststellung einer Blutung)
- rektale Untersuchung (Flüssigkeitsansammlung im Douglas-Raum)

Pneumothorax

- Luftansammlung im Pleuraspalt

offener Pneumothorax
Ursachen
- Defektwunde des Brustkorbes führt zum Druckausgleich im Pleuraspalt mit nachfolgendem Lungenkollaps

Symptome
- klaffende Thoraxwunde
- zischendes Geräusch bei der Einatmung
- spürbarer Luftaustritt aus der Wunde bei der Ausatmung
- Abhusten nicht möglich

Komplikationen
- Mediastinalflattern
- Mediastinalemphysem
- Hautemphysem
- Spannungspneumothorax

Therapie
- sofortige Thoraxabdichtung (Hand, Pflaster, Kompressen, Plastiktüte)
- operative Wundversorgung und Anlegen einer Bülau-Drainage
- Intubation und Beatmung

geschlossener Pneumothorax
Ursachen
- Lungenverletzungen nach Rippenfrakturen führen zum Druckausgleich im Pleuraspalt und zum Lungenkollaps

Symptome
- plötzliche Brustschmerzen
- Dyspnoe
- Zyanose

- Tachykardie
- hypersonorer Klopfschall
- abgeschwächtes Atemgeräusch über der kollabierten Seite

Komplikationen
- Hautemphysem
- Mediastinalemphysem

Therapie
- Thoraxpunktion und anschließen einer Bülau-Drainage

Spannungspneumothorax
- Ventilpneumothorax

Ursachen
- Thoraxverletzungen mit Ventilmechanismus
- innere Verletzungen (Lunge, Trachea, Bronchien) mit Ventilmechanismus
- Ventilmechanismus (Luft gelangt in den Pleuraspalt aber nicht hinaus) führt zum Überdruck im Pleuraspalt mit Lungenkollaps, Mediastinal- und Zwerchfellverdrängungen

Komplikationen
- Kompression der kontralateralen Lunge
- lebensbedrohliche Atemstörungen (paradoxe Atembewegungen)
- kardiopulmonale Insuffizienz

Symptome
- Dyspnoe
- Zyanose
- Todesangst
- Tachykardie
- Anstieg des ZVD
- erweiterte Interkostalräume
- Verschiebung des Herzspitzenstoßes
- hypersonorer Klopfschall
- aufgehobenes Atemgeräusch
- Hautemphysem

Therapie
- Thoraxdrainage (Kanüle mit übergezogenem eingeschnittenem Fingerling)
- operative Beseitigung der Ventilursache

Verbrennungen / Verbrennungskrankheit

Verbrennung 1. Grades
Aussehen der Wunde
- Rötung
- keine Blasen

Gewebsveränderungen
- Schädigung der Epidermis bis zu den Koriumpapillen
- Ödem der Haut
- Erweiterung der subdermalen Gefäße

Symptome
- überempfindlich gegen Temperaturwechsel
- überempfindlich gegen Berührung

Wundbehandlung
- sofortige Kälteanwendung (Kaltwassertherapie)
- Salbenverbände

Heilung
- spontan
- keine Narbenbildung

Verbrennung 2. Grades oberflächlich dermal

Aussehen der Wunde
- Rötung
- Blasenbildung
- Wundrand feucht
- wegdrückbare Rötung des Koriums

Gewebsveränderung
- Schädigung oder Zerstörung der Epidermis bis zu den Koriumpapillen
- Ödem der Haut

Symptome
- überempfindlich gegen Temperaturwechsel
- überempfindlich gegen Berührung

Wundbehandlung
- sofortige Kälteanwendung (Kaltwassertherapie)
- Salbenverbände

Heilung
- spontan
- keine Narbenbildung

Verbrennung 2. Grades tief dermal

Aussehen der Wunde
- Blasen
- Wundrand weißlich
- schwer wegdrückbare Rötung des Koriums
- Haare lassen sich nicht ausreißen

Gewebsveränderungen
- Koagulation der Epidermis und der Koriumpapillen
- Schweißdrüsen und Haarfollikel intakt

Symptome
- Haut noch weich und elastisch
- verminderte Sensibilität
- unempfindlich gegen leichten Druck und Nadelstich

Wundbehandlung
- bei Blaseneröffnung sterile Salbenverbände

Heilung
- spontan
- Tendenz zur Narbenhypertrophie mit Narbenkontraktur

Verbrennung 3. Grades

Aussehen der Wunde
- trocken
- weiß bis verkohlt
- kalt
- evtl. Rötung lässt sich nicht wegdrücken

Gewebsveränderung
- Koagulationsnekrose von Epidermis, Dermis und der Hautanhangsgebilde (Schweißdrüsen, Haarfollikel)

Symptome
- keine Sensibilität
- keine Schmerzen
- unelastischer trockener Wundgrund

Wundbehandlung
- Trockenbehandlung mit Föhn oder mit Gerbstoffen (Tannin und Silbernitratlösung)
- nach Abklingen der Ödemphase lokale Abtragung der Nekrosen (operative Nekrolyse)
- Deckung durch Transplantate

Heilung
- nach spontaner Abstoßung der Nekrosen erfolgt unbehandelt eine langsame minderwertige Epithelisierung (Dauer: Monate)
- instabile Narbenbildung
- Narbenkontrakturen

prozentualer Anteil der Körperoberfläche

Erwachsene (Neunerregel)

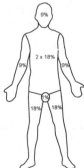

Kopf	=	9%
Oberkörper vorn	=	9%
Oberkörper hinten	=	9%
Unterkörper vorn	=	9%
Unterkörper hinten	=	9%
rechter Arm	=	9%
linker Arm	=	9%
rechtes Bein vorn	=	9%
rechtes Bein hinten	=	9%
linkes Bein vorn	=	9%
linkes Bein hinten	=	9%
Dammgegend	=	1%

Reaktionsphasen nach einer schweren Verbrennung

Schockphase
- bis Ablauf der 48. Stunde
- Flüssigkeitsverlust (Wasser und Salze) in das verbrannte Gebiet (Maximum in den ersten acht Stunden)
- durch den Flüssigkeitsverlust (bis u 10% des Körpergewichtes) kommt es zur extremen Bluteindickung (Hämatokrit bis zu 70%) mit akuter Schockgefahr
- vermehrte Ausschüttung von Katecholaminen als Reaktion auf die Stresssituation (Stressulkus)

Phase der Verbrennungskrankheit
- beginnt während der zweiten 24 Stunden und erreicht während der ersten Woche ein Maximum
- Entstehung von Verbrennungstoxinen und Allgemeininfektionen führen zur Appetitlosigkeit, erhöhter Temperatur, Leukozytose und einer stark negativen Stickstoffbilanz mit Stickstoffausscheidung (Gefahr des septischen Schocks)
- Wiedereintritt des Wassers aus dem Verbrennungsgebiet in die Blutbahn (Gefahr der Überwässerung)

Reparationsphase
- ist gekennzeichnet durch eine positive Stickstoff-Bilanz, Zunahme des Körpergewichts und Granulation der Wunde

therapeutische Maßnahmen (Verbrennungskrankheit)
- Volumensubstitution durch Infusionsbehandlung nach Schema (z.B. nach dem Parkland-Schema oder Evans Schema)

therapeutische Maßnahmen
- Volumensubstitution durch Infusionsbehandlung nach Schema (z.B. nach dem Parkland-Schema oder Evans Schema)

Parkland-Schema
- in den ersten 24 Stunden:
  Ringer-Laktat-Lösung
  3 ml pro kg Körpergewicht des Patienten
  plus 3 ml pro Prozent der verbrannten Körperoberfläche, davon die Hälfte in den ersten 8 Stunden und die andere Hälfte in den folgenden 16 Stunden
- zusätzlich erhält der Patient
  1500 ml 5-10%ige Glukoselösung
  plus 0,5 ml Plasma pro kg-Körpergewicht
  plus 0,5 ml Plasma pro Prozent der verbrannten Körperoberfläche
- in den zweiten 24 Stunden:
  Ringer-Laktat-Lösung 0,5 ml pro kg-Körpergewicht
  plus 0,5 ml pro Prozent der verbrannten Körperoberfläche
- zusätzlich erhält der Patient
  500 ml Plasma pro 10 Prozent der verbrannten Körperoberfläche
  plus 1000 ml 5%ige Glukoselösung pro 10 Prozent der verbrannten Körperoberfläche
- nach den zweiten 24 Stunden normale, aber hochkalorische parenterale Ernährung

Evans-Schema
- in den ersten 24 Stunden:
  KG x % verbrannter Oberfläche
  = ml kolloidale Flüssigkeit
  + KG x % verbrannter Oberfläche
  = ml Elektrolytlösung
  + 2000 ml 5% Glukoselösung
- in den zweiten 24 Stunden:
  0,5 x KG x % verbrannter Oberfläche
  = ml kolloidale Flüssigkeit
  + 0,5 x KG x % verbrannter Oberfläche
  = ml Elektrolytlösung
  + 2000 ml 5% Glukoselösung
- nach den zweiten 24 Stunden normale, aber hochkalorische parenterale Ernährung
- Elektrolytsubstitution (Kalium, Natrium)
- Analgetika i.v. (Morphin, Dolantin)
- Sedativa i.v.
- Antibiotika (Infektionsprophylaxe)
- Ulkusprophylaxe (Tagamet)
- Antikoagulanzien (Heparin)
- Tetanusprophylaxe (aktive und passive Immunisierung)
- Vitamine (A, B-Komplex, C, D)
- Bluttransfusionen

therapeutische Eingriffe
- Legen eines zentral-venösen Zuganges
- exakte Analyse der Verbrennungsgrade
- Beurteilung der Wundausdehnung (Neunerregel)
- evtl. Überdruckbeatmung (PEEP)
- evtl. Intubation
- offene Wundbehandlung bei Verbrennungen 3. Grades (trocken, ohne Kontakt)
- Wundflächenbehandlung mit Mercurochrom
- geschlossene Wundbehandlung bei Verbrennungen 2. Grades (Anlegen eines sterilen Salbenverbandes nach Blasenabtragung)

operative Eingriffe
- operative Nekrolyse
- Autotransplantation der Haut (nach Stabilisierung des Kreislaufs und Normalisierung der Laborwerte)
- evtl. Tracheotomie
- Narbenkorrekturen

Psychotherapie
- wegen der Länge des Heilungsprozesses und der Angst vor Folgeschäden wird häufig bei den Patienten eine Psychotherapie nötig

Physiotherapie
- Krankengymnastik
- evtl. Bäderbehandlung
- Rehabilitationsmaßnahmen

pflegerische Maßnahmen (Verbrennungskrankheit)

Krankenbeobachtung
- Beobachtung der Prozesse an den Wunden
- ständige Beobachtung der Flüssigkeitssubstitution (Vorbeugen einer Überwässerung des Körpers bei Ödemrückresorption)
- ZVD-Messung
- Beobachtung der Infusion
- Stundenurinkontrolle (Harnproduktion in den ersten 24 Stunden 50-70 ml pro Stunde, in den zweiten 24 Stunden 70-100 ml pro Stunde und ab 2.-3. Tag über 100 ml pro Stunde)
- Kontrolle des Hämatokritwertes (2-stündlich)
- Beobachtung des Bewusstseins
- Monitorüberwachung (EKG, Puls, Blutdruck)
- Beobachtung der Atmung
- kontinuierliche Messung der Körpertemperatur (rektale Messsonde)
- Kontrolle der Serumelektrolyte (Kalium, Natrium)
- Kontrolle von Harnstoff, Kreatinin
- Blutzucker-Kontrolle (erhöht bei Stresssituationen)
- Blutgasanalyse
- Bestimmung des Gesamteiweißes im Serum
- Bestimmung der Gerinnungsfaktoren
- Kontrolle der Thrombozyten, Leukozyten, Erythrozyten und des Hämoglobins
- Urinbeobachtung (dunkler Urin bei Hämolyse)
- Urinuntersuchungen (spezifisches Gewicht, Eiweiß, Zucker, Natrium, Kalium)
- Kontrolle des Körpergewichtes (Bettwaage)
- Bestimmung von Blutgruppe und Rhesusfaktor
- Kreuztest
- Durchführung des Blutgruppen Bedside-Testes und der biologischen Vorprobe vor einer Bluttransfusion
- Beobachtung des Patienten während der Bluttransfusion auf evtl. Reaktionen

Krankenpflege
- Unterbringung des Patienten in einem isolierten, sterilen Raum (möglichst mit Schleuse)
- Zimmertemperatur etwa 32-34 Grad Celsius bei etwa 40-70% Luftfeuchtigkeit
- Lagerung im Spezialbett (evtl. Drehbett)
- sterile Bettwäsche oder auf Metallfolie
- offene und trockene Wundbehandlung ohne Kontakt
- nur Abdeckung nicht verbrannter Körperstellen
- geschlossene Wundbehandlung bei Verbrennungen 2. Grades (Auflegen steriler Salbenverbände, die täglich unter sterilen Bedingungen gewechselt werden)
- sterile Kleidung für Pflegepersonal und Ärzte
- Tragen von Haar- und Gesichtsschutz und Schutzschuhen
- sorgfältige Mundpflege
- Legen eines Blasenverweilkatheters / suprapubischer Katheter
- Sauerstoffverabreichung (Nasensonde)
- Legen einer Magensonde (Dauerableitung für 1-2 Tage solange ein paralytischer Ileus besteht)
- Nasenpflege

Ernährung
- in den ersten Tagen parenteral
- später hochkalorische und eiweißreiche Kost (evtl. Verabreichung durch eine Magensonde)

psychische Betreuung
- der brandverletzte Patient bedarf einer sehr aufwendigen Pflege und einer kontinuierlichen Überwachung
- intensive Zuwendung sowie Verständnis des Pflegepersonals, auf Grund der Angst vor Entstellung und des oft sehr langwierigen Heilungsprozesses, sind eine Voraussetzung für die Kooperationsbereitschaft des Patienten

Prophylaxen
- Dekubitusprophylaxe, Bronchitis- und Pneumonieprophylaxe, Kontrakturprophylaxe, Thromboseprophylaxe, Soor-, Stomatitis- und Parotitisprophylaxe, Infektionsprophylaxe, Harnwegprophylaxe, Obstipationsprophylaxe

---

Testfragen

1. Eine Verbrennung 1. Grades zeigt eine:
   - A ☐ starke Blasenbildung
   - B ☐ schwärzlich-gelbliche Verfärbung
   - C ☐ tiefe Nekrosebildung
   - D ☐ Rötung
   - E ☐ Berührungsunempfindlichkeit
   - F ☐ Berührungsempfindlichkeit

2. Voraussetzungen zum primären Wundverschluss:
   - A ☐ es dürfen keine weiteren Verletzungen außer der zu versorgenden Verletzung vorliegen
   - B ☐ die Wunde darf nicht durch einen Biss erzeugt sein
   - C ☐ die Wunde darf nicht älter als 6-8 Stunden sein
   - D ☐ die Wunde darf nicht länger als 4 cm und nicht breiter als 2 cm sein
   - E ☐ mindestens 5 Stunden vorher muss eine Tetanol-Injektion durchgeführt worden sein

1 D, F
2 B, C

IX. Krankheitslehre

3. **Das subdurale Hämatom:**
   A ❏ entsteht durch eine Blutung zwischen Dura und Arachnoidea
   B ❏ zeigt innerhalb kürzester Zeit eine klinische Symptomatik
   C ❏ kann anfangs stumm verlaufen und erst nach Wochen zu Beschwerden führen
   D ❏ entsteht immer nur in der Folge eines offenen Schädel-Hirn-Traumas
   E ❏ entsteht durch eine Blutung zwischen Dura und Schädelknochen

4. **Richtige Aussagen zum Umgang mit Wunden:**
   A ❏ infizierte Wunden werden offen behandelt
   B ❏ Tierbisswunden können sofort mit einer Naht verschlossen werden
   C ❏ Wunden, die nicht älter als 6 Stunden sind, können einer primären Wundversorgung unterzogen werden
   D ❏ Schürfwunden müssen immer sofort mit einem luftdichten Verband verschlossen werden

5. **Als Krepitation bezeichnet man:**
   A ❏ ein hörbares Gegeneinanderreiben der Frakturenden
   B ❏ das Durchspießen der Haut durch Knochenfragmente
   C ❏ die lokale Schwellung im Frakturbereich
   D ❏ eine besondere Stellung des frakturierten Knochens
   E ❏ eine besondere Fraktur an einem Lendenwirbelkörper

6. **Welche Wunden heilen vorwiegend unter dem Schorf:**
   A ❏ Schnittwunden
   B ❏ Verätzungswunden
   C ❏ Operationswunden
   D ❏ Verbrennungswunden
   E ❏ oberflächliche Schürfwunden

7. **Sofortmaßnahmen bei offenen Frakturen:**
   A ❏ Ausspülen der Wunde mit Desinfektionsmittel oder Kochsalzlösung
   B ❏ Entfernung eventuell herausragender Knochenfragmente
   C ❏ steriles Abdecken bis zur klinischen Versorgung
   D ❏ Transportfixation nach evtl. Grobreposition (Längszug ausüben)

8. **Eine Verrenkung ist erkennbar durch:**
   A ❏ die im Gelenk unterbrochene Achsenkontinuität
   B ❏ eine deutliche Krepitation oberhalb des Gelenkes
   C ❏ die federnde Fixation
   D ❏ eine Extremitätenverkürzung um ca. 10 cm
   E ❏ die Fluktuation direkt auf dem Gelenk

9. **Welches Gelenk ist von einer Luxation am häufigsten betroffen:**
   A ❏ das Kniegelenk
   B ❏ das Hüftgelenk
   C ❏ das Ileosakralgelenk
   D ❏ das Ellenbogengelenk
   E ❏ das Schultergelenk

10. **Welche Wunden neigen zu einer primären Wundheilung:**
    A ❏ Schnittwunden
    B ❏ Bisswunden
    C ❏ Operationswunden
    D ❏ Schusswunden
    E ❏ Quetschwunden

11. **Eine primäre Wundnaht wird bei Zufallswunden ausgeführt, die nicht älter sind als:**
    A ❏ 24 Stunden
    B ❏ 6 Stunden
    C ❏ 18 Stunden
    D ❏ 36 Stunden

12. **Die prognostische Aussage über eine Verbrennung wird von folgenden Faktoren bestimmt:**
    A ❏ Ausdehnung der verbrannten Körperoberfläche
    B ❏ Tiefe der Verbrennung
    C ❏ Alter des Patienten
    D ❏ Bekleidung des Patienten
    E ❏ verursachendes Medium
    F ❏ Zeitpunkt des Behandlungsbeginns
    G ❏ zum Zeitpunkt des Ereignisses herrschende Lufttemperatur

13. **Welches Symptom weist auf eine epidurale Blutung hin:**
    A ❏ freies Intervall mit anschließender Bewusstseinstrübung
    B ❏ Erbrechen
    C ❏ retrograde Amnesie
    D ❏ Müdigkeit
    E ❏ Hemiparese

14. **Man unterscheidet bei der Wundheilung:**
    A ❏ eine Hämatinphase
    B ❏ eine Abräumphase
    C ❏ eine Koloritphase
    D ❏ eine bullöse Phase
    E ❏ eine Proliferationsphase
    F ❏ eine Zell- und Faserreifungsphase

15. **Eine Verschiebung von Fragmenten bezeichnet man als:**
    A ❏ Krepitation
    B ❏ Ossifikation
    C ❏ Dispersion
    D ❏ Disparation
    E ❏ Distorsion
    F ❏ Anteversion
    G ❏ Dislokation

---

3 A, C
4 A, C
5 A
6 B, D, E
7 C, D
8 A, C

9 E
10 A, C
11 B
12 A, B, C, F
13 A
14 B, E, F
15 G

Repetitorium X
Geburtshilfe

X.1 Unfruchtbarkeit

Sterilität der Frau
Ursachen
funktionelle Ursachen
- Corpus-luteum-Insuffizienz
- anovulatorischer Zyklus
- Wechsel von ovulatorischem und anovulatorischem Zyklus
- Oligomenorrhö
- normo- und hypogonadotrope Amenorrhö

anatomisch-morphologische Ursachen
- tubare Ursachen (Tubenverschluss durch Tubenverwachsungen)
- uterine Ursachen (Missbildungen, Atresie des Kavums, submuköse Myome)
- zervikale Ursachen (klaffender Muttermund)
- vaginale Ursachen (Missbildungen, Kolpitis)
- extragenitale Ursachen (hypophysäre Störungen, Magersucht, Fettsucht, Diabetes mellitus, Störungen der Nebennieren- und Schilddrüsenfunktion Nikotin- und Alkoholabusus)
- psychische Ursachen (Vaginismus, Frigidität, Neurosen)

Diagnostik
- Messung der Basaltemperatur (Nachweis einer gestörten Follikelreifungsphase oder einer Insuffizienz der Corpus-luteum-Phase)
- Östrogentest (Nachweis einer uterinen Amenorrhö bei Ausbleiben einer Blutung)
- Kontrolle des Östrogeneffektes am Zervixsekret (Nachweis einer mangelhaften Östrogenwirkung bei ungenügender Spinnbarkeit oder fehlendem Farnkrautphänomen)
- Sims-Huhner-Test (Nachweis einer funktionellen Zervixsekretuntersuchung nach der Kohabitation)
- Pertubation (Gasinsufflation zur Beurteilung der Tubendurchlässigkeit)
- Hysterosalpingographie (röntgenologische Beurteilung des Uteruskavums und der Tubenlumina)
- Pelviskopie (optische Beurteilung der Tubenpassage mittels Laparoskopie und Farbstoffinstillation)
- Hysteroskopie (Uterusspiegelung zum Nachweis von Narben oder Deformitäten)

Sterilität des Mannes
Ursachen
- gestörte Spermiogenese (Hodenhypoplasie, Deszensus der Hoden, Hodenverletzungen, Hodenentzündungen, Varikozele, Hydrozele, NNR-Tumoren)
- Behinderung der Samenpassage (Zustand nach Harnröhrenoperationen, Orchitis, Nebenhodenentzündung, Prostatitis)
- Kohabitationsstörungen (Impotentia coeundi = Unvermögen der Erektion und Ejakulation)

Diagnostik
- Spermiogramm (Ejakulatuntersuchung zur Beurteilung der Spermienzahl, -motilität und -morphologie nach 6-tägiger sexueller Karenz)

Sperma-Volumen
- Durchschnittswert 2,5 - 3,5 ccm

Spermien-Konzentration
- Durchschnitt 60-120 Mill.pro ccm

Spermien-Motilität
- 2 Std. nach der Ejakulation sollen noch 60-70% der Spermien propulsiv beweglich sein

Spermien-Morphologie
- es sollen nicht mehr als 20% missgebildete Spermien vorhanden sein
- Sims-Huhner-Test (6-10 Std. nach einer Kohabitation werden Anzahl und Vitalität, der in den Zervixschleim eingedrungenen Spermien beurteilt)
- Hodenbiopsie (zur Beurteilung der Spermatogenese bei ungeklärter Aspermie)

X.2 Methoden der Empfängnisverhütung

(Pearl-Index = ungewollte Schwangerschaften pro 100 sog. Frauenjahre)

ohne Hilfsmittel
Coitus interruptus
- Unterbrechung der Kohabitation kurz vor der Ejakulation
- Pearl-Index: ca. 15

Zeitwahlmethode
- periodische Enthaltsamkeit (Berechnung der fruchtbaren Tage im Zyklus nach Knaus und Ogino)
- Pearl-Index: 15-30

- Berechnung der periodischen Enthaltsamkeit nach Ogino: kürzester Zyklus minus 18 Tage, längster Zyklus minus 11 Tage
- Berechnung der periodischen Enthaltsamkeit nach Knaus: kürzester Zyklus minus 17 Tage, längster Zyklus minus 13 Tage

Basaltemperaturmessung
- Bestimmung des Ovulationstermins durch tägliche Messung der Aufwachtemperatur
- Kohabitationen nur in der 2. Zyklusphase (nach dem Eisprung)
- Pearl-Index: 1-10

mechanische Methoden
Kondom
- Gummischutz für den Penis
- Pearl-Index: 7

Scheidendiaphragma
- mechanische Abdeckung der Portio vaginalis durch eine Gummimembran
- Pearl-Index: 12-20

Okklusivpessar
- Portioklappe, die vom Arzt in passender Größe auf die Portio vaginalis gesetzt wird
- Pearl-Index: 7

Intrauterinpessar (IUP)
- Einführung von Spiralen (kupferbeschichtete T- oder S-förmige Plastikkörper) in die Gebärmutter
- Pearl-Index: 0,5-5

chemische Methoden
- Einbringung von spermienabtötenden Gelees, Salben, Vaginalschaumtabletten oder Vaginalsuppositorien in die Vagina
- die Mittel müssen unmittelbar vor dem Verkehr eingeführt werden
- Pearl-Index: 10-30

hormonale Methoden
Ovulationshemmer
- Kombinationspräparate (Einphasenpräparate) = 22 Tage Östrogen-Gestagen-Kombination, 6-7 Tage Placebo-Präparat
- Sequenzpräparate (Zweiphasenpräparate) = 22 Tage Östrogen in einer ovulationshemmenden Dosis, 6-7 Tage Östrogene in Kombination mit Gestagen
- Depotpräparate (3-Monats-Spritze) = parenterale Verabfolgung einer protrahiert wirksamen Gestagendosis
- Pearl-Index: 0,2-1

Minipille
- orale Gestagengabe in einer Menge, die die Ovulation nicht verhindert

- Wirkung: Zervixschleim wird für Spermien unpassierbar, Endometriumveränderungen verschlechtern die Nidationsbedingungen
- Pearl-Index: 1-2

postkoitale Kontrazeption
- "Pille danach" (Gestageneinnahme innerhalb von 12 Stunden nach dem Geschlechtsverkehr während des Konzeptionsoptimums)
- nur geeignet für Notsituationen

operative Methoden
Sterilisierung des Mannes
- Vasektomie (Durchtrennung der Samenleiter im Skrotalbereich)
- operative Refertilisierung ist möglich

Sterilisierung der Frau
- Ligatur und Durchtrennung der Eileiter (vaginaler-, abdominaler- oder laparoskopischer Eingriff)
- operative Refertilisierung ist nicht möglich
- Pearl-Index: 0,1-1,4

X.3 Feststellung des Geburtstermins

Naegele-Regel
- erster Tag der letzten Periodenblutung minus 3 Monate plus 7 Tage (plus 1 Jahr) = Geburtstermin

Berechnung nach dem Konzeptionsdatum
- Konzeptionsdatum plus 270 Tage = Geburtstermin
- Konzeptionsdatum minus 3 Monate = Geburtstermin

X.4 Schwangerschaftszeichen

unsichere Schwangerschaftszeichen
- Amenorrhö
- vermehrte Brustspannung
- Übelkeit und morgendliches Erbrechen
- Appetitlosigkeit oder abnorme Essgelüste
- Zunahme des Bauchumfanges
- Lividität der Vagina und der Portio
- Vergrößerung und Auflockerung des Uterus
- Absonderung von Vormilch
- Zunahme der Hautpigmentierung

sichere Schwangerschaftszeichen
- Kindsbewegungen
  - Bewegungen des ungeborenen Kindes im Mutterleib
  - wahrnehmbar von Erstgebärenden um die 20. bis 22. Schwangerschaftswoche (SSW)
  - wahrnehmbar von Mehrgebärenden um die 16. bis 20. SSW
  - spürbar durch Ertasten
- Nachweis kindlicher Herztöne
  - durch Ultraschall ab der 10.-12. Schwangerschaftswoche
  - durch Stethoskop ab der 16.-18. Schwangerschaftswoche
- Nachweis des Feten (Ultraschall, Röntgen)
- palpatorischer Nachweis von Kindsteilen
- biologische und immunologische Schwangerschaftstests
  - Aschheim-Zondek-Reaktion
  - HCG-Nachweis im Blutserum und Urin

X.5 Schwangerschaftsvorsorge

Erstuntersuchung
- Blutdruckmessung
- Bestimmung des Körpergewichtes
- Hämoglobinbestimmung
- Urinuntersuchung (Zucker, Eiweiß, Sediment)
- Blutgruppenbestimmung (einschließlich Rh-Faktor)
- Rötelantikörper-Suchtest
- Lues-Suchreaktion
- gynäkologisch-geburtshilfliche Untersuchungen (vaginale Untersuchung [Spekulumeinstellung] äußere abdominale Untersuchung)

Kontrolluntersuchungen
- Frequenz der Untersuchungen: bei ungestörtem Schwangerschaftsverlauf im Abstand von vier Wochen; in den letzten zwei Schwangerschaftsmonaten im Abstand von 2 Wochen
- Blutdruckmessung
- Bestimmung des Körpergewichtes
- Hämoglobinbestimmung
- Urinuntersuchung (Zucker, Eiweiß, Sediment)
- Kontrolle des kindlichen Wachstums (Bestimmung des Fundusstandes)
  Fundusstand
  - 12. Woche = obere Symphysenkante
  - 16. Woche = 2 QF über der Symphyse
  - 20. Woche = 3 QF unter dem Nabel
  - 24. Woche = Nabel
  - 28. Woche = zwischen Nabel und Schwertfortsatz
  - 36. Woche = Rippenbogen
  - 42. Woche = 2 QF unter dem Rippenbogen
- Kontrolle der fetalen Herzaktionen (mit Ultraschall ab 9. Woche; mit Holzstethoskop ab 16. Woche)
- Feststellung der Kindslage gegen Ende der Gravidität (mit Hilfe der sog. Leopold-Handgriffe)

X.6 Fehlgeburt (Abort)

- eine Fehlgeburt liegt vor, wenn bei einem Kind nach der Scheidung vom Mutterleib kein Herzschlag, keine Nabelschnurpulsation und keine natürliche Lungenatmung vorhanden war, und die Leibesfrucht weniger als 1000 Gramm beträgt
- eine Fehlgeburt wird in den Personenstandsbüchern nicht beurkundet
- Unterschieden wird der beabsichtigte Schwangerschaftsabbruch (Abortus artificialis, Interruptio) vom ungewollten Abort
- die Patientin kann sich bei Aufnahme in die Klinik in verschiedenen Stadien des Aborts befinden
  - Abortus imminens (drohende Fehlgeburt)
  - Abortus incipiens (beginnende Fehlgeburt)
  - Abortus incompletus (unvollständige Fehlgeburt)
  - Abortus completus (vollständige Fehlgeburt)
- in bestimmten Fällen kommt es zur spontanen Fehlgeburt (Abortus spontaneus)

Arten
Fehlgeburt
- Abbruch einer Schwangerschaft bis zum Ende der 28. Schwangerschaftswoche

Frühabort
- Abbruch bis zur 16. Schwangerschaftswoche

Spätabort
- Abbruch zwischen 16. und 28. Schwangerschaftswoche

Spontanabort
- Abort ohne äußere Intervention

artifizieller Abort
- vorsätzlicher Abort (instrumentell, physikalisch, medikamentös)

habituelle Aborte
- drei und mehr aufeinanderfolgende Spontanaborte

Ursachen

mütterliche Ursachen
- Uterusfehlbildungen, Lageanomalien, Uterusgeschwülste, endometriale Narben, unzureichende Progesteronbildung, Diabetes mellitus, chronische Glomerulonephritis, Infektionskrankheiten, chronische Intoxikationen, schweres körperliches Trauma

väterliche Ursachen
- Spermaanomalien

fetoplazentare Ursachen
- Chromosomenanomalien

Pflegemaßnahmen

bei drohendem Abort
- für ruhige Umgebung sorgen
- Präsenz schwangerer oder entbundener Frauen vermeiden (bei Zimmerbelegung berücksichtigen)
- psychische Betreuung (Gespräche anbieten, für Ablenkung sorgen, Zuwendung)

Krankenbeobachtung
- regelmäßige Überwachung der Vitalwerte
- Bewusstseinszustand und Atmung kontrollieren
- Schmerzäußerungen (krampfartige Unterleibsschmerzen) beachten
- auf vaginale Blutung achten
- Durchführen der angeordneten medizinischen Therapie (z.B. wehenhemmende Medikamente bei drohendem Abort)
- Bettruhe bzw. Mobilisationsstufe nach Anordnung
- Unterstützen bei ATL und Prophylaxen, soweit erforderlich

bei bereits eingeleitetem Abort
(keine Intervention mehr möglich)
- behutsame Vorbereitung der Schwangeren auf drohenden Abort
- Krankenbeobachtung (siehe oben)
- besondere Aufmerksamkeit entgegenbringen
- Aufklärung und Einbeziehung Angehöriger

bei bereits vollendetem Abort
- sofortiges, sachgerechtes Versorgen der nicht lebensfähigen Frucht
- Überwachung der Vitalwerte
- auf vaginale Blutung achten
- Anwesenheit und psychische Betreuung der Frau unbedingt notwendig, evtl. Bezugsperson einbeziehen
- Vorbereitung auf Abrasio

X.7 Schwangerschaftserkrankungen (Gestosen)

Hyperemesis gravidarum (Frühgestose)
- übermäßiges Schwangerschaftserbrechen

Symptome
- Erbrechen (5 bis 10 mal am Tage)
- Schmerzen in der Magengegend
- trockene Zunge
- übelriechender Atem
- Gewichtsabnahme
- Verschlechterung des Allgemeinzustandes
- Oligurie
- Exsikkose
- Temperaturanstieg
- Benommenheit (Delirium)
- Aceton-Acetessigsäure-Ausscheidung
- Elektrolytstörungen
- Leberzellschädigung (Ikterus)

medikamentöse Therapie
- Flüssigkeits-Elektrolytausgleich
- 5%ige Glukose-Lävulose-Infusionen
- physiologische Kochsalz-Infusionen
- Vitaminzufuhr i.v.
- Sedativa
- Antiemetika (in schweren Fällen)
- Antihistaminika (in schweren Fällen)

Psychotherapie
- Milieuwechsel

Krankenbeobachtung
- Erbrechen (am Tage 5-10 mal oder mehr)
- Hautbeobachtung (Exsikkose durch hohen Flüssigkeitsverlust; Schleimhäute sind gerötet, trocken, oft borkig-rissig)
- tägliche Gewichtskontrolle (Gewichtsverlust)
- Vitalzeichenkontrolle (Puls, Blutdruck, Atmung)
- Beobachtung der Körpertemperatur: evtl. Temperaturerhöhung
- Urinausscheidungskontrolle (Oligurie)
- Flüssigkeitsbilanzierung
- Beobachtung der Infusion
- Kontrolle der Serumelektrolyte, Blutgasanalyse
- Urinuntersuchung auf Ketonkörper (Acetessigsäure, Beta-Hydroxybuttersäure, Aceton)
- Ausatmungsluft riecht nach Aceton
- Beobachtung des Bewusstseins (Benommenheit, Delirium)

Krankenpflege
- strenge Bettruhe
- Körperpflege: Hilfestellung geben; Patientin ist schwer krank
- sorgfältige Mundpflege: belegte, borkige Zunge
- Nasenpflege

- evtl. Legen einer Magensonde
- Ernährung: orale Nahrungskarenz; parenterale Ernährung; nach Ausbleiben des Erbrechens Zufuhr von leichter, fettarmer Kost, verteilt auf 6 kleine Mahlzeiten pro Tag
- psychische Betreuung: die Patientin bedarf intensiver Zuwendung; psychische Belastungen, häusliche Konfliktsituationen, Ablehnung der Schwangerschaft, unbewusste Furcht vor Geburts- und Erziehungsschwierigkeiten können auslösende Faktoren einer Hyperemesis sein

Prophylaxen
- Dekubitusprophylaxe
- Soor-, Stomatitis- und Parotitisprophylaxe
- Bronchitis- und Pneumonieprophylaxe
- Thromboseprophylaxe
- Harnweginfektionsprophylaxe
- Obstipationsprophylaxe

Ptyalismus (Frühgestose)
- vermehrter Speichelfluss (bis zu 2 Liter täglich)

EPH-Gestose (Präeklampsie)
- Spätgestose

Kardinal-Symptome
- Ödeme = E (Edema)
- Proteinurie = P
- Hypertonie = H

medikamentöse Therapie
- Hypotensiva
- Diuretika
- Sedativa

Eklampsie
- zu den Kardialsymptomen der EPH-Gestosen kommen noch tonisch-klonische Krampfzustände hinzu

Prodromie eines bevorstehenden eklamptischen Anfalls
- Kopfschmerzen, Ohrensausen, Schwindelgefühl, Sehstörungen, Übelkeit/Erbrechen, Hyperreflexie, motorische Unruhe, Bewusstseinstrübung)

Symptome des eklamptischen Anfalls
- Dauer des Anfalls ca. 50-60 Sekunden
- kurzzeitiger, tonisch klonischer Krampfzustand (an den Extremitäten beginnend)
- sistierte Atmung
- Zyanose
- Schaum vor dem Mund
- Zungenbiss
- komatöser Zustand nach dem Anfall (Stunden-Tage)

medikamentöse Therapie
- 20 ml Magnesiumsulfat 10%ig i.v.
- Dauertropfinfusion mit niedrig dosiertem Magnesiumsulfat
- Hypnotika
- Glukose-Lävulose-Infusionen (bei Patientinnen im komatösen Zustand)

therapeutische Eingriffe
- Legen eines zentral-venösen Zugangs
- Dialysebehandlung (bei Anurie und Hyperkaliämie)

Krankenbeobachtung
- E = Ödeme (Gesicht, Unterschenkel, in schweren Fällen generalisiert auftretend)
- P = Proteinurie (in schweren Fällen 20-30g Eiweißverlust in 24 Stunden)
- H = Hypertonie (systolischer Wert über 140 mm Hg, diastolischer Wert über 90 mm Hg)
- tägliche Gewichtskontrollen
- Ein- und Ausfuhrkontrollen (Oligurie)
- Urinuntersuchung (Eiweiß)
- häufige Blutdruckkontrollen
- sorgfältige Überwachung der Plazentafunktion durch Östriol- und HPL- (= human-placentolactogen) Bestimmung im mütterlichen Serum
- regelmäßige Kontrolle des fetalen Wachstums durch Ultraschallfetometrie und der fetalen Herztöne
- Beobachtung der Patientin auf Anzeichen eines drohenden eklamptischen Anfalls (Kopfschmerzen, Sehstörungen, motorische Unruhe, Übelkeit, Erbrechen, Bewusstseinstrübung)
- beim eklamptischen Anfall treten tonisch-klonische Krämpfe auf, die an den Extremitäten beginnen und sich auf den ganzen Körper ausbreiten; Dauer etwa 50-60 sec.
- Patientin ist stark zyanotisch und hat blutigen Schaum vor dem Mund (Zungenbiss)
- dem Anfall folgt eine tiefe Bewusstlosigkeit, die Stunden bis Tage anhalten kann
- Beobachtung der Infusion (Infusiomat)
- Kontrolle der Vitalwerte (Puls, Atmung, Temperatur)
- Blutkontrolluntersuchungen (Harnstoff, Kalium)

Krankenpflege
- strenge Bettruhe
- Ernährung: natriumarm, kalorienarm, eiweißreich; Flüssigkeitseinschränkung; Reis-Obst-Tage evtl. 1-2 mal pro Woche; im komatösen Zustand parenterale Ernährung
- Legen eines Blasenverweilkatheters
- Intensivüberwachung (beim eklamptischen Anfall)
- ruhiges, evtl. verdunkeltes Zimmer
- Patientin vor Verletzungen schützen
- Körperpflege
- sorgfältige Mundpflege
- psychische Betreuung: intensive Zuwendung; Anfall ist für Mutter und Kind ein lebensbedrohlicher Zustand; Geräusche und Erschütterungen vermeiden; Patientin ist schwer krank

X. Geburtshilfe

Prophylaxen
- Dekubitusprophylaxe
- Harnweginfektionsprophylaxe
- Bronchitis- und Pneumonieprophylaxe
- Aspirationsprophylaxe
- Thromboseprophylaxe
- Obstipationsprophylaxe

X.8 Geburt

Kindslage
- Lage des ungeborenen Kindes in der Gebärmutter
- verändert sich in der Frühschwangerschaft ständig durch Kindsbewegungen und Bewegungen der Mutter
- die Kindslage ist unmittelbar vor der Entbindung (Geburtslage) von großer Bedeutung für den Geburtsverlauf
- um genaue Aussagen über die Kindslage zu machen, ist die Beurteilung von Lage, Stellung, Haltung und Einstellung des Kindes notwendig

Lage

Querlage   Längslage

- Verhältnis der Längsachse des Feten zur Längsachse der Gebärmutter

Stellung

Rücken rechts vorn   Rücken links vorn

- Verhältnis des kindlichen Rückens zur mütterlichen Seite (Gebärmutterinnenwand)

Haltung
- Verhältnis der kindlichen Körperteile zueinander, i.e.S. räumliche Beziehung von Kopf und Gliedmaßen des Kindes zu seinem Rumpf

Einstellung

Beckenendeinstellung   Schädeleinstellung

- Stellung des bei der Geburt vorangehenden Kindsteiles zum mütterlichen Becken (zuerst in den Geburtskanal eintretendes Kindsteil)
- die Kindslage kann durch Anwendung der Leopold-Handgriffe beurteilt werden

Kindslagen
- normale (regelrechte) Kinds- / Geburtslage
  - Längslage, regelrechte Kopflage (vordere Hinterhauptlage mit Beugehaltung)
- regelwidrigen Geburtslagen
  - Schräglage, Querlage, Gesichtslage, Vorderhauptlage, Scheitellage, Beckenendlage, Steißlage, Fußlage
- Lageanomalien führen häufig zu einer Kaiserschnittentbindung

Wehen
Schwangerschaftswehen
- unregelmäßige Kontraktionen während der Schwangerschaft

Senkwehen
- unkoordinierte Wehen bei Eintritt des kindlichen Kopfes in das kleine Becken
- häufig einige Wochen vor dem Entbindungstermin

Vorwehen
- unkoordinierte Wehen vor Beginn der regelmäßigen Wehentätigkeit

Eröffnungswehen
- unregelmäßige Geburtswehen
- führen zur vollständigen Eröffnung des Muttermundes

Austreibungswehen
- Presswehen nach vollständiger Eröffnung des Muttermundes bis zur Austreibung des Kindes

Nachgeburtswehen
- Uteruskontraktionen nach der Geburt des Kindes
- führen zur Austreibung der Plazenta

Nachwehen
- Uteruskontraktionen im Wochenbett
- begünstigen die Uterusrückbildung
- werden angeregt durch den Saugreiz des Kindes (Oxytocin)

Wehenfrequenz und Wehendauer
Eröffnungsperiode
- Frequenz = 6 - 20 Wehen pro Std.
- Dauer = 20 - 70 Sekunden

Austreibungsperiode
- Frequenz = 16 - 20 Wehen pro Std.
- Dauer = 60 - 90 Sekunden

normaler Geburtsverlauf

Eröffnungsperiode
- beginnt mit Einsetzen regelmäßiger, spürbarer Wehen (Wehenfrequenz zu Beginn 4-6 Wehen pro Stunde, später zunehmend bis zu 12-15 Wehen pro Stunde)
- Abgang des Kristeller-Schleimpfropfens mit Blut
- zum Ende der Eröffnungsphase kommt es zum Blasensprung mit Abgang von Fruchtwasser
- endet nach 5-9 Stunden mit vollständiger Erweiterung des Muttermundes

Austreibungsperiode
- beginnt mit vollständiger Eröffnung des Muttermundes und endet mit der vollständigen Geburt des Kindes durch die Austreibungs- oder Presswehen
- Dauer bei Erstgebärenden 30-60 Minuten, bei Mehrgebärenden 15-30 Minuten

Nachgeburtsperiode
- beginnt mit der vollständigen Ausstoßung des Kindes und endet mit der Ausstoßung der Plazenta durch die Nachgeburtswehen
- Dauer ca. 15-30 Minuten

Vorbereitung und Überwachung der Kreißenden

Psychoprophylaxe
- psychische und somatische Vorbereitung auf die Geburt (Angstreduzierung - Entspannung)
- Aufklärung über die Vorgänge bei der Geburt, die technischen Maßnahmen zur Überwachung, den Geburtsschmerz sowie über die Methoden der Analgesie
- körperliches Training (Entspannungsübungen, Atemübungen, Gymnastik)

Aufnahme im Kreißsaal
- Aufnahme und Unterbringung im Kreißsaal (vom Beginn der Geburtswehen an)
- Betreuung durch Hebamme und Arzt
- persönliche Zuwendung und psychische Betreuung schafft Vertrauen und das Gefühl des Geborgenseins und wirkt sich günstig auf den Geburtsverlauf aus
- Aufnahmeuntersuchung (Überprüfung des Zustandes von Mutter und Kind und der aktuellen geburtshilflichen Situation)
- Darmentleerung (Einlauf)
- Körperpflege (Reinigungsbad oder Duschbad)
- Operationshemd anziehen
- evtl. kürzen der Schamhaare

Maßnahmen während der Eröffnungsperiode
- Lagerung im Kreißbett
- Seitenlagerung
- keine orale Nahrungszufuhr (evtl. Narkose)
- Legen eines intravenösen Zugangs
- Infusion (Glukose, Elektrolyte)
- Volumenersatz (bei Blutverlusten)
- medikamentöse Wehenregulierung (Oxytocin)
- kontinuierliche Kontrolle der Wehentätigkeit (externe oder interne Tokographie)
- Kontrolle der Wehentätigkeit in Kombination mit Registrierung der fetalen Herzaktion (CTG)
- stündliche Kontrolle von Puls, Blutdruck und Temperatur
- in Abständen von 1-2 Stunden vaginale Untersuchung unter sterilen Kautelen (Feststellung der Muttermundweite und Beschaffenheit der Zervix)
- regelmäßige Entleerung der Harnblase

Methoden der Schmerzbekämpfung unter der Geburt
- Analgetika
- Tranquilizer
- Lokal- und Leitungsanästhesie
- Damminfiltration
- Pudendus-Anästhesie
- Parazervikalblockade
- Kaudalanästhesie
- Periduralanästhesie

Maßnahmen während der Austreibungsperiode
- Lagerung in Rückenlage
- Anleitung zum Mitpressen
- sorgfältige Überwachung des Kindes
- Dammschutz
- Entwicklung des Kindes
- evtl. Episiotomie
- vorläufiges Abnabeln des Kindes
- operative Versorgung der Episiotomie (Wundnaht)

Maßnahmen während der Nachgeburtsperiode
- Lagerung der Frischentbundenen nach Fritsch (Herunterstreichen der Gesäßbacken und Übereinanderlegen der Beine)
- evtl. Kontraktionsmittel i.v. (Oxytocin oder Methergin)
- Gewinnung der Plazenta
- Gewinnung der Eihäute
- Kontrolle der Plazenta auf Vollständigkeit
- Vitalzeichenkontrolle (Puls, Blutdruck, Atmung)
- Kontrolle des Blutverlustes
- Versorgung des Kindes
- Versorgung der Mutter (etwa 1 Stunde nach Beendigung der Geburt)
- Brustpflege (Waschen der Brust und mit Brusttuch und Stillbüstenhalter versorgen)
- Gesicht, Arme und Beine waschen
- frisches Nachthemd anziehen
- Blasenentleerung

X. Geburtshilfe

- Vulva und Umgebung säubern
- Zähne putzen
- Haarpflege
- Kreißbett frisch beziehen
- Verlegung auf die Wochenstation (etwa 2 Stunden nach der Entbindung)

X.9 Wochenbett (Puerperium)

- das Wochenbett beginnt mit der vollständigen Geburt der Plazenta
- die abgeschlossenen Körperveränderungen (Rückbildung) beendet das Puerperium
- das Wochenbett dauert ca. 6 bis 8 Wochen
- während des Wochenbetts bilden sich alle Veränderungen, die in der Schwangerschaft und unter der Geburt entstanden sind, wieder zurück
- im Wochenbett kommt die Laktation in Gang, wird die Ovarialtätigkeit wieder aufgenommen, normalisiert sich die Psyche

Beobachtung der Wöchnerin
- Beobachtung auf Nachblutungen
- häufige Vitalzeichenkontrolle (Puls, Blutdruck, Atmung)
- Messen der Körpertemperatur (mindestens 2-mal täglich)
- Beobachtung der Blasenentleerung (1.Miktion 4 Std. nach der Geburt, oft Blasenentleerungsstörungen bis zur Harnverhaltung)
- Urinausscheidungskontrolle (erhöhte Harnausscheidung)
- Beurteilung des Fundusstandes (nach der Geburt in Nabelhöhe, er sinkt von Tag zu Tag um eine Fingerbreite, am 10. Tag in Symphysenhöhe)
- Gewichtskontrolle (Gewichtsabnahme etwa 3-5 kg in der ersten Woche nach der Geburt)
- Beobachtung des Lochialsekretes:
  - 1. Woche: blutige Lochien (Lochia rubra)
  - 2. Woche: braunrote Lochien (Lochia fuscia)
  - Ende der 2. Woche: gelbliche Lochien (Lochia flava)
  - 3. Woche: entfärbte Lochien (Lochia alba)
  - Geruch ist süßlich fade
- Beobachtung der Nachwehen (schmerzhafte Uteruskontraktionen)

Pflege der Wöchnerin
- peinliche Einhaltung hygienischer Maßnahmen
- Nachthemd nicht über den Kopf ausziehen
- Körperpflege (Wöchnerin schwitzt stark)
- Brust waschen (Handtuch und Waschlappen nur für die Brust verwenden)
- Duschbad nach Kreislaufstabilisation

- Intimtoilette (Durchführung 2-bis 3-mal täglich sowie nach jeder Miktion und Defäkation)
- gebrauchte Vorlage mit Einmalhandschuhen wegnehmen (Lochien sind keimbesiedelt)
- Beobachtung der Lochien auf Farbe, Geruch und Menge
- sorgfältige Säuberung der äußeren Genitale (absprühen mit Lösung und abtupfen mit sterilem Zellstoff von zentral nach dorsal)
- sterile Binde vorlegen
- Pflege der Dammnaht (abspülen evtl. Sitzbäder; Salbenauflagen; evtl. Verabreichung von Antiphlogistika oder Analgetika)
- Anregung der Miktion (evtl. Verabreichung von Blasentee)
- Darmregulierung (am Abend des 2. Tages nach der Entbindung orales Abführmittel, evtl. Einlauf am Morgen des 3. Tages)
- Antithrombosestrümpfe anziehen
- frühzeitiges Aufstehen und Aktivierung
- Wochenbettgymnastik; Atemübungen; zirkulationsfördernde Übungen; Training der Beckenboden- und Bauchmuskulatur
- Verabreichung von wehen- und kontraktionsfördernden Medikamenten (Secale-Präparate und Oxytocica)
- Ernährung: ausgewogene, eiweißreiche, calciumreiche Kost; Stillende sollten Zitrusfrüchte und Alkohol meiden
- psychische Betreuung: die Wöchnerin bedarf einer behutsamen und verständnisvollen Betreuung; sie ist psychisch sehr labil; es kommt zu erheblichen Stimmungsschwankungen von Euphorie, bis zu mehr oder weniger ausgeprägten Depressionen, sog. Heultage - Weltschmerztage; es kann sich auch eine Wochenbettpsychose entwickeln; Symptome sind Verwirrtheit, Desorientiertheit, Unruhe, Stupor

Prophylaxen
- Thromboseprophylaxe
- Embolieprophylaxe
- Infektionsprophylaxe
- Harnweginfektionsprophylaxe
- Obstipationsprophylaxe
- Brochitis- und Pneumonieprophylaxe
- Soorprophylaxe
- Mastitisprophylaxe (Beachtung der Stillhygiene)

genitale Komplikationen im Wochenbett

verzögerte Rückbildung des Uterus
Ursachen
- Wehenschwäche mit ungenügenden Nachwehen
- Überdehnung des Uterus
- Uteruswandschäden

- mangelhafte Oxytocin-Ausschüttung
  (frühzeitiges Abstillen)

Symptome
- klaffender Zervikalkanal
- hochstehender Uterus
- Lochien verstärkt und vermehrt blutig

Therapie
- Uteruskontraktionsmittel (Oxytocin-Nasenspray, Oxytocin - i.m. Injektion)
- regelmäßige Blasen- und Darmentleerung

Lochialstauung

Ursachen
- mechanische Behinderung des Lochialabflusses (verschlossene Zervix nach abdominaler Schnittentbindung, Zervixspasmus, intrauterine Blutkoagula oder Eihautreste, Immobilität der Wöchnerin)

Symptome
- vermindertes Lochialsekret
- subfebrile Temperaturen
- Druckempfindlichkeit des Uterus
- leicht vergrößerter Uterus

Therapie
- Spasmolytika
- Aktivierung der Wöchnerin
- Dilatation der Zervix
- Kontraktionsmittel (Oxytocin)

Blutungen

Ursachen
- Atonie des Uterus
- Retention von Plazentagewebe
- wandständige Blutkoagula
- mangelhafte Rückbildung des Uterus
- Verletzungen der Geburtswege
- Endomyometritis

Symptome
- starke bis lebensbedrohliche vaginale Blutungen in den ersten zwei Wochen nach der Entbindung

Therapie
- Oxytocin bei Uterus-Atonie
- Ausschabung bei Plazentaretentionsblutungen
- Infusionen und/oder Transfusionen zum Hypovolämieausgleich

Puerperalfieber
- Wochenbettinfektionen, die von den Genitalorganen ausgehen

Ursachen
- Staphylokokken, Streptokokken, Kolibakterien, die in die Vagina eindringen
- Kontamination mit Darm- und Blaseninhalt
- Keimübertragung bei therapeutischen und diagnostischen Maßnahmen bei der Vorsorge, Geburt und Wochenpflege

Symptome und Therapie
- siehe nachfolgende Infektionen

Ulcus puerperale
- Infektion der Scheiden- oder Dammwunde

Symptome
- Rötung, Schwellung, Schmerzen, Fieber

Therapie
- Antiphlogistika, Rivanolvorlage, Sitzbäder

Endometritis puerperalis
- Infektion der Uterusinnenfläche

Symptome
- Fieber, Schüttelfrost, Tachykardie, vermehrter Lochienfluss, übelriechende Lochien

Therapie
- Kontraktionsmittel, Antiphlogistika, Antibiotika

Adnexitis puerperalis
- vom Uterus ausgehende Entzündung der Eileiter

Symptome
- Fieber, Schüttelfrost, Tachykardie, druckschmerzhafte Unterbauchspannung

Therapie
- Antibiotika, Obstipationsprophylaxe

Parametritis puerperalis
- lymphogener Erregerübertritt in das seitliche Beckenbindegewebe

Symptome
- Fieber, Schüttelfrost, Tachykardie, druckschmerzhafter Douglasraum

Therapie
- Antibiotika, vaginale oder rektale Abszessinzision

Peritonitis puerperalis
- diffuse Bauchfellentzündung

Symptome
- Fieber, Schüttelfrost, Tachykardie, diffuse Bauchdeckenspannung, Subileus, Darmatonie

Therapie
- Antibiotika, Schockbekämpfung

Sepsis puerperalis
- generalisierte Form des Kindbettfiebers

Symptome
- septische Temperaturen
- hochgradige Tachykardie
- hochgradige Tachypnoe
- Schmerzen im Abdomen und in den Extremitäten
- schweres Krankheitsgefühl
- Schocksymptomatik
- Anurie
- Ikterus
- petechiale Hautblutungen
- Bewusstlosigkeit

Therapie
- Antibiotika, Schockbehandlung, Antipyretika, unterkühlende Maßnahmen, Heparinisierung

Testfragen

1. **Welche Untersuchungen sind in der Schwangerschaft wichtig:**
   A ☐ Urinuntersuchungen
   B ☐ Blutdruckkontrollen
   C ☐ Blutgruppen- und Rh-Faktor-Bestimmung
   D ☐ Stuhluntersuchungen
   E ☐ Thoraxaufnahmen

2. **Therapeutische und pflegerische Maßnahmen bei Hyperemesis gravidarum:**
   A ☐ strenge Bettruhe
   B ☐ Darmentleerung durch Einläufe
   C ☐ Auflegen einer Eisblase
   D ☐ Flüssigkeitsbilanzierung
   E ☐ Verabreichung von Obstsäften
   F ☐ Überwachung der Vitalzeichen
   G ☐ Verabreichung intravenöser Dauertropfinfusionen
   H ☐ medikamentöse Sedierung

3. **In den ersten Stunden nach der Entbindung:**
   A ☐ muss die Wöchnerin zur Erleichterung der Atmung mit erhöhtem Oberkörper gelagert werden
   B ☐ wird die Wöchnerin in Bauchlage mit gekreuzten Beinen gelagert, damit eventuelle Nachblutungen sofort bemerkt werden
   C ☐ sind die Vitalzeichen in kurzen Abständen zu kontrollieren
   D ☐ muss ein Dauerkatheter gelegt werden

4. **Die Wochenbettgymnastik:**
   A ☐ regt den Stoffwechsel an
   B ☐ dient der Straffung der Beckenboden- und Bauchmuskulatur
   C ☐ darf nach einem Kaiserschnitt nicht durchgeführt werden
   D ☐ kann einen Descensus uteri verursachen
   E ☐ dient der Thromboseprophylaxe

5. **Nach erfolgtem Blasensprung soll die Schwangere:**
   A ☐ unbedingt liegen, denn es besteht die Gefahr des Nabelschnurvorfalles
   B ☐ viel laufen, um die Geburt zu beschleunigen
   C ☐ viel trinken, um den Flüssigkeitsverlust auszugleichen

6. **Physiologische Reflex des Neugeborenen:**
   A ☐ Saugreflex
   B ☐ Schluckreflex
   C ☐ Moro-Reflex
   D ☐ Babinski-Reflex

7. **Klassische Symptome der Präeklampsie:**
   A ☐ Blutzuckeranstieg
   B ☐ Hypertonie
   C ☐ Ödeme
   D ☐ EKG-Veränderungen
   E ☐ Proteinurie

8. **Bei welchen Kindslagen ist eine Spontangeburt unmöglich:**
   A ☐ Hinterhauptlage
   B ☐ Querlage
   C ☐ Gesichtslage
   D ☐ Schräglage
   E ☐ Steißlage

9. **Ursachen von Fehlgeburten:**
   A ☐ schwere mütterliche Infektionen und Erkrankungen
   B ☐ Fehlbildungen der Plazenta
   C ☐ Sterilität

10. **Das Entstehen einer Mastitis puerperalis wird begünstigt durch:**
    A ☐ Milchstauung
    B ☐ Rhagadenbildung an der Brustwarze und am Warzenvorhof
    C ☐ zu frühes Anlegen des Säuglings
    D ☐ vollständige Entleerung der Brust

11. **Charakteristisches Symptom der puerperalen Infektion:**
    A ☐ Anurie
    B ☐ übelriechende Lochien
    C ☐ Kreuzschmerzen
    D ☐ erhöhte BSG
    E ☐ Brennen beim Wasserlassen

12. **Die Dauer des Wochenbettes beträgt nach der Entbindung:**
    A ☐ 7 - 10 Tage
    B ☐ 2 - 4 Wochen
    C ☐ 6 - 8 Wochen

13. **Als "Lochien" bezeichnet man:**
    A ☐ die Symptome bei der Gonorrhö
    B ☐ den normalen Wochenfluss
    C ☐ die erste Menstruation nach der Entbindung
    D ☐ die Symptome beim Uteruskarzinom

14. **Eine Zervixinsuffizienz:**
    A ☐ ist eine Verschlussschwäche des Gebärmutterhalses
    B ☐ wird in der Schwangerschaft durch Cerclage behandelt
    C ☐ wird durch eine Konisation behandelt
    D ☐ kann zu Spätaborten führen

---

1 A, B, C
2 A, D, F, G, H
3 C
4 A, B, E
5 A
6 A, B, C
7 B, C, E
8 B, D
9 A, B
10 A, B
11 B
12 C
13 B
14 A, B, D

15. **Der wahrscheinliche Geburtstermin eines Kindes wird nach der Naegele-Regel errechnet:**
    A ☐ vom Zeitpunkt des Geschlechtsverkehrs an
    B ☐ vom Zeitpunkt der Vereinigung von Ei und Samenzelle an
    C ☐ vom ersten Tag der letzten Menstruation an

16. **Das Fruchtwasser:**
    A ☐ dient als Temperaturausgleich
    B ☐ dient als Schutz gegen Traumen
    C ☐ ist die einzige Nahrungsquelle des ungeborenen Kindes
    D ☐ spielt bei der Geburt eine entscheidende Rolle

17. **Unter einer protrahierten Geburt versteht man eine:**
    A ☐ vorzeitig eingeleitete Geburt
    B ☐ Sturzgeburt
    C ☐ Übertragung des Kindes
    D ☐ verzögerte, lang andauernde Geburt
    E ☐ Geburt durch Kaiserschnitt

18. **Neugeborene mit einem Geburtsgewicht von 2500 g und darunter werden bezeichnet als:**
    A ☐ Fehlgeburt
    B ☐ Mangelgeburt
    C ☐ Riesenkinder
    D ☐ reife Kinder

19. **Als Fehlgeburt bezeichnet man:**
    A ☐ eine Unterbrechung der Schwangerschaft
    B ☐ die Ausstoßung der Frucht innerhalb der ersten 28 Wochen
    C ☐ ein Kind, das während der Geburt stirbt
    D ☐ ein Risikokind

20. **Die normale Farbe des Fruchtwassers ist:**
    A ☐ rötlich
    B ☐ bräunlich
    C ☐ grauweißlich
    D ☐ grünlich

21. **Extrauteringravidität ist eine:**
    A ☐ Schwangerschaft ohne Befruchtung (Scheinschwangerschaft)
    B ☐ Eileiterschwangerschaft
    C ☐ Frühgeburt
    D ☐ Schnittentbindung

22. **Mit Hilfe der Kardiotokographie:**
    A ☐ wird nur der kindliche Herzschall aufgezeichnet
    B ☐ werden die Wehentätigkeit des mütterlichen Uterus und die kindlichen Herzaktionen dargestellt
    C ☐ wird die mütterliche Herzaktion aufgezeichnet

23. **Die Lebensfrische des Neugeborenen wird nach dem Apgar-Schema bewertet, das u.a. folgende Kriterien enthält:**
    A ☐ Atmung
    B ☐ Muskeltonus
    C ☐ Herzschlag
    D ☐ Größe
    E ☐ Gewicht
    F ☐ Patellarsehnenreflex

24. **Gefahren eines vorzeitigen Blasensprungs sind:**
    A ☐ Frühgeburt
    B ☐ Nabelschnurvorfall
    C ☐ Plazentainsuffizienz
    D ☐ aszendierende Infektion

25. **Physiologische Reflexe des Neugeborenen:**
    A ☐ Saugreflex
    B ☐ Schluckreflex
    C ☐ Moro-Reflex
    D ☐ Babinski-Reflex

26. **Gestosen:**
    A ☐ sind durch die Schwangerschaft bedingte Krankheitszustände
    B ☐ sind schwangerschaftsunabhängige Erkrankungen
    C ☐ treten nur in der Frühschwangerschaft auf

27. **Mit dem Ultraschallgerät kann man die kindlichen Herztöne (erstmals) hören:**
    A ☐ etwa nach der 16. - 18. Schwangerschaftswoche
    B ☐ etwa nach der 10. - 12. Schwangerschaftswoche

28. **Maßnahmen der Thromboseprophylaxe im Wochenbett:**
    A ☐ vitaminreiche Kost
    B ☐ erhöhte Flüssigkeitszufuhr
    C ☐ frühes Aufstehen nach der Entbindung
    D ☐ strenge Bettruhe
    E ☐ Wickeln der Beine

29. **Maßnahmen der Thromboseprophylaxe im Wochenbett:**
    A ☐ vitaminreiche Kost
    B ☐ erhöhte Flüssigkeitszufuhr
    C ☐ frühes Aufstehen nach der Entbindung
    D ☐ strenge Bettruhe
    E ☐ Wickeln der Beine

30. **Kennzeichen einer reifen Frucht:**
    A ☐ Fingernägel überragen nicht die Fingerkuppen
    B ☐ Gewicht 2900 - 3600 g
    C ☐ Körperlänge 35 - 45 cm

---

15 C
16 A, B
17 D
18 B
19 B
20 C
21 B
22 B
23 A, B, C
24 A, B, D
25 A, B, C
26 A
27 B
28 C, E
29 C, E
30 B

Repetitorium XI
Arzneimittelkunde

XI.1 Allgemeine Einführung

Arzneimittel
- Syn.: Medikamente, Pharmaka
- synthetisierte, pflanzliche oder tierische Stoffe, die zur Diagnostik oder Therapie gemäß Arzneimittelgesetz beim Menschen oder Tier eingesetzt werden

Arzneimittelnamen
chemischer Name
- enthält die genaue chemische Bezeichnung der im Medikament enthaltenen Substanz

Freiname
- Arzneimittelspezialitäten (Fertigarzneimittel), die nicht durch ein eingetragenes Warenzeichen geschützt sind; sie werden auch als Generica bezeichnet

Handelsname
- Arzneimittelspezialitäten (Fertigarzneimittel), deren Handelsname geschützt ist
- der Handelsname wird durch ein ® (Registered Trademark) kenntlich gemacht
- eine neue Zusammensetzung eines Präparates wird patentrechtlich für 20 Jahre geschützt
- danach kann es als Generica auch von anderen Firmen hergestellt und unter einem Freinamen vertrieben werden

Arzneimittelspezialität
- Syn.: Arzneimittelpräparat, Fertigarzneimittel
- von der Pharmaindustrie hergestellte Medikamente, die unter einem Freinamen oder Handelsnamen vertrieben werden
- alle Medikamente werden mit Namen, Zusammensetzung, Wirkung, Nebenwirkung, Dosierung etc. z.B. in der "Roten Liste" veröffentlicht

spezielle Arzneimittelbezeichnungen
compositum
- Zusatz zu Arzneimitteln, die aus mehreren Bestandteilen zusammengesetzt sind (z.B. Buscopan comp.)

depot
- Zusatz zu Arzneimitteln, die gewisse Stoffe enthalten (z.B. Protamin, Zink) oder in kristalliner Form vorliegen; dadurch werden die Arzneistoffe langsam und allmählich vom Körper aufgenommen und die Wirkung wird über Stunden bis Tage ausgedehnt (z.B. Depot-Insulin)

retard (long-lang)
- Zusatz zu Arzneimitteln, die durch verschiedene Schichtungen und Ummantelungen ein verzögertes Freisetzen des Arzneistoffes ermöglichen und so eine Verlängerung der Wirkung erzielen, z.b. durch Schutzschichten mit verschiedenen Zerfallszeiten oder magensaftresistente Überzüge, die erst vom Dünndarmsaft aufgelöst werden (z.B. Isoket-retard, Insulin-retard)

forte
- Zusatz zu Arzneimitteln, die eine verstärkte Wirkung zeigen; meist sind die Präparate auch mit Normalwirkung erhältlich (z.B. Lipostabil-Kps. und Lipostabil-forte Kps.)

S
- Bezeichnung für "Spezial"; für Medikamente mit spezieller Indikation oder spezieller Wirkung (z.B. Dolantin-S)

mite
- Arzneimittel mit veränderter Wirkungssubstanz; milde Wirkung (z.B. Paractol-mite)

pro infantibus
- Bezeichnung für kinderspezifische Pharmapräparate

protahiert
- Zusatz zu Arzneimitteln, die über eine verzögerte oder verlängerte Wirkstoffabgabe verfügen

simplex
- Bezeichnung für einfache "Wirkstoffzusammensetzung (einfache Wirkung)

cum
- Zusatz zu Arzneimitteln, die einen zusätzlichen Wirkstoff enthalten (z.B. Solu vetan cum Belladonna)

Arzneimittelverkauf
- wird geregelt durch das Arzneimittelgesetz

freiverkäufliche Arzneimittel
- z.B. Tee, Vitamine, Mineralien
- können unkontrolliert von jedem in Apotheken, Drogerien, Supermärkten etc. gekauft werden

apothekenpflichtige Arzneimittel
- z.B. leichte Schmerzmittel, Schlafmittel, Beruhigungsmittel
- können nur in Apotheken gekauft werden

verschreibungspflichtige Arzneimittel (rezeptpflichtige)
- z.B. Antibiotika, Hormone
- können nur in Apotheken gegen Vorlage einer ärztlichen Verordnung (Rezept) abgegeben werden

Betäubungsmittel
- z.B. Morphium
- werden nur gegen Vorlage einer ärztlichen Betäubungsmittelverordnung in vorgeschriebenen Höchstmengen abgegeben

Arzneimittel - Aufbewahrung
- richtet sich nach der Medikamentenzahl und den räumlichen Möglichkeiten
- grundsätzlich sind Arzneimittel in abschließbaren Schränken und einsehbaren Räumlichkeiten aufzubewahren
- Trennung in "äußerlich" und "innerlich" anzuwendende Mittel
- alle stärker wirkenden Mittel evtl. in einem besonderen Fach aufbewahren (z.B. Schlafmittel, starke Schmerzmittel)

vor Licht zu schützen sind
- Mittel, die sich bei Licht zersetzen, verfärben oder ihre Wirksamkeit verlieren (z.B. Tinkturen, Extrakte, Äther, Wasserstoffsuperoxid, Kaliumpermanganat, Suprarenin)
  - werden in dunklen Flaschen geliefert

gut zu verschließen sind
- Mittel, die flüchtige, wasseranziehende oder stark duftende Stoffe und Verbindungen enthalten und durch Konzentrierung eine zu starke Wirkung entfalten würden (z.B. Tinkturen, Extrakte, Zubereitungen mit Alkohol, Mittel mit ätherischen Ölen)

trocken zu lagern sind
- Mittel, die aus Pulver oder Kristallen bestehen (Tabletten, Puder)
  - sie zerfallen, schimmeln oder ziehen Feuchtigkeit an - hygroskopische Wirkung (z.B. Puder, Brausetabletten)

Aufbewahrungstemperaturen
- unter 20 Grad Celsius (= vor Wärme geschützt), z.B. Mittel, die ihre Konsistenz verändern, Kristalle bilden oder bei höheren Temperaturen entflammen können (Suppositorien, Lösungen, Benzin, Äther)
- 6-15 Grad Celsius (= Kühllagerung), z.B. ätherische Öle, Fette, Salben
- 2-6 Grad Celsius (= Kühlschranklagerung), z.B. Blutkonserven, Sera, Hormone, Insuline (die Präparate dürfen nicht gefrieren)
- 0 bis minus 15 Grad Celsius (= Tiefkühllagerung), z.B. Harnstoffinfusionen, bestimmte Sera (Polio)

Arzneimittelverfallsdatum
- Verfallsdatum und Chargennummer zeigen das Alter des Mittels an
- Verfallsdaten sind nur bei Medikamenten aufgedruckt, die weniger als drei Jahre haltbar sind (z.B. Antibiotika, Insuline)
- die aufgedruckte Chargennummer ist verschlüsselt (Codelösung durch Apotheke möglich)

- alle Mittel sind in regelmäßigen Abständen auf Verfallszeiten durchzusehen
- Verfallene Mittel zur Apotheke geben
- wenig benötigte Mittel der Apotheke zum anderweitigen Gebrauch anbieten
- alle Packungen und Behälter auf Undichtigkeit und mechanische Schäden kontrollieren

Veränderungen im Aussehen
- z.B. Farbveränderungen, Substanztrennungen, Verfärbungen, Auskristallisierungen, Eintrocknungen

Veränderungen im Geruch
- z.B. ranzige Salben, vergorener Sirup

Veränderungen in der Menge
- z.B. Verflüchtigung bei Tinkturen, Eintrocknung bei Salben

XI.2 Arzneimittelformen

Aerosole
- Lösungen zur künstlichen Vernebelung (z.B. Inhalationen)

Ampullen, Infusionsflaschen
- sterilisierte Arzneimittellösungen zur Injektion oder Infusion

Arzneimittelspezialitäten
- von der pharmazeutischen Industrie hergestellte Arzneimittel (immer gleiche Konzentration und Zusammensetzung)

Balsame
- dickflüssige Gemische aus Harzen und ätherischen Ölen (z.B. Perubalsam)

Dragees
- Tabletten oder Pillen mit einem Zuckerüberguss

Emulsionen
- milchähnliche Arzneimittelzubereitungen aus zwei oder mehreren Flüssigkeiten, die ineinander nicht löslich sind (z.B. Öl in Wasser)

Extrakte (Extracta)
- konzentrierte Auszüge aus Arzneipflanzen in verschiedenen Eindickungsgraden (dünn, dick, trocken)

Granulate (Granula)
- kleinkörnige Arzneimittelzubereitungen aus Pulver oder Pulvermischungen

Kapseln (Capsulae)
- erbsen- bis bohnengroße, elastische Gelantinekapseln zur Umhüllung von Arzneimitteln mit unangenehmem Geschmack oder zur gezielten Wirkstoff-Freisetzung im Darmtrakt = "magensaftresistent" (z.B. zur oralen, rektalen oder vaginalen Anwendung)

Lösungen (Solutiones)
- gleichmäßige Auflösung einer oder mehrerer fester Arzneisubstanzen (z.B. Salze) in einer

Flüssigkeit (z.B. Augentropfen, Hustentropfen, Kampferspiritus = alkoholische Lösung, essigsaure Tonerde = Liquor)

Mixturen (Mixturae), **Suspensionen**
- Mischung löslicher und unlöslicher Arzneimittelsubstanzen in einer Flüssigkeit - trübe Arzneimischungen mit Bodensatz (z.B. Mixtura solvens, Mixtura pepsini, Schüttelmixturen), "vor Gebrauch schütteln"

Pastillen
- tablettenähnliche, flache, viereckige oder sechseckige Scheiben zur lokalen Applikation von Wirkstoffen auf den Schleimhäuten des Rachens (z.B. Lutschpastillen oder Linguetten)

Pillen (Pilulae)
- kleine, meist kugelförmige Arzneimittelzubereitungen (aus halbfeuchter Grundsubstanz) zur oralen Applikation (frisch zubereitet nach individueller Anweisung des Arztes)

Puder
- zur äußerlichen Anwendung (Haut oder Wunden) in besonders feiner und gleichmäßiger Ausführung

Pulver
- feinst zerkleinerte Arzneisubstanzen als abgeteilte Pulver oder Pulvermischungen (z.B. Magenpulver)

Salben (Unguenta), **Creme, Pasten, Gel**
- streichbare Zubereitungen aus Salbengrundmasse (z.B. Vaseline, Glyzerin) und Arzneisubstanzen zum Auftragen oder Einreiben; Pasten haben einen größeren Anteil an pulverförmigen Arzneistoffen; Gel hat einen größeren Wasseranteil = kühlende Wirkung

Sirupe
- dickflüssige Zuckerlösungen mit festen oder flüssigen Arzneimittelzusätzen (z.B. Hustensaft)

Stäbchen (Styli)
- wenige mm lange, aus dem Arzneistoff gepresste Stäbchen zur lokalen Anwendung in Wunden und Fistelgängen

Tabletten
- pulverförmige, gepresste Arzneisubstanzen, die eine genaue Dosierung gestalten (z.B. Filmtabletten mit Lacküberzug, Manteltabletten und Schichttabletten ermöglichen die verzögerte Freisetzung unterschiedlicher oder miteinander unverträglicher Arzneistoffe)

Teemischungen (Species)
- zerkleinerte, zerhackte oder pastenförmige Blätter-, Blüten-, Wurzel-, Früchte- oder Samenzubereitungen aus Arzneipflanzen

Tinkturen (Tincturae)
- alkoholische Auszüge aus Arzneipflanzen (z.B. Baldrian-Tinktur, Belladonna-Tinktur)

Zäpfchen (Suppositorien), **Ovula**
- feste, länglich-kegelförmige Arzneimittelzubereitungen aus Grundsubstanzen (z.B. Kakaobutter, Glyzerin, Lanolin) und Wirkstoffsubstanzen zur rektalen oder vaginalen Applikation (schmelzen bei Körpertemperatur)

XI.3 Arzneimittelapplikation

Applikationsformen

i.v.
- in die Vene zu spritzen = intravenös

i.m.
- in den Muskel zu spritzen = intramuskulär

s.c.
- unter die Haut zu spritzen = subkutan

i.c.
- in die Haut zu spritzen = intrakutan

i.a.
- in die Arterie zu spritzen = intraarteriell

i.v.-Infusion
- als Dauertropf in die Vene zu infundieren

intraartikulär
- in das Gelenk zu spritzen

periartikulär
- in die Umgebung des Gelenkes zu spritzen

intralumbal
- in den Rückenmarkkanal zu spritzen

intrapleural
- in die Pleurahöhle zu instillieren

intraperitoneal
- in die Bauchhöhle zu instillieren

instillieren
- in eine Höhle einfüllen (z.B. Blase, Abszesshöhle)

infiltrieren
- in ein Gewebe einbringen (z.B. bei Lokalanästetika)

oral
- zu schlucken

buccal
- in der Wangentasche zergehen lassen

lingual
- auf der Zunge zergehen lassen

sublingual
- unter der Zunge zergehen lassen

parenteral
- unter Umgehung des Magen-Darm-Kanales

rektal
- in den After einführen

Zufuhr von Arzneimitteln

lokale Zufuhr
- Arzneimittel wird direkt am Wirkungsort zugeführt (z.B. Salben, Augentropfen, Gurgellösung, Inhalationsspray)
- am Wirkungsort wird eine hohe Konzentration des Arzneimittels erzielt

- der übrige Körper wird durch Wirkungen und Nebenwirkungen nicht oder kaum beeinträchtigt

systemische Zufuhr
- Zufuhr erfolgt enteral (über den Magen-Darm-Trakt) in Form von Tabletten, Tropfen Zäpfchen oder Saft und parenteral (unter Umgehung des Magen-Darm-Traktes) in Form von Injektionen und Infusionen
- Arzneimittel wird auf dem Blutweg im ganzen Körper verteilt
- Wirkungen und Nebenwirkungen treten überall auf

Verabreichungszeitpunkt

- Verabreichungszeitpunkt, Verabreichungsart und Dosierung nur nach ärztlicher Anordnung

morgens nüchtern
- salinische Abführmittel und Rollkuren

vor den Mahlzeiten
- Mittel zur Appetitförderung (ca. 15 Min. vor der Nahrungsaufnahme)

während der Mahlzeiten
- Mittel zur Verdauungsförderung und Eisenpräparate

nach den Mahlzeiten
- alle Mittel, wenn keine besonderen Anwendungsvorschriften bestehen

30-60 Minuten vor dem Schlafen
- Schlaf-, Beruhigungs- und langsam wirkende Abführmittel

Verabreichungshinweise

Tabletten
- entweder im Einnehmegläschen auflösen oder mit Wasser oder Saft einnehmen lassen (Reste im Glas nochmals lösen und trinken lassen)

Brausetabletten
- im Wasserglas in Wasser auflösen

Pillen, Dragees
- werden unzerkaut eingenommen

Filmtabletten, Manteltabletten, Kapseln
- werden unzerkaut eingenommen

Schlafmittel, Schmerzmittel
- von der Einnahme überzeugen (Suizidgefahr) evtl. auflösen

Tropfen
- unmittelbar vor der Verabreichung in Einnehmegläschen füllen und mit Wasser verdünnen

Pulver
- im Glas mit Wasser anrühren

Mixturen
- vor Gebrauch schütteln und in graduierte Einnehmegläschen füllen

Suppositorien (rektale Verabreichung)
- werden mittels Zellstoff, Fingerling oder Applikator bis hinter den Schließmuskel eingeführt (Handschuhe anziehen)

Ovula (vaginale Verabreichung)
- werden mittels Applikator eingeführt (Handschuhe anziehen)

Augensalbe
- in den Bindehautsack einstreichen oder am Lidrand auftragen (verwendete Spezialtube nur für einen Patienten benutzen - Infektion), durch Lid- und Augenbewegungen verteilen

Augentropfen
- körperwarm in den Bindehautsack einträufeln (Auge nicht mit Pipette berühren), durch Lid- und Augenbewegungen verteilen

Ohrentropfen
- körperwarm in den Gehörgang träufeln und Ohrenverschluss mit Watte, evtl. auch getränkten Gazestreifen oder angefeuchtete Watte in den Gehörgang einlegen

Nasentropfen, Nasensalbe
- in die gereinigten Nasenöffnungen einführen bzw. einträufeln und durch leichtes Massieren von außen verteilen (bei Verwendung von Nasensprays - je einen Sprayst oß in jede Nasenöffnung)

Salben, Creme, Pasten
- mit Einmalspatel (nur einmal benutzen) den Gefäßen entnehmen (beim Auftragen Handschuhe anziehen)

Patienteninformation

- Medikamente nie wortlos verabreichen
- evtl. ermunternden Zuspruch (bei unangenehmem Geschmack oder großer Zahl einzunehmender Medikamente)
- auf bestimmte, sofort eintretende Wirkungen hinweisen (z.B. trockene Mundschleimhaut, Übelkeit, Schwitzen, Herzklopfen)

auf Nebenwirkungen achten

- Allergien (Hautausschläge, Fieber, Ödeme, Schock)
- Blutungen (Schleimhaut, Darm, Nieren)
- psychische Veränderungen (Stimmungslage)
- Durchfälle - Verstopfungen
- Übelkeit (Erbrechen)
- Kreislaufstörungen (Bradykardie, Tachykardie, Hypertonie, Hypotonie, Herzrhythmusstörungen, Nierenversagen)
- Atemdepressionen

Testfragen

1. **Arzneimittelspezialitäten sind:**
   A ❏ Arzneimittel, die industriell hergestellt werden
   B ❏ Arzneimittel, die nach Rezept speziell für einen Patienten hergestellt werden

2. **Analgetika sind:**
   A ❏ zellwachstumshemmende Medikamente
   B ❏ blutstillende Mittel
   C ❏ verdauungsfördernde Medikamente
   D ❏ schmerzstillende Medikamente

3. **Enteral verabreicht werden:**
   A ❏ Klistiere
   B ❏ Sirup
   C ❏ Infusionen
   D ❏ Suppositorien
   E ❏ Injektionen
   F ❏ Tabletten

4. **Ein Kataplasma ist:**
   A ❏ ein Tee-Extrakt
   B ❏ ein heißer Breiumschlag
   C ❏ ein Plasmaexpander
   D ❏ eine Infusionslösung

5. **Warum wird Insulin nicht oral verabreicht:**
   A ❏ es reizt die Schleimhäute des Verdauungstraktes
   B ❏ es wandelt im Verdauungstrakt Monosaccharide in Polysaccharide um
   C ❏ es wird durch Verdauungsfermente inaktiv

6. **Unter Mazerat versteht man:**
   A ❏ eine Durchseihung
   B ❏ eine Abkochung
   C ❏ einen mit Lösungsmitteln bei Zimmertemperatur gewonnenen Drogenauszug
   D ❏ einen mit Lösungsmitteln bei 40° Celsius gewonnenen Drogenauszug

7. **Was bedeutet der Zusatz "retard":**
   A ❏ eine Verstärkung der Wirkung
   B ❏ eine Verzögerung der Wirkung
   C ❏ das Medikament ist verschreibungspflichtig

8. **Antipyretika sind:**
   A ❏ schmerzstillende Medikamente
   B ❏ fiebersenkende Medikamente
   C ❏ entzündungshemmende Medikamente

9. **Die Bezeichnung "pro infantibus" bedeutet:**
   A ❏ Medikamente im klinischen Versuch
   B ❏ Medikamente für intubierte Patienten
   C ❏ für Kinder
   D ❏ nicht für Kinder

10. **Die Bezeichnung ad 100 g bedeutet:**
    A ❏ Höchsteinzeldosis 100 g
    B ❏ auf 100 g auffüllen
    C ❏ Höchsttagesdosis 100 g

11. **Ein Granulat ist:**
    A ❏ ein Arzneimittel, das nur bedingt angewandt werden darf
    B ❏ ein zusammengekittetes Aggregat von Pulverpartikeln
    C ❏ ein verdauungsförderndes Mittel
    D ❏ eine die Granulation fördernde Salbe

12. **Welche Arzneimittel beeinträchtigen die Fahrtüchtigkeit:**
    A ❏ Ovulationshemmer
    B ❏ Antikoagulanzien
    C ❏ Antihistaminika
    D ❏ Psychopharmaka

13. **Was ist ein spezifischer Antagonismus:**
    A ❏ eine chemische Vergiftung durch eine Substanz
    B ❏ zwei Substanzen greifen im Konkurrenzkampf am gleichen Rezeptor an

14. **Parenteral verabreicht werden:**
    A ❏ Infusionen
    B ❏ Suppositoren
    C ❏ Dragees
    D ❏ Injektionen

15. **Welche Kochsalzlösung ist physiologisch:**
    A ❏ 0,3 %ige
    B ❏ 3 %ige
    C ❏ 0,5 %ige
    D ❏ 5 %ige
    E ❏ 0,9 %ige
    F ❏ 9 %ige

16. **Die Bezeichnung "forte" bedeutet:**
    A ❏ verzögerte Wirkung
    B ❏ schnelle Aufnahme in den Körper
    C ❏ einfache Anwendung
    D ❏ verstärkte Wirkung

17. **Was bedeutet die Chargennummer:**
    A ❏ Rezept-Nummer
    B ❏ Registriernummer des Bundesgesundheitsamtes
    C ❏ Produktionsnummer des Arzneimittels (Herstellungsnummer)
    D ❏ Ordnungsnummer der "Roten Liste"

18. **Folgende Mittel können zur Sucht führen:**
    A ❏ Insulin
    B ❏ Hypnotika
    C ❏ Analgetika
    D ❏ Antibiotika
    E ❏ Opiate

---

1 A
2 D
3 A, B, D, F
4 B
5 C
6 C
7 B
8 B
9 C
10 B
11 B
12 C, D
13 B
14 A, D
15 E
16 D
17 C
18 B, C, E

19. Rezepturen sind:
    A ❑ Arzneimittel in abgabefertigen Packungen
    B ❑ Arzneimittel, die in der Fabrik hergestellt werden
    C ❑ Arzneimittel, die in der Apotheke auf ärztliche Anweisung hergestellt werden
    D ❑ nur rezeptpflichtige Arzneimittel

20. Therapeutische Breite:
    A ❑ ist ein Breitspektrum-Antibiotikum
    B ❑ ist der Abstand zwischen der minimalen wirksamen Dosis und der Dosis, bei der die ersten toxischen Nebenwirkungen zu erwarten sind
    C ❑ gibt die Dosierung eines Medikamentes an, bei der mit Sicherheit keine Nebenwirkungen auftreten
    D ❑ gibt den Zeitraum der Wirkung an
    E ❑ ist eine Sammelbezeichnung von Erkrankungen, bei denen ein bestimmtes Medikament wirkt

21. Diaphoretika sind:
    A ❑ entzündungshemmende Mittel
    B ❑ schweißtreibende Mittel
    C ❑ belebende Mittel

22. Kumulation bedeutet:
    A ❑ Anreicherung eines Medikamentes im Organismus, wenn pro Zeiteinheit mehr Substanz zugeführt wird als in derselben Zeit ausgeschieden wird
    B ❑ Anreicherung eines Medikamentes in einem bestimmten Organ
    C ❑ Steigerung der Wirkung eines Medikamentes durch ein zweites Medikament

23. Antikoagulanzien werden eingesetzt:
    A ❑ zur Auflösung von Thromben
    B ❑ bei Hämophilie
    C ❑ zur Vorbeugung einer Thrombose

24. Welche Medikamente werden nicht oral verabreicht:
    A ❑ Digitalis
    B ❑ Sulfonamide
    C ❑ Insulin
    D ❑ Ovulationshemmer
    E ❑ Heparin

25. Unter Abusus versteht man:
    A ❑ ein Alkoholentwöhnungsmittel
    B ❑ einen Medikamentenmissbrauch
    C ❑ eine Behandlung mit Scheinmedikamenten
    D ❑ eine Art der Arzneimittelherstellung

26. Zeichen einer Überdosierung von Morphium sind:
    A ❑ Bradypnoe, Miosis, tiefer Schlaf,
    B ❑ Transpiration, Tachypnoe, tiefer Schlaf
    C ❑ Bradykardie, weite Pupillen, erhöhter Muskeltonus

27. Insulin bewirkt:
    A ❑ Blutzuckersteigerung
    B ❑ Blutzuckersenkung
    C ❑ Steigerung der Zellpermeabilität für Glukose
    D ❑ verminderte Glykogenbildung in der Leber

28. Die Resorptionsgeschwindigkeit eines intramuskulär oder subkutan verabreichten Medikamentes ist abhängig:
    A ❑ von der Durchblutung des Gewebes der Injektionsstelle
    B ❑ von der Funktionsfähigkeit der Leber
    C ❑ vom Körpergewicht des Patienten

29. Die Marcumarwirkung wird aufgehoben durch die Gabe von:
    A ❑ Calcium
    B ❑ Vitamin K
    C ❑ Vitamin A
    D ❑ Kalium
    E ❑ Bicarbonat

30. Analeptika sind:
    A ❑ Medikamente zur Behandlung der Epilepsie
    B ❑ belebende Medikamente
    C ❑ beruhigende Medikamente

31. Die Gabe von Atropin bewirkt:
    A ❑ eine verminderte Speichelsekretion
    B ❑ eine verminderte Darmperistaltik
    C ❑ eine Pupillenverengung
    D ❑ eine Erschlaffung des Blasenschließmuskels

32. Zytostatika sind:
    A ❑ Medikamente zur Behandlung der Blasenentzündung (Cystitis)
    B ❑ Medikamente, die das Zellwachstum hemmen
    C ❑ zellwachstumsfördernde Medikamente
    D ❑ Medikamente, die eine Nekrosebildung verhindern

33. Unter einer Substitutionstherapie versteht man:
    A ❑ die Verabreichung von gegengeschlechtlichen Hormonen
    B ❑ die Verabreichung von normalerweise im Körper vorhandenen Stoffen
    C ❑ die Verabreichung von radioaktiven Stoffen
    D ❑ die Verabreichung von Psychopharmaka

---

19 C
20 B
21 B
22 A
23 C
24 C, E
25 B
26 A

27 B, C
28 A
29 B
30 B
31 A, B
32 B
33 B

Repetitorium XII
Rechtskunde

XII.1 Allgemeine Rechtskunde

Definitionen

Gesetze
- allgemeine Regeln, die vom Gesetzgeber (Parlament) in schriftlicher Form, für eine unbestimmte Zahl von Personen erlassen und öffentlich bekanntgemacht werden
- der Staat garantiert durch Zwangsmaßnahmen, dass Gesetze befolgt werden und verhängt Strafen bei Verstoß gegen bestehende Gesetze

Verordnung
- Verordnungen werden von der Regierung (Verwaltung) auf der Grundlage von Gesetzen herausgegeben
- Verordnungen sind für eine unbestimmte Zahl von Personen gültig und haben Gesetzeskraft

Satzungen
- Satzungen werden von den Gemeinden zur Regelung eigener Angelegenheiten erlassen
- Satzungen sind für eine unbestimmte Zahl von Personen bindend und haben Gesetzeskraft

Verfügung
- Verfügungen werden, im Rahmen des Ermessensspielraumes den ein Gesetz vorgibt, von der Verwaltung erteilt
- Verfügungen enthalten genaue Anweisungen oder Vorschriften für einen bestimmten Personenkreis

Erlass
- Erlass ist eine Anweisung der übergeordneten Behörde an eine untergeordnete Behörde
- Erlasse sind nur für die betreffende Behörde bestimmt

Zivilrecht (auch Privatrecht)
- alle Rechtsbeziehungen zwischen Bürgern
- es stehen sich rechtlich gleichgestellte Personen gegenüber
- Zivilrecht ist zum größten Teil nachgiebiges Recht, d. h. eine Vorschrift des Gesetzes kann z. B. durch eine abweichende Vertragsklausel ersetzt werden (Vertragsfreiheit)
- niedergeschrieben ist das Zivilrecht z. B. im Bürgerlichen Gesetzbuch (BGB), Handelsgesetzbuch (HGB)

Öffentliches Recht
- alle Rechtsbeziehungen zwischen Bürger und Staat
- der untergeordnete Bürger steht dem übergeordneten Staat rechtlich gegenüber
- Öffentliches Recht ist fast ohne Ausnahme zwingendes Recht
- niedergeschrieben ist das Öffentliche Recht zum Beispiel im Grundgesetz (GG), den Länderverfassungen, dem Strafgesetzbuch (StGB)

Zivilrecht

Das Zivilrecht wird im "Bürgerlichen Gesetzbuch" (BGB) geregelt. Das BGB wird unterteilt in folgende Bücher:
- Erstes Buch: Allgemeiner Teil
- Zweites Buch: Recht der Schuldverhältnisse
- Drittes Buch: Sachenrecht
- Viertes Buch: Familienrecht
- Fünftes Buch: Erbrecht

Allgemeine Definitionen

Rechtsfähigkeit
- § 1 BGB: "Die Rechtsfähigkeit des Menschen beginnt mit der Vollendung der Geburt."
- das heißt: Mit dem Zeitpunkt der vollendeten Geburt sind jedem Menschen Rechte und Pflichten verliehen bis hin zu seinem Tod

Geschäftsfähigkeit
- unter Geschäftsfähigkeit versteht man die Fähigkeit eines Menschen, durch die wirksame Willenserklärung Rechtswirkungen hervorzurufen, das heißt z.B. Kauf- oder Arbeitsverträge rechtswirksam abzuschließen, ein Darlehn aufzunehmen, eine Wohnung zu mieten
- geschäftsfähig ist grundsätzlich jeder, der nicht beschränkt geschäftsfähig oder gar geschäftsunfähig ist

beschränkte Geschäftsfähigkeit
- beschränkt geschäftsfähig ist, wer das siebte, aber nicht das achtzehnte Lebensjahr vollendet hat; der beschränkt Geschäftsfähige benötigt in der Regel beim Abschluss von Rechtsgeschäften die Einwilligung des gesetzlichen Vertreters; ein Minderjähriger kann jedoch ohne Einwilligung der Eltern mit seinem Taschengeld Geschäfte ausführen (Taschengeldparagraph)

Geschäftsunfähigkeit
- geschäftsunfähig ist:
  1. wer nicht das siebente Lebensjahr vollendet hat

2. wer sich in einem die freie Willensbestimmung ausschließenden Zustande krankhafter Störung der Geistestätigkeit befindet, sofern nicht der Zustand seiner Natur nach ein vorübergehender ist
- die Willenserklärung eines Geschäftsunfähigen ist nichtig

Deliktsfähigkeit
- unter Deliktsfähigkeit versteht man die Fähigkeit eines Menschen, für ein rechtswidriges Verhalten zivilrechtlich bzw. strafrechtlich Verantwortung zu tragen
- deliktsfähig ist grundsätzlich jeder, der nicht beschränkt deliktsfähig oder gar deliktsunfähig ist

beschränkte Deliktsfähigkeit
- beschränkt deliktsfähig ist, wer das siebte, aber noch nicht das achtzehnte Lebensjahr vollendet hat

Deliktsunfähigkeit
- deliktsunfähig ist:
  1. wer nicht das siebente Lebensjahr vollendet hat
  2. wer sich im Zustande der Bewusstlosigkeit oder in einem die freie Willensbestimmung ausschließenden Zustande krankhafter Störung der Geistestätigkeit befindet (wer sich durch Alkohol oder ähnliche Mittel in einen solchen Zustand versetzt hat, ist in gleicher Weise verantwortlich, wie wenn ihm Fahrlässigkeit zur Last fiele)

Rechtsstellung in den einzelnen Altersstufen
- mit Vollendung der Lebendgeburt = rechtsfähig, geschäftsunfähig, deliktsunfähig
- 6. Lebensjahr = schulpflichtig
- 7. Lebensjahr = beschränkt geschäftsfähig, beschränkt deliktsfähig
- 14. Lebensjahr = beschränkt strafrechtlich deliktsfähig; religionsmündig
- 15. Lebensjahr = bedingte Arbeitsbeschäftigung
- 16. Lebensjahr = personalausweispflichtig, Ende der allgemeinen Schulpflicht, Ehefähigkeit, beschränkte Testierfähigkeit, z.T. kommunales Wahlrecht
- 18. Lebensjahr = volljährig, geschäftsfähig, deliktsfähig, aktives Wahlrecht, passives Wahlrecht, ehemündig, wehrpflichtig, straffähig nach dem Jugendstrafrecht
- 21. Lebensjahr = straffähig
- 25. Lebensjahr = Adoptionsrecht, Fähigkeit als Schöffe oder ehrenamtlicher Richter
- 40. Lebensjahr = wählbar als Bundespräsident
- 60. Lebensjahr = vorzeitiges Altersruhegeld für Frauen
- 63. Lebensjahr = vorzeitiges Altersruhegeld für Männer
- 65. Lebensjahr = Altersruhegeld; Pensionierung (Beamte und Richter)
- 70. Lebensjahr = Altersgrenze für Schöffen

Rechtsgeschäfte
zweiseitiges Rechtsgeschäft
- ein zweiseitiges Rechtsgeschäft (Vertrag) kommt zustande, wenn die Vertragspartner zwei übereinstimmende Willenserklärungen äußern

Dienstvertrag regelt:
- die Leistung eines zugesicherten Dienstes
- die vereinbarte Vergütung

Werkvertrag regelt:
- die Herstellung eines versprochenen Werkes, bzw. die Veränderung einer Sache
- die vereinbarte Vergütung

Kaufvertrag regelt:
- die Übergabe einer Sache
- die vereinbarte Vergütung

einseitiges Rechtsgeschäft
- die Willenserklärung einer Person genügt bei einem einseitigen Rechtsgeschäft

nichtiges Rechtsgeschäft
- Verträge, die per Gesetzesregelung von vornherein ungültig sind

Schadensersatz
Wer vorsätzlich oder auch fahrlässig das Leben, den Körper, die Gesundheit, die Freiheit, das Eigentum oder ein sonstiges Recht eines anderen widerrechtlich verletzt, ist dem anderen zum Ersatz des daraus entstehenden Schadens verpflichtet
- jede Handlung oder Unterlassung, die mit dem Bewusstsein geschieht, dass die Handlung für einen anderen schädliche Folgen hat ist *vorsätzlich*
- bei einer *fahrlässigen* Handlung wird die erforderliche Sorgfalt außer Acht gelassen

Voraussetzungen für einen Schadensersatzanspruch
- ein vorweislicher Schaden
- ursächlicher Zusammenhang zwischen Handlung und Schaden (Kausalität)
- eine illegale Schädigung
- fahrlässiges oder vorsätzliches Verschulden

Schadensersatz erfolgt durch
- Wiederherstellung des Zustandes bzw. Wertersatz
- Zahlung eines Schmerzensgeldes

Haftung von Verrichtungsgehilfen
- "Wer einen anderen zu einer Verrichtung bestellt, ist zum Ersatze des Schadens verpflichtet, den der andere in Ausführung der Verrichtung einem Dritten widerrechtlich zufügt. [...]" (§ 831 BGB)
- wer die Aufsichtspflicht über eine Person inne hat, haftet für den Schaden, den diese Dritten widerrechtlich zufügt

Verantwortlichkeit von Bewusstseinsgestörten

- "Wer im Zustande der Bewusstlosigkeit oder in einem die freie Willensbestimmung ausschließenden Zustande krankhafter Störung der Geistestätigkeit einem anderen Schaden zufügt, ist für den Schaden nicht verantwortlich. Hat er sich durch geistige Getränke oder ähnlichen Mittel in einen vorübergehenden Zustand dieser Art versetzt, so ist er für einen Schaden, den er in diesem Zustand widerrechtlich verursacht, in gleicher Weise verantwortlich, wie wenn ihm Fahrlässigkeit zur Last fiele; die Verantwortlichkeit tritt nicht ein, wenn er ohne Verschulden in den Zustand geraten ist." (§ 827 BGB)

Erbrecht

Der Nachlass eines Verstorbenen wird per Testament und/oder per Gesetz geregelt

Erbfolge laut BGB
- Abkömmlinge des Erblassers = Erben der 1. Ordnung
- Eltern des Erblassers und deren Abkömmlinge = Erben der 2. Ordnung
- Großeltern des Erblassers und deren Abkömmlinge = Erben der 3. Ordnung
- Urgroßeltern des Erblassers und deren Abkömmlinge = Erben der 4. Ordnung
- die entfernteren Voreltern des Erblassers und deren Abkömmlinge = Erben der fünften und ferneren Ordnungen

nach der gesetzlichen Erbfolge gilt
- solange ein Verwandter einer vorhergehenden Ordnung vorhanden ist, sind alle Verwandten der nachfolgenden Ordnungen nicht an der Erbschaft beteiligt.

gesetzliche Regelung der Erbschaft der Ehegatten
- Ehegatte erbt neben
  - Verwandten der 1. Ordnung 1/4 des Erbes
  - Verwandten der 2. Ordnung 1/2 des Erbes
  - Verwandten der 3. Ordnung das gesamte Erbe
- Ehe muss zum Zeitpunkt des Todes des Erblassers bestehen

Entscheidend für den Erbteil des Ehegatten ist auch der Güterstand der Ehe:

Zugewinngemeinschaft
- ordentlicher Güterstand
- Erbteil des Ehegatten wird um 1/4 erhöht

Gütergemeinschaft
- es gelten die gesetzlichen Erbregelungen
- Haushaltsgegenstände gehen als Voraus in den Besitz des Ehegatten über

Gütertrennung
- Ehegatte erbt mit den als gesetzliche Erben berufenen Kindern zu gleichen Teilen

Pflichtteil
- ist ein Erbe auf Grund eines Testamentes enterbt worden, so kann er seinen Pflichtteil einklagen
- der Pflichtteil macht die Hälfte des gesetzlichen Erbteils aus

Testamenterrichtung
- ein Testament kann jeder errichten, der sein sechzehntes Lebensjahr vollendet hat, außer er kann wegen krankhafter Störungen der Geistestätigkeit, wegen Geistesschwäche oder wegen Bewusstlosigkeit die Bedeutung seiner Willenserklärungen nicht einsehen (Testierfähigkeit)

Testamentarten
ordentliche Testamente
- eigenhändiges Testament = eigenhändig geschriebenes und unterschriebenes Testament
- öffentliches Testament = beim Notar schriftlich abgegebenes oder mündlich vorgetragenes Testament

außerordentliches Testament
- sind nichtig, wenn der Erblasser nach 3 Monaten noch lebt
- Zeugen bei außerordentlichen Testamenten dürfen nicht im Testament bedacht sein
- Dreizeugentestament = mündliche Erklärung vor drei Zeugen, die schriftlich festgehalten werden muss
- im Einzelnen müssen aufgeschrieben werden:
  - letzter Wille
  - Personalien des Erblassers und der Zeugen
  - Grund für Dreizeugentestament
  - Unterschrift des Erblassers (oder Hinweis auf Unterschriftsunfähigkeit)
  - Unterschrift der Zeugen
- Bürgermeistertestament = wie öffentliches Testament, nur vor dem Bürgermeister mit zwei zusätzlichen Zeugen (bei Unmöglichkeit eines öffentlichen Testamentes)
- Seetestament = wie öffentliches Testament, nur vor dem Kapitän eines deutschen Schiffes außerhalb eines inländischen Hafens mit zwei Zeugen (bei Unmöglichkeit eines öffentlichen Testamentes)

Betreuungsrecht

das Vormundschaftsgericht kann einen Betreuer bestellen:
- für einen Volljährigen, der auf Grund einer psychischen Krankheit oder einer körperlichen, geistigen oder seelischen Behinderung seine Angelegenheiten ganz oder teilweise nicht besorgen kann

- auf Antrag eines Volljährigen, der auf Grund einer körperlichen Behinderung seine Angelegenheiten nicht besorgen kann
- ein Betreuer darf nur für Aufgabenkreise bestellt werden, in denen die Betreuung erforderlich ist
- die Betreuung ist aufzuheben, wenn ihre Voraussetzungen wegfallen

zum Betreuer kann bestellt werden
- ehrenamtliche Betreuer
- Mitarbeiter eines anerkannten Betreuungsvereins
- Mitarbeiter einer Betreuungsbehörde

Der Betreute kann Vorschläge zur Person des Betreuers machen.

Aufgaben des Betreuers
- der Betreuer hat die Angelegenheiten des Betreuten so zu besorgen, wie es dessen Wohl entspricht (zum Wohl des Betreuten gehört auch die Möglichkeit, im Rahmen seiner Fähigkeiten sein Leben nach seinen eigenen Wünschen und Vorstellungen zu gestalten)
- der Betreuer hat Wünsche des Betreuten zu entsprechen
- der Betreuer hat alle wichtigen Angelegenheiten vorher mit dem Betreuten zu besprechen
- freiheitsentziehende Maßnahmen sind nur mit Genehmigung des Vormundschaftsgerichtes zulässig

Strafrecht

Definitionen

Straftat
- eine Straftat ist jedes Verhalten, das den Tatbestand eines Strafgesetzes erfüllt, rechtswidrig und schuldhaft ist
- jede Handlung, die es unterlässt einen Tatbestand eines Strafgesetzes zu verhindern, ist eine Straftat (z.B. unterlassene Hilfeleistung)

tatbestandsmäßig
- eine Tat ist tatbestandsmäßig, wenn sie mit allen im Strafgesetz festgelegten Tatbestandsmerkmalen übereinstimmt

rechtswidrig
- eine Tat ist rechtswidrig, wenn sie durch keine Rechtsgründe gerechtfertigt werden kann (z.B. Notwehr)

schuldhaft
- eine Tat ist nur dann schuldhaft, wenn der Täter für sein Verhalten zur Verantwortung gezogen werden kann

Verbrechen
- ist eine Straftat, die mit mindestens einem Jahr Freiheitsstrafe geahndet wird

Vergehen
- ist eine Straftat, die mit geringer Freiheitsstrafe oder Geldstrafe geahndet wird

vorsätzlich
- Vorsatz ist jede Handlung oder Unterlassung, die mit dem Bewusstsein geschieht, dass die Handlung für einen anderen schädliche Folgen hat

fahrlässig
- bei einer fahrlässigen Handlung wird die erforderliche Sorgfalt außer Acht gelassen

für eine Tat kann bestraft werden
- derjenige, der die Tat begeht
- derjenige, der die Tat durch einen anderen begehen lässt
- bei gemeinschaftlicher Tat durch mehrere, jeder der Beteiligten (Mittäterschaft)
- derjenige, der andere zu einer Tat anstiftet
- derjenige, der vorsätzlich Beihilfe zur Tat leistet

Schweigepflicht
- Ärzte und Angehörige der Pflegeberufe unterliegen der Schweigepflicht
- Geheimnisse, die einer Pflegeperson in der Ausübung ihrer Tätigkeit anvertraut werden, sind zu schützen

der Schweigepflicht unterliegen
- alle Angaben über das Krankheitsbild
- alle Angaben über familiäre Tatsachen
- alle Angaben über wirtschaftliche Tatsachen
- Drittgeheimnis (z.B. Tatsache über einen Familienangehörigen)

Verletzung der Schweigepflicht
- bei jeglicher Offenbarung eines Geheimnisses gegenüber nicht eingeweihten Dritten, ohne dass dies für das Behandlungsgeschehen von Bedeutung ist, wird die Schweigepflicht verletzt

Entbindung von der Schweigepflicht
- bei Einwilligung des Geheimnisträgers
- bei einer gesetzlich vorgeschriebenen Meldung
- bei Weitergabe des Geheimnisses an berufene Personen (andere behandelnde Pflegekräfte)
- bei Anzeige von Straftaten

strafrechtliche Verfolgung
- um die Tat verfolgen zu können, bedarf es eines Strafantrags des Geheimnisgeschützten

Aussetzung Hilfloser
- wer gebrechliche oder kranke Personen aussetzt macht sich strafbar
- wer Personen, die unter seiner Obhut stehen, in einer hilflosen Situation verlässt macht sich strafbar

Körperverletzung
- jede physische, wie auch psychische Misshandlung und gesundheitliche Beschädigung, erfüllt den Tatbestand der Körperverletzung

Gründe, die eine Körperverletzung rechtfertigen
- Einwilligung
- mutmaßliche Einwilligung

- Notstand
strafrechtliche Verfolgung
- nach Stellung eines Strafantrages des Betroffenen
- bei besonderem öffentlichem Interesse

gefährliche Körperverletzung liegt vor
- wenn die Tat unter Zuhilfenahme einer Waffe ausgeübt wurde
- wenn die Tat von mehreren gemeinschaftlich verübt wurde
- wenn die Tat mittels einer das Leben gefährdenden Behandlung begangen wurde
- wenn die Tat durch einen hinterlistigen Überfall ausgeführt wurde

schwere Körperverletzung
- jede Körperverletzung, die den Verlust einer Gliedmaße, den Verlust des Sehvermögens, den Verlust des Gehörs, den Verlust der Sprache, den Verlust der Zeugungsfähigkeit, Entstellung, Siechtum, Lähmung, Geisteskrankheit nach sich zieht, ist eine schwere Körperverletzung

Körperverletzung mit Todesfolge
- eine Körperverletzung mit Todesfolge kommt in Betracht, wenn zwischen der Körperverletzung und dem Ableben ein enger, erkennbarer Zusammenhang besteht

Misshandlung Schutzbefohlener
- wer Personen, die seiner Fürsorge oder Obhut unterstehen, quält, roh misshandelt, durch Vernachlässigung seiner Pflicht, für sie zu sorgen, sie gesundheitlich schädigt macht sich strafbar

Sterbehilfe
- jede Tötung auf Verlangen ist strafbar
- bereits der Versuch ist strafbar

passive Sterbehilfe
- Unterlassen aller lebensverlängernden Maßnahmen
- passive Sterbehilfe ist straffrei, wenn diese nach einem Patiententestament eines urteilsfähigen Patienten schriftlich gefordert wird

fahrlässige Tötung
- derjenige, der das Ableben eines anderen durch seine Fahrlässigkeit verschuldet, macht sich der fahrlässigen Tötung schuldig
- unter fahrlässig versteht man, wenn die notwendige Sorgfalt außer Acht gelassen wurde

Freiheitsberaubung
- wird ein Mensch eingesperrt oder auf andere Weise des Gebrauchs der persönlichen Freiheit beraubt, so liegt eine Freiheitsberaubung vor
- die Freiheitsberaubung ist strafbar

Fixieren eines kranken / alten Menschen
- erfüllt den Tatbestand der Freiheitsberaubung, sofern der Betroffene nicht in die Fixierung eingewilligt hat oder eine mutmaßliche Einwilligung vorausgesetzt werden kann

sexueller Missbrauch Widerstandsunfähiger
- wer an einen anderen, der wegen
  - krankhaften seelischen Störungen
  - tiefgreifenden Bewusstseinsstörungen
  - wegen Schwachsinn
  - körperlicher Widerstandsunfähigkeit
  dadurch missbraucht, dass er unter Ausnutzung der Widerstandsunfähigkeit sexuelle Handlungen vornimmt oder vornehmen lässt, wird mit Freiheitsstrafe oder Geldstrafe bestraft

Sozialrecht

Definitionen
Berufskrankheit
- Krankheiten, die durch berufsspezifische Tätigkeiten ausgelöst werden (alle Berufskrankheiten sind in einer speziellen Berufskrankheitsverordnung genannt)
- Berufserkrankungen bei Pflegekräften können sein:
  - Infektionskrankheiten
  - Desinfektionsmittelallergie
  - Wirbelsäulenveränderungen

Berufsunfähigkeit
- Berufsunfähigkeit liegt vor, wenn die Erwerbsfähigkeit eines Versicherten infolge von Krankheit, Gebrechen oder Schwäche seiner körperlichen oder geistigen Kräfte auf weniger als die Hälfte eines Arbeitnehmers, mit gleicher Ausbildung und gleichem Kenntnisstand, herabgesunken ist

Betriebsunfall
- alle Unfälle am Arbeitsplatz (auch in der Pause)
- alle Unfälle auf dem unmittelbaren Wege nach und von der Arbeitsstätte (Wegeunfall)

Erwerbsunfähigkeit
- Erwerbsunfähigkeit liegt vor, wenn die Erwerbsfähigkeit eines Versicherten infolge von Krankheit, Gebrechen oder Schwäche seiner körperlichen oder geistigen Kräfte auf unbestimmte Zeit nicht mehr ausgeübt werden kann oder wenn infolge der Minderung der Erwerbsfähigkeit nur noch geringfügige Einkünfte erzielt werden können

Sozialversicherungen
gesetzliche Sozialversicherungen
- Krankenversicherung
- Rentenversicherung
- Arbeitslosenversicherung

- Unfallversicherung
- Pflegeversicherung
- die gesetzliche Pflegeversicherung (SGB XI = Sozialgesetzbuch) ist die 5. eigenständige Säule der Sozialversicherung, die 1995 eingeführt wurde
- zuvor wurden 1883 die Krankenversicherung, 1884 die Unfallversicherung, 1889 die Rentenversicherung und 1927 die Arbeitslosenversicherung als eigenständige Säulen der Sozialversicherung geschaffen

Versicherungsträger
Krankenversicherung
- RVO-Krankenkassen
- RVO-Ersatzkassen
- Innungskrankenkassen
- Betriebskrankenkassen
- Bundesknappschaft
- Landwirtschaftliche Krankenkassen
- Seekrankenkassen
- Künstlerkasse

Rentenversicherung
- Bundesversicherungsanstalt für Angestellte
- Landesversicherungsanstalten für Arbeiter
- Bundesknappschaft für Beschäftige im Bergbau

Arbeitslosenversicherung
- Bundesanstalt für Arbeit

Unfallversicherung
- Berufsgenossenschaften

Pflegeversicherung
- Pflegekassen

Pflegeversicherung
- die Pflegeversicherung leistet Hilfen für Pflegebedürftige
  - im Bereich der Körperpflege (Waschen, Duschen, Baden, Zahnpflege, Kämmen, Rasieren, Darmentleerung, Blasenentleerung)
  - im Bereich der Ernährung (mundgerechte Zubereitung, Aufnahme der Nahrung)
  - im Bereich der Mobilität (Aufstehen, Zu-Bett-Gehen, Ankleiden, Auskleiden, Gehen, Stehen, Treppensteigen, Verlassen der Wohnung, Wiederaufsuchen der Wohnung)
  - im Bereich der hauswirtschaftlichen Versorgung (Einkaufen, Kochen, Reinigen der Wohnung, Spülen, Wechseln der Wäsche, Wechseln der Kleidung, Heizen)
- für die Gewährung von Leistungen nach dem SGB XI (Pflegeversicherung) sind pflegebedürftige Personen einer von drei Pflegestufen zuzuordnen
- die Pflegestufe wird durch den "Medizinischen Dienst" der Pflegekassen festgestellt

Leistungen für die häusliche Pflege
- je nach Schweregrad der Pflegebedürftigkeit monatliche Pflegesachleistungen oder anstelle der Sachleistungen ein Pflegegeld zur Sicherstellung der pflegerischen und hauswirtschaftlichen Versorgung
- die Versorgung mit Pflegehilfsmitteln (Pflegebetten, Rollstühle, Gehwagen, Hebegeräte, Lagerungshilfsmittel) soweit sie nicht von der gesetzlichen Krankenversicherung oder anderen Leistungsträgern gezahlt werden
- einmaliger Zuschuss für pflegebedingte Umbaumaßnahmen der Wohnung bis zu einem vorgegebenen Höchstbetrag
- Pflegekurse für pflegende Angehörige zur Verbesserung der Qualität der häuslichen Pflege

Leistungen für die teilstationäre Pflege
- Übernahme der Aufwendungen (nach Pflegestufen gestaffelt) für die Tagespflege oder Nachtpflege in teilstationären Einrichtungen, wenn die häusliche Pflege nicht ausreichend sichergestellt werden kann

Leistungen für die Aufnahme in einer Kurzzeitpflegeeinrichtung
- ist weder häusliche noch teilstationäre Pflege möglich, werden für längstens vier Wochen im Kalenderjahr Leistungen für die Aufnahme in einer Kurzzeitpflegeeinrichtung bis zu einem vorgegebenen Höchstbetrag übernommen

Leistungen für die stationäre Pflege
- ist stationäre Pflege erforderlich, werden für die pflegebedingten Aufwendungen Zuschüsse bis zu einem vorgegebenen Höchstbetrag gezahlt

Pflegebedürftigkeit
- pflegebedürftig **im Sinne der Pflegeversicherung** (SGB XI, §14) sind Personen, die wegen einer körperlichen, geistigen oder seelischen Krankheit oder Behinderung für die gewöhnlichen und regelmäßig wiederkehrenden Verrichtungen im Ablauf des täglichen Lebens auf Dauer, voraussichtlich für mindestens sechs Monate, in erheblichem oder höherem Maße der Hilfe bedürfen
- Krankheiten oder Behinderungen in diesem Sinne sind:
  1. Verluste, Lähmungen oder andere Funktionsstörungen am Stütz- und Bewegungsapparat
  2. Funktionsstörungen der inneren Organe oder der Sinnesorgane
  3. Störungen des Zentralnervensystems wie Antriebs-, Gedächtnis- oder Orientierungsstörungen sowie endogene Psychosen, Neurosen oder geistige Behinderungen
- **Hilfen für Pflegebedürftige** im Sinne der Pflegeversicherung bestehen in der Unterstützung, in der teilweisen oder vollständigen Übernahme der Verrichtungen im Ablauf des täglichen Le-

bens oder in Beaufsichtigung oder Anleitung mit dem Ziel der eigenständigen Übernahme dieser Verrichtungen
- gewöhnliche und regelmäßig wiederkehrende Verrichtungen im Sinne der Pflegeversicherung sind:
  1. im Bereich der Körperpflege das Waschen, Duschen, Baden, die Zahnpflege, das Kämmen, Rasieren, die Darm- oder Blasenentleerung
  2. im Bereich der Ernährung das mundgerechte Zubereiten oder die Aufnahme der Nahrung
  3. im Bereich der Mobilität das selbstständige Aufstehen und Zu-Bett-Gehen, An- und Auskleiden, Gehen, Stehen, Treppensteigen oder das Verlassen und Wiederaufsuchen der Wohnung
  4. im Bereich der hauswirtschaftlichen Versorgung das Einkaufen, Kochen, Reinigen der Wohnung, Spülen, Wechseln und Waschen der Wäsche und Kleidung oder das Beheizen der Wohnung.

Stufen der Pflegebedürftigkeit
Pflegestufen für die ambulante Pflege
- für die Gewährung von Leistungen nach dem SGB XI (Pflegeversicherung) sind pflegebedürftige Personen einer von drei Pflegestufen zuzuordnen
- *Pflegebedürftige der Pflegestufe I* (erheblich Pflegebedürftige) sind Personen, die bei der Körperpflege, der Ernährung oder der Mobilität für wenigstens zwei Verrichtungen aus einem oder mehreren Bereichen mindestens einmal täglich der Hilfe bedürfen und zusätzlich mehrfach in der Woche Hilfen bei der hauswirtschaftlichen Versorgung benötigen
- *Pflegebedürftige der Pflegestufe II* (Schwerpflegebedürftige) sind Personen, die bei der Körperpflege, der Ernährung oder der Mobilität mindestens dreimal täglich zu verschiedenen Tageszeiten der Hilfe bedürfen und zusätzlich mehrfach in der Woche Hilfen bei der hauswirtschaftlichen Versorgung benötigen
- *Pflegebedürftige der Pflegestufe III* (Schwerstpflegebedürftige) sind Personen, die bei der Körperpflege, der Ernährung oder der Mobilität täglich rund um die Uhr, auch nachts, der Hilfe bedürfen und zusätzlich mehrfach in der Woche Hilfen bei der hauswirtschaftlichen Versorgung benötigen. Die Festlegung der Pflegestufe erfolgt durch den Medizinischen Dienst der Krankenversicherung

Pflegestufen für die stationäre Krankenpflege
- zur Ermittlung des Bedarfs an Fachpersonal für die Krankenpflege für Erwachsene nach der Pflege-Personalregelung werden die Patienten auf Grund der für sie notwendigen Pflegeleistungen den Pflegestufen A 1 bis A 3 und den Pflegestufen S 1 bis S 3 durch den Pflegedienst einmal täglich zwischen 12 und 20 Uhr zugeordnet
- Die Zuordnung wird in der Pflegedokumentation ausgewiesen

Pflegestufen für die stationäre Kinderkrankenpflege
- zur Ermittlung des Bedarfs an Kinderkrankenschwestern und -pflegern nach der Pflege-Personalregelung werden die Patienten auf Grund der für sie notwendigen Pflegeleistungen den Pflegestufen KA 1 bis KA 3, jeweils unterteilt in Frühgeborene, kranke Neugeborene und Säuglinge (F), Kleinkinder (K) sowie Schulkinder und Jugendliche (J) und den Pflegestufen KS 1 bis KS 3 durch den Pflegedienst einmal täglich zwischen 12 und 20 Uhr zugeordnet
- Die Zuordnung wird in der Pflegedokumentation ausgewiesen

Feststellung der Pflegebedürftigkeit in der ambulanten Pflege
- die Pflegekassen haben durch den Medizinischen Dienst der Krankenversicherung prüfen zu lassen, ob die Voraussetzungen der Pflegebedürftigkeit erfüllt sind und welche Stufe der Pflegebedürftigkeit vorliegt
- im Rahmen dieser Prüfungen hat der Medizinische Dienst auch Feststellungen darüber zu treffen, ob und in welchem Umfang Maßnahmen zur Beseitigung, Minderung oder Verhütung einer Verschlimmerung der Pflegebedürftigkeit einschließlich der medizinischen Rehabilitation geeignet, notwendig und zumutbar sind; insoweit haben Versicherte einen Anspruch gegen den zuständigen Träger auf Leistungen zur ambulanten medizinischen Rehabilitation mit Ausnahme von Kuren
- der Medizinische Dienst hat den Versicherten in seinem Wohnbereich zu untersuchen
- die Untersuchung ist in angemessenen Zeitabständen zu wiederholen
- die Aufgaben des Medizinischen Dienstes werden durch Ärzte in enger Zusammenarbeit mit Pflegefachkräften und anderen geeigneten Fachkräften wahrgenommen

Sozialhilfe
Aufgaben der Sozialhilfe
- dem Hilfeempfänger die Führung eines Lebens zu ermöglichen, das der Würde des Menschen entspricht
- den Hilfeempfänger soweit wie möglich zu befähigen, unabhängig von der Sozialhilfe zu leben (Hilfe zur Selbsthilfe)

Gewährung der Sozialhilfe
- erfolgt durch die Sozialämter der Kreise und kreisfreien Städte

Hilfen, die nach dem Bundessozialhilfegesetz (Sozialhilfe) gewährt werden
- Hilfe zum Lebensunterhalt
  - Ernährung
  - Unterkunft incl. Renovierung und Instandhaltung
  - Kleidung, Wäsche, Schuhe, Körperpflege
  - Hausrat, Heizung
  - persönliche Bedürfnisse des täglichen Lebens einschließlich Beziehungen zur Umwelt und Teilnahme am kulturellen Leben
  - Taschengeld
  - Krankenversicherungsbeiträge
  - Kosten für eine angemessene Alterssicherung
  - Bestattungskosten
- Hilfe in besonderen Lebenslagen
  - Hilfe zum Aufbau oder zur Sicherung der Lebensgrundlagen
  - Ausbildungshilfe
  - vorbeugende Gesundheitshilfe
  - Krankenhilfe
  - Hilfe für werdende Mütter und Wöchnerinnen
  - Eingliederungshilfen für Behinderte
  - Blindenhilfe
  - Hilfe zur Pflege bei Hilflosigkeit infolge Krankheit oder Behinderung
  - vorübergehende Hilfe zur Weiterführung des Haushalts
  - Hilfen zur Überwindung besonderer sozialer Schwierigkeiten
  - Altenhilfe

Anspruchsberechtigte
- hilfebedürftige Personen, die ihren notwendigen Lebensunterhalt nicht aus eigenem Einkommen oder Vermögen bestreiten können

XII.2 Gesundheitsrecht

Bundesseuchengesetz
Das Bundesseuchengesetz (BSeuchG) enthält grundlegende Bestimmungen für die Bekämpfung und Verhütung übertragbarer Krankheiten
übertragbare Krankheiten
- durch Krankheitserreger verursachte Krankheiten, die unmittelbar oder mittelbar auf den Menschen übertragen werden können

Begriffsbestimmungen
- krank ist eine Person, die an einer übertragbaren Krankheit erkrankt ist
- krankheitsverdächtig ist eine Person, bei der Erscheinungen bestehen, welche das Vorliegen einer bestimmten übertragbaren Krankheit vermuten lassen
- ansteckungsverdächtig ist eine Person, von der anzunehmen ist, dass sie Erreger einer übertragbaren Krankheit (Krankheitserreger) aufgenommen hat, ohne krank, krankheitsverdächtig oder Ausscheider zu sein
- Ausscheider ist eine Person, die Krankheitserreger ausscheidet, ohne krank oder krankheitsverdächtig zu sein
- ausscheidungsverdächtig ist eine Person, von der anzunehmen ist, dass sie Krankheitserreger ausscheidet, ohne krank oder krankheitsverdächtig zu sein

Meldepflicht
- für bestimmte übertragbare Krankheiten besteht nach dem BSeuchG eine Meldepflicht
- die Meldung erfolgt an das für den Aufenthalt des Betroffenen zuständige Gesundheitsamt
- die Meldung muss innerhalb von 24 Stunden nach erlangter Kenntnisnahme erfolgen
- zur Meldung verpflichtet ist
  1. der behandelnde oder sonst hinzugezogene Arzt
  2. jede sonstige mit der Behandlung oder der Pflege des Betroffenen berufsmäßig beschäftigte Person
  3. die hinzugezogene Hebamme
  4. auf Seeschiffen der Kapitän
  5. die Leiter von Pflegeanstalten, Justizvollzugsanstalten, Heimen, Lagern, Sammelunterkünften und ähnlichen Einrichtungen
- je nach Gefährlichkeit der Krankheit ist zu melden

der Krankheitsverdacht sowie die Erkrankung und der Tod
- Botulismus
- Cholera
- Enteritits infektiosa
- Salmonellose und übrige Formen einschließlich mikrobiell bedingter Lebensmittelvergiftung
- Paratyphus A, B und C
- Shigellenruhr

die Erkrankung und der Tod
- Meningitis
- Enzephalitis
- Tuberkulose
- Virushepatitis
- Gasbrand
- Tetanus

nur der Tod
- Influenza (Virusgrippe)
- Keuchhusten
- Masern
- Puerperalsepsis
- Scharlach

Ausscheider
- Cholera-Ausscheider
- Salmonellen-Ausscheider
- Typhus-Ausscheider

- Paratyphus-Ausscheider
- Shigellen-Ruhr-Ausscheider

besondere Meldepflicht für Ausscheider
- Ausscheider haben jeden Wechsel der Wohnung unverzüglich dem zuständigen Gesundheitsamt mitzuteilen
- Ausscheider haben jeden Wechsel der Arbeitsstätte unverzüglich dem zuständigen Gesundheitsamt mitzuteilen
- Ausscheider sind verpflichtet, bei der Aufnahme in ein Krankenhaus dem behandelnden Arzt mitzuteilen, dass sie Ausscheider sind

Behandlung von meldepflichtigen Erkrankungen
- zur Behandlung berechtigt sind grundsätzlich nur Ärzte und Zahnärzte
- stellt ein Heilpraktiker eine meldepflichtige Erkrankung fest, muss er die Behandlung einem Arzt übertragen

Vorschriften zur Bekämpfung übertragbarer Krankheiten
- Behandlung übertragbarer Krankheiten nur durch Ärzte
- Behandlung nur mit Einwilligung des Patienten
- Ermittlung durch das Gesundheitsamt über Art, Ursache, Ansteckungsquelle und Ausbreitung der Krankheit
- Schutzmaßnahmen
  - Beobachtung der Kranken, Krankheitsverdächtigen, Ausscheider und Ausscheidungsverdächtigen
  - Absonderung in einem Krankenhaus
  - Berufsverbot oder Verbot bestimmter beruflicher Tätigkeiten für Kranke, Krankheitsverdächtige, Ansteckungsverdächtige, Ausscheider und Ausscheidungsverdächtige

Vorschriften zur Verhütung übertragbarer Krankheiten
- Meldepflicht
  - Meldung innerhalb von 24 Stunden an das Gesundheitsamt durch Ärzte, Pflegepersonen, etc.
- Maßnahmen zur Verhütung
  - Ermittlung durch das Gesundheitsamt (Untersuchungen)
  - Anordnung von Schutzmaßnahmen
  - Entseuchung, Entwesung
  - Trinkwasserüberwachung
  - Beseitigung von tierischen Schädlingen
- Schutzimpfungen
  - Anordnung von Schutzimpfungen durch die Bundes- oder Länderregierungen
- Tätigkeits- und Beschäftigungsverbote beim Verkehr mit Lebensmitteln
  - Personen, die an infektiösen Magen-Darmerkrankungen, an ansteckungsfähiger Tuberkulose oder Scharlach erkrankt sind oder dessen Erreger ausscheiden, dürfen bei ihrer Berufsausübung nicht mit Lebensmitteln in Berührung kommen
  - Personen, die erstmals in Betrieben beschäftigt werden in denen sie mit Lebensmitteln in Berührung kommen, haben vor Aufnahme ein amtsärztliches Zeugnis vorzulegen

Geschlechtskrankengesetz
- das Geschlechtskrankengesetz (GeschlKG) schreibt für die nachfolgenden Geschlechtskrankheiten Schutz- und Bekämpfungsbestimmungen vor
  - Syphilis (Lues),
  - Tripper (Gonorrhö),
  - Weicher Schanker (Ulcus molle),
  - Venerische Lymphknotenentzündung (Lymphogranulomatosis inguinalis, Nicolas-Durand-Favre Krankheit)

Vorschriften für den Erkrankten
- ein Erkrankter ist verpflichtet, sich schon beim Verdacht, an einer der genannten Geschlechtskrankheiten erkrankt zu sein, unverzüglich bei einem Arzt zu melden
- auf Anordnung des Gesundheitsamtes hat sich der Geschlechtskranke in ein geeignetes Krankenhaus zu begeben
- Erkrankte und krankheitsverdächtige Personen haben dem Gesundheitsamt auf Verlangen (auch wiederholt) ein Gesundheitszeugnis vorzulegen
- in bestimmten Fällen kann das Gesundheitsamt die Untersuchung bei einem Arzt anordnen
- bei erhöhter Ansteckungsgefahr durch die Beschäftigung oder in den Fällen der Nichtbefolgung einer Anweisung kann die Ausübung des Berufs untersagt werden
- der Geschlechtskranke hat sich jedes Geschlechtsverkehrs zu enthalten
- ist eine Person geschlechtskrank oder hat irgendwann einmal an Syphilis gelitten, muss sie vor der Eheschließung ein Gesundheitszeugnis einholen
- wer an einer Geschlechtskrankheit leidet oder zu irgendeiner Zeit an Syphilis gelitten hat, darf kein Blut spenden

besondere Vorschriften für Frauen und Mütter
- eine geschlechtskranke Frau darf kein fremdes Kind stillen und ihre Milch nicht abgeben
- an einer Geschlechtskrankheit erkrankte Kinder dürfen nur durch die Mutter gestillt werden
- ist ein Kind geschlechtskrank, ist die Erkrankung durch die (Pflege-) Eltern dem Gesundheitsamt mitzuteilen

Behandlung von Geschlechtskrankheiten
- die Behandlung von Geschlechtskranken ist nur einem in Deutschland zugelassenen Arzt erlaubt

Meldepflicht
- der Kranke ist namentlich dem Gesundheitsamt zu melden, wenn er
  - die Behandlung oder ihre Fortsetzung verweigert:
  - sich der Nachuntersuchung entzieht;
  - falsche Angaben über die Ansteckungsquelle macht;
  - das 18. Lebensjahr noch nicht vollendet hat und sittlich gefährdet erscheint, es sei denn, nach Auffassung des Arztes übernehmen Erziehungsberechtigte oder das Jugendamt die Gewähr für die Erziehung des Jugendlichen

Lebensmittelrecht
Das Lebensmittel- und Bedarfsständegesetz (LMBG) regelt den Umgang mit Lebensmitteln und Gegenständen, die bei der Verarbeitung von Lebensmitteln benötigt werden
Begriffsbestimmungen
- Lebensmittel sind alle Stoffe, die dazu bestimmt sind, in unverändertem, zubereitetem oder verarbeitetem Zustand vom Menschen verzehrt zu werden; ausgenommen sind die Stoffe, die überwiegend dazu bestimmt sind, zu anderen Zwecken als zur Ernährung oder zum Genuss verzehrt zu werden
- Bedarfsgegenstände sind z.B. Packungen, Bettwäsche, künstliche Wimpern usw.
- Bedarfsgegenstände sind nicht solche Gegenstände, die als Arzneimittel Verwendung finden

Umgang mit Lebensmitteln
- es ist verboten, Lebensmittel so herzustellen oder zu behandeln, dass ihr Verzehr geeignet ist, die Gesundheit anderer zu schädigen

Arzneimittelgesetz
Zweck des Arzneimittelgesetzes ist es
- im Interesse einer ordnungsgemäßen Arzneimittelversorgung von Mensch und Tier für die Sicherheit im Verkehr mit Arzneimitteln zu sorgen
- für die Qualität, Wirksamkeit und Unbedenklichkeit von Arzneimitteln zu sorgen

Arzneimittel
- Arzneimittel sind Stoffe und Zubereitungen aus Stoffen, die dazu bestimmt sind, durch Anwendung am oder im menschlichen oder tierischen Körper:
  - Krankheiten, Leiden Körperschäden oder krankhafte Beschwerden zu heilen, zu lindern, zu verhüten oder zu erkennen
  - die Beschaffenheit, den Zustand oder die Funktion des Körpers oder seelische Zustände erkennen zu lassen
  - vom menschlichen oder tierischen Körper erzeugte Wirkstoffe oder Körperflüssigkeiten zu ersetzen
  - Krankheitserreger, Parasiten oder körperfremde Stoffe aufzubewahren, zu beseitigen oder unschädlich zu machen
  - die Beschaffenheit, den Zustand oder die Funktion des Körpers oder seelische Zustände zu beeinflussen

Apothekenpflicht
- Arzneimittel dürfen im Einzelhandel nur von Apotheken in den Verkehr gebracht werden

Verschreibungspflicht
- Arzneimittel, die nur nach Vorlage einer ärztlichen, zahnärztlichen oder tierärztlichen Verschreibung an Verbraucher abgegeben werden dürfen

Fertigarzneimittel
- Arzneimittel, die im voraus hergestellt und in einer zur Abgabe an den Verbraucher bestimmten Packung in den Verkehr gebracht werden

Sera
- sind Arzneimittel, die aus Blut oder Organen vorbehandelter Lebewesen gewonnen werden, spezifische Antikörper enthalten und dazu bestimmt sind, wegen dieser Antikörper angewendet zu werden

Verbandstoffe
- sind Gegenstände, die dazu bestimmt sind, oberflächengeschädigte Körperteile zu bedecken oder deren Körperflüssigkeiten aufzusaugen

Nebenwirkungen
- sind die beim bestimmungsgemäßen Gebrauch eines Arzneimittels auftretenden unerwünschten Begleiterscheinungen

Betäubungsmittelgesetz
Zweck des Betäubungsmittelgesetzes
- die Kontrolle des legalen Betäubungsmittelverkehrs
- einem Missbrauch von Betäubungsmitteln vorzubeugen
- Strafvorschriften für einen Missbrauch zu schaffen
- Betäubungsmittelabhängigkeiten entgegenzuwirken

Betäubungsmittel (BTM)
- stark wirksame Stoffe zur Linderung oder Beseitigung von Schmerzen, die z.T. auch Stimmungs- oder Bewusstseinsveränderungen hervorrufen
- Anwendung in der Schmerztherapie, zur Prämedikation vor Operationen und zur Anästhesie
- wirken bei Missbrauch euphorisierend u. können zu psychischer und physischer Abhängigkeit führen

Aufbewahrung
- BTM sind in einem besonderen Schrank unter ständigem Verschluss aufzubewahren

- Eingänge und Verabreichungen sind genau zu vermerken (Dokumentation mit Unterschrift im BTM - Buch)
- die Bestände sind laufend zu überprüfen

Betäubungsmittelrezept
- auf dem BtM-Rezept sind anzugeben
  - Name, Vorname u. Anschrift des Patienten
  - Ausstellungsdatum
  - Bezeichnung, Darreichungsform, Gewichtsmenge des enthaltenen Betäubungsmittels je Pakungseinheit
  - Gebrauchsanweisung mit Einzel- und Tagesabgabe
  - Name des verschreibenden Arztes, seine Berufsbezeichnung, Anschrift und Telefonnummer
  - sofern der Bedarf für die Station bestimmt ist, auch die genaue Bezeichnung der Station
  - die ungekürzte Unterschrift des Arztes

Medizinproduktegesetz
- das Medizinproduktegesetz (MPG) regelt den Umgang mit Medizinprodukten (MP)
- Ziel und Zweck des MPG ist es, für die Sicherheit, Eignung und Leistung der Medizinprodukte sowie für die Gesundheit und den erforderlichen Schutz der Patienten, Anwender und Dritter Sorge zu tragen
- das MPG regelt das Herstellen, Inverkehrbringen, Inbetriebnehmen, Ausstellen, Einrichten, Betreiben und Anwenden von Medizinprodukten sowie deren Zubehör
- gegenüber einem Arzneimittel unterscheidet sich ein Medizinprodukt dadurch, dass seine Wirkung auf physikalischem Weg erzielt wird, während das Arzneimittel seine Wirkung auf pharmakologischem Weg erzielt
- nach dem MPG ist es verboten, Medizinprodukte in den Verkehr zu bringen, zu errichten, in Betrieb zu nehmen, zu betreiben oder zu verwenden, wenn ein begründeter Verdacht besteht, dass sie die Sicherheit und die Gesundheit der Patienten gefährden

Medizingeräteverordnung
- die Medizingeräteverordnung (MedGV) teilt die unterschiedlichen medizinisch-technischen Geräte nach Sicherheitserfordernissen in vier Gruppen ein:

Gruppe 1
- energetisch betriebene medizinisch-technische Geräte (z.B. Dialysegeräte, Infusionspumpen, Inkubatoren und Inhalationsgeräte)

Gruppe 2
- implantierbare Herzschrittmacher und sonstige energetisch betriebene medizinisch-technische Implantate

Gruppe 3
- energetisch betriebene medizinisch-technische Geräte, die nicht in der MedGV aufgeführt sind (z.B. Absauggeräte, Heizdecken und Patienten-Hebevorrichtungen)

Gruppe 4
- sonstige medizinisch-technische Geräte (z.B. Spritzen, Kanülen, Fieberthermometer oder Blutdruckmessgeräte)

Testfragen

1. **Strafrechtliche Bestimmungen unterliegen:**
   A ☐ der Schweigepflicht
   B ☐ der Haftpflicht
   C ☐ der unterlassenen Hilfeleistung
   D ☐ der Wehrpflicht

2. **Träger der Sozialhilfe:**
   A ☐ sind die RVO-Kassen
   B ☐ sind die Landesversicherungsanstalten
   C ☐ ist das Sozialamt
   D ☐ ist die Bundesversicherungsanstalt
   E ☐ sind die Kreisstädte und die kreisfreien Städte

3. **Das Pflegeversicherungsgesetz kennt folgende Leistungen:**
   A ☐ Pflegeleistungen für ambulante Pflege
   B ☐ Pflegegeld für selbstbeschaffte Pflegehilfen
   C ☐ vollstationäre Pflege
   D ☐ Kurzzeitpflege
   E ☐ Sterbegeld
   F ☐ unbeschränkter Krankenhausaufenthalt
   G ☐ Pflegekurse für pflegende Angehörige

4. **Falsche oder fingierte Eintragungen in das Dokumentationssystem:**
   A ☐ bedeuten eine Verletzung der Schweigepflicht
   B ☐ können zu einer falschen Behandlung des Patienten führen
   C ☐ können, wenn sich Folgeschäden für den Patienten einstellen, zu einer Anklage wegen fahrlässiger Körperverletzung führen
   D ☐ sind in Fällen großer Arbeitsbelastung des Pflegepersonals ausnahmsweise erlaubt

5. **Wer bringt die Mittel (Beiträge) zur gesetzlichen Unfallversicherung auf:**
   A ☐ je zur Hälfte Arbeitnehmer und Arbeitgeber
   B ☐ ausschließlich der Unternehmer als Arbeitgeber
   C ☐ ausschließlich der Arbeitnehmer

---

1 A, C
2 E
3 A, B, C, D, G
4 B, C
5 B

6. **Eine Pflegeperson, die trotz entsprechender Ausbildung durch fehlerhaftes Vorgehen einen Spritzenabszess verursacht:**
A ❏ ist in jedem Falle mit Geldstrafe oder Gefängnis zu bestrafen
B ❏ kann wegen fahrlässiger Körperverletzung angeklagt werden
C ❏ muss mit Schadensersatzansprüchen des betroffenen Patienten rechnen (Ersatz von Heilungskosten, Wiedergutmachung von Nachteilen etc.)

7. **Wer darf Betäubungsmittel verschreiben:**
A ❏ Ärzte, die im Besitz einer gültigen Approbation sind
B ❏ Heilpraktiker mit einer gültigen Erlaubnis
C ❏ Zahnärzte, die im Besitz einer gültigen Approbation sind
D ❏ Apotheker, die im Besitz einer gültigen Approbation sind
E ❏ Tierärzte, die im Besitz einer gültigen Approbation sind

8. **Zu den gesetzlichen Sozialversicherungen gehören:**
A ❏ Haftpflichtversicherung
B ❏ Krankenversicherung
C ❏ Lebensversicherung
D ❏ Unfallversicherung
E ❏ Pflegeversicherung
F ❏ Rentenversicherung
G ❏ Rechtsschutzversicherung

9. **Die Offenbarung eines Geheimnisses nach § 203 des Strafgesetzbuches ist nicht strafbar:**
A ❏ nach dem Tode des Geheimnisgeschützten
B ❏ bei Erfüllung eines gesetzlichen Rechts oder einer gesetzlichen Pflicht
C ❏ bei Mitteilung des Wissens an gute Bekannte des Geheimnisgeschützten
D ❏ bei Mitteilung des Wissens an Dritte mit Zustimmung des Geheimnisgeschützten

10. **Beschränkt strafmündig wird der Mensch:**
A ❏ mit der Geburt
B ❏ mit 7 Jahren
C ❏ mit 14 Jahren
D ❏ mit 16 Jahren
E ❏ mit 18 Jahren

11. **Für das Bundessozialhilfegesetz (BSHG) trifft zu:**
A ❏ Träger der Sozialhilfe ist der Bund
B ❏ Träger der Sozialhilfe ist je zur Hälfte der Bund und die kreisfreien Städte bzw. Landkreise
C ❏ Träger der Sozialhilfe sind die kreisfreien Städte und Landkreise
D ❏ das BSHG garantiert jedem Bedürftigen einen Rechtsanspruch auf Leistungen
E ❏ das BSHG sieht Hilfe zum Lebensunterhalt und Hilfe in besonderen Lebenslagen vor

12. **Das Personenstandsgesetz enthält Meldevorschriften über:**
A ❏ Infektionskrankheiten
B ❏ Geburt und Tod
C ❏ Abtreibungen während der ersten drei Monate der Schwangerschaft (§ 218)

13. **Rechtsfähig wird der Mensch:**
A ❏ mit der Geburt
B ❏ mit 7 Jahren
C ❏ mit 14 Jahren
D ❏ mit 16 Jahren
E ❏ mit 18 Jahren

14. **Bei Unfällen ist/sind zur Hilfeleistung verpflichtet:**
A ❏ nur Personen, die in der Ersten Hilfe ausgebildet wurden
B ❏ nur Personen, die beruflich im Rettungsdienst eingesetzt sind
C ❏ nur wer zur Hilfeleistung durch die Polizei aufgefordert wird
D ❏ grundsätzlich jeder Staatsbürger nach seinen Kräften

15. **Bei der Errichtung eines Nottestamentes (Dreizeugentestament) kann als Zeuge nicht mitwirken:**
A ❏ eine Person, die taub ist
B ❏ eine Person, die stumm ist
C ❏ eine Person, die blind ist
D ❏ eine Person, die im Testament bedacht wird
E ❏ eine Krankenschwester, die im Testament nicht bedacht wird und nicht mit dem Erblasser verwandt ist
F ❏ eine 17jährige Krankenpflegeschülerin im ersten Ausbildungsjahr, die nicht mit dem Erblasser in gerader Linie oder im zweiten Grade der Seitenlinie verwandt oder verschwägert ist und nicht im Testament bedacht wird

16. **Eine gesetzliche Verpflichtung zur ärztlichen Behandlung besteht:**
A ❏ bei Tuberkulose
B ❏ bei Syphilis
C ❏ bei Hepatitis infectiosa
D ❏ bei Diphtherie
E ❏ bei Ruhr-Dauer-Ausscheidern

17. **Ein Ausscheider ist nach dem Bundesseuchengesetz verpflichtet:**
A ❏ jeden Wechsel der Wohnung dem bisher zuständigen Gesundheitsamt zu melden
B ❏ jeden Wechsel der Arbeitsstätte dem bisher zuständigen Gesundheitsamt zu melden
C ❏ sich in eine Isolierstation zu begeben
D ❏ sich operieren zu lassen

---

6 B, C
7 A, C, E
8 B, D, E, F
9 B, D
10 C
11 C, D, E
12 B
13 A
14 D
15 A, B, C, D, F
16 B
17 A, B

XII. Rechtskunde

18. Die Herausgabe von Unfallverhütungsvorschriften erfolgt durch die:
    - A ☐ Gesundheitsämter
    - B ☐ Bundesanstalt für Arbeit
    - C ☐ Gewerkschaften
    - D ☐ Ordnungsämter
    - E ☐ Berufsgenossenschaften
    - F ☐ Polizeibehörde

19. Welche Infektionskrankheiten sind laut Bundesseuchengesetz bei Erkrankungsverdacht, Erkrankung und Tod meldepflichtig:
    - A ☐ Keuchhusten
    - B ☐ Tollwut
    - C ☐ Scharlach
    - D ☐ Typhus abdominalis
    - E ☐ Tuberkulose
    - F ☐ Masern
    - G ☐ Poliomyelitis
    - H ☐ Hepatitis infectiosa
    - J ☐ Enteritis infectiosa

20. Welche Angaben muss der Arzt bei Verschreibung von Betäubungsmitteln auf den dreiteiligen Formblättern vermerken:
    - A ☐ Name des Verschreibenden
    - B ☐ Berufsbezeichnung des Verschreibenden
    - C ☐ Anschrift des Verschreibenden
    - D ☐ Name, Vorname und Anschrift des Patienten
    - E ☐ Erkrankung des Patienten
    - F ☐ Gebrauchsanweisung mit Einzel- und Tagesgabe
    - G ☐ Bezeichnung des Betäubungsmittels, Darreichungsform
    - H ☐ Betäubungsmittelgehalt und Stückzahl
    - J ☐ Ausstellungsdatum
    - K ☐ ungekürzte Unterschrift des Verschreibenden
    - L ☐ Bezeichnung und Stückzahl der Betäubungsmittel, die der Patient während der Erkrankung schon erhalten hat

21. Das Betäubungsmittelgesetz regelt:
    - A ☐ die Kontrolle des legalen Betäubungsmittelverkehrs
    - B ☐ die strafrechtlichen Folgen bei Verstößen gegen die Regeln des Betäubungsmittelverkehrs
    - C ☐ die Arzneimittelversorgung der Bevölkerung
    - D ☐ Angelegenheiten über verschreibungspflichtige Arznei- oder Betäubungsmittel

22. Krank, im Sinne des Bundesseuchengesetzes ist eine Person:
    - A ☐ die unter Erscheinungen erkrankt ist, die das Vorliegen einer bestimmten übertragbaren Krankheit vermuten lassen
    - B ☐ die an einer übertragbaren Krankheit erkrankt ist
    - C ☐ die keine Krankheitssymptome aufweist, aber dauernd oder zeitweilig Krankheitserreger ausscheidet

23. Wieviel Zeugen müssen bei der Errichtung eines Nottestamentes am Sterbebett anwesend sein:
    - A ☐ ein Zeuge
    - B ☐ zwei Zeugen
    - C ☐ drei Zeugen
    - D ☐ vier Zeugen
    - E ☐ fünf Zeugen
    - F ☐ beliebig viele Zeugen

24. Welche Infektionskrankheiten sind laut Bundesseuchengesetz nur bei Erkrankung und Tod meldepflichtig:
    - A ☐ Coli-Dyspepsie
    - B ☐ Diphtherie
    - C ☐ Enteritis infectiosa
    - D ☐ Masern
    - E ☐ Paratyphus A + B
    - F ☐ Ruhr
    - G ☐ Scharlach
    - H ☐ Wundstarrkrampf
    - J ☐ Windpocken

25. Unter dem Begriff Geschlechtskrankheiten werden im Geschlechtskrankengesetz zusammengefasst:
    - A ☐ Tularämie
    - B ☐ Gonorrhö
    - C ☐ Ulcus molle
    - D ☐ Mikrosporie
    - E ☐ Impetigo contagiosa
    - F ☐ Lues
    - G ☐ venerische Lymphknotenentzündung
    - H ☐ Leptospirose

26. Die Offenbarung eines Geheimnisses nach § 203 des Strafgesetzbuches ist nicht strafbar:
    - A ☐ nach dem Tode des Geheimnisgeschützten
    - B ☐ bei Erfüllung eines gesetzlichen Rechts oder einer gesetzlichen Pflicht
    - C ☐ bei Mitteilung des Wissens an gute Bekannte des Geheimnisgeschützten
    - D ☐ bei Mitteilung des Wissens an Dritte mit Zustimmung des Geheimnisgeschützten

27. Personen mit Verdacht auf folgende Krankheiten müssen nach § 37 des Bundesseuchengesetzes in einem Krankenhaus abgesondert werden:
    - A ☐ Lungentuberkulose
    - B ☐ Ruhr
    - C ☐ Typhus abdominalis
    - D ☐ Diphtherie
    - E ☐ Meningokokken-Meningitis
    - F ☐ Enteritis infectiosa
    - G ☐ Malaria
    - H ☐ Pocken

18 E
19 B, D, E, G, J
20 A, B, C, D, F, G, H, J, K
21 A, B
22 C

23 C
24 B, G, H
25 B, C, F, G
26 B, D
27 C, H

Stichwortverzeichnis

A
A-Lagerung, 149
Abführen
- präoperatives, 218
Abführmittel, 184
Abführzäpfchen, 184
Abhängigkeit, 390
Abhängigkeitskrankheiten, 389
Abort, 438
Absencen, 104, 377
Abszess, 414
Abwehrschwäche, 411
Achalasie, 310
Adduktorenkontraktur, 150
Adenohypophyse, 63
Adnexitis, 400
Adrenalin, 64
adrenogenitales Syndrom, 345
AEDL, 235
Aerosol-Spender, 179
Aerosolapparate, 178
Agonie - Atmung, 102
AIDS, 416
- Prophylaxe, 132
akuter Bauch, 317
Albuminlösung, 201
Algurie, 123
Alkalose, 346
Alkoholabhängigkeit, 391
Alkoholhalluzinose, 392
Alkoholintoxikation, 393
Allergie, 421
Allgemeinzustand, 96
Alterssichtigkeit, 365
Alzheimer Demenz, 374
Amenorrhö, 124, 399
Aminosäuren, 81
Amnesie, 104
Anabolismus, 50, 78
Anämie, 296
Anaphylaxieprophylaxe, 132
Anatomie, 1
Androkortikoide, 64
Anfälle, 377
Anfallsleiden, 376
Angina pectoris Anfall, 275
Angstneurose, 394
Antibiotikaprophylaxe, 133
Antikörper, 20
Anurie, 122
Aortenisthmusstenose, 277
Aortenklappeninsuffizienz, 279
Aortenklappenstenose, 279
Apoplex, 372
apparative Beatmung, 233
Appendizitis, 317
Appetit, 98
Appetitsteigerung, 99
Arbeitsdyspnoe, 101
Armbad, 177
Arrhythmie, 282
Arrhythmieformen, 211
Arterienaufbau, 27
Arteriitis, 288
Arteriosklerose, 287
Arthrose, 361
Arthrosis deformans, 361
Arzneiexantheme, 367

Arzneimittel, 447
- applikation, 449
- formen, 448
- gesetz, 462
- kunde, 447
Aspirationsprophylaxe, 133
Asthma bronchiale, 304
Atemformen, 102
Atemfrequenz, 36, 100
Atemgeräusche, 102
Atemgeruch, 103
Atemstillstand, 102
Atemwege, 32
Atemwerte, 36
ATL, 235
Atmung, 34, 100
Atmungsorgane, 32
Augapfelveränderungen, 103
Augen, 72, 103
- erkrankungen, 365
- häute, 72
- lider, 103
- linse, 73
- spülung, 208
- zittern, 103
Ausatmung, 35
Ausfluss, 124
Australia-Hebegriff, 148
Autoimmunerkrankungen, 421
Auxiliaratmung, 100
Azidose, 345
- Atmung, 102

B
Bäderbehandlung, 174
Badethermometer, 175
Badewanne, 174
Badewassertemperaturen, 175
Badezimmer, 175
Badezusätze, 175
Bakterien, 412
Bandscheiben, 6
- vorfall, 380
Basaltemperatur, 119
Bauchatmung, 100
Bauchlagerung, 150
Bauchmuskulatur, 16
Bauchraumspülung, 208
Bauchspeicheldrüse, 48, 64
Bauchtrauma, 430
Beatmung, 232, 284
Beatmungstherapie, 232
Beatmungszubehör, 233
Beckengürtel, 9
Beckenhochlagerung, 150
Beckenmieder, 166
Beckentieflagerung, 150
Bedside-Test, 200
Bedürfnismodell, 235
Behandlungspflege, 184 .
Behinderung
- geistige, 388
Beobachtungsbedingungen, 95
Beobachtungshilfsmittel, 95
Beobachtungsziele, 95
Berufskrankheit, 457
Bestrahlungen, 170
Betäubungsmittelgesetz, 462

Betreuungsrecht, 455
Betriebsunfall, 457
Bewegungsablauf, 96
Bewegungsapparat
- aktiver, 15
- passiver, 5
Bewegungsschienen, 164
Bewegungsübungen, 138, 226
Bewusstsein, 104
Bewusstseinseintrübung, 387
Bewusstseinsklarheit, 104
Bilirubinurie, 122
Bindegewebe, 3
Bindehautveränderungen, 103
Binden, 213
biologische Wertigkeit, 81
Biot - Atmung, 102
Blasendrainage, 191
Blasenkatheterarten, 188
Blasenkatheterismus, 189
Blasenverweilkatheter, 188
Blindheit, 104
Blut, 18
Blutbestandteile, 18
Blutdruck, 105
- messung, 106, 272
- normalwerte, 105
- störungen, 286
- veränderungen, 105
Blutgefäße, 26
Blutgerinnung, 21
Blutgruppen, 20
Blutgruppenunverträglichkeit, 200
Bluthochdruck, 286
Blutkörperchen, 18
Blutkreislauf, 24
Blutplasma, 18
Blutplasmabestandteile, 19
Blutstillung, 21
Blutungen, 124
- menstruelle, 125
Blutungsanämie, 296
Blutungszeit, 21
Blutzuckerbestimmung, 343
Bobath - Lagerung, 150
Bogengänge, 74
Bradykardie, 111, 282
Bradypnoe, 101
Braun-Schiene, 164
Brechsucht, 99
Brechvorgang, 107
Brennwert, 78
Brillengläser, 365
Bronchiektasen, 110, 304
Bronchien, 33
Bronchitis, 304
Bronchitiskessel, 178
Bronchitisprophylaxe, 133
Broteinheit, 91
Brücke, 68
Brustatmung, 100
Brustbein, 7
Brustdrüse, 59
Brustfell, 34
Brustkorb, 7
Brustkrebs, 403
Brustmuskeln, 16
Brustumschlag, 171

Brustwickel, 171
Brustwirbelsäule, 7
Bundesseuchengesetz, 460

C
Calcium, 83
Cardiac - Lagerung, 152
Cerebellum, 68
Charakterneurose, 395
Cheyne - Stokes - Atmung, 102
Chlorid, 82
Cholelithiasis, 332
Cholezystitis, 331
Cholezystographie, 331
Chorea Huntington, 375
Colitis ulcerosa, 314
Commotio cerebri, 428
Compressio cerebri, 429
Conn-Syndrom, 345
Contusio cerebri, 428
Cramer-Schiene, 165
Credé - Prophylaxe, 133
Cushing - Syndrom, 344

D
Dampfinhalation, 178
Dampfsterilisation, 137
Darmeinlauf, 185
Darmentleerung, 184
Darmgase, 117
Darmhormone, 49, 65
Darmtraining, 184
Dauergebiss, 39
Daumengriff, 146
Deckenheber, 145
Defäkationsstörungen, 117
Defensor, 178
Dekubitus, 134
- behandlung, 135
- prophylaxe, 133
- symptome, 134
Delirium tremens, 392
Delirium, 104
Desinfektion, 136
Diabetes mellitus, 342
Diabetesdiät, 91
Diarrhö, 117, 315
Diastole, 27
Diät, 91
- purinarm, 91
Dickdarm, 44
Dickdarmtumoren, 318
digitale Ausräumung, 187
Diphtherie, 417
Distorsion, 426
Douglas - Lagerung, 152
Drahtextension, 153
Drain, 211
- entfernen, 212
Drainagearten, 211
Dranginkontinenz, 356
Dreiwegekatheter, 188
Druckentlastung, 134
- durch Lagerung, 152
Druckpuls, 112
Dünndarm, 43
Dünndarmimpasen, 49
Dünndarmsondierung, 204
Durchfall, 117
Durchfallsymptome, 117

Stichwortverzeichnis

Durchgangssyndrom, 387
Durchschlafstörungen, 113
Durst, 99
Dysmenorrhö, 125, 399
Dyspnoe, 101

E
Echokardiographie, 273
Eierstöcke, 58, 65
Eigenreflexe, 70
Eileiter, 58
Einatmung, 35
Einfachzucker, 79
Einlauf
- hoher, 186
Einmalkatheter, 188; 189
Einschlafstörungen, 113
Einüben bestimmter
  Fähigkeiten, 220
Eisblase, 173
Eisen, 83
Eisenmangelanämie, 296
Eiskrawatte, 173
Eiweiß, 80
- Funktion, 81
- Verdauung, 82
Eklampsie, 440
Ekzem, 108
Elektrokardiogramm, 26, 272
Ellenbogengelenk, 8
Empyem, 414
Endangiitis obliterans, 288
Endhirn, 67
Endokarditis, 273
Energiebedarf, 78
Enteritis regionalis, 314
Enterokrinin, 49
Entgiftung, 47, 392
Entzündung, 411
Entzündungszeichen, 108
Enuresis, 123
Enzephalitis, 371
Enzymdiagnostik, 335
EPH-Gestose, 440
Epidermis, 75
Epiduralabszess, 378
epidurales Hämatom, 429
Epilepsie, 376
Epithelgewebe, 3
Erbrechen, 106
Erbrecht, 455
Ernährung
- parenterale, 92
- schlackenreiche, 184
Ernährungsformen, 91
Ernährungslehre, 78
Ernährungszustand, 96
Erscheinungsbild, 96
Erysipel, 415
Erythrozyten, 18
Erythrozytenkonzentrat, 201
Ewerwahn-Schiene, 165
Extensionsgerüst, 153
Extensionslagerungen, 153
Extrasystolen, 282
Extremitäten
- embolie, 288
- gips, 154
- obere, 7
- untere, 9

F
Faszien, 15
Federkissen, 145
Fehlgeburt, 438

Fehlsichtigkeiten, 103
Felle, 145
Fette, 79
- Verdauung, 80
Fettgewebe, 3
Fettsäuren, 80
Fibrinolyse, 21
Fiebertypen, 120
Fieberzeichen, 120
Fingergelenke, 9
Fingergriff, 146
Flöhe, 109
Fluor, 84, 124
Flüssigkeitsbilanz, 54, 84
Flüssigkeitszufuhr
- postoperative, 225
Follikelzysten, 401
Frakturbehandlung, 428
Frakturen, 426
Freiheitsberaubung, 457
Fremdreflexe, 71
Frischblut, 200
Frühmobilisation, 141
Funktionshandstellung, 155
Furunkel, 109, 414
Fußbad, 176
Fußgelenk, 11
Fußknochen, 10
Fußmuskulatur, 17
Fußpilz, 367
Fußstützen, 145

G
Gallenblase, 47
Gallengänge, 47
Gallensäuren, 49
Gangbild, 97
Ganzkörperpackung, 171
Gasödem, 415
Gassterilisation, 137
Gastransport, 35
Gastrin, 49
Gastritis, 311
Gaumen, 74
Gebärmutter, 57
- krebs, 402
Geburt, 441
Geburtshilfe, 436
Geburtstermin, 437
Geburtsverlauf, 442
Gehen mit Unterstützung, 230
Gehgestelle, 232
Gehhilfen, 232
Gehirn, 68
Gehirnerschütterung, 428
Gehirnhautentzündung, 417
Gehör, 97
Gehörgangspülung, 209
Gehstöcke, 232
Gehwagen, 231
Gelenke, 5
Gelenkverletzungen, 425
Gelkissen, 145
Genitalsystem
- männliches, 59
- weibliches, 57
Gerinnungshemmer, 22
Gerinnungszeit, 21
Gesamtumsatz, 78
Geschlechtskrankengesetz,
  461
Geschlechtsmerkmale, 57; 59
Geschlechtsorgane, 57
Geschmacksorgan, 74
Gesichtsschädel, 6

Gestik, 97
Gestosen, 439
Gesundheitsrecht, 460
Gewebearten, 3
Gewebehormone, 49, 65
Gicht, 339
Gipsbett, 155
Gipslagerung, 154
Gipsverband
- Becken-Bein, 154
Glasampullen, 195
Glaukom, 365
Gleichgewichtsorgan, 74
Glomerulonephritis, 351
Glukagon, 65
Glukokortikoide, 64
Glukosetoleranztest, 343
Granulozyten, 19
Granulozytenkonzentrat, 201
Grippe, 417
Großhirn, 67
Grundumsatz, 78
Gynäkologie, 399

H
Haarbalgentzündung, 109
Haften, 5
Hakengriff, 146; 148
Halbbad, 176
Halluzination, 105
Halsmuskulatur, 16
Halswirbelsäule, 6
Haltegriffe, 146
Hämaturie, 122
Hämorrhoiden, 320
Händedesinfektion, 137
Handgelenk, 9
- griff, 146
- schiene, 156
- stütze, 156
Handknochen, 8
Handlagerung, 155
Handmuskulatur, 17
Handwurzelknochen, 9
Harnausscheidung, 54
Harnbestandteile, 54
Harnbildung, 121
Harnblase, 53
Harnfarbe, 54
Harninkontinenz, 123, 356
Harnkonzentration, 54, 122
Harnleiter, 53
Harnorgane, 52
Harnreaktion, 54
Harnröhre, 54
Harnsteine, 353
Harntrakt
- männlicher, 54
- weiblicher, 53
Harnverhaltung, 123
Harnwege, 52
Harnweginfektion, 353
Haut, 75, 107
Hautanhanggebilde, 75
Hautanhängsel, 107
Hauteffloreszenzen, 108
Hautfarbveränderungen, 108
Hautkrankheiten, 367
Hauttemperatur, 120
Hauttumoren, 368
Hautturgorveränderungen,
  108
Hautveränderungen, 108
Hebe-Senkeinlauf, 186
Hebegriffe, 146

Hebereinlauf, 186
Heilbad, 177
heiße Rolle, 171
heißer Guss, 172
heißer Rückenblitz, 172
Heißhunger, 99
Heißluftbad, 174
Heißluftbehandlung, 170
Hepatitis, 328, 418
Hernienformen, 319
Herz-Kreislauf-Stillstand, 283
Herz
- erkrankungen, 272
- fehler, 276
- frequenz, 24
- höhlen, 25
- infarkt, 275
- innenhaut, 25
- insuffizienz, 280
- klappen, 25
- minutenvolumen, 24
- muskelschicht, 25
- nerven, 26
- rhythmusstörungen, 281
- schlagvolumen, 24
- wand, 25
Hirnabszesse, 371
Hirnanhangdrüse, 62
Hirndrucksteigerung, 429
Hirnhäute, 68
Hirnnerven, 68
Hirnschädel, 6
Hirnschädigung, 371
Hirsekissen, 145
His-Bündel, 26
Histologie der Nieren, 53
Histologie, 1
Hochfrequenzwärmetherapie,
  173
Hochlagern des Oberkörpers,
  158
Hochlagerung der Beine, 157
Hoden, 59, 65
Hodenhochlagerung, 158
Hodensack, 60
Hohllagerung, 158; 159
Hormondrüsen, 62
Hornhautveränderungen, 103
Hörorgan, 73
Hörvorgang, 74
Hospitalismusprophylaxe, 135
Hüftgelenk -
Kontrakturenprophylaxe,
  135
Hüftgelenk, 10
Hüftmuskulatur, 17
Husten, 109
Hustenformen, 109
Hustengeräusche, 110
Hyperemesis gravidarum, 439
Hypermenorrhö, 399
Hyperparathyreoidismus, 341
Hyperthermie, 122
Hyperthyreose, 105, 286
Hypertonie, 105, 286
Hypertonieformen, 105
Hyperventilation, 111
Hypochondrieneurose, 395
Hypomenorrhö, 124, 399
Hypoparathyreoidismus, 342
Hypophyse, 62
Hypothalamus, 67
Hypothermie, 120
Hypothyreose, 63, 341
Hypotonie, 105, 286

Stichwortverzeichnis

H
Hypotonieformen, 106
Hypoventilation, 101

I
Ikterus, 327
Ileostomie, 319
- beutel, 216
Ileus, 316
Immunisierung, 412
Impfung, 412
Infektabwehr, 411
Infektion, 411
- chirurgische, 414
Infektionskrankheiten, 416
Infektionsprophylaxe, 136
Infrarotbestrahlung, 173
Infusionen, 198
Infusionslösungen, 198
Infusionsschutzschiene, 165
Inhalationen, 177
Injektionen, 195 ff.
Injektionslösungen, 195
Inkontinenz, 123, 356
Inkretorische Drüsen, 62
Innenohr, 73
Insulin, 65
Insulinmangel, 342
Interaktionsmodell, 235
Intertrigo, 367
- prophylaxe, 137
intraarterielle Injektion, 196
intraartikuläre Injektion, 196
intracardiale Injektion, 196
intrakutane Injektion, 195
intramuskuläre Injektion, 196
intravenöse Injektion, 196
Iod, 83

J
Jackson - Lagerung, 161
Juckreiz, 367

K
Kalium, 82
Kalorie, 78
Kälteanwendung, 172
Kältetherapie, 172
Kaltsterilisation, 137
Kaltvernebler, 179
Kaltwassergüsse, 173
Kamillendampfbad, 178
Karbunkel, 109, 415
Kariesprophylaxe, 137
Katabolismus, 50
Katarakt, 365
Katheterpflege, 191
Kehlkopf, 33
Keuchhusten, 418
Killian - Lagerung, 161
Kilojoule, 78
Kinderlähmung, 418
Kindslage, 441
Kirschner-Schiene, 165
Kleinhirn, 68
Klistier, 184
Kniegelenk, 11
Knierolle, 145
Knierollenlagerung, 161
Knochenaufbau, 5
Knochenbrüche, 426
Knochenformen, 5
Knochengewebe, 3
Knochenmarkentzündung, 362
Knochenmarkpunktion
- Lagerung, 161
Knochenschwund, 362
Knochentuberkulose, 363
Knochenverbindungen, 5
Knorpelgewebe, 3
Kobalt, 83
Kohlenhydrate, 78
- Verdauung, 79
Koliken, 114
Kolostomie, 319
- beutel, 215
Kolpitis, 400
Koma, 104
- diabetisches, 343
Kompressen, 171
Kondomurinal, 192
Kontraktion, 15
Kontrakturenprophylaxe, 138
- Lagerung, 161
Kontusion, 425
Konzentrationsstörung, 104
Kopfdampfbad, 178
Kopfhochlagerung, 162
Kopfmuskulatur, 17
Kopftieflagerung, 162
Kopfumlagerung, 162
Koronarsklerose, 275
Körpergewicht, 96
Körpergröße, 97
Körperhaltung, 97
Körperlage, 97
Körperpflege
- postoperative, 225
- präoperative, 219
Körpertemperatur, 119
Körperverletzung, 456
Korpuskarzinom, 402
Korsakow-Psychose, 392
Krämpfe, 96
Krankenbeobachtung, 95
Krankheitserreger, 412
Krapp-Schiene, 165
Krebsvorsorgeuntersuchungen, 401
Kreislauf, 28
- fetaler, 28
Kreislaufkollaps, 282
Kreislaufstörungen, 282
Kreißsaal, 442
Kreuzprobe, 200
Krummdarm, 43
Kühlelemente, 172; 173
Kunstharzverbände, 145
Kupfer, 83
Kurzwellenbestrahlung, 173
Kussmaul - Atmung, 102

L
Lagerung, 145; 149
- entstauend, 153
- in Funktionsstellung, 163
- nach Lungenresektion, 163
- postoperativ, 164, 224
- sitzend, 152
- bei Tetraplegie, 168
Lagerungsdrainage, 162
Lagerungshilfsmittel, 145
Lagerungsschienen, 162
Lageveränderung, 163
Lähmungen, 96
Langzeitbeatmung, 233
Laparoskopie, 327
Läuse, 109
Lavage, 208
Lebensmittel, 87
Lebensmittelrecht, 462
Lebensmodell, 235
Leber, 47
- diagnostik, 326
- funktionstests, 326
- hilus, 47
- koma, 330
- zirrhose, 329
Lederhautveränderungen, 103
Leerdarm, 43
Leistenhernie, 319
Leistungsumsatz, 78
Lendenwirbelsäule, 7
Leukämie, 298
Leukozyten, 19
Leukozytenarten, 18
Leukozytenkonzentrat, 201
Lichtbad, 174
Lichtkasten, 174
Ligamentruptur, 426
limbisches System, 67
Linksherzinsuffizienz, 280
Lochialstauung, 444
Lochien, 125
Lochiometra, 125
Luftröhre, 33
Lunge, 34
Lungenbläschen, 34
Lungenembolie, 288
Lungenerkrankungen, 304
Lungenfunktionsprüfungen, 303
Lungenödem, 306
Lungentuberkulose, 419
Luxation, 426
Lymphadenitis, 414
Lymphangitis, 414
Lymphknoten, 28
Lymphogranulomatose, 298

M
Magen, 41
- atonie, 310
- aushebung, 209
- operation, 313
- resektion, 313
- saft, 42
- schlauch, 209
- spülung, 209
Magensondierung, 205
- Lagerung, 163
Magnesium, 83
Mammakarzinom, 403
Mangan, 83
Masern, 419
Mastdarm, 44
Mediastinum, 25
Medikamentenverabreichung
- parenterale, 195
Medizingeräteverordnung, 463
Medizinproduktegesetz, 463
Medulla oblongata, 68
Mehrfachzucker, 79
Mengenelemente, 82
Meningen, 68
Meningitis, 370
meningitische - Atmung, 102
Menorrhagie, 399
Menstruation, 124
Menstruationsperiode, 58
Mercier-Katheter, 188
Mesencephalon, 67
Metabolismus, 50
Metastasierung, 408
Metrorrhagie, 399
Miktion, 121
Miktionsstörungen, 123
Milben, 109
Milchgebiss, 39
Milz, 29
Mimik, 98
Mineralkortikoide, 64
Mineralstoffe, 82
Minikolostomiebeutel, 216
Misshandlung, 457
Mitralinsuffizienz, 278
Mitralstenose, 278
Mittelhirn, 67
Mittelohr, 73
Mittelstrahlurin, 188
Mobilisation, 226
- postoperative, 225; 226
Morbus Basedow, 340
Morbus Bechterew, 361
Morbus Hodgkin, 298
Morbus Kahler, 299
Morgenurin, 188
Morphinintoxikation, 391
Morphinmissbrauch, 390
Morphologie, 1
Mücken, 109
Multiple Sklerose, 372
Mundgeruch, 103
Mundhöhle, 38
Mundspeicheldrüsen, 38
Muskelgewebe, 3
Muskulatur, 15
Myelitis, 378
Myelomalazie, 378
Myokardinfarkt, 275
Myokarditis, 274

N
Nachtschweiß, 115
Nackenrolle, 145
Nagelveränderungen, 109
Nährlösungen, 92
Nahrungsaufnahme, 98
- Störungen, 99
- künstliche, 91
Nahrungskarenz
- präoperative, 220
Nahrungsverweigerung, 99
Nase, 32, 74
Nasenhöhlen, 74
Nasennebenhöhlen, 32
Nasensonde, 180
Nassrasur, 219
Natrium, 82
Nebenniere, 64
Nebenniereninsuffizienz, 345
Nebennierenüberfunktion, 344
Nebenschilddrüsen, 64
Nélaton-Katheter, 188
Nervengewebe, 4
Nervensystem, 67
- peripheres, 68
- vegetatives, 69
- zentrales, 67
Netzhaut, 73
Netzhautschäden, 365
Neurohypophyse, 62
Neurose, 394
Neuroseformen, 394
Niere, 52

Stichwortverzeichnis

Nierenbecken, 52
Nierendiagnostik, 350
Nierenfunktionsprüfungen, 350
Nierenhilus, 52
Nierenkörperchen, 53
Nierenversagen, 352
Nosokomial-Infektion, 414
Notfallmaßnahmen
- postoperative, 224
Nykturie, 122

O
Oberarmfraktur, 427
Oberarmknochen, 8
Oberarmmuskulatur, 16
Oberhaut, 75
Oberkiefer, 39
Oberkörperflachlagerung, 163
Oberschenkel, 10
Oberschenkelhalsbruch, 427
Oberschenkelmuskulatur, 17
Obstipation, 118, 315
Obstipationsprophylaxe, 138
Ödemarten, 108
Ohren, 73
Ohrspeicheldrüse, 38
Ohrspülung, 209
Oligomenorrhö, 399
Oligurie, 122
Organsystem, 1
Orientierung, 104
Orientierungsbegriffe, 1
orthodoxer Handgriff, 148
orthograde Spülung, 186
Orthopnoe, 101
Ösophagusdivertikel, 310
Ösophagussondierung, 205
Ösophagustamponade, 205
Ösophagusvarizen, 310
Osteochondrose, 361
Osteomyelitis, 362
Osteoporose, 362
Osteoporoseprophylaxe, 139
Ovarialkarzinom, 403
Overholt - Lagerung, 163
Ovulationsblutung, 125, 399
Oxytocin, 62

P
Packbett, 159
Packungen, 171
Panaritium, 415
Pankreasinsuffizienz, 336
Pankreaskarzinom, 336
Pankreatitis, 335
Pankreozymin, 49
Paraphimose, 355
Parasiten, 109, 413
Parasympathikuswirkung, 70
Parathormon, 64
Pareseschiene, 156
Parkinsonsyndrom, 376
Parodontitisprophylaxe, 139
Parotitisprophylaxe, 139
PEG, 91
- Sonde, 206
Penis, 60
Perikard, 25
Perikarditis, 274
Peritonitis, 318
perniziöse Anämie, 297
Perspiratio, 54, 84
Petit-mal, 377
Pflaster, 212

Pflasterextensionen, 154
Pflegeanamnese, 236
Pflegebericht, 237
Pflegediagnose, 236
Pflegedokumentation, 237
Pflegeentlassungsbericht, 238
Pflegeergebnismodell, 235
Pflegegespräch, 236
Pflegemaßnahme, 237
Pflegemodelle, 235
Pflegeplanung, 236
- Hämorrhoidektomie, 239
- Parkinson - Krankheit, 247
- Phlebothrombose, 257
Pflegeproblem, 236
Pflegeprozess, 236
Pflegequalitätssicherung, 238
Pflegeressourcen, 237
Pflegestandard, 270
- Anlegen eines Brustwickel, 271
- Feststellen des Blutdrucks, 270
- Feststellen des Körper gewichts, 270
- Reinigen eines künstlichen Auges, 271
Pflegeversicherung, 458
Pflegeziele, 237
Phantomschmerz, 114
Phäochromozytom, 345
Pharmakologie, 447
Phimose, 355
Phlebothrombose, 290
Phlegmone, 414
Phobie, 394
Phonokardiographie, 272
Phosphor, 83
physikalische Therapie, 170
Physiologie, 1
physiologische Mittelstellung, 163
Pick Krankheit, 375
Pilze, 413
Pilzerkrankungen, 367
Plasmaderivate, 200
Plasmozytom, 299
Plazenta, 28
Pleuradrainage, 168
Pleuritis, 305
Pneumonie, 304
- Lagerung, 164
- Prophylaxe, 133
Pneumothorax, 431
Poliomyelitis, 378
Pollakisurie, 123
Polyarthritis, 361
Polycythaemia vera, 297
Polymenorrhö, 399
Polyneuropathie, 380
Polyurie, 122
postoperative Pflege, 221
postoperative Störungen, 223
postoperative Überwachung, 222
Poulsen - Nasensonde, 180
Prädiabetes, 343
Präeklampsie, 440
Prämedikation, 221
prämenstruelles Syndrom, 400
präoperative Pflege, 218
Primärharn, 121
Prolactin, 63

Prophylaxen, 131
- formen, 132
- postoperative, 140, 225
Prostata, 60
Prostataadenom, 354
Proteide, 81
Proteine, 81
Psyche, 98
Psychiatrie, 384
Psychoprophylaxe, 140
Psychose, 384, 387
Psychotherapie, 395
Puerperium, 443
Puffersysteme, 346
Puls, 110
- defizit, 111
- frequenz, 110; 111
- qualität, 110
- qualitätsveränderungen, 112
- rhythmus, 110
Pulverzerstäuber, 179
Pumpzerstäuber, 179
Pupillen, 103
Pyelonephritis, 352
Pylorusfunktion, 43

Q
Querschnittlähmung, 379
Quickwert, 21
Quincke-Hängelage, 164

R
Rachen, 32, 40
Radiusfraktur, 427
Rasur des Operationsfeldes, 219
Rautek - Griff, 149
Reanimation, 284
Rechtsgeschäfte, 454
Rechtsherzinsuffizienz, 280
Rechtskunde, 453
Reduktionsdiät, 91
Reflexe, 70
Reflexinkontinenz, 356
Reinigungseinlauf, 185
Reizhusten, 109
rektale Spülung, 186
Rektum, 44
Rektumkarzinom, 318
Resorption, 49
Resorptionsfieber, 120
Retentionszysten, 401; 402
Retroflexio uteri, 401
Rhesusfaktor, 20
Rheumaschiene, 157
Rheumatisches-Fieber, 361
Rheumatismus, 361
Riechorgan, 74
Rippen, 7
Rippenatmung, 100
Riva-Rocci, 105
Röteln, 420
Rückenblitz, 172
Rückenlage, 151
Rückenmark, 68; 69
Rückenmarkhäute, 69
Rückenmarknerven, 69
Rückenmuskulatur, 16
Ruhedyspnoe, 101

S
Salmonellen-Gastroenteritis, 420
Samenleiter, 60

Sammelurin, 188
Sandsack, 145
Sauerstoff
- brille, 180
- gerät, 180
- maske, 181
- transport, 35
- trichter, 181
- verabreichung, 179
- zelt, 181
Säure-Basen-Haushalt, 345
Schädel-Hirn-Verletzungen, 428
Schädelbasisfraktur, 428
Schadensersatz, 454
Schallleitung, 73
Schamlippen, 57
Scharlach, 420
Schaukeleinlauf, 186
Schaumstoff, 145
- Schiene, 165
- matratzen, 146
Scheide, 57
Scheidensekret, 124
Schellenextensionen, 154
Schielen, 103
Schienen, 146
- Polsterung, 165
- Lagerung 164
- typen, 164
Schilddrüse, 63
Schilddrüsenüberfunktion, 63
Schizophrenieformen, 384
Schlaf, 112
- apnoe, 113
- bedarf, 113
- mittelvergiftung, 391
- phasen, 113
- störungen, 113
- typen, 113
- umkehr, 113
Schlaganfall, 372
Schlauchverbände, 213
Schleimbeutel, 15
Schluckauf, 102
Schluckreflex, 41
Schlussdesinfektion, 137
Schlüsselbein, 7
Schmerz, 114
- beobachtung, 114
- empfindungen, 114
- mittelmissbrauch, 391
Schmierinfektion, 413
Schnappatmung, 102
Schnupfen, 303
Schock, 282
- lagerung, 166
- prophylaxe, 158
Schräglagerung, 166
Schulterblatt, 7
Schultergelenk, 8
Schultergürtel, 7
Schulterhebegriff, 148
Schultermuskulatur, 16
Schüttelfrost, 120
Schwangerschaftsvorsorge, 438
Schwangerschaftszeichen, 437
Schweigepflicht, 456
Schweiß, 115
Schweißdrüsen, 75
Schweißgeruch, 116
Schwenkeinlauf, 186

Sehnen, 15
Sehnenscheiden, 15
Sehorgan, 72
Seitenlagerung, 166
- 90-Grad, 151
- stabile, 167
Sekundärharn, 121
Selbstpflege-Defizit-Modell, 235
Selbsttötung, 393
Senfwickel, 171
Sengstaken-Blakemore-Sonde, 205
Sepsis, 416
Serumhepatitis, 328
sexueller Missbrauch, 457
Simultanimpfung, 141
Sinnesorgane, 72
Sinusknoten, 26
Sitzbad, 176
Somnolenz, 104
Sonden, 204; 207
Soor, 367
Soorprophylaxe, 142
Sopor, 104
Sozialhilfe, 459
Sozialrecht, 457
Sozialversicherungen, 457
Spannungspneumothorax, 431
Spannungsübungen, 227
Speichelsekretion, 39
Speiseröhre, 40
Speiseröhrenerkrankungen, 310
Spermien, 60
Spinalnerven, 69
Spondylarthritis ankylopoetica, 361
Spondylose, 361
Sprache, 98
Spreukissen, 146
Spülungen, 208
Spurenelemente, 82
Sputum, 116
Sputumgewinnung, 116
Sputumuntersuchungen, 116, 303
Stangerbad, 177
Status epilepticus, 377
Sterbehilfe, 457
Sterilisation, 137
Stimmbildung, 33
Stimmungslage, 98
Stoffwechsel, 47, 78
Stomasonde, 207
Stomaversorgung, 215
Strafrecht, 456
Strahlurin, 188
Stressinkontinenz, 356
Stridor, 102
Stufenbett, 167
Stuhl, 116
- entleerung, 44, 116
- farbe, 117
- geruch, 117
- konsistenz, 117
- untersuchungen, 119, 309, 335
- zäpfchen, 184
- zusammensetzung, 45, 116
Stupor, 104
Sturzanfälle, 377
Sturzprophylaxe, 142

Subduralabszess, 378
subdurales Hämatom, 429
subkutane Injektion, 196
Sucht, 390
Suizid, 393
Superweichlagerung, 168
Sympathikuswirkung, 69
Systole, 27

T
T - Lagerung, 167, 159
Tachykardie, 111, 281
Tastorgan, 75
Temperatur, 119
- einteilungen, 119
- messung, 120
Testamentarten, 455
Tetanus, 416
- impfung, 140
- prophylaxe, 140
Thalamus, 67
Thorax-Drainage
- Lagerung, 168
Thrombophlebitis, 289
Thromboplastinzeit, 21
Thrombose, 289
Thromboseprophylaxe, 141
Thrombozyten, 19
Thrombozytenkonzentrate, 201
Thymus, 29
Thyroxin, 63
TIA, 372
Tieflagerung der Beine, 168
Tiemann-Katheter, 188
TNM-Klassifikation, 408
Topographie, 1
Totraumluft, 36
Tötung, 457
Tötungsmethoden, 393
Tränenflussveränderungen, 103
Transfusion, 199
Transfusionszwischenfall, 200
transitorisch ischämische Attacken, 372
Traumatologie, 424
Trendelenburg - Lagerung, 168
Triiodthyronin, 63
Trockenampullen, 195
Tröpfcheninfektion, 413
Tumore
- bösartige, 408
- gutartige, 408
Tumorerkrankungen, 409

U
Überlaufinkontinenz, 356
Ulkuskrankheit, 311
Ultraschallvernebler, 179
Umschläge, 171
Unfruchtbarkeit, 404
Unterarmhebegriff, 147
Unterarmknochen, 8
Unterarmmuskulatur, 16
Unterarmstützen, 231
Unterkiefer, 39
Unterschenkel, 10
Unterschenkelmuskulatur, 17
Untertemperatur, 120
Urämie, 352
Urin, 121
- ausscheidung, 121
- Farbveränderungen, 122

- gewinnung, 188
- untersuchungen, 122. 350

V
V - Lagerung, 159
Vaginalsekret, 124
Vagusreizmittel, 184
Vater-Papille, 43
Venenaufbau, 27
Venendruckmessung, 272
Venenkatheter, 199
Venenverweilkanülen, 199
Ventilpneumothorax, 431
Verbandmaterial, 212
Verbandwechsel, 212
Verbrennungen, 431
Verbrennungskrankheit, 433
Verdauung, 49
- Eiweiß, 82
- Fett, 80
- Kohlenhydrate, 79
Verdauungsorgane, 38
verlängertes Mark, 68
Versicherungsträger, 458
Verstopfung, 118
Viren, 412
Vitalkapazität, 36
Vitamin - Mangelschäden, 338
Vitamine, 85
Volkmann-Schiene, 165
Vollbad, 175
Vollblut, 200
Vollkost, 91
Vorhof-Kammerknoten, 26
Vorsteherdrüse, 60

W
Wahrnehmung, 104
Wanzen, 109
Wärmeanwendung, 170
Wärmeregulation, 119
Warmwasserverdampfer, 178
Wasser, 84
Wassermatratzen, 146
Wechseldruckmatratzen, 146
Wehen, 441
Weichlagerung, 168
Wickel, 171, 172
Wiederbelebung, 284
Wirbelkörperbruch, 427
Wirbelsäule, 6
Wochenbett, 443
Wochenfluss, 125
Wundarten, 424
Wundauflagen, 212
Wunde, 424
Wundheilung, 425

Z
Zahnaufbau, 39
Zähne, 39
Zahnhygiene, 137
Zehengelenke, 11
Zellbestandteile, 3
Zelle, 3
Zervixkarzinom, 402
Zink, 83
Zinkleimextensionen, 154
Zirbeldrüse, 63
Zivilrecht, 453
Zunge, 39, 74
Zungenveränderungen, 109
Zweifachzucker, 79
Zwerchfellatmung, 100

Zwischenhirn, 67
Zwölffingerdarm, 43
Zyklothymie, 386
Zyklus
- blutungen, 124
- störungen, 399
- weiblicher, 58
Zystitisprophylaxe, 142
Zytologie, 1

Vorbereitungsliteratur zum Staatsexamen

Kunz, W. • Schneider, R. • Lobert, R. • Baldzun, I.

Prüfungsfragen
Krankenpflege - Kinderkrankenpflege
7000 Fragen zum schriftlichen Staatsexamen mit Lösungen in 3 Bänden

Band 1 (multiple-choice-Fragen)
405 Seiten, DM 34,80, Bestell-Nr. 1
Inhalt: Krankenpflege, Anatomie, Physiologie, Ernährungslehre, Hygiene, Pharmakologie, Berufskunde, Staatsbürgerkunde

Band 2 (multiple-choice-Fragen)
430 Seiten, DM 34,80, Bestell-Nr. 2
Inhalt: alle medizinischen Fachbereiche, wie z.B. Innere Medizin, Chirurgie, Neurologie, Psychiatrie, Pädiatrie, Gynäkologie, Geburtshilfe, Orthopädie, Dermatologie, Infektionskrankheiten, Anästhesie, HNO sowie Chemie, Physik, Strahlenschutz, Soziologie, Psychologie

Band 3 (Zuordnungsfragen)
320 Seiten, DM 34,80, Bestell-Nr. 3
Inhalt: Zuordnungsfragen aus allen Fächern der Ausbildungs- und Prüfungsverordnung.

Kunz, W. • Lohmann, M. • Schneider, R.

Examensarbeit Krankenpflege
Jedes Übungsheft enthält eine vollständige Musterarbeit (mit Lösungen) zum schriftlichen Krankenpflegeexamen
Gemäß § 12 der Ausbildungs- und Prüfungsverordnung besteht eine Examensarbeit aus folgenden Einzelarbeiten:

Krankenpflege	=	120 Minuten
Krankheitslehre	=	120 Minuten
Anatomie / Physiologie	=	60 Minuten
Berufs- und Gesetzeskunde	=	60 Minuten

Übungsheft 1
152 Seiten, DM 22,80, Bestell-Nr. 15
Inhalt: eine vollständige Musterexamensarbeit

Übungsheft 2
134 Seiten, DM 22,80, Bestell-Nr. 16
Inhalt: eine vollständige Musterexamensarbeit

Übungsheft 3
132 Seiten, DM 22,80, Bestell-Nr. 17
Inhalt: eine vollständige Musterexamensarbeit

Übungsheft 4
142 Seiten, DM 22,80, Bestell-Nr. 25
Inhalt: eine vollständige Musterexamensarbeit

Kunz, W. • Baldzun, I. • Fidorra, D. • Kunz, C. • Gassner, A.

Fragen und Antworten zum mündlichen Krankenpflegeexamen
Frei formulierte Fragen und Antworten, wie sie zum Staatsexamen erwartet werden.

Band 1 (Grundwissen Pflege)
236 Seiten, DM 29,80, Bestell-Nr. 6
Inhalt: Grundpflege, Behandlungspflege, Krankenbeobachtung, physikalische Therapie, diagnostische und therapeutische Maßnahmen, Desinfektion, Ernährungslehre, Anatomie, Physiologie

Band 2 (Innere Medizin)
219 Seiten, DM 29,80, Bestell-Nr. 7
Inhalt: Krankenpflege und Krankheitslehre aus allen Bereichen der Inneren Medizin

Band 3 (Chirurgie, Gynäkologie)
208 Seiten, DM 29,80, Bestell-Nr. 13
Inhalt: Krankenpflege und Krankheitslehre aus allen Bereichen der Chirurgie, Gynäkologie sowie Geburtshilfe

Band 4 (Psychiatrie, Neurologie, Rehabilitation)
184 Seiten, DM 29,80, Bestell-Nr. 24
Inhalt: Krankenpflege und Krankheitslehre aus allen Bereichen der Psychiatrie, Neurologie, Rehabilitation und Sozialmedizin

Band 5 (Psychologie, Soziologie)
192 Seiten, DM 26,80, Bestell-Nr. 28
Inhalt: Psychologie, Soziologie

Kriesten, U. • Wolf, H.-P.

Praktisches Krankenpflegeexamen
Komplette Pflegeplanungen zum praktischen Examen
Jeder Band enthält 18 ausgearbeitete Musterpflegeplanungen zur praktischen Prüfung.
In der Vorbereitungszeit auf die praktische Prüfung können diese ausgearbeiteten Musterpflegeplanungen als Hilfestellung herangezogen werden. Ergänzend werden Vorbereitungs-, Durchführungs- und Nachbereitungshinweise gegeben.

Band 1 (Internistischer Pflegebereich)
171 Seiten, DIN-A-4 quer, DM 32,00, Bestell-Nr. 53

Band 2 (Operativer Pflegebereich)
218 Seiten, DIN-A-4 quer, DM 32,00, Bestell-Nr. 60

Wingchen, J.

Lerntechniken für Pflegeberufe
130 Seiten, DM 24,00, Bestell-Nr. 106
Dieses Arbeitsbuch führt in sieben Kapiteln leicht verständlich in Lernmethoden und Lerntechniken ein und ist eine unverzichtbare Hilfe zur Examensvorbereitung

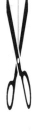

Hinweis für Examenskandidaten:

Sie erhalten die von Ihnen bestellten Bücher **innerhalb von 3 Tagen** nach Eingang Ihrer Bestellung beim Brigitte Kunz Verlag **porto- und verpackungskostenfrei** zugeschickt.

Bitte schneiden Sie diesen Bestellzettel aus und senden Sie ihn in einem frankierten Briefumschlag direkt an:

Brigitte Kunz Verlag, Postfach 2147, 58021 Hagen

Bestellung
an den Brigitte Kunz Verlag, Postfach 2147, 58021 Hagen

Postanschrift: Brigitte Kunz Verlag, Postfach 2147, 58021 Hagen
Telefon: 02331 / 50154; Telefax: 02331 / 587720
Internet: www.Kunz-Verlag.de e-mail: Kunz@BrigitteKunzVerlag.de

Stück	Bestell-Nr.	Titel	Einzelpreis DM
	1	Prüfungsfragen Krankenpflege - Kinderkrankenpflege Band 1	34,80
	2	Prüfungsfragen Krankenpflege - Kinderkrankenpflege Band 2	34,80
	3	Prüfungsfragen Krankenpflege - Kinderkrankenpflege Band 3	34,80
	15	Examensarbeit Krankenpflege Übungsheft 1	22,80
	16	Examensarbeit Krankenpflege Übungsheft 2	22,80
	17	Examensarbeit Krankenpflege Übungsheft 3	22,80
	25	Examensarbeit Krankenpflege Übungsheft 4	22,80
	6	Fragen und Antworten zum mündl. Krkpfl.-Examen Band 1	29,80
	7	Fragen und Antworten zum mündl. Krkpfl.-Examen Band 2	29,80
	13	Fragen und Antworten zum mündl. Krkpfl.-Examen Band 3	29,80
	24	Fragen und Antworten zum mündl. Krkpfl.-Examen Band 4	29,80
	28	Fragen und Antworten zum mündl. Krkpfl.-Examen Band 5	26,80
	53	Praktisches Krankenpflegeexamen Band 1	32,00
	60	Praktisches Krankenpflegeexamen Band 2	32,00
	106	Lerntechniken für Pflegeberufe	24,00
	108	Kompaktwissen Krankenpflege	49,80
= Gesamtstückzahl		Gesamtpreis =	

Bitte liefern Sie mir die oben eingetragenen Bücher **porto- und verpackungskostenfrei** an folgende Adresse:

Name: _____

Vorname: _____

Straße: _____

PLZ Ort: _____ _____

Telefon: _____

Datum / Unterschrift _____

Zahlungsweise bitte ankreuzen:
☐ Zahlung gegen Rechnung
☐ Zahlung mit beigefügtem Verrechnungs-Scheck über _____ DM
☐ Zahlung per Bankeinzug (bei Bankeinzug bitte die nachfolgende Einzugsermächtigung ausfüllen)

Nur ausfüllen bei Bankeinzug:

Kontoinhaber: _____

Bank: _____

Bankleitzahl (BLZ) _____ Konto Nr.: _____

Datum / Unterschrift _____